F. Unger · H. Mörl · H.A. Dieterich (Hrsg.), Interventionen am Herzen

Springer
*Berlin
Heidelberg
New York
Barcelona
Budapest
Hong Kong
London
Mailand
Paris
Tokyo*

F. Unger · H. Mörl · H.A. Dieterich (Hrsg.)

Interventionen am Herzen

Mit 211 Abbildungen und 88 Tabellen

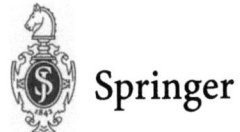
Springer

Prof. Dr. Dr. h.c. Felix Unger
Herzchirurgie Salzburg
Müllner Hauptstraße 48, A-5020 Salzburg

Prof. Dr. Hubert Mörl
Medizinische Klinik
Diakonissenkrankenhaus Mannheim
Akademisches Lehrkrankenhaus der Universität Heidelberg
Speyerer Straße 91–93, D-68163 Mannheim

Prof. Dr. Hans Armin Dieterich
Fachpharmakologe DGPT
Am Huhlchen 5, D-55130 Mainz
bzw.
Georgetown University
School of Medicine
Dpts. of Medicine and Pharmacology
Washington D.C., USA

Die Deutsche Bibliothek – CIP-Einheitsaufnahme
Interventionen am Herzen : mit 88 Tabellen / F. Unger ... (Hrsg.). – Berlin ; Heidelberg ; New York ;
Barcelona ; Budapest ; Hong Kong ; London ; Mailand ; Paris ; Tokyo : Springer, 1995
ISBN-13: 978-3-642-93559-6   e-ISBN-13: 978-3-642-93558-9
DOI: 10.1007/978-3-642-93558-9
NE: Unger, Felix [Hrsg.]

Dieses Werk ist urheberrechtlich geschützt. Die dadurch begründeten Rechte, insbesondere die der Übersetzung, des Nachdrucks, des Vortrags, der Entnahme von Abbildungen und Tabellen, der Funksendung, der Mikroverfilmung oder der Vervielfältigung auf anderen Wegen und der Speicherung in Datenverarbeitungsanlagen, bleiben, auch bei nur auszugsweiser Verwertung, vorbehalten. Eine Vervielfältigung dieses Werkes oder von Teilen dieses Werkes ist auch im Einzelfall nur in den Grenzen der gesetzlichen Bestimmungen des Urheberrechtsgesetzes der Bundesrepublik Deutschland vom 9. September 1965 in der jeweils geltenden Fassung zulässig. Sie ist grundsätzlich vergütungspflichtig. Zuwiderhandlungen unterliegen den Strafbestimmungen des Urheberrechtsgesetzes.

© Springer-Verlag Berlin Heidelberg 1995
Softcover reprint of the hardcover 1st edition 1995

Die Wiedergabe von Gebrauchsnamen, Handelsnamen, Warenbezeichnungen usw. in diesem Werk berechtigt auch ohne besondere Kennzeichnung nicht zu der Annahme, daß solche Namen im Sinne der Warenzeichen- und Markenschutzgesetzgebung als frei zu betrachten wären und daher von jedermann benutzt werden dürften.

Produkthaftung: Für Angaben über Dosierungsanweisungen und Applikationsformen kann vom Verlag keine Gewähr übernommen werden. Derartige Angaben müssen vom jeweiligen Anwender im Einzelfall anhand anderer Literaturstellen auf ihre Richtigkeit überprüft werden.

Satz: FotoSatz Pfeifer GmbH, Gräfelfing/München
23-3130/5 4 3 2 1 0 – Gedruckt auf säurefreiem Papier

Vorwort

Die Interventionen am Herzen stellen heute ein unverzichtbares Therapiekonzept der Herzerkrankungen dar. Nachdem in Europa zunehmend diagnostische und therapeutische Einheiten geschaffen werden, ist eine jährliche Steigerungsrate der Interventionen am Herzen von rund 10 % gegeben, so daß 1993 bereits 250.000 Operationen am offenen Herzen, über 160.000 PTCA-Eingriffe und rund 800.000 Herzkatheteruntersuchungen durchgeführt werden konnten. Dennoch sind in Europa sehr unterschiedliche Versorgungsdichten zu erkennen. Im mittleren Westen Europas ist die Versorgungsdichte sehr hoch, ähnlich der Versorgungsdichte der USA. Naturgemäß ist im Osten und Südosten Europas die Dichte eher geringer, so daß hier ein besonderer Nachholbedarf erscheint.

Die Interventionen am Herzen haben als unverzichtbare Grundlage die Diagnostik von Herzerkrankungen, angefangen vom transösophagealen Echo über Herzkatheter, Radionukleidkardiographie, MRI und PET-Untersuchungen. Aufgrund der Diagnostik kann gezielt entweder ein therapeutischer Eingriff über die offene Herzchirurgie oder über perkutane Verfahren durchgeführt werden, was Gegenstand dieses Buches ist.

Ziel dieses Buches ist es, die Möglichkeiten und Grenzen der Interventionen am Herzen vorwiegend im Erwachsenenalter aufzuzeigen. Wir haben bewußt auf Interventionen bei kongenitalen Vitien verzichtet. Natürlich sind gemäß dem Stand der Wissenschaften hier die perkutanen Interventionen als geschlossene Verfahren und Eingriffe in der Herzchirurgie als offene Verfahren dargestellt.

Dieses Buch ist in 10 Kapitel gegliedert. Es wird versucht, über die Epidemiologie die Größenordnung der Herz-Kreislauf-Erkrankungen darzustellen. Der Schwerpunkt des Buches liegt bei der Behandlung der koronaren Herzkrankheit, die als Musterbeispiel der Interventionen am Herzen schlechthin gilt. Hier sind die Fragen von der konservativen Therapie bis über die offene Therapie durch chirurgische Eingriffe aufgezeigt. Gerade bei der koronaren Herzkrankheit wird vielleicht die Gentherapie einmal einen entsprechenden Einfluß bewirken. Weiter ist gerade im Zusammenhang mit der koronaren Herzerkrankung die Transplantation von besonderer Bedeutung, auch bei schlechtester linksventrikulärer Funktion die Herzen so weit „auszuoperieren", um eine Transplantation hintanzuhalten. Es zeigt sich zunehmend, daß bei stummer Ischämie und schlechter Auswurffraktion, wo eine potentielle Indikation zur Transplantation gegeben ist, die Fünfjahresüberlebensrate bei den Operierten um bis zu 23 % besser ist.

Die Herzklappen, die sich degenerativ oder bei Entzündungen verändern, eingeengt oder schlußunfähig werden, sind ein spezielles und altbekanntes Problem. Man kann in gezielten Fällen versuchen, über Rekonstruktionen den Klappenapparat zu erhalten. In erster Linie ist als Therapie ein prothetischer Ersatz vorzunehmen, wobei in der Langzeitbehandlung die Probleme der Prothese ins Kalkül zu ziehen sind.

Die Kardiomyopathie hat verschiedene Formen und Ätiologien, jedoch kann man versuchen, die Kardiomyopathie mit medikamentöser Therapie so weit stabil zu halten, daß eine Transplantation verzögert werden kann. Im Kapitel Herzrhythmusstörungen sind kurz die wesentlichen Punkte der Herzrhythmusstörungen im Sinne des Buches erwähnt.

Ein neues, herausforderndes Gebiet ist die Chirurgie der Aortenaneurysmen und Dissektionen, die akut oder chronisch im Aszendens-, Bogen- oder Deszendensbereich entstehen können. Hier hat sich durch gezielte Intervention gezeigt, daß man bei frühzeitiger Operationsindikation doch reproduzierbar gute Ergebnisse erzielen kann, insbesondere, wenn man im Kreislaufstillstand und tiefer Hypothermie versucht, die Läsion zu korrigieren.

Herztumore und Perikarderkrankungen sind seltenere Erkrankungen des Herzens, verdienen aber dennoch, in Erinnerung gerufen zu werden.

In einem speziellen Kapitel wird versucht, die prinzipiellen Möglichkeiten der Therapie der Herzinsuffizienz darzustellen, wobei medikamentöse und chirurgische Ansatzpunkte herausgearbeitet werden

Die Herzinsuffizienz kann zuletzt nur mehr über unterstützende, mechanische Kreislaufunterstützungssysteme beherrscht werden, die auch in vielen Fällen als Brücke zur Herztransplantation dienen.

Die Interventionen am Herzen sind im Rahmen einer Qualitätssicherung basierend auf Langzeitergebnissen und Standards soziologisch in ihrer Dimension als Beitrag zur Wiederherstellung mit relativ geringen Mitteln zu bewerten. Die Gentherapie kann eines Tages eine große Zäsur in der Therapie der Herzerkrankungen darstellen. Es gibt einige Ansätze, die erfolgversprechend bei der Atherosklerose zu sein scheinen. Es kann auch durchaus möglich werden, daß man mit gezüchteten Herzzellen die Herzinsuffizienz hintanhalten kann.

In den nächsten Jahren wird es vielleicht ansatzweise möglich werden, über Lipidintervention oder über genetisch entwickelte Verfahren der Atherosklerose Herr zu werden.

Unser Dank gilt den Autoren für ihre Mitarbeit, dem Springer-Verlag für die besonders schöne Ausstattung, insbesondere Frau Brigitte Fingerhuth und Herrn Dr. Volker Gebhardt. Wir hoffen, daß dieses Buch einen Überblick und Anregungen im Verständnis der Interventionen am Herzen gibt.

F. Unger, Salzburg
H. Mörl, Mannheim
H.A. Dieterich, Mainz

März 1995

Inhaltsverzeichnis

Vorwort V
Autorenverzeichnis IX

1 Einführung
1.1 Begriff und Ziel
    F. Unger, H. Mörl und H.A. Dieterich ... 3
1.2 Epidemiologie von Herz-Kreislauf-Krankheiten
    W. Scheuermann 4

2 Koronare Herzkrankheit
2.1 Definition, Klinik und Diagnostik
    H. Mörl 13
2.2 Koronarmorphologie als Kriterium zur selektiven Therapie der Angina pectoris
    V. Mühlberger 30
2.3 Pharmakologische Grundlagen der Behandlung der koronaren Herzkrankheit
    D.-M. Rose und H.A. Dieterich 38
2.4 Thrombolytische Therapie bei akutem Myokardinfarkt
    H. Darius und J. Meyer 60
2.5 PTCA
    C. Kadel und G. Kober 75
2.6 Chirurgischer Bereitschaftsdienst bei koronarer Angioplastie
    W. Rutishauser und B. Meier 105
2.7 Grundzüge der Koronarchirurgie
    F. Unger 111
2.8 Standards in der Koronarchirurgie
    F. Unger 116
2.9 Arterielle Grafts
    H.H. Scheld, M. Deiwick und J. Rötker 127
2.10 Postinfarkttherapie
    F. Saborowski 147

3 Herzklappen- und Endokarderkrankungen
3.1 Endokardfibroelastose (EFE)
    H. Mörl 157
3.2 Herzklappenerkrankungen
    R. Zotz und S. Genth 161
3.3 Herzklappenchirurgie
    R. Schistek 192
3.4 Chirurgische Behandlung der Prothesenendokarditis
    F. Beyersdorf 199
3.5 Klappendilatation
    V. Mühlberger 214

4 Kardiomyopathien
4.1 Definition und Beschreibung
    H. Mörl und C.A. Heun-Letsch 225
4.2 Dilatative Kardiomyopathie
    S.B. Felix und G. Baumann 227
4.3 Dilatative Kardiomyopathie – medikamentöse Therapie
    F. Saborowski 233
4.4 Hypertrophische obstruktive Kardiomyopathie (HOCM)
    H. Mörl und C.A. Heun-Letsch 241
4.5 Hypertrophische nichtobstruktive Kardiomyopathie (HNCM)
    H. Mörl und C.A. Heun-Letsch 247
4.6 Sekundäre Kardiomyopathie
    H. Mörl und C.A. Heun-Letsch 250
4.7 Myokarderkrankungen – Myokarditis
    H.J. Gilfrich und H.A. Dieterich 251

5 Besondere Interventionen
5.1 Perikarderkrankungen
    R. Zotz 261
5.2 Herztumoren
    F.W. Hehrlein 268

6 Herzrhythmusstörungen
6.1 Antiarrhythmika: neuere Erkenntnisse zu Klassifikation und Wirkmechanismen
    U. Ravens 291
6.2 Medikamentöse Intervention bei Herzrhythmusstörungen
    D. Kalusche 303
6.3 Pacemaker
    F. Saborowski 347

7 Herzinsuffizienz

7.1 Pathophysiologie des „hibernating" und „stunned" Myokards
G. Heusch und R. Schulz 367

7.2 Bedeutung der Inotropiemessungen in der Klinik
J. Thormann 384

7.3 Interventionen auf der Intensivstation
S. Probst und V. Lischke 411

7.4 Therapeutische Ansätze und medikamentöse Therapie der Herzinsuffizienz
H. Mörl, H.A. Dieterich und
P. Nachtsheim 470

7.5 Chirurgische Therapieansätze der Herzinsuffizienz
F. Unger 444

7.6 Herztransplantation
M. Loebe, Y. Weng, A. Schiessler,
M. Hummel, S. Schüler und R. Hetzer .. 448

8 Interventionen an der Aorta

8.1 Thorakale Aneurysmachirurgie
J. Laas und T. Nolte 463

8.2 Ballonangioplastik von Aortenisthmusstenosen
R. Schräder 476

8.3 Persistierender Ductus arteriosus
R. Schräder 483

9 Qualitätssicherung, Rehabilitation und Kosten

9.1 Qualitätssicherung und Qualitätsmanagement in der interventionellen Kardiologie
C. Kadel 493

9.2 Ambulante Langzeitrehabilitation am Wohnort
A. Berg, M. Halle, E. Ahlgrimm und
J. Keul 508

10 Zukunftsperspektiven

10.1 Gentherapie als mögliche Behandlungsstrategie für kardiovaskuläre Erkrankungen
H.E. von der Leyen und V.J. Dzau 525

10.2 Zukunftsperspektiven in der Herz-Kreislauf-Forschung
H.A. Dieterich, H. Mörl und F. Unger .. 539

Sachverzeichnis 545

Autorenverzeichnis

Ahlgrimm, E.
Medizinische Universitätsklinik Freiburg
Abt. Sport- und Leistungsmedizin
Hugstetter Straße 55, D-79106 Freiburg

Baumann, G., Prof. Dr. med.
Med. Fakultät der Humboldt-Universität zu Berlin
Universitätsklinikum Charité
Klinik für Innere Medizin
Schumannstraße 20/21, D-10098 Berlin

Berg, A., Prof. Dr. med.
Medizinische Universitätsklinik Freiburg
Abt. Sport- und Leistungsmedizin
Hugstetter Straße 55, D-79106 Freiburg

Beyersdorf, F., Prof. Dr. med.
Abt. für Herz- und Gefäßchirurgie
Albert-Ludwigs-Universität Freiburg
Hugstetter Str. 55, 79106 Freiburg

Darius, H., Priv.-Doz. Dr. med.
Universitätsklinikum Mainz
II. Med. Klinik und Poliklinik
Langenbeckstraße 1, D-55131 Mainz

Deiwick, M., Dr. med.
Westfälische Wilhelms-Universität
Klinik und Poliklinik für Thorax-, Herz- und
Gefäßchirurgie
Albert-Schweitzer-Straße 33, D-48149 Münster

Dieterich, H.A., Prof. Dr.
Am Huhlchen 5, D-55130 Mainz
und
Georgetown University
School of Medicine
Dpts. of Medicine and Pharmacology
Washington D.C., USA

Dzau V.J., Dr. med.
Falk Cardiovascular Research Center and
American Heart Association
Hugher Foundation Center for Molecular Biology
Stanford University School of Medicine
Stanford, CA 94305, USA

Felix, S.B., Priv.-Doz. Dr. med.
Universitätsklinikum Charité
Klinik für Innere Medizin
Schumannstraße 20/21, D-10098 Berlin

Genth, S., Dr. med.
II. Med. Klinik und Poliklinik
Johannes Gutenberg-Universität
Langenbeckstraße 1, D-55102 Mainz

Gilfrich, H.J., Prof. Dr. med.
I. Med. Klinik, St.-Katharinen-Krankenhaus
Seckbacher Landstraße 65, D-60389 Frankfurt/M.

Halle, M., Dr. med.
Medizinische Universitätsklinik Freiburg
Abt. Sport- und Leistungsmedizin
Hugstetter Straße 55, D-79106 Freiburg

Hehrlein, F.W., Prof. Dr. med.
Klinik für Herz- und Gefäßchirurgie
am Zentrum für Chirurgie
der Justus-Liebig-Universität Gießen
Klinikstraße 29, D-35392 Gießen

Hetzer, R., Prof. Dr. med.
Deutsches Herzzentrum
Augustenburger Platz 1, D-13353 Berlin

Heun-Letsch, C.A., Dr. med.
Medizinische Klinik
Diakonissenkrankenhaus Mannheim
Speyerer Straße 91–93, D-68163 Mannheim

Heusch, G., Prof. Dr. med.
Abt. für Pathophysiologie, Zentrum für Innere
Medizin, Universitätsklinikum Essen
Hufelandstraße 55, D-45122 Essen

Hummel, M., Dr. med.
Deutsches Herzzentrum
Augustenburger Platz 1, D-13353 Berlin

Kadel, C., Dr. med.
Abteilung für Kardiologie
Universitätsklinik Frankfurt
Theodor-Stern-Kai 7, D-60590 Frankfurt

Kalusche, D., Dr. med.
Herz-Zentrum Bad Krozingen, Abt. Kardiologie
Postfach, D-79188 Bad Krozingen

Keul, J., Prof. Dr. med.
Medizinische Universitätsklinik Freiburg
Abt. Sport- und Leistungsmedizin
Hugstetter Straße 55, D-79106 Freiburg

Kober, G., Prof. Dr. med.
Klinik Nordrhein
Ernst-Ludwig-Ring 2, D-61231 Bad Nauheim

Laas, J., Prof. Dr. med.
Zentrum für Herz-, Gefäß- und Thoraxchirurgie
Herz-Kreislauf-Klinik Bevensen GmbH & Co. KG
D-29549 Bad Bevensen

von der Leyen, H.E., Dr. med.
Falk Cardiovascular Research
Division of Cardiovascular Medicine
Stanford University School of Medicine
300 Pasteur Drive, Stanford, CA 94305-5246, USA

Lischke, V., Dr. med.
Abteilung für Anästhesiologie
Universität Frankfurt/ZAW
Theodor-Stern-Kai 7, D-60590 Frankfurt

Loebe, M., Dr. med.
Deutsches Herzzentrum Berlin
Klinik für Herz-, Thorax- und Gefäßchirurgie
Augustenburger Platz 1, D-13353 Berlin

Meier, B., Prof. Dr. med.
Inselspital, Klinik für Thorax-, Herz- und
Gefäßchirurgie
CH-3010 Bern 27

Meyer, J., Prof. Dr. med.
II. Medizinische Klinik
Johannes Gutenberg-Universität
Langenbeckstraße 1, D-55131 Mainz

Mörl, H., Prof. Dr. med.
Medizinische Klinik
Diakonissenkrankenhaus Mannheim
Speyerer Straße 91–93, D-68163 Mannheim

Mühlberger, V., Prof. Dr. med.
Invasive und Interventionelle Kardiologie
Universitätsklinik für Innere Medizin
Anichstraße 35, A-6020 Innsbruck

Nachtsheim, P., Dr. med.
Städtisches Krankenhaus, Med. Klinik II
Lehrkrankenhaus der Universität Köln
Ostmerheimer Straße 200, D-51109 Köln-Merheim

Nolte, T., Dr. med.
Zentrum für Herz-, Gefäß- und Thoraxchirurgie
Herz-Kreislauf-Klinik Bevensen GmbH & Co. KG
D-29549 Bad Bevensen

Probst, S., Priv.-Doz. Dr. med.
Landeskrankenhaus Coburg, Abt. für Anästhesiologie
Ketschendorfer Straße 33, D-96450 Coburg

Ravens, Ursula, Prof. Dr. med.
Universitätsklinikum Essen
Pharmakologisches Institut
Hufelandstraße 55, D-45147 Essen

Rose, D.-M., Dr. med.
Institut für Arbeits- und Sozialmedizin
Obere Zahlbacher Straße 57, D-55131 Mainz

Rötker, J., Dr. med.
Westfälische Wilhelms-Universität
Klinik und Poliklinik für Thorax-, Herz- und
Gefäßchirurgie
Albert-Schweitzer-Straße 33, D-48149 Münster

Rutishauser, W., Prof. Dr. med.
Centre de Cardiologie, Hôpital Cantonal
Universitaire de Genève
rue Micheli du Crest 24, CH-1811 Genève 14

Saborowski, F., Prof. Dr. med.
Innere Abt., Städtisches Krankenhaus
Neufelder Straße 32, D-51067 Köln

Autorenverzeichnis

Scheld, H.H., Prof. Dr. med.
Westfälische Wilhelms-Universität
Klinik und Poliklinik für Thorax-, Herz- und
Gefäßchirurgie
Albert-Schweitzer-Straße 33, D-48149 Münster

Scheuermann, W., Dr. med.
Klinikum der Universität Heidelberg
Abt. Klinische Sozialmedizin
Bergheimer Straße 58, D-69120 Heidelberg

Schiessler, A., Dr. med.
Deutsches Herzzentrum
Augustenburger Platz 1, D-13353 Berlin

Schistek, R., Dr. med.
Herzchirurgie Salzburg
Müllner Hauptstraße 48, A-5020 Salzburg

Schräder, R., Priv.-Doz. Dr. med.
Herzzentrum Frankfurt
Postfach 10 10 63, D-60010 Frankfurt

Schüler, S., Dr. med.
Deutsches Herzzentrum
Augustenburger Platz 1, D-13353 Berlin

Schulz, R., Prof. Dr. med.
Abt. für Pathophysiologie, Zentrum für
Innere Medizin, Universitätsklinikum Essen
Hufelandstraße 55, D-45122 Essen

Thormann, J., Prof. Dr. med.
Abt. für Innere Medizin/Kardiologie
Kerckhoff-Klinik der Max-Planck-Gesellschaft
Benekestraße 4-6, D-61231 Bad Nauheim

Unger, F., Prof. Dr. med. Dr. med. h.c.
Herzchirurgie Salzburg
Müllner Hauptstraße 48, A-5020 Salzburg

Weng, Y., Dr. med.
Deutsches Herzzentrum
Augustenburger Platz 1, D-13353 Berlin

Zotz, R., Dr. med.
Universitätsklinikum Mainz, Abt. für Kardiologie
Langenbeckstraße 1, D-55131 Mainz

1 Einführung

1.1 Begriff und Ziel

F. Unger, H. Mörl und H.A. Dieterich

Unter medizinischer Intervention kann man das Einschreiten des Arztes in einen Krankheitsverlauf verstehen, wobei es gilt, den Ablauf eines Krankheitsprozesses hintanzuhalten oder zu versuchen ihn zu stoppen. Der Begriff Intervention, der uns im täglichen Leben aus dem Prozeßrecht und aus der Wirtschaft bestens vertraut ist, ist in der Medizin zunächst mehr als chirurgische Intervention verstanden worden. In den letzten Jahren aber ist gerade bei den Interventionen am Herzen ein grundlegender Wandel durch Kenntnis der Pathophysiologie des Herzens aufgetreten. Die pathologisch-morphologisch faßbaren Veränderungen des Ablaufes der verschiedenen Kardiopathien, seien sie entzündlich, degenerativ, autoimmun, immunologisch oder toxisch, geben den Ansatzpunkt, im Sinne des Wortes Intervention an bestimmten Stellen des autophysiologischen Ablaufes im Anfangsstadium oder im akuten Stadium eingreifen zu können. Damit beginnt sich das Bild der Intervention auch auf das rechtzeitige Eingreifen im Sinne einer primären Prävention auszudehnen, in der Hoffnung, sekundäre Maßnahmen hintanhalten zu können. Das Spektrum möglicher Interventionen am Herzen beginnt somit bei der Umstellung der Lebensweisen, Vermeidung von schädigenden Faktoren bis zu den hochentwickelten intrakoronaren und direkten kardiochirurgischen Eingriffen bei fortgeschrittenen pathologischen Veränderungen des Herzens. Gerade bei der Durchführung der Interventionen gibt es heute fließende Übergänge, die jedoch im Blickwinkel des kardiologisch interessierten Mediziners vorhanden sind und deren Kenntnis sowie eine sinnvolle und komplementäre Zusammenarbeit als die Voraussetzung jedes bestmöglichen Erfolges gesehen werden muß. So ist das Bild der Interventionen am Herzen von der Lebensweise bis zu den großen Herzoperationen zu verstehen. Der Bedarf, die Indikation, der synergistische Effekt sind unabdingbare Voraussetzungen für eine sinnvolle Behandlung von Herzkrankheiten.

1.2 Epidemiologie von Herz-Kreislauf-Krankheiten

W. Scheuermann

Hintergrund

Zwischen Epidemiologen und „reinen" Klinikern klaffen in der Bundesrepublik erhebliche Verständigungslücken, die man Ärzten in vielen anderen Ländern nur schwer erklären kann. Die Bundesrepublik gilt international insgesamt als epidemiologisches Entwicklungsland, dies z.T. auch deshalb, weil gesetzliche Regelungen die Arbeit der Epidemiologie erheblich erschweren. An die u. a. daraus resultierende eingeschränkte Leistungsfähigkeit dieser Disziplin hat sich der Kliniker hierzulande wiederum so gewöhnt, daß er keine allzu großen Erwartungen hegt. Dabei würden sich die Sozialmediziner und Epidemiologen dringend wünschen, daß Kliniker sie z. B. fragen: „Welche Auswirkungen hat meine Tätigkeit auf die Bevölkerung insgesamt?" Würde ein Kliniker eine solche Frage einmal stellen, so würde er erfahren, daß ihre Beantwortung in Deutschland z. Z. nur sehr eingeschränkt möglich ist, was einen im Vergleich zu manch anderen Ländern ungewöhnlichen Zustand darstellt.

Diese Einschränkungen sind besonders auf das weitgehende Fehlen von verläßlichen Erkrankungsziffern zurückzuführen. Aber selbst die Erfassung und Nutzung von Totenscheindiagnosen unterliegt in Deutschland erheblichen Einschränkungen. Dennoch sind diese Totenscheindiagnosen das für weite Bereiche immer noch verläßlichste Mittel, um in der Bundesrepublik einigermaßen repräsentative Hinweise auf die Häufigkeit von Krankheiten und ihre Entwicklung zu erhalten. Deshalb stützt sich dieser Beitrag schwerpunktmäßig auf die (auf den Totenscheindiagnosen beruhende) offizielle Mortalitätsstatistik.

In der DDR galten im einzelnen bei der Erfassung und Kodierung der Todesursachen von den Gepflogenheiten in der alten Bundesrepublik z. T. erheblich abweichende Vorgehensweisen; daraus resultierten bis zur Unvergleichbarkeit reichende Unterschiede in den Mortalitätsdaten. Die Herstellung einer vollständigen Vergleichbarkeit wird zwar selbstverständlicherweise angestrebt, ist aber auch heute noch nicht in vollem Umfang gegeben. Deshalb wird im folgenden in erster Linie auf die Daten aus den alten Bundesländern Bezug genommen.

Häufigkeit in der Bundesrepublik

Ein Viertel der Herz-Kreislauf-bedingten Todesfälle in der (alten) Bundesrepublik geht zurück auf Krankheiten des zerebrovaskulären Systems (ICD 430–438, 1991 insgesamt 82.444 Fälle). Entsprechend der Thematik dieses Buchs wird auf diese Krankheitsgruppe im folgenden nicht explizit eingegangen.

Erkrankungsfälle (Morbidität)

In der alten Bundesrepublik gab es drei Herzinfarktregister (in Heidelberg, Bremen und Augsburg) und ein Schlaganfallregister (in Heidelberg), in der ehemaligen DDR wurden diese beiden Krankheiten im Rahmen des MONICA-Projektes der Weltgesundheitsorganisation – bei einigen Einschränkungen – in einer ganzen Reihe von Städten erfaßt; systematische Erhebungen der Erkrankungsziffern weiterer Herz-Kreislauf-Krankheiten dagegen fehlen (wenngleich an einigen Indikatoren Abschätzungen vorgenommen werden können). In den genannten Registern werden allerdings Fälle oberhalb des 65. (gelegentlich des 69.) Lebensjahres – und damit der größte Teil der Erkrankungsfälle – nicht erfaßt. Bei dieser Einschränkung weisen die Herzinfarktregistrierungen im ältesten Register der Bundesrepublik – in Heidelberg (seit 1970) – bei der Inzidenz (Neuerkrankungsrate) des Herzinfarkts eine Verschiebung in die höheren Altersgruppen aus, aber insgesamt keinen Rückgang. Ein Überblick über alle Altersgruppen und alle Herz-Kreislauf-Krankheiten ist zur Zeit nur auf der Basis der Mortalitätsdaten möglich.

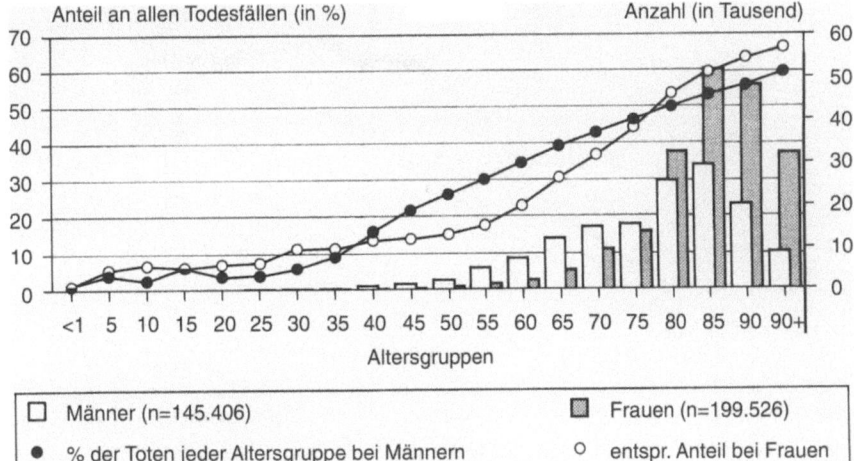

Abb. 1. Alle Herz-Kreislauf-Todesfälle (n = 344.932) 1991, nach Altersgruppen und Geschlecht, sowie ihr jeweiliger Anteil an allen Todesfällen

Todesfälle (Mortalität)

Über die Totenscheine, die in den Statistischen Landesämtern gemäß dem ICD-Code („International Classification of Diseases") kodiert werden, stehen Angaben über alle Verstorbenen in der Bundesrepublik, über die Todesursache und über das erreichte Lebensalter zur Verfügung. Diese Angaben werden im Statistischen Bundesamt zusammengetragen und jährlich, in 5-Jahres-Altersgruppen untergliedert, veröffentlicht. 1991 sind in den alten Bundesländern von 64,5 Millionen Einwohnern 708.818 (= 1,1%) verstorben, davon 344.932 (= 48,7%) an Herz-Kreislauf-Krankheiten (ICD 390-459). Damit stehen die Herz-Kreislauf-Krankheiten bei den Todesursachen in den alten Ländern der Bundesrepublik eindeutig an erster Stelle. Dies gilt uneingeschränkt auch für die neuen Bundesländer: Dort sind 1991 202.427 (= 1,3%) von 15,7 Millionen Einwohnern verstorben, davon 110.842 (= 54,8%) an Herz-Kreislauf-Krankheiten.

Dieser hohe Anteil der Herz-Kreislauf-Todesfälle an allen Sterbefällen ist ganz überwiegend auf die hohen und höchsten Altersgruppen der Bevölkerung zurückzuführen (Abb. 1). Die große Mehrheit der im Alter unter 75 Jahren Verstorbenen stirbt wegen anderer Todesursachen, bei den unter 35jährigen machen die Herz-Kreislauf-Todesfälle weniger als 10% aus.

Der Herz-Kreislauf-Tod ist ein später Tod; das mittlere Sterbealter der Männer bei allen übrigen Todesursachen betrug 1991 ca. 67 Jahre, bei den Herz-Kreislauf-Todesfällen 75 Jahre, die entsprechenden Zahlen bei Frauen sind 75 Jahre (für alle übrigen Todesursachen) bzw. 81 Jahre (bei den Herz-Kreislauf-Todesfällen). Damit verstarb die Mehrheit der Herz-Kreislauf-Toten in beiden Geschlechtern in einem Alter oberhalb der allgemeinen Lebenserwartung. (In den alten Bundesländern liegt die Lebenserwartung bei Männern z. Z. bei ca. 72 Jahren, bei Frauen bei ca. 79 Jahren.)

Aus Abb. 1 kann man auch die absolute Zahl der Todesfälle in den einzelnen Altersgruppen erkennen, dabei ist – wie bei allen folgenden Abbildungen – zu beachten, daß die Altersangaben an der Abszisse verkürzt wiedergegeben sind – „85" z.B. bedeutet „80–85 Jahre" – in diesem Altersbereich sind bei beiden Geschlechtern die meisten der Herz-Kreislauf-Toten verstorben.

Mortalitätsraten

Mortalitätsraten beziehen die Verstorbenen eines Jahres auf die jeweilige Populationsgröße; die Mortalitätsraten der Herz-Kreislauf-Krankheiten bei den über 90jährigen betragen bei beiden Geschlechtern über 15% (d.h., innerhalb eines Jahres erliegen mehr als 15% der über 90jährigen einer der Herz-Kreislauf-Todesursachen), bei den unter 80jährigen sind es weniger als 5%, und über alle Altersgruppen waren es 1991 0,5% (344.932 : 64,5 Millionen). Mortalitätsraten werden besonders immer dann herangezogen, wenn man Vergleiche zwischen verschiedenen Ländern (oder zwischen verschiedenen Zeitpunkten in einem Land) vornehmen möchte.

Die Herz-Kreislauf-Mortalität insgesamt ist in der Bundesrepublik bei beiden Geschlechtern seit 1970 deutlich zurückgegangen, im Altersbereich zwischen

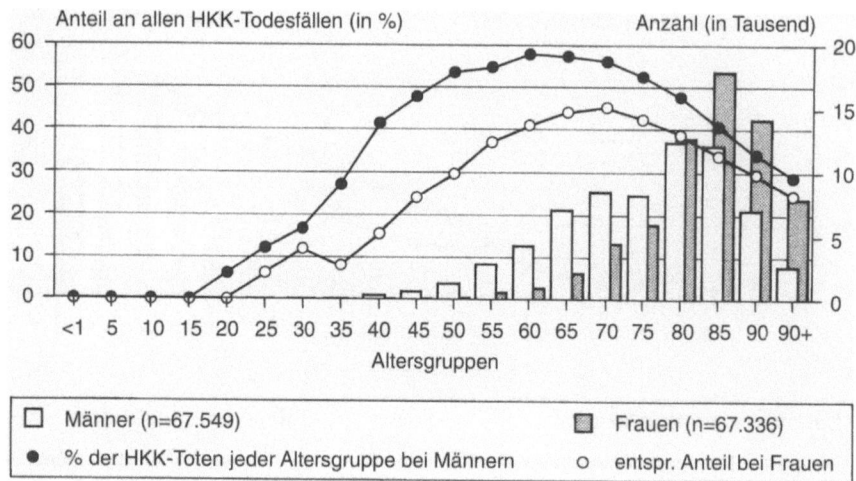

Abb. 2. Todesfälle an ischämischen Herzkrankheiten (n = 134.885) 1991, nach Altersgruppen und Geschlecht, sowie ihr jeweiliger Anteil an allen Herz-Kreislauf-Todesfällen

45 und 75 Jahren um etwa 40%, in den höchsten Altersgruppen sind dagegen nur geringfügige Rückgänge zu verzeichnen.

Außer bei den unter 40jährigen Frauen – hier gibt es sogar einen Zuwachs – ist in allen übrigen Altersgruppen – und bei Männern durchgängig – die Schlaganfallmortalität (ICD 430–438) auf etwa die Hälfte der Werte von 1970 zurückgegangen. Etwas geringer ausgeprägt sind die Rückgänge bei den ischämischen Herzkrankheiten (ICD 410–414) und beim Tod durch akuten Myokardinfarkt (ICD 410), bei dem es oberhalb des Alters von 75 Jahren sogar einen ausgeprägten Zuwachs gibt; in den allerhöchsten Altersgruppen hat sich seit 1970 die Myokardinfarktmortalität verdoppelt.

Weniger geeignet erscheinen die Mortalitätsraten zur Beschreibung eines gegebenen Zustandes bei einzelnen Krankheiten, bei denen die z. T. sehr kleinen Raten dann auch unanschaulich werden. Im folgenden wird daher für die hauptsächlichen in diesem Buch abgehandelten Herz-Kreislauf-Krankheiten bzw. Krankheitsgruppen die absolute Zahl der Verstorbenen in 5-Jahres-Altersgruppen angegeben; und (bei den häufigeren Krankheiten) zusätzlich, welchen *Anteil* (in %) diese Todesursache *an allen Herz-Kreislauf-Todesfällen* in dem jeweiligen Altersbereich ausmacht.

Todesfälle

An der Spitze der Todesfälle unter den Herz-Kreislauf-Krankheiten stehen die ischämischen Herzkrankheiten (ICD 410–414) (Abb. 2), unter ihnen wiederum an erster Stelle der akute Myokardinfarkt (ICD 410) (Abb. 3), die häufigste einzelne Todesursache in der Bundesrepublik überhaupt.

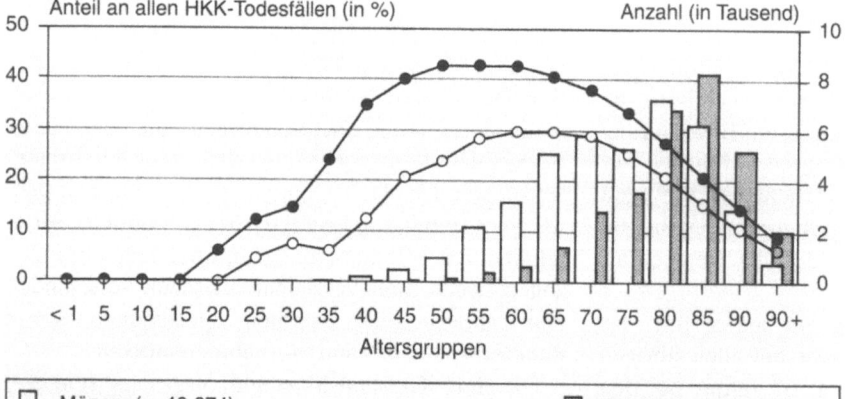

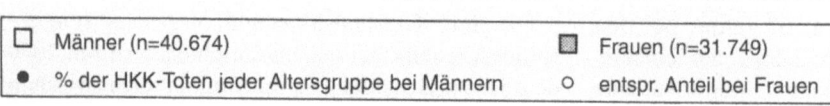

Abb. 3. Todesfälle an akutem Myokardinfarkt (n = 72.423) 1991, nach Altersgruppen und Geschlecht, sowie ihr jeweiliger Anteil an allen Herz-Kreislauf-Todesfällen

1.2 Epidemiologie von Herz-Kreislauf-Krankheiten

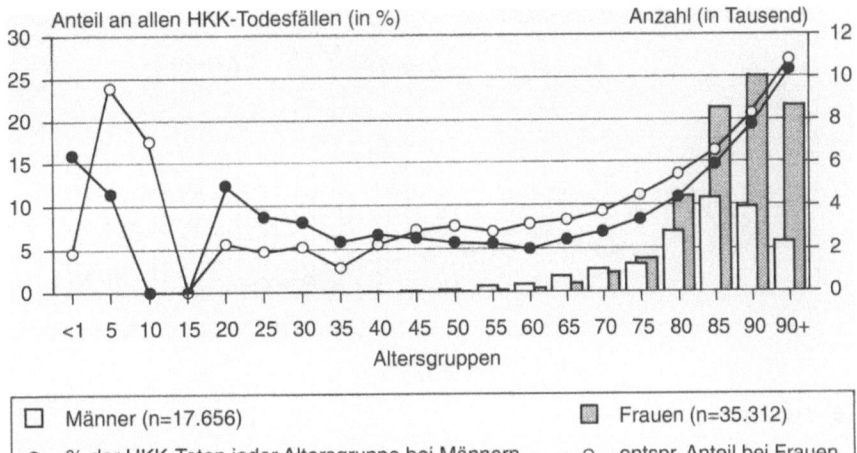

Abb. 4. Todesfälle an Herzinsuffizienz (n = 52.968) 1991, nach Altersgruppen und Geschlecht, sowie ihr jeweiliger Anteil an allen Herz-Kreislauf-Todesfällen

In den höchsten Altersgruppen treten die ischämischen Herzkrankheiten und ganz besonders der Myokardinfarkt gegenüber anderen kardiologischen Todesursachen in den Hintergrund; hier kommen die Herzinsuffizienz (ICD 428, 52.968 Todesfälle) (Abb. 4) und „mangelhafte Beschreibungen und Komplikationen von Herzkrankheiten" (ICD 429, 5.985 Fälle) häufiger zum Tragen.

Einen bedeutenden Anteil der Herz-Kreislauf-Mortalität besonders in den jüngeren Altersgruppen machen die Todesfälle wegen Herzrhythmusstörungen (ICD 427, 11.069 Fälle) (Abb. 5) und wegen Störungen im Erregungsleitungssystem des Herzens (ICD 426, 488 Fälle) aus.

Myokardopathien (ICD 425) bedingen einen hohen Anteil der Herz-Kreislauf-Mortalität bei Neugeborenen (Abb. 6), der Altersgipfel in der absoluten Fallzahl liegt bei Männern in der Altersgruppe 60–65 Jahre und bei Frauen auffallend später (um ca. 20 Jahre).

Fast ebenso häufig waren Todesfälle wegen einer Lungenembolie (ICD 415.1), auf die ein nicht zu vernachlässigender Anteil der Herz-Kreislauf-Mortalität im jüngeren Erwachsenenalter zurückzuführen ist (Abb. 7). Unspezifischen Störungen an den Herzklappen, die im ICD-Code unter „Sonstige Krankheiten des Endokards" (ICD 424) subsumiert werden, erlagen 1991 insgesamt 3.635 Personen, besonders Frauen oberhalb des 80. Lebensjahres (Abb. 8), aber auch 8 der 22 an Herz-Kreislauf-Krankheiten verstorbenen weiblichen Neugeborenen. Dagegen betrafen mehr als 2/3 der 2.825 Todesfälle an Aortenaneurysmen (ICD 441) Männer (Abb. 9). Kombinierte Klappenfehler (ICD 396, 895 Todesfälle) und isolierte Mitralklappenfehler (ICD 394, 875 Todesfälle) betrafen zu 68% respektive

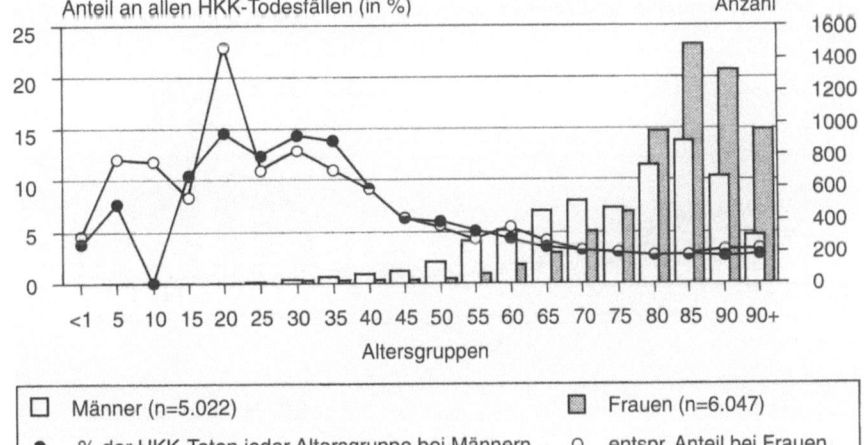

Abb. 5. Todesfälle an Herzrhythmusstörungen (n = 11.069) 1991, nach Altersgruppen und Geschlecht, sowie ihr jeweiliger Anteil an allen Herz-Kreislauf-Todesfällen

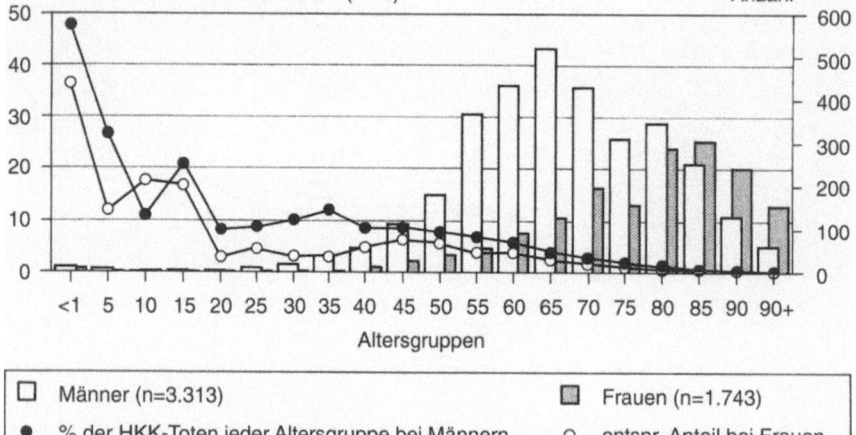

Abb. 6. Todesfälle an Myokardopathien (n = 5.056) 1991, nach Altersgruppen und Geschlecht, sowie ihr jeweiliger Anteil an allen Herz-Kreislauf-Todesfällen

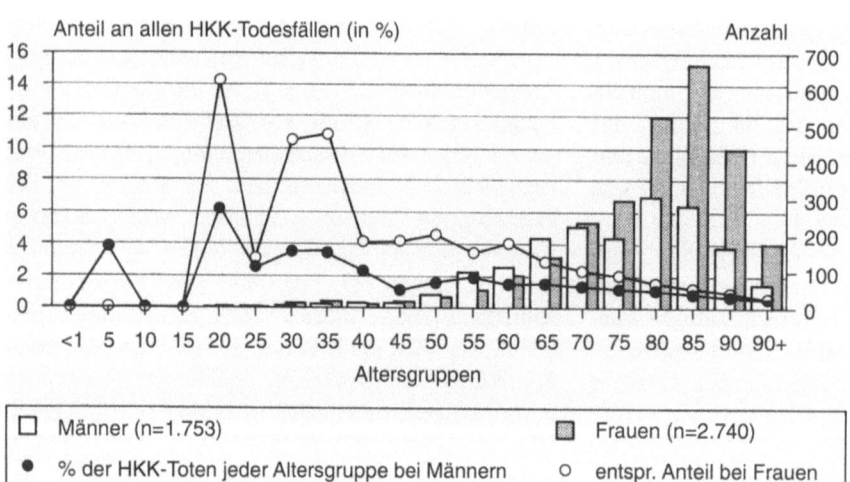

Abb. 7. Todesfälle an Lungenembolien (n = 4.493) 1991, nach Altersgruppen und Geschlecht, sowie ihr jeweiliger Anteil an allen Herz-Kreislauf-Todesfällen

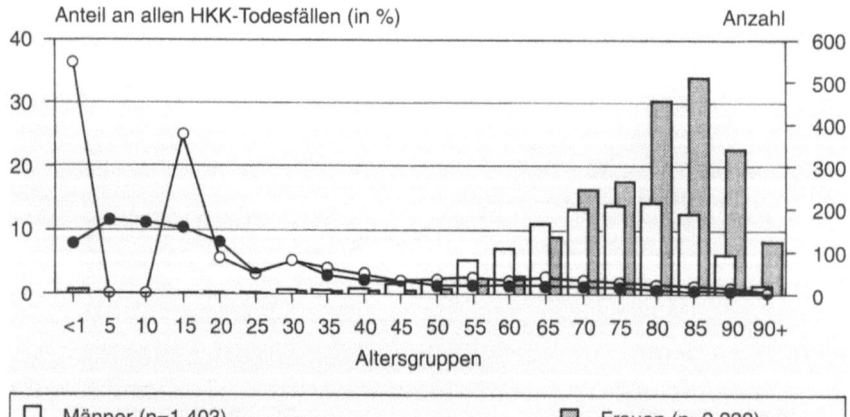

Abb. 8. Todesfälle an unspezifischen Endokardkrankheiten (n = 3.635) 1991, nach Altersgruppen und Geschlecht, sowie ihr jeweiliger Anteil an allen Herz-Kreislauf-Todesfällen

1.2 Epidemiologie von Herz-Kreislauf-Krankheiten

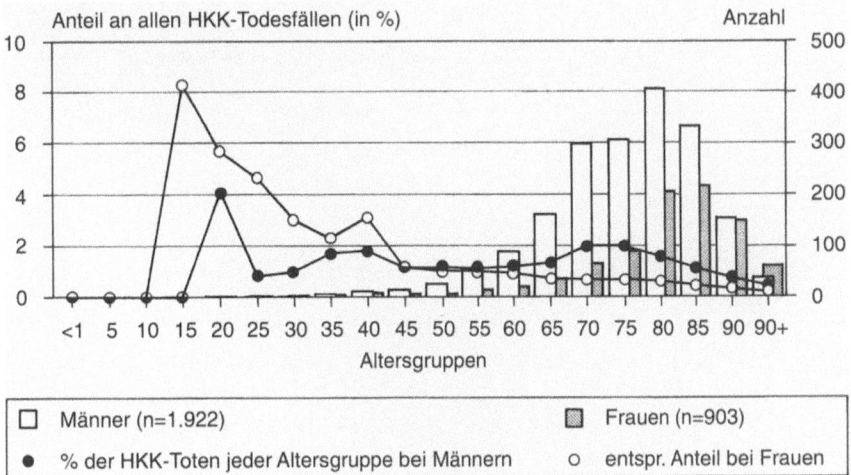

Abb. 9. Todesfälle an Aortenaneurysmen (n = 2.825) 1991, nach Altersgruppen und Geschlecht, sowie ihr jeweiliger Anteil an allen Herz-Kreislauf-Todesfällen

78% Frauen, am häufigsten zwischen dem 80. und 85. Lebensjahr.

Todesfälle an Aortenklappenfehlern (ICD 395, 25 Männer, 22 Frauen) sind eine Rarität. 389 Todesfälle entfielen auf akute Peri- und Myokarditiden sowie auf akute und subakute Endokarditiden (ICD 420–422), 139 auf ein akutes Cor pulmonale (ICD 415.0) und 99 auf „Sonstige Krankheiten des Perikards" (ICD 423), wie Hämoperikard, adhäsive oder konstruktive Perikarditiden. An malignen Herztumoren (ICD 164.1) sind – die genaue Zahl weist das Statistische Bundesamt nicht separat aus – 1991 auf jeden Fall weniger als 40 Personen verstorben.

„Epikritische" Zusammenfassung

Aussagen zur Häufigkeit von Krankheiten sind in der Bundesrepublik aufgrund von spezifischen Limitationen (u. a. wenige Register, gesetzliche Regelungen im Bundesstatistik- sowie im Bundesdatenschutzgesetz) nur sehr eingeschränkt möglich. Das weitgehende Fehlen verläßlicher Erkrankungsziffern (Inzidenz- und Morbiditätsdaten) läßt für repräsentative Aussagen oft nur den Rückgriff auf Mortalitätsdaten zu, die aber wiederum spezifischen Nutzbarkeitsbeschränkungen unterliegen. Dennoch kann man für die vorherrschenden Herz-Kreislauf-Krankheiten bei beiden Geschlechtern seit Jahren einen Abwärtstrend feststellen, der bei den ischämischen Herzkrankheiten – und speziell beim Myokardinfarkt – lediglich die über 75 Jahre alten Männer und die über 80jährigen Frauen ausspart, bei denen im Gegenteil ein z. T. deutlicher Zuwachs zu konstatieren ist.

Eine Analyse der gegenwärtigen Herz-Kreislauf-Mortalitätsdaten aus den alten Bundesländern belegt, daß der Herz-Kreislauf-Tod ein später Tod ist, der in der Mehrzahl der Fälle erst nach Erreichen der allgemeinen Lebenserwartung eintritt. Einen Altersgipfel unterhalb der allgemeinen Lebenserwartung weisen bei Männern die Todesfälle an Myokardopathien (ICD 425) und an den (nahezu schon verschwindend seltenen) malignen Tumoren des Herzens auf. Die hohe Zahl von Todesfällen an Herz-Kreislauf-Krankheiten in den hohen und höchsten Altersgruppen darf aber nicht dazu verleiten, ihre Bedeutung auch in den jüngeren Altersgruppen zu unterschätzen: 1991 kamen in den alten Bundesländern im Alter unter 50 Jahren 484 Menschen durch Mord oder Totschlag ums Leben, 4.968 wurden Opfer von Verkehrsunfällen in Verbindung mit Kraftfahrzeugen, aber 6.931 starben an Herz-Kreislauf-Krankheiten.

2 Koronare Herzkrankheit

Vorbemerkung

In den letzten 100 Jahren sind viele Versuche unternommen worden, die koronare Herzerkrankung zu beherrschen. Dabei waren in den ersten 60 Jahren unseres Jahrhunderts die Versuche der Behandlung eher symptomatisch. Der echte Durchbruch in der Behandlung der koronaren Herzerkrankung ist mit der Diagnostik 1962 und der Koronarchirurgie 1967 gelungen. In den 70er Jahren haben die grundlegenden Methoden, wie die der selektiven Koronarangiographie durch Sones und der aortokoronare Bypass durch Favoloro, den durchschlagenden Erfolg gebracht. In den 80er Jahren hat Grünzig als entscheidende Bereicherung die perkutane Dilatation in die Kardiologie gebracht. Seit den ersten erfolgreichen Anwendungen 1984 ist diese Methode nicht mehr aus dem kardiologischen Alltag wegzudenken. Heute werden in Europa wesentlich mehr Koronarien dilatiert als operiert, was eine neue Herausforderung der Herzchirurgie bedeutet. Die Erfolge und die routinemäßige Anwendung der PTCA berechtigen dazu, zunehmend geschlossene Dehnungsversuche auch bei Dreigefäßerkrankungen vorzunehmen, mit dem Resultat, daß der Chirurgie immer schwerere, immer mehr diffus verkalkte Herzkranzgefäße offeriert werden, wobei das Spektrum der Herzkranzgefäßchirurgie durch das Alter noch kompliziert wird. Fest steht, daß 1993 in Europa 306 Patienten pro Million Einwohner einer Dilatation unterzogen wurden und 299 einer Bypassoperation. Der Anteil der Koronarchirurgie beträgt 60% von den gesamten Operationen am offenen Herzen mit Hilfe der Herz-Lungen-Maschine. Dennoch hat die PTCA und die Koronarchirurgie eine jährliche Steigerungsrate von über 10%, wobei die Wachstumsgrenze noch nicht absehbar ist. Diese scheint lediglich in den USA und einigen Ländern Europas wie Niederlande, Norwegen, Schweden und Belgien erreicht zu sein. Diese Methoden haben sich als Zentralpunkt der Interventionen am Herzen unabdingbar ihren Stellenwert gesichert und sind aus dem Spektrum der Therapiemöglichkeiten nicht mehr wegzudenken. Es zeigt sich, daß die adäquate Behandlung mit diesen Verfahren unter dem Strich gesehen wesentlich zur gesamten Gesundheit der Bevölkerung beiträgt. Je zentraler die Läsionen sind, desto gesicherter ist bei direkter und indirekter Behandlung die verlängerte Lebenserwartung. Natürlich ist es mit dem alleinigen interventionellen Eingriff nicht getan, sondern es muß dann post festum eine gezielte Therapie und Risikobekämpfung durchgeführt werden. Die Therapie geht bis zur Rehabilitation mit dem Ziel, den Patienten nach gehabtem Infarkt, PTCA oder Herzoperation wieder in sein soziales Netz zurückzuintegrieren. Kostenrechnungen haben gezeigt, daß die adäquate Versorgung eines Patienten mit einer koronaren Herzkrankung nur 15% von alleiniger konservativer Behandlung ausmacht. Die Methoden sind alle im Wandel begriffen. In diesem Kapitel werden die wesentlichen Punkte aus dem riesigen Spektrum herausgegriffen, die dem Verständnis der Interventionen am Herzen dienlich sind.

2.1 Definition, Klinik und Diagnostik

H. Mörl

Definition der koronaren Herzkrankheit

Der Begriff „koronare Herzkrankheit" entspricht dem früher mit „ischämische Herzkrankheit" oder „chronische Herzkrankheit" bezeichneten Krankheitsbild. Wir definieren die koronare Herzkrankheit heute als Ausdruck einer vorwiegend arteriosklerotischen Veränderung der Koronararterien. Folge dieses lumeneinengenden Prozesses ist eine Durchblutungsstörung im myokardialen Bereich, unterschiedlich stark ausgeprägt. Sie führt über die Versorgungsinsuffizienz der Koronarien zur „Angina pectoris" bzw. zum Myokardinfarkt.

Die Bezeichnung „Angina pectoris" = Brustenge ist Ausdruck des für den Patienten beherrschenden Symptomes einer Grundkrankheit, die bis dahin symptomlos verlaufen ist. Der Ausdruck „Stenokardie" ist ein Synonym für „Angina pectoris".

Koronarinsuffizienz

Während man mit „Koronarsklerose" einen morphologisch-pathologischen Zustand beschreibt, ist „Koronarinsuffizienz" als pathophysiologischer Begriff zu verstehen.

Die Koronarinsuffizienz ist der Ausdruck für ein Mißverhältnis zwischen Bedarf und Angebot von Blut und damit Sauerstoff im Myokard. Ursache einer lokalen Myokardischämie ist in über 95% der Fälle eine Arteriosklerose. Sie engt eine oder mehrere Koronararterien kritisch ein. Entzündliche Erkrankungen der Koronarien, Koronararterienembolien oder angeborene Fehlbildungen, traumatische Schädigungen oder Koronarspasmen sind ausgesprochen seltene Ursachen. Allerdings kommt den Koronarspasmen eine steigende Bedeutung zu. Grund dafür: Nicht immer zeigt bei einer vorliegenden Angina-pectoris-Symptomatik die Koronarographie morphologische Veränderungen. Wir müssen zwischen drei Stufen der Koronarinsuffizienz unterscheiden:
– Ischämie,
– Läsion,
– Nekrose.

Ischämie und Läsion sind reversibel, die Nekrose ist irreversibel.

Die klinische Manifestation des Mißverhältnisses zwischen Blutbedarf und Blutangebot ist die Angina pectoris oder, auf einer höheren Stufe, der Infarkt.

Verschiedene Formen der Angina pectoris

Die folgenden Krankheitsbilder werden heute unter dem Oberbegriff „Angina pectoris" zusammengefaßt:
– Angina pectoris vera, auch „stabile" Angina pectoris genannt,
– Angina pectoris gravis,
– instabile Angina pectoris,
– Status anginosus,
– Pseudoangina pectoris.

Im Regelfall unterscheidet man in der Praxis die „stabile" von der „instabilen" Angina pectoris.

Zu dem Formenkreis der Pseudoangina pectoris sind hinzuzurechnen:
– „irritable heart",
– Effort-Syndrom,
– Da-Costa-Syndrom,
– neurozirkulatorische Dystonie,
– „Soldier's Heart",
– hyperkinetisches Herzsyndrom,
– vasoregulatorische Asthenie,
– Kardiophobie,
– Herzneurose,
– Dyskardie.

Angina pectoris gravis: Besonders schwere, länger andauernde und in kürzeren Intervallen auftretende Form der echten Angina pectoris. Nehmen Frequenz und Intensität der Anfälle zu, bezeichnet man sie auch als „drohenden Infarkt" oder „Präinfarktsyndrom".

Instabile Angina pectoris: ein in den letzten Jahren in der Klinik geprägter Begriff. Er bezeichnet ein Zwischenstadium zwischen → stabiler Angina pectoris, Herzinfarkt und plötzlichem Herztod. Schwere Anfälle mit pektanginösen Schmerzen treten gehäuft auf, schon bei geringster Belastung oder sogar in Ruhe (auch drohender Herzinfarkt genannt).

Zusätzliches charakteristisches Merkmal: Gleichzeitig mit den Schmerzen sind ST-Streckenveränderungen sowohl in Form von ST-Hebungen als auch von ST-Senkungen zu beobachten. In 90 % der Fälle liegt eine hochgradige Koronarstenose, in etwa 5–11 % der Fälle liegen Koronarspasmen zugrunde, vor allem bei der sog. **Prinzmetal-Angina pectoris**.

Sonderformen der Angina pectoris

Angina pectoris decubitus: eine Sonderform der echten Angina pectoris, sie tritt im Liegen auf.

„Plötzlicher Herztod": Er basiert oft auf einer Koronarstenose, ohne daß irgendwelche Symptome vorab festzustellen sind. Infolge des schnell eingetretenen Todes fehlen oft Folgeerscheinungen am Herzmuskel.

Sekundenherztod: Auch dieser ist im Sinne von Hering [22, s. auch 25] eine Sonderform der Angina pectoris. Seine Kennzeichen sind Plötzlichkeit der den Tod einleitenden Symptome, Überdauern der Atmung und die nach Sekunden zählende Sterbedauer.

Zur Epidemiologie

Den neuesten Mitteilungen des Statistischen Bundesamtes Wiesbaden vom 3.2.1993 ist zu entnehmen, daß der akute Herzinfarkt die häufigste Todesursache in Deutschland ist. Diese Entwicklung bahnte sich schon nach dem 2. Weltkrieg an [40]. Die Zahl aller Todesfälle ist in Deutschland 1991 gegenüber dem Vorjahr um 1 % auf insgesamt 911.245 (421.818 Männer, 489.427 Frauen) zurückgegangen. Bei jedem zweiten Sterbefall wurde eine Krankheit des Kreislaufsystems, bei etwa jedem vierten eine bösartige Neubildung als Grundleiden festgestellt. Es dominierten bei den über 45jährigen die Krankheiten des Kreislaufsystems und bösartige Neubildungen.

Fast die Hälfte der 708.818 Verstorbenen in den alten Bundesländern starb 1991 an einer Krankheit des Kreislaufsystems. Bei den Frauen waren 52,6 % der Sterbefälle darauf zurückzuführen, bei den Männern 44,1 %. Die wichtigste einzelne Todesursache war der akute Herzinfarkt, dem 28,0 % der Kreislauftoten bei den Männern und 15,9 % bei den Frauen erlagen.

Eine Kreislauferkrankung war 1991 in den neuen Ländern und Berlin-Ost die Ursache für 54,8 % (202.427) der Sterbefälle, 59,9 % der Frauen und 48,7 % der Männer starben daran. 23,2 % der männlichen und 11,3 % der weiblichen Kreislauftoten erlagen einem akuten Herzinfarkt.

Im Vergleich dazu die Todesursachen 1990: Nach Angaben des Statistischen Bundesamtes starben 1990 im Gebiet der bisherigen Bundesrepublik Deutschland 713.000 Menschen, 330.400 Männer und 382.800 Frauen; dies sind insgesamt über 2 % mehr Todesfälle als im Vorjahr. Fast jeder zweite Sterbefall war 1990 auf eine Krankheit des Kreislaufsystems zurückzuführen, 145.800 Männer und 200.900 Frauen starben daran. Die häufigste Todesursache unter den Erkrankungen des Kreislaufsystems war mit 41.800 Sterbefällen bei Männern und 32.300 bei den Frauen der akute Herzinfarkt; 12,7 % der im Jahr 1990 gestorbenen Männer und 8,4 % der Frauen erlagen einem Herzinfarkt.

Pathologisch-anatomische Grundlagen der koronaren Herzkrankheit

Nahezu immer liegt der Angina pectoris und dem Myokardinfarkt eine Koronarsklerose als Ursache zugrunde, die in der Folge über eine Koronarstenose, oder eine Koronarobliteration, zumeist kompliziert durch eine Koronarthrombose, zum Untergang von Herzmuskelgewebe führt. Dem Pathologen ist bekannt, daß das morphologische Bild der Koronararterien und damit Ausmaß und Schweregrad der koronaren Herzkrankheit außerordentlich variabel sein kann. Auf der einen Seite können ausgedehnte sklerotische Veränderungen vorliegen, ohne daß diese von klinischer Relevanz sind. Andererseits kann ein einziges, schnell aufquellendes Ödem in einer Koronararterie ohne Befall der ande-

2.1 Definition, Klinik und Diagnostik

ren Koronararterien einen Myokardinfarkt zur Folge haben. Allerdings, und dies soll deutlich gesagt werden, liegen in fast allen Fällen einer koronaren Herzkrankheit arteriosklerotische Veränderungen zugrunde. In einer eigenen Untersuchungsreihe wurden 1.155 Infarkte unter diesem Gesichtspunkt registriert: Es fanden sich in nur 5 Fällen = 4‰ keine morphologisch-pathologischen Veränderungen an den Koronararterien. Die Angina pectoris vera ist also nachweislich stets mit koronarsklerotischen Veränderungen gekoppelt. Dies schließt nicht aus, daß in einzelnen Fällen auch Koronarspasmen auslösende Faktoren sein können, wahrscheinlich Ursache des sog. „Syndroms X".

Versorgungstypen

In 75% der Fälle ist ein ausgeglichener Versorgungstyp zu finden, in jeweils 12,5% ein Rechts- oder Linkstyp (Abb. 1). Ausschlaggebend für den Versorgungstyp ist, ob die Hinterwand des linken Ventrikels von Ästen der rechten, der linken oder von beiden Koronararterien versorgt wird.

Ein-, Zwei- und Dreigefäßerkrankungen

Eine Eingefäßerkrankung liegt dann vor, wenn eine oder mehrere Stenosen nur an einem der 3 Hauptäste, also an A. coronaria dextra, R. circumflexus oder R.interventricularis anterior der linken Koronararterie vorliegen.

Transmurale und nichttransmurale Infarkte

Ist das Myokard in seiner ganzen Dicke von der Ischämie betroffen, spricht man von einer transmuralen Ischämie, entsprechend auch von einem transmuralen Infarkt. Im Gegensatz hierzu ist beim nichttransmuralen Infarkt das Myokard nicht in seiner gesamten Dicke betroffen [29].

Die ursprüngliche Auffassung, daß ein transmuraler Infarkt immer persistierende Nekrosezeichen in Form eines Infarkt-Qs zeigen würde und der nichttransmurale Infarkt kein Q aufweisen würde, mußte durch vergleichende elektrokardiographische und pathologisch-anatomische Untersuchungen revidiert werden. Insofern trifft man heute vom EKG her die Unterscheidung Q-Wellen-Infarkt („Q-wave-infarct") und Nicht-Q-Wellen-Infarkt („non-Q-wave-infarct").

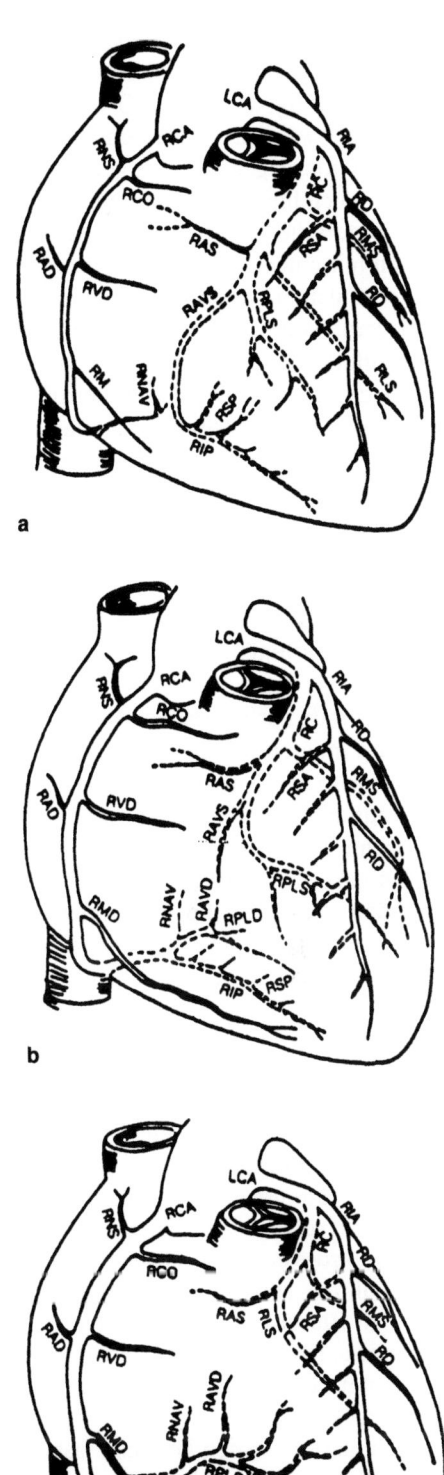

Abb. 1. Die drei koronaren Versorgungstypen: **a.** Koronarer Linksversorgungstyp ~ 12,5%; **b.** Ausgeglichener Versorgungstyp ~ 75%; **c.** *Koronarer Rechtsversorgungstyp ~ 12,5%*

Die Unterscheidung in „Q-wave-infarct" und „Non-Q-wave-infarct" hat klinische und prognostische Bedeutung, da die Non-Q-wave-Infarkte in der Regel eine weniger eingeschränkte, linksventrikuläre Funktion zeigen und eine geringere Reinfarktinzidenz. Auch hinsichtlich der medikamentösen Therapie unterscheiden sich beide: So profitieren Patienten mit einem Non-Q-wave-Infarkt in erster Linie von Calciumantagonisten, hier insbesondere von Diltiazem, wohingegen bei Patienten mit einem Q-wave-Infarkt besonders β-Blocker indiziert sind.

Ist lediglich die Innenschicht betroffen, so spricht man von Innenschichtischämie und Innenschichtinfarkt bzw. von einem subendokardialen Infarkt. Entsprechend der vorwiegenden Innenschichtischämie im pathologischen Belastungs-EKG finden sich hier ST-Senkungen.

Herzmuskelnekrose

Im Gegensatz zur reversiblen Läsion mit einer Störung des inneren Milieus der Zellen kommt es bei der Nekrose zur Denaturierung von Proteinen. Der Herzmuskelnekrose liegt ein ischämischer Infarkt mit nachfolgender Koagulationsnekrose zugrunde.

Makroskopisch wird ein Infarkt nach 8 h sichtbar. Es finden sich lehmgelbe, leicht erhabene, trockene, feste, landkartenartige Herde. Die Größe entspricht dem Versorgungsgebiet der entsprechenden Arterie. Der betroffene Bezirk ist manchmal dilatiert (akutes Aneurysma), parietale Thromben am Endokard und eine fibrinöse Perikarditis sind meist nachweisbar. Nach einer Woche sieht man am Rand der Nekrose einen roten Rand von Granulationsgewebe, der etwa 1 mm pro Tag fortschreitet; 6–8 Wochen später ist das Granulationsgewebe vernarbt. Die Narbe ist weiß, derb, sehnenartig glänzend.

Die Nekrose entsteht entweder bei einem völligen Verschluß der atheromatös verengten Koronararterie durch Blutung in das atheromatöse Beet, durch Thrombose (80–90%) oder durch einen Blutdruckabfall mit Unterschreiten des kritischen Eröffnungsdruckes.

Herzmuskelnekrosen kommen fast ausschließlich in der Wand des linken Ventrikels vor, da hier die Arbeitsleistung größer und damit der Sauerstoffverbrauch höher ist als in der rechten Kammer. Auch ist durch die höhere Wandspannung die Durchblutungssituation schlechter.

Als erstes sind die subendokardialen Schichten des Myokards betroffen; es kommt zum Innenschichtinfarkt. Dieser ist klinisch schwer zu diagnostizieren, da die EKG-Zeichen dafür in unspezifischen ST-Senkungen bestehen, wie sie bei vielen Schädigungen des Myokards und bei Digitalisgabe vorkommen.

Komplikationen der Herzmuskelnekrose

Folgende Komplikationen der Herzmuskelnekrose sind möglich:

Papillarmuskelabriß. Bei einer Nekrose im Bereich eines Papillarmuskels kann dieser abreißen. Ein vollständiger Abriß kann zur akuten Mitralinsuffizienz mit der Folge eines Lungenödems und eines Exitus letalis im kardiogenen Schock führen.

Herzwandruptur. Wenn die Herzwand im Bereich der Nekrose (Myomalazie) rupturiert, entwickelt sich eine Herzbeuteltamponade und damit eine akute Herzinsuffizienz.

Parietale Thromben. Vor der Ära der Antikoagulation waren parietale Thromben bei jedem 2., jetzt bei jedem 10. Infarkt nachweisbar. Es besteht die Gefahr der Abschwemmung und der thromboembolischen Komplikationen.

Herzwandaneurysma. Durch den Herzbinnendruck wird die lokal geschwächte Wand ausgebuchtet. Im Aneurysma können sich Thromben bilden, und es besteht die Gefahr der Ruptur. Oft bestehen Perikardverwachsungen. Im EKG weisen persistierende ST-Hebungen auf ein Aneurysma hin.

Risikofaktoren

Der Begriff Risikofaktor umfaßt die Voraussagekraft bestimmter schädigender Faktoren auf die Krankheitsentstehung, wobei aber der epidemiologische Begriff des Risikofaktors auf die Beobachtung von korrelativen Verknüpfungen beruht und deshalb nicht automatisch mit ätiologischen Faktoren identisch ist [32]. Die bisher gesicherten Risikofaktoren der Arteriosklerose waren in bezug auf die klinischen Komplikationen des chronischen Gefäßwandumbaus identifiziert und nicht im Hinblick auf die Entstehung der Gefäßläsionen, so daß für alle Risikofaktoren nicht geklärt war, ob ein Kausalzusammenhang mit der Atherogenese im zellulären Bereich besteht. So haben die bekannten Kohorten-Studien wie die Framingham- und die GRIPS-Studie den Nachweis der Schädlichkeit von einer LDL-Erhö-

2.1 Definition, Klinik und Diagnostik

hung belegt mit Ausnahme für die Frauen und für das höhere Alter. In zunehmendem Maße gibt es jedoch Interventionsstudien, die uns zwingende Hinweise auch für den Kausalzusammenhang zwischen Risikofaktoren und Arteriosklerose erbringen. Dabei ist aber die positive Korrelation für die individuelle Abwägung des Risikos jedes einzelnen Patienten notwendig, und zwar in Verbindung insbesondere mit weiteren Risikofaktoren. Eine Übertragung eines Einzelfaktors mit Alleinvertretungsanspruch ist jedoch für die ganze Population mit großer Zurückhaltung anzusehen.

Der Begriff „Risikofaktor" wurde erstmals im Zusammenhang mit der Framingham-Studie, der bekannten ersten großen epidemiologischen Untersuchung in den USA, bekannt. Unter den Risikofaktoren versteht man spezifische Verhaltensweisen, Umwelteinflüsse und Körpermerkmale, die man aber auch einfach als Folge menschlichen Fehlverhaltens bezeichnen könnte. Es sind krankmachende Reize, die größtenteils Folgen von Verhaltensstörungen im weitesten Sinne sind nach der Definition von Gotthard Schettler. Man kann auch so formulieren, daß es eine Reihe von Merkmalen gibt, bei deren Vorliegen es zu einer besonders frühzeitigen Entwicklung und einem besonders raschen Fortschreiten der Arteriosklerose kommt. Man spricht auch von Risikofaktoren, wenn diese Merkmale nachweislich oder mit hoher Wahrscheinlichkeit für den Krankheitsprozeß der Arteriosklerose kausal verantwortlich zu machen sind. Von den Risikoindikatoren spricht man bei Merkmalen, die aufgrund epidemiologischer Untersuchungen mit der Morbidität und Mortalität von Herz- und Kreislaufkrankheiten korreliert sind, ohne daß sich eine kausale Korrelation nachweisen läßt.

Risikofaktoren für die Entwicklung einer KHK
Risikofaktoren 1. Ordnung:
- Hyperlipidämie (Hypercholesterinämie),
- Zigarettenrauchen,
- Hypertonie,
- Diabetes mellitus,
- Alter,
- Geschlecht (männlich),
- genetische Faktoren (familiäre Häufung).

Risikofaktoren 2. Ordnung:
- Gicht,
- Übergewicht,
- Bewegungsmangel.

Weitere Risikofaktoren:
- psychosozialer Streß,
- Ovulationshemmer,
- geringe Wasserhärte (geringer Magnesiumgehalt).

Zu den vielen Merkmalen und Faktoren, die mit Auftreten und Fortschreiten der Arteriosklerose assoziiert sind, gehören Geschlecht, Lebensalter, genetische Disposition und die klassischen Risikofaktoren wie Hyperlipoproteinämie, Nikotinabusus, Hypertonie, Diabetes mellitus, Adipositas [33, 34] und Hyperurikämie, wobei es ohne weiteres noch Risikofaktoren gibt, deren Bedeutung noch erforscht werden muß, wozu Streß, psychische Faktoren, erhöhte Herzfrequenz, erhöhte Aktivität des Renin-Angiotensin-Systems oder des sympathischen Systems, erhöhtes Fibrinogen, Hyperinsulinämie und weitere, vor allem hämorheologische Faktoren gehören. Von den primären sind sekundäre Risikofaktoren zu differenzieren. Primäre Risikofaktoren sind kausal für eine Gefäßschädigung verantwortlich, sekundäre Risikofaktoren sind Störungen, die aus der Entwicklung und den Folgen der primären resultieren und dann für sich allein oder zusammen mit den primären Faktoren prognostische Bedeutung für die Morbidität und Mortalität von Herz- und Kreislaufkrankheiten erlangen. Derartige sekundäre Risikofaktoren sind unter anderem Linksherzhypertrophie, Myokardinfarktnarben, Herzrhythmusstörungen, ulzeröse arteriosklerotische Gefäßwandveränderungen.

Die primäre Prävention versucht, degenerative Gefäßerkrankungen und die in ihrem Gefolge auftretenden Kreislaufkrankheiten zu verhindern, in dem sie ursächliche Noxen aufdeckt und beseitigt. Die sekundäre Prävention soll das Fortschreiten einer bereits manifesten degenerativen Gefäßerkrankung verhindern oder verlangsamen, Folgen und Komplikationen an den betreffenden Organen vermeiden und Beschwerden oder Funktionseinbußen lindern oder beheben.

In der Bundesrepublik Deutschland ist jeder zweite Einwohner ein Raucher, jeder dritte ist übergewichtig, jeder sechste leidet an einem arteriellen Hochdruck, jeder siebte hat erhöhte Blutfettwerte, jeder 20. Mann ist gichtkrank und jeder 30. ist Diabetiker. Zusammengefaßt bedeutet dies, daß fast auf jeden Einwohner ein Risikofaktor kommt, viele haben jedoch mehrere. Risikofaktoren kommen demzufolge selten isoliert vor, häufig findet man die Kombination von erhöhtem Serumcholesterin (Hyperlipoproteinämie) und Zigarettenrauchen, Zigarettenrauchen und Hochdruck oder die Kombination von allen 3 Faktoren. Dabei wirkt oft das erhöhte Cholesterin, namentlich ein ungünstiger LDL-/HDL-Index, als Matrize für die anderen Risikofaktoren [36].

Jede Kombination von Risikofaktoren steigert das

Risiko erheblich. Je mehr Risikofaktoren zusammentreffen, desto frühzeitiger und schwerer treten auch arteriosklerotische Veränderungen auf. Die Risikofaktoren addieren sich nicht nur in ihrer Wirkung, sondern sie potenzieren sich. So ist das Risiko eines Zigarettenrauchers unter 20 Stück/Tag doppelt so hoch wie das des Nichtrauchers, über 20 Zigaretten ist das Risiko dreifach erhöht, besteht eine Hypercholesterinämie plus Zigarettenrauchen über 20 Stück/Tag, so existiert ein 6faches Risiko und kommen alle 3 Hauptrisikofaktoren zusammen vor, so besteht ein 9fach höheres Risiko gegenüber denen, die keinen von allen haben.

Je nach dem betroffenen Gefäß, d. h. je nach der klinischen Manifestation, lassen sich bestimmte Rangordnungen der Risikofaktoren feststellen. Der Risikofaktor Hochdruck wirkt sich vor allem im Gebiet der Zerebralarterien aus, er ist hauptsächlich somit für den Schlaganfall verantwortlich. Für den Herzinfarkt stehen als Risikofaktoren Hyperlipoproteinämie und Zigarettenrauchen an erster Stelle.

Für den Gliedmaßenarterienverschluß sind es das Zigarettenrauchen und der Diabetes mellitus noch vor Hypertonie und Hyperlipoproteinämie.

Die Ausschaltung der Risikofaktoren bzw. das Nichtetablieren derselben ist also eine vorbeugende Intervention zur Verhütung kardiovaskulärer Erkrankungen. Es konnte für alle Risikofaktoren gezeigt werden, daß bei entsprechender Ausschaltung der Noxe, wenn sie effektiv und lang genug erfolgt, ein eindeutiger Rückgang an kardiovaskulären Komplikationen verzeichnet werden kann und daß beispielsweise eine effektive blutdrucksenkende Therapie die Lebenserwartung des Hypertonikers deutlich verbessert, in dem die Hypertoniekomplikationen an Gehirn, Herz, Nieren und den großen Arterien reduziert werden konnten. Bei konsequenter Blutdrucknormalisierung können sich die hypertoniebedingten Arteriolenschädigungen und andere Auswirkungen zurückbilden. So konnte der therapeutische Effekt von Antihypertensiva nicht nur für bestimmte pharmakologische Gruppen für die Rückbildung der linksventrikulären Hypertrophie, sondern auch für die Rückbildung arteriosklerotischer, insbesondere auch koronarsklerotischer Veränderungen nachgewiesen werden. Dasselbe trifft für die Behandlung schwerster, insbesondere familiärer Hyperlipoproteinämien bezüglich des kardiovaskulären Risikos durch effektive Senkung des Cholesterinspiegels und insbesondere der Normalisierung des atherogenen LDL-Anteils und der Erhöhung des HDL-Anteils durch eine langfristige konsequente lipidsenkende Therapie zu.

So konnte ja schon durch die Statistiken großer Lebensversicherungsgesellschaften frühzeitig in den USA gezeigt werden, daß bei einem Blutdruck von 150/100 mmHg und einem Alter von 45 Jahren mit einer Verkürzung der Lebenserwartung um 10 Jahre gegenüber Normotonikern mit Drucken unter 130/90 mmHg zu rechnen ist.

Klinisch-objektive Erfolgsparameter für eine effektive Therapie sind die Rückbildung von Augenhintergrundsveränderungen, Abnahme des Transversaldurchmessers des Herzens, Rückbildung von Linksherzhypertrophie und Linksschädigungszeichen im EKG sowie eine Verbesserung einer zuvor eingeschränkten Nierenfunktion. Man kann natürlich auch mit dem B-Bild-Verfahren oder gar der Angiographie eine Reversibilität bzw. Regression schon etablierter Gefäßveränderungen nachweisen.

Man weiß auch, daß das gehäufte Vorkommen einer Hypercholesterinämie zur Atherogenese in unmittelbarer Beziehung steht. Die Herzinfarktrate steigt linear mit steigendem Serumcholesterinspiegel an. Die Lipoproteine hoher Dichte werden als negativer Risikofaktor bezeichnet, da sie eine Schutzwirkung auf die Gefäße ausüben: Bei Patienten mit durchgemachtem Herzinfarkt fanden sich signifikant niedrigere HDL-Werte als bei gleichaltrigen Kontrollpersonen, während bei genetisch langlebigen Familien oder bei den grönländischen Eskimos, die ja bekanntlich sehr selten an Arteriosklerose erkranken, die HDL-Konzentrationen hoch sind. Auch das geringere Herzinfarktrisiko von Frauen vor der Menopause beruht wahrscheinlich auf dem deutlich höheren HDL-Spiegel.

Wenngleich die Wirkung des Nikotins auf das Gefäßsystem noch nicht hinreichend geklärt ist, so gibt es doch Hinweise, daß die Fettstoffwechselstörungen die Schlüsselrolle für den Risikofaktor Zigarettenrauchen spielen in Verbindung mit Veränderungen des Blutgerinnungssystems und der Thrombozytenaggregation. Bei den Zigarettenrauchern läßt sich eine Dosisabhängigkeit der Herzinfarkthäufigkeit von den Rauchgewohnheiten eindeutig nachweisen, mit steigendem Zigarettenkonsum steigt auch die Herzinfarktrate.

Durchschnittsalter bei Erstinfarkt in Abhängigkeit von den Risikofaktoren:
- Starke Raucher mit einem Cholesterinspiegel über 200 mg/%: 50 Jahre,
- Nichtraucher mit einem Cholesterinspiegel unter 200 mg/%: 65 Jahre.

Auch die atherogene Rolle des Diabetes mellitus ist belegt, nicht nur für die Makro-, sondern auch für die Mikroangiopathie. Diese Veränderungen sind gegenüber gleichaltrigen Nichtdiabetikern verstärkt und um 10 Jahre früher ausgeprägt. Deshalb sind rechtzeitiges Erkennen und gute Stoffwechselführung eine Conditio sine qua non bezüglich der Verhütung der Spätkomplikationen des Diabetes, unter anderem auch am Gefäßsystem.

Neben der Anerkennung des Übergewichtes als eigenständiger Risikofaktor gilt auch der Bewegungsmangel als solcher, wobei dieser so aufzufassen ist, daß hier die protektiven Faktoren der muskulären Arbeit wegfallen. Körperliche Aktivität hilft, Übergewicht abzubauen, beeinflußt den Plasmalipid- und Blutzuckerspiegel und senkt den Blutdruck. Es kommt zu einer Ökonomisierung der Herzarbeit, zu einer Hemmung der Katecholaminfreisetzung und zu einem Anstieg der Serum-HDL-Konzentration. Diese Auswirkungen fallen bei Bewegungsmangel weg und machen diesen zu einem Risikofaktor. Die Intervention in Richtung zunehmender systematischer körperlicher Aktivität führt also zu einer verbesserten Vaskularisation des Herzens und der Skelettmuskulatur, zu Schutz vor Rhythmusstörungen, zu einer verbesserten kardiovaskulären und myokardialen Leistungsfähigkeit, zu besseren Gerinnungsparametern und zu einer Beeinflussung etablierter koronarer Risikofaktoren wie des Blutdruckes, aber auch insbesondere metabolischer Faktoren und auch zu einer Verbesserung rheologischer Parameter.

Prävention

Bei einem Krankheitsbild, das in einer derartigen Häufigkeit vorliegt, steht die Prävention im Mittelpunkt des medizinischen Interesses, und zwar als Primär-, Sekundär- und Tertiärprävention.

Primärprävention. In Kenntnis der Entstehungsbedingungen einer Krankheit versucht man diese zu verhindern. Im Fall der koronaren Herzkrankheit ist dies möglich: Rauchen kann vermieden, Diabetes und Hochdruck können früh erkannt und gut eingestellt werden. Auch die Hyperlipidämie kann nach ihrer frühzeitigen Erfassung durch Gewichtsreduktion oder diätetische Maßnahmen günstig beeinflußt oder einer medikamentösen Behandlung zugeführt werden.

Sekundärprävention. Sie entspricht den Präventivmaßnahmen nach eingetretener Gefäßkrankheit.

Tertiärprävention. Sie ermöglicht bei KHK die Wiedereingliederung des Infarktkranken in das Arbeitsleben und ist sowohl für die Gesellschaft wegen des Erhaltes der Arbeitskraft als auch für den Erkrankten im Hinblick auf seine Motivation und sein Selbstwertgefühl von großer Bedeutung.

Klinische Symptomatik der Angina pectoris und des Myokardinfarktes

Plötzliches Engegefühl im Thorax, das sich bis zum Vernichtungsschmerz mit Todesangst steigern kann, ist nicht nur den Medizinern, sondern auch schon den Laien als klassisches Symptom des Myokardinfarktes geläufig. Nur bei gut der Hälfte der Patienten gehen dem akuten Ereignis Prodromalerscheinungen voraus. Bei etwa 25 % aller Infarkte liegt eine atypische Schmerzlokalisation vor, bei über 20 % gibt es keine Schmerzen. Hier handelt es sich um den sog. stummen Myokardinfarkt, der nur elektrokardiographisch oder bei der Sektion aufgedeckt wird.

Die Schwierigkeiten bei der rechtzeitigen Erkennung des Infarkts liegen darin, daß die Koronarsklerose durch die Koronarreserve häufig „maskiert", also verschleiert wird, und sich damit der rechtzeitigen Diagnose entzieht. Die Frühdiagnose der Koronarsklerose als letztlich auslösender Faktor des Infarktes ist daher bis heute eine diagnostische Illusion geblieben. Die dafür heutzutage einzig in Frage kommende Methode – die Koronarangiographie – kann aus verständlichen Gründen nicht routinemäßig in der präventiven Vorfelddiagnostik eingesetzt werden. Erst wenn die Sauerstoffzufuhr den Bedarf nicht mehr deckt, entsteht ein Angina-pectoris-Anfall. Er ist aber dann bereits Ausdruck einer manifesten kritischen Koronarsklerose mit permanenter Infarktgefahr oder sogar schon der Beginn des Infarktes selbst.

Im klassischen Fall gibt also der Patient einen starken, kontinuierlichen brennenden Schmerz hinter dem Brustbein mit Ausstrahlung in den linken Arm an. Der Schmerz ist nicht atemabhängig, er hat keine eng umschreibende Lokalisation. Der Kranke hat Angst und empfindet ein ausgesprochenes Vernichtungsgefühl.

Anamnese

Bei der Diagnostizierung der Angina pectoris, also der Koronarinsuffizienz und des Infarktes, steht auch heute noch die exakt und detailliert erhobene Anamnese an erster Stelle (Tabelle 1).

Beim Gespräch mit dem Patienten muß besonders auf die folgenden Punkte geachtet werden:
1. Welche Umstände führten zur Auslösung eines stenokardischen Anfalls?

   Häufig, jedoch nicht ausschließlich ergibt sich eine Abhängigkeit zu körperlicher und psychischer Belastung. Typisch ist das Auftreten auch in den frühen Morgenstunden – vagotone Phase mit Blutdruckabfall – und bei Kälteeinwirkung.
2. Der Patient muß über den Charakter des Schmerzes befragt werden:

   Es wird differenziert zwischen
   – Druckgefühl,
   – Brennen,
   – Wundgefühl und
   – Stichen hinter dem Brustbein.

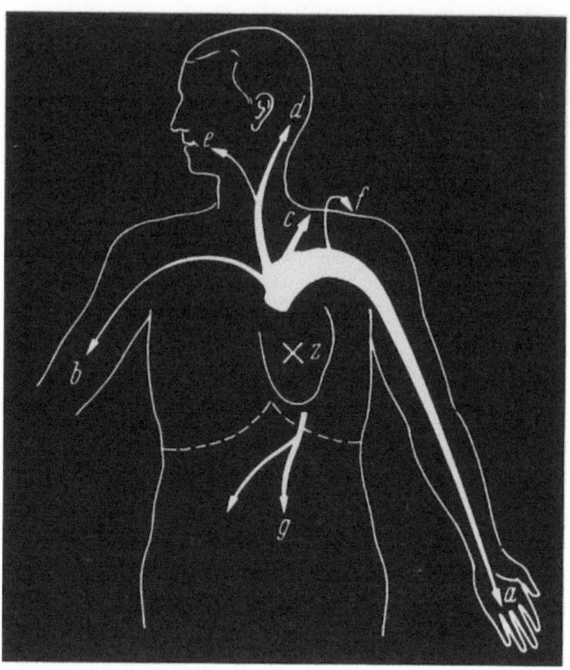

Abb. 2. Schmerzausstrahlung bei echter Angina pectoris (*a–g* der Häufigkeit nach)

Tabelle 1. Zur Differentialdiagnose des Herzschmerzes

Parameter	echte Angina pectoris	Herzinfarkt	„funktionelle Herzschmerzen" (da-Costa- oder Effort-Syndrom)
Intensität des Schmerzes	Stark	Sehr stark bis unerträglich, Vernichtungsschmerz Todesangst	Lästig, aber zum Aushalten
Subjektive Darstellung des Schmerzes	Teils als stark bezeichnet, teils bagatellisierend	Wortarm	Breit ausschweifend, aggravierend
Dauer des Schmerzes	1–15 min	20 min und darüber hinaus	Sekunden oder stundenlang, mitunter auch über Tage
Verhalten des Schmerzes bei Belastung	Zunahme	Belastung nicht möglich	Besserung
Charakteristik des Schmerzes	Beklemmend, krampfend, bohrend, drückend	Krampfartig, zusammenschnürend, Vernichtungsschmerz	Unbestimmt, dumpf, „Herzstiche"
Lokalisation des Schmerzes	Substernal unter dem Brustbein	Retro-, substernal, ganzer Brustraum, Arme, Abdomen, Schultern, Hals	Herzspitze (punktförmige Angabe)
Beschwerden ausgelöst durch	Belastung, Aufregung, Ärger, Hetze, Kälte, opulente Mahlzeiten	Meist ohne erkennbare äußere Ursache	Emotionell („Überforderungssyndrom")
Nitroglyzerineffekt	Besserung, meistens prompt	Unverändert	Unverändert oder Plazeboeffekt (evtl. Kopfschmerzen)
EKG-Veränderungen	Nur im Anfall: ST-Senkung	Typische Umformungen (evtl. aber erst nach Stunden)	Normal oder T-Veränderungen
Enzymanstieg	Fehlt (höchstens bei schweren Anfällen gering)	Deutlich	Fehlt

Manchmal beschreibt der Patient ein Engegefühl über dem Brustkorb, oder er klagt über Anfälle von Atemnot. Fast nie jedoch empfindet der Kranke Schmerzen an eng umschriebenen Stellen. Die exakte Lokalisierung des Schmerzpunktes mit dem Finger ist für eine Angina pectoris vera atypisch.
3. Angaben über die Ausstrahlung des Schmerzes: 50% der Patienten beschreiben substernale Schmerzen. Bei etwa 20% der Patienten erfolgt eine Ausstrahlung in den linken Arm (Abb. 2). Schmerzen in beiden Armen werden nur von 12% der Befragten angegeben. Es ist aber auch auf weniger häufige Ausstrahlungen, z.B. in den Oberbauch, den Hals und den Unterkieferbereich, zu achten.
4. Ein wichtiges Indiz ist die Anfallsdauer: Halten die starken Schmerzen kontinuierlich länger als 10 min an, besteht Verdacht auf einen Infarkt, nach 20 min ist er mit Sicherheit anzunehmen.
5. Ansprechen auf Nitroglycerin: Verschwindet der Schmerz nach Gabe von Nitroglycerin in Sekunden bis höchstens eine Minute nach Einnahme, spricht dies für eine Angina pectoris vera.

Diagnose

Körperliche Untersuchung

Der typisch Infarktkranke hat ein auffällig blasses Gesicht mit kaltem Schweiß auf der Stirn. Das schmerzverzerrte Gesicht deutet auf die meist unerträglichen Schmerzen hin. Im Regelfall verhält sich der Infarktkranke deshalb auch ruhig. Nur in besonders gelagerten Fällen ist eine motorische Unruhe auffällig.

Nahezu obligatorisch beim Infarkt ist der Blutdruckabfall. Konsequenterweise muß daher beachtet werden, daß bei vorbestehendem Hypertonus ein normaler Blutdruck ein falsches Bild vortäuschen kann. Eine Zyanose ist weitaus seltener zu sehen. Auf die klinischen Zeichen des kardiogenen Schocks und des Lungenödems wird später eingegangen.

Der Auskultationsbefund eines akuten Infarktes ist uncharakteristisch, da der Herzmuskel zwar meist schmerzhaft, aber lautlos abstirbt. Die Herztöne sind in der Regel abgeschwächt, die Herzfrequenz ist normal, beschleunigt oder verlangsamt. Gewöhnlich besteht ein schneller kleiner Puls mit einer Sinustachykardie um 100/min. Ein Frequenzabfall beruht entweder auf einer vagotonen Sinusbradykardie oder vorzugsweise auf einem AV-Ersatzrhythmus oder einem Kammereigenrhythmus. Ein Galopprhythmus ist als Zeichen einer beginnenden akuten Linksherzinsuffizienz zu werten. Es muß ausdrücklich betont werden, daß, wenn nicht die oben beschriebenen Hinweiszeichen eindeutig vorliegen – und das ist bei weitem nicht immer der Fall –, die Ausbeute der körperlichen Untersuchung enttäuschend sein kann. Das Entscheidende dabei ist jedoch das „Darandenken", um gründliche diagnostische Bemühungen einzuleiten.

Tabelle 2. Manifestation der Infarktphasen im EKG

Minuten bis Stunden	Initialphase	– spitzes hohes T – ST-Senkung	Subendokardiale Ischämie Subendokardiale Läsion	„Erstickungs-T"
2–10 Tage	Akute Phase	– Konvexe ST-Hebung – T-Zacke wird negativ – Charakteristische Q-Zacke	Totale irreversible Nekrose	„Verletzungspotential" „Koronares T"
2–3 Monate	„Frischer Infarkt"	– Normalisierung der ST-Strecke	Rückgang der Läsion, Ende der Nekrotisierung	
auf Dauer	„Alter Infarkt"	– Infarkt-Q oder -QS persistieren – T positiv nicht-transmuraler Infarkt – oder T bleibt negativ transmuraler Infarkt		

Elektrokardiographische Untersuchungen

Die elektrokardiographischen Anzeichen eines frischen Infarktes, wobei die Initialphase mit einem spitzhohen T einer subendokardialen Ischämie und die nachfolgende ST-Senkung einer subendokardialen Läsion klinisch nicht gesehen werden, sind allgemein bekannt. Typischerweise treten während der akuten Phase eines Infarktes ein Infarkt-Q, eine konvex gehobene ST-Strecke und ein spitznegatives, sog. koronares T in Erscheinung. Das Stadium des „frischen" Infarktes beginnt mit der Normalisierung der ST-Strecke als Zeichen des völligen Rückgangs der Läsion. Es dauert im allgemeinen 2–3 Monate. Die Nekrotisierung des myokardialen Gewebes ist dabei beendet, während der ischämische Zustand noch voll ausgeprägt und bei grundsätzlich regressiver Tendenz häufigen Schwankungen unterworfen ist.

Zeigt das EKG einen stabilen Stromkurvenverlauf, so ist das Stadium des „alten" Infarktes erreicht. Es persistiert das Infarkt-Q oder QS, T ist positiv oder bleibt konstant negativ. Die Positivierung der T-Welle tritt insbesondere bei den nicht-transmuralen Infarkten ein. Bei ihnen verwischt die reaktive Hypertrophie der Grenzzone die charakteristischen Zeichen. Diese Veränderungen bleiben gewöhnlich bis zum Lebensende unverändert nachweisbar, sofern nicht durch nachfolgende Vorgänge, wie beispielsweise das Auftreten eines Schenkelblocks oder durch einen Reinfarkt, das ursprüngliche Bild maskiert wird. Aber auch bei Schenkelblockbildern ist die elektrokardiographische Diagnose eines Myokardinfarktes nicht ausgeschlossen, vor allem bei frischen Infarkten.

Es gilt die Regel, daß je ausgeprägter ein Infarkt in Breite und Tiefe der Kammerwand ist, um so typischer sind die elektrokardiographischen Anzeichen. Je mehr normal erregbares Myokard bei einer Ableitung vorhanden ist, um so weniger charakteristisch ist vor allem die Veränderung des Ventrikelkomplexes. Ist das normal-reagierende Muskelgewebe zwischen dem nicht reagierenden Gewebe und der Elektrode sehr dünn, so erreicht die R-Zacke nicht die Q-Linie, sondern erscheint nur als Kerbe innerhalb der tiefen Q-Zacke und bildet so ein w-förmiges QRS. Bei infarzierten Myokardregionen fallen aufgrund der elektrischen Inaktivität die in ihnen entstehenden Partialvektoren aus und bewirken eine Änderung des Summationsvektors. Dadurch kommt es zu infarktbedingten Abweichungen nicht nur des QRS-Komplexes, sondern auch der Achse von QRS. Je mehr myokardiales Gewebe erhalten bleibt und bei der anschließenden Abheilung kompensatorisch hypertrophiert, um so mehr erregbares Potential steht zur Verfügung und kann die Wiederherstellung der R-Zacke bewirken. Die initiale Negativität des Kammerkomplexes bleibt bei entsprechend großer Infarktnarbe in der Regel erhalten, wenn nicht die vorgenannten Veränderungen eintreten.

Wichtig für die Praxis ist die Tatsache, daß diese charakteristischen EKG-Veränderungen oft erst nach Stunden oder gar erst nach einigen Tagen in Erscheinung treten können. Um den zeitlich protrahierten Ablauf zu erfassen, ist das mehrfache Schreiben eines EKG unerläßlich so lange, bis eindeutige Zeichen sichtbar werden. Bei guter Kenntnis der direkten und indirekten Kriterien ist auch heute noch das EKG mit etwa 98% Treffsicherheit die sicherste Methode zum Nachweis eines Infarktes. Daß auch das EKG, allerdings sehr selten, falsch positive ebenso wie falsch negative Interpretationen ermöglicht, sei hier nur der Vollständigkeit halber erwähnt.

Die genaue Lokalisation des Infarktes ist in der Regel mit den 12 Standardableitungen gewährleistet. Danach kann man im wesentlichen 13 verschiedene Lokalisationen von der Vorderwand über die Spitze zur Hinterwand differenzieren (Abb. 3). Am wichtigsten sind die EKG-Veränderungen beim typischen ausgedehnten Vorderwandinfarkt in den Extremitätenableitungen I und II und in der Goldberger-Ableitung AVL und in den Brustwandableitungen V1–V2. Der typische ausgedehnte Hinterwandinfarkt projiziert sich auf die Extremitäten-Ableitungen II und III, die Goldberger-Ableitung AVF sowie häufig auf die Brustwandableitungen V5 und V6.

Laboruntersuchungen

Laborbefunde als biologische Marker, welche zur Diagnose der koronaren Herzkrankheit beitragen, ergeben sich nur dann, wenn eine anhaltende Hypoxie zu einer Schädigung der Myokardzelle führt. Durch Verlust der funktionellen Integrität des Sarkolemms der Myokardzelle kommt es zu einer Freisetzung von zytoplasmatischen, lysosomalen und mitochondrialen Enzymen. Auch Bestandteile niedrigen Molekulargewichts wie Myoglobin treten aus der Myokardzelle aus, jedoch findet sich eine erhöhte Plasmakonzentration nur für kurze Zeit, da eine rasche renale Elimination erfolgt.

Das Protein Myoglobin wird bei der geschädigten Myokardzelle im Blutkreislauf freigesetzt. Die Substanz kann bereits in den ersten Stunden nach Infarktbeginn nachgewiesen werden. Schon weniger

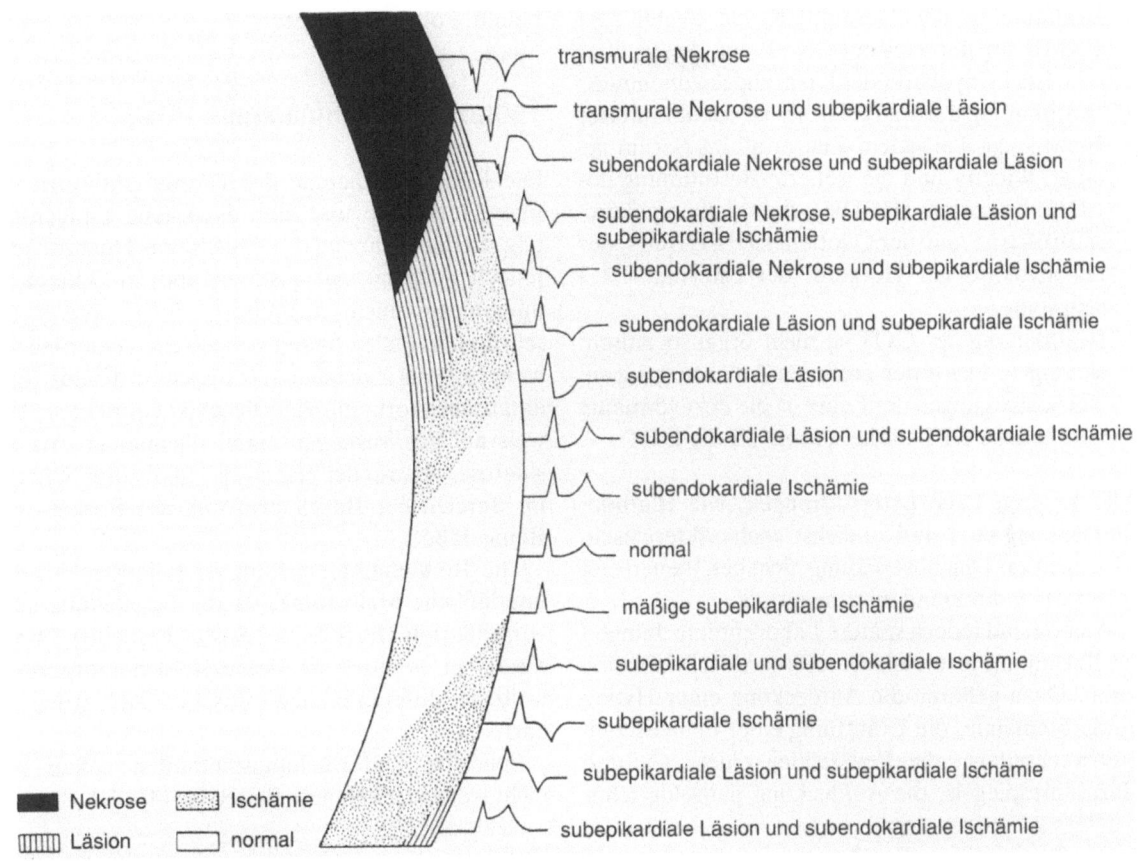

Abb. 3. Konfiguration der EKG-Komplexe (nach [44]). Die EKG-Veränderungen von QRS, ST und T treten auf, wenn die Nekrose, Läsion oder Ischämie die epikardiale oder endokardiale Oberfläche der Kammerwand erreicht. Intramurale Lokalisationen verändern nicht die abgegriffene Spannung und werden nicht registriert.

als 4 h nach einsetzender Symptomatik findet sich bei 80 % der Infarktpatienten eine pathologische Myoglobinkonzentration. Allerdings ließ sich keine gute Korrelation des zeitlichen Verlaufs der Myoglobinfreisetzung mit dem Verlauf des CK Austritts messen. Auch eine direkte Beziehung der Schwere des Myokardinfarktes konnte nicht nachgewiesen werden.

Der klinische Wert serieller Bestimmungen von Myoglobin beim Myokardinfarkt ist auch begrenzt wegen der kurzen Dauer der pathologischen Veränderung und der fehlenden Spezifität, da das Myoglobin des Herzens sich nicht vom Myoglobin der Skelettmuskulatur unterscheidet.

Die Sensitivität steigt auf praktisch 100 % innerhalb von 3–6 h an. Als oberster Normwert werden 85 ng/ml angegeben.

Schon frühzeitig – 4–6 h nach dem Infarkt – ist der CPK-Wert, also die Kreatininphosphokinase, erhöht. Sie fällt zwischen dem 3. und 4. Tag zum Ausgangswert ab. Alsdann – 1. bis 2. Tag – finden sich erhöhte Werte für die GOT, also die Glutamat-Oxalacetat-Transaminase, und etwas später – 3. bis 6. Tag – sind auch die LDH-Werte, also die Lactat-Dehydrogenasewerte erhöht. Mehrfache Kontrollen der Enzyme sind erforderlich, da der Anstieg der Enzyme von der Größe des untergegangenen Muskelbezirks abhängig ist.

Tabelle 3. Enzyme zur Labordiagnostik bei koronarer Herzkrankheit

Enzym	Diagnostik
CK, CK-MB	Frühdiagnose des Myokardinfarktes
LDH +	Verlaufsbeurteilung u. Spätdiagnose des Myo-
HBDH	kardinfarktes
SGOT	Diagnostik mittl. Phase
Myoglobin	Frühdiagnose des Myokardinfarktes

Wichtig sind also bei Verdacht auf Infarkt:
1. Bestimmung der Gesamt-CK mit Anteil der CKMB an der Gesamt-CK. Liegt dieser über 6 %, ist ein myokardialer Ursprung anzunehmen.
2. Bestimmung der LDH: Dieses ist ein ubiquitäres Enzym. das bei jedem Zellzerfall ins Serum gelangt. Wichtig sind die isolierte Bestimmung des LDH_1-Isoenzyms (HBDH), das relativ myokardspezifisch ist, und der Quotient LDH/HBDH, der bei myokardialer Herkunft der Enzyme < 1,3 sein sollte.
3. Bestimmung der GOT ist nicht organspezifisch, sie zeigt jedoch einen größeren Zelluntergang an. Bei Schädigungen der Leber ist die dort vermehrt vorhandene GPT stärker erhöht als die GOT.

Alle anderen Laboruntersuchungen, wie Blutbild, Blutsenkung etc., sind zunächst uncharakteristisch. Sie tragen zur Diagnosefindung nicht bei, dienen erst später der indirekten Untermauerung.

Wichtig sind jedoch spätere Laboruntersuchungen zur Erkennung arterioskleroseförderner Risikofaktoren. Dazu gehören die Aufdeckung einer Hyperlipidproteinämie, die Ermittlung einer diabetischen Stoffwechsellage, die Feststellung eines erhöhten Harnsäurespiegels, die Aufdeckung pathologischer Zusammensetzung des Blutes wie Anämie, Polyglobuline, Polyzythämie etc.

Thoraxröntgenaufnahme

Die Röntgenaufnahme des Thorax gibt Aufschluß über Herzgröße und eine eventuelle Lungenstauung. In der Mehrzahl der Fälle ist das Herz zunächst jedoch noch normal gestaltet und im Transversaldurchmesser nicht verbreitert. Nur in weit fortgeschrittenen Fällen finden sich Zeichen einer Herzerweiterung als Zeichen einer Linksinsuffizienz. Eine ektatische Aorta mit Kalksichel ist ein sicherer Hinweis auf das Vorliegen einer allgemeinen Arteriosklerose, ebenso der Nachweis kalkdichter Schatten im Bereich der Bauchaorta und der Becken- und Beingefäße.

Die Röntgenuntersuchung ist in jedem Fall eine unerläßliche Maßnahme, da die Feststellung eines vergrößerten Herzens, sei es Zeichen einer Insuffizienz, sei es durch ein Aneurysma hervorgerufen, weiterer differentialdiagnostischen Abklärung bedarf.

Spezielle Untersuchungsmethoden sollen hier nicht weiter Erwähnung finden [s. 14].

Differentialdiagnose des Thoraxschmerzes

Im folgenden sind solche Symptomenkomplexe zusammengestellt, die als nicht koronar bedingte, in der Herzgegend schmerzauslösende Faktoren in Frage kommen.

Tieze-Syndrom. Schwellung und Schmerzempfindlichkeit der Gelenke zwischen Rippen und Rippenknorpel. Diese Schmerzpunkte sind typisch und vermutlich Ausdruck einer reaktiven Arthritis dieser Gelenke.

Roemheld-Syndrom. Herzschmerzen, ausgelöst durch Blähungen oder Spasmen des Magens oder des Dickdarms. Sie kommen mechanisch durch die Hochdrängung des Zwerchfells oder über vegetative Reflexe zustande.

Herzrhythmusstörungen. Tachykarde Zustände wie Tachyarrhythmien, gehäufte Extrasystolen sowie kurzdauernde Anfälle von paroxysmalen supraventrikulären Tachykardien können anginöse Herzbeschwerden verursachen.

Hypertone Krise
Erkrankungen des Nervensystems. Tabes, Tumoren und Metastasen des ZNS, Interkostalneuralgien.

Herpes zoster
Erkrankungen der Lunge und des Mediastinums. Lungenembolie, Cor pulmonale, Pleuritis, Spontanpneumothorax, Mediastinalemphysem.
Tumoren, Metastasen, Dermoidzysten, Pneumonien.

Erkrankungen des Zwerchfells. Hernien, diaphragmale Pleuritis.

Erkrankungen des Ösophagus. Refluxösophagitis, Divertikel, Spasmen, Strukturen, Fremdkörper, Karzinom.

Erkrankungen des Verdauungstraktes. Ulcus ventriculi et duodeni, Magenkarzinom, Kolonspasmen, Kolonerkrankungen, Erkrankungen der Gallengänge, der Leber, Gallenkolik, Pankreatitis.

Erkrankungen des Herzens. Angeborene und erworbene Herzfehler, Perikarditis, Myokarditis, Hypertensionsherz, vor allem in der hypertonen Krise.

Erkrankungen der Aorta und der großen Gefäße. Aneurysma der Aorta verschiedenster Genese, Mesaortitis luica, Aneurysma dissecans.

Stummer Myokardinfarkt – stumme Myokardischämie

Daß nach wie vor häufig die Diagnose eines Myokardinfarktes auf dem Sektionstisch gestellt wird, ohne daß er sich vorher durch klinische Befunde oder Beschwerden bemerkbar gemacht hätte, lenkt die Aufmerksamkeit auf stumme Myokardinfarkte bzw. Myokardischämien.

Stumme Infarkte

Definition

Als stumm werden alle Infarkte bezeichnet, die klinisch unerkannt blieben, d. h. sowohl ohne subjektive Symptome als auch ohne objektive Befunde, ungeachtet dessen, ob eine präzisere Anamnese oder eine subtilere Untersuchung zu einem positiven Resultat hätten führen können [27, 30, 31].

Es handelt sich also um Infarkte, die für den Patienten wenig eindrucksvoll waren, vom untersuchenden Arzt entweder übersehen – falls ein solcher überhaupt aufgesucht wurde – und entweder bei einer zufällig EKG-Schreibung oder postmortal festgestellt wurden. Naturgemäß sind bei solchen Nachweisverfahren keine absoluten oder reellen Werte zu erwarten, da nicht jeder einer elektrokardiographischen Registrierung oder einer Sektion unterzogen wird.

Zur geschichtlichen Entwicklung des Begriffes

Zu Beginn der elektrokardiographischen Diagnostik des Herzinfarktes bezeichnete man in den 30er Jahren jene Fälle als sog. stumme Infarkte, bei denen die Klinik eindeutig verlief, die Extremitätenableitungen jedoch keine sichere Beweisführung erbrachten [35]. Mit Einführung der Brustwandableitungen verschwand der Ausdruck, weil gezeigt werden konnte, daß die sog. stummen Zonen durch geeignete Ableitungen doch erfaßt werden konnten.

Einteilung nach Infarkttypen

Für praktische Belange scheint die Gruppierung in typische, atypische und stumme Infarkte zu genügen, die sich auf die klinische Erscheinungsweise bezieht.

Typische Infarkte zeigen die typische Schmerzlokalisation sowie den typischen Schmerzcharakter bei Bestätigung der Diagnose durch EKG oder Laborwerte.

Atypische Infarkte zeigen entweder eine atypische Schmerzlokalisation oder andere klinische Symptome ohne Schmerzen wie Rhythmusstörungen, plötzlich auftretende Herzinsuffizienz etc., wobei auch hier die Klinik zur EKG-Ableitung und zur Enzymbestimmung Anlaß gibt, welche die Diagnose bestätigen.

Stumme Infarkte bleiben sowohl für den Erkrankten als auch für den untersuchenden Arzt ohne klinisches Korrelat und werden bei der routinemäßigen Elektrokardiographie, im Routinelabor oder evtl. auch erst postmortal diagnostiziert.

Es gibt weit subtilere Einteilungen, wie die nach Schirmert et al. [41] mit dem
- symptomlosen Infarkt, der nur klinisch zufällig, z. B. durch ein EKG oder auf dem Sektionstisch, entdeckt wird; dem
- schmerzlosen Infarkt, der jedoch durch andere Symptome gekennzeichnet ist, den Infarkt mit atypischer Schmerzlokalisation oder -modalität, und dem
- als larvierteren Myokardinfarkt bezeichneten Infarkt, der durch andere schwere Krankheitsbilder überdeckt wird.

Eine andere Einteilung ist die nach Friedberg [19]:
- Fälle mit dem Leitsymptom Schmerz,
- Fälle mit vorherrschendem Schock,
- Fälle mit ausgeprägtem Lungenödem oder anderen Zeichen der Linksinsuffizienz,
- Fälle einer sich langsamer entwickelnden oder verstärkenden Stauungsinsuffizienz,
- Fälle, in denen Komplikationen vorherrschen.

Nach der WHO-Definition von 1969 wurde folgende provisorische Klassifikation vorgenommen, die dem Problem des stummen Infarktes Rechnung trägt:

Tatsächlicher akuter Myokardinfarkt:
- eindeutiger EKG-Nachweis eines frischen Infarktes (Entwicklung einer abnormen Q-Welle mit oder ohne Verletzungspotential) mit oder ohne typischer Anamnese,
- zweifelhafte EKG-Veränderungen mit abnorm hohen Enzymwerten mit oder ohne typischer Anamnese,
- normales EKG mit abnorm hohen Enzymspiegeln und einer typischen Anamnese,
- pathologisch-anatomischer Nachweis eines frischen Infarktes.

Möglicher akuter Myokardinfarkt:
- Fälle mit typischer Anamnese und zweifelhaften oder fehlenden EKG-Veränderungen sowie zweifelhaften oder fehlenden Enzymveränderungen.

Kein akuter Myokardinfarkt:
- atypische Vorgeschichte mit nichtsignifikanten EKG-Veränderungen und nichtsignifikanten Enzymveränderungen,
- andere Diagnose.

Ungenügende Angaben:
Die ungenügenden Angaben lassen eine Einordnung in die Gruppen 1–3 nicht zu.

Klinische Untersuchungen

Elektrokardiogramme mit einem Mindestprogramm von 12 Ableitungen nach Einthofen [16], Goldberger [20] und Wilson [43] tragen auch zur Erkennung von stummen Infarkten bei. Als sicheres Zeichen eines frischen Infarktes wurden angesehen:
- das Infarkt-Q,
- die konvex gehobene ST-Strecke,
- und ein spitz-negatives, sog. koronares T.

Als sichere Zeichen eines alten Infarktes wurden angesehen:
- Q größer als 1/4 von R und über 0,04 s breit in mindestens 2 Extremitätenableitungen oder in einer Extremitätenableitung und aVF oder in mehreren Präkordialableitungen. Bei starker Rechtsdrehung der Achse von QRS wurden die Kriterien als nicht infarkttypisch angesehen.
- Fehlendes oder versenktes R in V1 bis V3, evtl. gar bis V4 oder V6, Q oder QS in V1 bis V3 mit Ausschluß von Linksschenkelblock oder starker Linkshypertrophie.
- Auffallend niedriges R in V6 bei linkstypischen Kammergruppen in den Extremitätenableitungen.

Auch mit dieser Methode liegt der Anteil bei verschiedenen Untersuchungen bei mindestens 30% [28].

Stumme Myokardischämien

Erst durch moderne Untersuchungsverfahren wie das Belastungs-EKG und das 24-h-Langzeit-EKG mit ST-Streckenanalyse, Thalliumszintigraphie oder Ventrikulographie unter Belastung, Echokardiographie oder Kontrastaufnahme der Koronararterien unter Belastung deckten auf, daß es, viel häufiger als früher geahnt, auch sog. stumme Myokardischämien gibt. Diese treten, wie man heute weiß, sogar häufiger als Attacken mit Angina-pectoris-Symptomatik auf. Diese stummen Ischämien sind deshalb so gefährlich, da sie, vom Patienten und vom Arzt unbemerkt, myokardiale Einzelfasernekrosen verursachen können [37, 39, 42].

Weshalb beim einen die Myokardischämie Schmerzen verursacht und beim anderen nicht, oder weshalb bei ein und dem selben Patienten eine Ischämie Schmerzen verursacht und die andere nicht, ist letztendlich ungeklärt; das „Bindeglied" zwischen Ischämie und Schmerz ist nach wie vor nicht identifiziert und damit schwer faßbar.

Eine Vermutung, weshalb gerade bei Diabetikern gehäuft stumme Ischämien auftreten, geht dahin, daß dies im Rahmen der bei diesen Patienten gleichzeitig vorliegenden Polyneuropathie zu sehen ist. Beweise existieren jedoch bislang noch nicht. Auch lassen sich weder Größe noch Lokalisation des Ischämieareales, noch Dauer und Schwere der Ischämie sicher mit dem Schmerz korrelieren.

Insgesamt läßt sich sagen, daß lediglich ca. 35% aller Myokardischämien klinisch als Schmerz in Erscheinung treten.

Nach den Vermutungen von Rutishauser u. Roskamm [38] ist der Beginn jedes Ereignisses zunächst schmerzlos. Sehr kurze oder weniger schwere Attacken führen daher nicht immer zu subjektiven Symptomen, d. h. zu Angina pectoris selbst, wenn das sog. Schmerzwarnsystem des Körpers völlig intakt ist.

Definition

Eine stumme Myokardischämie liegt dann vor, wenn bei objektiven Befunden einer Ischämie keinerlei Symptomatik vom Betroffenen angegeben wird.

Um Patienten mit stummen Ischämien zu erfassen, wurden in den USA von der obersten Nationalen Gesundheitsbehörde NIH diagnostische Leitlinien erarbeitet. Durch die sog. 1×1×1-Regel soll eine bessere Vergleichbarkeit von EKG-Befunden erreicht werden.

Nach dieser Regel wird eine ischämische Episode im Langzeit-EKG definiert als ST-Senkung von mindestens 1 mm, die mindestens 1 min andauert. Der Abstand zu weiteren Ischämieepisoden soll mindestes 1 min betragen.

Mit dieser Regel läßt sich das Patientengut von Patienten mit Myoardischämien in 3 Gruppen einteilen:

Typ I: Absolut asymptomatische Patienten.
Typ II: Asymptomatische Patienten, bei denen sich die KHK bereits durch einen Infarkt manifestiert hat, also symptomatisch war, momentan aber nicht symptomatisch ist.
Typ III: Patienten mit symptomatischen Ischämien in Form von Angina pectoris und außerdem stummen Ischämien.

Die Gruppe III ist bei weitem die größte.

Bei Typ I und II sollte ein Belastungs-EKG geschrieben werden, bei Typ II und III ist zusätzlich ein Langzeit-EKG notwendig, um Rhythmusstörungen und zusätzlich stumme Ischämien zu erfassen.

Diagnostik der stummen Myokardischämien

Ruhe-EKG. Das Ruhe-EKG dokumentiert einen Zustand und kann deshalb Ereignisse, die wie die stumme Myokardischämien nur selten am Tage auftreten, nicht mit hinreichender Sicherheit erfassen. Lediglich eine Sonderform der stummen Ischämien, nämlich den abgelaufenen stummen Infarkt, kann es mit ausreichender Sicherheit erfassen (s. oben).

Belastungs-EKG. Durch die körperliche Belastung läßt sich eine Myokardischämie provozieren, unabhängig davon, ob diese symptomatisch oder stumm verläuft. Deshalb stellt das Belastungs-EKG ein wichtiges Instrument in der Erfassung stummer Ischämien dar [23].

Unter Auslassung der natürlich immer zu beachtenden Abbruchkriterien sei hier noch einmal auf die *Kriterien der Myokardischämie im Belastungs-EKG* hingewiesen.

Als Basis der Beurteilung gilt der ST-Streckenverlauf:

Eine horizontale oder deszendierende ST-Streckensenkung um mehr als 0,1 mV zwischen 0 und 0,08 s nach dem J-Punkt gilt ebenso als pathologisch wie eine langsam aszendierende ST-Streckensenkung, die 0,06 bis 0,08 s nach dem J-Punkt immer noch unter 0,2 mV beträgt.

Auch ST-Streckenhebungen über 0,1 mV gelten als pathologisch.

ST-Segmentanalyse im Langzeit-EKG. Unter Beachtung bestimmter technischer Voraussetzungen und vorsichtiger Auswertung können auch durch die Analyse des ST-Streckenverlaufes im Langzeit-EKG stumme Ischämien diagnostiziert werden. Dies ist z. B. wichtig zur Erfassung der „total ischemic burden" im Verlaufe des Tages, die prognostische Bedeutung hat [15].

Echokardiographie. Mittels der Echokardiographie können keine stummen Ischämien, sondern allenfalls Myokardnarben durch Hypokinese von Ventrikelanteilen aufgezeigt werden. Dies betrifft in der Diagnostik stummer Infarkte vor allem solche, die sich auch im EKG nicht nachweisen lassen.

Ebenfalls kommt durch allgemeine Kontraktilitätsstörungen die ischämische Kardiomyopathie infolge myokardialer Einzelfasernekrosen zur Darstellung.

Thalliumszintigraphie. Die Thalliumszintigraphie ist vor allem durch den Vergleich der Perfusion unter Ruhe und Belastung von Bedeutung; insbesondere auch als vom EKG unabhängige Methode zur Verifizierung z. B. im Belastungs-EKG vermuteter stummer Ischämien.

In einigen Studien zeigen Patienten mit Thalliumdefekten unter Belastung eine erheblich verschlechterte Prognose im Bezug auf Reinfarkt, Herztod oder instabile Angina im Vergleich zu Patienten ohne Thalliumdefekte [24].

Koronarangiographie. Sie stellt kein diagnostisches Verfahren zur Erfassung stummer Ischämien im engeren Sinne dar, da sie die fixierte Koronarsklerose aufzeigt. Nichtsdestoweniger kann sie bei Patienten mit stummen Ischämien wesentlich zur Therapieentscheidung beitragen [3, 7–9].

Häufigkeit und Prognose

Etwa 2–4 % aller Männer im mittleren Lebensalter, die sich nicht krank fühlen, weisen im EKG ischämische ST-Streckensenkungen auf. Bei Patienten mit Angina pectoris treten in 80 % neben den symptomatischen auch asymptomatische Ischämien auf, u. zw. sowohl in Ruhe als auch unter Belastung. Bei etwa 20 % der Patienten nach einem abgelaufenen Myokardinfarkt werden nach den verfügbaren objektiven Methoden stumme Perioden der Myokardischämie gemessen [4, 5, 26].

Entsprechend dem Anstieg der Prävalenz der KHK mit zunehmender Anzahl der Risikofaktoren steigt auch die Zahl der Patienten mit stummen Ischämien von ca. 2% ohne Risikofaktoren auf ca. 20% bei drei Risikofaktoren an.

Fünfundzwanzig Prozent der Patienten mit plötzlichem Herztod waren asymptomatische Koronarkranke. Asymptomatische und symptomatische Ischämieepisoden sind mit einer objektivierbaren myokardialen Durchblutungsstörung assoziiert.

Sind Ischämien eindeutig diagnostiziert, sollte konsequent die invasive Diagnostik angestrebt werden, denn eine asymptomatische Dreigefäßerkrankung weist eine Mortalität von 3% jährlich auf, die sich auf 5% erhöht, sofern bereits ein Herzinfarkt durchgemacht wurde [21].

In einer prospektiven Studie von Erikssen et al. [17] über 8-10 Jahre erkrankten 42% aller Koronarkranken mit asymptomatischen Episoden an einer manifesten Angina pectoris, einem Myokardinfarkt oder sie starben an einem plötzlichen Herztod. Die Mortalität betrug weniger als 1% pro Jahr in dieser Patientengruppe im Vergleich zur symptomatischen Patientengruppe (3% pro Jahr). Belastet waren meist Männer und solche mit Zwei- und Dreigefäßerkrankungen.

Nach Cohn [10, 11] gilt das Zusammentreffen von stummen Ischämien und Dreigefäßerkrankungen als prognostisch belastende Konstellation mit 5-6% jährlichen Sterbefällen.

Bei Zustand nach Myokardinfarkt beträgt auch bei normalem Belastungs-EKG die Sterblichkeit 3,1%, bei Patienten mit pathologischem Belastungs-EKG 27%. Ob die Ischämien unter Belastung klinisch als Schmerz in Erscheinung traten oder stumm waren, hat keinen Einfluß auf die Prognose.

Behandlung stummer Ischämien

Daraus ergibt sich die therapeutische Folgerung, daß stumme Ischämien genauso behandlungsbedürftig sind wie klinisch relevante Angina-pectoris-Anfälle.

Damit tritt an die Stelle der schmerzorientierten Therapiekontrolle die Beurteilung der antiischämischen Wirksamkeit mittels objektiver Methoden, insbesondere des Belastungs- und 24-h-EKGs.

Das bedeutet zunächst die Loslösung von der sog. schmerzgesteuerten Medizin, d. h., das Leitsymptom Schmerz ist bei der koronariellen arteriellen Verschlußkrankheit nicht zutreffend und sollte der systematischen Untersuchung von Risikogruppen weichen.

Auch bei den stummen Myokardischämien besteht folglich die Notwendigkeit der Elimination der Risikofaktoren [12, 13, 15] und des Einsatzes der medikamentösen Trias aus Nitraten, β-Blockern und Calciumantagonisten sowie von ASS [2, 18].

Hierbei wirken die Nitrate über eine Vorlastsenkung, β-Blocker minimieren den myokardialen Sauerstoffverbrauch durch Verminderung der Kontraktilität und Verlangsamung der Herzfrequenz, steigern aber den linksventrikulären Füllungsdruck.

Die Calciumantagonisten vermindern die Nachlast durch Eröffnung der arteriellen Peripherie. Es kommt zur Abnahme der systolischen Wandspannung und damit zur Senkung des myokardialen Sauerstoffverbrauches.

Auch bei stummen Ischämien sollte in bestimmten Fällen die PTCA sowie auch die chirurgische Intervention der Bypassoperation erwogen werden.

Literatur

1. v. Arnim Th (1985) ST-Segment-Analyse im Langzeit-EKG. Dtsch Med Wochenschr 26: 1047
2. – (1986) Influence of IS-5-MN 20 mg, sustained release IS-5-MN 50 mg and sustained release nifedipine 20 mg on ischaemic ST-segment changes during Holder monitoring. Mononitrat-Symposien, London
3. – (1986) Stumme Ischämien und Angina pectoris. – Haben sie prognostische Bedeutung? In: v Arnim Th, Riecker G (Hrsg) Stumme Myokardischämien. Informed: 5-8
4. v Arnim Th, Maseri A (1987) Ischemia. Steinkopff, Darmstadt, und Springer, New York
5. v Arnim Th (1988) Die stumme Myokardischämie. Springer, Berlin Heidelberg New York London Paris Tokyo
6. – (1990) Die stumme Myokardischämie. Internist 31, 657-661
7. Berliner U, Blümchen G (1987) Langzeitverlauf (21 Monate) bei 63 Herzinfarktpatienten mit stummer Ischämie. Herz/Kreislauf 19: 75-79
8. Chierchia S, Lazzari M, Freedman MB, Brunelli C, Maseri A (1983) Impairment of myocardial perfusion and function during painless myocardia ischemia. J Am Coll Cardiol 1: 924-930
9. Cohn PF (1986) Prognostic significance of asymptomatic coronary artery disease. Am J Cardiol 58: 51 B
10. – (1986) Silent myocardial ischemia: Dimensions of the problem in patients with and without angina. Am J Med 80 (Suppl 4C): 3
11. – (1986) Silent myocardial ischemia and infarction. Marcel Decker, New York Basel
12. Deanfield J (1986) Auslösende Faktoren der stummen

Ischämie im Alltag. In: v Arnim Th, Riecker G (Hrsg) Stumme Myokardischämien. Informed: 24–28
13. – (1986) Character and causes of transient myocardial ischemia during daily life. Implications for treatment of patients with coronary disease. Am J Med 80 (Suppl C): 18
14. Dieterich HA, Mörl H (1993) Koronare Herzkrankheit. Wiss. Verlagsgesellschaft, Stuttgart
15. Egstrup K (1990) Silent myocardial ischemia. Laegeforeningens Forlag, Kopenhagen
16. Einthoven W (1901) Un nouveau galvanomètre. Arch Sci Exp Nat 2: 40
17. Erikssen H, Thaulow E (1984) Follow-up of patients with asymptomatic myocardial ischemia. In: Rutishauser W, Roskamm H (eds) Silent myocardial ischemia. Springer, Berlin Heidelberg New York Tokyo
18. Fox K (1986) Sollen stumme Ischämien medikamentös behandelt werden oder nicht? In: v Arnim Th, Riecker G (Hrsg) Stumme Myokardischämien. Informed: 29–30
19. Friedberg ChK (1959) Erkrankungen des Herzens. Thieme, Stuttgart
20. Goldberger E (1942) Unipolar lead electrocardiography. Am Heart J 24: 378
21. Gottlieb SO, Weisfeldt ML, Ouyang P, Mellits ED, Gerstenblith G (1986) Silent ischemia as a marker for early unfavourable outcomes in patients with unstable angina. New Engl J Med 314: 1214–1219
22. Hering HE (1924) Der Sinus caroticus an der Ursprungsstelle der Carotis interna als Ausgangsort eines hemmenden Herzreflexes und eines degressorischen Gefäßreflexes. Münch Med Wochenschr 71: 702
23. Löllgen H (1986) Welchen prognostischen Stellenwert hat das Belastungs-EKG? In: v Arnim Th, Riecker G (Hrsg) Stumme Myokardischämien. Informed: 14–16
24. Löllgen H, Hildt C, Bausch R (1990) Diagnostische und therapeutische Aspekte der stillen Ischämie. In: Kark B, Werner H (Hrsg) Herz- und Kreislauferkrankungen im Alter. Steinkopff, Darmstadt
25. Lown B (1979) Sudden cardiac death. The major challenge confronting contemporary cardiology. Am J Cardiol 43: 313
26. Lüderitz B (1987) Stumme Ischämie – mehr als ein Schlagwort? Dtsch Ärztebl 84: 428–430
27. Mörl H (1964) Über den Myokardinfarkt. Virchows Archiv [A] 337: 383–394
28. – (1975) Der „stumme" Myokardinfarkt. Springer, Berlin Heidelberg New York
29. – (1981) Der Herzinfarkt. Springer, Berlin Heidelberg New York Tokyo
30. – (1982) Schmerz als Leitsymptom der Gefäßerkrankungen? In: Kommerell B, Hahn P, Kübler W, Mörl H, Weber E (Hrsg) Fortschritte in der inneren Medizin. Springer, Berlin Heidelberg New York Tokyo
31. – (1988) Stummer Myokardinfarkt – stumme Myokardischämie. In: Mörl H, Diehm C, Heusel G (Hrsg) 45 Jahre Herzinfarkt und Fettstoffwechselforschung. Springer, Berlin Heidelberg New York Tokyo
32. – (1992) Gefäßkrankheiten in der Praxis, 5. Aufl. edition medizin, Weinheim
33. Mörl H, Falkner OR (1985) Körpergewicht und Konstitution bei Myokardinfarkt. Virchows Archiv [A] 340: 164–168
34. Mörl H, Venzmer J (1966) Der Myokardinfarkt beim Magenresezierten. Virchows Archiv [A] 341: 79–84
35. Morawitz P, Hochrein M (1928) Zur Diagnose und Behandlung der Koronarsklerose. Münch Med Wochenschr 75: 17
36. Multiple Risk Factor Intervention Trial Research Group (1985) Exercise electrocardiogramm and coronary heart disease mortality. Am J Cardiol 55: 16
37. Riecker G (1986) Stumme Myokardischämie. Arzneimitteltherapie 4: 181–182
38. Rutishauser W, Roskamm H (1984) Silent myocardial ischemia. Springer, Berlin Heidelberg New York Tokyo
39. Shell WE (1984) Mechanisms and therapy of spontaneous angina – the implication of silent myocardial ischemia. Vascular Med 2: 85
40. Schettler G, Nüssel E (1974) Neue Resultate aus der epidemiologischen Herzinfarktforschung in Heidelberg. Dtsch Med Wochenschr 99: 2003
41. Schimert G, Schimmler W, Schwalb H, Eberl J (1960) Die Coronarerkrankungen. In: v Bergmann G, Frey W, Schwiegk H (Hrsg) Handbuch der Inneren Medizin, Bd 9, Teil 2. Springer, Berlin Heidelberg
42. Silber S, Vogler A (1986) Die stumme Myokardischämie: Dimensionierung eines Problems. Intensivmedizin 23: 52–63
43. Wilson FN, MacLeod MG, Barker PS (1932) The order of ventricular excitations in human bundle-branch block. Am Heart J 7: 305
44. Zuckermann R (1959) Grundriß und Atlas der Elektrokardiographie. Thieme, Leipzig

2.2 Koronarmorphologie als Kriterium zur selektiven Therapie der Angina pectoris

V. Mühlberger

Einleitung

Die Koronarmorphologie prägt ganz entscheidend die Auswahlkriterien zur selektiven Therapie der Angina pectoris. Therapieziele sind die Verbesserung der Prognose bezüglich Überlebensrate und die Beschwerdefreiheit des Patienten. Ganz entscheidend ist die Frage, ob eine instabile AP vorliegt [5], oder in welchem Zusammenhang die Manifestation dieser koronarmorphologischen Veränderungen klinische Auswirkungen zeigte [6]. Das Syndrom der klinisch instabilen Angina pectoris führt zur Erwartungshaltung unregelmäßig begrenzter, unscharfer, schwer quantifizierbarer koronarmorphologischer Veränderungen. Im Falle der Bestätigung dieser Erwartungshaltung durch das koronarmorphologische Bild ist der Kliniker dann retrospektiv auch in seiner klinischen Entscheidung einer Instabilität des Krankheitsbildes bestätigt. Beide Kriterien, das klinische Erscheinungsbild und die morphologischen Befunde, bestimmen i. allg. die Vorgangsweise.

Neben der Selektion der richtigen Art der Behandlung ist das Festsetzen des richtigen Zeitpunktes von großer klinischer Bedeutung. Man kann davon ausgehen, daß im Leben eines Koronarkranken damit zu rechnen ist, daß dieser richtige Zeitpunkt für adäquate Therapie mehrmals festzusetzen sein wird. Zeitpunkt und Art der Behandlung sind somit 2 Kriterien, welche nicht voneinander zu trennen sind. Als Beispiel sei angeführt, daß es ratsam erscheint, bei instabiler Angina pectoris mit einer koronaren Intervention zuzuwarten, falls das instabile Syndrom innerhalb einer angemessenen Zeit zu stabilisieren ist.

Die Kriterien der Koronarmorphologie beinhalten immer auch eine gewisse funktionelle Bedeutung. Wichtig sind einerseits die momentane und möglicherweise zukünftige potentielle funktionelle Wirksamkeit einer Koronarstenose, andererseits die momentane oder zukünftige prognostische Implikation einer Koronarveränderung. Diese Kriterien bestimmen im klinischen Alltag die Entscheidungen am Patienten, die heute mittels traditioneller und neuer Methoden beurteilt werden.

Der Zusammenhang zwischen anatomischen und funktionellen Charakteristika von Koronarveränderungen ist bekannt [9]. In letzter Zeit lassen sich solche Zusammenhänge von funktionellen und anatomischen Veränderungen durch die Kombination von intrakoronarem Ultraschall mit intrakoronarer Doppler-Flußgeschwindigkeitsmessung beweisen [19]. Traditionell wurden die funktionellen Auswirkungen morphologischer Veränderungen mittels Videodensitometrie unter Zuhilfenahme der digitalen Angiographie erarbeitet [15].

Der Begriff der koronaren Flußreserve scheint einer Synopsis aus funktionellen und morphologischen Kriterien nahezukommen. Wir wissen, daß die Koronararterie eines Koronargesunden bei Bedarf den Koronarfluß bis auf das 5fache steigern kann. Dies ist eine Fähigkeit, welche die erkrankte Koronararterie nicht mehr aufweist, auch wenn noch keine morphologischen Veränderungen der Arterienwand vorliegen.

Neben diesen vorwiegend funktionellen Kriterien haben wir in letzter Zeit wesentliches über prognostische Kriterien der koronarmorphologischen Veränderungen erfahren, wie z. B. daß auch geringgradige Stenosierungen mit einer schlechten Prognose verbunden sein können [10, 13]. Andererseits haben aber auch neue Techniken uns gelehrt, daß morphologisch hochgradige Koronarveränderungen mit einer relativ guten Prognose einhergehen können [7].

Klinisch wird die Vorgangsweise dadurch bestimmt, daß die spontane Prognose des Krankheitsverlaufes mit jener Prognose verglichen wird, die bei verschiedenen Therapietypen zu erwarten wäre. Morbidität, Spitalsmortalität und Langzeitmortalität bestimmen die Vorgangsweise. Zur Auswahl bei koronarmorphologischen Veränderungen als Ursache von Angina pectoris stehen folgende Therapieformen:

- Sekundärprävention
- Medikamentöse Therapie
- Einzeitige Ballondilatation, gleichzeitig mit dem diagnostischen Eingriff

- Mehrzeitige Ballondilatation von ein oder mehreren Gefäßen
- Alternative Interventionen (z. B. Verschlußeröffnung, Atherektomie, Stent, Laser usw.)
- A. mammaria-Bypassoperation
- Aortokoronare Bypassoperation mittels Venenbrücke

Die angeführten therapeutischen Optionen entsprechen einer in ihrer Reihenfolge hierarchischen Ordnung, wobei mit zunehmendem Risiko der Therapie per se auch im allgemeinen die Langzeitprognose des Patienten infolge der Therapie verbessert wird.

Koronarmorphologie

Die folgenden 7 Kriterien der Koronarmorphologie werden heute zur Selektion einer Therapie herangezogen:

Prozentstenose

Im klinischen Jargon hat es sich eingebürgert, von der Signifikanz einer Koronarstenose zu sprechen, ohne daß dieser Begriff definiert wäre. Im allgemeinen geht man davon aus, daß eine Einengung von mehr als 70 % des Lumens signifikant, also wirksam wäre. Bei dieser Definition bleiben aber viele Parameter unberücksichtigt. So spricht man i. allg. von Diametereinengungen. Wesentlich aussagekräftiger wäre die Beurteilung der Einengung der Schnittfläche durch eine Koronararterie, noch bedeutsamer die Lumeneinengung in Volumenprozent. Trotzdem wäre immer noch nicht klar, wo das Referenzgebiet der 100%igen Offenheit eines Gefäßes liegen soll. Da dies festzustellen angiographisch prinzipiell nicht möglich ist, so wird es wohl nur mittels intrakoronaren Ultraschalles gelingen [7], die Prozentstenose anzugeben. Auch die Bildung eines Koronarscores durch Addition dieser Prozentstenosen erscheint in diesem Zusammenhang von untergeordneter Bedeutung, insbesondere was die prognostische Aussage betrifft.

Um diesem Dilemma klinisch zu entkommen, hat man sich in letzter Zeit den Begriff des minimalen Diameters zunutze gemacht. Die Tatsache erscheint von großem klinischem Vorteil, daß Stenosen unter 1,2 mm Durchmesser offensichtlich gegenüber Ste-

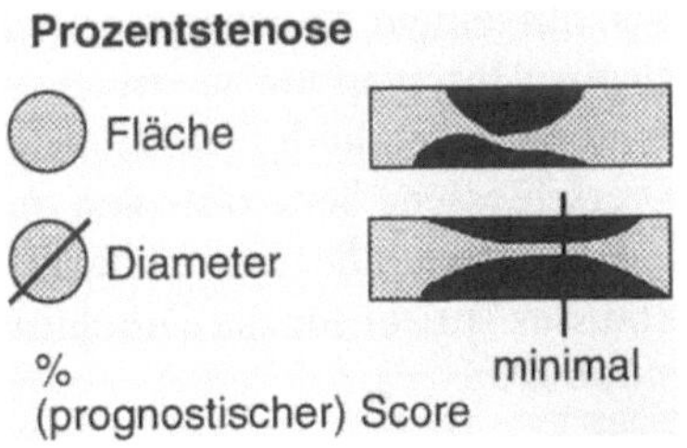

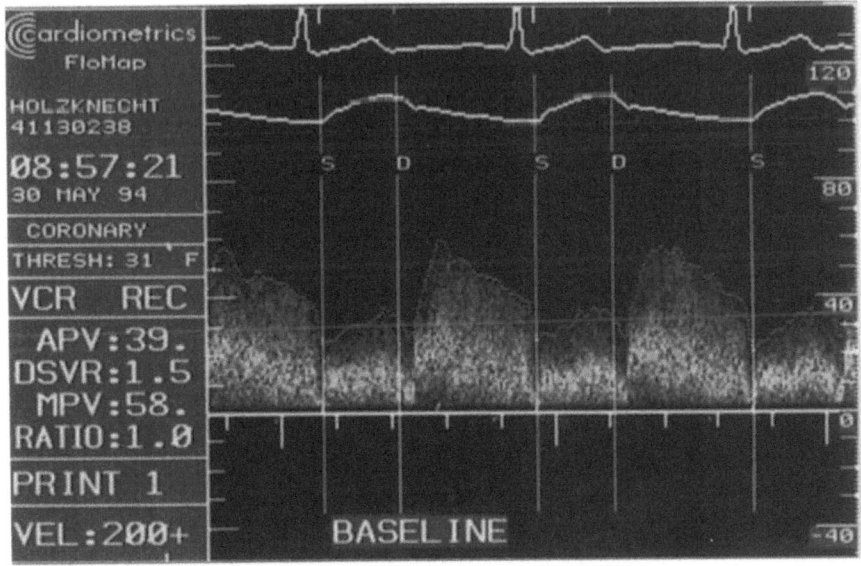

Abb. 1a.

Abb. 1b. Graphische Darstellung einer Originalregistrierung der Doppler-Flußgeschwindigkeitsmessung in einer proximalen linken Herzkranzarterie. Horizontale Zeitachse mit Markierung (0,2 s). *S* Beginn der Systole, *D* Beginn der Diastole, *Oberster Kanal* EKG, *nächster Kanal* Arteriendruck, *darunter* Doppler-Signal mit automatischer Umrandung der Maximalwerte (Skalierung *rechts* von –40 cm/s bis +120 cm/s Flußgeschwindigkeit)

nosen von über 1,4 mm minimalem Durchmesser hämodynamisch wirksam sind. Diese Parameter sind heute Lehrbuchwissen [4, 12] und bestimmen die Vorgangsweise als nach wie vor wesentlichstes Kriterium [17, 18].

Die intrakoronare Beurteilung einer Doppler-Flußgeschwindigkeitsmessung bzw. eines Doppler-Gradienten über Koronarstenosen wird möglicherweise in Zukunft die rein angiographische Beurteilbarkeit verbessern [19] (Abb. 1).

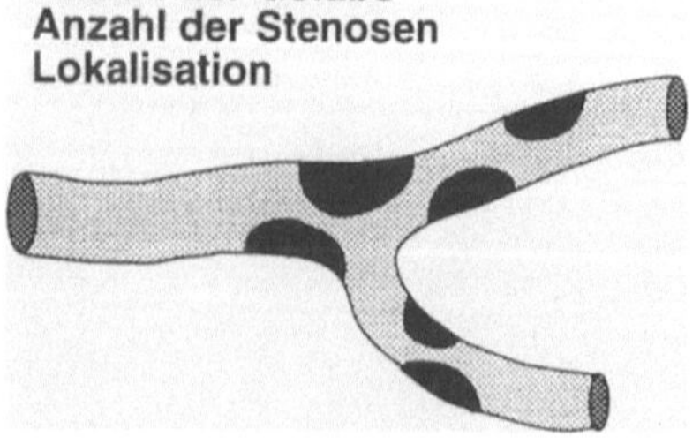

Anzahl der Gefäße, Anzahl der Stenosen, Lokalisation

Aus der CASS-Ära [4] haben wir übernommen, daß die Einteilung nach Eingefäßerkrankung, Zweigefäßerkrankung, Dreigefäßerkrankung und Hauptstammstenose für die therapeutische Entscheidung vorteilhaft ist. Auch heute werden Hauptstammstenosen im allgemeinen operiert, Dreigefäßerkrankungen zumeist operiert, Zweigefäßerkrankungen operiert oder dilatiert, Eingefäßerkrankungen dilatiert oder medikamentös behandelt. Darüber hinaus sind aber viele Detailinformationen notwendig, um v. a. aufgrund der Koronarmorphologie therapeutische Entscheidungen zu treffen. Diese Detailinformationen sind z.B. im Task Force der American Heart Association (AHA) gemeinsam mit dem American College of Cardiology (ACC) festgelegt [21]. Hier wird empfohlen, bei Typ-A-Stenosen (das sind kurze konzentrische stabile Stenosen) mit einer Interventionserfolgsrate über 90 % und einer Komplikationsrate von unter 5 %, v. a. die Ballondilatation als therapeutische Option anzustreben. Typ-B-Stenosen, d.h. Stenosen mit etwas ungünstigerer Anatomie, werden heute unterteilt in Stenosen vom Typ B1 (nur ein Kritierum) oder Typ B2 (mehrere Kriterien). Hier ist die Erfolgsrate schlechter, und die Komplikationsrate liegt höher als bei Typ-A-Stenosen, i. allg. ist aber die Intervention noch ratsam. Bei Typ-C-Stenosen (etwa entsprechend Abb. 2) ist aufgrund ungünstiger Anatomie die Intervention wegen schlechter Erfolgsrate und hoher Komplikationsrate abzuraten.

Diese traditionellen Kriterien für die Selektion der Therapie bei Angina pectoris werden uns i. allg. auch heute noch helfen, sind aber im Einzelfall oft von geringem Nutzen (Abb. 2).

Schlagschattensilhouette

Ein traditionelles, aber verfeinertes Kriterium der Koronarmorphologie ist jenes der angiographischen Schlagschattensilhouette. Quantitative angiographische Studien haben gezeigt, daß stumpfe Einflußwinkel, lange Stenosen, aus den Stenosen abgehende Seitenäste, sowie stumpfe Ausflußwinkel eine schlechte Prognose in bezug auf den spontanen Verlauf und die Intervenierbarkeit haben [20]. Ein Seitenastverschluß während Ballondilatation ist zwar i. allg. harmlos, kann aber durchaus die Langzeitprognose dieser Stenose ungünstig beeinflussen [2]. Einzelheiten der Auswirkung dieser morphologischen Besonderheiten haben wir erst in letzter Zeit durch die dreidimensionale Ultraschallanalyse erfahren [7].

Im allgemeinen kann man sagen, daß es günstig ist, ein Gefäßlumen mit einem Durchmesser von mehr als 3 mm nach einer Intervention zu erreichen, mit flachen Winkeln der Stenoseränder und scharfer Begrenzung, ohne verschlossene Seitenäste und mit gutem „run off". Die potentielle Erreichbarkeit eines solchen Ergebnisses spricht für die Durchführung einer Intervention (Abb. 3).

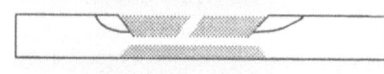

Abb. 3.

Abb. 2.

Kollateralen

Das Vorhandensein oder Fehlen von Kollateralen zwischen den Herzkranzgefäßen beeinflußt in ganz entscheidendem Maße die Selektion bezüglich der Vorgangsweise bei gegebener Koronarmorphologie.

So ist beispielsweise bei einer total verschlossenen rechten Kranzarterie mit antegraden, überbrückenden („bridging") Kollateralen die Aussicht auf Erfolg zur Verschlußeröffnung gering. Wird die poststenotische, verschlossene rechte Kranzarterie ihrerseits retrograd kollateral ausreichend versorgt, so könnte möglicherweise eine Sekundärprävention erfolgreich sein. Bei Beschwerden im Sinne einer Belastungsanginapectoris wäre eine medikamentöse Therapie hier richtig.

Wird aber diese verschlossene rechte Kranzarterie retrograd kollateral durch ein Gefäß versorgt, welches seinerseits eine Stenose aufweist, so handelt es sich um eine Zweigefäßerkrankung mit der Notwendigkeit einer Intervention. Gelingt die Verschlußeröffnung der rechten Kranzarterie, so kann in einem Akt die gesamte Situation interventionell bereinigt werden, oder es wird zuerst die rechte Kranzarterie eröffnet und anschließend in einer mehrzeitigen Intervention das Kollateralen abgebende Gefäß dilatiert.

Im Falle der verschlossenen rechten Kranzarterie mit retrograd kollateraler Versorgung durch ein seinerseits stenosiertes Kollateralen abgebendes Gefäß muß man zur Operation raten, falls die Intervention nicht zum Erfolg führt. Hierbei ist primär der Einsatz einer A. mammaria anzustreben. Wenn dies nicht möglich ist, muß man aber auch mit einer Venenbrückenoperation zufrieden sein.

Dieses fiktive Beispiel einer verschlossenen rechten Kranzarterie, welches durch virtuell unterschiedliche Kollateralen gezeichnet wurde, zeigt das gesamte Spektrum der Vorgangsweisen in Abhängigkeit von Kollateralen bei koronarer Herzkrankheit auf. Erwähnenswert in diesem Zusammenhang ist eine Publikation, welche uns gezeigt hat, daß möglicherweise in jedem Falle die Prognose durch ein offenes Herzkranzgefäß verbessert wird [12] (Abb. 4).

Kollateralen

z.B. Verschlußeröffnung   Abb. 4.

Koronarspasmus

Das Vorhandensein einer spastischen Komponente bei Koronarstenosen beeinträchtigt die Vorgangsweise, weil v. a. die medikamentöse Therapie das Mittel der Wahl ist. Eine proximale LAD-Stenose kann so durch die medikamentöse Therapie nicht nur ausreichend, sondern optimal behandelt werden. Interventionen, v. a. mit dem Ballon, sind bei Koronarspasmusneigung eher prinzipiell ungünstig. Sollte die medikamentöse Therapie nicht ausreichen, so wird hier auch bei Eingefäßerkrankungen an eine Operation gedacht werden müssen. Wenn auch die Tatsache des Auftretens von Koronarspasmen und deren Beurteilung und Beurteilbarkeit heute Lehrbuchwissen sind [4, 21], so kann im Einzelfall ein Koronarspasmus die Therapieentscheidung außerordentlich erschweren, wenn nicht unmöglich machen, bis verschiedene Möglichkeiten getestet worden sind (Abb. 5).

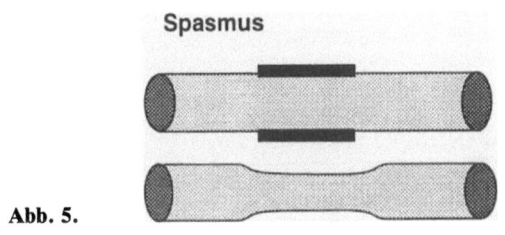

Abb. 5.

Plaquekomposition

Während bisher vorwiegend traditionelle Kriterien aufgelistet wurden, sind die folgenden Kriterien teilweise rezent entstanden oder bearbeitet worden. Die Arterienwandbeschaffenheit ist die Grundlage der atherosklerotischen Veränderungen, welche das Lumen beeinträchtigen. Diese Arterienwandveränderungen sind angiographisch nicht zu beurteilen, und unser Wissen darüber stammt aus Experimenten und postmortalen Erkenntnissen. Heute wissen wir aus angioskopischen [16] und intrakoronaren echokardiographischen Untersuchungen [7], daß die Plaquefissur schon auftreten kann, wenn angiographisch noch keinerlei Arterienwandveränderungen erkennbar sind. Sicherlich ist diese Fissur eines weichen Plaques der entscheidende 1. Schritt bei der Entstehung der Koronarstenose [11]. Die folgenden Veränderungen des weichen Plaques mit Auflagerung von weißen Thromben bei instabiler Angina pectoris und roten Thromben bei akutem Myokard-

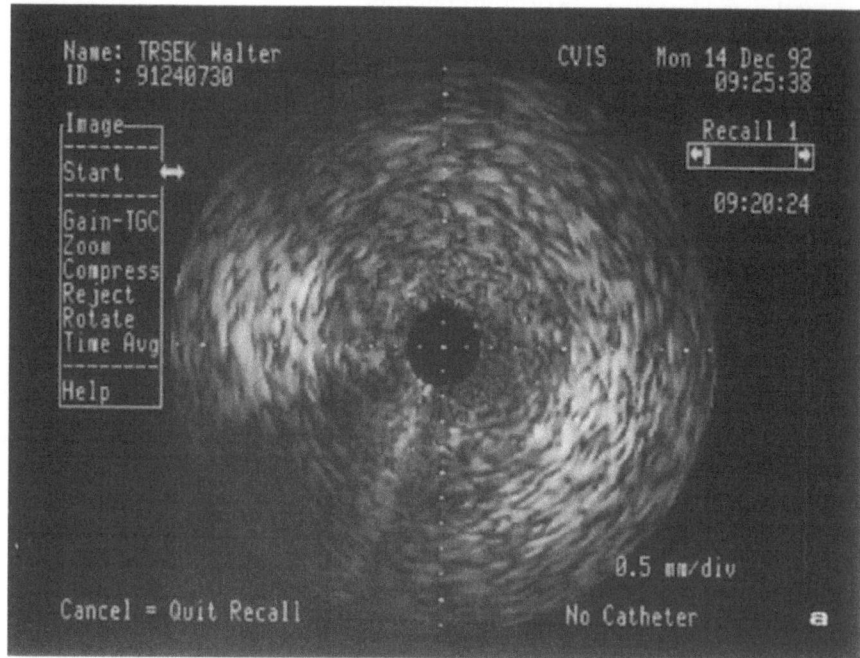

Abb. 6a. Intrakoronare Darstellung eines Ultraschallquerschnittes durch eine rechte Herzkranzarterie. Zentrale Position des Schallkopfes von 1,43 mm Durchmesser, umgeben vom atheromgefüllten, aneurysmatischen Kranzgefäß (5–6 mm Durchmesser). *Skalierung im Fadenkreuz* 0,5 mm pro Marker

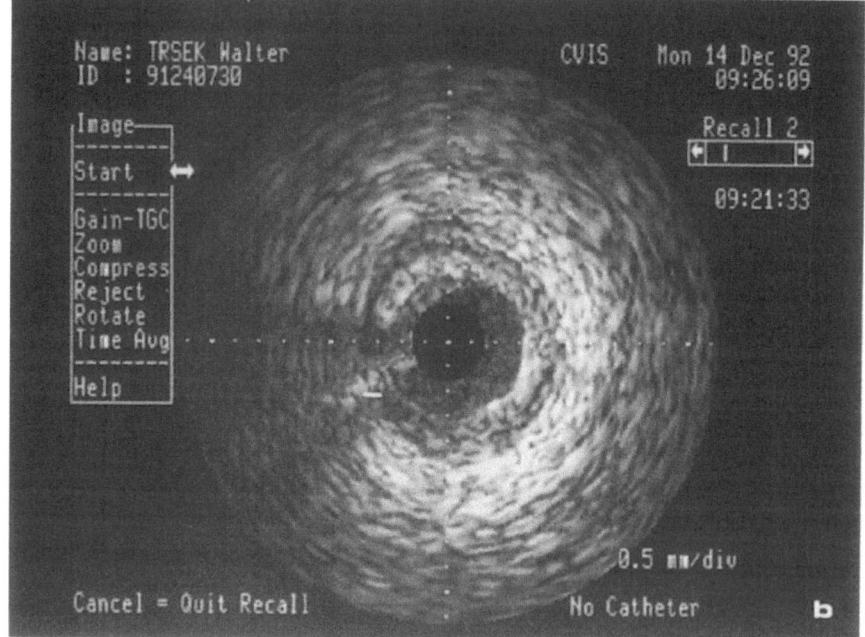

Abb. 6b. Gleicher Querschnitt wie in Abb. 6a nach direktionaler koronarer Atherektomie. Neues, ovales Innenlumen von 3,5 × 3,0 mm Durchmesser, umgeben vom Atheromsaum von etwa 1 mm Stärke. Angiographisch „normales" Gefäß

infarkt [16] führen zu den bekannten klinischen Ereignissen, wie z. B. plötzlichem Herztod. Wenn wir glauben, diese Gefahr angiographisch erkennen zu können, dann sprechen wir von einem „complicated plaque". Die koronarangiographischen Kriterien dieser Gefahr hat Ambrose bereits 1985 publiziert [1], heute sehen wir im Rahmen von Interventionen ebenfalls diese gefährlich erscheinenden angiographischen Veränderungen und glauben darin Thromben zu erkennen [3]. Auch die Befunde nach Lysetherapie zeigen an, daß unabhängig vom erreichten Durchgängigkeitsgrad des Gefäßes die Gefahr von Wandveränderungen ausgeht, welche Fissuren mit Thrombenanlagerung entsprechen [8].

Im Gegensatz zu diesem „complicated plaque" steht das gutmütige fibromuskuläre Plaque. Wir glauben es angiographisch an einer scharfen Kontur und einer kurzstreckigen, konzentrischen Stenose erkennen zu können. Die i. allg. guten Interventionsergebnisse dieses morphologischen Typs einer Koronarstenose bestätigen uns in der Annahme, daß wir gelernt haben, angiographisch hier gewisse Unterscheidungen zu treffen.

Exakt unterscheiden können wir diese Plaquemorphologie heute weitgehend durch den intrakoronaren Ultraschall [7]. Die Abb. 6b zeigt ein solches Beispiel einer Intervention in einem Koronaraneurysma, welches durch vorangegangene Reinterventionen entstanden war, aber angiographisch keineswegs zu erkennen war, weil das gesamte Aneurysma durch undilatierbares atherosklerotisches Material ausgefüllt war [7, 22] (Abb. 6a, b, ICUS).

Regression

Neuere Arbeiten haben uns gezeigt, daß die Regression von koronarmorphologischen Veränderungen prinzipiell möglich ist. Diese Regression erfolgt unter dem Einfluß medikamentöser oder nicht medikamentöser Therapie [13], oder spontan [14]. Das Problem bei der Beurteilung der Regression der koronarmorphologischen Veränderungen liegt darin, daß gleichzeitig an allen in Frage kommenden Stellen der Koronaranatomie, Regression, Progression und Stagnation der dynamischen Prozesse vorkommt. Entscheidend ist aber die Beobachtung, daß – entgegen früheren Vermutungen – die Progression höchstgradiger Stenosen relativ seltener, und die Neubildung von Stenosen von zuvor angiographisch unauffälligen Stellen häufiger erfolgt, daß aber auch die Regression von Stenosen ggf. häufiger vorkommt als vermutet. Insgesamt aber heben diese Veränderungen sich gegenseitig in ihrer Gesamtwirkung meist auf, so daß de facto insgesamt meist wenig Veränderungen erfolgen und v. a. kaum prognostische Vorhersagen möglich sind. Wenn wir aber aufgrund koronarmorphologischer Veränderungen Therapieselektionen vornehmen, so müssen wir an die Möglichkeit der Regression und Progression der zu behandelnden koronarmorphologischen Veränderungen denken. Dies wird uns immer dann vor Augen geführt, wenn wir nach Jahren Kontrollangiographiefilme von behandelten Patienten anfertigen. Eine exaktere Beurteilung der Regression und Progression koronarmorphologischer Veränderungen wird durch den intrakoronaren Ultraschall in Langzeituntersuchung möglich sein, weil dann zwischen aneurysmatischen Veränderungen und Stenosierungen besser unterschieden werden kann.

Koronarmorphologie
Entwicklung:
Progression alter Stenosen (selten)
Neubildung von Stenosen $>$ häufiger
Regression von Stenosen

Entscheidung zur selektiven Therapie

Wir haben einerseits zunächst 7 selektive Formen der Therapie bei Angina pectoris genannt und anschließend 7 koronarmorphologische Kriterien differenziert, die zur Entscheidung über die geeignete Therapieform herangezogen werden können. Zusammen mit dem entscheidenden klinischen Kriterium der Anamnese einer stabilen oder instabilen Angina pectoris wird wohl auch künftig diese Entscheidungsgrundlage das wichtigste Merkmal für die Therapieplanung bleiben. Zu erwarten ist die Festlegung neuer, zusätzlicher Kriterien bezüglich der Wirksamkeit einer Koronarstenose.

Sekundärprävention, medikamentöse Therapie, Intervention oder Operation hängen möglicherweise nur davon ab, wie eine einzelne Koronarstenose morphologisch ausgebildet ist, wie der Angiographiefilm aussieht, ob Koronarspasmen vorhanden sind, wie die Morphologie der Arterienwand oder des atherosklerotischen Plaques aufgebaut ist, oder ob eine Progression oder Stagnation der Erkrankung in den letzten Jahren beobachtet wurde. Zusammen mit dem entscheidenden klinischen Kriterium der Anamnese einer stabilen und/oder instabilen Angina pectoris wird so aufgrund klassischer und neuer Kriterien die Koronarmorphologie auch in Zukunft ein ganz entscheidendes Merkmal für die Therapieplanung bleiben.

Klinisch besteht ein dringender Bedarf, einerseits über die Wirksamkeit und andererseits über die Prognose einer gegebenen koronarmorphologischen Veränderung mehr Informationen als bisher zu erhalten. In Zukunft sollte eine gegebene koronarmorphologische Veränderung nicht nur deswegen als „signifikant" klassifiziert werden, weil man annimmt, daß von dieser Veränderung eine Angina pectoris ausgeht.

Zusammenfassung

Die folgenden koronarmorphologischen Kriterien werden zur Selektion der Therapie bei Angina pectoris herangezogen: Prozentstenosengrad, Anzahl der betroffenen Gefäße, Anzahl der Stenosierungen, Lokalisation der Stenosierungen, Erscheinungsbild der angiographischen Schlagschattensilhouette (Einflußwinkel, Ausflußwinkel, Länge der Stenose, Exzentrizität, abgehende Gefäße), Vorhandensein oder Fehlen von Koronarspasmen und/oder Kollateralen, Beschaffenheit von Arterienwand und Plaquekomposition (Fissur, Softplaque, grauer oder roter Thrombus, „complicated plaque", fibromuskuläres Plaque), Progression, Regression oder Stagnation der koronarmorphologischen Veränderungen.

Neue Methoden (intrakoronarer Ultraschall, Angioskopie, intrakoronare Druckmessung und intrakoronare Doppler-Geschwindigkeitsmessung) ermöglichen uns, die bisherigen, traditionellen Kriterien bezüglich Wirksamkeit und Prognose einer gegebenen koronarmorphologischen Veränderung zu verbessern. Entscheidendes Kriterium bezüglich der Wirksamkeit ist die koronare Flußreserve. Entscheidendes Kriterium bezüglich der Prognose ist das Vorhandensein oder Fehlen von Fissuren und Complicated plaques. Während bei hochgradiger Wirksamkeit sehr oft die unmittelbaren therapeutischen Ergebnisse der Ballondilatation oder der Operation gut sind, ist bei schlechter Prognose des spontanen Verlaufs der Erkrankung meistens auch die Prognose im Zusammenhang mit Interventionen, Operationen oder medikamentöser Therapie schlecht. So beeinflußt die Koronarmorphologie entscheidend die Vorgangsweise, weil Sekundärprävention, medikamentöse Therapie, einzeitige, mehrzeitige oder alternative Intervention, Mammaria- oder Venenbrückenoperation davon abhängig sind. Prinzipiell hängt die Prognose des einzelnen Patienten einerseits vom spontanen Verlauf der meist komplexen Grundkrankheit der Atherosklerose ab, andererseits vom Erfolg der Therapie. Prognoseverbesserung und Beschwerdefreiheit als Therapieerfolg wiederum sind von der richtigen Selektion der Vorgehensweise geprägt.

Literatur

1. Ambrose JA, Winters SL, Arora RR et al. (1985) Coronary angiographic morphology in myocardial infarction: A link between the pathogenesis of unstable angina and myocardial infarction. J Am Coll Cardiol 6: 1233
2. Arora RR, Raymond RE, Dimas AP, Bhadwar K, Simpfendorfer C (1989) Side branch occlusion during coronary angioplasty: incidence, angiographic characteristics, and outcome. Cathet Cardiovasc Diagn 18: 210–212
3. Arora RR, Platko WP, Bhadwar K, Simpfendorfer C (1989) Role of intracoronary thrombus in acute complications during percutaneous transluminal coronary angioplasty. Cathet Cardiovasc Diagn 16: 226–229
4. Braunwald (1988) Heart disease, a textbook of cardiovascular medicine. Saunders, Philadelphia London Toronto Montreal Sydney Tokio
5. Bugiardini R, Pozzati A, Borghi A et al. (1991) Angiographic morphology in unstable angina and its relation to transient myocardial ischemia and hospital outcome. Am J Cardiol 67: 460–464
6. Ciampricotti R, El Gamal M, Relik T et al. (1990) Clinical characteristics and coronary angiographic dindings of patients with unstable angina, acute myocardial infarction, and survivors of sudden ischemic death ocurring during and after sport. Am Heart J 120: 1267–1278
7. Coy KM; Park C jr, Fishbein MC et al. (1992) In vitro validation of three-dimensional intravascular ultrasound for the evaluation of arterial injury after baloon angioplasty. J Am Cardiol 20: 692–700
8. Davies SW, Marchant B, Lyons JP et al. (1991) Irregular coronary lesion morphology after thrombolysis predicts early clinical instability. J Am Coll Cardiol 18: 669–674
9. Gould KL (1991) Coronary artery stenosis. Elsevier, New York Amsterdam London
10. Kereiakes DJ, Topol EJ et al. (1991) Myocardial infarction with minimal coronary atherosclerosis in the era of thrombolytic reperfusion. J Am Coll Cardiol 17: 304–312
11. Lendon CL, Davies MJ, Born GVR, Richardson PD (1991) Atherosclerotic plaque caps are locally weakened when macrophages density is increased. Atherosclerosis 87: 87–90
12. Leung W-H, Lau Chu-Pak (1992) Effects of severity of the residual stenosis of the infarct related coronary artery on left ventricular dilatation and function after acute myocardial infarction. J Am Coll Cardiol 20: 307–313
13. Lichtlen PR, Rafflenbeul W, Jost St, Hugenholtz P, Hecker H, Deckers J (1990) Verzögerung der angiographischen Progression der koronaren Herzkrankheit durch Nifedipin. Lancet 4/6
14. Lichtlen PR, Nikutta P, Jost St et al. (1992) Anatomical progression of coronary artery disease in humans as seen by prospective, repeated, quantitated coronary angiography. Relation to clinical events and risk factors. Circulation 86: 828–838
15. Mancini GBJ (1990) Digital coronary angiography in the evaluation of interventional techniques. In: Topol EJ (ed) Textbook of interventional cardiology. Saunders, Philadelphia
16. Mizuno K, Satomura K, Miyamoto A et al. (1992) Angioscopic evaluation of coronary artery thrombi in acute coronary syndromes. N Engl J Med 326: 287–291
17. O'Connor GT, Plume StK, Olmstead EM et al. (1992) Mul-

tivariate prediction of in hospital mortality associated with coronary artery bypass graft surgery. Circulation 85: 2110–2118
18. Popma JJ, Topol EJ, Dick RJ, Haudenschilld CC, Ellis SG (1991) Arterectomy of right coronary stenoses: Initial and long-term results, technical features, and histologic findings. Am J Cardiol 67: 431–433
19. Segal J, Lundgren CF (1992) Determination of the hemodynamic significance of coronary artery stenoses of intermediate severity. Am Heart J 124 4: 1073–1077
20. Taeymans Y, Théroux P, Lespérance J, Waters D (1992) Quantitative angiographic morphology of the coronary artery lesions at risk of thrombotic occlusion. Circulation 85: 78–85
21. Topol EJ (1990) Textbook of interventional cardiology. Saunders, Philadelphia London Toronto Montreal Sydney Tokio
22. Vassanelli C, Turri M, Morando G, Menegatti G, Zardini P (1989) Coronary arterial aneurysms after percutaneous transluminal coronary angioplasty – a not uncommon finding at elective follow-up angiography. Int J Cardiol 22: 151–156

2.3 Pharmakologische Grundlagen der Behandlung der koronaren Herzkrankheit

D.-M. Rose und H.A. Dieterich

Einleitung

Der koronaren Herzkrankheit (KHK) liegt eine Störung der Koronararterien zugrunde, die fast immer als progrediente morphologische Einengung der arteriellen Strombahn imponiert. Das klinische Bild wird nicht nur durch die subintimale Atheromatose großer und mittelgroßer Koronararterien verursacht, sondern in unterschiedlichem Ausmaß durch Vasospasmen und Störungen der Blutgerinnung. Aus allen drei Faktoren resultiert eine myokardiale Ischämie. Sie manifestiert sich asyptomatisch als „Stumme Ischämie", symptomatisch als stabile oder instabile Angina pectoris, als Herzinfarkt oder plötzlicher Herztod.

Die Ziele der Therapie der KHK sind (Abb. 1):

1. die Beseitigung der Risikofaktoren für die Atherosklerose,
2. die Aufhebung der ischämisch bedingten Beschwerden,
3. das Verzögern des Auftretens einer ischämischen Kardiomyopathie und
4. die Verbesserung der Mortalität.

Pathophysiologische Veränderungen bei der KHK

Eine myokardiale Ischämie führt zu einem kaskadenförmigen Ablauf von zunächst reversiblen Zellfunktionsänderungen, die aber bei unveränderten ischämischen Bedingungen in eine irreversible Zellschädigung, nämlich die Myokardnekrose, übergehen (Tabelle 1). Eine Therapie mit dem Ziel der „Restitutio ad integrum" ist nur innerhalb des schmalen Zeitintervalls bis zur Ausbildung des irreversiblen Schadens möglich, danach kann eine Therapie nur das noch nicht zerstörte Randgewebe retten.

Wesentlich für die Entstehung einer akuten Ischämie bei vorgeschädigten, atheromatös veränderten Gefäßen ist der Sauerstoffmangel; entweder relativ durch ein ungenügendes Sauerstoffangebot bei erhöhtem Sauerstoffverbrauch im Myokard oder absolut durch Sauerstoffmangel infolge eines thrombotischen Gefäßverschlusses nach Aufbruch eines atheromatösen Plaques. Klinisch kommt es im ersten Fall zu einer asymptomatischen „stummen" Ischämie oder zum Angina-pectoris-Anfall, im zweiten Fall zu einer instabilen, „crescendo"-Angina oder zum akuten Myokardinfarkt.

Mitverantwortlich für den Zeitpunkt für das Auftreten von Ischämien sind zirkadiane Rhythmen verschiedener endokriner Substanzen des Organismus, so ein physiologischer morgendlicher Cortisolaktivitätsgipfel mit verstärkter sympathoadrenaler Aktivität. Dies steigert die Herzfrequenz und den Sauerstoffverbrauch. Die katecholaminbedingte Vasokonstriktion wird in ihrer Bedeutung durch eine morgendliche Steigerung der Blutviskosität durch eine vermehrte Plättchenaggregation bei niedrigem t-Pa (gewebeständiger Plasminogenaktivator) durch einen morgendlichen Gipfel von PAI-1 (Plasminogeninhibitor) verstärkt. Bei einer bestehenden kritischen Koronarstenose (mehr als 50- bis 70%ige Lumeneinengung) reicht die Koronarreserve nicht mehr aus, besonders wenn durch Streß oder morgendliches Zigarettenrauchen der Koronarfluß um bis zu 35% gesenkt wird. Es kommt zur Myokardischämie oder durch die Vasokonstriktion zu so großen Scherkräften, daß atheromatöse Plaques aufbrechen können.

Durch diese zirkadianen Rhythmen erklärt sich ein gehäuftes Auftreten von Ischämien [28] und Herzinfarkten zwischen 6–12 Uhr, besonders bis zu 2 h nach dem Aufstehen [6, 16].

Das Gefäßendothel ist in der Lage, endokrine Substanzen, die den Gefäßtonus regeln, zu bilden. Die wichtigsten vasodilatierenden Substanzen im normalen Gefäßendothel sind das EDRF (Endothel-Derived Relaxing Factor), das mit NO (Stickstoffmonoxid), einem im gesamten Organismus vorhan-

Abb. 1. NO-Synthese in der Endothelzelle. Die Endothelzellen im Blutgefäß synthetisieren Stickstoffmonoxid (*NO*). Für die NO-Bildung, angeregt und verstärkt durch Scherkräfte und verschiedene rezeptorstimulierende Substanzen, ist eine Ca^{2+}- und Calmodulin-regulierte endothelzell-spezifische Isoform der NO-Synthase verantwortlich, deren Substrat L-Arginin ist. Das gebildete NO wirkt in der glatten Muskelzelle parakrin über die Aktivierung der löslichen Guanylatcyclase (sGC) und eine Bildung von cyclischem GMP (cGMP) vasodilatierend und durch die Stimulation der sGC in den Thrombozyten antiaggregatorisch und damit antithrombotisch (nach [15]).

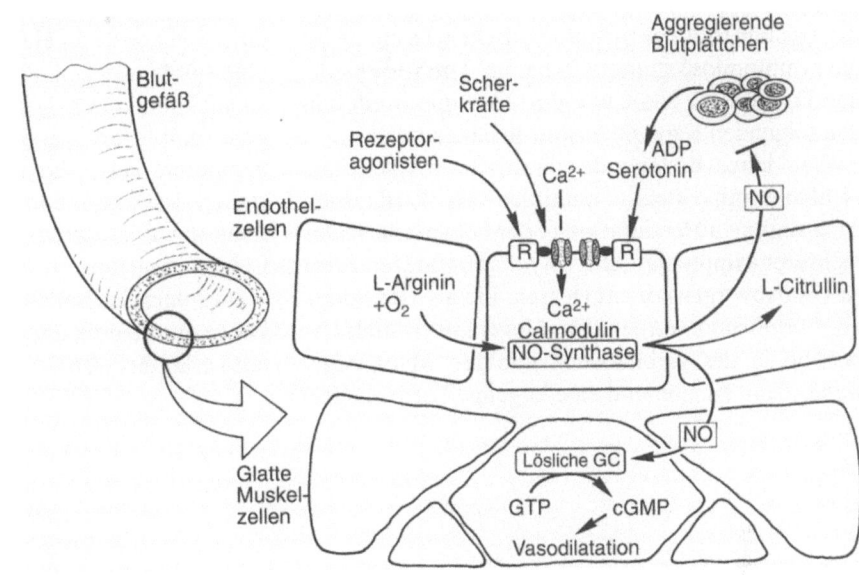

(Die Abb. wurde freundlicherweise von Prof. U. Förstermann, Mainz, zur Verfügung gestellt.)

denem Botenstoff, identisch ist, und das aus der Arachidonsäure in der Endothelzelle synthetisierte Prostaglandin I_2 (Prostazyklin). EDRF, bzw. NO wirkt auf die glatte Muskulatur der Gefäße stark erweiternd.

In atherosklerotisch veränderten Gefäßen ist die endotheliale Syntheseleistung der vasodilatierenden Faktoren geschädigt, und es kann beim Überwiegen der vasokonstriktorischen Produkte zu Gefäßengstellungen kommen. So läßt sich in der arteriosklerotisch veränderten Koronararterie bei vermehrtem Sauerstoffbedarf eine Vasokonstriktion nachweisen, während beim Gesunden eine Vasodilatation eintritt. Bedingt durch Einwanderung von zirkulierenden Monozyten in die Gefäßintima kommt es zu einem Einbau von Lipiden und Makrophagen mit konsekutiver Zellproliferation und zur Aktivierung von Zytokininen mit entzündlicher Gefäßreaktion. Die Läsionen werden schließlich zu fibrösen Plaques umgebaut. Diese zellulären Umbauvorgänge könnten auch Ursache für die beschleunigte Atherosklerose bei herztransplantierten Patienten sein.

Besonders lipidreiche Plaques sind rupturgefährdet, und infolge einer Thrombosierung an der rauhen Oberfläche kann sich rasch aus einer hämodynamisch nicht wirksamen Stenose eine signifikante Einengung oder ein Gefäßverschluß entwickeln.

Die bei instabiler Angina pectoris oder Herzinfarkt erhöhten Plasmaspiegel von Endothelin, als potente Auslöser einer Gefäßkonstriktion, Thromboxan A_2, als Hinweis auf eine Aktivierung der Thrombozytenaggregation, und von Fibrinopeptid A, als Hinweis auf eine Thrombininformation und Thromboseausbildung, unterstreichen die Bedeutung von akuten Thrombosierungen an aufbrechenden atheromatösen Plaques des Gefäßendothels.

Dabei haben die Endothelzellen der Gefäße selbst einen wesentlichen Anteil sowohl bei der Auslösung von Ischämien als auch bei ihrer erfolgreichen Behandlung, da sie sich in ihren funktionellen Regelmechanismen erheblich von den übrigen Intimazellen oder Muskelzellen unterscheiden.

NO wirkt nicht nur stark erweiternd auf die glatte Muskulatur der Gefäße, sondern gegenüber Thrombozyten auch antiaggregatorisch [1, 14]. Eine weitere antiaggregatorische Wirkung wird durch zirkulierendes t-Pa, AT III und eine Aktivierung der Proteine C und S durch Bindung von Thrombin an Thrombomodulin erreicht.

Seltenere Ursachen eines Ischämiesyndroms können Änderungen des diastolischen Druckgradienten mit Verschlechterung der endokardialen Perfusion sein. Dies ist vor allem bei Patienten mit Aortenstenosen, Hypertonie oder Herzrhythmusstörungen mit Reduktion des Schlagvolumens durch tachykarde oder bradykarde Rhythmusstörungen oder frustrane Herzaktionen bei absoluten Arrhythmien zu beobachten.

Die klassische klinische Erscheinungsform der Koronarinsuffizienz ist die Angina pectoris oder der Myokardinfarkt mit typischen Schmerzen, Zeichen der Herzinsuffizienz oder Herzrhythmusstörungen bis hin zum plötzlichen Herztod. Abweichend vom klassischen Bild der symptomatischen Ischämie ist die symptomlose stumme Ischämie. Die verschiedenen Formen der KHK und ihre Therapie werden in den folgenden Kapiteln ausführlich behandelt.

Eine lange bestehende chronische myokardiale Ischämie mit oftmals multiplen Myokardnarben nach stummen Herzinfarkten oder Folgen eines oder mehrerer symptomatischer Myokardinfarkten führt zu Umbauvorgängen am Herzen, die als „Remodelling" bezeichnet werden. Das Herz nimmt durch Hypertrophie des verbliebenen intakten Myokardgewebes dann zunehmend eine kugelige Form an (Remodelling). Die Hypertrophie führt nach Jahren zu einer ischämischen Herzinsuffizienz auf dem Boden einer ischämischen Kardiomyopathie. Dieser Zustand kann durch komplexe Herzrhythmusstörungen kompliziert werden. Die ischämische Kardiomyopathie oder die ischämische Herzinsuffizienz stellen das Endstadium der koronaren Herzerkrankung dar und führen zu einer deutlich reduzierten Lebenserwartung.

Im folgenden sollen die Angriffspunkte und Wirkungen der medikamentösen Therapie mit Antianginosa erläutert werden.

Tabelle 1. Ischämische Zellfunktionsstörungen in Abhängigkeit von der Ischämiedauer

Dauer der Ischämie	Veränderungen im ischämischen Myokard

10 s	Anaerobe Glykolyse mit Freisetzung von H^+- und K^+-Ionen und Laktatbildung
	Folge: beginnende Azidose:
	  verminderte ATP-Bereitstellung,
	  negative Inotropie,
	  vermindertes Ruhepotential,
	  Zunahme der Erregbarkeit und Leitungsgeschwindigkeit

bis	Linksventrikuläre Dysfunktion,
	Stop der mitochondrialen oxydativen Phosphorilierung,
	Diffusion von Natrium und Calcium in die Zelle,
	Folge: EKG-Veränderungen (T-Welle und ST-Segment):
	  Verkürzung der Aktionspotentialdauer,
	  Verminderung der Kontraktionskraft,
	  Lähmung des Automatiezentrums im Sinusknoten

60 s	Freisetzung von vasoaktiven Substanzen,
	Aktivierung der lokalen Renin-Angtiotensin-Systeme,
	gesteigerte Sympathikusaktivität,
	Folge: Erhöhung des peripheren Widerstands,
	  der Herzfrequenz, der Herzarbeit
	  und des Sauerstoffbedarfs (Circulus Vitiosus),
	Angina-pectoris-Anfall mit Schmerzen (Ausnahme stumme Ischämie).

⬇	
2 min	Abfall des ATP-Spiegels (Trigger für den Zelltod)
	Potentiell reversibler Zellschaden („stunned myocard"),
bis	Ultrastrukturelle Veränderungen,

40 min	Exzessive zytoplasmatische Calciumüberflutung,
	Folge: Fehlfunktion der Mitochondrien,
	  des sarko- und endoplasmatischen Retikulums,
	  Zelltod (Vollbild eines transmuralen oder nicht-transmuralen Herzinfarkts)

⬇	
Reperfusion	Reoxygenierung von Xynthinoxidase mit Bildung von freien Radikalen (O_2^-, H_2O_2, OH^-) *Folge:* Weitere Zellschädigung durch Lipidperoxidation phospholipidhaltiger Membranstrukturen

Zeitangaben sind Näherungswerte

Nitrate und verwandte Substanzen

Obwohl Nitrate zu den ältesten und am häufigsten verordneten Medikamenten, die bei der Behandlung der KHK unentbehrlich sind, gehören, wurden wesentliche Erkenntnisse über ihren Wirkmechanismus erst in den letzten Jahren erkannt. Unter „Nitraten" werden Ester der salpetrigen Säure oder der Salpetersäure mit ein- oder mehrwertigen Alkoholen wie Glyceroltrinitrat (GTN), Isosorbiddinitrat (ISDN) und dessen wirksame Metaboliten Isosorbid-2-mononitrat (IS-2-MN) und Isosorbid-5-mononitrat (IS-5-MN, auch ISMN-5) zusammengefaßt. Ohne große therapeutische Bedeutung sind ältere Präparate, wie Amylnitrit, Isoamylnitrit und Pentaerithrityltetranitrat, das als Abkömmling des GTN zur oralen Dauertherapie angewendet wurde.

Pharmakologische Eigenschaften

Während GTN vorwiegend in Form von Sprays und Kapseln als kurzfristig wirksames Medikament zur Koupierung eines Angina-pectoris-Anfalls oder intravenös zur zeitlich limitierten Dauertherapie bei der Behandlung des frischen Herzinfarkts oder der instabilen Angina pectoris verwendet wird, werden ISDN oder ISMN-5 vorwiegend zur oralen Dauertherapie der verschiedenen Formen der Angina pectoris in retardierter oder nicht retardierter Form eingesetzt. ISDN kann auch intravenös oder sublingual appliziert werden. IS-2-MN ist nicht als Medikament erhältlich (Tabelle 2).

Nitrate können als „pro-drugs" bezeichnet werden, da sie erst unter Verbrauch von SH-Gruppen in eine wirksame Form überführt werden. Dies geschieht entweder direkt oder enzymatisch. Die direkte Umwandlung benötigt zur Freisetzung von Stickstoffmonoxid (NO = EDRF) Sulfhydrilgruppendonatoren, wie z. B. Cystein oder Acetylcystein. Die enzymatische Denitration erfolgt unter Einwirkung einer Nitratreduktase (Glutathionreduktase) und bei Anwesenheit reduzierter Glutathione (G-SH). NO bewirkt durch eine Stimulierung der Guanylatzyklase eine Gefäßdilatation.

Die verschiedenen Nitratverbindungen unterscheiden sich weniger in ihren pharmakologischen Wirkeigenschaften als vielmehr durch den Wirkungseintritt, ihre Halbwertszeit und Wirkungsdauer (Tabelle 2). Allerdings je lipophiler die Nitratform, um so stärker ist die gefäßrelaxierende Wirkung (GTN > ISDN > ISMN-5).

Organische Nitrate können rasch über Haut und Schleimhäute aufgenommen werden, aber auch langsamer über den Magen-Darm-Trakt mit bei Estern mit höheren Alkoholen dafür verlängerter Wirkung. Die oral verabreichten Nitrate werden unabhängig von der Nahrungsaufnahme und auch bei

Tabelle 2. Pharmakokinetische Daten zu den Nitraten und Molsidomin. (Die angegebenen Dosen und Zeiten sind durchschnittliche Werte. Mit Abweichungen ist zu rechnen. Dosierungen und Dosisintervalle müssen individuell eingestellt werden.)

		Einzeldosis	Beginn der Wirkung (min)	Wirkungsdauer (h)
Glyceroltrinitrat (GTN):				
– oral	(Retardkapseln)	5–15 mg	20–40	2–6
– sublingual	(Kapsel, Spray)	0,4–2,4 mg	1–4	0,2–0,8
– intravenös	(Infusion)	0,75–8 mg/h	1–3	4–5
– transdermal	(Pflaster)	5–10 mg/24 h	30–60	6–24
Isosorbiddinitrat (ISDN):				
– oral, unretardiert	(Tablette)	5–20 mg	15–30	3–6
– oral, retardiert	(Kapsel)	20–120 mg	30–60	8–16
– sublingual	(Tablette)	5–10 mg	3–15	1–2
– sublingual	(Spray)	1,25–3,75 mg	2–10	0,5–1
– intravenös	(Infusion)	2–20 mg/h	2–3	4–6[a]
Isosorbidmononitrat (ISMN-5):				
– oral, unretardiert	(Tablette)	20–60 mg	15–30	4–6
– oral, retardiert	(Tablette)	20–60 mg	30–60	5–8
– intravenös	(Infusion)	für Studien	2	bis 8
Molsidomin:				
– oral, unretardiert	(Tablette)	1–4 mg	2–5	2–3
– oral, retardiert	(Tablette)	8 mg	10–30	4–8

[a] Diese Wirkungsdauer ist mit der Dauer der Infusionstherapie korreliert und entspricht der Zeit bis zum Wiederanstieg des Blutdrucks nach Absetzen einer Dauerinfusion über ca. 48 h.

Linksherzinsuffizienz aus dem Verdauungstrakt resorbiert. Glyceroltrinitrat wird in sublingualer Form über die gut durchblutete Mundschleimhaut aufgenommen. ISDN wird während der ersten Leberpassage bereits zu einem Großteil verstoffwechselt und durch die Glutathion-Nitratreduktase in die beiden ebenfalls antianginös wirksamen Abbauprodukte ISMN-5 und 2-ISMN gespalten.

Nitrate werden teils unverändert, teils als Glucuronide ausgeschieden. Eine Dosisanpassung ist weder bei einer Nieren- noch bei einer Leberinsuffizienz erforderlich.

Pathopysiologische Aspekte

Wesentlich für die Entstehung einer akuten Ischämie ist bei vorgeschädigten, atheromatös veränderten Gefäßen ein für die Bedarfssituation inadäquater Blutfluß, der die weiteren deletären biochemischen Prozesse an der Herzmuskelzelle auslöst. Erst in der jüngsten Zeit wurde herausgefunden, daß die Endothelzellen der Gefäße, auch der Koronarien und der peripheren Venen, sich in ihren funktionellen Regelmechanismen erheblich von den übrigen Intimazellen oder Muskelzellen unterscheiden und einen wesentlichen Anteil sowohl bei der Auslösung von Ischämien als auch bei ihrer erfolgreichen Beseitigung haben.

Das Gefäßendothel ist in der Lage, endokrine Substanzen, die den Gefäßtonus regeln, zu bilden, und zwar gefäßerweiternde, wie EDRF (Endothel-Derived Relaxing Factor) und konstringierende, wie EDCF (Endothel-Derived Contracting Factor). Die genaue Struktur dieser Faktoren und ihr Zusammenspiel mit anderen Regelmechanismen ist derzeit noch Gegenstand der Forschung.

Funktionell wichtig bei der Wirkung des EDRF ist der Anstieg an freiem Stickstoffmonoxid (NO) in der Gefäßmuskulatur; EDRF mag sogar identisch mit NO sein. NO wirkt auf die glatte Muskulatur der Gefäße stark erweiternd [1]. Für die Bildung von NO ist eine NO-Synthase verantwortlich, deren Substrat L-Arginen ist; als Kofaktoren dienen NADPH und 5,6,7,8-Tetrahydrobiopterin [14].

Stimuliert wird die Freisetzung und Bildung von EDRF in den Endothelzellen vor allem durch an P_2-Rezeptor gebundenes ATP oder ADP, aber auch durch zwei erst kürzlich entdeckte Nukleotide, Diadenosintriphosphat (Ap_3A) und Diadenosintetraphosphat (Ap_4A), über deren Wirkungsmechanismus auf EDRF noch Unklarheit besteht.

Ap_3A wirkt als Auslöser der durch ADP bewirkten Thrombozytenaggregation, die Mitursache einer kritischen Gefäßeinengung sein kann. ATP und Ap_4A hemmen die Thrombozytenaggregation über vermehrte Bildung von Prostazyklin. Auch EDRF wirkt antithrombotisch, wobei vermutlich durch ständige Wandkontakte der Thrombozyten NO freigesetzt wird. NO wird in den Thrombozyten aufgenommen und führt hier über eine Aktivierung der löslichen Guanylatzyklase (sGZ) zu einer cGMP-Steigerung. Diese wirkt antithrombotisch, indem das Calciumsignal in den Thrombozyten, das der Aktivierung und Aggregation vorausgehen muß, unterdrückt wird [1].

Der gefäßdilatierende Effekt von EDRF bzw. NO beruht ebenfalls auf einer Aktivierung der cytosolischen Guanylatzyklase, die die Bildung des „second messengers" CGMP katalysiert.

Die Bildung von EDRF im intakten Endothel wird einerseits durch pulsatorische Dehnungen der Gefäße (Scherkräfte) bewirkt. Damit wird der Dauerstimulation der α-Rezeptoren mit der konstriktorischen Wirkung auf die Gefäße entgegengewirkt. Ein weiterer Effektor scheint die Aktivierung des „second messenger" Phospholipase C zu sein, der durch eine Steigerung der cytosolischen Calciumkonzentration über die Bildung des „second messenger" Inositol-1,4,5-triphosphat (IP_3) die Freisetzung von NO bewirkt.

Bei Ischämie und bei atherosklerotisch veränderten Gefäßen kann die physiologische, über EDRF vermittelte Vasodilation aufgehoben sein, und es kommt zusätzlich zu der morphologischen auch zur vasospastischen Einengung der Strombahn.

Pharmakodynamik der Nitrate

Die Nitrate führen im glattmuskulären Stoffwechsel unter Verbrauch von SH-Gruppen zur Bildung von NO (s. oben), das über eine Stimulierung der Guanylatzyklase eine Gefäßdilatation bewirkt.

Die Wirkung der Nitrate scheint der Wirkung des EDRF auf die glatte Muskelzelle zu entsprechen. Im Unterschied zum EDRF wird durch Nitrate eine Beeinflussung der Thrombozytenaggregation über eine Hemmung des Calciumsignals in den Thrombozyten in vitro nur abgeschwächt gefunden, da die Umwandlung von Nitraten in NO im Plasma kaum und in den Thrombozyten nicht stattfindet. Dennoch ist in vivo eine Thrombozytenaggregationshemmung nachgewiesen [1, 2].

Die EDRF-ähnliche Wirkung der organischen Nitrate bedingt die lange bekannten dosisabhängigen

Effekte auf den Vorhofdruck, die Koronargefäßweite und den peripheren und myokardialen Gefäßwiderstand. Schon kleinste Konzentrationen von 0,5 µg/kg/min führen zu einer Vasodilatation der großen Koronargefäße und der peripheren Venen. Damit kommt es zu einer Abnahme des ventrikulären Füllungsdrucks, der myokardialen Wandspannung durch venöses Pooling und damit zu einer Senkung der Vorlast und des Sauerstoffverbrauchs des Herzens. Erst 10fach höhere Dosen (5 µg/kg/min) bewirken über eine Dilatation der peripheren Widerstandsgefäße eine RR-Reduktion und damit eine Nachlastsenkung. Erst eine weitere 40fache Konzentrationssteigerung führt zu einer Dilatation der myokardialen Widerstandsgefäße, also der kleinen Koronararteriolen, mit der Gefahr eines Coronary-steal-Phänomens [1]. Diese verminderte Wirkung an den Widerstandsgefäßen ist daher therapeutisch erwünscht und wird mit dem Fehlen von Kofaktoren der Nitratmetabolisierung in den glatten Muskelzellen der kleinen Koronararteriolen erklärt. Die Verbesserung der Koronardurchblutung ist gerade dort besonders ausgeprägt, wo eine noch nicht kalzifizierte ringförmige Stenose mit verminderter EDRF-Freisetzung besteht. In diesen Gefäßregionen mit geschädigtem Endothel kann mit Nitraten als „Ersatz" des endogenen EDRF der oben beschriebene Circulus vitiosus durchbrochen werden.

Klinisch führen Nitrate in niedrigen und mittleren Dosen durch die Reduktion des ventrikulären Füllungsdrucks um 30–40%, der myokardialen Wandspannung durch venöses Pooling und des arteriellen Blutdrucks zu einer Senkung der Vorlast und in geringerem Maße der Nachlast des Herzens. Dies bewirkt eine Herabsetzung des Sauerstoffverbrauchs und eine Perfusionsverbesserung vor allem der besonders ischämiegefährdeten subendokardialen Ventrikelschichten und führt damit zu einer Normalisierung der regionalen Wandbewegungen mit einer Steigerung des Schlagvolumens. Das Herzminutenvolumen wird bei Patienten mit einer Linksherzinsuffizienz daher gesteigert, während es bei Patienten ohne Linksherzinsuffizienz mäßig sinkt.

Dosisabhängig kommt es bei starker arterieller Drucksenkung zu einer Reflextachykardie.

Nitrattoleranz

Die lange bekannte Entwicklung einer Wirkungsabschwächung unter Nitrattherapie („Nitrattoleranz"), die durch eine diskontinuierliche Gabe verhindert wird, ist letztlich noch ungeklärt [52]. Experimentelle Untersuchungen favorisieren die Erschöpfung von Mediatoren der enzymatisch ablaufenden Umwandlungsprozesse von Nitrat in NO, insbesondere der Thiol-(SH-)Gruppen. Andere Untersucher vermuten eine Herabsetzung der Enzymaktivität der Guanylatzyklase. Durch Gabe von SH-Gruppen-Donatoren (z. B. N-acetylcystein, ACE-Hemmer mit SH-Gruppe), gelingt es, die Nitratwirkung zu steigern und eine Toleranz abzuschwächen [1, 2, 30]. Klinische Untersuchungen in jüngster Zeit weisen jedoch auf eine neurohumorale Gegenregulation mit Expansion des intravaskulären Volumens als Ursache der Nitrattoleranz hin [1, 2, 30, 51]. Diese Theorie wird durch die Wirksamkeit von ACE-Hemmern bei der Prävention einer Nitrat(pseudo)toleranz untermauert [10, 12].

Unerwünschte Wirkungen

Die häufigste unerwünschte Wirkung unter Nitrattherapie ist der durch eine Dilatation der Meningialgefäße bedingte Kopfschmerz, der zwar häufig nach einigen Tagen unter Therapie verschwindet, aber in einigen Fällen zum Therapieabbruch führt. Selten kommt es bei Patienten mit niedrigem ventrikulärem Füllungsdruck zu einem kritischen Blutdruckabfall und extrem selten zu einer vasovagalen Reaktion mit Blutdruckabfall und Bradykardie. Über die kritische Abnahme des koronaren Perfusionsdrucks kann es in diesen seltenen Fällen zu einer Zunahme der Angina-pectoris-Symptomatik kommen (paradoxer Nitrateffekt). Sehr kritisch sollte daher auch der Einsatz von Nitraten bei der hypertrophischen obstruktiven Kardiomyopathie (HOCM) und bei der hochgradigen Aortenstenose abgewogen werden. Ohne klinische Bedeutung ist eine beschriebene 10%ige Reduktion des pO_2 nach sublingualer Gabe von GTN [32].

Therapie mit Nitraten

Aufgrund ihrer Wirkungsweise sind Nitrate die Basismedikation aller Formen der koronaren Herzerkrankung. Tabelle 3 zeigt ein Therapieschema für ISDN und ISMN-5. Ihre Wirkung erfolgt hauptsächlich durch eine Venodilatation mit Vorlastsenkung. Sie sind bei Patienten mit oder ohne Linksherzinsuffizienz sehr gut einsetzbar. Es gibt viele Hinweise auf eine Abnahme der Mortalität nach Infarkt unter Nitrattherapie. Das Auftreten von Linksherzinsuffizienzen, Reinfarkten, lebensbedrohlichen ventrikulären Extrasystolien und der Ausweitung der Infarktareale soll dabei unter Therapie mit GTN deutlich reduziert sein.

Die Toleranzentwicklung macht eine tägliche „Nitratpause" von 6–10 h notwendig, in der keine Kardioprotektion gegen Ischämien besteht. Aus diesem Grund kann eine Nitratpflastertherapie, bei der zur Vermeidung der Wirkungsabschwächung ein 12stündiges, pflasterfreies Intervall eingehalten werden soll, nicht generell empfohlen werden (Tabelle 2) [4, 21, 35, 42, 45, 51, 52].

Besonders bei der intravenösen Gabe von Nitraten ist es allerdings wesentlich, daß ein Absinken des mittleren arteriellen Blutdrucks unter 80 mmHg durch Dosisanpassung vermieden wird, da sonst vermutlich durch eine kritische Abnahme des koronaren Perfusionsdrucks eine Verstärkung der Ischämie ausgelöst wird [20].

Nitratverwandte Substanzen

Molsidomin ist ein SH-Gruppen unabhängiger NO-Donator. Moisidomin wird fast vollständig aus dem Magen-Darm-Trakt resorbiert und in der Leber zu 3-Morpholino-sydnonimin (SIN-1) metabolisiert, welches nichtenzymatisch durch Öffnung des Oxidazolringes zu N-Morpholino-N-nitroso-amino acetonitril (SIN-1A) umgewandelt wird. SIN-1A ist als wirksamer Metabolit wegen seiner N-NO-Gruppe (Nitrosamin) ähnlich wie die Nitrate vasodilatierend vor allem auf den venösen Gefäßbereich wirksam. Da SIN-1A durch spontane NO-Freisetzung unabhängig von Thiolgruppen die Guanylatzyklase aktiviert und eine Relaxation der glatten Gefäßmuskel auslöst, soll unter Molsidomin keine toleranzbedingte Wirkungsabschwächung auftreten. Allerdings fehlen auch hier sichere klinische Ergebnisse. Die maximale Wirkung wird nach ca. 1–4 h erreicht, dauert 4–5 h an und ist bei über 50% der Patienten nach 7–8 h nicht mehr nachweisbar (Tabelle 2).

Molsidomin führt zu einer venösen Gefäßerweiterung mit einer rechts- und linksventrikulären Füllungsdruckreduktion. Erst in höheren Dosierungen wirkt Molsidomin auf den arteriellen Gefäßschenkel. Eine deutliche Hemmung der Thrombozytenaggregation wurde auch klinisch nachgewiesen [1]. Wegen der ausgeprägten Senkung des diastolischen Pulmonalarteriendrucks und des Drucks im rechten Vorhof wirkt Molsidomin auch besonders bei Patienten mit einer Linksherzinsuffizienz [16, 17, 45]. Während bei Patienten ohne Linksherzinsuffizienz das Herzminutenvolumen nur gering abnimmt, bleibt es bei Patienten mit einer Linksherzinsuffizienz gleich oder nimmt bei schweren Formen zu.

Nebenwirkungen sind selten und ähneln denen der Nitrate. Die Inzidenz von Kopfschmerzen scheint geringer zu sein als bei Nitraten. Molsidomin wird derzeit meist als Ersatzmittel für Nitrate empfohlen. Der Verdacht auf eine kanzerogene Potenz ist für den Menschen weitgehend ausgeräumt.

Molsidomin hat wie die organischen Nitrate eine sichere antianginöse Wirksamkeit. Das Präparat ist einerseits als Alternative zu sehen, wenn unter organischen Nitraten der Kopfschmerz nicht zu beherrschen ist, andererseits kann Molsidomin als Ergänzung zur Nitrattherapie eingesetzt werden, um die „Nitratpause" zu überbrücken (Tabelle 3). Die morgendliche Einmalgabe von retardiertem ISDN zur Vermeidung einer Nitrattoleranz kann zur sicheren 24stündigen antianginösen Therapie mit einer abendlichen Gabe von retardiertem Molsidomin

Tabelle 3. Therapieschema für Isosorbiddinitrat (ISDN) und Isosorbidmononitrat (ISMN-5) zur Vermeidung einer Toleranzentwicklung. (Die Therapie mit Nitraten muß individuell gestaltet werden. Im Einzelfall können andere Dosen und Tageszeiten zur Medikamenteneinnahme günstiger sein als die angegebenen. Die in [ ] Klammern gesetzten Dosen können zusätzlich gegeben werden, wenn das Nitrat-freie Intervall zu lang ist und deshalb pektanginöse Beschwerden auftreten.)

		7.00 Uhr	12.00 Uhr	17.00 Uhr	19.00 Uhr	22.00 Uhr
ISDN:						
	– unretardiert	10–40 mg	10–40 mg	[10–40 mg]	–	[10–40 mg]
	– retardiert	40–120 mg	–	[40–120 mg]	–	–
(oder)	retardiert	40–120 mg	–	–	Molsidomin ret. (8 mg)[a]	–
ISMN-5:						
	– unretardiert	10–40 (60) mg	10–40 mg	10–40 mg	–	[10–40 mg]
	– retardiert	20–60 mg	–	[20–60 mg]	–	–
(oder)	retardiert	20–60 mg	–	–	Molsidomin ret. (8 mg)[a]	–

a Für diese Empfehlung existiert noch kein klinischer Nachweis einer Überlegenheit gegenüber der Dauertherapie mit Nitraten.

kombiniert werden. Größere Studien mit gesicherten Aussagen zur Infarktreduktion, Prognoseverbesserung und Kombinationstherapie stehen noch aus.

Nitroprussid-Natrium war in den USA in der Behandlung des frischen Herzinfarkts lange verbreitet.

Das Medikament ist nur zur intravenösen Behandlung erhältlich und daher zu einer Dauertherapie nicht geeignet.

Auch Nitroprussid-Natrium erweitert die Gefäße über eine vermehrte Bildung von NO. Neben NO entsteht im zirkulierenden Blut unter Verbrauch von SH-Gruppen Cyanid, das in der Leber zu Thiocyanat (Rhodanid) umgewandelt wird. Thiocyanat wird renal ausgeschieden. Gelegentlich kommt es zu Vergiftungen durch Cyanid (Infusionsgeschwindigkeit > 2 µg/min/kg KG) oder, besonders bei eingeschränkter Nierenfunktion, durch Thiocyanat (Infusionsdauer > 24–48 h).

Nitroprussid-Natrium wirkt – ähnlich wie überdosierte Nitrate – auf den venösen und arteriellen Gefäßschenkel gleichermaßen dilatierend, so daß neben einer rechts- und linksventrikulären Füllungsdruckreduktion eine deutliche Verminderung des arteriellen Blutdrucks auftritt. Diese bewirkt eine reflektorische Herzfrequenzsteigerung. Die starke Blutdrucksenkung in Verbindung mit der Steigerung der Herzfrequenz kann durch die diastolische Aortendruckreduktion zu einem Abfall des myokardialen Perfusionsdrucks und einer sich daraus ergebenden Myokardischämie führen. Ferner kann Nitroprussid-Natrium durch ein Coronary-steal-Phänomen zu einer Verschlechterung der myokardialen Ischämie führen [55]. Aufgrund der kurzen Plasmahalbwertszeit von wenigen Minuten kann der Abfall des Blutdrucks jedoch auf den gewünschten Wert „titriert" werden. Diese Eigenschaft ist günstig bei der Therapie der hypertensiven Krise.

Bei Patienten mit Linksherzinsuffizienz und erhöhtem peripheren Gefäßwiderstand kann Nitroprussid-Natrium möglicherweise einen positiven Effekt auf die Überlebensrate der Patienten haben, wenn initial der linksventrikuläre Füllungsdruck über 15 mmHg, das Herzminutenvolumen unter 2,5 l/min/m und der diastolische Blutdruck über 66 mmHg liegen [55].

Dennoch sollte aufgrund der geschilderten therapeutischen Nachteile und Nebenwirkungen bei der Therapie des Herzinfarkts Nitroprussid-Natrium nicht eingesetzt werden.

Calciumantagonisten

Calciumantagonisten haben einen festen Platz in der Behandlung der verschiedenen Formen der KHK erlangt. Dabei verbirgt sich unter dem Begriff Calciumantagonisten eine chemisch und pharmakologisch heterogene Gruppe von Substanzen, deren gemeinsame Eigenschaft die Hemmung des Calciumeinstroms durch spannungsabhängige L-Typ-Calciumkanäle in die Zelle ist [31, 32]. Die Calciumantagonisten werden daher richtiger als Calciumkanalblocker bezeichnet.

Pharmakologische Eigenschaften

Pharmakologisch stellen die Calciumantagonisten keine einheitliche Substanzgruppe dar. In der Therapie werden derzeit 3 Typen unterschieden:

1. Nifedipin-Typ (1,4-Dihydropyridine), z. B. Nifedipin, Nitrendipin, Nisoldipin, Nicardipin, Isradipin
2. Verapamil-Typ (Phenylalkylamine), z. B. Verapamil, Gallopamil
3. Diltiazem-Typ (Benzothiazepine), z. B. Diltiazem, TA 3090.

Klinisch unterteilen sich die 3 Typen in einen Typ mit vorwiegender Gefäßwirkung (Typ 1) und mit gefäßdilatierender und elektrophysiologischer Wirkung am Myokard (Typen 2 und 3). Die Vertreter des Typs 1 sind allerdings nicht wirkgleich; neuere Substanzen dieser Gruppe entfalten eine im Vergleich zur ältesten Substanz – Nifedipin – noch stärkere myokardiale Wirkung [26, 29, 32, 44].

Die Bedeutung der Calciumkanäle

Zur Erhaltung der Kontraktionsfähigkeit einer Muskelzelle ist es erforderlich, daß Calcium zwischen Zytoplasma und spezifischen intrazellulären Speichern und zwischen dem intra- und extrazellulären Raum rasch ausgetauscht werden kann. Dazu gibt es „Calciumpumpen" und Calciumkanäle, die der Aufrechterhaltung der intrazellulären Calciumhomöostase dienen.

Abhängig vom Gewebe wurden verschiedene Calciumkanäle mit spezifischen Empfindlichkeiten gefunden. Am Herzen gibt es rezeptorvermittelte Calciumkanäle (ROC: „receptor operated channels") und spannungsabhängige Calciumkanäle (VOC: „voltage operated channels"). Die VOC unterteilen sich in die N-Typ- (neuronal) und T-Typ- (sehr schnelle und vorübergehende Öffnung) und in die therapeutisch wichtigen L-Typ-Kanäle, die langsam agieren und abhängig von einem bestimmten Membranpotential aktiviert werden.

Die Calciumantagonisten binden sich an verschiedenen Stellen der α_1-Bindungskomplexe der L-Typ-Kanäle. Von diesen α_1-Untereinheiten scheinen verschiedene Isoformen mit einer unterschiedlichen gewebespezifischen Verteilung zu existieren, wodurch u. a. die Unterschiede in der Wirkung der verschiedenen Gruppen von Calciumantagonisten erklärt werden könnten [29, 32].

Pharmakodynamik der Calciumantagonisten

Calciumantagonisten senken durch die Erweiterung der arteriellen Gefäße den peripheren Gefäßwiderstand. Am Koronargefäßsystem werden sowohl die großen Stammarterien als auch die intramuralen Widerstandsgefäße erweitert, so daß das Sauerstoffangebot im Myokard erhöht wird. Die Senkung des peripheren Widerstands führt zu einer Nachlastsenkung und damit zu einer Reduktion des Sauerstoffbedarfs des Myokards. Eine starke Nachlast- und Blutdrucksenkung kann bis zu einer kritischen Abnahme des myokardialen Perfusionsdrucks führen. Ein Coronary-steal-Phänomen (Umverteilung des intrakoronaren Blutflusses auf gesunde Areale mit der Folge einer Verstärkung der Minderdurchblutung ischämischer Bezirke) kann auftreten.

Am ischämischen Myokard können Calciumantagonisten zumindest im Tierexperiment die durch Sauerstoffmangel bedingte ischämische Kontraktur des Myokards durch Blockade der Calciumüberladung des Herzmuskels hemmen; in der Reperfusionsphase kann durch Verminderung des Calciumeinstroms in die Zelle eine Calcium-bedingte Zellschädigung unterdrückt werden. Neuere Ergebnisse zeigen, daß Calciumantagonisten auch die Bildung atheromatöser Plaques verzögern können [25]. Der Modus der Wirkung ist derzeit Gegenstand intensiver Forschung. Zukünftig kann sich hierdurch ein wichtiges Einsatzgebiet für Calciumantagonisten in der Prophylaxe der KHK ergeben.

Die 3 Typen von Calciumantagonisten lassen sich wie folgt charakterisieren:

Nifedipin-Typ

Nifedipin hat eine starke vasodilatierende Wirkung durch Hemmung des Calciumeinstroms in das Sarkoplasma der Herz- und Gefäßmuskulatur. Die ausgeprägte negative Inotropie am isolierten Herzen nach Nifedipin wird in vivo durch eine gegenreflektorische Erhöhung des Sympathikotonus und eine Aktivierung der lokalen Renin-Angiotensin-Systeme mehr als ausgeglichen, so daß klinisch ein Anstieg der Herzfrequenz die Folge ist. Eine Vorbehandlung von Patienten mit β-Blockern kann die negative inotrope Wirkung der Dihydropyridine demaskieren (fehlender Herzfrequenzanstieg) und zu einer kardialen Dekompensation führen. Die Nachlastsenkung und der Herzfrequenzanstieg sollten zur Verbesserung der Kontraktilität, besonders zu einem Anstieg der Druckanstiegsgeschwindigkeit dp/dt_{max} und zu einer Erhöhung der linksventrikulären Ejektionsfraktion durch Abnahme des linksventrikulären enddiastolischen Volumens führen, was bei Israpidin und Nisoldipin, nicht jedoch nach Nifedipin nachgewiesen werden konnte [26, 29, 44, 54].

Verapamil-Typ

Verapamil und Verapamil-Abkömmlinge haben negativ inotrope, chronotrope und dromotrope Wirkungen. Die negative Inotropie wird durch eine periphere Vasodilatation und signifikante Abnahme des peripheren Gefäßwiderstands ohne Beeinflussung der Kontraktilität des Herzens erreicht. Das Herzzeitvolumen nimmt daher geringfügig zu. Bei Patienten mit Linksherzinsuffizienz führt Verapamil aber zu einer deutlichen Senkung des Herzminutenvolumens und zu einem Anstieg des linksventrikulären enddiastolischen Füllungsdrucks. Trotz einer Blutdrucksenkung durch Vasodilatation kommt es nicht zu einer relevanten Aktivierung des Sympathikus wie nach Nifedipin; der Katecholaminspiegel im Plasma steigt nur unwesentlich an. Die negativ dromotrope Wirkung wird durch eine Calciumeinstromhemmung und damit einer Verlängerung der effektiven und funktionellen Refraktärperiode des AV-Knotens und der AV-Knoten Überleitungszeit erklärt. Die Hemmung der Schrittmacheraktivität des Sinusknotens ist nicht so ausgeprägt und führt nur zu einem geringen negativen chronotropen Effekt. Wie bei Nifedipin findet sich tierexperimentell eine kardioprotektive Wirkung durch Verhinderung der Calciumüberladung der hypoxischen Myokardzelle, ein thrombozytenaggregationshemmender Effekt und eine Hemmung der Progression von atherosklerotisch bedingten Gefäßveränderungen.

Diltiazem-Typ

Diltiazem ist weniger negativ inotrop und peripher vasodilatierend als Verapamil und in höheren Dosen auch negativ dromotrop und chronotrop. Es kommt zu einer Senkung des peripheren Widerstands und des arteriellen Blutdrucks (Nachlastsenkung), des pulmonalen Kapillardrucks, der Herzfrequenz und damit des Druck-Frequenz-Produkts. Es konnte ein Abfall des pulmonalen Kapillardrucks nachgewiesen werden. Der Sauerstoffverbrauch des Herzens wird besonders durch Verminderung der myokardialen Kontraktilität gesenkt [3]. Die koronardilatorische Wirkung ist besonders ausgeprägt. Nebenwirkungen unter Diltiazem sind selbst bei Dosen von 360 mg/die selten (Tabelle 4).

Unerwünschte Wirkungen

Calciumantagonisten haben wenige, vasodilatorisch bedingte Nebenwirkungen (Tabelle 4). Zu erwähnen ist ferner, daß Calciumantagonisten die Plasmaspiegel von Theophyllin, Digoxin und anderen Arzneimitteln verändern können [46].

Therapie mit Calciumantagonisten

Verapamil, das Redoxderivat des Verapamil Gallopamil, und Diltiazem sind effektive Arzneimittel zur Behandlung der stabilen und auch der vasospastischen Angina pectoris. Beim frischen Herzinfarkt kann Verapamil bei Patienten ohne Linksherzinsuffizienz sowohl die Größe des Infarkts wie auch die Überlebenswahrscheinlichkeit und Langzeitprognose günstig beeinflussen. Ähnliches scheint auch für Diltiazem zu gelten, für das ein positiver Effekt bei der Behandlung von Patienten mit nichttransmuralem Infarkt berichtet wurde. Nifedipin ist zur Monotherapie außer bei der vasospastischen Angina pectoris nicht geeignet. Nifedipin ist vor allem bei Rauchern wesentlich weniger gut wirksam als bei Nichtrauchern [11]. Fortschritte in der Therapie der Angina pectoris scheinen mit neuen Wirkstoffen des Nifedipintyps, Nisoldipin und Isradipin, erzielbar.

Neue therapeutische Bedeutung könnten die Calciumantagonisten durch eine antiarteriosklerotische Wirkung erhalten, die jedoch in klinisch üblichen Dosen noch nicht überzeugend gesichert ist [25].

Tabelle 4. Daten zu ausgewählten Calciumantagonisten

	Verapamil	*Diltiazem*	*Nifedipin*
Pharmakokinetik			
Dosis oral (mg)	2–3× 80–160 mg	3–4× 30–80 mg	3–4 × 10–30 mg 1–2 × 20–80 mg retard.
Wirkungseintritt (min)	30 min oral, 1 min i.v.	15–30 min	20 min oral, 3 min subling.
Dosis i.v. (mg)	0,1–0,15 mg/kg (Bolus) 0,005 mg/kg/min (Infusion)	0,15–0,25 mg/kg	0,01–0,02 mg/kg/h 0,5–1 mg als Bolus
Therapeutischer Bereich (ng/ml)	80–400	50–300	15–100
Plasmahalbwertszeit	3–7 h (< 1 h i.v.)	3–7 h	3–4 h (5–11 h Retardform)
Resorption (%)	> 95%	> 90%	100%
First-pass-Effekt	+++	++	+++
Bioverfügbarkeit (%)	22	44	50
Proteinbindung (%)	90	78	96
Elimination	75% Niere, 25% GI[a]	35% Niere, 65 GI[a]	75% Niere, 25% GI[a]
Unerwünschte Wirkungen			
Kopfschmerz	6%	4–9%	1–8%
Flush	6–7%	0–3%	6–25%[c]
Obstipation	34%[b]	4%	3%
Schwindel	7%	6–7%	3–12%
Ödeme	6%	6–10%[b]	1–8% *(10–30%[b] Retardform)*
Tachykardie	Fehlt	Fehlt	*Bis 25%[b, c]*
Auslösen von Angina pectoris	Fehlt	Fehlt	*Bis 14%[b, c]*

a GI = Gastrointestinaltrakt.
b Häufigste unerwünschte Wirkungen bei Dauertherapie.
c In der Retardform des Nifedipins sind diese unerwünschten Wirkungen (Flush, Schwindel, Tachykardie und Auslösen von Angina pectoris) klinisch nicht relevant.

β-Adrenozeptorantagonisten (β-Blocker)

In zahlreichen großen Studien haben sich β-Blocker als sehr wirksam bei der Behandlung der stabilen Angina pectoris erwiesen [32, 34, 46]. Die Therapie mit β-Blockern ist aber keine Basistherapie aller Formen der KHK, da sie zwar in vielen Fällen von Angina pectoris durch die Verminderung des Sauerstoffverbrauchs (und auch durch die antiarrhythmische Wirkung) eine günstige Wirkung hat, jedoch zu Koronarspasmen und am vorgeschädigten Herzen zu einer manifesten Herzinsuffizienz führen kann [43]. Die differentialtherapeutischen Konsequenzen sind weiter unten dargelegt.

Pharmakologische Eigenschaften

Die β-Blocker (Tabelle 5) unterscheiden sich vor allem:
- in ihrer Selektivität der Wirkung auf die verschiedenen β-Rezeptorensubtypen,
- ihrer Fähigkeit, bei niedriger Noradrenalinstimulation selbst agonistisch β-Rezeptoren zu stimulieren,
- und, bei neueren Substanzen, in ihrer zusätzlichen vasodilatierenden Potenz, sei es durch Stimulation von α- oder $β_2$-Rezeptoren oder direkte nitratähnliche Vasodilatation.

Klinisch erscheint die Einteilung in 5 Gruppen sinnvoll:
1. Nichtselektive β-Blocker (z. B. Propranolol, Timolol)
2. $β_1$-selektive β-Blocker (z. B. Atenolol, Metoprolol, Betaxolol)
3. Nichtselektive β-Blocker mit partiell antagonistischer Aktivität (PAA) (z. B. Alprenolol, Oxprenolol)
4. $β_1$-selektive β-Blocker mit PAA (z. B. Acebutolol, Talinolol)
5. β-Blocker aus allen oben genannten Gruppen mit zusätzlich vasodilatierender Wirkung (z. B. Carvedilol, Celiprolol)

„Kardioselektive" oder „$β_1$-selektive" β-Blocker wirken in einem niedrigen Dosisbereich bevorzugt, jedoch nicht ausschließlich auf $β_1$-Rezeptoren, d. h., auch sie können Asthmaanfälle ($β_2$-rezeptorvermittelt) auslösen. Die „Kardioselektivität" ist aber auch dadurch eingeschränkt, daß die β-Rezeptorenpopulationen in den verschiedenen Innervationsgebieten oft nicht homogen aus einem einzigen β-Subtypen bestehen. Bei Diabetikern mit Neigung zu Hypoglykämien scheinen $β_1$-selektive β-Blocker vorteilhaft zu sein.

β-Blocker mit PAA (partielle agonistische Aktivität) haben als Agonisten selbst eine geringe „intrinsische sympathomimetische Aktivität" (ISA). Dadurch kommt es nicht zu einer vollständigen Ausschaltung der β-rezeptorvermittelten Herzfunktionen, es bleibt eine durch die β-Blocker selbst vermittelte Reststimulation. Ein klinischer Nutzen dieser Eigenschaft ist nicht überzeugend belegt. Aus theoretischen Überlegungen ist bei schon vorhandener Bradykardie ein solcher β-Blocker sinnvoll. Mit $β_1$-selektiven β-Blockern, die zudem noch eine PAA aufweisen, können ungünstige Wirkungen auf den Plasmalipidstatus am ehesten vermieden werden.

β-Blocker mit zusätzlicher vasodilatierender Wirkung haben zusätzlich eine $β_2$-Rezeptor stimulierende Potenz (Pindolol, Celiprolol), eine zusätzliche α-Blockerwirkung (z. B. Carvedilol) oder wirken unabhängig von den adrenergen Rezeptoren, direkt vasodilatierend (nitratähnlich) (z. B. Carvedilol). Erste Studien zeigen günstige therapeutische Wirkungen bei KHK-Patienten mit Hypertonie. Der Nachweis einer besseren Wirkung als ältere, nicht vasodilatierende Substanzen auf die kardiale Mortalität und Verträglichkeit in Langzeitstudien steht noch aus.

Zu erwähnen ist, daß Sotalol den Kaliumkanal blockiert, das Aktionspotential verlängert und antiarrhythmisch wirkt. Sotalol wird deshalb nicht, wie die anderen β-Blocker, als Klasse-II-, sondern als Klasse-III-Antiarrhythmikum nach Vaughan Williams eingestuft.

Lipophile β-Blocker, wie Propranolol, werden gut resorbiert und zeigen einen ausgeprägten Metabolismus schon bei der ersten Leber-Passage („First-pass-Metabolismus"). Die Wirkdauer ist relativ kurz. Diese vorwiegend hepatisch eliminierten β-Blocker sind bei eingeschränkter Nierenfunktion ohne Dosisreduktion einsetzbar. Andererseits sollten beim Auftreten von zentralnervösen unerwünschten Wirkungen weniger lipophile β-Blocker, wie z. B. Atenolol, bevorzugt werden, da diese nicht so gut in das ZNS gelangen [32, 38].

2.3 Pharmakologische Grundlagen der Behandlung der koronaren Herzkrankheit

Tabelle 5. β-Rezeptorenblocker

Substanz	PAA	Mittlere Einzeldosis oral	Dosis i.v.	HWZ (h)	Resorption (%)	Bioverfügbarkeit (%)	First-pass-Effekt	Eiweißbindung (%)	Bevorzugte Elimination	Vasodilation+	Lipidlöslichkeit
Nichtselektive β-Blocker											
Propranolol	–	40–80	1–10 mg	2–3	>90	39–90[a]	++	90	Hepatisch	–	+++
Bopindolol	+	0,5–2	–	4–8	>95	60–70	+++	60–65	Hepatisch, Renal	–	++
Buprandolol	–	40–100	–	1–3	>95	10–20	+++	76	Hepatisch	–	+++
Carazolol	–	10–30	–	5–9	75–80	5	+++	95	Hepatisch	–	+++
Carteolol	+++	5–10	–	5–7	>90	90	–	20–30	Renal	–	–/+
Carvedilol	–	12,5–25	–	6–7	60–75	25	++	95	Hepatisch	α, β$_2$, direkt	(+?)
Mepindolol	+	2,5–5	–	3–6	>95	70–90	–	50	Hepatisch	–	++
Metipranolol	–	5–10	–	3	>95	50	+	70	Hepatisch	–	++
Nadolol	–	60–120	–	14–24	30	20–30	–	20	Renal	–	–
Oxprenolol	+	40–80 (160)	1–12 mg	1–2	>90	24–60	++	80	Hepatisch	–	++
Penbutolol	+	40–80	–	1–3	>90	>90	++	98	Hepatisch, Renal	–	+++
Pindolol	+++	5–10	–	3–4	>90	90	(+)	55	Renal	β$_2$	+
Sotalol[b]	–	80–160	10–20 mg	15–17	75–90	75–90	–	<5	Renal	–	–
Tertatolol	–	5	–	>12	>90	60	+	95	Hepatisch, Renal	–	+
Timolol	–	10–20	0,4–1 mg	4–6	90	50–75[a]	+	60	Renal	–	–
β$_1$-selektive β-Blocker											
Acebutolol	++	200–400	12,5–50 mg	7–13	>90	40–60[a]	++	15	Renal, Hepatisch	–	–
Alprenolol	+	50–100	–	2–3	>95	10–30	+	80	Hepatisch	–	+++
Atenolol	–	50–100	5–10 mg	6–9	50	40–60	–	10	Renal	–	–
Betaxolol	–	20–40	–	14–20	>95	80	++	50	Hepatisch	–	++
Bisoprolol	–	5–10	–	10–12	>90	88	–	55	Renal, Hepatisch	–	+++
Celiprolol	–	200–400	–	6–8	50	50–90[a]	–	<20	Renal	β$_2$	–
Metoprolol	–	100–200	5–15 mg	3–4	>95	50	++	15	Hepatisch	–	+
Talinolol	–	50–200	10–20 (60)	8–11	>90	83	–	46	Hepatisch	–	++

a Bioverfügbarkeit steigt mit höheren Dosen.
b Sotalol ist gleichzeitig ein Kaliumkanalblocker.

Sympathische Regulationsvorgänge am ischämischen Herzen

Während einer Ischämie kommt es sehr schnell zu einem Austritt von Wasserstoff- und Kaliumionen aus dem Intra- in den Extrazellulärraum, der durch eine laktatbedingte Ansäuerung des Cytosols durch die anaerobe Glykolyse bedingt ist. Der gesunkene pH-Wert bewirkt andererseits eine Abnahme der Calciumbindungsfähigkeit von Proteinen und Lipiden an subzelluläre Organellen, wodurch ein Anstieg des freien cytosolischen Calciums bewirkt wird. Sobald diese Konzentration bestimmte kritische Werte überschreitet, nimmt die Permeabilität des Plasmalemms für Kalium zu und verstärkt damit den intrazellulären Kaliumverlust.

Eine geringe extrazelluläre Kaliumkonzentrationserhöhung bewirkt eine Verminderung des Ruhepotentials und eine erhöhte Kaliumleitfähigkeit der erregbaren Membranen, die durch eine vermehrte intrazelluläre Kaliumaufnahme wieder ein vergrößertes Kaliumdiffusionspotential herstellen soll. Gleichzeitig wird eine regionale Vasodilatation und Verbesserung der Durchblutung bewirkt.

Nimmt die cytosolische Calciumkonzentration weiter zu, kommt es nicht nur zu calciumbedingten Zellschädigungen (bis hin zum Zelluntergang), sondern auch zu sekundären Elektrolytverschiebungen, u. a. zu einem weiteren Absinken des Kaliumgradienten und damit des Membranpotentials. Solche Veränderungen können auch die ausreichend oxygenierten Randzonen des Infarkts in Mitleidenschaft ziehen, wo es u. a. zu einer vermehrten Noradrenalinfreisetzung kommen kann.

Diese unspezifische Noradrenalinfreisetzung und der kompensatorisch erhöhte Sympathotonus können zu einer unphysiologisch starken Stimulation der Adrenozeptoren führen. Damit steigt das Risiko komplexer Arrhythmien und des Sekundenherztodes an, sekundäre Nekrosen setzen sich noch auf die direkt ischämiebedingten Schäden auf.

Es sollte erwähnt werden, daß derartige adrenerge deletäre Wirkungen eintreten können, obgleich entgegengerichtete physiologische und pathophysiologische Mechanismen existieren. Die physiologische synaptische Clearance von Noradrenalin (neuronale Wiederaufnahme und enzymatische Inaktivierung) und pathophysiologische Mechanismen („downregulation" der β-Rezeptoren, Hemmung der Noradrenalinfreisetzung durch vermehrte Bildung von Adenosin u. a.) reichen in schweren Fällen nicht aus, um eine gefährliche Aktivierung der Adrenozeptoren zu verhindern. Dies kann sehr viel effizienter mit Hilfe der β-Blocker gelingen.

Pharmakodynamik der β-Rezeptorenblocker

Die Behandlung mit β-Blockern führt zu einer Abnahme der Herzarbeit und des Sauerstoffverbrauchs. Herzfrequenz und Kontraktionskraft gehen bei gleichzeitiger Zunahme des enddiastolischen ventrikulären Drucks und des Schlagvolumens zurück. Durch Steigerung der Diastolendauer verlängert sich die koronare Perfusionszeit und die subendokardiale Durchblutung, tendenziell kommt es zu einer Konstriktion der Koronargefäße.

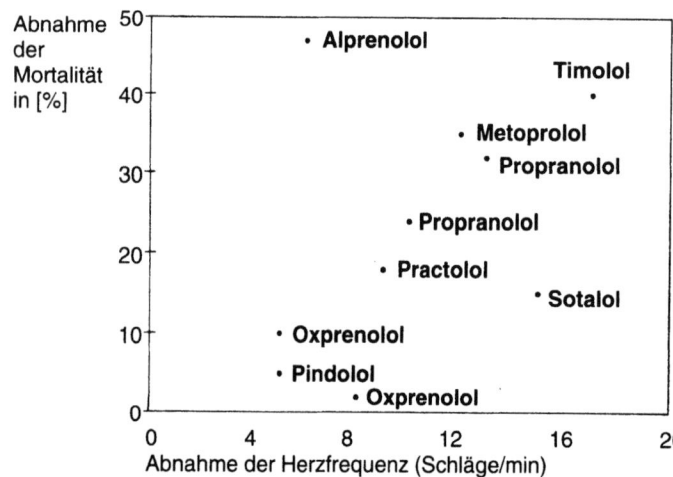

Abb. 2. Zusammenhang zwischen Herzfrequenz und Mortalität. (Mod. nach [22])

Die Wirkung der β-Blocker beruht auf einem kompetitiven Antagonismus gegenüber Noradrenalin an β-Adrenozeptoren, die sich in $β_1$- und $β_2$-Rezeptoren unterteilen lassen. Die Abgrenzung weiterer Subtypen, wie $β_3$-Rezeptoren, die bei der adrenergen Lipolyse eine Rolle spielen, hat z. Z. noch keine wesentliche therapeutische Bedeutung.

Im Myokard finden sich vorwiegend $β_1$-Rezeptoren, während die glatten Muskeln der Gefäße, auch der Koronarien, vorwiegend $β_2$-Rezeptoren aufweisen. Die Stimulation des kardialen β-Rezeptors führt – unabhängig vom Rezeptorsubtypen ($β_1 > β_2$) – über einen Anstieg des cAMP zu einem positiv chronotropen, dromotropen und inotropen Effekt. Die Steigerung des Herzminutenvolumens ist mit einem vermehrten Energieumsatz und einem erhöhten Sauerstoffbedarf verbunden.

Die $β_2$-Rezeptoren der Gefäßmuskeln vermitteln eine Vasodilatation. Außerhalb des Herz-Kreislauf-Systems vermitteln β-Rezeptoren Bronchodilatation ($β_2$), Steigerung der Insulinsekretion und der Glykogenolyse ($β_2$), Steigerung der Lipolyse ($β_1$ und $β_3$) und der Reninfreisetzung ($β_2$). Dies führt zu den unerwünschten Effekten einer Therapie mit β-Blockern.

β-Blocker erhöhen die Schwelle für Kammerflimmern und senken damit das Risiko eines plötzlichen Herztodes nicht nur durch direkte Wirkung am Myokard, sondern vermutlich auch in Folge einer direkten Wirkung am ZNS und am autonomen Nervensystem. Die Wirksamkeit steht möglicherweise in Korrelation zum Ausmaß der Herzfrequenzsenkung (Abb. 2).

Unerwünschte Wirkungen

Bei einer latenten Herzinsuffizienz kann der Entzug des sympathischen Antriebs nach Tagen oder Wochen zu einer manifesten Herzinsuffizienz (u. U. mit ausgeprägter Bradykardie) führen. Bei entsprechenden Dispositionen können Asthmaanfälle ausgelöst werden. Beim Diabetiker kann die Tendenz zu Hypoglykämien verstärkt und Warnzeichen einer Hypoglykämie (Tachykardie, Schwitzen, Tremor) unterdrückt werden. Unter Therapie mit β-Blockern kann sich der Plasmalipidstatus als Risikofaktor für eine Arteriosklerose verschlechtern. β-Blocker erhöhen die Triglyceride und senken das HDL-Cholesterin (high density lipoproteins), dem – im Gegensatz zur LDL-Fraktion (low density lipoproteins) – ein protektiver Effekt hinsichtlich des arteriosklerotischen Risikos nachgesagt wird [38]. Bei unverändertem Cholesterin könnte sich durch β-Blocker der LDL/HDL-Quotient verschlechtern [38, 41]. Dem stehen jedoch tierexperimentelle Befunde entgegen, die eine verminderte Rate von Atheromen unter Therapie mit β-Blockern fanden. Neuere β-Blocker, wie z. B. Celiprolol, sollen zudem lipidneutral sein. Zentral-nervöse Wirkungen (Müdigkeit, Depressionen, Alpträume und Schlafstörungen) treten in bis zu 20 % der Patienten vor allem unter Therapie mit gut ZNS-gängigen β-Blockern auf, verschwinden aber nach Absetzen wieder. β-Blocker können schmerzhafte Anfälle bei vasospastischen Durchblutungsstörungen (Raynaud-Erkrankung) auslösen, da hier die α-rezeptorvermittelte Vasokonstriktion überwiegt.

Kontraindiziert sind β-Blocker in der Behandlung der vasospastischen Angina pectoris (Prinzmetal-Angina), da durch die Erhöhung des Koronargefäßwiderstands durch β-Blockade bei bestehender α-Rezeptorenstimulation Koronarspasmen ausgelöst würden [36, 43].

Eine weitere Kontraindikation stellt die Angina decubitus dar. Diese Anginaform tritt mit Anfällen innerhalb von 2–20 min nach dem Hinlegen (Typ I) oder 2–4 h nach dem Einschlafen (Typ II) auf und ist vermutlich durch eine latente Linksherzinsuffizienz mit erhöhtem Blutangebot in Horizontallage und gleichzeitigen Koronarspasmen bedingt.

Ein Teil der kardialen β-Rezeptoren wird auch in Ruhe durch Noradrenalin aktiviert. Die Dauertherapie mit β-Blockern führt zu diversen kompensatorischen Gegensteuerungen, wie z.B. der Erhöhung der Zahl von β-Rezeptoren („upregulation"). Diese kompensatorischen Mechanismen können beim plötzlichen Absetzen der Therapie zu einem gefährlichen „Absetzphänomen" führen, das durch eine überschießende sympathische Aktivierung gekennzeichnet ist. Klinisch kann ein Hochdruckanstieg bis hin zur Hochdruckkrise oder ein Angina-pectoris-Anfall ausgelöst werden, im schlimmsten Fall drohen Herzinfarkt oder plötzlicher Herztod. Daher sollten β-Blocker ausschleichend über etwa 2 Wochen abgesetzt werden [38, 41].

Therapie mit β-Blockern

In zahlreichen großen Studien haben sich β-Blocker als sehr wirksam bei der Behandlung der stabilen Angina pectoris erwiesen [32, 46]. Die Verringerung der Koronardurchblutung scheint im Vergleich zur Sauerstoffeinsparung durch eine Ökonomisierung der Herzarbeit eine nur untergeordnete Rolle zu spielen. Sie beeinflussen außerdem die zirkadiane

Tabelle 6. ACE-Hemmer

Substanz	Pro-Drug	Aktiver Metabolit	SH-Gruppe	Mittlere Einzeldosis oral (mg)	ACE-Hemmung im Myokard (%)	ACE-Hemmung in der Aorta (%)	ACE-Hemmung im Hirn (%)	HWZ (h)	Resorption (%)	Eiweißbindung (%)	Elimination
Captopril	Nein	–	Ja	12,5–50 (150)	79	56	41	1–2	60–75	25–30	Renal
Benazepril	Ja	Benazeprilat	Nein	5–20	k.D.	k.D.	k.D.	11,1	37–50	95–97	Renal
Cilazapril	Ja	Cilazaprilat	Nein	1–2,5 (5)	k.D.	Hoch	Hoch	12	45–75	k.D.	Renal
Enalapril	Ja	Enalaprilat	Nein	2,5–10 (20)	36	60	12	11	60–70	40–50	Renal
Fosinopril	Ja	Fosinoprilat	Nein	10–20 (40)	35	43	9	11,5–12	32–36	95	Renal, biliär (46%)
Lisinopril	Nein	–	Nein	2,5–10 (20)	11	44	0	12,6	25–50	nur an ACE	Renal
Perindopril	Ja	Perindoprilat	Nein	4–8			>30			20	Renal
Quinapril	Ja	Quinalaprilat	Nein	5–20 (40)		90	15	15		97	Biliär
Ramipril	Ja	Ramiprilat	Nein	2,5–5 (10)	41	88	3	13–17	54–65	56	Renal (60%), biliär
Trandolapril	Ja	Trandolaprilat	Nein	0,5–2 (4)	–			4–8	>95	>80	Biliär, renal
Zofrenopril	Ja	Zofrenoprilat	Ja	(10)	88	92	49		96	95	Renal, biliär (16%)

k.D. keine Daten, Angaben der ACE-Hemmung im Gewebe nach [9]

Verteilung der ischämischen Episoden mit einer Abschwächung des morgendlichen Gipfels der Anfallshäufigkeit [6].

Obwohl die Ergebnisse hinsichtlich der Wirkung auf die Infarktgröße zum Teil widersprüchlich sind, gilt eine Verminderung der Frühmortalität als gesichert. Die Zahl der Herzrupturen und der plötzlichen Herztode durch letale, komplexe ventrikuläre Rhythmusstörungen sinkt [18, 22, 45]. Die zusätzliche initiale Gabe von β-Blockern bei der thrombolytischen Infarktbehandlung bewirkt möglicherweise eine Abnahme des Reperfusionsschadens [18, 32, 53].

Angiotensinkonversionsenzym-(ACE-)Hemmer

ACE-Hemmer gehören heute zur Standardtherapie der Hypertonie und der Herzinsuffizienz. In jüngster Zeit werden antiischämische Effekte der ACE-Hemmer diskutiert.

Pharmakologische Eigenschaften

Die verfügbaren ACE-Hemmer wirken alle als Inhibitoren des Plasma-Renin-Angiotensin-Systems durch Hemmung des Angiotensinkonversionsenzyms. Die gewebespezifische Wirkung der verschiedenen ACE-Hemmer durch die Beeinflussung lokaler Renin-Angiotensin-Systeme scheint unterschiedlich zu sein (Tabelle 6) und nach eigenen Erfahrungen auch für das gehäufte oder weniger häufige Auftreten von unerwünschten Wirkungen mitverantwortlich zu sein. Sichere, klinisch relevante Untersuchungen zu diesem Komplex existieren noch nicht. Die meisten ACE-Hemmer werden als inaktive „pro-drugs" eingenommen und nach der Resorption im Magen-Darm-Trakt, die nahrungsunabhängig erfolgt, in der Leber in aktive Metaboliten umgewandelt. Captopril und Lisinopril stehen für eine kleine Gruppe von ACE-Hemmern, die ohne Umwandlung sofort wirksam sind. Ihre Resorption wird durch Nahrungsaufnahme verzögert. Captopril hat einen schnelleren Wirkungseintritt und eine kürzere Wirkdauer als die anderen ACE-Hemmer und ist bislang als einzige Substanz dieser Klasse auch sublingual, z. B. bei der hypertensiven Krise, einsetzbar. Die blutdrucksenkende Wirkung bei sublingualer Applikation tritt nach ca. 10–20 min ein.

Die initial beobachtete Abnahme der zirkulierenden Plasma-Angiotensin-II ist mit der Wirksamkeit der ACE-Hemmer bei der Dauertherapie nicht korreliert, da hierbei die Beeinflussung lokaler Renin-Angiotensin-Systeme (RAS) im Vordergrund steht. So erklärt sich auch die deutlich längere biologische Halbwertszeit der ACE-Hemmer unter Dauertherapie. Diese Wirkung kann auch mit gewisser Verzögerung eintreten, so daß ein therapeutischer Effekt von ACE-Hemmern, z. B. bei der Hypertoniebehandlung, sicher erst nach 4–6 Wochen beurteilt werden kann.

Die meisten verfügbaren ACE-Hemmer werden vorwiegend renal ausgeschieden, so daß bei Niereninsuffizienz eine Dosisanpassung notwendig wird. Bei diesen Patienten kann die Gabe von z. B. Benzapril und Fosinopril sinnvoller sein, da diese Substanzen auch biliär ausgeschieden werden (Tabelle 6).

Pathophysiologische Aspekte

Früher galt vor allem das aktivierte, zirkulierende endokrine Renin-Angiotensin-System als Voraussetzung für eine therapeutisch erfolgversprechende Konversionsenzymhemmung. Wesentlich für die zunehmende Bedeutung der ACE-Hemmer in der KHK-Behandlung ist die Entdeckung lokaler Renin-Angiotensin-Systeme speziell im koronaren Gefäßsystem, deren Existenz durch den Nachweis der organgebundenen Bildung von Renin- und Angiotensinogengenen gesichert werden konnte. Bei einem Koronararterienverschluß steigt bereits nach 30 s der Plasmareninspiegel an. Renin aktiviert die Umwandlung von Angiotensinogen zu Angiotensin I (AI). AI wird durch das Angiotensinkonversionsenzym in Angiotensin II umgewandelt, welches durch Bindung an Rezeptoren eine Gefäß-, und damit am Herzen, eine Koronarkonstriktion auslöst. Diese beruht einerseits auf einer direkten positiv-inotropen Eigenwirkung und einer vermehrten Freisetzung von Katecholaminen durch Angiotensin. Angiotensin II führt andererseits sowohl zu einem direkten als auch einem endothelmediierten chemotaktischen Effekt für humane Neutrophile. Dies spiegelt sich in der frühen Infiltration von Infarktarealen mit Leukozyten wider, die freie Sauerstoffradikale und toxische Metaboliten z. B. aus dem Arachnoidonsäureabbau freisetzen, die vor allem in der Phase der Reperfusion zu weiteren Zellschädigungen und klinisch zu den gefürchteten Reperfusionsarrhythmien führen können. Am Endothel steigert Angiotensin II die Gefäßpermeabilität und beeinträchtigt damit die Endothelintegrität. Die genaue Bedeutung der endo- und parakrinen Funktion des Endothels und die Beeinflussung durch ACE-Hemmer ist noch Gegenstand der aktuellen Forschung. Am Myozyt kann lokales Angiotensin direkt durch intrazelluläre Wirkung eine Zellhypertrophie bewirken, die möglicherweise durch eine vermehrte Freisetzung von Katecholaminen durch kardiale synaptische Nervenendigungen verstärkt wird.

Pharmakodynamik der ACE-Hemmer

ACE-Hemmer bewirken eine periphere Vasodilatation ohne Reflextachykardie. Diese für Vasodilatatoren untypische Eigenschaft beruht auf einer Abnahme des Sympathotonus infolge der Hemmung der Angiotensin-II-Synthese. Die Vasodilatation von Arterien und Venen und eine geringe Herzfrequenzsenkung führen zu einer Abnahme der Nachlast, der Vorlast und zu einer Abnahme des Blutdrucks, die im Einzelfall in ihrem Ausmaß auch kaum vorhersehbar ist, und immer zu einer Abnahme der Impedanz und Verringerung der systolischen Wandspannung. Damit sinkt beim ischämischen Herzen der myokardiale O_2-Verbrauch. ACE-Hemmer scheinen den regionalen Blutfluß zu ischämischen Bezirken zu verbessern [5, 10, 12, 32]. Dieser koronardilatorische Effekt beruht wohl darauf, daß das Konversionsenzym als Kininase II der wichtigste Inaktivator des Bradykinins ist. Die ACE-Hemmer bedingte Potenzierung der Bradykininwirkung führt zu einer Stimulierung der lokalen Prostazyklinsynthese und zu einer erhöhten Freisetzung von EDRF. Über diesen Weg wird auch eine Thrombozytenaggregationshemmung durch ACE-Hemmer bewirkt.

Möglicherweise haben die einzelnen ACE-Hemmer eine unterschiedliche Affinität zu den verschiedenen lokalen Renin-Angiotensin-Systemen (RAS). Die ACE-Hemmung an den lokalen RAS hält wesentlich länger an und erklärt zum Teil die lange Wirkdauer dieser Substanzklasse.

Die bei dem ACE-Hemmer Captopril enthaltene SH-Gruppe galt als nachteilig, da sie für penicillaminartige Nebenwirkungen verantwortlich gemacht wurde. Heute wird den SH-Gruppen eine kardioprotektive Wirkung zugeschrieben, indem sie die bei einer Ischämie entstehenden freien Radikale in der Reperfusionsphase abpuffern, und damit schwere Reperfusionsarrhythmien verhindern oder mildern können. Sie tragen zur vermehrten Bildung von EDRF bei und sollen über die SH-Gruppen einer Nitrattoleranz entgegenwirken. Klinisch ist ein Vorteil des SH-Gruppenbestandes von ACE-Hemmern aber nicht belegt. ACE-Hemmer ohne SH-Gruppe können ebenfalls eine Nitrattoleranz vermindern, was durch eine neurohumorale Wirkung erklärt wird [10, 12].

Mittlerweile klinisch gut belegt ist die Wirkung der ACE-Hemmer auf die Prävention der linksventrikulären Dilatation des infarzierten Myokards. Die bereits nach 3–28 Tagen nachweisbare Zunahme des linksventrikulären Volumens, die noch über Monate zunehmen kann, wird durch ACE-Hemmer deutlich reduziert [8, 12, 32, 37, 48, 50].

Günstige Wirkungen der ACE-Hemmer wurden bei verschiedenen Begleiterkrankungen gefunden. Bei arterieller Hypertonie kommt es zu einer Regression der Media- und Herzmuskelhypertrophie mit Reduktion der LV-Masse. Eine antihypertrophe Wirkung mit Verhinderung einer Myokardfibrosierung wurde im Tierexperiment auch mit niedrigen, nichtblutdrucksenkenden Dosen, z. B. mit Ramipril, gezeigt. Das Ansprechen peripherer Insulinrezeptoren wird verbessert und damit das Hyperinsulinämiesyndrom günstig beeinflußt. Die Vasodilatation ist bei der arteriellen Verschlußkrankheit erwünscht. Die Serumlipidspiegel können gering sinken. Letztendlich könnte eine Arteriosklerose günstig beeinflußt werden.

Unerwünschte Wirkungen

Mit den heute üblichen niedrigen Dosen von ACE-Hemmern sind unerwünschte Wirkungen selten (Tabelle 7). Am häufigsten ist der trockene Reizhusten, der wahrscheinlich durch eine bradykininvermittelte leichte Bronchokonstriktion bedingt ist. Initial kann es vor allem bei Patienten mit aktiviertem Plasma-Renin-Angiotensin-System, so bei Patienten, die mit Diuretika vorbehandelt wurden, zu einem im Einzelfall sogar dramatischen arteriellen Blutdruckabfall kommen. Deswegen sollte besonders bei diesen Fällen eine initiale sehr niedrige Testdosis unter ärztlicher Beobachtung gegeben werden.

Absolute Kontraindikationen stellen das angioneurotische Ödem, eine doppelseitige Nierenarterienstenose oder Einzelniere, Schwangerschaft und Stillzeit dar. Relative Gegenanzeigen sind schwere Niereninsuffizienz, ausgeprägte Hypotonie, Elektrolytstörungen, Kollagenkrankheiten oder eine gestörte Immunreaktion.

Tabelle 7. Unerwünschte Wirkungen während 6monatiger Therapie von 540 Patienten mit einem ACE-Hemmer, einem β-Blocker oder einem Calciumantagonisten in einer randomisierten Doppelblindstudie mit Parallelgruppen. Spontan berichtete unerwünschte Wirkungen unter der jeweiligen Therapie. Angaben in % der Patientengesamtgruppe. (Mod. nach [13]).

Unerwünschte Wirkung	Cilazapril 2,5 mg 1×1 (n=179)	Atenolol 50 mg 1×1 (n=182)	Nifedipin 20 mg 2×1 (n=179)
Husten	6,1	1,7	2,2
Kratzen im Hals	3,9	1,7	1,7
Kalte Hände oder Füße	1,7	3,8	1,1
Dyspnoe	0,6	3,3	1,7
Müdigkeit	3,9	10,4	3,9
Flush	2,2	2,2	16,8
Kopfschmerzen	5,6	11,0	12,8
Ödeme	0,6	2,7	22,3
Palpitationen, Tachykardien	3,4	0,5	7,3
Schwindel	7,3	7,7	4,5
Polyurie	0	0	3,4

Therapie mit ACE-Hemmern

Die Wirkung von ACE-Hemmern in der Prävention und Therapie der linksventrikulären Dilatation und ischämisch bedingten Herzinsuffizienz ist nunmehr durch große Studien eindrucksvoll belegt [8, 12, 32, 37, 48, 50]. Eine Verbesserung der Überlebensrate wird bei einer guten subjektiven Lebensqualität erreicht, was die Compliance erhöht.

Erste Studien belegen auch die antiischämische Wirksamkeit von ACE-Hemmern bei der stabilen Angina pectoris. Die günstige Wirkung einer frühen Gabe von ACE-Hemmern nach Infarkt wird noch widersprüchlich diskutiert. Möglicherweise ist hierbei eine geringere Dosierung der ACE-Hemmer als in den Studien, die keinen günstigen Effekt zeigen konnten, nötig. Sicher ist eine kritische Unterschreitung eines mittleren arteriellen Blutdrucks von 80 mmHg deletär für das ischämische Myokard und daher zu vermeiden.

Antithrombotika

Da letztendlich die Thrombusbildung an der rauhen Plaqueoberfläche für das Entstehen einer instabilen Angina pectoris und eines akuten Myokardinfarkts verantwortlich ist, ist die Prävention oder Lyse eines Thrombus ein essentielles Therapieziel bei der KHK (s. Kapitel 2.4).

Acetylsalicylsäure (ASS) hemmt die Thrombozytenaggregation durch eine vollständige, irreversible Blockade der Cyclooxygenase. Dieses Enzym ist zur Bildung von Thromboxan A_2 erforderlich, welches vasokonstriktorisch wirkt und die Thrombozytenaggregation fördert. Thrombozyten sind als einfache Zellen nicht in der Lage, selbst Proteine zu bilden, so daß erst neue Zellen wieder über Cyclooxygenase verfügen. 100 mg ASS blockieren binnen 1 h 98% von Thromboxan B_2 (ein Hydrolyseprodukt von Thromboxan A_2). Schon etwa 30 mg ASS täglich reichen zur vollständigen Syntheseblockade von Thromboxan A_2. Erklärt wird dies dadurch, daß am Resorptionsort im Dünndarm die Thrombozyten auf Konzentrationen von ASS im portalen Blut treffen, die vielfach höher sind als später im Blut nach Passage der Leber mit enzymatischer Hydrolyse der ASS. Die vaskuläre Cyclooxygenaseblockade hemmt die Synthese des potenten Vasodilatators und Thrombozytenaggregationshemmers Prostacyclin (Prostaglandin I_2), das im Endothel statt des thrombozytären Thromboxan A_2 über gleiche Syntheseschritte entsteht. Dadurch hat ASS selbst thrombotisch wirksame Eigenschaften, die durch Einnahme an jedem 2. Tag oder Low-dose Gabe (30–400 mg/die) vermieden werden.

Kontraindikationen für eine Therapie mit ASS sind gastrointestinale Ulzera oder Blutungen, Unverträglichkeitsreaktionen auf ASS, Hämophilien, Glomerulonephritiden und schwere Lebererkrankungen.

Heparin ist ein sofort wirksames Antikoagulans, das durch Komplexbildung mit Antithrombin III (AT III) konzentrationsabhängig vor allem Thrombin und Faktor Xa und damit die Fibrinbildung hemmt. Da Heparin zwar vornehmlich an AT III, aber auch an viele andere Proteine gebunden wird, ist zur Aufsättigung eine Bolusgabe von 5.000 IE notwendig, von der initial max. 60% antikoagulatorisch wirksam sind. Niedrige AT III Spiegel führen zu einer verminderten Heparinwirkung, die nicht durch höhere Heparindosen, sondern durch Gabe von AT III verbessert wird. Niedermolekulare Heparine hemmen ebenfalls AT III, es wird aber nur der Faktor Xa beeinflußt.

Fibrinolytika (Streptokinase, Urokinase, rt-Pa und weitere) sind durch ihre fibrinolytischen Eigenschaften mit unterschiedlicher Spezifität und Wirksamkeit in der Lage, frische Thromben mit einer Latenz von 30–70 min direkt aufzulösen, indem sie das inaktive Proenzym Plasminogen in das aktive fibrinspaltende Enzym Plasmin überführen. Sie sind heute in der akuten Infarktbehandlung als kausal wirksame Medikamente die Therapie der Wahl, wenn keine Kontraindikationen bestehen. Über einige Mechanismen, u. a. durch eine plasmininduzierte Thrombozytenaktivierung, können Fibrinolytika paradoxerweise auch eine Re-Thrombosierung bewirken (s. Kapitel 2.4).

Antianginöse Kombinationstherapie

Nitrate und β-Blocker

Die Kombination von Nitraten mit β-Blockern in der Therapie der KHK ist klinisch effektiv [32, 39, 46]. Die Kombination der beiden Arzneimittel führt zu einer synergistischen Senkung des Sauerstoffverbrauchs des Herzens und ist herzfrequenzneutral. Der Blutdruck sinkt durch die Kombination kaum stärker ab als bei Monotherapie. Im Vergleich zu einer Nitratmonotherapie, die in 50% der Fälle zu einer deutlichen Verbesserung der Angina-pectoris-bedingten Beschwerden und zu einer Reduktion der Episoden mit stummer Ischämie führt, ist die Kombinationstherapie in 60–80% erfolgreich. Da eine Kombinationstherapie die regionale Kontraktion und damit die Ventrikelfunktion günstiger beeinflußt als eine Monotherapie, gibt es die – allerdings nicht einhellige – Empfehlung, die Kombination bei Postinfarktpatienten bevorzugt einzusetzen.

Nitrate und Calciumantagonisten

Auch die Kombination von Nitraten mit Calciumantagonisten der verschiedenen Klassen ist klinisch empfehlenswert [32, 38].

Synergistische Effekte werden hinsichtlich der Senkung des Sauerstoffbedarfs durch die Vorlastsenkung (Nitrate) und Nachlastsenkung (Calciumantagonisten) erzielt. Beide Medikamente haben außerdem eine direkt koronardilatierende Wirkung. Nachteilig ist die Reflextachykardie der Calciumantagonisten vom Nifedipintyp, die die nitratinduzierte Herzfrequenzsteigerung verstärkt. Daher erscheint die Kombinationstherapie von Nitraten mit Calciumantagonisten vom Verapamil- oder Diltiazemtyp bei der Behandlung der stabilen Angina pectoris günstiger. Diese Kombination kann bei Angina-pectoris-Patienten mit Kontraindikationen gegen β-Blocker, wie vasospastische Angina pectoris, obstruktive Ventilationsstörungen, schwere periphere arterielle Durchblutungsstörungen oder Diabetes mellitus, eingesetzt werden. Bei ausgeprägter Sinusbradykardie oder AV-Überleitungsstörung sollten hingegen Nitrate nicht mit einem Calciumantagonisten vom Verapamil- oder Diltiazemtyp, sondern mit Nifedipin kombiniert werden.

Calciumantagonisten und β-Blocker

Auch β-Blocker in Kombination mit Nifedipin ergänzen sich in der antianginösen Wirksamkeit. Der β-Blocker-bedingte initiale Anstieg des peripheren Widerstands, des enddiastolischen Drucks und Ventrikelvolumens wird durch den Calciumantagonisten verhindert und dessen herzfrequenzsteigernde Wirkung durch den β-Blocker antagonisiert. Eine Verbesserung des Koronarflusses wird durch die koronardilatierende Wirkung der Calciumantagonisten erreicht [17, 24, 33, 34, 36, 46, 47].

Unter sorgfältiger Beobachtung können β-Blocker auch mit Calciumantagonisten vom Typ Diltiazem oder Verapamil kombiniert werden, da die Gefahr einer Addition der negativ inotropen und dromotropen Effekte beider Substanzen besteht [32, 38, 49]. Die Kombination sollte nur bei Patienten mit weitgehend normaler linksventrikulärer Funktion und normaler Herzfrequenz eingesetzt werden, wenn andere Medikationsschemata ohne Erfolg waren. Insgesamt reduzieren Calciumantagonisten in Kombination mit β-Blockern prozentual mehr Angina-pectoris-Anfälle und stumme Ischämien als die jeweilige Monotherapie. Bei Begleiterkrankungen, wie arterieller Hypertonie, ist die Kombination ebenfalls effektiver.

Nitrate und ACE-Hemmer

Einen günstigen Effekt auf die Langzeitprognose hat vermutlich eine Kombination von Nitraten mit ACE-Hemmern, vor allem bei Patienten mit latenter oder manifester Linksherzinsuffizienz. Die Kombination ist frequenzneutral und zuverlässig in der Senkung erhöhter linksventrikulärer Drücke, weiterhin sind verschiedene kardioprotektive Eigenschaften der ACE-Hemmer vermutlich auch in der Kombinationstherapie wirksam. Günstige Effekte der Kombination hinsichtlich einer Vermeidung der Nitrattoleranz sind beschrieben [10, 12]. Eine zu starke Drucksenkung führt jedoch zu einer Erniedrigung des koronaren Perfusionsdrucks und damit zu verstärkter Ischämie und Angina pectoris. Eine generelle Therapieempfehlung über die optimale Dosierung kann erst nach Analyse mehrerer großer Studien gegeben werden.

Sollte eine Zweierkombination nicht zu einer ausreichenden Beschwerdefreiheit führen, kann eine Dreierkombination erwogen werden [34, 36], die bisweilen einen zusätzlichen anti-ischämischen Effekt hat. Bei derart schweren Beschwerden sollte aber in jedem Fall die Möglichkeit einer Koronargefäßrevaskulisierung oder Bypassoperation geprüft werden.

Praktische Konsequenz

Aufgrund der guten Verträglichkeit aller 4 Substanzklassen oder einer jeden Zweierkombination gibt es keine pauschale Empfehlung für eine bestimmte Kombination. Sie ist individuell den jeweiligen Begleiterkrankungen unter Abwägung der Vor- und Nachteile anzupassen. Eine weitere Hilfe bei der Entscheidung für eine Kombinationstherapie ergibt sich aus dem Vergleich der unerwünschten Wirkungen der einzelnen Substanzen (Tabelle 7).

Der behandelnde Arzt sollte sich zunächst von seinen Erfahrungen mit einer bestimmten Substanz leiten lassen. Bei Therapieeinleitung ist in der Regel die Gabe einer Testdosis mit klinischer Beobachtung (Puls- und Blutdruckkontrolle) und ggf. EKG-Registrierung nach 1–2h zu empfehlen.

Literatur

1. Bassenger E (1988) Experimentelle Befunde zur Nitratwirkung. In: Roskamp (Hrsg) Nitroglycerin VI. de Gruyter, Berlin New York, S 53–65
2. Bertel O, Naegeli B (1989) Nitrattherapie bei ischämischer Herzkrankheit und Herzinsuffizienz. Dtsch Med Wochenschr 114: 1749–1753
3. Boden WE, Gibson RS, Bough EW, Beller GA, Schlechtmann KB, Roberts R (1988) Effect of high-dose diltiazem on global and regional left ventricular function during the early course of acute non-Q-wave myocardial infarction. Am J Noninvas Cardiol 2: 1–9
4. Bussmann WD, Haller M (1983) Hinweis auf eine Abnahme der Früh- und Spätmortalität beim frischen Herzinfarkt unter Nitroglycerintherapie. Klin Wochenschr 61: 417–422
5. Bussmann WD, Micke G, Hildenbrand R, Klepzig H jr (1992) Einfluß auf Infarktgröße und Rhythmusstörungen. Dtsch Med Wochenschr 117: 651–657
6. Cohn PF, Lawson WE (1989) Effects of long-acting propranolol an a. m. and p. m. peaks in silent myocardial ischemia. Am J Cardiol 63: 872–873
7. Conant J, Engler R, Janowsky D et al. (1989) Central nervous system side effects of beta-adrenergic blocking agents with high and low lipid solubility. J Cardiovasc Pharmacol 13: 656–661
8. The CONSENSUS Trial Study Group (1987) Effects of enalapril on mortality in severe congestive heart failure: results of the Cooperative North Scandinavian Enalapril Survival Study (CONSENSUS). N Engl J Med 316: 1429–1435
9. Cushman DW, Wang FL, Fung WC et al. (1989) Comparisons in vitro, ex vivo, and in vivo of the actions of seven structurally diverse inhibitors of angiotensin converting enzyme (ACE). Br J Clin Pharmac 28: 115S–131S
10. Daly PA, Rouleau JL (1989) Conversions-Enzym-Hemmung bei Patienten mit Angina pectoris. Münch Med Wochenschr 131 (Suppl 1): S31–S35
11. Deanfield J, Wright C, Krikler S et al. (1984) Cigarette smoking and the treatment of angina with propranolol, atenolol and nifedipine. N Engl J Med 310: 951–954
12. Ertl G (1989) Angiotensin-Conversions-Enzym-Hemmer und ischämische Herzerkrankung. Münch Med Wochenschr 131 (Suppl 1): S4–S8
13. Fletcher AE, Bulpitt CJ, Chase DM et al. (1992) Quality of

life with three antihypertensive treatments: Cilazapril, Atenolol, Nifedipine. Hypertension 19: 499–507
14. Förstermann U, Schmidt HHH, Pollock JS et al. (1991) Isoforms of nitric oxide synthase. Characterization and purification from different cell types. Biochem Pharmacol 42: 1849–1857
15. Förstermann U, Pollock S, Nakane M (1993) Nitric oxid synthases in the cardiovascular system. Trends Cardiovasc Med 3: 104–110
16. Ghio S, De Servi S, Ferrario M, Poma E, Bramucci E, Angoli L, Specchia G (1988) Acute haemodynamic effects of diltiazem in patients with recent Q-wave myocardial infarction. Eur Heart J 9: 740–745
17. Conzales JI, Hill JA, Kolb R et al. (1990) Effects of atenolol and nifedipine alone and in combination on ambulant myocardial ischemia in minimally symptomatic patients (abstract). J Am Coll Cardiol 15: 120A
18. ISIS-1 (first international study of infarct survival) collaborative Group (1986) Randomised trial of intravenous atenolol among 16027 cases of suspected acute myocardial infarction: ISIS-1. Lancet II: 57–65
19. Jansen W, Hendricks W, Weidmann B, Grewe R, Tauchert M (1989) Die Behandlung der koronaren Herzkrankheit mit Molsidominretard: Akut- und Langzeitwirkung auf den Pulmonalarteriendruck und die Belastungstoleranz. Herz Kreislauf 21: 12–19
20. Jugdutt BI, Warnica JW (1988) Intravenous nitroglycerin therapy to limit myocardial infarct size, expansion, and complications: Effect of timing, dosage, and infarct location. Circulation 78: 906–919
21. Jugdutt BI, Neimann JC, Michorowski BL et al. (1990) Persistent improvement in left ventricular geometry and function by prolonged nitroglycerin therapy after acute transmural anterior myocardial infarction. J Am Coll Cardiol 15: 214A
22. Julian DG, Prescott RJ, Jackson FS, Szekely P (1982) Controlled trial of sotalol for one year after myocardial infarction. Lancet II: 1142–1147
23. Kostis JB, Rosen RC (1987) Central nervous system effects of beta-adrenergic blocking drugs: the role of ancillary properties. Circulation 75: 204–212
24. Lessem JM, Singh BN (1989) Calcium channel antagonism and beta-blockade in combination: A therapeutic alternative and cardiovascular disorder (a review). Cardiovasc Drugs Ther 3: 355–373
25. Lichtlen PR, Hugenholtz P, Rafflenbeul W, INTACT Group (1990) Retardation of the angiographic progression of coronary artery disease in man by the calcium channel blocker nifedipine: Results of the international nifedipine trial of antiatherosclerotic therapy (INTACT). Lancet 335: 1109–1113
26. Mauser M, Voelker W, Ickrath O, Kühlkamp V, Karsch KR (1990) Myocardiale Wirkung der Calciumantagonisten Nifedipin, Nisoldipin und Isradipin bei koronarer Herzkrankheit. Dtsch Med Wochenschr 115: 723–729
27. Mclean AJ, Knight R, Harrison PM et al. (1985) Clearance based oral drug interaction between verapamil and metoprolol and comparison with atenolol. Am J Cardiol 55: 1628–1629
28. The Miami Trial Research Group (1985) Metoprolol in acute myocardial infarction (MIAMI). A randomised placebo-controlled international trial. Eur Heart J 6: 199–226
29. Nagler WG (1990) Classification and tissue selectivity of calcium antagonists. Z Kardiol 79 (Suppl 3): 107–111
30. Noak E (1990) Mechanisms of nitrate tolerance – influence of the metabolic activation pathways. Z Kardiol 79 (Suppl 3): 51–55
31. Opie LH (1990) Clinical use of Calcium Antagonist Drugs. Kluwer Academic Publishers, Boston
32. – (1991) Drugs for the heart. Saunders, Philadelphia London Toronto Montreal Sydney Tokio
33. Packer M (1989) Combined beta-adrenergic and calcium entry blockade in angina pectoris. N Engl J Med 320: 709–718
34. Parodi O, Simonetti I, Michelassi C, Carpeggiani C, Biagini A, L'Abbate A, Maseri A (1986) Comparison of verapamil and propranolol therapy for angina pectoris at rest: A randomized, multiple crossover, controlled trial in the coronary care unit. Am J Cardiol 57: 899–906
35. Parker JO, Farrell B, Lahey KA et al. (1987) Effect of intervals between doses on the development of tolerance to isosorbide dinitrate. N Engl J Med 316: 1440–1444
36. Peart I, Bullock RE, Albers C, Hall RJC (1989) Cold intolerance in patients with angina pectoris: Effect of Nifedipine and propranolol. Br Heart J 61: 521–528
37. Pfeffer MA, Braunwald E, Moyé LA, SAVE investigators (1992) Effect of captopril on mortality and morbidity in patients with left ventricular dysfunction after myocardial infarction. Results of the survival and ventricular enlargement trial. N Engl J Med 327: 669–677
38. Prichard BNC (1990) Pharmacological and clinical aspects of drug therapy in coronary heart disease: clinical aspects of therapy with beta-adrenoceptor antagonists. Z Kardiol (Suppl 3): 99–103
39. Quyyumi AA, Crake T, Wright CM et al. (1987) Medical treatment of patients with severe exertional and rest angina: Double blind comparison of beta-blocker, calcium antagonist, and nitrate. Br Heart J 57: 505–511
40. Rapaport E (1985) Influence of long-acting nitrate therapy on the risk of reinfarction, sudden death, and total mortality in survivors of acute myocardial infarction. Am Heart J 110: 276–280
41. Reithmann C, Werdan K (1990) Regulation der Beta-Rezeptoren – Praktische Konsequenzen für die Therapie. Internist 31: 625–631
42. Reichek, N (1989) Intermittent nitrate therapy in angina pectoris. Eur Heart J 10 (Suppl A): 7–10
43. Robertson RM, Wood AJJ, Vaughn WK, Robertson D (1982) Exacerbation of vasotonic angina by propranolol. Circulation 65: 281–285
44. Scheidt S, LeWinter MM, Hermanovich J et al. (1986) Efficacy and safety of nicardipine for chronic, stable angina pectoris: A multicenter randomized trial. Am J Cardiol 58: 715–721
45. Schmidt J (1989) Postinfarkt-Behandlung. Ergebnisse aus Studien zur medikamentösen Sekundärprophylaxe des Herzinfarkts. Gedon & Reuss, München
46. Silber S (1989) Kombination antianginöser Medikamente. Z Kardiol 78 (Suppl 2): 160–174
47. Singh S, Doherty J, Udjoji V et al. (1989) Amlodipine versus nadolol in patients with stable angina pectoris. Am Heart J 118: 1137–1138
48. The SOLVD Investigators (1991) Effect of enalapril on survival in patients with reduced left ventricular ejection fractions and congestive heart failure. N Engl J Med 325: 293–302
49. Strauss WE, Parisi AF (1988) Combined use of calcium channel and beta-adrenergic blockers for the treatment of chronic stable angina. Ann Intern Med 109: 570–581

50. Swedberg K, Held P, Kjekshus J, CONSENSUS II Study Group (1992) Effects of the early administration of enalapril on mortality in patients with acute myocardial infarction. Results of the Cooperative New Scandinavian Enalapril Survival Study II (CONSENSUS II). N Engl J Med 327: 678–684
51. Tauchert M, Jansen W (1990) Pulmonary arterial pressure and working capacity as parameters for checking the development of tolerance under nitrate therapy. Z Kardiol 79 (Suppl 3): 67–77
52. Thadani U, Friedman R, Jones JP et al. (1989) Nitrate tolerance: Eccentric versus concentric twice daily therapy with isosorbide-5-mononitrate in angina pectoris. Circulation 80 (Suppl II): II–216
53. TIMI Study Group (1989) Comparison of invasive and conservative strategies after treatment with intravenous tissue plasminogen activator in acute myocardial infarction: Results of the thrombolysis in myocardial infarction (TIMI) Phase II Trial. N Engl J Med 320: 618–627
54. Verdecchia P, Gatteschi C, Benemio G et al. (1989) Increased exercise tolerance and reduced electrocardiographic ischaemia 3 and 12 hours after oral felodipine in effort angina. Eur Heart J 10: 70–76
55. Yusuf S, McMahon S, Collins R et al. (1988) Effect of intravenous nitrates on mortality and acute myocardial infarction: An overview of the randomized trials. Lancet I: 1088–1092

2.4 Thrombolytische Therapie bei akutem Myokardinfarkt

H. Darius und J. Meyer

Einleitung

Die pathogenetischen Vorstellungen von der Entstehung, vom Ablauf und von der Therapie eines akuten Myokardinfarktes haben sich in den letzten 20 Jahren ganz entscheidend gewandelt. Als auslösender Mechanismus eines akuten Herzinfarktes wird heute allgemein die Ruptur einer atherosklerotischen Plaque angesehen, auf die sich ein Thrombus bestehend aus Thrombozyten und Fibrin auflagert. Durch initiale tierexperimentelle Untersuchungen, die später in klinischen Therapiestudien bestätigt werden konnten, wurde die Bedeutung einer raschen Wiedereröffnung der infarktverursachenden Arterie erkannt. Durch rasche Reperfusion des infarzierten Myokardbezirkes kann die Nekrosezone verkleinert werden, die Kontraktionsfunktion bleibt erhalten und die Langzeitprognose der Patienten wird entscheidend verbessert. Als primäre klinische Behandlungsstrategie zur Erlangung einer effektiven Reperfusion gilt die thrombolytische Therapie mit Fibrinolytika und Thrombozyteninhibitoren. Die Katheterrekanalisation einer verschlossenen Koronararterie als Alternativmethode zur Thrombolyse kann nur in wenigen spezialisierten Zentren routinemäßig durchgeführt werden.

Die Entwicklung der Thrombolytika, die Eigenschaften der verschiedenen zur Zeit verfügbaren Thrombolytika und die Ergebnisse der klinischen Anwendung sollen in diesem Artikel dargestellt werden.

Entwicklung der Thrombolyse beim akuten Infarkt

Das gegenwärtige Konzept für die Pathogenese eines akuten, transmuralen Myokardinfarktes als Folge eines thrombotischen Koronarverschlusses basiert auf tierexperimentellen Befunden, die im wesentlichen von Blumgart et al. [5] sowie von Reimer u. Jennings [50, 51] an Hunden erarbeitet wurden. Blumgart et al. [5] beobachteten bereits 1941, daß eine Koronarokklusion zu einer regionalen Ischämie im Versorgungsgebiet der betroffenen Arterie führt, die innerhalb von Minuten im Funktionsverlust des Myokardareals resultiert. Diesen Prozeß nennt man heutzutage „myocardial stunning". Reimer u. Jennings [50, 51] konnten zeigen, daß eine irreversible Nekrose bereits nach 20 min in den subendokardialen Wandanteilen beginnt und langsam wellenartig („wave front phenomenon") subepikardialwärts fortschreitet. Innerhalb der ersten 60 min wird bereits in ca. der Hälfte des ischämischen Myokardareals („area at risk") ein kritischer Gewebs-ATP-Spiegel unterschritten und Nekrosen treten auf. Allerdings dauert es ca. 4–6 h, bis das gesamte Perfusionsgebiet der betroffenen Arterie irreversibel geschädigt ist und nekrotisch wird. Klinische Studien legen den Schluß nahe, daß diese wellenförmige Infarktausdehnung auch beim Menschen vorliegt und in ihrer Geschwindigkeit durch das Vorhandensein von Kollateralen wesentlich verzögert wird. Daher ist die frühe und effektive Reperfusion der verschlossenen Koronararterie oberstes Ziel der Bemühungen bei der Akuttherapie des transmuralen Myokardinfarktes.

Der thrombotische Verschluß eines Koronargefäßes als direkte Ursache eines akuten Herzinfarktes war bereits im ausgehenden 19. Jahrhundert diskutiert worden. Es dauerte allerdings bis in die späten 60er Jahre unseres Jahrhunderts, bis die Koronarthrombose im Rahmen von pathologisch-anatomischen Studien als infarktauslösende Ursache gesichert werden konnte [19, 27, 35].

Nachdem bereits 1893 der Begriff „Fibrinolyse" durch Dastre [18] geprägt worden war, wurde in den folgenden Jahrzehnten der Zusammenhang zwischen Auflösung eines Thrombus und der proteolytischen Aktivität des Plasmas erkannt [47]. Im Jahre 1933 isolierten Tillett u. Garner [61] aus Baltimore ein Enzym aus Streptokokken, das sie Fibrinolysin nannten und das bis heute als Streptokinase bekannt ist und klinisch verwendet wird. Die ersten Indikationen für Streptokinase wurden bei der Behandlung des Hämatothorax und des postinfektiösen Pleuraempyems gesehen [57, 62].

Bereits in den 70er Jahren wurden, basierend auf der damals stark umstrittenen koronaren Thrombosetheorie des akuten Herzinfarktes [20], erste Versuche mit der thrombolytischen Therapie durchgeführt. Insbesondere Chazov [11] und Rentrop [52] gaben der Herzinfarkttherapie mit ihren Untersuchungen an kleineren Patientenkollektiven neue Impulse zur Etablierung einer Reperfusion mittels intrakoronarer Thrombolyse beim akuten Infarkt. Nachdem es erste Hinweise auf die klinische Wirksamkeit von Thrombolytika beim akuten Herzinfarkt, bei peripheren Thrombosen von Arterien und Venen sowie Lungenembolien gab, setzte eine intensive Suche nach verbesserten Thrombolytika ein, die zur Isolierung mehrerer natürlicher Thrombolytika und deren pharmakologischer Charakterisierung und gentechnischer Herstellung führten. Die heute in der klinischen Routine und in klinischen Studien eingesetzten Thrombolytika sollen im folgenden kurz vorgestellt werden.

Wirkungsmechanismen der Thrombolytika

Die fibrinolytische Wirkung von Thrombolytika bei der Auflösung eines Thrombus wird durch die Überführung des inaktiven Proenzyms Plasminogen in das aktive, Fibrin spaltende Enzym Plasmin bewirkt (Abb. 1). Aufgrund seiner unspezifischen Wirkung führt Plasmin nicht nur zum Fibrinabbau im Bereich eines Thrombus, sondern führt auch im zirkulierenden Blut zum Abbau von Fibrinogen (Fibrinogenolyse) und anderer Gerinnungsfaktoren. Geringe, physiologisch entstehende Mengen an Plasmin werden durch zirkulierendes α_2-Antiplasmin inaktiviert. Bei der therapeutischen Gabe hoher Dosen von Plasminogenaktivatoren kommt es zum Verbrauch des zirkulierenden α_2-Antiplasmins. Falls nicht gebundenes Plasmin zirkuliert (Plasminämie), resultiert daraus ein systemisch lytischer Status. Dieser Status geht aufgrund des Verbrauchs an α_2-Antiplasmin, Plasminogen, Fibrinogen und der Gerinnungsfaktoren V und VIII sowie zirkulierender Fibrin(ogen)spaltprodukte mit einem stark erhöhten Blutungsrisiko einher. Ob ein gewisser lytischer Status für die Verhinderung früher Reokklusionen nach initial erfolgreicher Auflösung eines Thrombus notwendig ist, wird diskutiert. Im Hinblick auf eine Verminderung von Blutungskomplikationen wurden fibrinspezifische oder besser -spezifischere Thrombolytika entwickelt.

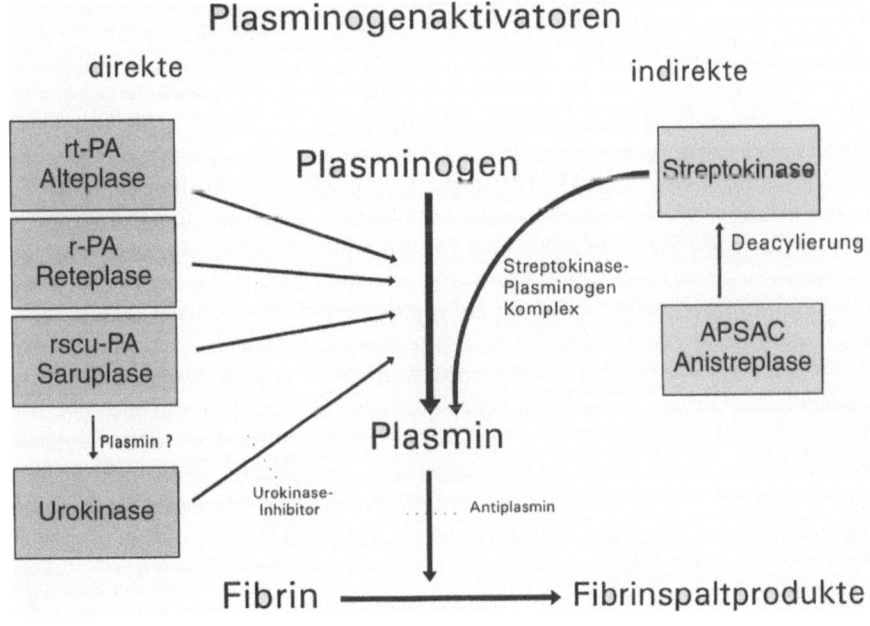

Abb. 1. Schematische Darstellung der Wirkungsmechanismen klinisch verwendeter Fibrinolytika

Streptokinase ist das am häufigsten verwendete und preiswerteste Thrombolytikum. Das Produkt β-hämolysierender Streptokokken wirkt indirekt thrombolytisch, indem es sich mit einem Plasminogenmolekül zu einem Komplex verbindet, der weitere Plasminogenmoleküle zu Plasmin abbaut und damit aktiviert. Aufgrund früherer Streptokokkeninfekte können vorhandene Antikörper die Wirksamkeit von Streptokinase in vivo vermindern und zu allergischen oder anaphylaktischen Reaktionen führen.

Als *APSAC* („anisoylated plasminogen streptokinase activator complex, anistreplase") ist ein präformierter Komplex aus Streptokinase und einem, an seinem aktiven Zentrum blockierten Plasminogenmolekül bekannt. Aufgrund der Affinität des Plasminogens zum Fibrin sollte es zu einer selektiven Anreicherung der Streptokinase am Fibrin kommen. Nach der Bindung soll die Streptokinase durch Deacylierung aktiviert werden. Aufgrund des Streptokinaseanteils hat die Substanz eine vergleichbare Antigenität wie Streptokinase selbst. Im Gegensatz zu Streptokinase, bei der es nach Bolusinjektion zu Blutdruckabfällen kommen kann, kann APSAC innerhalb von 5 min intravenös gegeben werden. Die Hoffnung auf eine fibrinspezifische Lyse durch APSAC wurde durch das häufige Auftreten eines systemischen lytischen Status widerlegt [2, 3].

Im Gegensatz zur Streptokinase handelt es sich bei der *Urokinase* um eine humane Serinprotease, die Plasminogen direkt aktivieren kann. Allerdings besitzt auch die Urokinase keine nennenswerte Affinität zu Fibrin, so daß sie, wie die Streptokinase, über eine Plasminämie durch Induktion eines systemisch lytischen Status wirkt.

Gewebsplasminogenaktivator (rt-PA; „recombinant tissue-type plasminogen activator", z. B. Alteplase) stellt eine mittels Gentechnik hergestellte Form des physiologischen Plasminogenaktivators t-PA dar. T-PA wird von Endothelzellen, aber auch von anderen Geweben des menschlichen Körpers sezerniert. Aufgrund einer massiven Erhöhung der enzymatischen Wirksamkeit von t-PA (Faktor 10^3) nach Bindung an Fibrin handelt es sich um eine weitgehend fibrinspezifische, d. h. Thrombus-selektive Lyse. Allerdings wird bei der Behandlung des akuten Infarktes eine sehr rasche koronare Thrombolyse angestrebt, so daß durch die Verwendung hoher rt-PA-Dosen (100 mg in 1 oder 3 h) die Fibrinspezifität im klinischen Alltag teilweise eingebüßt wird. In den bisher durchgeführten Vergleichsstudien zeigte sich daher auch keine signifikante Verminderung der Blutungskomplikationen unter t-PA-Therapie, im Vergleich zur konventionellen Behandlung mit Streptokinase oder Urokinase. Aufgrund experimenteller und klinischer Daten muß davon ausgegangen werden, daß für die Erhaltung einer optimalen Wirksamkeit des t-PA die gleichzeitige Inaktivierung des entstehenden Thrombins wichtig ist, d. h., daß gleichzeitig direkte Antikoagulanzien, wie z. B. Heparin, gegeben werden sollten [15].

Prourokinase (rscu-PA = „recombinant single-chain urokinase-type plasminogen activator; Saruplase") ist das einkettige Zymogen der Urokinase und wirkt durch Aktivierung fibringebundenen Plasminogens [49]. Nicht fibringebundenes Plasminogen wird nur in sehr geringem Maße aktiviert. Der genaue Wirkungsmechanismus der Fibrinspezifität ist noch nicht geklärt. Da die lytische Aktivität von Prourokinase durch Thrombin herabgesetzt wird [32], scheint für eine effektive Thrombolyse mittels Prourokinase die Hemmung der Thrombinaktivität notwendig zu sein. Erste klinische Studien weisen darauf hin, daß die gemeinsame Gabe von Prourokinase zusammen mit Urokinase oder t-PA weitere therapeutische Fortschritte bringen könnte [7, 12].

Bei der neuen Entwicklung von Fibrinolytika wird versucht, durch Mutanten des t-PA, wie z. B. r-PA (rekombinanter Plasminogenaktivator; Reteplase) und der Prourokinase oder durch Hybridmoleküle mit definierten Eigenschaften, das enzymatisch aktive Zentrum und den fibrinbindenden Anteil des Moleküls zu modifizieren, um die Fibrinspezifität und die Geschwindigkeit des Lyseerfolges zu verbessern [41]. Alternativ wird versucht, durch monoklonale Antikörper, die gegen spezifische Epitope des Fibrins oder aktivierter Thrombozyten gerichtet sind und an ein Fibrinolytikum gekoppelt werden, eine gezielte Anreicherung des fibrinolytischen Enzyms am Ort der Thrombusbildung zu erreichen [6]. Durch diese Maßnahmen soll die fibrinolytische Wirksamkeit von Plasminogenaktivatoren erhöht und dadurch das Auftreten eines systemisch lytischen Status und von Blutungskomplikationen verhindert werden. Klinische Ergebnisse liegen noch nicht oder in nicht ausreichender Form vor, um die Wirksamkeit dieser Verbindungen beurteilen zu können.

Klinische Anwendung der Thrombolytika

Bei der Behandlung des akuten Myokardinfarktes steht die rasche Wiedereröffnung des Infarktgefäßes im Mittelpunkt der therapeutischen Bemühungen. Nach Bestätigung der Verdachtsdiagnose durch typische Symptomatik und EKG-Veränderungen sollte die Lysetherapie rasch eingeleitet werden, da mittlerweile zweifelsfrei gezeigt werden konnte, daß eine frühe Lysetherapie die Letalität nach Myokardinfarkt signifikant im Mittel um 24% senkt [69]. Auf keinen Fall sollte wertvolle Zeit mit dem Warten auf Ergebnisse einer CK- oder CK-MB-Bestimmung verloren werden. Die am häufigsten eingesetzten EKG-Kriterien sind ST-Streckenhebungen von $\geq$ 0,1 mV in mehr als einer Extremitätenableitung und/oder von $\geq$ 0,2 mV in mehr als einer Brustwandableitung.

Die ersten Hinweise auf eine erfolgreiche Verkleinerung der Infarktzone und letztendlich Senkung der Letalität zeigten Studien an größeren Patientenkollektiven mit intrakoronarer Gabe eines Thrombolytikums. Die Studien zu Beginn der 80er Jahre zeigten, daß nach intrakoronarer Gabe von Streptokinase oder Urokinase innerhalb der ersten 3 h nach Symptombeginn ungefähr 75% aller verschlossenen Herzkranzgefäße eröffnet werden konnten. Die Reperfusion erfolgte meist innerhalb der ersten 30 min nach Beginn der intrakoronaren Lyse und resultierte in einer signifikanten Reduktion der Infarktgröße [42] und Präservierung der myokardialen Pumpfunktion [4, 43].

Da die Durchführung einer intrakoronaren Lysetherapie die Verfügbarkeit eines Herzkatheterlabors und Behandlungsteams voraussetzt und dies nur an wenigen spezialisierten Zentren gewährleistet werden kann, werden seit der zweiten Hälfte der 80er Jahre bevorzugt Therapiestrategien mit intravenöser Verabreichung der Thrombolytika verfolgt. Durch intravenöse Lysetherapie kann diese lebensrettende Behandlung des akuten Myokardinfarktes an jedem beliebigen Krankenhaus und auch bereits im Notarztwagen durchgeführt werden, wenn die Diagnose qualifiziert gestellt und mittels EKG verifiziert werden konnte.

Die Applikation der Thrombolytika als periphervenöse Infusion machte auch die Durchführung von mehreren Megastudien möglich, die letztendlich die hochsignifikante Reduktion der infarktbedingten Letalität nachweisen konnten [3, 30, 31, 37, 38, 58]. Insbesondere die GISSI-Studien [30, 31] konnten die Abhängigkeit der Letalitätsreduktion von der Latenzzeit zwischen Schmerzbeginn und Therapiebeginn eindrucksvoll nachweisen (Tabelle 1). Vergleichbare Ergebnisse hinsichtlich der Zeitabhängigkeit ergab auch die ISIS-2 Studie [37]. Das am meisten diskutierte Ergebnis der ISIS-2 Studie war zweifellos die Bedeutung der medikamentösen Begleittherapie während der Lyse, insbesondere die zusätzliche Gabe von Acetylsalicylsäure (ASS). Durch Gabe von ASS konnte die Letalität während der ersten 5 Wochen nach Infarkt ohne Lysetherapie bereits um 23% gesenkt werden. Vergleichbar erfolgreich war die lytische Therapie mit Streptokinase. Die Kombination beider Medikamente zeigte eine zusätzliche Letalitätsreduktion auf 42%, so daß seit Publikation dieser Studie die gleichzeitige Gabe von Thrombolytika und des Thrombozytenaggregationshemmers ASS als Standardtherapie akzeptiert ist.

Nach Durchführung sehr umfangreicher Untersuchungen zum Beweis der Wirkung einer thrombolytischen Therapie auf die Letalität im Vergleich zu einer Standardtherapie [30, 37] werden zur Zeit Studien zum Vergleich verschiedener Thrombolytika durchgeführt. In den ersten Vergleichsstudien zeigte sich eine deutliche Überlegenheit der rt-PA gegenüber Streptokinase bezüglich der Gefäßeröffnung. Allerdings spiegelten sich diese Unterschiede nicht in der GISSI-2- und ISIS-3-Studie im Hinblick auf die Letalität wider. Es fanden sich keine Unterschiede beim

Tabelle 1. Abhängigkeit der Letalität [%] vom Zeitintervall zwischen Schmerzbeginn und Therapiebeginn in der plazebokontrollierten GISSI-I Studie [30]. Die Thrombolysetherapie wurde mit Streptokinase (1,5 Mio. E über 60 min) durchgeführt. Insgesamt wurden 11.712 Patienten eingeschlossen.

Zeitintervall h	Streptokinase	Plazebo	p	RR	95% CI
<1	8,2	15,4	0,0001	0,49	0,34–0,69
≤3	9,2	12,0	0,0005	0,74	0,63–0,87
>3–6	11,7	14,1	0,03	0,80	0,66–0,98
>6–9	12,6	14,1	n.s.	0,87	0,64–1,19
>9–12	15,8	13,6	n.s.	1,19	0,75–1,87

p Signifikanzniveau, *RR* Risikoreduktion, *95% CI* Vertrauensintervall, *n.s.* nicht signifikant.

Vergleich von Streptokinase und rt-PA [31] bzw. von Streptokinase, rt-PA und APSAC [38]. Diese enttäuschenden Ergebnisse hinsichtlich einer eventuellen Überlegenheit der fibrinspezifischen Thrombolytika versucht man mit einer verspäteten Einleitung der Heparintherapie zu begründen. Die Notwendigkeit einer Heparinbegleittherapie bei fibrinspezifischen Thrombolytika wurde bei der Planung der beiden Letalitätsstudien anscheinend zu wenig beachtet [36].

Nachdem die initial verwendete höhere Dosierung (150 mg) von rt-PA wegen der hohen Rate an zerebralen Blutungskomplikationen auf 100 mg reduziert wurde, wurden zahlreiche Untersuchungen und klinische Routinebehandlungen mit Gabe dieser Dosis über insgesamt 3 h durchgeführt. Dabei wurde ein Bolus von 6–10 mg verabreicht, gefolgt von einer Infusion von 50 mg über 60 min, und diese wurde gefolgt von einer weiteren Infusion von 40 mg über weitere 120 min. Dieses Dosierungsschema wurde erst durch die Untersuchungen von Neuhaus et al. [45] wesentlich verbessert, der ein akzeleriertes Dosierungsschema mit Gabe eines 15-mg-Bolus, 50 mg über 30 min und 35 mg über die nächsten 60 min verwendete, das in einer deutlich höheren angiographischen Offenheitsrate resultierte.

Diese Ergebnisse und die Tatsache, daß in den Megastudien nur einige wenige Daten über den einzelnen Patienten erhoben wurden, führte zur Konzeption der weltweiten GUSTO-Studie (Global Utilization of Streptokinase & t-PA for Occluded Coronary Arteries) [33, 34]. Bei dieser Untersuchung wurden insgesamt 41.021 Patienten an 1.100 Kliniken in 15 Ländern rekrutiert und eingeschlossen. Dabei wurden nur Patienten innerhalb der ersten 6 h nach Schmerzbeginn mit ST-Hebungen ≥ 0,1 mV in den Extremitätenableitungen und ≥ 0,2 mV in den Brustwandableitungen randomisiert. Alle Patienten erhielten ASS 160 mg initial und 160–325 mg/d für die 30tägige Beobachtungsphase. Haupterfolgskriterium war die Letalität innerhalb der ersten 30 Tage. Die Patienten wurden in 4 Gruppen randomisiert verteilt und behandelt (Tabelle 2). Dabei wurde ein akzeleriertes gewichtsadaptiertes Dosierungsschema für rt-PA plus intravenöses Heparin verglichen mit einer Kombinationstherapie von rt-PA mit Streptokinase plus i. v. Heparin, mit Streptokinase plus intravenösem Heparin oder Streptokinase mit subkutanem Heparin. Das wichtigste Ergebnis dieser Untersuchung war die hochsignifikante Senkung der Letalität nach 24 h und nach 30 Tagen in der rt-PA-Gruppe auf 2,3 und 6,3 % verglichen mit den 3 anderen Gruppen (2,8–2,9 % bzw. 7,0–7,4 %; $P < 0,005$) [33].

Auch wenn die Anzahl an tödlichen und nichttödlichen Schlaganfällen mit und ohne verbleibende Behinderung mit in die Analyse eingehen, bleibt der signifikante Vorteil zugunsten des akzelerierten Dosierungsschemas von rt-PA in der GUSTO-Studie erhalten (Tabelle 3). Die weiteren Daten über die Blutungskomplikationen zeigen jedoch auch, daß bei rt-PA mit einer tendenziell höheren Rate an hämorrhagischen Insulten zu rechnen ist im Vergleich zu Streptokinase mit intravenösem Heparin (0,72 vs. 0,54 %

Tabelle 2. Behandlungsschema für die 4 Gruppen von Patienten der GUSTO-Studie (Global Utilization of Streptokinase and Tissue Plasminogen Activator for Occluded Coronary Arteries) [33, 34]. Eingeschlossen wurden 41.021 Patienten mit Symptomen eines akuten Myokardinfarktes innerhalb der ersten 6 h nach Schmerzbeginn mit ST-Hebungen von ≥ 0,1 mV in mindestens 2 Extremitätenableitungen oder ≥ 0,2 mV in mindestens 2 Brustwandableitungen. Alle Patienten erhielten Acetylsalicylsäure 160 mg oral am ersten Tag und 160–325 mg/d als Dauertherapie. Bei Abwesenheit von Kontraindikationen gegen β-Blockade erhielten alle Patienten Atenolol 5 mg i. v. über 5 min, nach 10 min erneut 5 mg i. v. und 10 min nach der letzten i. v. Dosis Atenolol oral 50 mg.

Gruppe	rt-PA	Streptokinase	Heparin
1	rt-PA 15 mg Bolus 0,75 mg/kg über 30 min nicht > als 50 mg und 0,5 mg/kg über 60 min nicht > als 35 mg Gesamtdosis ≤ 100 mg		Heparin i. v. 5000 U Bolus + 1000 U/h nach aPTT
2	rt-PA 1 mg/kg 60 min Gesamtdosis ≤ 90 mg mit 10 % als Bolus	1,0 Mio. U über 60 min	Heparin i. v. 5000 U Bolus + 1000 U/h nach aPTT
3		1,5 Mio. U über 60 min	Heparin i. v. 5000 U Bolus + 1000 U/h nach aPTT
4		1,5 Mio. U über 60 min	Heparin s. c. 12.500 U b. i. d. nach 4 h

aller Patienten). Beim Vergleich von rt-PA mit den beiden Streptokinasegruppen ist dieser Unterschied sogar statistisch signifikant ($p < 0,03$). Entscheidend für die Therapiewahl sollte jedoch sein, daß der Nettogewinn der mit rt-PA behandelten Patientengruppe eindeutig überwog.

Um die Ergebnisse der Letalitätsstatistik mit der Koronaranatomie und den Offenheitsraten korrelieren zu können, wurde ein Teilkollektiv von 2.431 Patienten zu jeweils einem der folgenden 4 Zeitpunkte koronarangiographiert, nämlich nach 90 min, 180 min, 24 h oder nach 5–7 Tagen. Die erhobenen Daten (Tabelle 4) [34] beweisen eindeutig die Gültigkeit des Konzeptes von der Bedeutung einer raschen Wiedereröffnung der infarktverursachenden Arterie [9]. Die Gruppe der Patienten mit rt-PA plus i.v. Heparin hatte nach 90 min die höchste Offenheitsrate mit 81% verglichen mit 54% bei Streptokinase mit Heparin s.c. ($p < 0,001$), 60% für Streptokinase mit i.v. Heparin ($p < 0,001$) und 73% für die Kombination von rt-PA mit Streptokinase ($p = 0,032$). Der Koronarfluß, beurteilt anhand der Koronarangiographie nach der TIMI-Klassifikation, war normal (TIMI-III) bei 54% der mit rt-PA behandelten Patienten und bei weniger als 40% der anderen Patientengruppen ($p < 0,001$). Die Wiederverschlußrate lag zwischen 4,9 und 6,4% ohne signifikante Unterschiede zwischen den verschiedenen Gruppen. Die linksventrikuläre Funktion war am besten in der rt-PA-Gruppe und bei Patienten mit normalem Koronarfluß bei der 90-min-Angiographie, unabhängig von der verabreichten Medikation. Auch die Letalität nach 30 Tagen war am geringsten bei Patienten mit normalem Koronarfluß nach 90 min (4,4%) und am höchsten bei Patienten ohne erfolgreiche Reperfusion (8,9%; $p = 0,009$).

Aufgrund der Daten der GUSTO-Studie konnte auch das theoretische Konstrukt bestätigt werden,

Tabelle 3. Ereignisraten [%] der 4 Behandlungsstrategien in der GUSTO-Studie (Dosierungen s. Tabelle 2) mit Angabe der Letalität nach 24 h und nach 30 Tagen [33]. Um die Auswirkungen der leicht erhöhten Rate an Schlaganfällen in der rt-PA-Gruppe beurteilen zu können, wird auch der Nettoeffekt angegeben, d.h. die 30-Tages-Letalität addiert mit den nichttödlichen zerebralen Insulten (Ins), addiert mit den nichttödlichen zerebralen Insulten hämorrhagischer Genese (häm Ins) und mit den nichttödlichen zerebralen Schlaganfällen mit Spätfolgen und inkomplette Remission (Ins ink Rem)

Ereignis [%]	SK + Hep s.c. n=9.796	SK + Hep i.v. n=10.377	t-PA + Hep i.v. n=10.344	SK + t-PA + Hep i.v. n=10.328	p t-PA v.s. SK
Letalität nach 24 h	2,8	2,9	2,3	2,8	0,005
nach 30 Tagen	7,2	7,4	6,3	7,0	0,001
oder Ins	7,9	8,2	7,2	7,9	0,006
oder häm Ins	7,4	7,6	6,6	7,4	0,004
oder Ins ink Rem	7,7	7,9	6,9	7,6	0,006

SK Streptokinase, t-PA-Gewebsplasminogenaktivator, p Signifikanzen t-PA gegen die Summe der beiden Streptokinasegruppen

Tabelle 4. Offenheitsraten der angiographischen Substudie der GUSTO-Studie [34]. Bei den 2.431 Patienten, die an der angiographischen Substudie teilnahmen, wurden die Koronarangiographien zu einem vorher bestimmten Zeitpunkt durchgeführt und die Offenheit (TIMI-Perfusionsgrad 2 oder 3) und die komplette Reperfusion (TIMI-3) festgestellt.

Ereignis [%]		SK + Hep s.c. n=575	SK + Hep i.v. n=568	t-PA + Hep i.v. n=572	SK + t-PA + Hep i.v n=572
Offenheit (TIMI-2,3)					
nach	90 min	54	60	81[a, b]	73
	180 min	73	74	76	85
	24 h	77	80	86	94
	5–7 Tagen	72	84	84	80
Komplette Reperfusion (TIMI 3)					
nach	90 min	29	32	54[b, c]	38
	180 min	35	41	43	53
	24 h	51	41	45	60
	5–7 Tagen	51	58	58	55

SK Streptokinase, t-PA-Gewebsplasminogenaktivator
a $p = 0,032$ t-PA alleine gegen t-PA + SK
b $p < 0,001$ t-PA alleine gegen die beiden SK-Gruppen
c $p < 0,001$ t-PA alleine gegen t-PA + SK
Die angiographischen Daten von 144 Patienten konnten wegen mangelnder Qualität nicht ausgewertet werden oder da die Patienten von oder während der Angiographie verstarben.

auf dem viele andere Lysestudien beruhten, daß nämlich eine rasche Wiedereröffnung der Infarktarterie zu einem besseren Erhalt der linksventrikulären Funktion und schließlich zu einer verbesserten Überlebensrate führt [9, 34]. Dadurch war die Verwendung einer angiographisch dokumentierten Offenheitsrate als Ersatzendpunkt („surrogate endpoint") in zahlreichen anderen Infarktstudien und die oftmals gezogene Schlußfolgerung auf eine verbesserte Überlebensrate nachträglich gerechtfertigt worden.

Neben den großen Megastudien zum Vergleich der Wirksamkeit von rt-PA mit Streptokinase wurden auch die neueren Thrombolytika Saruplase (rscu-PA) und Reteplase (r-PA) in Vergleichsstudien mit anderen Thrombolytika eingesetzt. In einer Vergleichsstudie bei einem kleineren Patientenkollektiv wurde die Wirksamkeit von rekombinanter Prourokinase gegen Streptokinase untersucht [16, 44]. Dabei zeigte sich 60 min nach Therapiebeginn ein signifikanter Vorteil der Prourokinase gegenüber der Streptokinase bei der Perfusionsrate (71,8 gegen 48,0%), der bei 90 min nicht mehr statistisch signifikant war (Abb. 2). Die Rate an Blutungskomplikationen war in der Prourokinase-behandelten Patientengruppe signifikant geringer (14,1 gegen 24,6%). Zur Relativierung dieser Ergebnisse muß allerdings erwähnt werden, daß die Prourokinase in einer Dosierung eingesetzt wurde (80 mg), die zu einem erheblichen Abfall des Fibrinogens führte. Die rasche und erfolgreiche Reperfusionsrate wurde also mit einem Verlust an Fibrinspezifität erkauft [16, 44].

Vergleichbar zum rekombinanten Gewebsplasmi-

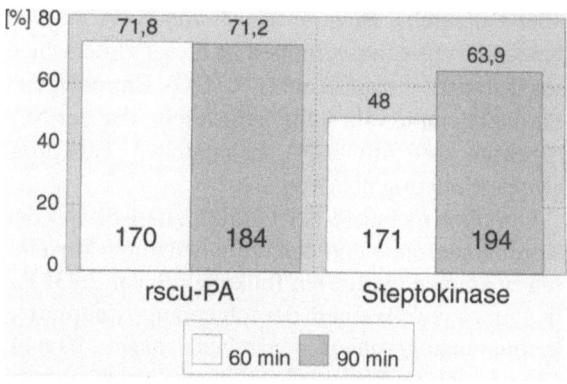

Abb. 2. Offenheitsrate in der PRIMI-Lysestudie 60 und 90 min nach Therapiebeginn mit 80 mg rscu-PA (Saruplase; recombinant single chain urokinase-like plasminogen activator) oder Streptokinase (1,5 Mio. E).

nogenaktivator (rt-PA) ist ein neues rekombinantes Thrombolytikum Reteplase (r-PA), das sich bereits in einer ersten klinischen Studie bei 605 Patienten mit akutem Myokardinfarkt bewährt hat. Dabei war nach Gabe von 20 mg Reteplase die Offenheitsrate (Perfusionsgrad TIMI-III nach 90 min: 62,8%) signifikant höher als nach Gabe von Alteplase in konventioneller Dosierung von 100 mg über 3 h (47,6%) [8]. Zusätzlich konnten die Untersucher eine raschere Wiedereröffnung der Infarktarterien durch Reteplase im Vergleich zu Alteplase in der verwendeten Dosierung feststellen. Ob Reteplase auch bei Verwendung von Alteplase im akzelerierten Dosisschema nach Neuhaus oder nach dem in der GUSTO-Studie verwendeten Schema noch Vorteile hat, werden künftige Studien zeigen müssen.

Probleme der klinischen Anwendung

Obwohl die Wirksamkeit der thrombolytischen Therapie des akuten Myokardinfarktes zum Erhalt der Ventrikelfunktion und zur Verbesserung der Letalität im Rahmen der zitierten Megastudien zweifelsfrei nachgewiesen werden konnte, ist die Thrombolyse in der klinischen Praxis immer noch eher die Ausnahme als die Regel bei der Infarkttherapie. Die Ursache dafür sind zum einen bei den Patienten, zum anderen in den klinischen Entscheidungsalgorithmen zu suchen. Oftmals wenden sich Patienten mit typischer Schmerzsymptomatik zu spät an einen Arzt, um rechtzeitig therapiert werden zu können; nach der Stellung der Verdachtsdiagnose verstreicht oftmals wertvolle Zeit, bis der Patient ins Krankenhaus kommt oder bis im Krankenhaus eine Lysetherapie eingeleitet wird; die Aufklärung vor einer Thrombolysetherapie läßt viele Patienten davor zurückschrecken, sich einer solchen Therapie zu unterziehen in der Angst vor Blutungskomplikationen, wobei der zu erwartende Nettogewinn in den Hintergrund tritt; hohe Kosten, insbesondere einer Therapie mit rt-PA, führen oftmals zu einer zu engen Indikationsstellung; die rigiden Einschlußkriterien klinischer Studien werden oftmals für die klinische Indikationsstellung zur Lysetherapie herangezogen, ohne die Ergebnisse der Studien bezüglich EKG-Kriterien, Latenzzeit vom Schmerzbeginn bis Therapieeinleitung oder Patientenalter zu hinterfragen.

Latenzzeit

Ein erheblicher Teil der Latenzzeit zwischen Schmerzbeginn und Therapiebeginn geht durch die verspätete Alarmierung eines Arztes durch den Patienten verloren. Nur durch intensive Aufklärungsarbeit mit Hilfe der Medien und Patienteninformationen über die Arztpraxen kann das Bewußtsein der Bevölkerung für die kurze Ischämietoleranz des Herzens entscheidend verbessert werden. So gelang es z. B. im Raum Ludwigshafen durch eine intensive Aufklärungskampagne, die Latenzzeit von ca. 4 h auf beinahe 2 h zu verkürzen [55]. Allerdings zeigen die Langzeitergebnisse, daß relativ bald nach Beendigung der Informationsoffensive die Latenzzeit wieder deutlich zunimmt, so daß es offensichtlich nicht gelungen war, eine permanente Bewußtseinsänderung zu bewirken.

Neben den patientenbedingten Verzögerungen bis zur Einleitung einer Infarkttherapie kommt es auch nach Krankenhausaufnahme oftmals zu inadäquaten Zeitverlusten, die je nach Untersuchung zwischen 30 und 150 min liegen. Dabei sollte durch Verbesserung der Funktionsabläufe im Krankenhaus und eindeutige Kompetenz- und Aufgabenverteilung sichergestellt werden, daß die krankenhausassoziierte Latenzzeit minimiert wird. Nur dadurch kann der Patient in den Genuß des maximalen Therapiegewinns kommen, da die Vorteile der raschen Lysetherapie eindeutig bewiesen sind, die Risiken der Therapie jedoch unabhängig von der Latenzzeit sind. Die Bedeutung einer kurzen Latenzzeit zwischen Schmerzbeginn und Lysebeginn wurde erneut in der GUSTO-Studie [33] deutlich, bei der die Letalitätsrate sowohl in der Streptokinasegruppe als auch in der rt-PA-Gruppe mit zunehmender Latenzzeit zunahm. So betrug die Letalität bei Therapiebeginn zwischen 0 und 2 h, 5,4 % mit Streptokinase und 4,3 % mit rt-PA, nach 4–6 h Latenzzeit jedoch 9,3 % bzw. 8,9 %.

Neben der Optimierung der Abläufe im Krankenhaus wird die ambulante Thrombolyse, d. h. Therapieeinleitung durch den Notarzt, als eine Möglichkeit zur Verkürzung der professionell bedingten Latenzzeit angesehen. Die bei weitem umfangreichste Untersuchung zu diesem Thema ist die 1993 vorgestellte EMIP-Studie [21], bei der 5.469 Patienten sowohl zu Hause als auch nach Einlieferung ins Krankenhaus jeweils eine Infusion erhielten, von denen aber nur eine das aktive Medikament enthielt. Dabei konnte durch die ambulante Lysetherapie eine Reduktion der Latenzzeit um im Mittel 55 min erreicht werden, was sich allerdings nicht in einer Abnahme der 30-Tages-Mortalität widerspiegelte (–13 %, p = 0,08). Allerdings war die kardial bedingte Letalität von 9,8 auf 8,3 % durch die Prähospitallyse reduziert (–15,8 %; p = 0,048). Den größten Gewinn hatte die Patientengruppe, bei der die Zeitersparnis mehr als 90 min betrug (Kurzzeitletalität –45 %). Die Zurückhaltung vieler Kliniker gegenüber der Prähospitallyse beruht auf den Bedenken gegenüber unzureichend ausgebildeten und ausgerüsteten Notärzten, die die EKG-Zeichen eines akuten Infarktes falsch interpretieren könnten und während der Reperfusionsphase auftretende Rhythmusstörungen unzureichend behandeln könnten. Die Berechtigung dieser Bedenken zeigt die Tatsache, daß in der EMIP-Studie trotz speziell ausgebildeten Personals und 12-Kanal-EKG bei ca. 10 % aller prähospital behandelten Patienten im weiteren Verlauf kein Infarkt nachgewiesen werden konnte [21].

Die Prähospitallyse wird in der Zukunft wahrscheinlich in Regionen regelmäßig angewendet werden, wo die Diagnose eines akuten Myokardinfarktes durch qualifizierte Notärzte vor Ort gesichert werden kann und wo durch lange Transportzeiten von der Patientenwohnung zum nächsten Krankenhaus wertvolle Zeit verlorengehen würde. In dicht besiedelten Regionen mit hoher Krankenhausdichte wird sich die geringe Reduktion der Latenzzeit vom Schmerzbeginn bis Therapiebeginn wohl kaum als Rückgang der Letalität niederschlagen, so daß man dort auf eine Prähospitallyse verzichten kann.

Zeitintervall

Die bisher i. allg. eingehaltene Zeitbegrenzung von 6 h nach Symptombeginn (in Studien auch manchmal 4 h) wird in der Zwischenzeit variabler gehandhabt. Bei der ISIS-2-Studie [37] und auch bei einer gepoolten Auswertung von 20 Studien mit 5.300 Patienten [48] zeigte sich sogar bei Behandlung 12–24 h nach Symptombeginn noch eine signifikante Reduktion der Letalität. Dies gilt insbesondere für Patienten mit ausgedehnten transmuralen Vorderwandinfarkten, während für Patienten mit Hinterwandinfarkten nach dem 6-Stunden-Intervall keine signifikante Letalitätsreduktion gezeigt werden konnte.

Angioplastie bei akutem Infarkt

Die Katheterrekanalisation und anschließende Ballondilatation einer infarktverursachenden Koronararterie im akuten Infarkt kann entweder als Alternative, als Ergänzung oder als Rescue-PTCA bei erfolgloser Lysetherapie durchgeführt werden.

Kontraindikationen gegen Lysetherapie

Bei Kontraindikationen gegen die Durchführung einer Thrombolyse empfiehlt die American Heart Association [1] die sofortige Behandlung (innerhalb 1 h) mittels Ballondilatation, d. h. Katheterrekanalisation und Dilatation bei Patienten, die mit großem Infarkt innerhalb der ersten 6 h nach Schmerzbeginn aufgenommen werden. Dabei liegt die Erfolgsrate zwischen 75 und 80 % zur Erlangung eines normalen Koronarflusses (TIMI-III). Als wahrscheinlich hilfreich und nützlich wird die Katheterrekanalisation bei Patienten mit Stakkatoinfarkt mit intermittierenden Attacken und fraglichen EKG-Kriterien ohne eindeutige Lyseindikaton bewertet. Ebenfalls indiziert ist die mechanische Rekanalisation bei Patienten mit akutem Infarkt, die innerhalb der ersten 18 h Symptome einer Herzinsuffizienz zeigen oder sogar in einen kardiogenen Schock kommen.

Katheterrekanalisation bei erfolgloser Lyse

Obwohl die modernen Thrombolytika in den üblichen Dosierungen eine hohe initiale Erfolgsrate haben, liegen die Offenheitsraten in angiographischen Studien nicht über 80 %. So wurde im angiographischen Teil der GUSTO-Studie 90 min nach Lysebeginn mit akzelerierter rt-PA eine Offenheitsrate von 81 % festgestellt, signifikant höher als in den Streptokinasegruppen (57 %; $p < 0,001$) [34]. In der PRIMI-Studie mit Prourokinase waren nach 90 min 71 % der Infarktgefäße eröffnet [44]. Dies bedeutet, daß immerhin zwischen 20 und 30 % der Lysetherapien erfolglos sind, d. h., daß die Infarktgefäße nicht innerhalb kurzer Zeit (60–90 min) wiedereröffnet werden. Leider steht kein zuverlässiger, rasch bestimmbarer und nichtinvasiver Parameter für die Erfolgsbeurteilung einer Thrombolysetherapie zur Verfügung. Klinisch handelt es sich jedoch häufig um Patienten, bei denen die Schmerzen und ST-Hebungen persistieren, so daß dies als Indikation für eine notfallmäßige Koronarangiographie und Katheterrekanalisation angesehen wird. Ob nichtinvasive Laborparameter, wie die Bestimmung des raschen Anstiegs von Troponin T nach erfolgreicher Lyse, genügend differenzieren können, werden zukünftige Untersuchungen zeigen müssen.

Katheterrekanalisation als Alternative

In den American Heart Association-Empfehlungen von 1990 [1] gilt die Katheterrekanalisation bei Patienten ohne Kontraindikationen gegen eine Lysetherapie innerhalb der ersten 4 h als nicht ausreichend etabliert, aber möglicherweise hilfreich, falls die Rekanalisation innerhalb einer Stunde erfolgen kann. Im Jahr 1993 wurden zu diesem Thema drei interessante Studien veröffentlicht. C. Grines aus der Arbeitsgruppe O'Neill [29] berichtete über eine randomisierte Studie, die Infarkt-PTCA mit rt-PA-Lysetherapie vergleicht. Dabei war die Rate von Reinfarkten und Todesfällen sowie von intrakraniellen Blutungen in der PTCA-Gruppe signifikant geringer. Im Vergleich zur rt-PA-Lysetherapie zeigte die Ventrikelfunktion in zwei Studien keine signifikanten Unterschiede [29, 71], beim Vergleich der Infarkt-PTCA mit der Streptokinase-Lysetherapie zeigten sich jedoch Vorteile der Ventrikelfunktion in der PTCA-Gruppe [28]. Im Vergleich zur Thrombolysetherapie scheint daher die Akutrekanalisation eine echte Alternative, wenn nicht sogar überlegen zu sein, falls der Patient in einem der wenigen Zentren behandelt wird, die jederzeit eine Katheterrekanalisation innerhalb einer Stunde durchführen können.

Früh- oder verzögerte PTCA

Es ist bekannt, daß es nach erfolgreicher Thrombolyse zu frühen Reinfarkten durch Rethrombosierung des Infarktgefäßes kommen kann. Dies geschieht meistens in den ersten 5–8 Tagen nach dem initialen Infarkt und beruht auf der höhergradigen Stenosierung mit rupturierter atherosklerotischer Plaque, die auch nach erfolgreicher Thrombolysetherapie im Infarktgefäß verbleibt. Die Beseitigung höhergradiger Koronarstenosen durch Akut-PTCA unmittelbar nach erfolgreicher Lyse wurde in einer Reihe von Studien mit einer verzögerten PTCA nach 5–14 Tagen verglichen [23–25, 53, 59, 63, 64]. Dabei zeigten sich keine statistisch signifikanten Vorteile der akut dilatierten Patienten, weder bei der linksventrikulären Funktion noch bei der Akut- oder Langzeitüberlebensrate [25]. Allerdings mußten zahlreiche Patienten, die für eine verzögerte PTCA randomisiert worden waren, notfallmäßig früher dilatiert oder operiert werden, da es zu Reinfarkten kam. Durch diese Therapiewechsler („cross-over-patients") wird die statistische Analyse und Interpretation der Daten natürlich erschwert. Auf der anderen Seite hatten besonders die Patienten mit Akut-PTCA ein höheres Nebenwirkungsrisiko, da unter dem Einfluß der Thrombolytika eine Katheterisierung durchgeführt wurde. Aufgrund der Ergebnisse dieser Studien werden in der Regel Patienten erst einige Tage nach der thrombolytischen Therapie eines Infarktes katheterisiert, insbesondere wenn wechselnde EKG-Veränderungen oder Ischämiezeichen in nuklearmedizinischen Untersuchungen oder in der Streßechokardiographie nachgewiesen werden konnten.

EKG-Kriterien

Neben der typischen klinischen Symptomatik mit nitroresistenten thorakalen Schmerzen, die über mehr als 20 min persistieren, bieten die ST-Streckenhebungen im EKG das wichtigste Entscheidungskriterium für eine thrombolytische Therapie. Nachdem in frühen Studien eine horizontale ST-Streckenhebung von 0,2 mV in den Extremitätenableitungen und von 0,3 mV in den Brustwandableitungen verlangt wurde, werden in letzter Zeit ST-Hebungen von 0,1 bzw. 0,2 mV als Indikatoren für einen akuten transmuralen Infarkt angesehen. Werden noch weichere Kriterien für die Indikationsstellung zur Thrombolyse herangezogen, so steigt die Zahl der falsch positiven Indikationsstellungen überproportional an.

Patienten, bei denen neben einer typischen klinischen Symptomatik keine ST-Hebung, sondern eine ST-Streckensenkung vorliegt, scheinen nicht von einer thrombolytischen Therapie zu profitieren. Zwar wurde diese Patientengruppe noch nicht in einer separaten Studie untersucht, aber in mindestens drei größeren Studien wurden Untergruppen von Patienten mit ST-Senkungen zur Thrombolyse randomisiert, ohne davon signifikant zu profitieren [30, 37, 68]. Patienten mit Linksschenkelblock und typischer Infarktsymptomatik können durchaus thrombolytisch behandelt werden, wie die Ergebnisse der ISIS-2-Studie gezeigt haben, bei der Streptokinase und ASS zu einer signifikanten Senkung der Letalität auch in der Untergruppe von Patienten mit Linksschenkelblock führten [37].

Altersgrenze

Aufgrund der Ergebnisse umfangreicher Studien müssen die bisher üblichen Ein- und Ausschlußkriterien teilweise revidiert werden. Galt bisher als obere Altersgrenze ein Alter von 70 oder 75 Jahren, so konnte gerade die GISSI Studie zeigen, daß ältere Patienten zwar ein höheres Risiko für Blutungskomplikationen haben, aber auch am meisten von einer Lysetherapie profitieren können [30, 31]. Auch wenn keine harten Daten an großen Kollektiven vorliegen, sollte eine individuelle Risikoabschätzung und die Berücksichtigung des biologischen Alters im Vordergrund stehen. Dabei würde man einen über 75jährigen Patienten mit großem Vorderwandinfarkt eher thrombolytisch behandeln als einen gleichalten Patienten mit kleinem Hinterwandinfarkt.

In GUSTO wurden 3.655 Patienten über 75 Jahre eingeschlossen, bei denen keine signifikanten Unterschiede in der Letalität zwischen Streptokinase und rt-PA beobachtet werden konnten (20,6 vs. 19,3 %, $p > 0,05$). Allerdings war die Rate an hämorrhagischen Insulten unter rt-PA signifikant höher als mit Streptokinase (2,08 vs. 1,23 %; $p < 0,05$), so daß man bei über 75jährigen Patienten eher auf Streptokinase zurückgreifen sollte.

Begleittherapien bei Thrombolyse

Seitdem die Wirksamkeit einer thrombolytischen Therapie bei akutem Myokardinfarkt eindeutig festgestellt wurde und die davon profitierenden Patientenkollektive genauer bekannt sind, konzentrieren sich viele Untersucher auf die Optimierung der medikamentösen Begleittherapie. Dabei gibt es vom pathophysiologischen Ablauf der Thrombogenese gesehen zwei natürliche Angriffspunkte, nämlich die Verhinderung der Thrombinbildung bzw. Inaktivierung bereits gebildeten Thrombins und eine effektive Thrombozyteninhibition.

Die Therapie mit Heparin scheint zu einer deutlichen Reduktion der Reinfarktrate und der Letalität um ca. 1/3 bei Patienten mit akutem Myokardinfarkt ohne Lysetherapie zu führen [70]. Zur Verhinderung von Thromben in akinetischen Infarktarealen und Prävention anschließender Thrombembolien ist eine Behandlung mit direkten Antikoagulanzien, z. B. mit Heparin, in der Frühphase eines Infarktes essentiell [66]. Dabei scheint auch subkutan verabreichtes Heparin wirksam zu sein [17, 56]. Seit der GISSI-2- [31] und ISIS-3-Studie [38] ist bekannt, daß fibrinselektive Thrombolytika wie rt-PA ohne adäquate Thrombinantagonisierung nicht optimal wirksam sind und lediglich der Streptokinase vergleichbare Reduktionen der Letalität erzielen können. Im Gegensatz dazu wurde in der GUSTO-Studie [33] gezeigt, daß intravenöse Antikoagulation mit Heparin mit Verdoppelung der aPTT zu einer signifikanten Steigerung der Effektivität von rt-PA führt. Bei der Therapie mit Thrombolytika wie Streptokinase, Urokinase oder APSAC, die ihre klinischen Effekte durch Induktion eines systemisch lytischen Status erzielen, scheint eine intravenöse Antikoagulation in der Frühphase nach Lysetherapie nicht notwendig zu sein, solange antikoagulatorisch wirksame Fibrinspaltprodukte zirkulieren.

Da Heparin über eine Bindung an zirkulierendes Antithrombin-III wirkt und dessen Affinität für Thrombin erhöht, wird es als indirekter Thrombinantagonist bezeichnet. Im Gegensatz dazu sind Substanzen wie Hirudin oder Hirulog oder synthetische Peptide mit RGD-analogen Peptidsequenzen zu sehen, die als direkte Thrombinantagonisten wirken, ohne andere Gerinnungsfaktoren in dem Maße zu beeinflussen, wie es beim Heparin der Fall ist. Nach zahlreichen erfolgversprechenden experimentellen Studien [67] sind die ersten klinischen Untersuchungen mit Hirudin bei der Thrombolyse abgeschlossen und in Kurzfassung publiziert. Dabei scheint Hirudin die Effektivität und Geschwindigkeit der thrombolytischen Wirkung von rt-PA signifikant zu verbessern und hat damit gute Aussichten, in Zukunft in der klinischen Routine eingesetzt zu werden [10, 46]. Die genauen Daten über die Blutungskomplikationen mit diesem deutlich wirksameren Antikoagulanz liegen noch nicht vor.

Die Wirksamkeit einer Therapie mit Thrombozytenaggregationshemmern im akuten Infarktstadium ist eindrucksvoll in der ISIS-2-Studie [37] demonstriert worden, wo die 30-Tages-Letalität durch Gabe von initial 160–325 mg Acetylsalicylsäure und Fortführung mit 160 mg/d eindrucksvoll von 11,4 % in der Plazebogruppe auf 9,4 % gesenkt werden konnte. Dabei war die Therapie mit ASS ebenso effektiv hinsichtlich der Letalitätsreduktion wie eine thrombolytische Therapie mit Streptokinase. Obwohl diese Ergebnisse oftmals kritisiert wurden, da aufgrund wenig stringenter Einschlußkriterien vermutlich auch zahlreiche Patienten mit instabiler Angina pectoris randomisiert wurden [60], gilt seitdem die ASS als Standardbegleittherapie bei einer Thrombolyse. Einer der Wirkungsmechanismen der ASS ist dabei die Verhinderung von frühen Reokklusionen der infarktverursachenden Arterien [14, 54].

Die ASS wirkt über eine Hemmung der thrombozytären Cyclooxygenase und verhindert damit weitgehend die Synthese von Thromboxan A_2, welches als wichtigster positiver Feedbackstimulus für die Thrombozytenaggregation angesehen wird. Damit ist allerdings nur einer von mehreren möglichen Aktivierungswegen der Thrombozyten blockiert, und die ADP-induzierte Aggregation ist nur wenig verändert.

Die Thrombozytenaggregation und -adhäsion wird allerdings wesentlich effektiver durch blockierende Antikörper oder Peptide mit RGD-Sequenz gehemmt, die am Fibrinogenrezeptor (Glykoprotein-IIb/IIIa-Komplex) angreifen. Tierexperimentelle Befunde hinsichtlich einer rascheren und vollständigeren Thrombolyse mit diesen Substanzen sehen sehr vielversprechend aus, und erste klinische Ergebnisse mit Einsatz des blockierenden Antikörpers 7E3 liegen bereits vor. Dabei war die akute Komplikationsrate aufgrund thrombotischer Ereignisse während der PTCA und in den ersten Tagen danach deutlich reduziert [22] und auch die Notwendigkeit von erneuten Koronarrevaskularisationen innerhalb der folgenden 6 Monate signifikant herabgesetzt [65]. Ob der Gewinn an klinischer Effektivität die erhöhte Rate an Blutungskomplikationen aufwiegen kann, ist noch nicht geklärt.

Kardiogener Schock/Reanimationen

Beim Vorliegen eines kardiogenen Schocks, evtl. mit durchgeführten Defibrillationen oder sogar mechanischer Reanimation, sollte ebenfalls in Abwägung des individuellen Risikos die Entscheidung für oder gegen eine Lysetherapie getroffen werden. Dabei sollte bedacht werden, daß die meisten Blutungskomplikationen, die bei Thrombolysetherapie eines Patienten unter Reanimation auftreten können, entweder konservativ oder chirurgisch behandelbar und beherrschbar sind. Aus Vorsicht gegenüber diesen möglichen Komplikationen sollte man dem Patienten nicht die oftmals einzige lebensrettende Methode zur Rekanalisation eines Infarktgefäßes vorenthalten. Bei der Behandlung von Patienten im kardiogenen Schock ohne vorherige mechanische Reanimation konnte in der GISSI-Studie für Patienten, die klinisch im Stadium Killip-IV waren, keine Verbesserung der Prognose erreicht werden [30, 31]. Bei Patienten im Stadium Killip-III gab es nur einen tendenziellen Vorteil der Lysetherapie, der statistisch nicht signifikant war [30]. Ein vergleichbares tendenziell, aber nicht statistisch signifikant besseres Ergebnis zeigte die ISIS-2-Studie, bei der Patienten mit einem systolischen Blutdruck unter 100 mmHg in der Plazebogruppe eine Letalität von 35,8 % hatten, gegenüber 31,3 % nach Acetylsalicylsäure und 27,3 % nach Streptokinasebehandlung [37].

Einer der Gründe für die relative Erfolglosigkeit der Thrombolyse im kardiogenen Schock mag in der notwendigen Zeitdauer bis zu einem Lyseerfolg begündet sein. So waren zum Beispiel in der PRIMI-Studie [44] nach Streptokinasebehandlung nach 60 min nur 48 % der Gefäße offen. Die Offenheitsrate stieg nach 90 min auf 57 % und nach 24 h auf 88 % an [16]. Diese Latenz bis zum Wirkungseintritt bei thrombolytischer Therapie führte mehrere Zentren dazu, bei Patienten im kardiogenen Schock eine kombinierte Reperfusionsstrategie mit Thrombolyse und sofortiger Katheterrekanalisation zu versuchen. Dabei zeigten sich signifikante Verbesserungen der Überlebensraten, wenn eine vollständige Reperfusion erzielt werden konnte. So konnten Lee et al. [40] in einer kooperativen Studie zeigen, daß eine erfolgreiche Rekanalisation des Infarktgefäßes durch diese kombinierte Vorgehensweise bei 49 von 69 Schockpatienten möglich war. Dabei betrug die Überlebensrate bei Krankenhausentlassung bei erfolgreich rekanalisierten Patienten 69 % im Gegensatz zu 20 % bei nicht reperfundierten Patienten [40]. Diese Ergebnisse spiegelten sich auch in einer verbesserten Fünfjahresüberlebensrate wieder mit 55 % der rekanalisierten und 20 % der nicht reperfundierten Patienten [40]. Diese Befunde wurden in mehreren anderen Untersuchungen bestätigt [26].

Zusammenfassung

Die Behandlung von Patienten mit akutem Myokardinfarkt hat sich in den letzten 20 Jahren grundlegend gewandelt. Auf der Grundlage tierexperimenteller Untersuchungen und pathologisch-anatomischer Studien wurde deutlich, daß ein akuter Infarkt durch einen thrombotischen Verschluß eines Herzkranzgefäßes entsteht, der in der Regel an der Stelle einer rupturierten atherosklerotischen Plaque lokalisiert ist. Durch frühzeitige Auflösung dieses Thrombus und erfolgreiche Reperfusion kann die Nekrosezone im Myokard verkleinert werden, die Verschlechterung der linksventrikulären Funktion verhindert und die akute und die Langzeitletalität deutlich gesenkt werden. Für die breite klinische Anwendung ist die Thrombolysetherapie das geeignete Verfahren, um eine rasche Reperfusion des Myokards zu erreichen. Nachdem initial die intrakoronare Applikation der Thrombolytika untersucht wurde, wird heutzutage fast ausschließlich intravenös therapiert. Neben den bereits lange bekannten Thrombolytika Streptokinase und Urokinase wird vor allem die Alteplase (rekombinanter Gewebsplasminogenaktivator) zur Therapie verwandt. In umfangreichen Multicenterstudien konnte eindeutig gezeigt werden, daß Gabe von Thrombolytika innerhalb der ersten 12 h nach Schmerzbeginn zu einer signifikanten Abnahme der Letalität führt. Besonders in der 1993 publizierten GUSTO-Studie konnte gezeigt werden, daß Alteplase in Kombination mit intravenös verabreichtem Heparin eine höhere Effektivität für die Wiedereröffnung der infarktverursachenden Arterie hat und die Letalität signifikant besser senkt als Gabe von Streptokinase. Diese bessere Wirksamkeit erfolgt bei wesentlich geringerer Beeinflussung der systemischen Gerinnungsparameter und bei einer vergleichbaren Rate an Blutungskomplikationen.

Literatur

1. ACC-AHA Task Force Report (1990) Guidelines for the early management of patients with acute myocardial infarction. J Am Coll Cardiol 16: 249–292
2. AIMS Trial Study Group (1988) Effect of intravenous APSAC on mortality after acute myocardial infarction: preliminary report of a placebo controlled clinical trial. Lancet I: 545–549
3. AIMS Trial Study Group (1990) Long term effects of intravenous anistreplase in acute myocardial infarction: final report of the AIMS study. Lancet 335: 427–431
4. Anderson JL, Marshall HW, Bray BE et al. (1983) A randomized trial of intracoronary streptokinase in the treatment of acute myocardial infarction. N Engl J Med 308: 1312–1316
5. Blumgart HL, Gilligan R, Schlesinger MJ (1941) Experimental studies on the effect of temporary occlusion of coronary arteries. II. The production of myocardial infarction. Am Heart J 22: 374–389
6. Bode C, Kübler W (1989) Antikörper-vermittelte Thrombolyse. Ein neues therapeutisches Prinzip. Klin Wochenschr 67: 651–658
7. Bode C, Schuler G, Nordt T et al. (1990) Intravenous thrombolytic therapy with a combination of single-chain urokinase-type plasminogen activator and recombinant tissue-type plasminogen activator in acute myocardial infarction. Circulation 81: 907–913
8. Bode C, Sen S, Forycki F et al. (1994) Wirksamkeit und Sicherheit des Thrombolytikums Reteplase (r-PA) im Vergleich zu Alteplase (rt-PA): RAPID-Studie. Z Kardiol 83 (Suppl I): 26
9. Braunwald E (1993) The open-artery theory is alive and well-again. N Engl J Med 329: 1650–1652
10. Cannon CP, McCabe CH, Henry TD et al. (1993) Hirudin reduces reocclusion compared to heparin following thrombolysis in acute myocardial infarction: results of the TIMI-5 trial. J Am Coll Cardiol 21 (Suppl): 136A
11. Chazov EI, Mateeva LS, Mazaev AV et al (1976) Intracoronary administration of fibrinolysin in acute myocardial infarction. Te Arkh 48: 8
12. Collen D, van de Werf F (1987) Coronary thrombolysis with low dose synergistic combination of recombinant tissue-type plasminogen activator (rt-PA) and recombinant single-chain urokinase-type plasminogen activator (rscu-PA) in man. Am J Cardiol 60: 431–434
13. Constantinidis P (1966) Plaque fissures in human coronary thrombosis. J Athersl Res 65: 1
14. Darius H, Meyer J (1992) Acetylsalicylsäure bei instabiler Angina, nach koronarer Revaskularisation bei der Prävention kardialer Thrombembolien. Z Kardiol 81 (Suppl 4): 177–184
15. Darius H, Yanagisawa A, Brezinski ME, Hock CE, Lefer AM (1986) Beneficial effects of tissue-type plasminogen activator in acute myocardial ischemia in cats. J Am Coll Cardiol 8: 125–131
16. Darius H, Meyer J for the PRIMI Study Group (1991) Recombinant prourokinase versus streptokinase in acute myocardial infarction. Cardiovasc Rev Rep 12: 56–59
17. Darius H, Erbel R, Belz GG, Meyer J (1992) Thrombozytenaggregationshemmer, Antikoagualanzien und Thrombolytika bei kardialen Erkrankungen. Internist 33: 670–683
18. Dastre A (1993) Fibrinolyse dans le sang. Arch Norm Pathol 5: 661
19. Davies MJ, Thomas T (1981) The pathological basis and microanatomy of occlusive coronary thrombus formation in human coronary arteries. Philos Trans R Soc Lond 294: 225–229
20. De Wood MA, Spores J, Notske R et al. (1980) Prevalence of total coronary occlusion during the early hours of transmural myocardial infarction. N Engl J Med 303: 897
21. EMIP-Group (1993) Prehospital thrombolytic therapy in patients with suspected acute myocardial infarction. N Engl J Med 329: 383–389
22. The EPIC Investigators (1994) Prevention of ischemic complications in high-risk angioplasty by a chimeric monoclonal antibody 7E3 Fab fragment directed against the platelet glycoprotein IIb/IIIa receptor. N Engl J Med 330: 956–961
23. Erbel R, Pop T, Meinertz T et al. (1985) Combined medical and mechanical recanalization in acute myocardial infarction. Cath Cardiovasc Diagn 11: 361–377
24. Erbel R, Pop T, Henrichs KJ et al. (1988) Percutaneous transluminal coronary angioplasty after thrombolytic therapy: a prospective controlled randomized trial. J Am Coll Cardiol 8: 485–495
25. Erbel R, Pop T, Diefenbach C, Meyer J (1989) Long-term results of thrombolytic therapy with an without percutaneous transluminal coronary angioplasty. J Am Coll Cardiol 14: 276–285
26. Erbel R, Spiecker M, Rupprecht HJ, Darius H, Görge G, Haude M, Dietz U, Meyer J (1993) Revaskularisationsmaßnahmen nach akutem Myokardinfarkt. Z Kardiol 82 (Suppl 2): 157–169
27. Friedman M, van den Bovenkamp GJ (1966) The pathogenesis of coronary thrombus. Am J Pathol 65: 1
28. Gibbons RJ, Holmes DR, Reeder GS, Bailey KR, Hopfenspirger MR, Gensh BH (1993) Immediate angioplasty with the administration of a thrombolytic agent followed by conservative treatment for myocardial infarction. N Engl J Med 328: 685–691
29. Grines CL, Browne KF, Marco J et al. (1993) A comparison of immediate angioplasty with thrombolytic therapy for acute myocardial infarction. N Engl J Med 328: 673–679
30. Gruppo Italiano per Io Studio della Streptochinase nell'Infarto Miocardico (GISSI) (1986) Effectiveness of intravenous thrombolytic treatment in acute myocardial infarction. Lancet I: 397–402
31. Gruppo Italiano per Io Studio della Sopravivenza nell'Infarto Miocardico (1990) GISSI-2: A factorial randomized trial of alteplase versus streptokinase and heparin versus no heparin among 12490 patients with acute myocardial infarction. Lancet 336: 65–71
32. Gurewich V, Pannell R (1987) Inactivation of single-chain urokinase (prourokinase) by thrombin and thrombin-like enzymes. Relevance of the findings to the interpretation of fibrin-bindung experiments. Blood 69: 769–772
33. The GUSTO Investigators (1993) An international randomized trial comparing four thrombolytic strategies for acute myocardial infarction. N Engl J Med 329: 673–682
34. The GUSTO angiographic investigators (1993) The effects of tissue plasminogen activator, streptokinase, or both on coronary-artery patency, ventricular function, and survival after acute myocardial infarction. N Engl J Med 329: 1615–1622
35. Hort W, Sinapius D (1969) Zusammenhang zwischen Kranzarterienveränderungen und Herzinfarkt. In: Hort W (Hrsg) Herzinfarkt: Grundlagen und Probleme. Springer, Berlin Heidelberg New York, S 74–86

36. Hsia J, Hamilton WP, Kleiman N, Roberts R, Chaitman BR, Ross AM for the Heart-Investigators (1990) A comparison between heparin and low-dose aspirin as adjunctive therapy with tissue plasminogen activator for acute myocardial infarction. N Engl J Med 323: 1433–1437
37. ISIS-2 Collaborative Group (1988) Randomized trial of intravenous streptokinase, oral aspirin, both ot neither among 17189 cases of suspected acute myocardial infarction: ISIS-2. Lancet II: 349–360
38. ISIS-3 (Third international study of infarct survival) Collaborative Group (1993) ISIS-3: a randomized comparison of streptokinase vs tissue plasminogen activator vs of aspirin plus heparin vs aspirin alone among 41299 cases of suspected acute myocardial infarction. Lancet 339: 753–770
39. Kennedy JW, Ritchie JL, Davis RB, Fritz JK (1983) Western Washington randomized trial of intracoronary streptokinase in acute myocardial infarction. N Engl J Med 309: 1477–1482
40. Lee L, Erbel R, Brown TM, Laufer N, Meyer J, O'Neill WW (1991) Multicenter registry of angioplasty therapy of cardiogenic shock. Initial and long-term survival. J Am Coll Cardiol 17: 599–603
41. Lijnen HR, Nelles L, van Hoef B, Demarsin E, Collen D (1988) Structural and functional characterization of mutants of recombinant single-chain urokinase-type plasminogen activator obtained by site-specific mutagenesis of Lys[158], Ile[159] and Ile[160]. Eur J Biochem 177: 575–582
42. Markis JE, Malagold M, Parker JA et al. (1981) Myocardial salvage after intracoronary thrombolysis with streptokinase in acute myocardial infarction. N Engl J Med 305: 777–782
43. Mason DT (ed) (1981) Proceedings of the symposium on intracoronary thrombolysis in acute myocardial infarction. Am Heart J 6: 1123
44. Meyer J for the PRIMI Study Group (1989) Randomized double-blind trial of recombinant prourokinase against streptokinase in acute myocardial infarction. Lancet I: 863–867
45. Neuhaus KL, Feurer W, Jeep-Tebbe S, Niederer W, Vogt A, Tebbe U (1989) Improved thrombolysis with a modified dose regimen of recombinant tissue type plasminogen activator. J Am Coll Cardiol 14: 1566–1569
46. Neuhaus KL, Niederer W, Wagner J et al. (1993) HIT (hirudin for the improvement of thrombolysis): Results of a dose escalation study. Circulation 88 (Suppl): I–292
47. Nolf P (1905) Des modifications de la coagulation du sang chez le chien apres extirpation du fois. Arch Int Physiol 3: 1
48. Ohman EM, Califf RM (1990) Thrombolytic therapy: overview of clinical trials. Coron Art Dis 1: 23–33
49. Pannell R, Gurewich V (1986) Pro-urokinase – a study of its stability in plasma and of a mechanism of action for its selective fibrinolytic effect. Blood 67: 1215–1223
50. Reimer KA, Jennings RB (1979) The "wave front phenomenon" of myocardial ischemic cell death. II. Transmural progression of necrosis within the framework of ischemic bed size (myocardium at risk) and collateral flow. Lab Invest 40: 633
51. Reimer KA, Lowe JE, Rasmussen MM, Jennings RB (1977) The wavefront phenomenon of ischemic cell death. I. Myocardial infarct size vs. duration of coronary occlusion in dogs. Circulation 56: 786
52. Rentrop P, Blanke H, Karsch KR et al. (1979) Acute myocardial infarction: intracoronary application of nitroglycerin and streptokinase in combination with transluminal recanalization. Clin Cardiol 2: 354
53. Rogers WJ, Baim DS, Gore JM et al. for the TIMI II-A investigators (1990) Comparison of immediate invasive, delayed invasive, conservativ strategies after tissue-type plasminogen activator: Results of the Thrombolysis in Myocardial Infarction (TIMI phase II-A trial). Circulation 81: 1457–1476
54. Roux S, Christeller S, Ludin E (1992) Effects of aspirin on coronary reocclusion and recurrent ischemia after thrombolysis: a meta-analysis. J Am Coll Cardiol 19: 671–677
55. Rustige J, Burczyk U, Werner A, Senges J (1990) Akuter Herzinfarkt. Verkürzung der Prähospitalphase durch Massenaufklärung möglich? Dtsch Ärztebl 18: 1450–1454
56. SCATI Group (1989) Randomized controlled trial of subcutaneous calcium-heparin in acute myocardial infarction. Lancet II: 182–186
57. Sherry S, Tillett WS, Read CT (1950) The use of streptokinase-streptodornase in the treatment of hemothorax. J Thorac Surg 20: 393
58. Simoons ML, Serruys PQ, van den Brand M et al. (1986) Erly thrombolysis in acute myocardial infarction: limitation of infarct size and improved survival. J Am Coll Cardiol 7: 717–728
59. Simoons ML, Betriu A, Col J et al. (1988) Thrombolysis with tissue plasminogen activator in acute myocardial infarction: no additional benefit from immediate percutaneous coronary angioplasty. Lancet I: 197–202
60. Theroux P, Ouimet H, McCans J et al. (1988) Aspirin, heparin or both to treat acute unstable angina. N Engl J Med 319: 1105–1111
61. Tillett WS, Garner RL (1933) The fibrinolytic activity of hemolytic streptococci. J Exp Med 58: 485
62. Tillett WS, Sherry S, Read CT (1951) The use of streptokinase-streptodornase in the treatment of post-pneumonic empyema. J Thorac Surg 21: 275
63. The TIMI Study Group (1989) Comparison of invasive and conservative strategies after treatment with intravenous tissue plasminogen activator in acute myocardial infarction. Results of the Thrombolysis in Myocardial Infarction (TIMI) phase II trial. N Engl J Med 320: 618–627
64. Topol EJ, Califf RM, George BS et al. (1987) A randomized trial of immediate versus delayed elective angioplasty after intravenous tissue plasminogen activator in acute myocardial infarction. N Engl J Med 317: 581–588
65. Topol E, Califf RM, Weisman HF et al. (1994) Randomized trial of coronary intervention with antibody against platelet IIb/IIIa integrin for reduction of clinical restenosis: results at six months. Lancet 343: 881–886
66. Turpie AGG, Robinson JG, Doyle DJ et al. (1989) Comparison of high-dose with low-dose subcutaneous heparin to prevent left ventricular mural thrombus in patients with acute transmural anterior myocardial infarction. N Engl J Med 320: 352–357
67. Walenga JM, Pifarre R, Hoppensteadt DA, Fareed J (1989) Development of recombinant hirudin as a therapeutic anticoagulant and antithrombotic agent: some objective considerations. Sem Thromb Hemost 15: 316–333
68. Wilcox RG, von der Lippe G, Olsson CG, Jenssen G, Skene AM, Hampton JR (1988) Trial of tissue plasminogen activator (rt-PA) for mortality reduction in acute myocardial infarction: The Anglo-Scandinavian study of early thrombolysis (ASSET). Lancet II: 525–530
69. Yusuf S, Collins R, Peto R, Furberg C, Stampfer MJ, Goldhaber SZ, Hennekens CH (1985) Intravenous and intra-

coronary fibrinolytic therapy in acute myocardial infarction: Overview of results on mortality, reinfarction and side-effects from 33 randomized controlled trials. Eur Heart J 6: 556–585
70. Yusuf S, Sleight P, Held P, MacMahon S (1990) Routine medical management of acute myocardial infarction. Lessons from overviews of recent randomized controlled trials. Circulation 82 (Suppl II): 117–134
71. Zijlstra F, Boer MJ de, Hoorntje JCA, Reitters S, Reiber JHC, Suryapranata H (1993) A comparison of immediate coronary angioplasty with intravenous streptokinase in acute myocardial infarction. N Engl J Med 328: 680–684

2.5 PTCA

C. Kadel und G. Kober

Einführung

Die Erweiterung von Koronararterienverengungen unter Verwendung spezieller Ballonkatheter, die perkutane transluminale Koronarangioplastie (PTCA), basiert auf der Arbeit von Dotter, der 1964 in Portland zusammen mit Judkins erstmalig ein peripheres Gefäß mit einem koaxialen Kathetersystem dilatiert hatte. Während seine Arbeit in den USA wenig Verbreitung fand, wurde sie in Europa von Zeitler weiterentwickelt. Grüntzig modifizierte und miniaturisierte das Kathetersystem durch Entwicklung eines dünnen Ballonkatheters, der über eine 8 F oder 9 F Schleuse eingeführt werden konnte. Mit diesem Verfahren wurden in Zürich und Frankfurt 1977 die ersten 6 therapeutischen Koronardilatationen durchgeführt. Vorversuche waren mit diesem Verfahren an Koronararterien im Tierversuch und an peripheren Arterien und Nierenarterien am Menschen sowie intraoperativ im Rahmen aortokoronarer Bypassoperationen in San Francisco und Zürich durchgeführt worden. Nach den ersten vielversprechenden Publikationen, insbesondere auch den Ergebnissen des frühzeitig eingerichteten internationalen Registers des National Heart, Lung, and Blood Institute (NHLBI), fand die Koronardilatation nach der von Simpson eingeführten „over-the-wire-Technik" seit 1984 weltweit eine außerordentliche Verbreitung. Derzeit werden in den USA jährlich mehr als 300.000 und in Deutschland 60.000 PTCA-Eingriffe durchgeführt. Damit hat die Zahl der Koronardilatationen die der aortokororaren Bypassoperationen inzwischen deutlich übertroffen, nachdem 1980 das Verhältnis noch etwa 1:10, 1984 1:3 und 1989 1:1 betragen hatte.

Mit der Zahl der durchgeführten Koronardilatationen hat auch die Zahl der Publikationen auf ein kaum noch überschaubares Maß zugenommen, so daß diese Übersicht in der gebotenen Kürze nur auf wenige ausgewählte Aspekte der Koronardilatation näher eingehen kann. Diese sind die Besonderheiten der PTCA chronischer Koronarverschlüsse, die bisher bekannten Ergebnisse der derzeit durchgeführten randomisierten Untersuchungen zum Vergleich der PTCA mit einer medikamentösen oder operativen Therapie, die Bedeutung der PTCA in der Behandlung des akuten Myokardinfarktes und exemplarisch der klinische Stellenwert zweier neuerer interventioneller Verfahren, der Stentimplantation und der gerichteten Atherektomie. Einleitend sollen jedoch zunächst die Technik der konventionellen PTCA sowie deren akute und mittelfristige Ergebnisse zusammengefaßt werden.

Technik, Ergebnisse und Indikationen der PTCA von Koronarstenosen

Prämedikation

Vor Beginn der PTCA ist zur Vermeidung thrombotischer Komplikationen eine Hemmung der Thrombozytenaggregation erforderlich. Diese erfolgt üblicherweise durch die orale Gabe von Acetylsalicylsäure (500 mg/die bei Patienten, die nicht bereits unter einer Dauermedikation mit Acetylsalicylsäure stehen), beginnend zumindest einen Tag vor dem Eingriff [164]. Alternativ hat sich die Gabe von Ticlopidin als wirksam erwiesen [212]. Die Resultate einer kürzlich publizierten Studie sprechen dafür, daß bei Patienten mit erhöhtem Risiko für einen plötzlichen Gefäßverschluß im Rahmen einer PTCA, insbesondere bei Patienten mit instabiler Angina oder frischem Myokardinfarkt, die zusätzliche Gabe eines Glykoprotein-IIb/IIIa-Rezeptor-Antikörpers die Rate thrombotischer Komplikationen weiter reduziert, allerdings zu Lasten einer erhöhten Zahl von Blutungskomplikationen [184]. Ähnliche Ergebnisse erbrachte eine randomisierte Pilotstudie für die Applikation von Hirudin im Vergleich zu Heparin [200]. In der klinischen Praxis erfolgt gegenwärtig zusätzlich zur Thrombozytenaggregation bei Patienten mit instabiler Angina pectoris schon vor der PTCA, bei allen übrigen Patienten mit Beginn des Eingriffs, eine systemische Antikoagulation mit Heparin. Vor und während des Eingriffs ist darüber hinaus die orale oder systemische Gabe von Nitraten oder Calciumantagonisten zur Prophylaxe von Koronarspasmen ratsam.

Technik der Ballondilatation

Der arterielle Zugang erfolgt in der Regel über die A. femoralis nach Punktion unterhalb des Leistenbands. Alternativ ist auch ein Vorgehen über die rechte oder linke A. brachialis möglich, wobei hier die operative Präparation der Arterie mit Gefäßnaht nach Beendigung des Eingriffs einer Punktion vorzuziehen ist, da für die PTCA üblicherweise weitlumigere Katheter (meist 8 F Katheter, die auch Notfallinterventionen ermöglichen, z. B. eine Stentimplantation) als bei der diagnostischen Koronarangiographie zur Anwendung kommen. Falls die diagnostische Koronarangiographie mehr als vier Wochen zurückliegt, empfiehlt sich eine nochmalige angiographische Darstellung des Kranzgefäßsystems und ggf. der Bypass-Grafts, um sich über die gegenwärtige Situation Klarheit zu verschaffen.

Das Ostium der interventionsbedürftigen Koronararterie wird mit einem Führungskatheter sondiert. Führungskatheter bieten beim Plazieren des Ballonkatheters mit ihrer vergleichsweise geringen Flexibilität einen besseren Rückhalt als die weicheren diagnostischen Herzkatheter und ermöglichen auf Grund ihres relativ weiten Innenlumens eine kontrastreiche Darstellung der sondierten Koronararterie auch bei liegendem Ballonkatheter. Nach angiographischer Darstellung des stenosierten Segments in zumindest 2 Ebenen wird über den Führungskatheter ein flexibler Führungsdraht von 0,010–0,018 (üblicherweise 0,014) Zoll Durchmesser durch die Stenose in das periphere Segment vorgeschoben. Anschließend wird ein Ballonkatheter über den Draht bis zur Stenose geführt und der Ballon mit einem Druck von 4–12 bar vollständig entfaltet, so daß die durch die Stenose hervorgerufene Kerbe im Ballon verschwindet. Im Einzelfall können hierzu auch höhere Drücke erforderlich sein. Die Ballonentfaltung erfolgt über etwa 45–120 s und wird meist durch zunehmende pectanginöse Beschwerden des Patienten, das Ausmaß der ST-Streckensenkung bzw. -hebung oder Rhythmusstörungen limitiert. Ist die Stenose beseitigt, werden nacheinander Ballonkatheter und Draht entfernt und nach nochmaliger angiographischer Bestätigung des Dilatationserfolges die Untersuchung beendet. Die in der A. femoralis belassene Schleuse wird nach Abklingen der systemischen Antikoagulation etwa 4 h nach dem Eingriff entfernt und die Punktionsstelle mit einem Druckverband oder einem Kollagenpfropf versorgt. Bei Bedarf kann die Schleuse auch für 24 h verbleiben, so daß bei unklarem Dilatationsergebnis oder Verdacht auf einen akuten Verschluß unverzüglich eine erneute angiographische Darstellung und ggf. eine nochmalige PTCA erfolgen kann.

Ballonkatheter

Bei der Koronardilatation kommen heute drei verschiedene Techniken zur Anwendung. Die Langdrahttechnik verwendet einen 3 m langen Koronardraht, über den in ganzer Länge ein zweilumiger Ballonkatheter geführt wird. Bei der Monorail-Technik werden nur die proximalen 20–30 cm des Ballonkatheters über einen vergleichsweise kurzen Koronardraht geführt. Der Schaft des Ballonkatheters ist bis auf den proximalen Anteil einlumig. Die Monorail-Technik erlaubt ein Vorschieben des Ballonkatheters weitgehend ohne Durchleuchtungskontrolle. Darüber hinaus kann das System durch einen einzelnen Untersucher einfacher gehandhabt werden als ein Langdrahtsystem. Dagegen ist die Schubkraft des Ballonkatheters bei der Langdrahttechnik etwas besser, da es bei hohem Widerstand in der Stenose zu einer geringeren Stauchung des Ballonkatheters im Führungskatheter kommt. Während Langdraht- und Monorail-Technik ein Auswechseln des Ballonkatheters bei in Position verbleibendem Koronardraht ermöglichen, so daß die Stenose nicht erneut mit dem Draht sondiert werden muß, verwenden die sog. „fixed-wire"-Systeme einen Ballonkatheter mit einem integrierten, 1,5–2 cm langen und von außen steuerbaren Draht an der Spitze. Dieses System wird ohne vorherige Sondierung der Stenose mit einem Koronardraht direkt plaziert, so daß sich die Durchleuchtungszeit noch weiter reduziert. Ein weiterer Vorteil dieses Systems ist das konstruktionsbedingt mögliche besonders niedrige Profil des Katheters. Ein wesentlicher Nachteil des Systems ist jedoch, daß es im Falle eines unzureichenden Dilatationserfolgs komplett ausgewechselt und die Stenose erneut sondiert werden muß, was insbesondere bei einer ausgedehnten Dissektion oder einem Gefäßverschluß ungünstig ist. Ballonkatheter gibt es mit Ballondurchmessern zwischen 1,5–4,0 mm und Ballonlängen von 1–4 cm. In Abhängigkeit vom Material des Ballons ist dieser dehnbar („compliant"), so daß mit zunehmendem Druck der Ballondurchmesser etwas zunimmt, oder nicht dehnbar, so daß auch bei hohen Drücken der Ballondurchmesser weitgehend konstant bleibt.

Akutresultate der Ballondilatation

Als Akuterfolg der PTCA wird die Reduktion des Stenosedurchmessers auf weniger als 50% ohne schwere Akutkomplikationen wie Tod, Myokardinfarkt oder die Notwendigkeit einer notfallmäßigen koronaren Bypassoperation definiert. Nach dieser Definition wird bei der PTCA von Stenosen heute ein Dilatationserfolg in mehr als 90% der Fälle erzielt [34, 65, 126]. In etwa einem Drittel der Fälle wird nach der Ballonentfaltung eine Dissektion im stenosierten Segment erkennbar. Insbesondere eine große Dissektion kann mechanisch oder über die Bildung eines intraluminalen Thrombus zu einem akuten Koronarverschluß führen, in der Regel bereits während oder unmittelbar nach der PTCA. Die Dissektion mit akutem Koronarverschluß ist damit eine wesentliche Ursache für schwere akute Komplikationen der PTCA, die in etwa 3% der Fälle auftreten. Die Mortalität betrug in den meisten großen aktuellen Serien 0,3–0,6% [65, 66, 81, 140], z. T. aber auch mehr [147]. Die Rate von Myokardinfarkten liegt zwischen 1% und 2% und die Rate notfallmäßiger koronarer Bypassoperationen zwischen 0,3% und 1,7% [65, 66, 140]. Auch hier werden in einzelnen größeren Erhebungen höhere Raten von 2–3% für die notfallmäßige Bypassoperation angegeben [81, 147]. Ryan et al. haben in den Richtlinien zur Koronarangioplastik der American Heart Association und des American College of Cardiology eine Fülle von Faktoren zusammengestellt, die die Akuterfolgs- und Komplikationsrate beeinflussen [158]. Hierzu zählen die Stenosemorphologie, die in der z. T. kritisierten [124], inzwischen aber üblichen Klassifizierung nach Typ A–C ihren Niederschlag gefunden hat (s. Übersicht), sowie patientenabhängige Faktoren wie Alter, Geschlecht, kardiale und nicht kardiale Begleiterkrankungen, linksventrikuläre Funktion, Schwere der koronaren Herzerkrankung und klinische Präsentation (stabile oder instabile Angina pectoris, akuter Myokardinfarkt). Ein erhöhtes Dilatationsrisiko haben ältere Patienten, Frauen, Patienten mit Diabetes mellitus, Mehrgefäßerkrankung, reduzierter linksventrikulärer Funktion, instabiler Angina pectoris oder Zustand unmittelbar nach einer systemischen Lysetherapie. Erwartungsgemäß hängt die Komplikationsrate nicht zuletzt auch von der Erfahrung des Untersuchers ab, gemessen an der Zahl der jährlich durchgeführten Eingriffe [87, 147].

Übersicht: Klassifizierung von Koronarstenosen nach Ryan et al. [158]

Typ A
- Kurzstreckige Stenose (< 10 mm)
- Konzentrische Stenose
- Stenose einfach zu erreichen
- Stenose in einem nicht abgewinkelten Segment (< 45°)
- Glatte Kontur der Stenose
- Keine oder unbedeutende Verkalkung in der Stenose
- Kein kompletter Verschluß
- Keine Ostiumstenose
- Kein Abgang eines größeren Seitenasts im stenosierten Segment
- Kein Thrombus in der Stenose

Typ B
- Tubuläre Stenose (10–20 mm)
- Exzentrische Stenose
- Mäßiggradiges Kinking proximal der Stenose
- Mäßiggradige Biegung im stenosierten Segment (> 45°, < 90°)
- Unregelmäßige Kontur der Stenose
- Mäßiggradige bis schwere Verkalkung der Stenose
- Kompletter Verschluß nicht älter als 3 Monate
- Ostiumstenose
- Bifurkationsstenose, die PTCA in Doppeldrahttechnik erfordert
- Thrombus in der Stenose

Typ C
- Diffuse Stenose (> 20 mm)
- Ausgeprägtes Kinking proximal der Stenose
- Starke Biegung im stenosierten Segment (> 90°)
- Verschluß älter als 3 Monate und/oder Brückenkollateralen
- Größerer Seitenast, der im stenosierten Segment abgeht und nicht mittels Doppeldrahttechnik geschützt werden kann
- Stenosen in degenerierten Venengrafts

Vorgehen bei Akutkomplikationen

Kommt es während einer PTCA zu einer Dissektion mit Flußbehinderung, kann zunächst versucht werden, das Dissekat mit einer weiteren möglichst langen Ballondilatation mit einem Standardballon anzulegen. Gelingt dies z. B. wegen starker pectanginöser Beschwerden des Patienten nicht, wird in der Regel zunächst ein Perfusionskatheter eingewechselt und das dissezierte Segment über 5–15 min dilatiert. Der Perfusionskatheter besitzt Seitenlöcher vor und nach dem Ballon, so daß nach Zurückziehen des Koronardrahts und Zurückziehen des Führungskatheters aus dem Koronarostium das poststenotische Segment durch das Lumen des Perfusionskatheters perfundiert wird. In der Mehrzahl der Fälle gelingt mit diesem Kathetersystem ein Anlegen des Dissekats. Kommt es allerdings unmittelbar oder während der Nachbeobachtung im Katheterlabor erneut zu einer Flußbehinderung, muß die Implantation eines Stents und alternativ oder zusätzlich eine umgehende aortokoronare Bypassoperation erwogen werden (s. u.). Eine operative Revaskularisierung ist insbesondere bei einem großen Versorgungsgebiet distal der Stenose und bei Vorliegen mehrerer hämodynamisch wirksamer Stenosen sinnvoll. Die Resultate der notfallmäßigen Bypassoperation hängen entscheidend von der Ischämiedauer und der linksventrikulären Funktion des Patienten bei Verlegung in den Operationssaal ab [104]. Im Einzelfall ist daher präoperativ die erneute Plazierung eines Perfusionskatheters oder einer intraaortalen Ballonpumpe sinnvoll, auch wenn an einer kleinen Fallzahl die notfallmäßige operative Revaskularisierung bei liegendem Perfusionskatheter keine signifikante Reduktion der Akutkomplikationen erbrachte [18]. Die Komplikationsrate und die Operationsmortalität sind bei der notfallmäßigen koronaren Bypassoperation höher als bei elektiver Revaskularisierung [15, 18, 56, 67], die Langzeitergebnisse nach Entlassung aus dem Krankenhaus scheinen jedoch nicht ungünstiger zu sein [91, 178].

Restenosen

Bei etwa einem Drittel aller akut erfolgreich dilatierten Patienten kommt es innerhalb von 1–6 Monaten zu einer hämodynamisch wirksamen Wiederverengung im dilatierten Segment. Restenosen, die erst nach Ablauf von 6 Monaten auftreten, sind ausgesprochen selten [51, 107, 127]. Ursache für die Entwicklung von Restenosen sind z. T. frühzeitig zu beobachtende elastische Rückstellkräfte des überdehnten Gefäßes, vorwiegend aber die verzögert eintretende Reaktion der durch die Ballondilatation mechanisch traumatisierten Gefäßwand. An Endotheldefekten und Verletzungen der Media kommt es zur Aggregation von Thrombozyten und thrombotischen Auflagerungen. Hierdurch wird eine Organisation des Thrombus und über die Freisetzung von Wachstumsfaktoren eine verstärkte Proliferation glatter Muskelzellen mit vermehrter Bildung extrazellulärer Matrix ausgelöst. Daraus resultiert eine Wiederverengung des Gefäßlumens. Neuere intravaskuläre Ultraschalluntersuchungen deuten darauf hin, daß neben dieser Intimahyperplasie auch eine Veränderung der Gefäßgeometrie als Antwort auf die Ballondilatation ("remodeling") wesentlich zur Restenosierung beiträgt [120]. Die Entwicklung einer Restenosierung ist kein diskreter Prozeß, der bei einem Teil Patienten auftritt und bei einem anderen Teil nicht, sondern ein reparativer Vorgang, dessen Ausprägung etwa einer Normalverteilung entspricht: Bei einigen Patienten kommt es im Verlauf zu einer weiteren Zunahme des Gefäßlumens, bei der Mehrzahl der Patienten zu keiner wesentlichen Lumenänderung und bei einigen Patienten zu einer signifikanten Restenosierung bis hin zu einem kompletten Gefäßverschluß [141]. Begünstigt wird die Entwicklung einer hämodynamisch wirksamen Restenose durch patientenbezogene Faktoren wie Übergewicht, Diabetes mellitus oder instabile Angina zum Zeitpunkt der PTCA und durch morphologische Faktoren der Stenose wie kompletter Verschluß, langstreckige, exzentrische oder hochgradige Stenosen, Stenose in einem Venengraft, unzureichendes Dilatationsresultat, intrakoronarer Thrombus oder ausgedehnte Dissektion nach PTCA [142, 154, 197].

Versuche, die Entwicklung einer Restenose durch medikamentöse Interventionen zu beeinflussen, waren bisher weitgehend erfolglos [72]. Ein gewisser positiver Effekt zeichnet sich möglicherweise für Omega-3-Fettsäuren und für Calciumantagonisten ab. Zwar sind die Ergebnisse der hierzu bisher vorliegenden vergleichenden Studien widersprüchlich, Metaanalysen konnten jedoch für diese Substanzgruppen im Gegensatz zu anderen Pharmaka inklusive der Acetylsalicylsäure eine Reduktion der Rezidivrate darstellen [75, 76]. Für Trapidil, ein Inhibitor des plättchenabhängigen Wachstumsfaktors PDGF, konnte in einer multizentrischen randomisierten Studie an 254 Patienten eine signifikante Reduktion der Rezidivrate auf 24% vs. 40% nach Plazebo beobachtet werden [185]. Diese Studie wurde allerdings wegen der fehlenden quantitativen digitalen Stenoseausmessung und wegen relativ vieler Protokollverletzungen kritisiert. Für den bereits erwähnten Antikörper gegen das Plättchenglykoprotein IIb/IIIa wurde nach Applikation eines Bolus vor sowie einer Infusion über 12 Stunden nach der PTCA eine signifikante Reduktion klinischer Ereignisse in den folgenden 6 Monaten nachgewiesen, wahrscheinlich bedingt durch eine geringere Zahl hämodynamisch bedeutsamer Rezidive nach dieser medikamentösen Intervention [191]. Weitere, derzeit noch experimentelle Ansätze sind die lokale Applikation von Pharmaka im dilatierten Segment über einen perforierten Ballon oder einen mit Pharmaka präparierten Stent sowie Methoden des Gentransfers. Ein anderer, mechanischer Ansatzpunkt für die Reduktion der Rezidivrate ist möglicherweise die Verwendung neuerer interventioneller Techniken, die entweder ein günstigeres Akutresultat mit einer geringeren Residualstenose oder eine geringere elastische Wiederverengung als eine konventionelle PTCA aufweisen (z. B. die gerichtete Atherektomie oder die elektive Stentimplantation, s. u.) oder ein geringeres lokales Trauma erzielen sollen (z. B. der "cutting balloon").

Klinisch werden Patienten mit einer hämodynamisch wirksamen Restenose meist durch eine erneute pektanginöse Symptomatik auffällig, sofern auch vor der PTCA Symptome bestanden. Hochgradige Restenosen lassen sich mit nicht invasiven Untersuchungstechniken nicht definitiv, aber mit einer für klinische Belange ausreichenden Sicherheit ausschließen: In einer von Hillegass et al. vorgelegten Übersicht betrug der negative prädiktive Wert des Belastungs-EKGs im Mittel 75 %, der des Radionuklidventrikulogramms 85 % und der des Myokardszintigramms 81 % [75]. Bei vor der PTCA symptomatischen und zum Zeitpunkt der Nachuntersuchung asymptomatischen Patienten beträgt der negative prädiktive Wert des Belastungs-EKGs nahezu 90 % [95, 110]. Besteht auf Grund der Klinik oder der nichtinvasiven Befunde der Verdacht auf eine Restenose, ist eine angiographische Kontrolle in Dilatationsbereitschaft indiziert. Bestätigt sich das Rezidiv, sollte eine erneute PTCA erfolgen. Die Akuterfolgsrate der Redilatation ist höher und die Rate schwerer Akutkomplikationen geringer als die des Ersteingriffs [165]. Im eigenen Patientengut betrug die Rate schwerer Akutkomplikationen zwischen 1988 und 1990 bei 1362 Ersteingriffen 1,5 % (Myokardinfarkt), 0,9 % (Not-OP) und 0,7 % (Tod). Bei 545 Redilatationen im gleichen Zeitraum war die Infarktrate 0,9 %, die Rate notfallmäßiger Bypassoperationen 0,4 % und die Letalität ebenfalls 0,4 %. Insgesamt kann durch eine oder mehrere Dilatationen bei 90 % aller akut erfolgreich dilatierten Patienten ein anhaltender Dilatationserfolg erzielt werden [54, 93, 165]. Die langfristige Prognose von Patienten mit erfolgreich redilatierter Restenose unterscheidet sich nicht von der von Patienten ohne Rezidiv [28, 202, 208]. Besteht auf Grund der Symptomatik und der nicht invasiven Befunde kein Verdacht auf ein Rezidiv, ist die langfristige Prognose ebenfalls ausgezeichnet, so daß bei dieser Konstellation in der Regel auf eine Kontrollangiographie verzichtet werden kann [73].

Langzeitergebnisse

Bei Patienten mit koronarer Eingefäßerkrankung betrug die jährliche kardiale Mortalität nach PTCA zwischen 0,2 und 1,0 %, die jährliche Infarktrate zwischen 1,0 und 2,4 %, die Rate operativer Revaskularisierungen innerhalb von 3–9 Jahren nach erfolgreicher PTCA 1–17 % und die Rate von Redilatationen im gleichen Zeitraum 12–26 %, von denen die meisten bereits innerhalb des ersten Jahres nach PTCA durchgeführt wurden [11, 19, 43, 58, 69, 96, 109, 155, 177, 206, 207]. Bei Patienten mit Mehrgefäßerkrankung lag die jährliche Mortalität zwischen 1,0 und 2,7 % und die jährliche Infarktrate zwischen 0,5 und 3,5 %. Innerhalb von 2–7 Jahren wurden 6–33 % der Patienten operativ revaskularisiert und zwischen 10 % und mehr als 30 % erneut dilatiert [7, 22, 27, 30, 36, 38, 42, 50, 58, 71, 79, 112, 130, 139, 160, 201, 203, 207, 214] (s. Abb. 1). Die langfristige Prognose ist abhängig vom Alter des Patienten, von der Anzahl der erkrankten Koronararterien und der linksventrikulären Funktion. Prognostisch ungünstige Faktoren sind ein Diabetes mellitus, arterielle Hypertonie, eine schwere pektanginöse Symptomatik und eine niedrige Belastbarkeit des Patienten, nicht jedoch weibliches Geschlecht [90, 119, 211]. Die Prognose nicht erfolgreich dilatierter und konservativ weiterbehandelter Patienten ist zumindest in der Tendenz ungünstiger als die erfolgreich dilatierter oder nach erfolgloser PTCA operativ revaskularisierter Patienten [70, 96, 193]. Unklar ist bisher, ob hinsichtlich der Langzeitprognose bei Patienten mit Mehrgefäßerkrankung eine Dilatation aller hochgradigen Stenoden, also eine komplette Revaskularisierung, gegenüber einer alleinigen Dilatation der für die Symptomatik in erster Linie verantwortlichen Stenose ("culprit lesion") vorteilhaft ist. Da anders als bei der koronaren Bypassoperation im Falle der PTCA für die komplette Revaskularisierung bis-

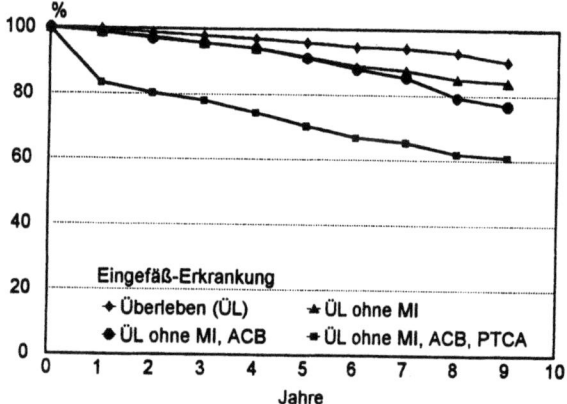
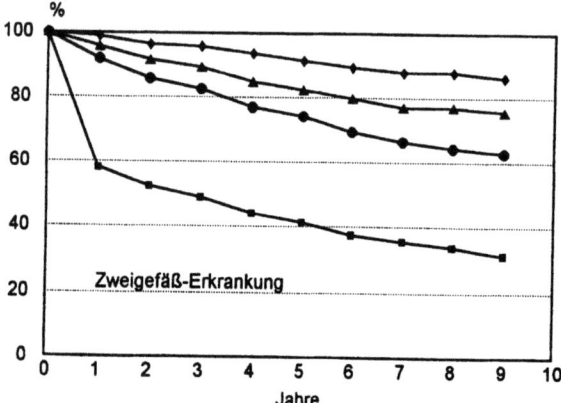
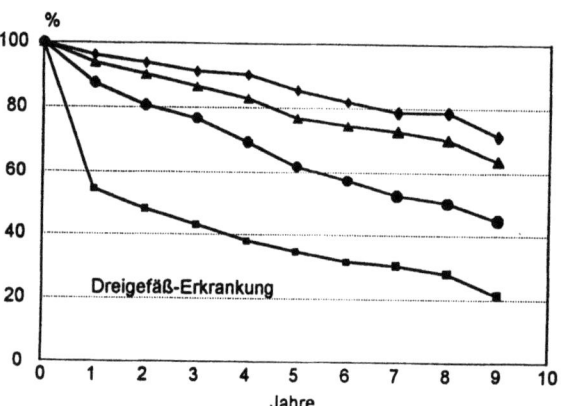

Abb. 1. Klinischer Langzeitverlauf nach akut erfolgreicher PTCA bei 648 Patienten mit Eingefäßerkrankung (*oben*, PTCA 1978–85), 516 Patienten mit Zweigefäßerkrankung (*Mitte*, PTCA 1977–90) und 258 Patienten mit Dreigefäßerkrankung (*unten*, PTCA 1977–90). Es werden jeweils angegeben: Die Überlebenswahrscheinlichkeit (*ÜL, Raute*), die Wahrscheinlichkeit, ohne Myokardinfarkt (*MI*) zu überleben (*Dreieck*), die Wahrscheinlichkeit, ohne Myokardinfarkt oder koronare Bypassoperation (*ACB*) zu überleben (*Punkt*) und die Wahrscheinlichkeit, ohne Myokardinfarkt, Operation oder Re-PTCA zu überleben (*Rechteck*).

her keine klare Überlegenheit demonstriert werden konnte, erscheint es gerechtfertigt, zunächst nur eine hochgradige Stenose zu dilatieren und die Dilatation weiterer Stenosen von dem erzielten Resultat hinsichtlich der kardialen Symptomatik und des Ischämienachweises abhängig zu machen.

Die Rate von Myokardinfarkten und die Notwendigkeit von Reinterventionen ist innerhalb von 2–3 Jahren nach PTCA bei einer instabilen Angina pectoris höher als nach PTCA bei einer stabilen Symptomatik [99, 155]. Für Patienten mit einem nicht transmuralen Myokardinfarkt konnte gezeigt werden, daß die Langzeitprognose nach erfolgreicher PTCA der nach einer operativen Revaskularisierung entsprach, während die Patienten mit erfolgloser PTCA und konservativem Procedere eine deutlich ungünstigere Prognose aufwiesen [106].

Vergleichsweise ungünstig ist die Langzeitprognose nach PTCA für Patienten mit deutlich reduzierter linksventrikulärer Funktion (EF < 40 %). Die Vierjahresmortalität betrug für diese Patienten zwischen 13 % und 43 % [14, 46, 80, 108, 113, 123, 128, 166, 172] (s. Tabelle 1). Besonders ungünstig scheint die Langzeitprognose bei herzinsuffizienten Patienten zu sein, wenn durch die PTCA keine vollständige Revaskularisierung erzielt wird [128, 172].

Patienten, die sich nach einer koronaren Bypassoperation mit erneuten pectanginösen Symptomen vorstellen, haben häufig eine fortgeschrittene Koronarsklerose mit verschlossenen oder stenosierten Venengrafts. Es überrascht daher nicht, daß bei diesen Patienten die Langzeitprognose nach PTCA einer nativen Koronarstenose oder einer Graftstenose ebenfalls vergleichsweise ungünstig ist: Die Fünfjahresmortalität beträgt 11–26 %, die Infarktrate im gleichen Zeitraum bis zu 20 %, die Rate von Reoperationen bis zu 24 % und von Redilatationen bis zu 34 % [37, 138, 179, 205]. Eine eigene Untersuchung zeigte eine signifikant schlechtere Langzeitprognose nach PTCA bei voroperierten Patienten im Vergleich zu nicht voroperierten Patienten mit Mehrgefäßerkrankung [92].

Tabelle 1. Langzeitergebnisse der PTCA bei Patienten mit schwerer linksventrikulärer Dysfunktion

Erstautor	Patienten rekrutiert	Follow-up (Jahre)	Patienten (n)	Zustand nach Myokardinfarkt (%)	Mortalität (%)	Myokardinfarkt (%)	rePTCA (%)	Aortokoronare Bypassoperation (%)
Hibbard [74]	1982–89	2	45	100	56	18		33
Kohli [108]	1985–87	2	61	61	>26	6	16[a]	4[a]
Reynen [143]	1987–92	2	42	>83	>19		22	2
Lee [113]	1982–85	3	69	100			17	26
Serota [166]	1983–89	4	73	85	43	>4	>4	>7
Beurrier [14]	1982–92	4	90	96	21			
Holmes [80]	1985–86	4	244	85	13	10		>10
Eltchianoff [46]	1983–89	4	343	85	24	5	14	9
Stevens [172]	1980–89	4	704	84	36	>10	>27	>17

[a] nach erfolgreicher PTCA (n=55)

Langfristige Prognose nach PTCA im Vergleich zur Prognose nach medikamentöser Therapie oder aortokoronarer Bypassoperation

Zum Vergleich der langfristigen Prognose nach PTCA mit der nach medikamentöser oder operativer Therapie liegen inzwischen eine Reihe vergleichender Untersuchungen sowie erste Resultate mehrerer randomisierter Studien vor. Dabei fällt auf, daß bisher deutlich weniger Studien die PTCA mit der medikamentösen Therapie vergleichen (Tabelle 2) als mit der aortokoronaren Bypassoperation (Tabelle 3). Dieses Mißverhältnis kann z. T. darauf zurückgeführt werden, daß Patienten, bei denen nach einer Koronarangiographie keine invasive Therapie erfolgt, meist außerhalb akademischer Zentren nachbetreut werden, so daß sie als Vergleichsgruppe nicht so unmittelbar zur Verfügung stehen wie operativ revaskularisierte Patienten. Ein weiterer Grund ist vermutlich auch ein gewisser "bias towards action" bei Ärzten und Patienten, bedingt durch die eindrucksvollen Akutresultate der PTCA und der koronaren Bypassoperation, die im Vergleich zu einer medikamentösen Therapie deutlich häufiger zu einer unmittelbaren symptomatischen und funktionellen Besserung führen. Es erscheint daher meist problematisch, den wenig invasiven Eingriff der PTCA Patienten mit pektanginösen Symptomen oder Ischämiezeichen zugunsten einer medikamentösen Therapie vorzuenthalten.

Ellis et al. [43] verglichen die Langzeitprognose von 627 dilatierten Patienten mit Ein- oder Zweigefäßerkrankung und Beteiligung des RIA mit der einer „historischen" Serie von 865 vergleichbaren Patienten mit medikamentöser Therapie aus dem CASS-Register. Die Fünfjahresmortalität und Fünfjahresinfarktrate unterschied sich zwischen beiden Gruppen nicht, die Rate asymptomatischer Patienten war aber nach PTCA mit 61% deutlich höher als nach medikamentöser Therapie mit lediglich 14%. Eine jüngst publizierte prospektive, nicht randomisierte Untersuchung verglich die Mortalität nach PTCA (n = 2626) mit der nach medikamentöser Therapie (n = 3557) oder aortokoronarer Bypassoperation (n = 3080) [115]. Hierbei zeigte sich ein Trend zugunsten einer niedrigeren Fünfjahresmortalität nach PTCA im Vergleich zur medikamentösen Therapie, der jedoch in keiner der untersuchten Untergruppen signifikant war, während sich für die operativ revaskularisierten Patienten mit schwerer Zweigefäßerkrankung und mit Dreigefäßerkran-

Tabelle 2. Langzeitprognose nach PTCA versus medikamentöser Therapie (MED)

Erstautor	Patienten rekrutiert	Follow-up (Jahre)	Patienten (n)		Mortalität (%)		Myokardinfarkt (%)		rePTCA/PTCA (%)		Aortokoronare Bypassoperation (%)	
			PTCA	MED	PTCA	MED	PTCA	MED	PTCA	MED	PTCA	MED
Nicht gematchte Gruppen												
Ellis [43]	1975–79/											
	1981–83	5	627	865	5	7						
Mark [115] Eingefäßerkrankung	1984–90	5	1693	2919	5	6						
Zweigefäßerkrankung	1984–90	5	835	2568	9	14	12	10	20		19	16
Dreigefäßerkrankung	1984–90	5	260	2637	19	28						
Randomisierte Studien												
ACME, Eingefäßerkrankung [137]	1987–90	0,5	105	107	–	1	5	3	16	10	7	–
ACME, Zweigefäßerkrankung [49]	1987–90	0,5	51	50	–	2	2	2	20	14	6	2
Sievers [169]	k.A.	2	42	44	1	–	10	4	14	18	5	7
Hueb [82]	k.A.	2	52	52	2				k.A.	4	15	4

kung eine signifikante Verbesserung der Mortalität gegenüber der medikamentösen Gruppe wie auch gegenüber der dilatierten Gruppe ergab. Die bisher vorliegenden randomisierten Untersuchungen zum Vergleich der PTCA mit einer medikamentösen Therapie sind die ACME-Studie (Angioplasty Compared to Medicine [49, 52, 137]) und die von Sievers et al. [169] und Hueb et al. [82] als Abstract publizierten Studien. Unterschiede in der Mortalität oder Infarktrate zeigten sich in diesen Studien nicht, allerdings war angesichts der kleinen Fallzahlen und kurzen Nachbeobachtungszeit die Aussagekraft diesbezüglich eingeschränkt. Von den zunächst medikamentös behandelten Patienten wurden innerhalb von 2–3 Jahren 8–40% dilatiert oder operiert. Ein signifikanter Unterschied in der kardialen Symptomatik zwischen initial dilatierten und initial medikamentös behandelten Patienten fand sich zum Zeitpunkt der Nachuntersuchung lediglich in der Studie, in der von den Patienten der initial medikamentös behandelten Gruppe die wenigsten im langfristigen Verlauf einer Revaskularisierung unterzogen worden waren [82]. Allerdings konnte eine deutliche und über 3 Jahre anhaltende Besserung der Belastbarkeit nach PTCA demonstriert werden.

Die zum Vergleich der PTCA mit der koronaren Bypassoperation vorliegenden nicht randomisierten Studien [2, 13, 17, 26, 31, 47, 62, 78, 94, 100, 109, 111, 115, 118, 123, 125, 128, 163, 181, 196, 209] haben eindeutig belegt, daß die Zahl späterer Reinterventionen nach einer Bypassoperation deutlich niedriger liegt als nach einer PTCA. Nach einer Bypassoperation wurden innerhalb von 10 Jahren 0–2% der Patienten reoperiert und 0–10% dilatiert; nach einer PTCA wurden im gleichen Zeitraum 11–34% der Patienten operativ revaskularisiert[1] und 12–35% redilatiert. Die Studien mit kürzerer Nachbeobachtungsdauer erbrachten darüber hinaus in den ersten 3 Jahren für die operierten Patienten einen signifikant höheren Anteil asymptomatischer Patienten [13, 47, 78, 196]. Im weiteren Verlauf scheint sich dieser Unterschied jedoch zu verringern [2, 109, 111, 209]. Hinsichtlich der langfristigen Mortalität und Infarktrate konnte keine wesentliche Differenz zwischen beiden Behandlungsverfahren nachgewiesen werden, insbesondere auch nicht bei älteren Patienten (> 75 Jahre) [17, 100, 118] oder voroperierten Patienten [101] und ebensowenig in den

---

[1] Ausnahmen waren diesbezüglich die von Berreklow et al. [13] und Bonnier et al. [17] vorgelegten Studien, die die Rate von operativen Revaskularisierungen nach PTCA mit 4% im ersten Jahr bzw. 2% innerhalb von 10 Jahren angaben.

2.5 PTCA

Tabelle 3. Langfristige Prognose nach PTCA versus aortokoronarer Bypassoperation (ACB)

Erstautor	Patienten rekrutiert	Follow-up (Jahre)	Patienten (n) PTCA	Patienten (n) ACB	Mortalität (%) PTCA	Mortalität (%) ACB	Myokardinfarkt (%) PTCA	Myokardinfarkt (%) ACB	rePTCA/PTCA (%) PTCA	rePTCA/PTCA (%) ACB	ACB/reACB (%) PTCA	ACB/reACB (%) ACB
Nicht gematchte Gruppen												
Berreklouw [13]	1983–86	1	72	44	5	2	≥12	≥14	12	0	4	0
Finci [47]	1983–86	1	80	80	1	4			19	4	18	–
Terrien [181]	k.A.	1,5	62	45	40	18						
Schmid [163]	1985–88	2	151	40	7	23	10	13	17	0	12	0
Vacek [196]	1986–89	2	152	134	10	13	4	2	30	2	24	2
Metzger [118]	1988–92	2	62	46	11	11	5	11	11	0	18	0
Kaul [100]	k.A.	3	96	205	14	12						
Hamaguchi [62]	1990–92	3	178	72	5	3			49	6	7	0
Myler [125]	1986–87	5	76	85	8	14	5	5	19	3	11	2
Kramer [109]	1980–84	5	413	368	5	2	4	6	25	1	14	1
Akins [2]	1981–86	5	389	1000	4	8	12	6	≥20	4	12	1
Weintraub [209]	1984–85	5	415	454	7	11	13	8				
Mark [115] Eingefäßerkrankung	1984–90	5	1693	339	5	7				} 4	} 18	
Zweigefäßerkrankung	1984–90	5	835	1169	9	9						
Dreigefäßerkrankung	1984–90	5	260	1914	19	11						
Cameron [26]	1987–89	5,5	254	104	3	7	8	2	33	–		
Bonnier [17]	1980–87	10	93	81	8	9	4	2	12	9	2	–
Gematchte Gruppen												
Munger [123]	1981–88	2–9	166	166	29	26	k.A.	k.A.	k.A.	5	26	2
Hochberg [78]	1984	3	125	125	7	4	10	8	16	2	18	2
O'Keefe [128]	1985–88	5	100	100	34	24	≥20	<10	≥35	–	15	–
O'Keefe [131]	1987–88	5	195	195	37	35	23	6	≥32	≥7	≥17	≥6
Lafont [111]	1985–88	5	193	194	5	9	4	4	24	2	13	2
Dahiya [31]	1986–87	6	489	160	26	32						
Kadel [94]	1980–84	10	89	89	8	17	14	23	30	10	34	10
Randomisierte Studien												
ERACI [148]	1988–90	1	63	64	5	5	10	8	14	5	17	–
GABI [63]	1986–91	1	182	177	2	5	4	7	27	4	23	1
CABRI [145]	1988–92	1	541	513	4	2	3	3	20	7	20	1
Goy [55]	1989–93	2	68	66	4	2	12	3	15	5	16	2
Hueb [82]	k.A.	2	52	50	2	0	10	2	k.A.	0	15	k.A.
RITA [146]	1986–88	2,5	510	501	3	4	5	7	18	4	19	1
EAST [103]	1987–90	3	198	194	7	6	15	20	41	13	22	1

Studien, die als Vergleichsgruppe Patienten mit operativer Revaskularisierung unter Verwendung beider Aa. thoracicae internae herangezogen hatten [13, 47]. Hingegen zeigte sich bei Patienten mit reduzierter linksventrikulärer Funktion (EF < 40 %) eine höhere Mortalität nach PTCA als nach koronarer Bypassoperation [100, 123, 128].

Von den meisten der derzeit laufenden randomisierten Studien zum Vergleich der PTCA und koronaren Bypassoperation, weitgehend bei Patienten mit Mehrgefäßerkrankung, liegen bereits erste Ergebnisse vor. Diese Studien sind: GABI (German Angioplasty Bypass Surgery Investigation [63, 156]), RITA (Randomised Intervention Treatment of Angina [146]), ERACI (Argentine Randomized Trial of Percutaneous Transluminal Coronary Angioplasty Versus Coronary Artery Bypass Surgery in Multivessel Disease [148]), CABRI (Coronary Angioplasty Bypass Revascularization Investigation [145]), EAST (Emory Angioplasty Versus Surgery Trial [103]), die von Goy et al. vorgelegte Untersuchung zum Vergleich der PTCA und Bypassoperation unter Verwendung der A. thoracica interna bei isolierter Erkrankung des proximalen RIA [55] und die von Hueb et al. als Abstract veröffentlichte Untersuchung zum Vergleich der Behandlungsergebnisse der PTCA mit der einer Bypassoperation unter Verwendung der A. thoracica interna oder einer ausschließlich medikamentösen Therapie bei Patienten mit einer isolierten proximalen RIA-Stenose [82]. Die Akuterfolgsrate der Koronardilatation betrug 87 % (RITA), 88 % (EAST), 92 % (GABI, ERACI), 94 % (CABRI) bzw. 97 % (Goy). In GABI und CABRI wurden im Mittel 2 Segmente pro Patient dilatiert. Eine vollständige Revaskularisierung wurde bei 51 % (ERACI), 77 % (EAST) bzw. 88 % (GABI) der dilatierten Patienten erzielt. Von den zur Operation randomisierten Patienten wurden in GABI 37 %, in RITA 74 % und in ERACI 77 % unter Verwendung der A. thoracica interna revaskularisiert. Bei vergleichbarer Krankenhausmortalität zeigte sich in GABI und EAST eine signifikant höhere Rate periprozeduraler Infarkte bei den operierten Patienten mit 8 % bzw. 10 % versus 2 % bzw. 3 % nach PTCA. Bezüglich der langfristigen Mortalität und Infarktrate (1–3 Jahre) ergaben sich zwischen beiden randomisierten Gruppen in keiner der Studien relevante Differenzen, bei den dilatierten Patienten war jedoch die Rate späterer Reinterventionen deutlich höher als bei den Operierten. Hinsichtlich der kardialen Symptomatik ergaben sich zunächst Vorteile für die operativ revaskularisierten Patienten (RITA, EAST, ERACI, GABI, Goy et al., Hueb et al.), die sich im langfristigen Verlauf jedoch meist reduzierten (RITA, ERACI, GABI). Bezüglich der Belastbarkeit im Belastungs-EKG zeigten sich langfristig keine Differenzen zwischen operierten und dilatierten Patienten (RITA, EAST [219], GABI, Goy et al.), allerdings erbrachte das Belastungs-EKG bei dilatierten Patienten im Langzeitverlauf häufiger eine positive Ischämiereaktion (EAST). Nach diesen ersten Ergebnissen scheinen sich die Koronardilatation und die operative Revaskularisierung als weitgehend gleichwertige Verfahren zu erweisen in Fällen, in denen keine Kontraindikation gegen eines der Verfahren vorliegt. Dies dürfte allerdings im klinischen Alltag eher die Ausnahme als die Regel sein, wenn man berücksichtigt, daß in den genannten Studien nur ein kleiner Prozentsatz der erfaßten Patienten tatsächlich auch für die Studie in Frage kam und randomisiert wurde (GABI: 4 %, RITA: 5 %, EAST: 8 %, ERACI: 17 %).

Indikationen zur PTCA

Bei der Indikationsstellung zur PTCA müssen die Symptomatik, die funktionellen Befunde, die koronare Anatomie und Stenosemorphologie, die linksventrikuläre Funktion und der Allgemeinzustand des Patienten berücksichtigt werden [105]. Die im Folgenden vorgeschlagenen Indikationen sind in der Mehrzahl nicht durch Resultate randomisierter Studien abgesichert, da solche Studien weitgehend fehlen oder erst vorläufige Resultate vorliegen.

Symptomatik: Die klassische Indikation zur PTCA (Grüntzig, 1979) ist gegeben bei Patienten mit typischer Angina pectoris trotz medikamentöser Therapie [59]. Bei asymptomatischen Patienten ist eine PTCA nur indiziert, wenn zweifelsfrei elektrokardiographisch oder nuklearmedizinisch eine Ischämie objektivierbar ist und das von der Stenose abhängige Versorgungsgebiet klinisch relevant ist. Ohne Ischämienachweis ist bei asymptomatischen Patienten allenfalls die PTCA einer hochgradigen proximalen Stenose des RIA nach Myokardinfarkt aus prognostischen Gründen indiziert (s. u.). Bei einer instabilen pektanginösen Symptomatik sollte im Hinblick auf die Akutkomplikationen zunächst versucht werden, den Patienten medikamentös zu stabilisieren. Gelingt dies innerhalb von 1–2 Tagen nicht, ist eine dringliche PTCA indiziert.

Funktioneller Befund: In der Praxis erfolgt der Ischämienachweis üblicherweise mittels Belastungs-EKG oder Myokardszintigramm. Bei eindeutiger, im Belastungsversuch reproduzierbarer Symptomatik ist eine PTCA auch dann gerechtfertigt, wenn das Belastungs-EKG bezüglich einer Ischämiereaktion nicht eindeutig interpretierbar ist (z. B. unter Digitalisglykosiden oder nach einem Myokardinfarkt). Kann trotz Ausbelastung des Patienten weder ein Ischämienachweis geführt, noch eine pektanginöse Symptomatik reproduziert werden, ist eine PTCA nicht indiziert.

Koronare Anatomie und Morphologie: Eine PTCA ist nur bei Vorliegen von ein oder zwei (in Ausnahmefällen auch mehreren) dilatierbaren und hochgradigen, d. h. hämodynamisch wirksamen Stenosen indiziert. Eine „prophylaktische" Indikation zur Dilatation hämodynamisch unwirksamer Stenosen gibt es nicht [64, 83]. Die PTCA einer nicht durch zumindest einen funktionsfähigen Bypass überbrückten Stenose des linken Hauptstamms ist auf Grund des hohen Akutrisikos und schlechter Langzeitresultate [129] kontraindiziert und kommt allenfalls bei inoperablen Patienten unter Anwendung einer mechanischen linksventrikulären Unterstützung in Frage [168]. In vergleichbarer Weise ist auch die PTCA einer Stenose im letzten verbliebenen funktionsfähigen Gefäß (z. B. des proximalen RIA bei Verschluß des RCX und der RCA) beim operablen Patienten kontraindiziert. In allen übrigen Fällen muß eine Abwägung von Erfolgschancen, Nutzen und Risken der konservativen medikamentösen Therapie, der PTCA und der koronaren Bypassoperation erfolgen. Wenn eine für eine PTCA günstige Koronarmorphologie mit kurzstreckigen, proximalen Stenosen in nicht extrem gewundenen Gefäßen vorliegt, ist die Koronardilatation auch bei Vorliegen einer Dreigefäßerkrankung indiziert, wobei in dieser Situation meist ein mehrzeitiges Vorgehen gewählt wird. Erscheint eine vollständige Revaskularisierung nicht unbedingt erforderlich, ist eine primäre PTCA auch dann bei einer Mehrgefäßerkrankung gerechtfertigt, wenn nur die für die Symptomatik verantwortliche Stenose ("culprit lesion") dilatierbar ist. Ist bei Patienten mit Mehrgefäßerkrankung eine möglichst vollständige Revaskularisierung zwingend erforderlich, z. B. bei Patienten mit schwerer linksventrikulärer Dysfunktion, ist primär die Operationsindikation gegeben.

Die PTCA chronischer Kranzgefäßverschlüsse

Die PTCA chronischer Kranzgefäßverschlüsse unterscheidet sich in mehrerer Hinsicht von der hochgradiger Stenosen und soll daher gesondert betrachtet werden. Ein chronischer Koronarverschluß ist nicht nur bei Patienten mit einer Infarktanamnese ein häufiger Befund der diagnostischen Koronarangiographie [97]. Tritt der Verschluß langsam auf, bilden sich häufig orthograde oder retrograde Kollateralen, die angiographisch eine meist verzögerte Darstellung der Peripherie des verschlossenen Gefäßes ermöglichen und die Sauerstoffversorgung des abhängigen Myokards zumindest in Ruhe gewährleisten. Der Verschluß entspricht dann funktionell einer hochgradigen Stenose. In diesem Fall läßt sich oft im Belastungs-EKG oder nuklearmedizinisch ein Ischämienachweis führen. Größere Schwierigkeiten bereitet bei Vorliegen einer regionalen Hypo- oder Akinesie die Differenzierung noch vitalen, aber nicht kontrahierenden Myokards[2], welches von einer Revaskularisierung profitieren würde, von einer irreversiblen Myokardnekrose. Hier kann eine Positronemissionstomographie (PET) weitere diagnostische Klarheit erbringen, allerdings bei hohem Aufwand und hohen Kosten, so daß nicht zuletzt auch wegen der sehr begrenzten Verfügbarkeit dieses Verfahrens in der klinischen Praxis heute meist auf diese Maßnahme verzichtet werden muß. Wenn ein Ischämienachweis geführt werden kann oder mit einer pektanginösen Symptomatik ein begründeter Verdacht auf eine Ischämie vorliegt, kann der Versuch einer Rekanalisierung mittels PTCA gerechtfertigt sein.

Technik der Rekanalisation

Die PTCA eines chronischen Koronarverschlusses unterscheidet sich vom technischen Vorgehen zunächst nicht von dem bei einer hochgradigen Stenose. Über einen ausreichend stabil sitzenden Führungskatheter wird versucht, mit einem Koronardraht den Verschluß zu passieren. In der Regel finden hier festere und zum Teil stärkere (0,012–0,018

---
[2] "stunned myocardium" – länger andauernde Dysfunktion in Folge eines Reperfusionsschadens nach einer kurzfristigen schweren Ischämie, z. B. im Rahmen eines Myokardinfarktes; "hibernating myocardium" – chronische Dysfunktion bei chronischer schwerer Ischämie

Zoll) Drähte als bei der Dilatation von Stenosen Verwendung. Man hofft dabei, das meist thrombosierte letzte Lumen des Gefäßes als Ort der idealerweise geringsten Resistenz zu sondieren. Gelingt die Passage nicht, kann der Draht mit einem Ballonkatheter oder (weniger teuer im Falle eines Mißerfolgs) mit einem Rekanalisationskatheter [170], der bis zum Verschluß vorgeschoben wird, stabilisiert und zentriert werden. Alternativ oder im Falle eines Mißerfolgs kann die Passage des Verschlusses mit speziellen Techniken, wie dem ROTAC-System [98] oder dem Magnum-Draht [117], versucht werden. Gelingt die Passage des Verschlusses, erfolgt unabhängig vom bisher gewählten Verfahren eine konventionelle Dilatation mit einem üblichen Ballonkatheter. Im Einzelfall kann eine Vordehnung mit einem kleinen Ballon (z. B. 1,5 mm) erforderlich sein, bevor die Plazierung eines Ballonkatheters der erforderlichen Größe im Verschluß gelingt. Führt auch diese Maßnahme nicht zum Erfolg, kann im Einzelfall das Lumen mit einem über den Draht geführten Laserkatheter oder (nach Einwechseln eines speziellen monofilen Drahts) mit einem Rotablator erweitert werden.

Akutresultate

Die Akuterfolgsrate ist bei der Wiedereröffnung chronischer Kranzgefäßverschlüsse deutlich niedriger als bei der Dilatation von Stenosen und beträgt in Abhängigkeit von den ausgewählten Patienten etwa 50–80%. In den letzten Jahren konnten verschiedene Faktoren herausgearbeitet werden, die die Akuterfolgsrate beeinflussen. Besonders häufig gelingt eine Wiedereröffnung bei relativ frischen Verschlüssen (weniger als 1–3 Monate alt), bei Abwesenheit von Brückenkollateralen, bei Abwesenheit von Seitenästen unmittelbar zu Beginn des Verschlusses und bei Vorhandensein eines Gefäßstummels vor dem Verschluß [174, 180, 198]. Die Akuterfolgsrate bei der Wiedereröffnung von Verschlüssen ist damit weit mehr von der Selektion der Patienten abhängig als bei der Dilatation von Stenosen. Besonders aus diesem Grund sind die Erfolgsraten verschiedener Studien nur eingeschränkt vergleichbar. Der Vergleich verschiedener Techniken setzt gerade in der Therapie verschlossener Gefäße eine randomisierte Patientenzuteilung voraus. Die Rate schwerer Akutkomplikationen im Rahmen einer Rekanalisierung ist niedriger als bei der Dilatation von Stenosen, jedoch keineswegs zu vernachlässigen. Häufigste Ursache schwerer Akutkomplikationen ist eine ausgedehnte Dissektion nach proximal, die ggf. den linken Hauptstamm und den kontralateralen Ast der linken Kranzarterie mit einbeziehen kann. Durch eine Dissektion im Verschlußbereich kann eine orthograde Versorgung der Peripherie über Kollateralen beeinträchtigt werden. Zudem kann im Verlauf der Wiedereröffnung thrombotisches oder atheromatöses Material in die Peripherie der Koronararterie embolisiert werden. Das Auftreten eines transmuralen Myokardinfarkts ist bei der Rekanalisation chronischer Koronarverschlüsse jedoch selten. Insgesamt beträgt die Rate letaler Komplikationen 0–2%, transmuraler und nicht transmuraler Myokardinfarkte 0–5% und die Notwendigkeit einer notfallmäßigen koronaren Bypassoperation 0–3% [8, 60, 84, 85, 88, 159, 173, 174, 180, 204].

Restenosen und Langzeitresultate

Auch die Rezidivrate nach erfolgreicher Rekanalisierung unterscheidet sich von der nach PTCA einer Stenose und beträgt in weitgehend vollständig angiographisch kontrollierten Serien 43–65% [84, 88, 204], wobei etwa 20% der Rezidive Wiederverschlüsse sind. Besonders hoch scheint das Rezidivrisiko zu sein, wenn durch die PTCA nicht das originäre Lumen rekanalisiert, sondern ein Neolumen geschaffen wurde. Zu einem klinischen Ereignis kommt es im Rahmen eines Reverschlusses ausgesprochen selten, wohl auf Grund vorbestehender Kollateralen. Dennoch haben wir bei 6 von 430 akut erfolgreich rekanalisierten Patienten in den ersten 3 Wochen nach der Rekanalisierung schwerwiegende Komplikationen beobachtet: den plötzlichen Herztod von 3 Patienten, Kammerflimmern mit erfolgreicher Reanimation bei 2 Patienten und einen großen Vorderwandinfarkt bei einem Patienten. Der Vorderwandinfarkt war auf einen Reverschluß zurückzuführen, bei den übrigen Fällen war keine definitive Klärung möglich, ein Zusammenhang mit der Rekanalisation jedoch die wahrscheinlichste Ursache [23].

Während sich eine weitere PTCA bei Patienten mit Reverschluß als nicht sinnvoll erwiesen hat, kann durch eine Redilatation der Rezidivstenosen der Anteil der Patienten mit bleibendem Dilatationserfolg auf etwa 80% aller initial erfolgreich dilatierter Patienten erhöht werden (s. Tabelle 4). Insgesamt zeigen aber unsere bisherigen Erfahrungen ebenso wie die Zahlen anderer Autoren [84, 88, 173], daß derzeit bei weniger als 50% aller Patienten mit Rekanalisationsversuch ein bleibender Dilatationserfolg erzielt wird. Dies dürfte einer von mehreren Gründen

2.5 PTCA

Tabelle 4. Ergebnisse der PTCA, angiographischen Kontrolle und rePTCA bei 635 Patienten mit chronischem Koronarverschluß (≥ 2 Wochen alt). Akuterfolg: Rekanalisation mit einer Reststenose von ≤ 50%; Rezidiv: Stenose > 50%.

PTCA Nr.	n	Akuterfolg n	Rezidiv n	Kein Rezidiv n	Keine Kontrolle n	Langzeiterfolg, insgesamt, %	Langzeiterfolg nach Akuterfolg, %
1	635	279	128	121	30	24	54
2	98	80	20	44	16	33	76
3	16	13	6	7	–	34	78
4	5	5	2	2	1	35	79
5	2	2	2	–	–	35	79
6	2	2	2	–	–	35	79
7	2	2	–	2	–	35	80

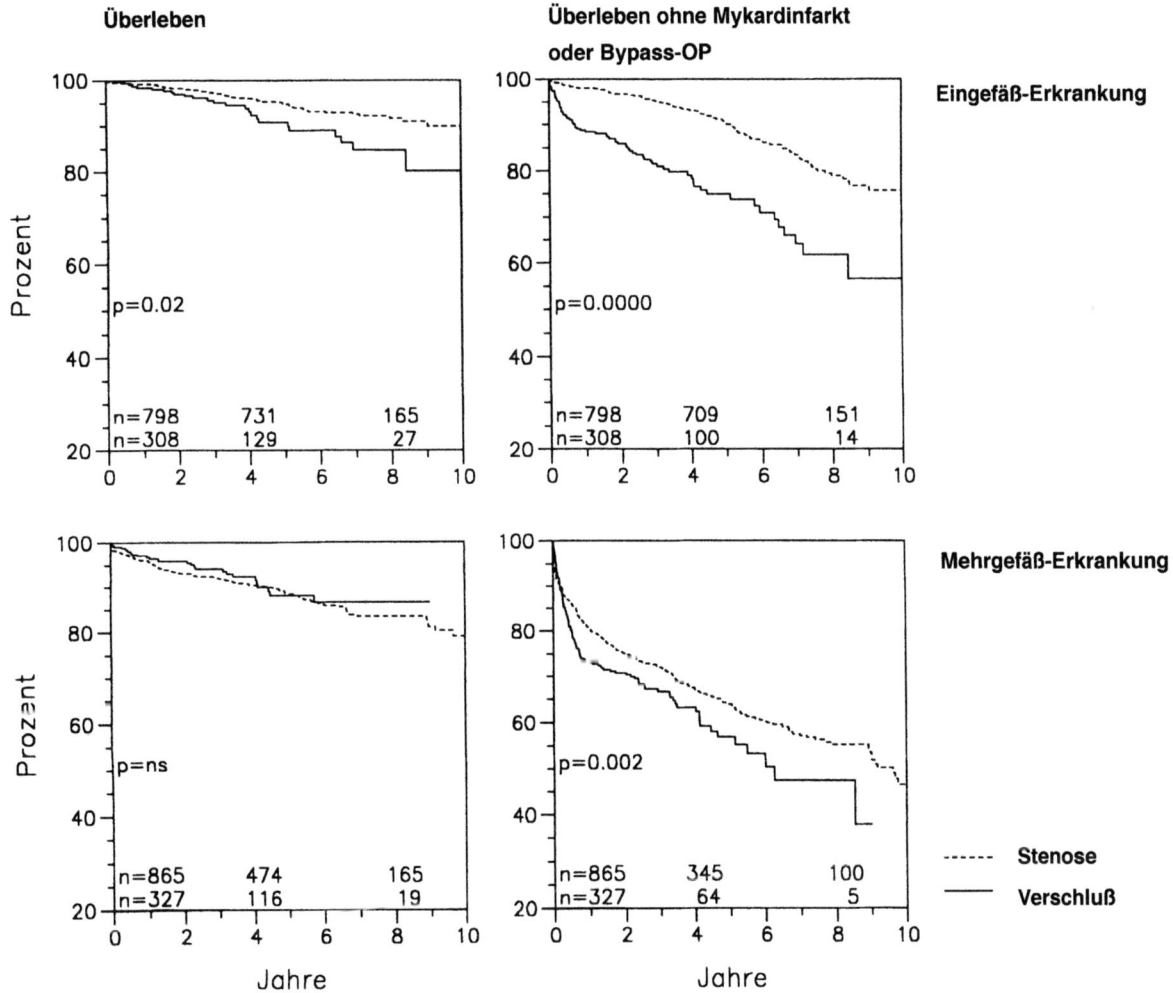

Abb. 2. Vergleich der Langzeitprognose nach versuchter PTCA von chronischen Verschlüssen (308 Patienten mit Eingefäß- und 327 Patienten mit Mehrgefäßerkrankung) mit der von Stenosen (798 Patienten mit Eingefäß- und 865 Patienten mit Mehrgefäßerkrankung)

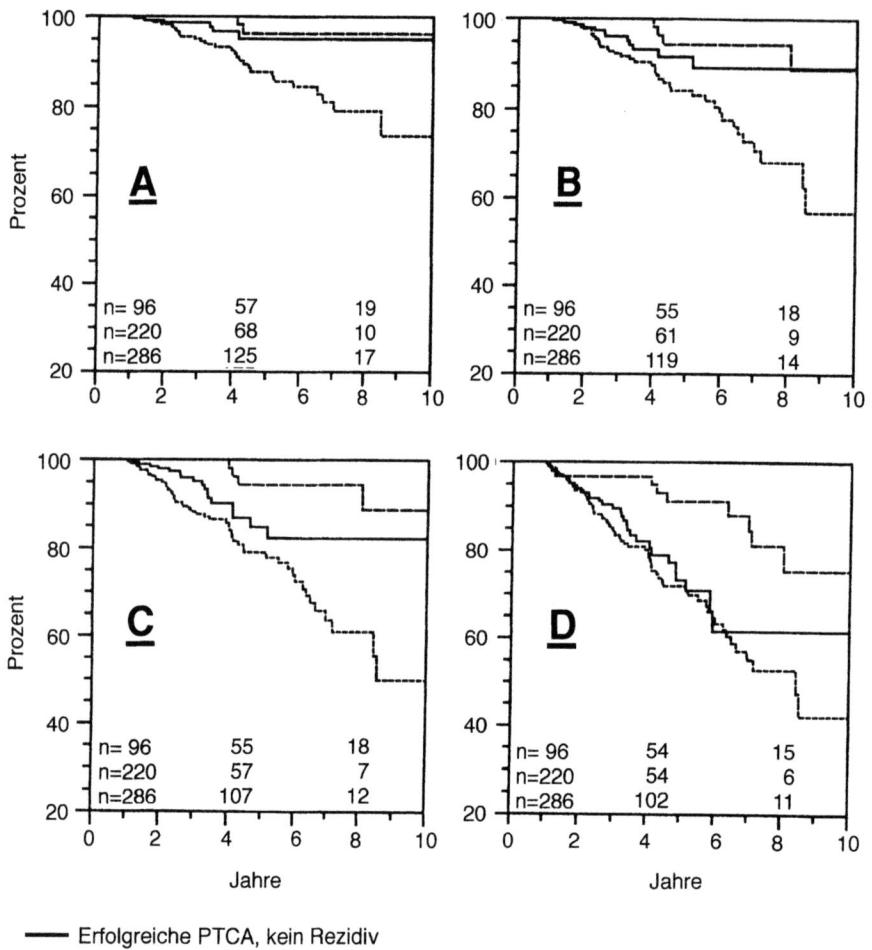

Abb. 3. Langzeitprognose nach erfolgreicher Rekanalisierung eines chronischen Koronarverschlusses mittels PTCA (n = 220) im Vergleich zur Prognose nach erfolgloser Rekanalisierung und nachfolgender koronarer Bypassoperation (n = 96) und erfolgloser Rekanalisierung und nachfolgender medikamentöser Therapie (n = 286). **A** Überlebenswahrscheinlichkeit, **B** Überleben ohne Myokardinfarkt, **C** Überleben ohne Myokardinfarkt oder spätere Bypassoperation, **D** Überleben ohne Myokardinfarkt, spätere Bypassoperation oder Re-PTCA. Ereignisse innerhalb des 1. Jahres nach PTCA wurden in dieser Auswertung nicht berücksichtigt. Als erfolgreiche Rekanalisierung mittels PTCA gilt eine akut erfolgreiche PTCA ohne Rezidiv im 1. Jahr oder, im Falle eines Rezidivs, eine abschließend erfolgreiche Redilatation ohne weiteres Rezidiv innerhalb des 1. Jahres.

dafür sein, daß die Langzeitprognose von Patienten mit versuchter Wiedereröffnung eines Koronarverschlusses hinsichtlich der Überlebenswahrscheinlichkeit in der Tendenz, hinsichtlich der Notwendigkeit späterer Bypassoperationen aber signifikant ungünstiger ist als nach Dilatation von Koronarstenosen [153, 159] (s. Abb. 2). Kann allerdings bei Patienten mit nachgewiesener Ischämie oder pektanginösen Symptomen ein bleibender Dilatationserfolg erzielt werden, ist die weitere langfristige Prognose bezüglich der Überlebenswahrscheinlichkeit, der Notwendigkeit einer späteren Bypassoperation und der langfristigen kardialen Symptome deutlich günstiger als bei Patienten, die nach erfolgloser PTCA oder Rezidiv im ersten Jahr konservativ weiterbehandelt wurden [89] (s. Abb. 3).

Möglicherweise trägt zu dieser Verbesserung der Prognose bei, daß rekanalisierte Koronararterien im Langzeitverlauf über präexistente Kollateralen andere Koronararterien versorgen können, wenn dort eine hochgradige Stenosierung auftritt [187, 199]. Wir haben bei 32 erfolgreich rekanalisierten Patienten mit einer erneuten Koronarangiographie aus klinischer Indikation nach 3–12 Jahren in 15 Fällen eine neu aufgetretene hämodynamisch wirksame Stenose oder einen Verschluß beobachtet. Die Gefäßperipherie wurde hierbei in 8 Fällen über Kollateralen von der erfolgreich rekanalisierten Koronararterie versorgt.

Zwei wesentliche Resultate können damit festgehavten werden:

1. Die kurzfristigen Resultate der PTCA von Koronarverschlüssen sind bedingt durch eine vergleichsweise niedrige Akuterfolgsrate und eine hohe Rezidivrate nicht befriedigend. Eine entscheidende Verbesserung kann nur erwartet werden, wenn die Patienten strenger selektiert werden, die Akuterfolgsrate durch technische Verbesserung erhöht und

die Rezidivrate durch neue medikamentöse oder mechanische Verfahren reduziert wird.

2. Kann ein dauerhafter Dilatationserfolg erzielt werden, führt dies bei Patienten mit initialem Ischämienachweis offensichtlich zu einer Verbesserung der langfristigen Prognose.

Indikationen

Bei Patienten mit vermutetem oder nachweislich kurzem Verschlußalter (bis 3 Monate) und günstigen morphologischen Kriterien ist ein Wiedereröffnungsversuch indiziert, wenn der begründete Verdacht oder besser der Nachweis einer Myokardischämie im abhängigen Myokard vorliegt. Erscheint eine Revaskularisierung erforderlich (z. B. bei Mehrgefäßerkrankung), eine erfolgreiche Wiedereröffnung mittels PTCA von seiten des Verschlußalters oder der Morphologie aber unwahrscheinlich, ist primär eine elektive Bypassoperation indiziert. Erscheint eine Revaskularisierung nicht erforderlich (z. B. bei Eingefäßerkrankung) und eine erfolgreiche Wiedereröffnung mittels PTCA von seiten des Verschlußalters oder der Morphologie unwahrscheinlich, sollte ein Rekanalisierungsversuch unterlassen werden. Dieses erscheint schon deshalb sinnvoll, weil der Patient zu Recht verwirrt ist, wenn ihm erst nach einer erfolglosen Rekanalisierung versichert wird, daß der Verschluß „eigentlich gar nicht so schlimm sei". Bei Vorliegen eines Koronarverschlusses und einer weiteren hämodynamisch wirksamen und morphologisch günstig erscheinenden Stenose kann letztere meist ohne erhöhtes Risiko dilatiert werden, ohne daß zuvor der Verschluß rekanalisiert werden muß [22, 111]. Aus diesem Grunde sollte auch in einer solchen Situation ein zusätzlicher Rekanalisierungsversuch nur bei günstigen Voraussetzungen erfolgen. Ausreichende Anhaltspunkte für eine prognostische Indikation zur Rekanalisation chronischer Gefäßverschlüsse bei asymptomatischen Patienten ohne Anhaltspunkte für eine Myokardischämie ergeben sich aus der Literatur bisher nicht. Außerhalb von Studien sollten daher solche Patienten nicht revaskularisiert werden.

Die PTCA bei akutem Myokardinfarkt

Bereits wenige Jahre nach Einführung der PTCA wurden erste Berichte zur Koronardilatation beim akuten Myokardinfarkt publiziert. Dennoch beginnt sich erst heute der Stellenwert dieses Verfahrens als Alternative oder Ergänzung zur systemischen Thrombolyse und zur konservativen medikamentösen Therapie abzuzeichnen.

Die anerkannte Therapie des akuten Myokardinfarktes ist die systemische Thrombolyse. Eine Vielzahl großer randomisierter Studien hat die Überlegenheit dieser Therapie gegenüber einem rein konservativen Vorgehen zweifelsfrei nachgewiesen, sofern die Thrombolyse innerhalb von 12 h nach Beginn der Infarktsymptomatik eingeleitet wird. Dennoch wird derzeit ein großer, teilweise überwiegender Teil der Patienten mit akutem Myokardinfarkt nicht thrombolytisch behandelt. Ursache hierfür sind neben einem zu späten Eintreffen im Krankenhaus die möglichen Nebenwirkungen dieser Therapie, in erster Linie Blutungskomplikationen und zerebrale Insulte und spezielle Kontraindikationen. Limitiert wird die Wirksamkeit der Lyse durch eine Rate von z. T. mehr als 20 % Therapieversagern, bei denen eine Rekanalisierung des Infarktgefäßes nicht gelingt, und eine Reokklusionsrate von etwa 10 %.

Weiterhin ist unbefriedigend, daß auch nach erfolgreicher Lyse die dem Infarkt zugrunde liegende meist hochgradige Koronarstenose verbleibt. In der Praxis hat sich gezeigt, daß insbesondere Patienten mit erhöhtem Risiko nicht einer Lyse zugeführt werden (z. B. alte Patienten) oder nicht im erwarteten Ausmaß von einer Lyse profitieren (z. B. Patienten mit Zustand nach aortokoronarer Bypassoperation und insbesondere Patienten im kardiogenen Schock). Aus dieser Situation heraus sind mehrere alternative Behandlungsstrategien vorgeschlagen und untersucht worden:

1. die primäre PTCA anstelle einer Thrombolyse,
2. die sofortige PTCA nach Einleitung einer Thrombolyse,
3. die späte PTCA ein bis mehrere Tage nach Thrombolyse.

Primäre PTCA

Bei der primären PTCA erfolgt ohne vorherige Lysetherapie schnellstmöglich eine Koronarangiographie in Dilatationsbereitschaft. In aller Regel kann das

Infarktgefäß zweifelsfrei bestimmt und mittels einer konventionellen PTCA rekanalisiert und dilatiert werden. Bei Bedarf kann eine begleitende intrakoronare Lyse erfolgen. Weitere evtl. vorliegende hochgradige Stenosen sollen wegen des erhöhten Risikos nicht im gleichen Eingriff, sondern ggf. nach klinischer Stabilisierung elektiv angegangen werden.

Eckman et al. [39] und Rutsch [157] geben eine Übersicht über eine größere Anzahl nicht kontrollierter Studien, die die Akutergebnisse einer primären PTCA bei Myokardinfarkt untersucht haben. Die PTCA war dabei in 83–95% der Fälle akut erfolgreich bei einer Rate von 0–6% notfallmäßiger operativer Revaskularisierungen. Die Krankenhausmortalität lag zwischen 5 und 14% und betrug im Mittel 8,3%, wobei sich ein deutlicher Trend zugunsten einer niedrigeren Mortalität in den aktuelleren Studien zeigte. In einem aktuellen prospektiven multizentrischen Register betrug die Krankenhausmortalität bei 271 Patienten mit Akut-PTCA innerhalb von 12 h nach Beginn der Symptomatik lediglich 4% [134]. Heintzen et al. [68] legten die Resultate einer konsekutiven Serie von 785 Patienten vor, die 1987–1991 im akuten Myokardinfarkt dilatiert worden waren. Dies waren 87% aller in diesem Zeitraum mit Infarkt zur stationären Aufnahme gelangten Patienten. Die Akuterfolgsrate betrug in dieser Serie 86%, die Rate erforderlicher Notoperationen 4%, früher Redilatationen 4% und elektiver operativer Revaskularisierungen 6%. Die Krankenhausmortalität war insgesamt 6,9%, nach Ausschluß von Patienten mit PTCA unter Reanimation, kardiogenem Schock oder fortgeschrittenem Alter (> 75 Jahre) sogar nur 2,5%. Erste Berichte belegen darüber hinaus eine erfreulich gute Langzeitprognose nach PTCA im akuten Myokardinfarkt mit einer angiographisch bestimmten Reverschlußrate von lediglich 13% im ersten halben Jahr [20] und einer Überlebenswahrscheinlichkeit von insgesamt 82% nach 7 Jahren (85% bei Patienten mit erfolgreicher PTCA [132]) oder von 85–92% nach 3 Jahren für Patienten mit primärer PTCA bei Lysekontraindikation [77, 151].

Auch für Risikokollektive wurden vielversprechende Resultate für die primäre PTCA publiziert: Bei Patienten mit Mehrgefäßerkrankung betrug die Krankenhausmortalität lediglich 6% [86] bzw. 9% [195], wobei akut jeweils nur das Infarktgefäß dilatiert worden war. Bei Patienten mit Zustand nach aortokoronarer Bypassoperation und im Mittel deutlich reduzierter linksventrikulärer Funktion (EF 36 ± 13%) betrug die Akuterfolgsrate 97% und die Krankenhausmortalität 17% [161]. Bei Patienten im

Tabelle 5. Ergebnisse randomisierter Studien zu den Akutresultaten der PTCA im Vergleich zur Lysetherapie beim akuten Myokardinfarkt mit t-PA oder Streptokinase (SK)

Erstautor	Patienten rekrutiert	Lyse mit	Patienten (n) PTCA	Lyse	Mortalität (n) PTCA	Lyse	Reinfarkt (n) PTCA	Lyse	Postinfarktangina (n) PTCA	Lyse	Linksventrikuläre EF bei Entlassung (%) PTCA	Lyse
O'Neill [133]	1984	SK	29	27	2	1	1	1	14	14		
DeWood [35]	k.A.	t-PA	18	18		5					46±16[b]	50±15[b]
Elizaga [40, 41]	–1993	SK	26	32	1	1			6/18	6/17	45±4	52±3
Ribeiro [144]	1989	SK	50	50	3	2			4	5	59±13	57±13
Gibbons [53]	1989–1991	t-PA	47	56	2				7	20	53±12	50±11
de Boer [32]	1990–1993	SK	152	149	3	11	2	15	6/72	27/70	50±11	44±11
Grines [57]	1990–1992	t-PA	195	200	5	13	5	13	20[a]	56[a]	53±13[b]	53±13[b]

[a] inkl. Reinfarkt; [b] nach 6 Wochen

kardiogenen Schock lag die Akuterfolgsrate mit 62–71 % zwar deutlich niedriger, die erfolgreich dilatierten Patienten zeigten jedoch eine mit 29–31 % auffallend niedrige Krankenhausmortalität und eine vergleichsweise günstige Zweijahresüberlebenswahrscheinlichkeit mit etwa 55 % [74, 113]. Aufmerksamkeit verlangt hier die Beobachtung, daß die Krankenhausmortalität nach akut erfolgloser PTCA mit 71–80 % auffallend hoch war. Auch Brodie et al. [21] konnten in einer multivariaten Analyse eine akut erfolglose PTCA neben kardiogenem Schock, fortgeschrittenem Alter (≥ 75 Jahre), später PTCA (> 6 h) und Mehrgefäßerkrankung als wichtigsten unabhängigen Prediktor einer erhöhten Krankenhausmortalität definieren (odds ratio: 3,4, 95 %-Konfidenzintervall (KI): 2,0–5,7).

Neben einzelnen nicht randomisierten Untersuchungen zum Vergleich der Resultate von primärer PTCA und Thrombolyse, die keinen wesentlichen Vorteil zugunsten der primären PTCA belegen konnten [116, 150, 194], liegen jetzt auch Resultate randomisierter Studien vor [32, 35, 40, 41, 53, 57, 133, 144, 215] (s. Tabelle 5). In den beiden größten und jüngsten Serien zeigte sich dabei eine deutlich geringere Krankenhausmortalität für die Patienten mit primärer PTCA gegenüber den Patienten mit reiner Lysetherapie: 2,5 % vs. 6,5 %, p = 0,06 [57] und 2,0 % vs. 7,4 %, p = 0,03 [32]. Weiterhin lagen die kurzfristigen Reinfarktraten, soweit angegeben, nach primärer PTCA mit 1,3–3,4 % deutlich niedriger als nach Lyse (3,7–10,1 %). Hinsichtlich der linksventrikulären Funktion zeigte sich in 2 Studien ein signifikanter Vorteil für die primäre PTCA [133, 215]. Bei keinem von 265 Patienten mit primärer PTCA kam es zu einem cerebralen Insult, hingegen bei 9 von 272 Patienten mit Lyse [57, 215]. Eine operative Revision im Bereich des arteriellen Zugangs war bei 5 von 265 primär dilatierten Patienten erforderlich [57, 215]. Eine eigene Meta-Analyse der 7 zitierten Studien zeigt eine signifikante Überlegenheit der primären PTCA gegenüber einer Lyse hinsichtlich der akuten Mortalität (odds ratio: 2,03, 95 %-KI: 1,05–3,93), Reinfarktrate (odds ratio: 3,48, 95 %-KI: 1,53–7,91) und der Rate von Postinfarktangina (odds ratio: 1,98, 95 %-KI: 1,38–2,84), s. Abb. 4. O'Neill et al. [135] konnten in einer Meta-Analyse zeigen, daß hinsichtlich der Mortalität insbesondere Patienten mit Vorderwandinfarkt und ältere Patienten (> 70 Jahre) von der primären PTCA profitierten. Hinsichtlich der Reinfarkte profitierten aber auch jüngere Patienten und Patienten ohne Vorderwandinfarkt.

Aus den vorliegenden Untersuchungen kann zusammengefaßt werden, daß eine primäre PTCA beim akuten Myokardinfarkt durch erfahrene Untersucher mit einer hohen Akuterfolgsrate und niedrigen Komplikationsrate durchgeführt werden kann. Die Akutresultate und, soweit bisher beurteilbar, Langzeitresultate sind denen der Lysetherapie insgesamt ebenbürtig, wenn nicht sogar überlegen. Vor-

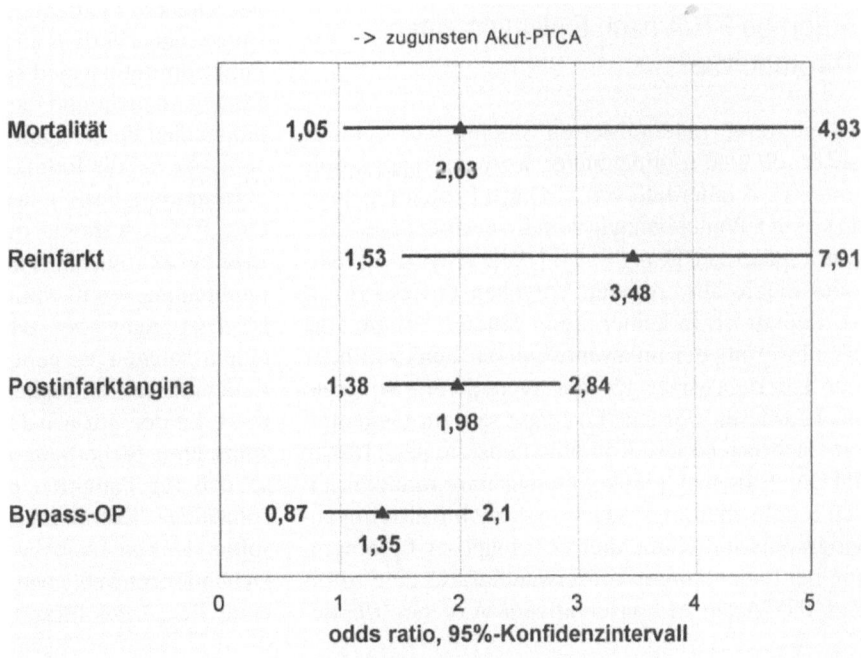

Abb. 4. Metaanalyse zum Vergleich der Akutresultate der systemischen Lyse mit denen der Akut-PTCA (Erläuterungen im Text).

teile der primären PTCA sind die trotz längerer Vorbereitungszeit insgesamt schnellere Rekanalisation, die unmittelbare Diagnose des Koronarbefundes und der Ventrikelfunktion und die Beseitigung der dem Infarkt meist zugrunde liegenden hämodynamisch wirksamen Stenose. Darüber hinaus gelten für die primäre PTCA nicht die Kontraindikationen der Thrombolyse, so daß nahezu alle Patienten akut koronarangiographiert und ggf. dilatiert werden können, sofern eine entsprechende Einrichtung des Krankenhauses zur Verfügung steht. Es kann allerdings nicht erwartet werden, daß bei Patienten, die heute weitgehend nicht als Lysekandidaten eingestuft werden und die erfahrungsgemäß eine ungünstigere Spontanprognose haben als Lysekandidaten, die Resultate der primären PTCA ebenso günstig ausfallen wie in den zitierten randomisierten Studien, die solche Patienten ausgeschlossen hatten [21].

Eine Besonderheit stellen Patienten im kardiogenen Schock dar. Für diese gilt heute die primäre PTCA, wenn möglich in Verbindung mit der Implantation einer intraaortalen Ballonpumpe, oder im Einzelfall auch eine sofortige aortokoronare Bypassoperation als Therapie der Wahl [113, 121, 132]. Eine offene Infarktarterie erwies sich als der wichtigste prognostische Faktor für die Überlebenswahrscheinlichkeit von Patienten mit kardiogenem Schock [9]. Patienten mit kardiogenem Schock sollten daher nur dann primär lysiert werden, wenn eine PTCA nicht kurzfristig (z. B. innerhalb von 60 min) durchgeführt werden kann [189].

Sofortige PTCA nach Einleitung einer Thrombolyse

In mehreren randomisierten Studien wurde untersucht, ob eine routinemäßige Koronarangiographie und PTCA innerhalb von 2 h nach Einleitung einer Lyse mit t-PA unabhängig vom Lyseerfolg gegenüber einer späteren PTCA (TAMI [190], TIMI II A [188]) oder einem abwartenden Vorgehen (ECSG [171]) vorteilhaft ist. In keiner dieser Studien konnte eine Verbesserung der linksventrikulären Funktion oder der Überlebensrate für die aggressivere Strategie nachgewiesen werden. Es zeigte sich im Gegenteil eine deutlich höhere Komplikationsrate nach früher PTCA. Ellis et al. [45] konnten in einer randomisierten Studie allerdings zeigen, daß nach frühzeitig angiographisch dokumentierter erfolgloser Lysetherapie bei Patienten mit Vorderwandinfarkt eine sofortige PTCA einem konservativem Vorgehen überlegen ist: Für die frühzeitig dilatierten Patienten konnte nicht nur eine signifikant günstigere linksventrikuläre Funktion unter Belastung nach einem Monat nachgewiesen werden, sondern auch Vorteile hinsichtlich des Auftretens einer Herzinsuffizienz und der Frühmortalität (Tod oder schwere Herzinsuffizienz nach PTCA 6% vs. 17% nach konservativem Procedere, p = 0,05). In der TAMI V Studie [25] wurden Patienten mit nach Beginn der Lyse verschlossenem Infarktgefäß sofort dilatiert, die übrigen Patienten nach 5–7 Tagen erneut angiographiert und ggf. dilatiert. Auch hier zeigte sich bei Entlassung eine verbesserte Ventrikelfunktion für die sofort dilatierten Patienten, insbesondere für Patienten, die bereits früher schon einen Myokardinfarkt durchgemacht hatten. Eine weitere kürzlich publizierte Studie belegte für Patienten, die nach erfolgloser Lyse sofort dilatiert wurden, nicht nur eine vergleichsweise niedrige Frühmortalität mit 4%, sondern darüber hinaus eine vergleichsweise günstige längerfristige Überlebenswahrscheinlichkeit von 92% über insgesamt 18 Monate [183].

Späte PTCA ein bis mehrere Tage nach Thrombolyse

Auch diese Behandlungsstrategie wurde in mehreren randomisierten Studien (TIMI II B [186], SWIFT [176], SIAM [136]) mit einem konservativen Vorgehen verglichen. Wie schon für die frühzeitige PTCA zeigte sich auch hier, daß eine routinemäßige PTCA gegenüber einem Vorgehen, welches sich näher an der Klinik des Patienten orientiert, keine Vorteile im frühzeitigen Verlauf aufweist. Die linksventrikuläre Funktion unterschied sich bei Entlassung für beide Strategien nicht und die Krankenhausmortalität war tendenziell für die aggressivere Strategie höher [136, 186], ebenso die Reinfarktrate [176, 186].

Insgesamt besteht heute insoweit Klarheit, daß eine PTCA während oder wenige Tage nach einer Lyse bei akutem Myokardinfarkt nicht generell, d. h. unabhängig von Koronarbefund und Klinik indiziert ist. Es scheint aber, daß selektierte Patienten von einem solchen Vorgehen profitieren, insbesondere Patienten mit erfolgloser Lyse bei Vorderwandinfarkt. Leider läßt sich der Lyseerfolg nicht mit der erwünschten Sicherheit nichtinvasiv diagnostizieren, so daß für Patienten mit Vorderwandinfarkt eine frühzeitige Koronarangiographie erwogen werden sollte. Unklar bleibt weiterhin, ob Patienten ohne Ischämienachweis nach einem Myokardinfarkt von einer PTCA des Infarktgefäßes profitieren; die Resultate einer kleinen randomisierten Studie an 87 Patienten [44] sprechen eher dagegen. Als Entscheidungshilfe kann das Resultat einer jüngst publizierten Langzeitnachbeobachtung von 312 vier Wochen nach einer Lyse angiographierten Patienten herangezogen werden: In einer multivariaten Analyse erwies sich hier ein bleibender Koronarverschluß für Patienten mit einer erhaltenen linksventrikulären Funktion (EF $\geq$ 50%) nur dann als negativer Prädiktor für die langfristige Überlebensrate, wenn das vom Verschluß abhängige Versorgungsgebiet mehr als 25% des linken Ventrikels betrug. Bei Patienten mit eingeschränkter linksventrikulärer Funktion war ein bleibender Verschluß unabhängig von der Größe des abhängigen Versorgungsgebietes ein negativer Prädiktor [213]. Diese Beobachtung erklärt möglicherweise die in zwei nicht randomisierten Studien berichtete verbesserte Langzeitprognose, die durch eine Wochen bis Monate nach Infarkt durchgeführte erfolgreiche PTCA gegenüber erfolglos dilatierten oder primär konservativ behandelten Patienten erzielt werden konnte [12, 175].

Neue Verfahren

In den letzten Jahren ist eine Fülle neuer interventioneller Verfahren entwickelt worden, die die Grenzen der konventionellen Ballondilatation erweitern sollen, sei es durch eine Reduktion der Rezidivrate, durch eine bessere Beherrschung von Akutkomplikationen oder eine Erweiterung der Indikation auf Stenosen, die mittels PTCA nicht oder nur mit unbefriedigendem Erfolg angegangen werden können. Zu diesen Verfahren zählen implantierbare Gefäßstützen (Stents), Verfahren der mechanischen Entfernung von atheromatösem Material (gerichtete Atherektomie, "directional coronary atherectomy", DCA), Hochfrequenzrotablation (Rotablator) und Extraktionsatherektomie ("transluminal extraction-endatherectomy catheter", TEC), thermische Verfahren ("hot balloon") und die Laserangioplastie (Excimer-Laser, Holmium: YAG-Laser). Auf die Stentimplantation und die gerichtete Atherektomie soll näher eingegangen werden. Aktuelle Informationen zu Akutresultaten, Komplikationsraten und z. T. zu Langzeitergebnissen für andere neue interventionelle Verfahren können den kürzlich publizierten Ergebnissen verschiedener Register entnommen werden [3, 4, 6, 114].

Stents

Im Rahmen koronarer Interventionen kommen derzeit eine Reihe verschiedener Stents zur Anwendung, die sich im Material und im Design unterscheiden. Häufig verwendete Stents sind der Palmaz-Schatz-Stent, Gianturco-Roubin-Stent und Wiktor-Stent, sowie der selbst expandierende Wall-Stent. Weitere Stents sind im Handel oder in Kürze verfügbar. Die Stents sind entweder vom Hersteller bereits auf einem Ballonkatheter vormontiert oder werden unmittelbar vor der Implantation manuell auf einem Ballonkatheter befestigt. Über einen 8 F-Führungskatheter erfolgt meist eine konventionelle Vordilatation, dann die Plazierung des Stents über den liegenden Koronardraht. Der Ballon wird entfaltet und der Stent damit an die Gefäßwand gepreßt. Zur Optimierung des Ergebnisses wird eine Nachdilatation des Stents mit hohem Druck (12–20 atm) empfohlen. Nach Entfernung des Ballonkatheters zeigt sich idealerweise eine fehlende Reststenose bei glattwandigen Gefäßkonturen im gestenteten Segment. Obwohl der Ballonkatheter mit montiertem Stent etwas weniger flexibel als ein konventioneller Ballonkatheter ist, gelingt die korrekte Plazierung des Stents mit Beseitigung der Stenose in mehr als 90% der Fälle [3, 33].

Zur Vermeidung eines thrombotischen Stentverschlusses erfolgte bisher in der Regel eine Antikoagulation mit Marcumar über 2 Monate, initial überlappend mit einer systemischen Heparinisierung. Bedingt durch die ununterbrochene Antikoagulation kam es nach Stentimplantation vergleichsweise häufig zu operativ revisionsbedürftigen Komplikationen im Bereich der punktierten Femoralarterie. Deutlich weniger Gefäßkomplikationen wurden nach Stentimplantation über die A. radialis beobachtet [102], wobei hier 6 F-Führungskatheter verwendet werden, was auf Grund eines weniger starken Rückhalts zu Schwierigkeiten bei der Stentimplantation führen kann und die Auswahl von Stents einschränkt. Inzwischen deuten jedoch umfangreiche Erfahrungen mehrerer Arbeitsgruppen darauf hin, daß auch bei femoralem Zugang sowohl die Rate schwerwiegender Gefäßkomplikationen als auch die Rate akuter und subakuter Stentverschlüsse durch die Gabe von Acetylsalicylsäure und/oder Ticlopidin, z. T. mit einer kurzfristigen Gabe von Heparin, und einen

Verzicht auf Marcumar deutlich reduziert werden kann [5, 16, 61, 122]. Zumindest für Patienten mit angiographisch suboptimalem Ergebnis nach Stentimplantation, verbliebenen Stenosen proximal oder distal des Stents oder mit einer ungeplanten Stentimplantation auf Grund einer Dilatationskomplikation wird allerdings eine zweimonatige Marcumarisierung von vielen Untersuchern weiterhin empfohlen.

Die Plazierung eines Stents führt ebenso wie die Ballondilatation zu einem Gefäßtrauma mit nachfolgender Proliferation glatter Muskelzellen und Verdickung der sich bildenden neuen Intima. Da nach optimaler Applikation eines Stents allerdings nahezu keine Reststenose verbleibt und im Gegensatz zur konventionellen Ballondilatation nach Stentimplantation elastische Rückstellkräfte des Gefäßes keine relevante Rolle spielen, sollten die proliferativen Prozesse zumindest in Gefäßen mit größerem Lumen weniger häufig zu einer hämodynamisch wirksamen Rezidivstenose und zur Notwendigkeit einer Reintervention führen. Diese Hypothese wurde in zwei multizentrischen randomisierten Studien untersucht, deren Ergebnisse kürzlich vorgestellt wurden [48, 167] (s. Tabelle 6).

Beide Studien verwendeten den Palmaz-Schatz-Stent. In der Stent Restenosis Study (STRESS) wurden 407 Patienten mit primären (zuvor nicht dilatierten) Stenosen in Gefäßen mit einem Lumen von mindestens 3 mm randomisiert: 205 Patienten bildeten die Stent-Gruppe, 202 Patienten die PTCA-Gruppe. Primärer Endpunkt der Studie war die Rezidivrate (Stenose ≥ 50 % bei Kontrolle, bestimmt mittels computergestützter quantitativer Bildanalyse). Eine Nachangiographie wurde bei 88 % der Patienten durchgeführt. Die Rezidivrate war nach Stent mit 32 % deutlich niedriger als nach PTCA mit 42 %, p = 0,046. In der Benestent-Studie wurden ebenfalls Patienten mit primären Stenosen in eine Stent-Gruppe (n = 259) und eine PTCA-Gruppe (n = 257) randomisiert. Primärer Endpunkt war hier die Rate klinischer Ereignisse (Tod, zerebrale Blutung, Myokardinfarkt, Bypassoperation, Reintervention im Bereich der Erstintervention) innerhalb von 6 Monaten. Es zeigte sich eine signifikante Differenz dieser klinischen Ereignisse zugunsten der Stent-Gruppe: 20,1 % vs. 29,6 %, p = 0,02. Die mittels quantitativer Bildanalyse ermittelte Rezidivrate (Stenose ≥ 50 %) betrug hier bei einer Nachangiographierate von 93 % nach Stent 22 % und nach PTCA 32 %, p = 0,02. Beide Studien konnten damit belegen, daß durch eine elektive Stentimplantation die Rezidivrate deutlich reduziert werden kann, allerdings zu Lasten einer unbefriedigend hohen Rate von Blutungs- und Gefäßkomplikationen. Aufgrund dieser Komplikationen, angesichts der bisherigen Rate thrombotischer Stentverschlüsse von 3–6 % [162] nach elektiver Implantation und auch angesichts der Kosten erscheint derzeit eine elektive Stentimplantation nur im begründeten Einzelfall indiziert, z. B. bei einem frühen elastischen Recoil nach PTCA, wie erste Ergebnisse einer dritten randomisierten Studie [149] nahelegen. Hier fand sich bei 88 Patienten mit einer frühen (24 h) Restenosierung von mehr als 0,3 mm eine Rezidivrate von 23 % nach Stent versus 73 % nach medikamentöser Therapie. Aufgrund der in jüngster Zeit durch die zunehmende Erfahrung und verbesserte medikamentöse Nachbehandlung reduzierten Rate von Stentver-

Tabelle 6. Ergebnisse zweier randomisierter Studien zum Vergleich der Rezidivrate nach Stentimplantation versus konventioneller PTCA bei primären Stenosen (STRESS [48] und Benestent [167]). Es zeigte sich in beiden Studien eine signifikant niedrigere Rezidivrate (Rezidiv war eine Stenose ≥ 50 % bei der angiographischen Kontrolle) nach Stentimplantation bei einer erhöhten Rate von Blutungs- und Gefäßkomplikationen.

	STRESS		Benestent	
	Stent	PTCA	Stent	PTCA
Patienten (n)	205	202	259	257
Akutkomplikationen (%)				
Blutungen	4,9	2,5	{13,4	{3,1
op. Gefäßrevision	3,9	2,0		
Akutverschluß	3,4	1,5	3,5	2,7
Rezidivrate (%)	31,6	42,1	22	32
Ereignisse innerhalb eines halben Jahres (%)				
Tod	1,5	1,5	0,8	0,4
Q-Zacken-Infarkt	3,4	3,5	2,7	1,9
Zerebrales Ereignis	1,0	0,5	0	0,8
Koronare Bypassoperation	4,9	8,4	6,2	4,2
Re-PTCA	11,2	12,4	13,5	23,3
insgesamt	19,5	23,8	20,1	29,6

schlüssen von lediglich 1–2% (Colombo et al. und Morice et al. bei zusammen mehr als 2000 Patienten, First Thoraxcenter Course on Coronary Stenting, Rotterdam, 15.–17.12.1994) dürfte sich die Indikation in Zukunft ausweiten. Relative Kontraindikationen für eine elektive Stentimplantation sind gegeben bei Patienten mit erhöhtem Blutungsrisiko, bei Stenosen in Gefäßen von weniger als 2,5 mm Lumen und bei Stenosen mit einem so großen abhängigen Versorgungsgebiet, daß ein Verschluß an dieser Stelle unmittelbar lebensbedrohlich wäre. Unumstritten ist die Indikation zur Stentimplantation gegeben, wenn es während einer Koronardilatation zu einer umschriebenen Dissektion mit Flußbehinderung kommt und wenn eine ausreichende Besserung des Befundes durch eine längere Dilatation mit einem Perfusionskatheter nicht erfolgreich war. Gelingt hier die Plazierung eines Stents, wird damit das Dissekat dauerhaft angelegt und der Fluß wiederhergestellt [24]. Die Rate thrombotischer Verschlüsse ist allerdings in dieser Situation mit bis zu 15% höher als bei der elektiven Implantation. In Abhängigkeit von der Größe des distalen Versorgungsgebietes kann daher im Einzelfall eine rasche elektive operative Revaskularisierung empfehlenswert sein. Kommt es beim konservativen Vorgehen zum Stentverschluß, ist in der Regel eine Wiedereröffnung mittels PTCA möglich. Kann diese nicht rasch durchgeführt werden, muß eine systemische Lyse erwogen werden. In jedem Fall sollte nach Beherrschung der akuten Situation nochmals die Indikation zu einer sofortigen Bypassoperation geprüft werden.

Gerichtete Atherektomie (DCA)

Prinzip der Atherektomie ist das gezielte Entfernen atheromatösen Materials aus einer hämodynamisch wirksamen Koronarstenose. Hierfür kommt ein spezieller Atherektomiekatheter zur Anwendung. Dieser besitzt am distalen Ende einen gefensterten Stahlzylinder mit einem Durchmesser je nach Katheter von 1,7–2,3 mm (5–7 F). Innerhalb des Zylinders befindet sich ein Messer, welches über eine Welle mit einem externen Elektromotor verbunden ist. Über spezielle Führungskatheter (9–10 F) wird die Stenose zunächst mit einem üblichen Koronardraht sondiert, über den der Atherektomiekatheter so plaziert wird, daß das Atherom in das Fenster des Katheters ragt. Die offene Seite des Stahlzylinders wird durch Entfalten eines an seiner Rückseite befindlichen Ballons gegen das Atherom gepreßt. Anschließend wird das Messer unter Rotation (2000 U/min) vom proximalen zum distalen Ende des Zylinders vorgeschoben. Das dabei abgetragene Material wird vom Messer in die hohle Spitze des Katheters gepreßt. Der Vorgang kann mehrfach wiederholt werden, ohne den Katheter zwischenzeitlich zu entfernen. Kann das atheromatöse Material vollständig abgetragen werden, verbleibt nach dem Eingriff na-

Tabelle 7. Akutresultate und Rezidivraten nach direktionaler Atherektomie (DCA) und PTCA von primären Stenosen im randomisierten Vergleich: Ergebnisse der CAVEAT-I-Studie [192], der CCAT-Studie [1] und der CAVEAT-II-Studie [182]. Als Akuterfolg wurde eine Reduktion des Stenosegrades auf ≤ 50% definiert, als Rezidiv eine Stenose von > 50% bei der Nachangiographie, jeweils bestimmt mittels digitaler quantitativer Bildanalyse. Die Langzeitresultate wurden nach 12 (CAVEAT I und II [10]) bzw. nach 18 Monaten (CCAT [29]) erhoben. Cross-over: Rate der Patienten, bei denen initial eine ungeplante PTCA bei DCA bzw. eine ungeplante DCA bei PTCA erforderlich wurde; Myokardinfarkt (Q): Transmuraler Myokardinfarkt; Myokardinfarkt (nQ): Nicht transmuraler Myokardinfarkt.

	CAVEAT I (RIA, RCX, RCA)		CCAT (prox. RIA)		CAVEAT II (Venengrafts)	
	DCA	PTCA	DCA	PTCA	DCA	PTCA
Patienten (n)	512	500	138	136	149	156
Akutresultate (%)						
Akuterfolg	89	80	98	91	89	79
Cross-over	18	4	ca. 22	2	22	4
Mortalität	0	0,4	0	0	2,0	1,9
Myokardinfarkt (Q)	2	2	0,7	0	1,3	1,9
Myokardinfarkt (nQ)	4	1	3,6	3,7	14,8	9,0
Not-OP	3	2	1,4	4,4	0	1,5
Rezidivrate (%)	50	57	46	43	46	51
Langzeitresultate (%)						
Mortalität	2,0	0,6	0,7	0,7	9,6	8,5
Myokardinfarkt (Q)	8,6	4,4	1,4	1,5	22,6	17,6
Bypassoperation	9,3	9,1	12,3	11,8	10,7	8,1
Re-PTCA	≥ 15	≥ 16	18,1	19,9	≥ 15	≥ 24

hezu keine Reststenose. Bedingt durch die vergleichsweise geringe Flexibilität des Katheters bereitet die korrekte Plazierung nicht selten Schwierigkeiten, insbesondere bei Stenosen nach stärkeren Biegungen, häufig z. B. im RCX. Bei Auswahl geeigneter Stenosen liegt die Akuterfolgsrate der DCA heute bei 90% oder höher [1, 3, 182, 192]. Schwerwiegende Akutkomplikationen wie die Notwendigkeit einer notfallmäßigen Bypassoperation, transmuraler Myokardinfarkt oder Tod wurden nach DCA in nicht kontrollierten Serien kaum häufiger als nach PTCA beobachtet, die kombinierte Rate dieser Ereignisse betrug in einem aktuellen multizentrischen Register 2,7% [12]. Im Gegensatz zur PTCA kommt es in etwa 1% zu einer koronaren Perforation, die jedoch nur selten zu einer Tamponade führt. Indiziert ist die DCA insbesondere bei stark exzentrischen Stenosen, membranartigen Stenosen und Stenosen mit bedeutsamen elastischen Rückstellkräften ("recoil") nach PTCA. Auch kurzstreckige Dissektionen mit in das Gefäßlumen ragendem Dissekat können durch eine gerichtete Atherektomie erfolgreich beseitigt werden. Die DCA eignet sich damit im Einzelfall auch als Notfallmaßnahme bei akutem oder drohendem Gefäßverschluß im Rahmen einer PTCA-Komplikation [152]. Relative Kontraindikationen für die DCA sind stark kalzifizierte Stenosen, Stenosen in stark gewundenen Gefäßen, langstreckige Stenosen, langstreckige Dissektionen und Stenosen in englumigen Gefäßen ($< 2,5$ mm).

Aufgrund der geringen Reststenose unmittelbar nach erfolgreicher DCA wurde eine im Vergleich zur PTCA deutlich geringere Rezidivrate erwartet. Zu dieser Frage wurden drei multizentrische randomisierte Studien durchgeführt (s. Tabelle 7). Primäre Fragestellung der CAVEAT-I-Studie (Coronary Angioplasty Versus Excisional Atherectomy Trial) war die Rezidivrate, definiert als eine Stenose $> 50\%$, nach DCA oder PTCA von zuvor nicht dilatierten nativen Kranzgefäßstenosen [192]. Es zeigte sich 6 Monate nach DCA eine nur geringfügig niedrigere Rezidivrate als nach PTCA ($p = 0,06$). Etwas ausgeprägter war dieser Unterschied bei Patienten mit proximaler Stenose des RIA: 51% nach DCA versus 63% nach PTCA ($p = 0,04$). In der CCAT-Studie (Canadian Coronary Atherectomy Trial), die die Rezidivraten nach DCA und PTCA ausschließlich für Patienten mit proximaler RIA-Stenose untersuchte, fand sich diesbezüglich jedoch kein Unterschied für beide Verfahren [1]. Auch für Stenosen in Venengrafts zeigten sich vergleichbare Rezidivraten nach DCA und PTCA (CAVEAT-II [182]). Übereinstimmend zeigte sich in den 3 Studien eine signifikant höhere Akuterfolgsrate nach DCA, allerdings war bei etwa 20% dieser Eingriffe zusätzlich zur DCA eine konventionelle PTCA erforderlich. Beunruhigend ist, daß beide CAVEAT-Studien eine höhere Komplikationsrate für die DCA erbrachten, insbesondere hinsichtlich nicht transmuraler Myokardinfarkte. In CAVEAT-I zeigte sich darüber hinaus eine höhere Einjahresmortalität nach DCA mit 2,0% (überwiegend kardiale Todesfälle) gegenüber 0,6% nach PTCA ($p < 0,05$) und eine höhere Infarktinzidenz in diesem Zeitraum mit 8,6% versus 4,4% ($p = 0,01$) [10]. Unter Berücksichtigung dieser Ergebnisse sollte die Indikation zur gerichteten Atherektomie gegenwärtig auf die oben genannten Situationen beschränkt werden, in denen eine PTCA a priori wenig aussichtsreich erscheint oder ohne akuten oder mittelfristigen Erfolg durchgeführt wurde.

Ausblick

Die PTCA hat in den vergangenen 15 Jahren die Therapie der koronaren Herzkrankheit revolutioniert. Dennoch ist derzeit der Stellenwert der PTCA im Vergleich zur koronaren Bypassoperation noch nicht exakt definiert. Hierzu werden die Ergebnisse mehrerer randomisierter Studien in der nächsten Zeit einen entscheidenden Beitrag leisten. Neue interventionelle Verfahren erweitern die Indikation zur PTCA auf Patienten, die bisher aus technischen Gründen nicht mit einer konventionellen Ballondilatation behandelt werden konnten. Diese Erweiterung der Indikation wird allerdings nicht zu einer ebenso ausgeprägten Zunahme der Fallzahlen führen wie in der vergangenen Dekade die Erweiterung der Indikation zur PTCA auf Patienten mit komplexen Stenosen oder Mehrgefäßerkrankung. Kaum absehbar ist gegenwärtig, ob es mit neuen medikamentösen oder mechanischen Interventionen gelingt, die Rezidivrate nach PTCA deutlich zu reduzieren, ohne dies durch unerwünschte Nebenwirkungen, wie z. B. ein erhöhtes Blutungsrisiko, zu erkaufen. Fortschritte auf diesem Gebiet werden der PTCA nochmals einen wesentlichen Impuls geben.

Literatur

1. Adelman AG, Cohen EA, Kimball BP, Bonan R, Ricci DR, Webb JG, Laramee L, Barbeau G, Traboulisi M, Corbett BN, Schwartz L, Logan AG (1993) A comparison of directional atherectomy with balloon angioplasty for lesions of the left anterior descending coronary artery. N Engl J Med 329: 228–233
2. Akins CW, Block PG, Palacios IF, Gold HK, Carroll DL, Grunkemeier DL (1989) Comparison of coronary artery bypass grafting and percutaneous transluminal coronary angioplasty as initial treatment strategies. Ann Thorac Surg 47: 507–516
3. Baim DS, Kent KM, King III SB, Safian RD, Cowley MJ, Holmes DR, Roubin GS, Gallup D, Steenkiste AR, Detre K (1994) Evaluating new devices. Acute (in-hospital) results from the New Approaches to Coronary Intervention Registry. Circulation 89: 471–481
4. Baim DS, Steenkiste A, Detre K (1994) Long-term follow-up in the New Approaches to Coronary Intervention (NACI) registry. J Am Coll Cardiol 23, Suppl A: 385A (Abstract)
5. Barragan P, Sainsous J, Silvestri M, Bouvier JL, Comet B, Siméoni JB, Charmasson C, Bremondy M (1994) Ticlopidine and sucutaneous heparin as an alternative regimen following coronary stenting. Cath Cardiovasc Diagn 32: 133–138
6. Baumbach A, Oswald H, Kvasnicka J, Fleck E, Geschwind HJ, Özbek C, Reifart N, Bertrand ME, Karsch KR, and the coinvestigators of the european coronary excimer laser angioplasty registry (1994) Clinical results of coronary excimer laser angioplasty: report from the European Coronary Excimer Laser Angioplasty Registry. Eur Heart J 15: 89–96
7. Bell MR, Bailey KR, Reeder GS, Lapeyre III AC, Holmes DR Jr (1990) Percutaneous transluminal coronary angioplasty in patients with multivessel coronary disease. How important is complete revascularization for cardiac event-free survival? J Am Coll Cardiol 16: 553–562
8. Bell MR, Berger PB, Bresnahan JF, Reeder GS, Bailey KR, Holmes DR Jr (1992) Initial and long-term outcome of 354 patients after coronary balloon angioplasty of total coronary artery occlusions. Circulation 85: 1003–1011
9. Bengston JR, Kaplan AJ, Pieper KS, Wildermann NM, Mark DB, Pryor DB, Phillips HR III (1992) Prognosis in cardiogenic shock after acute myocardial infarction in the interventional era. J Am Coll Cardiol 20: 1482–1489
10. Berdan LG, Holmes DR, Keeler F, Califf RM, Topol EJ (1994) High event rate in patients with saphenous vein grafts undergoing percutaneous coronary intervention: CAVEAT II one year follow-up. Circulation 90, part 2: I-63 (Abstract)
11. Berger E, Williams DO, Reinert S, Most AS (1986) Sustained efficacy of percutaneous transluminal coronary angioplasty. Am Heart J 111: 233–236
12. Bernardi MM, Whitlow PL (1993) Late reperfusion improves survival after myocardial infarction. Eur Heart J 14, Abstr Suppl: 355 (Abstract)
13. Berreklouw E, Hoogsteen J, van Vandelen R, Verkroost M, Schonberger J, Bavinck H, Michels R, Bonnier H, El Deeb M, El Gamal M, Wijnen J, Netelbeek M, Haan G, Vos J (1989) Bilateral mammary artery surgery or percutaneous transluminal coronary angioplasty for multivessel coronary artery disease? An analysis of effects and costs. Eur Heart J 10, Suppl H: 61–70
14. Beurrier D, Tricoche O, Buffet P, Juillère Y, Cherrier F, Danchin N (1994) Long-term follow-up after coronary angioplasty in patients with severe left ventricular dysfunction. Eur Heart J 15, Abstr Suppl: 180 (Abstract)
15. Beyersdorf F, Mitrev Z, Sarai K, Eckel L, Klepzig H, Maul FD, Ihnken K, Satter P (1993) Changing patterns of patients undergoing emergency surgical revascularization for acute coronary occlusion. J Thorac Cardiovasc Surg 106: 137–148
16. Blengino S, Maiello L, Hall P, Nakamura S, Martina G, Colombo A (1994) Randomized trial of coronary stent implantation without anticoagulation: aspirin vs ticlopidine. Circulation 90, part 2: 124 (Abstract)
17. Bonnier H, de Vries C, Michels R, El Gamal M (1993) Initial and long-torm results of coronary angioplasty and coronary bypass surgery in patients of 75 or older. Br Heart J 70: 122–125
18. Borkon AM, Failing TL, Piehler JM, Killen DA, Hoskins ML, Reed WA (1992) Risk analysis of operative intervention for failed coronary angioplasty. Ann Thorac Surg 54: 884–891
19. Bourassa MG, Wilson JW, Detre KM, Kelsey SF, Robertson T, Passamani R (1989) Long-term follow-up of coronary angioplasty: the 1977–1981 National Heart, Lung, and Blood Institute Registry. Eur Heart J 10, Suppl G: 36–41
20. Brodie BR, Grines CL, Ivanhoe R, Knopf W, Taylor G, O'Keefe J, Weintraub RA, Berdan LG, Tcheng JE, Woodlief LH, Califf RM, O'Neill WW (1994) Six-month clinical and angiographic follow-up after direct angioplasty for acute myocardial infarction. Circulation 90: 156–162
21. Brodie BR, Weintraub RA, Stuckey TD, LeBauer EJ, Katz JD, Kelly TA, Hansen CJ (1991) Outcomes of direct coronary angioplasty for acute myocardial infarction in candidates and non-candidates for thrombolytic therapy. Am J Cardiol 67: 7–12
22. Buffet P, Danchin N, Marc MO, Feldmann L, Juillière Y, Anconina A, Selton-Suty C, Marie PY, Cherrier F (1993) Results of percutaneous transluminal coronary angioplasty of either the left anterior descending or left circumflex coronary artery in patients with chronic total occlusion of the right coronary artery. Am J Cardiol 71: 382–385
23. Burger W, Kadel C, Keul HG, Vallbracht C, Kaltenbach M (1992) A word of caution: Reopening chronic coronary occlusions. Cath Cardiovasc Diagn 27: 35–39
24. Burger W, Sievert H, Steinmann J, Schräder R, Bauer U, Vallbracht C, Hartmann A, Kneissl GD, Utech A, Kober G (1992) Acute and mid-term experiences with the Wiktor stent in acute complications and restenosis after coronary angioplasty. J Interven Cardiol 5: 147–157
25. Califf RM, Topol EJ, Stack RS, Ellis SG, George BS, Kereiakes DJ, Samaha JK, Worley SJ, Anderson JL, Harrelson-Woodlief L, Wall TC, Phillips HR, Abbotsmith CW, Candela RJ, Flanagan WH, Sasahara AA, Mantell SJ, Lee KL (1991) Evaluation of combination thrombolytic therapy and timing of cardiac catheterization in acute myocardial infarction. Circulation 83: 1543–1556
26. Cameron J, Mahanonda N, Aroney C, Hayes J, McEniery P, Gardner M, Bett N (1994) Outcome five years after percutaneous transluminal coronary angioplasty or coronary artery bypass grafting for significant narrowing limited to the left anterior descending coronary artery. Am J Cardiol 74: 544–549

27. Cavallini C, Risicia G, Olivari Z, Marton F, Francheschini E, Giommi L (1994) Clinical and angiographic follow-up after coronary angioplasty in patients with two-vessel disease: influence of completeness and adequacy of revascularization on long-term outcome. Am Heart J 127: 1504–1509
28. Cinderella JA, Williams DO, Yeh W, Faxon DP, Kelsey SF, Detre KM (1993) Coronary angioplasty should be repeated at least twice for restenosis. Circulation 88: I–507 (Abstract)
29. Cohen EA, Kimball BP, Ricci DR, Webb JG, Laramee L, Barbeau G, Traboulsi M, Corbett SN, Adelman AG (1994) Late outcomes in CCAT: Canadian Coronary Atherectomy Trial. Circulation 90, part 2: I–214 (Abstract)
30. Cowley MJ, Vandormael M, Topol EJ, Whitlow PL, Dean LS, Bulle TM, Ellis SG (1993) Is traditionally defined complete revascularization needed for patients with multivessel disease treated by elective coronary angioplasty? J Am Coll Cardiol 22: 1289–1297
31. Dahiya RS, O'Keefe JH, Ligon R, McCallister BD (1994) PTCA vs. re-operation for patients with prior bypass surgery. Circulation 90, part 2: I–334 (Abstract)
32. De Boer MJ, Hoorntje JCA, Ottervanger JP, Reiffers S, Suryapranata H, Zijlstra F (1994) immediate coronary angioplasty versus intravenous streptokinase in acute myocardial infarction: left ventricular ejection fraction, hospital mortality and reinfarction. J Am Coll Cardiol 23: 1004–1008
33. de Jaegere PP, Serruys PW, Bertrand M, Wiegand V, Kober G, Marquis JF, Valeix B, Uebis R, Piessens J (1992) Wiktor stent implantation in patients with restenosis following balloon angioplasty of a native coronary artery. Am J Cardiol 69: 598–602
34. Detre K, Holubkov R, Kelsey S, Cowley M, Kent K, Williams D, Myler R, Faxon D, Holmes D Jr., Bourassa M, Block P, Gosselin A, Bentivoglio L, Leatherman L, Dorros G, King S III, Galichia J, Al-Bassam M, Leon M, Robertson T, Passamani E, and the Coinvestigators of the National Heart, Lung and Blood Institutes percutaneous transluminal coronary angioplasty registry (1988) Percutaneous transluminal coronary angioplasty in 1985–1986 and 1977–1981: The National Heart, Lung, and Blood Institute Registry. N Engl J Med 318: 265–270
35. DeWood MA, Fisher MJ, for the Spokane Heart Research Group (1989) Direct PTCA versus intravenous r-tPA in acute myocardial infarction: preliminary results from a prospective randomized trial. Circulation 80, Suppl II: II–418 (Abstract)
36. DiSciascio G, Cowley MJ, Vetrovec GW, Kelly KM, Lewis SA (1988) Triple vessel coronary angioplasty: Acute outcome and long-term results. J Am Coll Cardiol 12: 42–48
37. Dorros G, Iyer S, Mathiak LM, Anderson AJ (1993) The impact of balloon angioplasty of coronary artery and/or vein bypass graft lesion(s) upon the survival of patients > 5 years after their last bypass surgery. Eur Heart J 14: 1354–1364
38. Dorros G, Lewin RF, Janke L (1987) Multiple lesion transluminal coronary angioplasty in single and multivessel coronary artery disease: Acute outcome and long-term effect. J Am Coll Cardiol 10: 1007–1013
39. Eckman MH, Wong JB, Salem DN, Pauker SG (1992) Direct angioplasty for acute myocardial infarction. Ann Intern Med 117: 667–676
40. Elizaga J, García EJ, Bueno H, García-Robles JA, Soriano J, Abeytuna M, Beloscar A, Echeverría T, Lopez-Bescós L, Delcán JL (1993) Primary coronary angioplasty versus systemic thrombolysis in acute anterior myocardial infarction: in-hospital results from a prospective randomized trial. Eur Heart J 14, Abstr Suppl: 188 (Abstract)
41. Elízaga J, García EJ, Delcán JL, García-Robles JA, Bueno H, Soriano J, Abeytuna M, Lopez-Bescós L (1993): Primary coronary angioplasty versus systemic thrombolysis in acute anterior myocardial infarction: in-hospital results from a prospective randomized trial. Circulation 88, part 2: I–410 (Abstract)
42. Ellis SG, Cowley MJ, DiSciascio G, Deligonul U, Topol EJ, Bulle TM, Vandormael MG (1991) Determinants of 2-year outcome after coronary angioplasty in patients with multivessel disease on the basis of comprehensive preprocedural evaluation. Implications for patient selection. Circulation 83: 1905–1914
43. Ellis SG, Fisher L, Dushman-Ellis S, Pettinger M, King III SB, Roubin GS, Alderman E (1989) Comparison of coronary angioplasty with medical treatment for single- and double-vessel coronary disease with left anterior descending coronary involvement. Long-term outcome based on an Emory-CASS registry study. Am Heart J 118: 208–219
44. Ellis SG, Mooney MR, George BS, Ribeiro da Silva EE, Talley D, Flanagan WH, Topol EJ (1992) Randomized trial of late elective angioplasty versus conservative management for patients with residual stenoses after thrombolytic treatment of myocardial infarction. Circulation 86: 1400–1406
45. Ellis SG, Ribeiro da Silva E, Heyndrickx G, Talley JD, Cernigliaro C, Steg G, Spaulding C, Nobuyoshi M, Erbel R, Vassanelli C, Topol EJ (1994) Randomized comparison of rescue angioplasty with conservative management of patients with early failure of thrombolysis for acute anterior myocardial infarction. Circulation 90: 2280–2284
46. Eltchanioff H, Franco I, Whitlow PL (1994) Late results of coronary angioplasty in patients with left ventricular ejection fractions < 40%. Am J Cardiol 73: 1047–1052
47. Finci L, von Segesser L, Meier B, de Bruyne B, Anastassiou I, Steffenino GD, Velebit V, Righetti A, Moret P, Faidutti B, Rutishauser W (1987) Comparison of multivessel coronary angioplasty with surgical revascularization with both internal mammary arteries. Circulation 76, Suppl V: v1–v5
48. Fishman DL, Leon MB, Baim DS, Schatz RA, Savage MP, Penn IM, Detre K, Veltri L, Ricci D, Nobuyoshi M, Cleman M, Heuser R, Almond D, Teirstein DS, Fish RD, Colombo A, Brinker J, Moses J, Shaknovich A, Hirshfeld J, Bailey S, Ellis S, Rake R, Goldberg S, for the Stent Restenosis Study Investigators (1994) A randomized comparison of coronary-stent placement and balloon angioplasty in the treatment of coronary artery disease. N Engl J Med 331: 496–501
49. Folland ED, Parisi AF, Hartigan P (1991) PTCA vs medicine for double vessel disease. Initial results of the randomized VA ACME trial. Circulation 84, Suppl II: 252
50. Frierson JH, Dimas AP, Whitlow PL, Hollman JL, Marsalese DL, Simpfendorfer CC, Dorosti K, Franco I (1992) Angioplasty of the proximal left anterior descending coronary artery: Initial success and long-term follow-up. J Am Coll Cardiol 19: 745–751
51. Ghazzal ZMB, King III SB, Douglas JS, Weintraub WS (1994) Late angiographic status of coronary angioplasty site which was < 50% narrowed 4 to 12 months after successful angioplasty. J Am Cardiol 73: 892–894
52. Giacomini JC, Parisi AF, Folland ED, Hartigan P (1993) Three year follow-up of patients in the VA ACME trial. Circulation 88, Suppl 1: 1–218 (Abstract)

53. Gibbons RJ, Holmes DR, Reeder GS, Bailey KR, Hopfenspirger MR, Gersh BJ (1993) Immediate angioplasty compared with the administration of a thrombolytic agent followed by conservative treatment for myocardial infarction. N Engl J Med 328: 685–691
54. Glazier JJ, Varricchione TR, Ryan TJ, Ruocco NA, Jacobs AK, Faxon DP (1989) Outcome in patients with recurrent restenosis after percutaneous transluminal balloon angioplasty. Br Heart J 161: 485–488
55. Goy JJ, Eeckhout E, Burnard B, Vogt P, Stauffer JC, Hurni M, Stumpe F, Ruchat P, Sadeghi H, Kappenberger L (1994) Coronary angioplasty versus left internal mammary artery grafting for isolated proximal left anterior descending artery stenosis. Lancet 343: 1449–1453
56. Greene MA, Gray LA, Slater AD, Ganzel BL, Mavroudis C (1991) Emergency aortocoronary bypass after failed angioplasty. Ann Thorac Surg 51: 194–199
57. Grines CL, Browne KF, Marco J, Rothbaum D, Stone GW, O'Keefe J, Overlie P, Donohue B, Chelliah N, Timmis GC, Vlietstra RE, Strzelecki M, Puchowicz-Ochocki S, O'Neill WW (1993) A comparison of immediate angioplasty with thrombolytic therapy for acute myocardial infarction. N Engl J Med 328: 673–679
58. Grüntzig AR, King III SB, Schlumpf M, Siegenthaler W (1987) Long-term follow-up after percutaneous transluminal coronary angioplasty. The early Zurich experience. N Engl J Med 316: 1127–1132
59. Grüntzig AR, Senning A, Siegenthaler WE (1979) Nonoperative dilatation of coronary-artery stenosis: percutaneous transluminal coranary angioplasty. N Engl J Med 301: 61–68
60. Haine E, Urban P, Dorsaz PA, Meier B (1993) Outcome and complications of 500 consecutive chronic coronary occlusion angioplasties. J Am Coll Cardiol 21: 138A (Abstract)
61. Hall P, Colombo A, Almagor Y, Maiello L, Nakamura S, Martini G, Tobis JM (1994) Preliminary experience with intravascular ultrasound guided Palmaz-Schatz coronary stenting: the acute and short-term results on a consecutive series of patients. J Interven Cardiol 7: 141–159
62. Hamaguchi T, Nariyama J, Tsuchikane E, Katoh O, Kobayashi T, Shibata N (1994) Angioplasty versus bypass surgery for multivessel coronary disease with chronic total occlusions: comparison in long-term outcome. Eur Heart J 15, Abstr Suppl: 180 (Abstract)
63. Hamm CW, Reimers J, Ischinger T, Rupprecht HJ, Berger J, Bleifeld W, for the German Angioplasty Bypass Surgery Investigation (1994) A randomized study of coronary angioplasty compared with bypass surgery in patients with symptomatic multivessel coronary disease. N Engl J Med 331: 1037–1043
64. Hamon M, Bauters C, Mc Fadden EP, Quandalle P, Lablanche JM, Bertrand ME (1993) Mild coronary stenoses should not be treated by angioplasty during multilesion procedures: there is no angiographic benefit at 6 months but a risk of accelerated stenosis progression. Eur Heart J 14, Suppl: 156 (Abstract)
65. Hannan EL, Arani DT, Johnson LW, Kemp HG, Lukacik G (1992) Percutaneous transluminal coronary angioplasty in New York State. J Am Med Ass 268: 3092–3097
66. Harmjanz D, Bonzel T, Neuhaus KL, Vogt A, v Leitner (1994) PTCA mit und ohne chirurgischen standby im selben Krankenhaus bei 12965 Patienten. Z Kardiol 83, Suppl I: 136 (Abstract)
67. Havel M, Laufer G, Simon P, Owne A, Magometschnigg H (1991) Akute aortokoronare Bypassoperation (ACBP) nach mißlungener perkutaner Katheterdilatation (PTCA). Z Herz-, Thorax-, Gefäßchir 5: 253–256
68. Heintzen MP, Motz W, Leschke M, Schultheiß HP, Horstkotte D, Vester EG, Wahbe L, Ries T, Putz H, Sommer P, Pels K, Schulte HD, Strauer BE (1994) PTCA im Stadium des akuten Myokardinfarktes: Hospitalverlauf von 785 konsekutiven Patienten. Z Kardiol 83: 404–413
69. Henderson RA, Karani S, Bucknall CA, Dritsas A, Timmis AD, Sowton E (1989) Clinical outcome of coronary angioplasty for single-vessel disease. Lancet 1989, 1989/II: 546–550
70. Henderson RA, Karani S, Dritsas A, Sowton E (1991) Long-term results of coronary angioplasty for single vessel, proximal, left anterior descending disease. Eur Heart J 12: 642–647
71. Henderson RA, Raskino C, Karani S, Sowton E (1992) Comparative long-term results of coronary angioplasty in single and multivessel disease. Eur Heart J 13: 781–786
72. Hermans WRM, Rensing BJ, Strauss BH, Serruys PW (1991) Prevention of restenosis after percutaneous transluminal coronary angioplasty: the search for a "magic bullet". Am Heart J 122: 171–187
73. Hernández RA, Macaya C, Iniguez A, Alfonso F, Goicolea J, Fernandez-Ortiz A, Zarco P (1992) Midterm outcome of patients with asymptomatic restenosis after coronary balloon angioplasty. J Am Coll Cardiol 19: 1402–1409
74. Hibbard MD, Holmes DR Jr, Bailey KR, Reeder GS, Bresnahan JF, Gersh BJ (1992) Percutaneous transluminal coronary angioplasty in patients with cardiogenic shock. J Am Coll Cardiol 19: 639–646
75. Hillegass WB, Ohman EM, Califf RM (1994) Restenosis: the clinical issues. In: Topol EJ (ed) Textbook of interventional cardiology. Philadelphia London Toronto Montreal Sydney Tokyo, W.B. Saunders, pp 415–435
76. Hillegass WB, Ohman EM, Leimberger JD, Califf RM (1994) A meta analysis of randomized trials of calcium antagonists to reduce restenosis after coronary angioplasty. Am J Cardiol 73: 835–839
77. Himbert D, Juliard JM, Badaoui G, Baleynaud S, Le Guludec D, Aumont MC, Gourgon R (1993) Primary coranary angioplasty for acute myocardial infarction with contraindication to thrombolysis. Am J Cardiol 71: 377–381
78. Hochberg MS, Gielchinsky I, Parsonnet V, Hussain SM, Mirsky E, Fish D (1989) Coronary angioplasty versus coronary bypass. J Thorac Cardiovasc Surg 97. 496–503
79. Hollman J, Simpfendorfer C, Franco I, Whitlow P, Goormastic M (1992) Multivessel and singlevessel coronary angioplasty: A comparative study. Am Heart J 124: 9–12
80. Holmes DR Jr, Detre KM, Williams DO, Kent KM, King III SB, Yeh W, Steenkiste A (1993) Longterm outcome of patients with depressed left ventricular function undergoing percutaneous transluminal coronary angioplasty. The NHLBI PTCA Registry. Circulation 87: 21–29
81. Hubner PJB (1993) Cardiac interventional procedures in the United Kingdom during 1991. Br Heart J 70: 201–203
82. Hueb WA, Ariê S, Oliveira SA, Belotti G, Jatene A, Pileggi F (1994) Randomized trial of surgery, angioplasty or medical therapy for single vessel proximal left anterior descending artery stenosis. Results of long-term follow-up. Eur Heart J 15, Abstr Suppl: 179 (Abstract)
83. Ischinger T, Gruentzig AR, Hollman J, King III SB, Douglas J, Meier B, Bradford J, Tankersley R (1983) Should co-

ronary arteries with less than 60 % diameter stenosis be treated by angioplasty? Circulation 68: 148–154
84. Ishizaka N, Issiki T, Saeki F, Ishizaka Y, Ikari Y, Abe J, Soumitsu Y, Hashimoto H, Masaki K, Yamaguchi T (1994) Angiographic follow-up after successful percutaneous coronary angioplasty for chronic total coronary occlusion: experience in 110 consecutive patients. Am Heart J 127: 8–12
85. Ivanhoe RJ, Weintraub WS, Douglas Jr JS, Lembo NJ, Furman M, Gershony G, Cohen CL, King III SB (1992) Percutaneous transluminal coronary angioplasty of chronic total occlusions – Primary success, restenosis, and long-term clinical follow-up. Circulation 85: 106–115
86. Jaski BE, Cohen JD, Trausch J, Marsh DG, Bail GR, Overlie PA, Skowronski EW, Smith SCJ (1992) Outcome of urgent percutaneous transluminal coronary angioplasty in acute myocardial infarction: comparison of single-vessel versus multivessel coronary artery disease. Am Heart J 124: 1427–1433
87. Jollis JG, Peterson ED, DeLong ER, Mark DB, Collins SR, Muhlbaier LH, Pryor DB (1994) The relation between the volume of coronary angioplasty procedures at hospitals treating Medicare beneficiaries and short-term mortality. N Engl J Med 331: 1625–1629
88. Jost S, Nolte CWT, Simon R, Amende I, Gulba DC, Wiese B, Lichtlen PR (1991) Angioplasty of subacute and chronic total occlusions: Success, recurrence rate, and clinical follow-up. Am Heart J 122: 1509–1514
89. Kadel C, Burger W, Hartmann A, Ostrowicz B, Schräder R, Vallbracht C, Kaltenbach M (1994) Langfristige Prognose nach erfolgreicher und erfolgloser PTCA chronischer Koronarverschlüsse. Z Kardiol 83, Suppl 1: 46 (Abstract)
90. Kadel C, Burger W, Kaltenbach M, Schräder R (1994) Exercise performance 1–3 days after successful PTCA predicts long-term prognosis. Cath Cardiovasc Diagn 32: 94 (Abstract)
91. Kadel C, Klepzig H, Satter P, Kaltenbach M (1991) Langzeitprognose nach notfallmäßiger Bypassoperation infolge eines akuten Gefäßverschlusses bei PTCA. Z Kardiol 80: 82 (Abstract)
92. Kadel C, Nemec H, Ostrowicz B, Vallbracht C, Schräder R (1994) PTCA in multivessel disease: Patients with a history of coronary bypass surgery have a less favorable long term outcome. Cath Cardiovasc Diagn 31: 95 (Abstract)
93. Kadel C, Sievert H, Kunrath M, Kober G, Kaltenbach M (1991) Sollen Patienten mit einem wiederholten Rezidiv nach PTCA erneut dilatiert oder aber operativ revaskularisiert werden? Z Kardiol 80, Suppl 3: 80 (Abstract)
94. Kadel C, Sobek G, Vallbracht C, Satter P, Kaltenbach M (1992) Vergleich der langfristigen Prognose nach primärer Monobypass-OP mit der nach primärer PTCA. Z Kardiol 81, Suppl 1: 18 (Abstract)
95. Kadel C, Strecker T, Kaltenbach M, Kober G (1989) Recognition of restenosis: can patients be defined in whom the exercise ECG result makes angiographic restudy unnecessary? Eur Heart J 10, Suppl G: 22–26
96. Kadel C, Vallbracht C, Buss F, Kober G, Kaltenbach M (1992) Long-term follow-up after percutaneous transluminal coronary angioplasty in patients with single vessel disease. Am Heart J 124: 1159–1169
97. Kahn JK (1993) Angiographic suitability for catheter revascularization of total coronary occlusions in patients from a community hospital setting. Am Heart J 126: 561–564
98. Kaltenbach M, Hartmann A, Vallbracht C (1993) Procedural results and patients selection in recanalization of chronic coronary occlusion by low speed rotational angioplasty. Eur Heart J 14: 826–830
99. Kamp O, Beatt KJ, De Feyter P, van den Brand M, Suryapranata H, Luijten HE, Serruys PW (1989) Short-, medium-, and long-term follow-up after percutaneous transluminal coronary angioplasty for stable and unstable angina pectoris. Am Heart J 117: 991–996
100. Kaul TK, Fields BL, Wyatt DA, Jones CR, Kahn DR (1994) Angioplasty versus coronary artery bypass in octogenerians. J Am Coll Cardiol: 346A (Abstract)
101. Kaul TK, Fields BL, Wyatt DA, Jones CR, Kahn DR (1994) Graft angioplasty versus multiple reoperative aortocoronary bypass. Eur Heart J 15, Abstr Suppl: 279 (Abstract)
102. Kiemeneij F, Laarman GJ (1994) Percutaneous transradial artery approach for coronary Palmaz-Schatz stent implantation. Am Heart J 128: 167–174
103. King III SB, Lembo NJ, Weintraub WS, Kosinski AS, Barnhart HX, Kutner MH, Alazraki NP, Guyton RA, Zhao XQ, for the Emory Angioplasty versus Surgery Trial (EAST) (1994) A randomized trial comparing coronary angioplasty with coronary bypass surgery. N Engl J Med 331: 1044–1050
104. Klepzig H, Kober G, Satter P, Kaltenbach M (1991) Analysis of 100 emergency aortocoronary bypass operations after percutaneous transluminal coronary angioplasty: which patients are at risk for large infarctions? Eur Heart J 12: 946–951
105. Kober G (1990) Indications for coronary angioplasty. In: Meier B (ed) Interventional cardiology. Toronto, Lewiston NY Bern Göttingen Stuttgart, Hofgrefe & Huber, pp 31–43
106. Kober G, Scholz M, Vallbracht C, Kaltenbach M (1990) Einfluß der transluminalen Angioplastik auf die Prognose nach Nicht-Q-Zacken-Infarkt. Z Kardiol 79: 788–793
107. Kober G, Vallbracht C, Kadel C, Kaltenbach M (1989) Results of repeat angiography up to eight years following percutaneous transluminal angloplasty. Eur Heart J 10, Suppl G: 49–53
108. Kohli RS, DiSciascio G, Cowley MJ, Nath A, Goudreau E, Vetrovec GW (1990) Coronary angioplasty in patients with severe left ventricular dysfunction. J Am Coll Cardiol 16: 807–811
109. Kramer R, Proudfit WL, Loop FD, Goormastic M, Zimmermann K, Simpfendorfer C, Horner G (1989) Late follow-up of 781 patients undergoing percutaneous transluminal coronary angioplasty or coronary artery bypass grafting for an isolated obstruction in the left anterior descending artery. Am Heart J 118: 1144–1153
110. Laarman G, Luijten HE, van Zeyl LGPM, Beatt KJ, Tijssen JGP, Serruys PW, De Feyter PJ (1990) Assessment of "silent" restenosis and long-term follow-up after successful angioplasty in single vessel coronary artery disease: The value of quantitative exercise electrocardiography and quantitative coronary angiography. J Am Coll Cardiol 16: 578–585
111. Lafont A, Dimas AP, Grigera F, Pearce G, Webb M, Whitlow PL (1993) Percutaneous transluminal coronary angioplasty of one major coronary artery when the contralateral vessel is occluded. J Am Coll Cardiol 22: 1298–1303
112. Le Feuvre C, Bonan R, Côté G, Crépeau J, De Guise P, Lespérance J, Théroux P (1993) Five- to ten-year outcome after multivessel percutaneous transluminal coronary angioplasty. Am J Cardiol 71: 1153–1158

113. Lee L, Erbel R, Brown TM, Laufer N, Meyer J, O'Neill WW (1991) Multicenter registry of angioplasty therapy of cardiogenic shock: Initial and long-term survival. J Am Coll Cardiol 17: 599–603
114. Litvack F, Eigler N, Margolis J, Rothbaum D, Bresnahan JF, Holmes D, Untereker W, Leon M, Kent K, Pichard A, King S, Ghazzal Z, Cummins F, Krauthamer D, Palacios I, Block P, Hartzler GO, O'Neill W, Cowley M, Roubin G, Klein LW, Frankel PS, Adams C, Goldenberg T, Laudenslager J, Grundfest WS, Forrester JS, for the ELCA investigators (1994) Percutaneous excimer laser coronary angioplasty: results in the first consecutive 3000 patients. J Am Coll Cardiol 23: 323–239
115. Mark DB, Nelson CL, Califf RM, Harrell FE, Lee KL, Jones RH, Fortin DF, Stack RS, Glower DD, Smith R, DeLong ER, Smith PK, Reves JG, Jollis JG, Tcheng JE, Muhlbaier LH, Lowe JE, Phillips HR, Pryor DB (1994) Continuing evolution of therapy for coronary artery disease. Circulation 89: 2015–2025
116. Martin JS, Litwin PE, Waxman DA, Hallstrom AP, Weaver WD (1993) Immediate and one year outcome following direct angioplasty versus thrombolytic therapy for acute myocardial infarction. J Am Coll Cardiol 21: 331A (Abstract)
117. Meier B, Carlier M, Finci L, Nukta E, Urban P, Niederhauser W, Favre J (1989) Magnum wire for balloon recanalization of chronic total coronary occlusions. Am J Cardiol 64: 148–154
118. Metzger JP, Tabone X, Georges JL, Gueniche C, Detienne JP, Le Feuvre C, Vacheron A (1994) Coronary angioplasty in patients 75 years and older; comparison with coronary bypass surgery. Eur Heart J 15: 213–217
119. Mick MJ, Piedmonte MR, Arnold AM, Simpfendorfer C (1994) Risk stratification for long-term outcome after elective coronary angioplasty: a multivariate analysis of 5000 patients. J Am Coll Cardiol 24: 74–80
120. Mintz GS, Kovach JA, Javier SP, Ditrano CJ, Leon MB (1993) Geometric remodeling is the predominant mechanism of late lumen loss after coronary angioplasty. Circulation 188, part 2: I-654 (Abstract)
121. Moosvi AR, Khaja F, Villanueva L, Gheorghiade M, Douthat L, Goldstein S (1992) Early revascularization improves survival in cardiogenic shock complicating acute myocardial infarction. J Am Coll Cardiol 19: 907–914
122. Morice MC, Bourdonnec C, Lefevre T, Blanchard D, Monassier JP, Lienhart Y, Commeau P, Makowski S, Labrunie P, Cribier A, Joly P (1994) Coronary stenting without coumadin Phase III. Circulation 90, part 2. 125 (Abstract)
123. Munger TM, McGregor CGA, Bailey KR, Danielson GK, Holmes DR (1991) Long-term retrospective follow-up for outcome of percutaneous transluminal coronary angioplasty vs. coronary artery bypass surgery in patients with severely depressed left ventricular function. J Am Coll Cardiol 17, Suppl A: 63A (Abstract)
124. Myler RK, Shaw RE, Stertzer SH, Hecht HS, Ryan C, Rosenblum J, Cumberland DC, Murphy MC, Hansell HN, Hidalgo B (1991) Lesion morphology and coronary angioplasty: current experience and analysis. J Am Coll Cardiol 19: 1641–1652
125. Myler RK, Shaw RE, Stertzer SH, Zapolanski A, Zipkin R, Murphy MC, Hecht H, Chan J, Mengarelli L, Cumberland DC, Ryan C (1994) Triple vessel revascularization: coronary angioplasty versus coronary artery bypass surgery. J Invas Cardiol 6: 125–135

126. Neuhaus KL, Vogt A, Bonzel T, v Lettner (1994) PTCA-Projekt der Arbeitsgemeinschaft Leitender Kardiologischer Krankenhausärzte (ALKK): Ergebnisse der Pilotphase. Z Kardiol 83, Suppl I: 46 (Abstract)
127. Nobuyoshi M, Kimura T, Nosaka H, Mioka S, Ueno K, Yokoi H, Hamasaki N, Horiuchi H, Ohishi H (1988) Restenosis after successful percutaneous transluminal coronary angioplasty: serial angiographic follow-up of 229 patients. J Am Coll Cardiol 12: 616–623
128. O'Keefe JH Jr, Allan JJ, McCallister BD, McConahay DR, Vacek JL, Piehler JM, Ligon R, Hartzler GO (1993) Angioplasty versus bypass surgery for multivessel coronary artery disease with left ventricular ejection fraction < 40%. Am J Cardiol 71: 897–901
129. O'Keefe JH Jr, Hartzler GO, Rutherford BD, McConahay DR, Johnson WL, Giorgi LV, Ligon RW (1989) Left main coronary angioplasty: Early and late results of 127 acute and elective procedures. Am J Coll Cardiol 64: 144–147
130. O'Keefe JH Jr, Rutherford BD, McConahay DR, Johnson WL, Giorgi LV, Ligon RW, Shimshak TM, Hartzler GO (1990) Multivessel coronary angioplasty from 1980 to 1989: Procedural results and long-term outcome. J Am Coll Cardiol 16: 1097–1102
131. O'Keefe JH Jr, Sutton MB, McCallister BD, Vacek JL, Piehler JM, Ligon RW, Hartzler GO (1994) Coronary angioplasty versus bypass surgery in patients > 70 years old matched for ventricular function. J Am Coll Cardiol 24: 425–430
132. O'Murchu B, Gersh BJ, Reeder GS, Bailey KR, Holmes DR Jr (1993) Late outcome after percutaneous transluminal coronary angioplasty during acute myocardial infarction. Am J Cardiol 72: 634–639
133. O'Neill W, Timmis GC, Bourdillon PD, Lai P, Ganghadarhan JW, Ramos R, Laufer N, Gordon S, Schork MA, Pitt B (1986) A prospective randomized clinical trial of intracoronary streptokinase versus coronary angioplasty for acute myocardial infarction. N Engl J Med 314: 812–818
134. O'Neill WW, Brodie BR, Ivanhoe R, Knopf W, Taylor G, O'Keefe J, Grines CL, Weintraub R, Sickinger BG, Berdan LG, Tcheng JE, Woodlief LH, Strzelecki M, Hartzler G, Califf RM (1994) Primary coronary angioplasty for acute myocardial infarction (the Primary Angioplasty Registry). Am J Cardiol 73: 627–634
135. O'Neill WW, Zijlstra F, Suryapranata H, Timmis GC, Grines CL (1993) Meta-analysis of the PAMI and Netherlands randomized trials of primary angioplasty versus thrombolytic therapy of acute myocardial infarction. Circulation 88, Part 2: I–106 (Abstract)
136. Özbek C, Dyckmans J, Sen S (1990) Comparison of invasive and conservative strategies after treatment with streptokinase in acute myocardial infarction: results of a randomized trial (SIAM). J Am Coll Cardiol 15: 63A (Abstract)
137. Parisi AF, Folland ED, Hartigan PV (1992) A comparison of angioplasty with medical therapy in the treatment of single-vessel coronary artery disease. N Engl J Med 326: 10–16
138. Plokker HWT, Meester BH, Serruys PW (1991) The Dutch experience in percutaneous transluminal angioplasty of narrowed saphenous veins used for aortocoronary arterial bypass. Am J Cardiol 67: 361–366
139. Reeder GS, Holmes DR Jr, Detre K, Costigan T, Kelsey SF (1988) Degree of revascularization in patients with multivessel coronary artery disease: a report from the National Heart, Lung, and Blood Institute Percutaneous Translumi-

nal Coronary Angioplasty Registry. Circulation 77: 638–644
140. Reifart N (1993) Experience of coronary angioplasty in 10.000 patients without on site surgical backup. Eur Heart J 14, Abstr Suppl: 290 (Abstract)
141. Rensing BJ, Hermans WRM, Deckers JW, De Feyter PJ, Tijssen JGP, Serruys PW (1992) Lumen narrowing after percutaneous transluminal coronary balloon angioplasty follows a near Gaussian distribution: a quantitative angiographic study in 1445 successfully dilated lesions. J Am Coll Cardiol 19: 939–945
142. Rensing BJ, Hermans WRM, Vos J, Tijsen JGP, Rutch W, Danchin N, Heyndrickx GR, Mast EG, Wijns W, Serruys PW (1993) Luminal narrowing after percutaneous transluminal coronary angioplasty. A study of clinical, procedural, and lesional factors related to longterm angiographic outcome. Circulation 88: 975–985
143. Reynen K, Kunkel B, Gansser R, Bachmann K (1994) Percutaneous transluminal coronary angioplasty in patients with severely depressed left ventricular function. Cardiology 83: 358–366
144. Ribeiro EE, Silva LA, Carneiro R, D'Oliviera LG, Gasquez A, Amino JG, Tavares JR, Petrizzo A, Torossian S, Duprat R, Buffolo É, Ellis SG (1993) Randomized trial of direct coronary angioplasty versus intravenous streptokinase in acute myocardial infarction. J Am Coll Cardiol 22: 376–380
145. Rickards AF (1994) Coronary angioplasty and coronary surgery in the management of multivessel symptomatic coronary disease: outcomes at 1 year following randomisation in the CABRI trial. Br Heart J 71, Suppl: P29 (Abstract)
146. RITA trial participants (1993) Coranary angioplasty versus coronary artery bypass surgery: the Randomized Intervention Treatment of Angina (RITA) trial. Lancet 341: 573–580
147. Ritchie JL, Phillips KA, Luft HS (1993) Coronary angioplasty. Statewide experience in California. Circulation 88: 2735–2743
148. Rodriguez A, Boullon F, Pérez-Balino N, Paviotti C, Sosa Liprandi MI, Palacios IF, on behalf of the ERCAI group (1993) Argentine randomized trial of percutaneous transluminal coronary angioplasty versus coronary artery bypass surgery in multivessel disease (ERACI): in-hospital results and 1-year follow-up. J Am Coll Cardiol 22: 1060–1067
149. Rodriguez AE, Fernández M, Pérez Balino N, Sarmiento R, Larribau M, Santaera O, Palacios I, Roubin GS (1994) Rational use of coronary stenting to prevent restenosis: a randomized study in lesions with early minimal luminal diameter loss after PTCA. Eur Heart J 15, Abstr Suppl: 535 (Abstract)
150. Rogers WJ, Dean LS, Moore PB, Burgard SL, Bradley EL (1993) Outcome of patients managed with primary PTCA versus lytic therapy in a multicenter registry. J Am Coll Cardiol 21, Suppl A: 330A (Abstract)
151. Royer T, Drissi F, Glatt B, Hennetier G, Simon M, Morice MC (1993) Direct PTCA for contraindication to fibrinolysis. In-hospital results and three-year follow-up. Eur Heart J 14, Abstr Suppl: 118 (Abstract)
152. Rummel D, Kadel C, Burger W, Schräder R (1993) Gerichtete koronare Atherektomie bei akutem oder drohendem Gefäßverschluß nach PTCA. Z Kardiol 82, Suppl 3: 47 (Abstract)
153. Ruocco NA, Ring ME, Holubkov R, Jacobs AK, Detre KM, Faxon DP, and the coinvestigators of the National Heart Lung and Blood Institute Percutaneous Transluminal Coronary Angioplasty Registry (1992) Results of coronary angioplasty of chronic total occlusions (the National Heart, Lung, and Blood Institute 1985–1986 Percutaneous Transluminal Angioplasty Registry). Am J Cardiol 69: 69–76
154. Rupprecht HJ, Brennecke R, Bernhard G, Pop T, Meyer J (1990) Analysis of risk factors for restenosis after PTCA. Cath Cardiovasc Diagn 19: 151–159
155. Rupprecht HJ, Brennecke R, Kottmeyer M, Bernhard G, Erbel R, Pop T, Meyer J (1990) Short- and long-term outcome after PTCA in patients with stable and unstable angina. Eur Heart J 11: 964–973
156. Rupprecht HJ, Hamm G, Ischinger T, Reimers J, Dietz U, Meyer J (1994) PTCA vs Operation bei Mehrgefäßerkrankung: Angiographische Ergebnisse der GABI-Studie. Z Kardiol 83, Suppl 1: 192 (Abstract)
157. Rutsch W (1992) PTCA bei akutem Myokardinfarkt: Primär, sofort, verzögert oder elektiv? Herz 17: 50–63
158. Ryan TJ, Baumann WB, Kennedy JW, Kereiakes DJ, King III SB, McCallister BD, Smith SCJ, Ullyot DJ (1993) Guidelines for percutaneous transluminal coronary angioplasty. Circulation 88: 2987–3007
159. Safian RD, McCabe CH, Sopperly ME, McKay RG, Baim DS (1988) Initial success and long-term follow-up of percutaneous transluminal coronary angioplasty in chronic total occlusions versus conventional stenoses. Am J Cardiol 61, Suppl G: 23G–28G
160. Samson M, Meester HJ, De Feyter PJ, Strauss B, Serruys PW (1990) Successful multiple segment coronary angioplasty: Effect of completeness of revascularization in single-vessel multilesions and multivessels. Am Heart J 120: 1–12
161. Santiago P, Vacek JL, Rosamond TL, Kramer PH, Crouse LJ, Beauchamp GD (1993) Comparison of results of coronary angioplasty during acute myocardial infarction with and without previous coronary bypass surgery. Am J Cardiol 72: 1348–1351
162. Schatz RA, Baim DS, Leon MB, Ellis SG, Goldberg S, Hirshfeld JW, Cleman MW, Cabin HS, Walter C, Stagg J, Buchbinder M, Teirskin PS, Topol EJ, Savage M, Perez JA, Curry RC, Whitworth H, Sousa JE, Tio F, Almagor Y, Ponker R, Penn IM, Leonard B, Levine SL, Fish RD, Palmaz JC (1991) Clinical experience with the Palmaz-Schatz coronary stent: initial results of a multicenter trial. Circulation 83: 148–161
163. Schmid KM, Haase KK, Steufmehl G, Voelker W, Fenchel G, Seboldt H, Hoffmeister HE, Karsch KR (1993) Komplementäre Anwendung von perkutaner transluminaler Angioplastie (PTCA) und aortokoronarer Bypassoperation (ACB) bei medikamentös intraktabler Angina pectoris (Hochrisiko-Gruppe). Z Herz-, Thorax-, Gefäßchir 7: 59–64
164. Schwartz L, Bourassa MG, Lesperence J, Aldridge HE, Kazim F, Salvatori VA, Henderson M, Bonan R, David PR (1988) Aspirin and dipyridamol in the prevention of restenosis after percutaneous transluminal coronary angioplasty. N Engl J Med 318: 1714–1719
165. Schwarz F, Störger H, Preussler W, Reifart N, Schlotzer P, Neubauer A, Heinsen S (1990) Langzeiterfolg der Koronarangioplastie nach wiederholten Eingriffen. Dtsch Med Wschr 115: 1779–1782

166. Serota H, Deligonul U, Lee WH, Aguirre F, Kern MJ, Taussig SA, Vandormael MG (1991) Predictors of cardiac survival after percutaneous transluminal coronary angioplasty in patients with severe left ventricular dysfunction. Am J Cardiol 67: 367–372
167. Serruys PW, de Jaegere P, Kiemeneij F, Macaya C, Rutsch W, Heyndrickx GR, Emanuellson H, Marco J, Legrand V, Materne P, Belardi J, Sigward U, Colombo A, Goy JJ, van den Heuvel P, Delcan J, Morel MA, for the Benestent Study Group (1994) A comparison of balloon-expandable-stent implantation with balloon angioplasty in patients with coronary artery disease. N Engl J Med 331: 489–495
168. Shawl FA, Dougherty KG, Hoff SB, Ellis KO (1993) Treatment option for inoperable or high risk patients with left main coronary artery disease (LMCAD). Circulation 88, Part 2: I–297 (Abstract)
169. Sievers B, Hamm CW, Herzner A, Kuck KH (1994) Behandlung der asymptomatischen koronaren Eingefäßerkrankung: Medikamentöse Therapie oder PTCA? Eine randomisierte Untersuchung. Z Kardiol 83, Suppl: 137 (Abstract)
170. Sievert H, Köhler KP, Kober G, Kaltenbach M (1988) Eröffnung chronischer Koronararterienverschlüsse mit einem Rekanalisationskatheter. Dtsch Med Wschr 113: 1703–1707
171. Simoons ML, Arnold AER, Betriu A, de Bono DP, Col J, Dougherty FC, von Essen R, Lambertz H, Lubsen J, Meier B (1988) Thrombolysis with tissue plasminogen activator in acute myocardial infarction: no additional benefit from immediate percutaneous coronary angioplasty. Lancet 1: 197–202
172. Stevens T, Kahn JK, McCallister BD, Ligon RW, Spaude S, Rutherford BD, McConahay DR, Johnson WL, Giorgi LV, Shimshak TM, Hartzler GO (1991) Safety and efficacy of percutaneous transluminal coronary angioplasty in patients with left ventricular dysfunction. Am J Cardiol 68: 313–319
173. Steward JT, Denne L, Bowker TJ, Mulcahy DA, Williams MG, Buller NP, Sigwart U, Rickards AF (1993) Percutaneous transluminal coronary angioplasty in chronic coronary artery occlusion. J Am Coll Cardiol 21: 1371–1376
174. Stone GW, Rutherford BD, McConahay DR, Johnson WL Jr, Giorgi LV, Ligon RW, Hartzler GO (1990) Procedural outcome of angioplasty for total coronary artery occlusion: an analysis of 971 lesions in 905 patients. J Am Coll Cardiol 15: 857–858
175. Strick S, Seggewiß H, Everlien M, Faßbender M, Gleichmann U (1993) Die erfolgreiche Rekanalisation des chronisch verschlossenen Infarktgefäßes senkt die Rate kardiovaskulärer Ereignisse im Langzeitverlauf. Z Kardiol 82, Suppl 3: 45
176. SWIFT (Should We Intervene Following Thrombolysis) Trial Study Group (1991) SWIFT trial of delayed elective intervention vs conservative treatment after thrombolysis with anistreplase in myocardial infarction. BMJ 302: 555–560
177. Talley JD, Hurst JW, King III SB, Douglas JS, Roubin GS, Gruentzig AR, Anderson AV, Weintraub WS (1988) Clinical outcome 5 years after attempted percutaneous transluminal coronary angioplasty in 427 patients. Circulation 77: 820–829
178. Talley JD, Weintraub WS, Roubin GS, Douglas Jr JS, Anderson AV, Jones EL, Morris DC, Liberman HA, Craver JM, Guyton RA, King III SB (1990) Failed elective percutaneous transluminal coronary angioplasty requiring coronary artery bypass surgery. In-hospital and late clinical outcome at 5 years. Circulation 82: 1203–1213
179. Tan KH, Henderson RA, Sulke N, Cooke RA, Karani S, Sowton E (1994) Percutaneous transluminal coronary angioplasty in patients with prior coronary artery bypass grafting: ten years experience. Cath Cardiovasc Diagn 31: 11–17
180. Tan KH, Taub NA, Watts E, Karani S, Sowton E (1993) Determinants of success of coronary angioplasty in patients with a chronic total occlusion: a multiple logistic regression model to improve selection of patients. Br Heart J 70: 126–131
181. Terrien E, Bajzer C, Catlin RT, Schreiber T, Bassett JS, Safian RD, O'Neill WW, Beaumont W (1994) A comparison of coronary artery bypass surgery and balloon angioplasty in patients with coronary artery disease and severe left ventricular dysfunction. J Am Coll Cardiol 15, Abstr Suppl: 352A (Abstract)
182. The CAVEAT II investigators (1993) The Coronary Angioplasty Versus Excisional Atherectomy Trial (CAVEAT) II: preliminary results. Circulation 88, Part 2: I–594 (Abstract)
183. The CORAMI Study Group (1994) Outcome of attempted rescue angioplasty after failed thrombolysis for acute myocardial infarction. Am J Cardiol 74: 172–174
184. The EPIC investigators (1994) Use of a monoclonal antibody directed against the platelet glycoprotein IIb/IIIa receptor in high-risk coronary angioplasty, N Engl J Med 330: 956–961
185. Maresta A, Balducelli M, Cantini L, Casari A, Chioin R, Fabbri M, Fontanelli A, Monici Preti PA, Repetto S, De Servi S, Varani E, for the STARC investigators (1994) Trapidil (Triazolopyrimidine), a platelet-derived growth factor antagonist, reduces restenosis after percutaneous transluminal coronary angioplasty. Circulation 90: 2710–2715
186. The TIMI Study Group (1989) Comparison of invasive and conservative strategies following intravenous tissue plasminogen activator in acute myocardial infarction: results of the Thrombolysis in Myocardial Infarction (TIMI) II Trial. N Engl J Med 320: 618–628
187. Thomas JD, Gundel W (1986) Myocardial preservation with alternate coronary artery occlusion and reversal of flow through collateral vessels. Cath Cardiovasc Diagn 12: 327–329
188. TIMI Research Group (1988) Immediate vs delayed catheterization and angioplasty following thrombolytic therapy for acute myocardial infarction, TIMI II A results. J Am Med Ass 260: 2849–2858
189. Topol EJ (1994) Mechanical interventions for acute myocardial infarction, in: Topol EJ (ed) Textbook of interventional cardiology. Philadelphia London Toronto Montreal Sydney Tokyo, W.B. Saunders, pp 292–317
190. Topol EJ, Califf RM, George BS, Kereiakes DJ, Abbottsmith C, Candela RJ, Lee KL, Pitt B, Stack RS, O'Neill WW (1987) A randomized trial of immediate versus delayed elective angioplasty after intravenous tissue plasminogen activator in acute myocardial infarction. N Engl J Med 317: 581–588
191. Topol EJ, Califf RM, Weisman HF, Ellis SG, Tcheng JE, Worley S, Ivanhoe R, George BS, Fintel D, Weston M, Sigmon K, Anderson KM, Lee KL, Willerson JT (1994) Randomised trial of coronary intervention with antibody against platelet IIb/IIIa integrin for reduction of clinical restenosis: results at six months. Lancet 343: 881–886

192. Topol EJ, Leya F, Pinkerton CA, Whitlow PL, Höfling B, Simonton CA, Masden RR, Serruys PW, Leon MB, Williams DO, King III SB, Mark DB, Isner JM, Holmes DR Jr, Ellis SG, Lee KL, Keeler GP, Berdan LG, Hinohara T, Califf RM, for the CAVEAT Study Group (1993) A comparison of directional atherectomy with coronary angioplasty in patients with coronary artery disease. N Engl J Med 329: 221–227
193. Tuzcu M, Simpfendorfer C, Dorosti K, Franco I, Golding L, Hollman J, Whitlow P (1990) Longterm outcome of unsuccessful percutaneous transluminal coronary angioplasty. Am Heart J 119: 791–796
194. Vacek JL, Rosamond TL, Kramer PH, Crouse LJ, Robuck OW, White JL, Beauchamp GD (1992) Direct angioplasty versus initial thrombolytic therapy for acute myocardial infarction: long-term follow-up and changes in practice pattern. Am Heart J 124: 1411–1418
195. Vacek JL, Rosamond TL, Robuck W, Kramer PH, Beauchamp GD (1991) Prognosis of culprit lesion PTCA in acute myocardial infarction for multi versus single vessel disease. Cath Cardiovasc Diagn 24: 161–165
196. Vacek JL, Rosamond TL, Stites HW, Rowe SK, Robuck W, Dittmeier G, Beauchamp GD (1992) Comparison of percutaneous transluminal coronary angioplasty versus coronary artery bypass grafting for multivessel coronary artery disease. Am J Cardiol 69: 592–597
197. Vallbracht C, Klepzig H Jr, Giesecke A, Kaltenbach M, Kober G (1987) Transluminale koronare Angioplastik: Parameter eines erhöhten Rezidivrisikos. Z Kardiol 76: 727–732
198. Vallbracht C, Sittler B, Scheffler B, Kneissl G, Sievert H, Vogt HG, Burger W, Schacherer C, Schräder R, Kadel C, Kober G, Kaltenbach M (1992) Chronische Koronararterienverschlüsse – Alter, Morphologie und Chance der Wiedereröffnung. Z Kardiol 81: 664–668
199. Vallbracht C, Stock M, Oster H, Unverdorben M, Kober G, Kaltenbach M (1994) Wiedereröffnung chronischer Koronarverschlüsse – erste Hinweise auf eine prognostische Indikation. Herz 19: 162–165
200. van den Bos AA, Deckers JW, Heyndrickx GR, Laarman GJ, Rijnierse J, Serruys PW (1992) PTCA with hirudin associated with less acute cardiac complications than with heparin. Circulation 86, Suppl I: I–482 (Abstract)
201. Vandormael M, Deligonul U, Taussig S, Kern MJ (1991) Predictors of long-term cardiac survival in patients with multivessel coronary artery disease undergoing percutaneous transluminal coronary angioplasty. Am J Cardiol 67: 1–6
202. Vlietstra RE, Holmes DR Jr, Rodeheffer RJ, Bailey KR (1991) Consequences of restenosis after coronary angioplasty. Int J Cardiol 31: 143–148
203. Warner MF, DiSciascio G, Kohli R, Vetrovec GW, Sabri N, Goudreau E, Kelly KM, Cowley MJ (1992) Long-term efficacy of triple-vessel angioplasty in patients with severe three-vessel coronary artery disease. Am Heart J 124: 1169–1174
204. Warren RJ, Black AJ, Valentine PA, Manolas EG, Hunt D (1990) Coronary angioplasty for chronic total occlusion reduces the need for subsequent coronary bypass surgery. Am Heart J 120: 270–274
205. Webb JG, Myler RK, Shaw RE, Anwar A, Mayo JR, Murphy MC, Cumberland DC, Stertzer SH (1990) Coronary angioplasty after coronary bypass surgery: initial results and late outcome in 422 patients. J Am Coll Cardiol 16: 812–820
206. Webb JG, Myler RK, Shaw RE, Anwar A, Murphy MC, Fishman Mooney J, Mooney MR, Stertzer SH (1990) Bidirectional crossover and late outcome after coronary angioplasty and bypass surgery: 8 to 11 year follow-up. J Am Coll Cardiol 16: 57–65
207. Weintraub WS, Ghazzal ZMB, Cohen CL, Douglas Jr JS, Liberman H, Morris DC, King III SB (1991) Clinical implications of late proven patency after successful coronary angioplasty. Circulation 84: 572–582
208. Weintraub WS, Ghazzal ZMB, Douglas Jr JS, Liberman H, Morris DC, Cohen CL, King III SB (1992) Initial management and long-term clinical outcome of restenosis after initially successful percutaneous transluminal coronary angioplasty. Am J Cardiol 70: 47–56
209. Weintraub WS, King III SB, Jones EJ, Douglas JS, Craver JM, Liberman HA, Morris DC, Guyton RA (1993) Coronary surgery and coronary angioplasty in patients with two-vessel coronary artery disease. Am J Cardiol 71: 511–517
210. Weintraub WS, Kosinski A, Barnhart H, Kutner M, Lembo N, Guyton RA, King III SB (1994) Exercise electrocardiogram results in the Emory Angioplasty versus Surgery Trial at 1 and 3 years of follow-up. Eur Heart J 15, Abstr Suppl: 31 (Abstract)
211. Weintraub WS, Wenger NK, Kosinski AS, Douglas JS Jr, Liberman HA, Morris DC, King III SB (1994) Percutaneous transluminal coronary angioplasty in women compared with men. J Am Coll Cardiol 24: 81–90
212. White CW, Chaitman B, Lassar TA, and the Ticlopidine Study Group (1987) Antiplatelet agents are effective in reducing the immediate complications of PTCA: results from the Ticlopidine Multicenter Trial. Circulation 76, Suppl IV: IV–400 (Abstract)
213. White HD, Cross DB, Elliott JM, Norris RM, Yee TW (1994) Long-term prognostic importance of patency of the infarct-related coronary artery after thrombolytic therapy for acute myocardial infarction. Circulation 89: 61–67
214. Wilson WS, Stone GW (1994) Late results of percutaneous transluminal coronary angioplasty of two or more major native coronary arteries. Am J Cardiol 79: 1041–1046
215. Zijlstra F, De Boer MJ, Hoorntje JCA, Seiffers S, Reiber JHC, Suryapranata H (1993) A comparison of immediate coronary angioplasty with intravenous streptokinase in acute myocardial infarction. N Engl J Med 328: 680–684

2.6 Chirurgischer Bereitschaftsdienst bei koronarer Angioplastie

W. Rutishauser und B. Meier

Einleitung

Als A. Grüntzig im Jahre 1977 in Zürich die ersten Koronarangioplastien mittels doppellumigem Ballon durchführte, stand A. Senning mit seinem Team in Bereitschaft, um bei einer Komplikation durch sofortige Bypassoperation die Herzmuskeldurchblutung wiederherzustellen. Dieser chirurgische „Standby" wurde erstmals beim 7. Patienten Grüntzigs konsumiert, da das Resultat unbefriedigend war, und von den 50 ersten Patienten hatten 7 (= 14%) eine solche Notfalloperation [12]. Die Idee, daß bei jeder perkutanen transluminalen koronaren Angioplastie (PTCA) ein chirurgischer Standby nötig sei, ist seit dieser ersten Serie während ungefähr einem Jahrzehnt von allen Zentren, die nicht chirurgische Myokardrevaskularisation betreiben, – wenn auch in unterschiedlichem Maße – beachtet worden.

Derzeitige Vorschriften und Gepflogenheiten

Die derzeitigen Vorschriften aller Kardiologischen Gesellschaften [1, 4, 7, 10, 24, 27, 29, 30, 42, 43] weichen nur unwesentlich voneinander ab. Mit Ausnahme der Deutschen Gesellschaft für Herz- und Kreislaufforschung [10] und der Société Française de Cardiologie [24] verlangen alle bei der Durchführung von PTCA einen chirurgischen Standby im gleichen Hause. Die 2 erwähnten Gesellschaften erlauben nach Absprache auch Transporte über Dutzende von Kilometern.

Ein idealer chirurgischer Standby ist vorhanden, falls der Patient, der Chirurg, der Anästhesist und weitere Beteiligte vollständig über den Eventuellfall orientiert sind und ihn akzeptiert haben (schriftlicher „Informed Consent" des Patienten); das Blut des Patienten und die Konserven verglichen sind; ein Operationsraum sofort zur Verfügung steht und dieser unter adäquaten Reanimationsbedingungen (Monitor, Perfusionspumpen, Beatmung, evtl. intraaortale Ballonpumpe oder andere linksventrikuläre Assistenzmaßnahmen) ohne Verzug erreicht werden kann.

Zugegebenermaßen sind diese idealen Bedingungen bei weitem nicht immer erfüllt. Nachdem in unserer eigenen Erfahrung bei sorgfältiger Indikationsstellung zur Angioplastie die chirurgische Notfalloperation äußerst selten geworden ist, sind sicher nicht alle oben erwähnten idealen Voraussetzungen heute wirklich notwendig noch wegen dem großen, unnötigen Aufwand wünschbar [22, 23, 40].

In verschiedenen Institutionen haben sich in Funktion der Zahl der chirurgischen und kardiologischen Eingriffe und vor allem der Indikationsstellung zur PTCA bestimmte Gewohnheiten eingespielt. In Zentren mit einer größeren Zahl chirurgischer Operationen pro Tag wird das Offenhalten eines Operationssaals wegen PTCA fast immer durch den nächsten freiwerdenden Operationssaal ersetzt [8]. Unter bestimmten Umständen wird die PTCA so früh am Morgen oder so spät am Nachmittag angesetzt, daß bei einer Komplikation ein Operationssaal direkt zur Verfügung steht.

Bei größeren Volumen an täglichen Koronarangioplastien hat sich das Vorstellen jedes einzelnen Patienten nicht generell durchgesetzt bzw. auch nicht generell halten können. Bei der zunehmenden Zahl von Angioplastien, die unmittelbar an die diagnostische Angiographie angeschlossen werden, ist die Diskussion jedes Falls mit dem Chirurgen nur in kardiovaskulären Abteilungen möglich, wo Chirurgie und Kardiologie voll integriert arbeiten.

In unserem Zentrum werden derzeit diejenigen Fälle von Zweigefäßerkrankungen regelmäßig unseren chirurgischen Kollegen vorgestellt, bei denen die Chancen einer optimalen Versorgung bei transluminaler Therapie weniger hoch erscheinen, während bei guten Voraussetzungen für die interventionelle Therapie die Zweigefäßerkrankungen wie auch die Eingefäßerkrankungen ohne vorherige Vorstellung an unsere Chirurgen dilatiert werden. Die äußerst selten gewordenen chirurgischen Notfälle werden „ad hoc" behandelt, wobei als Nachteil leider längere Zeiten bis zur chirurgischen Versorgung in Kauf genommen werden müssen [35].

Notfallmäßige Koronargefäßoperationen

Grundsätzlich können 3 Typen von „notfallmäßig" vorgenommenen koronaren Bypassoperationen unterschieden werden [22]:
- „Notfalloperation", weil Standby vorhanden,
- Notfalloperation wegen drohendem Infarkt,
- Notfalloperation bei beginnendem Infarkt.

Die chirurgischen Resultate dieser 3 Gruppen weichen natürlich voneinander ab.

„Notfalloperation", weil Standby vorhanden

In unausgelasteten Zentren der Chirurgie und Angioplastie, z. B. in den USA, wo der Standby voll ausexerziert wird, wird nicht selten bei unvollständigem oder ungenügendem, aber stabilem Resultat der Angioplastie ohne jede Not der Patient direkt dem bereitstehenden Chirurgenteam zur Operation übergeben. "This evening you will be fixed, anyway." Dabei könnte der Patient ohne weiteres entlassen werden, und nachdem sich zeigt, daß er immer noch Angina pectoris hat, später elektiv operiert werden.

Solche Operationen werden also nicht aus medizinischen Gründen, sondern infolge praktisch-organisatorischer Voraussetzungen gleich „notfallmäßig" an die Angioplastie angeschlossen. In Wirklichkeit handelt es sich um elektive Herzchirurgie bei stabiler Situation. Die Resultate sind entsprechend gut.

Notfalloperation wegen drohendem Infarkt

Die Schwierigkeiten bei diesen Patienten liegen in der richtigen Abschätzung des Risikos, daß sich überhaupt ein Koronarverschluß einstellen wird, und den Konsequenzen aus dem somit ischämisch bzw. nekrotisch werdenden Herzanteil. Der angiographische Aspekt (Ausmaß der Dissektion) und weitere wichtige, unten erwähnte Faktoren bilden die Grundlage. Je nach Risikobereitschaft des Patienten und des Arztes werden die Entscheide bei gleichen Voraussetzungen variieren. Wer sichergehen will, wird auch bei wenig wahrscheinlichem Verschluß, aber großem betroffenem Territorium zur Operation raten. Die Beobachtung, wie eine Ballonokklusion von mehreren Minuten bezüglich Schmerzen, ST-Veränderungen und Blutdruck ertragen wird, liefert wichtige Anhaltspunkte.

Der evtl. eintretende spätere Verschluß einer Koronararterie, die in ein teilweise infarziertes Gebiet führt – besonders beim Vorliegen oder bei nachgewiesener Rekrutierung von Kollateralen aus einem nicht betroffenen Koronargefäß –, stellt auch bei unbefriedigendem Resultat der Koronardilatation keine eindeutige Indikation zur Notfalloperation dar. Es besteht in solchen Fällen keine ernste Gefahr für den Patienten, insbesondere falls die Veränderungen der oben erwähnten Parameter während der Okklusion durch den Ballon minimal waren. Die Beachtung aller Elemente und ihre abgewogene Bewertung sind maßgebend für den Entscheid, ob eine chirurgische Intervention bei drohendem Verschluß „notfallmäßig" angeschlossen wird.

Solche Operationen entsprechen einer optimalen Ausnützung des chirurgischen Standby, denn die Resultate sind gut und gleichen denjenigen der elektiven Koronarchirurgie.

Notfalloperation bei beginnendem Infarkt

Ein im Rahmen einer elektiven Koronarangioplastie iatrogen ausgelöster Verschluß eines Koronargefäßes ist eine ernste Komplikation, die sofort und mit allen Mitteln bekämpft werden muß, besonders falls es um ein größeres Territorium geht. Neben verlängerten Inflationen und dem Autoperfusionsballon [11, 14, 36], der bei verminderter Durchblutung während Minuten die Dissektion der Wand stabilisieren kann, stellt der notfallmäßig eingesetzte Stent [13, 33] wegen seines großen Innenlumens entsprechend heutiger Erfahrung die beste Therapie beim Eintreten eines dissektionsbedingten Koronarverschlusses dar. Ist der Verschluß vorwiegend thrombotisch bedingt, kann sich die Thrombogenizität metallener Stents weiterhin nachteilig auswirken.

Hier ist die Notfallchirurgie eine alternative oder komplementäre Therapie, besonders falls der Standby organisiert ist und vom Moment des Arterienverschlusses mit den dem Kardiologen zur Verfügung stehenden Mitteln nicht zuviel Zeit verstreicht, bis der Entschluß zur Chirurgie gefällt wird. Solche wirklich notfallmäßig durchgeführte Operationen, bei denen jede Verzögerung bis zum funktionstüchtigen Koronarbypass zählt, haben naturgemäß eine viel höhere Morbidität und Mortalität, verglichen mit der elektiven Koronarchirurgie. In geübten Händen kann eine linksventrikuläre Assistenz durch intraaortale Ballonpumpe [2, 21, 25, 32] oder durch Hemopump [41] zur Überbrückung helfen, besonders falls kein Operationssaal bzw. Chirurgenteam frei ist.

Die Prozentzahlen der publizierten Komplikationen bei notfallmäßiger Operation infolge mißlungener PTCA variieren stark. Die Infarktrate, definiert als signifikante CK-Erhöhung, liegt zwischen 40–80 % [3, 5, 6, 9, 19, 34], definiert als Q-Wellen-Infarkt zwischen 16–57 % [9, 20]. Eine Studie hat gezeigt, daß Patienten mit verschlossem Gefäß, welche zur Chirurgie geschickt wurden, in 87 % einen Infarkt erlitten [26], und man darf annehmen, daß bei Patienten mit ST-Anhebung die Infarktrate nahe bei 100 % liegt.

Die 30-Tage-Mortalität publizierter Statistiken bei Herzoperation nach gescheiterter PTCA variiert ebenfalls in weiten Grenzen. Die Serien geben Mortalitäten zwischen 0 und 26 % an [15, 20]. In CABRI (Coronary Angioplasty vs. Bypass Revascularisation Investigation) sind sogar 36 % der Patienten, welche nach erfolgloser PTCA notfallmäßig chirurgisch behandelt wurden, verstorben [31]. Die Komplikationen variieren naturgemäß je nachdem, ob eine Ein-, Zwei- oder Dreigefäßkrankheit vorlag, ob eine Bypassoperation voranging, je nach Alter des Patienten, und vor allem ob eine hämodynamische Instabilität mit Hypotension, Schock oder Herzstillstand eintrat und eine Reanimation notwendig wurde [6, 9, 18, 19, 35, 37, 38].

Wenn Patienten mit wirklichen Notfalloperationen mit Kranken ohne eingetretenem, nur drohendem Infarkt oder gar Patienten mit „Notfalloperation, weil Standby vorhanden", in Statistiken gemischt werden, entsteht naturgemäß ein verzerrtes Bild. Solche Vermengungen erklären, daß Zentren, in denen ein verhältnismäßig hoher Prozentsatz von Patienten unmittelbar nach PTCA herzchirurgisch versorgt wird, einen verhältnismäßig niedrigen Prozentsatz an Komplikation und vice versa angeben.

Der späte Transfer vom Angioplastielabor zum Chirurgen, der dann von vornherein mit einer hohen Komplikationsrate oder gar einem tödlichen Ausgang behaftet ist, darf nicht „Psychotherapie" für den interventionell tätigen Kardiologen sein. Die Kardiologie trägt eine hohe Verantwortung für Indikation, umsichtiges, möglichst schonendes Vorgehen und rechtzeitige Entscheidung im Sinne des optimalen Ausgangs für den Patienten. Es muß als Mißbrauch der Herzchirurgie angesehen werden, wenn durch zu späten Transfer eines Patienten in schlechtem Zustand die Verantwortung auf die Schultern unserer chirurgischen Kollegen übertragen wird. Natürlich müssen wir unsere Chirurgen hochschätzen, wenn sie bereit sind, einen Eingriff mit geringer Erfolgsaussicht durchzuführen. Patienten im kardiogenen Schock und unter Reanimationsbedingungen haben bei konservativer Therapie nur eine sehr kleine Überlebenschance. Anderseits muß auch bedacht werden, daß ein kleiner oder auch ein mittelgroßer Infarkt bei konservativer Therapie und bei optimaler Krankenhausüberwachung eine verhältnismäßig geringe Mortalität hat, wie große multizentrische Studien bewiesen haben (ISIS II: placeboarm: 12,1 % [16], LATE-Study group: placeboarm: 10,3 % [17]). Eine rechtzeitige individuelle Entscheidungsfindung ist demnach bei Komplikationen nach PTCA von großer Bedeutung und Tragweite.

Stellenwert und Strategie des chirurgischen Standby

Weil das Risiko eines Verschlusses eines Koronargefäßes nie gleich null ist, sollte vor jeder Angioplastie das klinische Bild bei akutem Verschluß überdacht werden. Auch wenn ohne jeden Zweifel feststeht, daß die Notfallchirurgie mitunter Leben rettet, sollte das individuelle Vorgehen bei Gefäßverschluß am Vorabend mit dem Patienten diskutiert werden, und zwar soweit möglich in Anbetracht seines spezifischen globalen Risikos mit oder ohne Notfallchirurgie. Der Vorschlag, bei Gefäßverschluß eines kleineren Territoriums nicht chirurgisch vorzugehen, wird vom Patienten meist ohne Bedenken angenommen. Falls die Entscheidung aber für chirurgisches Vorgehen vorteilhaft erscheint, sollte evtl. nochmals erwogen werden, ob nicht doch der chirurgischen Behandlung von Anfang an der Vorzug gegeben werden sollte.

Falls während der Dilatation wirklich ein akuter Verschluß auftritt und die chirurgische Versorgung vorgesehen ist, muß die Zeit, welche zur Wiedereröffnung mit Kathetermaßnahmen aufgewendet wird, kurzgehalten werden (max. 30 min). Sobald der Entscheid gefallen ist, hat die Orientierung aller Beteiligten (Anästhesisten, Chirurgen, Blutbank usw.) und die Vorbereitung zum Transport Vorrang. Die femorale Einführschleuse wird mit einem Faden gesichert, und bei Bradykardie wird ein Pacemaker eingelegt, bevor die Verlegung in den Operationssaal erfolgt. Nur unter bestimmten Bedingungen und falls entsprechende Vorbereitungen getroffen wurden, können Maßnahmen zur linksventrikulären Assistenz ihren Platz haben. Dabei muß immer erwogen werden, daß jede weitere Verzögerung den durch die Chirurgie zu rettenden Myokardanteil zusätzlich vermindert.

Generelle Schlußfolgerungen

Ein gut vorbereiteter chirurgischer Standby (offener oder der nächste freiwerdende Operationssaal) entsprechend den Vorschriften der nationalen kardiologischen Gesellschaften ist zweifelsohne die beste Voraussetzung für den Patienten mit proximalen Stenosen, bei denen große Myokardareale gefährdet sind. Eine konsequente Anwendung der Guidelines hat aber auch verschiedene gewichtige Nachteile: In Ländern, wo die Kosten für den formalen chirurgischen Standby verrechnet werden, hat dieser zu einer starken Kostensteigerung geführt [40]. Da weniger als 4% der Angioplastien zu Notfallchirurgie führen, wird der Großteil der für den Standby eingesetzten Mittel unnütz verpufft.

Eine weitere unliebsame Konsequenz der Anwendung der Guidelines für Standby ist die Proliferation von unausgelasteten herzchirurgischen Zentren. In den USA haben die Vorschriften dazu geführt, daß zu jedem Katheterlabor ein Herzchirurg angeworben wird, so daß 1993 über 900 chirurgisch/interventionelle Einheiten vorwiegend in kleineren Spitälern vorhanden waren. Dabei sind diese "occasional heart surgeons" geneigt, „Notfalloperationen, weil Standby vorhanden", vorzunehmen, wobei die Resultate von wenig geübten Teams leider oft weniger gut ausfallen.

Wir müssen in Europa und anderswo unbedingt darauf dringen, daß diese ungünstige Entwicklung wegen sturer Anwendung der Vorschriften nicht auch bei uns die Patientenzahlen von bestehenden herzchirurgisch-kardiologischen Zentren mit adäquater Erfahrung wegleitet, so daß in Zukunft an diesen Orten kaum mehr Studien möglich sind und größere Erfahrungen gesammelt werden können, die zur Verbesserung der Techniken beitragen können. Demzufolge ist die konsequente Einhaltung der heutigen Vorschriften in gewissem Sinne kontraproduktiv geworden, und die „Regeln" wurden zuerst im stillen und dann auch öffentlich immer häufiger durchbrochen. In Frankfurt hatte das Zentrum mit der größten Zahl von Angioplastien in den letzten Jahren [28] keinen Herzchirurgen im eigenen Hause; die Patienten mußten für die Notfalloperation durch die Stadt zum Universitätsspital gefahren werden mit allen dabei entstehenden Unannehmlichkeiten. Dennoch und wohl wegen der großen Erfahrung seiner Ärzte waren die Resultate der interventionellen Kardiologie in diesem Zentrum beachtlich.

Mit den heute zur Verfügung stehenden intravasalen Techniken zur Wiedereröffnung von Gefäßen ist ein formaler chirurgischer Bereitschaftsdienst für alle Angioplastien, wie ihn die Guidelines vorsehen, wegen der erwähnten Konsequenzen nicht nötig und auch nicht sinnvoll [22, 23]. Durch die Insertion eines Perfusionsballons [11, 13] und vor allem durch frühzeitige Stentinsertion [33, 39] können drohende und beginnende Infarkte abgewendet werden. Mit der Weiterentwicklung der Stents und der sorgfältigen Antikoagulation dürfte die Notfalloperation in naher Zukunft generell eine Seltenheit werden, da eine eventuelle chirurgische Versorgung semielektiv oder elektiv erfolgen kann. In unserem Kardiologiezentrum wurden im letzten Jahr bei über 600 PTCA keine wirklichen Notfalloperationen mehr durchgeführt.

Zusammenfassung

Der chirurgische Bereitschaftdienst hat vor allem bei drohendem Infarkt einen guten Effekt. Meist läßt sich bei diesen Fällen in größeren kardiochirurgischen Zentren eine ad-hoc-Organisation der Operation bewerkstelligen. Der Standby kann gelegentlich lebensrettend sein, besonders bei schwerer Ischämie eines größeren Territoriums oder einer frühen Phase des kardiogenen Schocks. Eine unflexible Befolgung der publizierten Guidelines kann zur Proliferation unterbeschäftigter kleiner Zentren mit entsprechenden Resultaten führen. In den meisten kardiologischen und kardiochirurgischen Kliniken mit hohen Zahlen von Angioplastien und Eingriffen am offenen Herzen wird der chirurgische Bereitschaftsdienst sinnvoll ad hoc organisiert, denn die Fälle von wirklichen Notfalloperationen sind infolge rechtzeitiger Stentimplantation selten geworden. Die nationalen Guidelines sollten dementsprechend modifiziert werden.

Literatur

1. Arbeitsgruppe PTCA und Fibrinolyse der Schweizerischen Gesellschaft für Kardiologie (1991) Empfehlungen für mit PTCA (Koronardilatation) beschäftigte Personen und Laboratorien. Schweiz Aerztezeitung 72: 1568–1570
2. Babic UU, Grujicic S, Vucinic M et al. (1988) Percutaneous left-atrial-aortic bypass. Lancet II: 1430–1431
3. Bottner RK, Wallace RB, Visner MS et al. (1991) Reduction of myocardial infarction after emergency coronary artery bypass grafting for failed coronary angioplasty with use of a normothermic reperfusion cardioplegia protocol. J Thorac Cardiovasc Surg 101: 1069–1075
4. Bourassa MG, Alderman EL, Bertrand M et al. (1988) Report of the Joint International Society and Federation of Cardiology/World Health Organisation Task Force on Coronary Angioplasty. Circulation 78: 780–789 and Eur Heart J 9: 1034–1045
5. Buckberg GD (1987) Strategies and logic of cardioplegic delivery to prevent, avoid, and reverse ischemic and reperfusion damage. J Thorac Cardiovasc Surg 93: 127–139
6. Buffet P, Villemot JP, Danchin N, Amrein D, Juillière Y, Ethevenot G, Cherrier F (1992) La chirurgie en urgence après angioplastie transluminale coronaire. Résultats immédiats et évolution à long terme à propos de 100 interventions. Arch Mal Coeur 85: 17–23
7. Cameron DE, Stinson DC, Greene PS, Gardner TJ (1990) Surgical standby for percutaneous transluminal coronary angioplasty: a survey of patterns of practice. Ann Thorac Surg 50: 35–39
8. Committee on Interventional Cardiology of the Society of Cardiac Angiography (1988) Guidelines for credentialing and facilities for performance of coronary angioplasty. Cathet Cardiovasc Diagn 15: 136–138
9. Craver JM, Weintraub WS, Jones EL, Guyton RA, Hatcher CR Jr (1992) Emergency coronary artery bypass surgery for failed percutaneous coronary angioplasty: a 10-year experience. Ann Surg 215: 425–434
10. Deutsche Gesellschaft für Herz- und Kreislaufforschung. Kommission für Klinische Kardiologie (unter Mitwirkung der Arbeitsgruppe transluminale Angioplastie) (1987) Empfehlungen für die Durchführung der Perkutanen Transluminalen Koronarangioplastie (PTCA). Z Kardiol 76: 382–385
11. Erbel R, Clas W, Busch U, von Seelen W, Brennecke R, Blömer H, Meyer J (1986) New balloon catheter for prolonged percutaneous transluminal coronary angioplasty and bypass flow in occluded vessels. Cath Cardiovasc Diagn 12: 116–123
12. Grüntzig AR, Senning A, Siegenthaler WE (1979) Nonoperative dilatation of coronary artery stenosis. Percutaneous transluminal coronary angioplasty. N Engl J Med 301: 61–68
13. Heuser RR, Mehta S, Strumpf RK (1992) ACS RX flow support catheter as a temporary stent for dissection or occlusion during balloon angioplasty. Cathet Cardiovasc Diagn 27: 66–74
14. Hinohara T, Simpson JB, Phillips HR et al. (1986) Transluminal catheter reperfusion: a new technique to reestablish blood flow after coronary occlusion during percutaneous transluminal coronary angioplasty. Am J Cardiol 57: 684–686
15. Hochberg MS, Gregory JJ, McCullough JN, Gielchinsky I, Hussain SM, Fuzesi L, Parsonnet V (1990) Outcome of emergent coronary artery bypass following failed angioplasty. Circulation 82 (Suppl III): III–361
16. ISIS-2: Second International Study of Infarct Survival Collaborative Group (1988) Randomized trial of intravenous streptokinase, oral aspirin, both, or neither among 17187 cases of suspected acute infarction. Lancet II: 349–360
17. LATE-Study group (1993) Late Assessment of Thrombolytic Efficacy study with alteplase 6–24 hours after onset of acute myocardial infarction. Lancet 342: 759–766
18. Lazar HL, Haan CK (1987) Determinants of myocardial infarction following emergency coronary artery bypass for failed percutaneous coronary angioplasty. Ann Thorac Surg 44: 646–650
19. Lazar HL, Faxon DP, Paone G, Rajaii-Khorasani A, Jacobs AK, Fallon MP, Shemin RJ (1992) Changing profiles of failed coronary angioplasty patients: impact on surgical results. Ann Thorac Surg 53: 269–273
20. Levy RD, Bennett DH, Brooks NH (1991) Desirability of immediate surgical standby for coronary angioplasty. Br Heart J 65: 68–71
21. Margolis JR (1982) The role of the percutaneous intra-aortic balloon in emergency situations following percutaneous transluminal coronary angioplasty. In: Kaltenbach M, Grüntzig A, Rentrop K, Bussmann WD (eds) Transluminal coronary angioplasty and intracoronary thrombolysis. Coronary Heart Disease IV. Springer, Berlin Heidelberg New York, pp 145–150
22. Meier B, Urban P, Dorsaz PA, Favre J (1992) Surgical standby for coronary balloon angioplasty. JAMA 268: 741–745
23. Meier B (1993) Surgical standby for PTCA. In: Topol EJ (ed) Textbook of interventional cardiology, 2nd ed. Saunders, Philadelphia
24. Monassier JP, Bertrand M, Cherrier F et al. (1991) Recommandations concernant la formation des médecins coronarographistes et angioplasticiens, l'organisation et l'équipement des centres de coronarographies et d'angioplasties coronaires transluminales. Arch Mal Coeur 84: 1783–1787
25. Murphy DA, Craver JM, Jones EL et al. (1984) Surgical management of acute myocardial ischemia following percu-

taneous transluminal coronary angioplasty. Role of intraaortic balloon pump. J Thorac Cardiovasc Surg 87: 332–339
26. Murphy DA, Craver JM, Jones EL, Gruentzig AR, King SB III, Hatcher CR Jr (1982) Surgical revascularization following unsccessful percutaneous transluminal coronary angioplasty. J Thorac Cardiovasc Surg 84: 342–348
27. Pijls NHJ, Bonnier JJRM, Witsenburg M et al. (1993) Indications and guidelines for interventional cardiology 1992. A report of the Task Force on Interventional Cardiology of the Netherlands Society of Cardiology. Neth J Cardiol 2: 106–115
28. Reifart N, Schwartz F, Preusler W, Störger H, Hofmann M (1992) Results of PTCA in more than 5000 patients without surgical standby in the same center. J Am Coll Cardiol 19: 229
29. Ryan TJ, Faxon DP, Gunnar RM et al. (1988) Guidelines for percutaneous transluminal coronary angioplasty. A report of the American College of Cardiology/American Heart Association Task Force on Assessment of Diagnostic and Therapeutic Cardiovascular Procedures (Subcommittee on Percutaneous Transluminal Coronary Angioplasty). Circulation 78: 486–502 and J Am Coll Cardiol 12: 529–545
30. Ryan TJ, Klocke FJ, Reynolds WA et al. (1990) Clinical competence in percutaneous transluminal coronary angioplasty. A statement for physicians from the ACP/ACC/AHA Task Force on Clinical Privileges in Cardiology. J Am Coll Cardiol 15: 1469–1474
31. Serruys PW (1993) The CABRI-Trial: HOT LINE European Congress of Cardiology, Nice, September
32. Shawl FA, Domanski MJ, Punja S, Hernandez TJ (1989) Percutaneous cardiopulmonary bypass support in high risk patients undergoing percutaneous transluminal coronary angioplasty. Am J Cardiol 64: 1258–1263
33. Sigwart U, Urban P, Golf S, Kaufmann U, Imbert C, Fischer A, Kappenberger L (1988) Emergency stenting for acute occlusion after coronary balloon angioplasty. Circulation 78: 1121–1127
34. Stark KS, Satler LF, Krucoff MW, Rackley CE, Kent KM (1990) Myocardial salvage after failed coronary angioplasty. J Am Coll Cardiol 15: 78–82
35. Steffenino G, Meier B, Finci L, Velebit V, von Segesser L, Faidutti B, Rutishauser W (1988) Acute complications of elective coronary angioplasty: a review of 500 consecutive procedures. Br Heart J 59: 151–158
36. Sundram P, Harvey JR, Johnson RG, Schwartz MJ, Baim DS (1989) Benefit of the perfusion catheter for emergency coronary grafting after failed percutaneous transluminal coronary angioplasty. Am J Cardiol 63: 282–285
37. Talley JD, Weintraub WS, Roubin GS et al. (1990) Failed elective percutaneous transluminal coronary angioplasty requiring coronary artery bypass surgery. In-hospital and late clinical outcome. Circulation 82: 1203–1213
38. Tuzku M, Simpfendorfer C, Dorosti K, Franco I, Golding L, Hollman J, Whitlow P (1990) Long-term outcome of unsuccessful percutaneous transluminal coronary angioplasty. Am Heart J 119: 791–796
39. Urban P, Haine E, Verine V, Mehan VK, Dorsatz PA, Favre J, Meier B (1993) Improving the results of bail-out coronary stenting after failed balloon angioplasty. J Am Coll Cardiol 21: 177A
40. Vogel JHK (1992) Changing trends for surgical standby in patients undergoing percutaneous transluminal coronary angioplasty. Am J Cardiol 69: 25–32
41. Wampler RK, Frazier OH, Lansing AM et al. (1991) Treatment of cardiogenic shock with the hemopump left ventricular assist device. Ann Thorac Surg 52: 506–513
42. Weaver WF, Myle RK, Sheldon WC, Huston JT, Judkins MP and the Laboratory Performance Standards Committee (1985) Guidelines for physician performance of percutaneous transluminal coronary angioplasty. Cathet Cardiovasc Diagn 11: 109–112
43. Williams DO, Grüntzig A, Kent KM et al. (1982) Guidelines for the performance of percutaneous transluminal coronary angioplasty. Circulation 66: 693–694

2.7 Grundzüge der Koronarchirurgie

F. Unger

Das wesentliche Ziel eines koronarchirurgischen Eingriffes liegt darin, die arterielle Durchblutung zu sichern, indem Stenosen im Kranzsystem überbrückt werden. In den 50er Jahren hat man mit Vineberg-Operationen versucht, die A. mammaria interna in das Myokard zu implantieren, in der Hoffnung, daß sich genügend Gefäßsprossen ausbilden, die das Myokard besser mit Blut versorgen können. In der Zwischenzeit gab es Versuche von Senning, ein stenosiertes Kranzgefäß mit einem Patch zu erweitern, oder von Kolesov, der im R. descendens anterior die A. mammaria interna direkt mit der LAD verbunden hat. Der große Durchbruch erfolgte 1967 durch Favoloro und Effler. Seit den 70er Jahren wird Koronarchirurgie in großem Stil weltweit durchgeführt. Derzeit sind über 60% der Operationen am offenen Herzen Eingriffe an den Koronarien. Die wesentliche Voraussetzung für eine Koronaroperation ist die Koronarangiographie, aus der man den Durchmesser des Gefäßes und das Ausmaß der Stenose feststellen kann. Für die Operationsindikation sind Zusatzinformationen wie die linksventrikuläre Funktion in Ruhe und in Belastung von Bedeutung wie das Stadium des Patienten. Zum Beispiel, wenn man im akuten Infarktgeschehen operiert, ist ein anderes Gesamtrisiko zu beachten. Es ist wesentlich, aus den Zusatzbefunden zu erkennen, ob in den einzelnen Abschnitten des Herzens, wo ein Bypass gelegt werden sollte, genügend Reserven vorhanden sind, um dann dementsprechend Blut aufnehmen zu können. Im Kapitel 2.8 sind andere Risikofaktoren zur Bewertung des Risikoprofils dargelegt, so daß hier das Interesse auf der Operation liegt: Die grundlegende Operationsstrategie besteht darin, die V. saphena magna aus dem rechten Unterschenkel und Oberschenkel zu entnehmen. Die arteriellen Grafts werden im Kapitel 2.9 dargestellt.

Sobald absehbar ist, daß genügend Venenmaterial präpariert worden ist, wird eine mediane Sternotomie angelegt. Es wird das Perikard eröffnet und die Herz-Lungen-Maschine über die aszendierende Aorta und rechten Vorhof angeschlossen. In extrakorporaler Zirkulation wird bis 30° abgekühlt, es wird Eiswasser in das Perikard gegossen und das Herz zum Flimmern gebracht. Im Flimmern werden die entsprechenden Gefäßabschnitte präpariert, bei tiefer Oberflächentemperatur lassen sich die Kranzgefäße leicht präparieren. Manchmal wird eine Präparation durch Myokardbrücken im Bereich der LAD erschwert. Nach Klemmen der Aorta und im ischämischen Kreislaufstillstand, der durch eine kardioplegische Lösung erzielt wird, wird die periphere Anastomosierung vorgenommen, wobei man die Anastomosen in fortlaufender Nahttechnik durchführt. Nachdem man chirurgisch drei große Gebiete kennt, wie das Gebiet der rechten Kranzarterie, das Zirkumflexagebiet und LAD-Gebiet, wird man vorzugsweise nur eigene oder über zwei Gebiete einen Jump-Graft anlegen. Die häufigste Kombination ist der Jump von den marginalen Ästen zum R. diagonalis der LAD. Die Versorgung der LAD mit einem arteriellen Graft wie der A. thoracica interna ist als Standard anzusehen (Abb. 1). Sobald die distalen

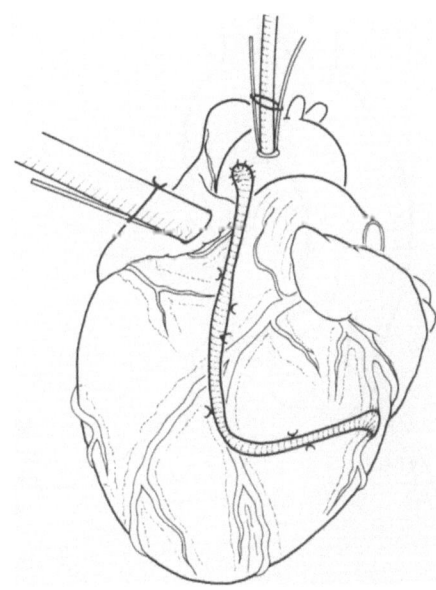

Abb. 1. Jumpgraft mit einer Vene von der Aorta über den R. diagonalis der LAD zum R. marginalis der A. Circumflexa

Anastomosen ausgeführt worden sind, wird der ischämische Herzstillstand beendet, die zentrale Aorta partiell ausgeklemmt und die zentralen Anastomosen angelegt. Es ist zu betonen, daß hier nur das Vorgehen bei Grafts mit Venen beschrieben worden ist.

Abschließend muß meist defibrilliert werden, so daß man schrittweise von der Herz-Lungen-Maschine abgehen kann. Dies ist eine standardisierte Technik. Es gibt aber Operateure, die zuerst die proximalen Anastomosen durchführen und dann die peripheren Anastomosen.

Eine besondere Herausforderung stellt die Reoperation dar. Bei der Reoperation ist zunächst die Wiedereröffnung des Thorax schwierig. Es werden im Mediastinum zunächst die Aorta und der rechte Vorhof präpariert, um den Patienten an die Herz-Lungen-Maschine anschließen zu können. Unter dem Schutz der Herz-Lungen-Maschine wird das Herz freipräpariert. In den meisten Fällen kann bei den Reoperationen die mediane Sternotomie zum Ziel führen. Eine linksseitige Thorakotomie wird nur in einzelnen Fällen möglich werden müssen. Ich selbst habe dazu noch nie einen Grund gefunden.

Die postoperativen Komplikationen sind im Kapitel 2.8 skizziert. Generell kann man sagen, daß bei Patienten, die elektiv zur Operation kommen, das Risiko eines letalen Ausgangs unter 1% liegt. Ein besonderes Problem ist dann das Schicksal der Grafts, wobei die A. mammaria interna eine wesentlich bessere Langzeitprognose hat als der Venenbypass. Während der Operation kann es bei 2–4% zu einem perioperativen Infarktgeschehen kommen, das den Verlauf postoperativ kompliziert. Mit Hilfe der intraaortalen Ballonpumpe oder mit anderen kreislaufstützenden Systemen kann ein postoperativ aufgetretenes Pumpversagen zumindest in der akuten Phase gemeistert werden.

Ostiumplastik

Eine Sonderform der arteriellen Revaskularisation stellt die Ostiumplastik dar. In etwa 1% der Fälle kann man direkt eine zentrale Aortenplastik durchführen. Im ischämischen Kreislaufstillstand wird die A. pulmonalis durchtrennt und Aorta eröffnet, das linke Ostium aufgesucht und der Schnitt mit der Schere über das Ostium in den linken Hauptstamm geführt und ein Venenpatch implantiert. Das ist eine seltene Operation, bringt jedoch dem Patienten eine völlig normale Strombahn (Abb. 2).

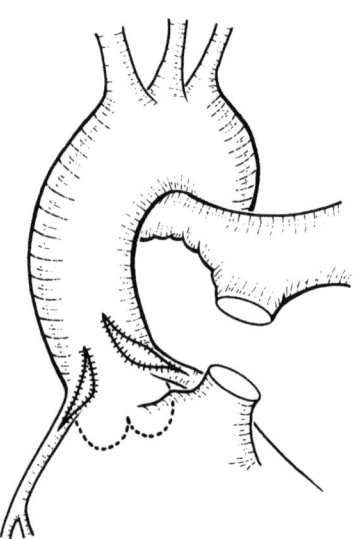

Abb. 2. Prinzip der Ostiumplastik. Die A. pulmonalis wird durchtrennt, dann wird die Aorta inzidiert und mit einem Scherenschlag wird über das Ostium die Stenose gespalten, der Schnitt in den Hauptstamm geführt. Die Erweiterung des Hauptstammes wird durch einen Venenpatch erzielt.

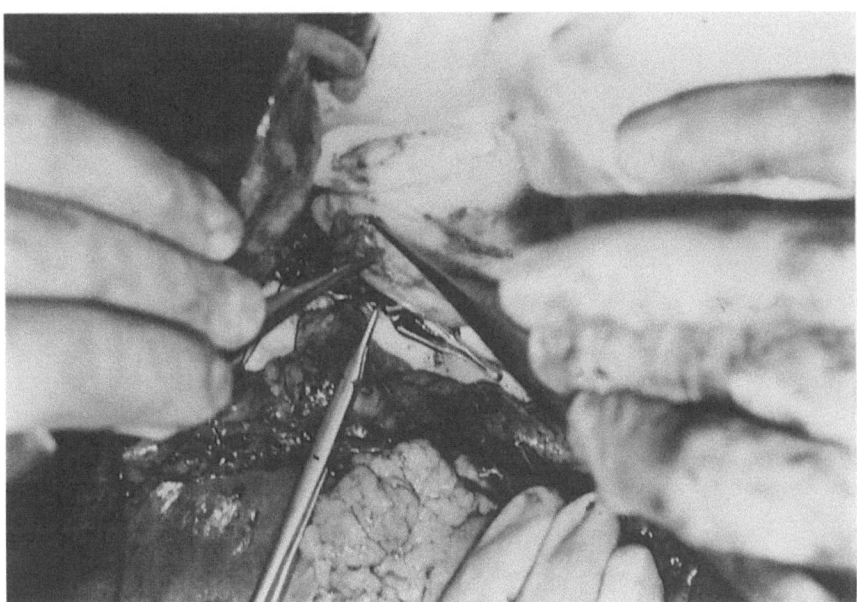

Abb. 3. Resektion einer Myokardbrücke: Die mittlere Pinzette zeigt die gespaltene Brücke im Bereich der mittleren LAD

Myokardbrücke

Sehr selten ist die Resektion einer isolierten Myokardbrücke, die in 0,04% der Fälle zum Tragen kommt. Abbildung 3 zeigt eine resezierte Myokardbrücke, die in extrakorporaler Zirkulation gespalten wurde. Myokardbrücken sind nur im mittleren Bereich der LAD zu resezieren.

Endarteriektomie

Ein spezielles Problem der Koronarchirurgie ist die Endarteriektomie. Manche Chirurgen führen sehr häufig Endarteriektomien durch. Die meisten Endarteriektomien finden im Bereich der rechten Kranzarterie statt. In unseren eigenen Erfahrungen ist eine Endarteriektomie nur im Bereich der rechten Kranzarterie angezeigt. Im Bereich des R. deszendens anterior ist aufgrund der schlechten Ergebnisse mit bis zu 20% Mortalität die Endarteriektomie mit Vorsicht zu betrachten.

Ventrikelaneurysma

Postinfarktisch kann es immer wieder zu linksventrikulären Aneurysmen kommen. Die Inzidenz der linksventrikulären Aneurysmen hat in den letzten Jahren drastisch nachgelassen und stellt den Beweis dar, daß die Herzversorgung unserer Bevölkerung wesentlich besser geworden ist. Immer wieder gibt es präoperativ eine Indikation zur Aneurysmektomie. Intraoperativ zeigt sich dann die Möglichkeit einer Revaskularisation, und ein "hibernating"-Myokard kann die Funktion aufnehmen. Bei Patienten, bei denen Narben gegeben sind, ist die Indikation zur Resektion gegeben, wobei man den Aneurysmensack öffnet und nach Dor einen Patch implantiert, der mit Perikard gedeckt sein kann (Abb. 4). Über dem Patch wird der alte Sack verschlossen (Abb. 5).

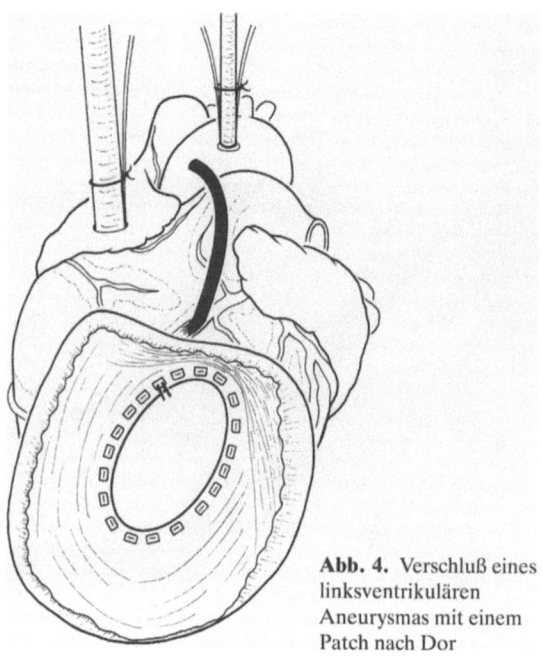

Abb. 4. Verschluß eines linksventrikulären Aneurysmas mit einem Patch nach Dor

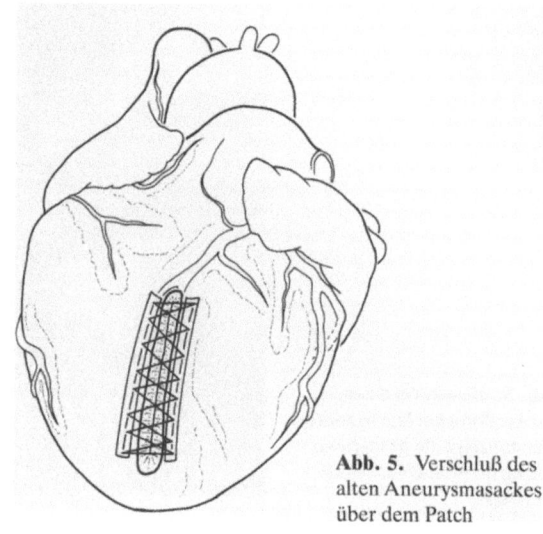

Abb. 5. Verschluß des alten Aneurysmasackes über dem Patch

Postinfarkt-VSD

Der postinfarktische VSD ist eine besondere Herausforderung. Die Indikation zum Verschluß wird man nur dann finden, wenn der Linksrechts-Shunt untragbar wird. Sonst ist es empfehlenswert, die Indikation 2–3 Wochen hinauszuschieben. Durch den Infarkt wird der linke Ventrikel eröffnet, es wird dann über filzgesicherte Nähte ein Patch weit im Gesunden implantiert, in der Hoffnung, daß die Nähte standhalten und es zu keinem neuerlichen septalen Einriß kommt. Postoperativ ist die Mortalität doch 30%. Die Todesursache ist in 50% Herzversagen aufgrund des Infarktes.

Ischämische Mitralinsuffizienz

Im Rahmen eines Infarktes kann es zu einer Mitralinsuffizienz kommen, die akut oder im chronischen Stadium auftreten kann. Eine Mitralinsuffizienz kommt durch einen nekrotisierten Papillarmuskel zustande, oder es kommt zur akuten Ruptur der Sehnenfäden. Die Indikation zur Operation ist immer mit dem klinischen Bild verbunden. Wenn die Mitralinsuffizienz so kreislaufwirksam wirkt, daß der Patient in den Schock kommt oder bereits ist, wird man versuchen, die Mitralklappe zu rekonstruieren (Abb. 6) oder zu ersetzen. Die Prognose hängt postoperativ vom Ausgangsstadium ab. Die akute ischämische Mitralklappe ist ebenso eine chirurgische Herausforderung. Die Hauptschwierigkeit ist die mangelnde Einstellung der Klappe, da akut der linke Vorhof klein ist.

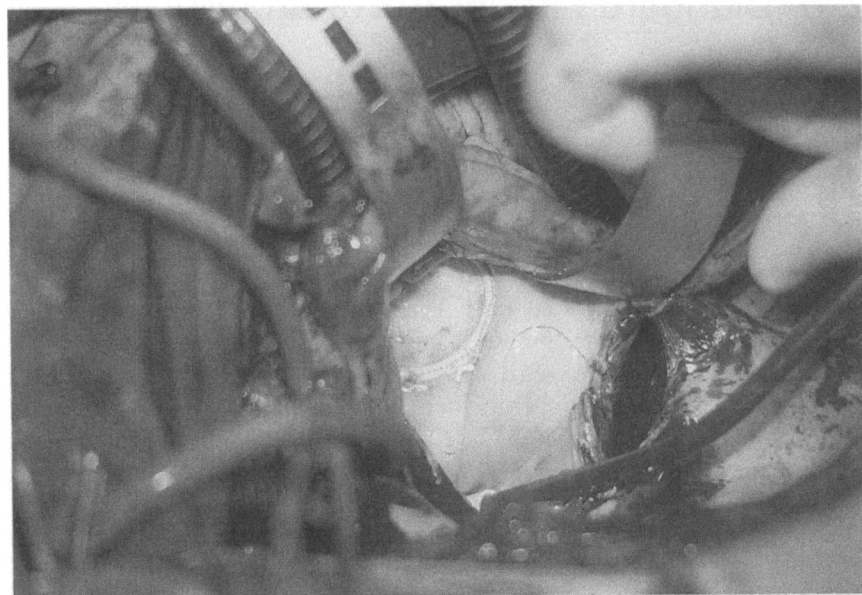

Abb. 6. Rekonstruktion einer ischämischen Mitralklappe. Der Klappenring wird mit einem Carpentier-Ring gestützt, der auch die Rekonstruktion absichern soll.

Schlußbemerkung

Die koronarchirurgischen Eingriffe sind Standardeingriffe am Koronarsystem zur Therapie der Angina pectoris, die prophylaktisch zur Vermeidung eines Herzinfarktes oder zur Behebung der postinfarktischen Komplikationen wie Reinfarkt, Aneurysmektonie und Behebung einer ischämischen Mitralklappeninsuffizienz zur Anwendung kommen. Das Spektrum und das Risikoprofil hat sich in den letzten Jahren durch die PTCA eindeutig erschwert. Interessanterweise kann die zunehmende Herausforderung durch die stets verbesserte Technik im Gesamtmanagement der Patienten aufgefangen werden. Demnach ist es Gegenstand weiterer Betrachtung, die zunehmende Morbidität aufzuzeigen und die Sinnhaftigkeit des Tuns mit Langzeitresultaten zu belegen.

Literatur

1. Ghosh PK, Unger F (eds) (1989) Cardiac reconstructions. Springer, Berlin Heidelberg New York Tokyo
2. Lüscher TF, Turina M, Braunwald E (eds) (1994) Coronary artery graft disease. Springer, Berlin Heidelberg New York Tokyo
3. Unger F (ed) (1987) Coronary artery surgery in the nineties. Springer, Berlin Heidelberg New York Tokyo

2.8 Standards in der Koronarchirurgie

F. Unger

Die Operationen an den Koronarien stellen mit 62% europaweit das quantitativ größte Kontingent an Operationen am offenen Herzen dar. 1993 wurden in Europa 246.000 Herzoperationen mit der Herz-Lungen-Maschine durchgeführt [40].

Koronarchirurgie wird in Europa routinemäßig an über 460 Zentren zunehmend seit den frühen 70er Jahren betrieben. So wurden 1993 rund 152.000 [40] Eingriffe an den Koronarien durchgeführt. Innerhalb der letzten 25 Jahre haben sich klare Standards herauskristallisiert. Zunächst ist unter Standard die klinische Anwendung von bewährten Verfahren zu verstehen, die allgemein reproduzierbar sind. Dagegen ist das Risiko eng mit Morbidität im Rahmen der Grundkrankheiten und dem Eingriff bis zur Letalität und Morbidität verbunden.

Koronarchirurgie ist immer dann indiziert, wenn es nicht gelingt, mit PTCA, Lyse oder medikamentöser Intervention die ischämische Symptomatik aller Formen bis zum akuten Infarkt zu beherrschen [38].

Als Standards in der Herzchirurgie gelten weltweit die direkten Bypassverfahren mittels Bypassgrafts und die direkte Rekonstruktion der Koronarien. Alle anderen Methoden, vor allem die Vineberg-Operation, sind trotz gelegentlich guter Einzelergebnisse geschichtlich. Das standardisierte Hauptverfahren ist der aortokoronare Bypass zur Überbrückung der Läsion. Der Bypass von der zentralen Aorta zum Koronarsystem versorgt das Myokard peripher der Läsion wieder mit Blut.

Die Koronarchirurgie bringt als gesicherte Benefizien die Steigerung der Lebensqualität und Annäherung der Lebenserwartung bei Hauptstammstenosen oder deren Äquivalenten an die der gesunden Bevölkerung mit sich. Dies erfüllt sich beim größten Teil der Patienten [28]. Auf Grund der guten Langzeitergebnisse ist die Koronarchirurgie seit Mitte der 70er Jahre unangefochten unverzichtbarer Standard.

Eine Studie des European Registry zeigt, daß in Europa 1993 246.000 Operationen am offenen Herzen durchgeführt worden sind. 62% des Operationsvolumens der offenen Herzchirurgie in Europa sind Eingriffe an den Koronarien (Abb. 1). Das bedeutet, daß 1993 299 Eingriffe pro Mio. Einwohner an den Koronarien stattgefunden haben, in Österreich 477, in Deutschland 492 (Abb. 2) [40].

Die Indikation zu koronarchirurgischen Eingriffen ist bei Stenosen über 75% und beim Hauptstamm über 50% gegeben, wobei die Untersuchungsvorgänge ebenso standardisiert sind. Aus der Koronarangiographie soll hervorgehen, daß die Gefäße für die Revaskularisation geeignet erscheinen. Sie sollen über 1 mm stark, der Abfluß gesichert und die Wand nicht verkalkt sein. Das chirurgische Vor-

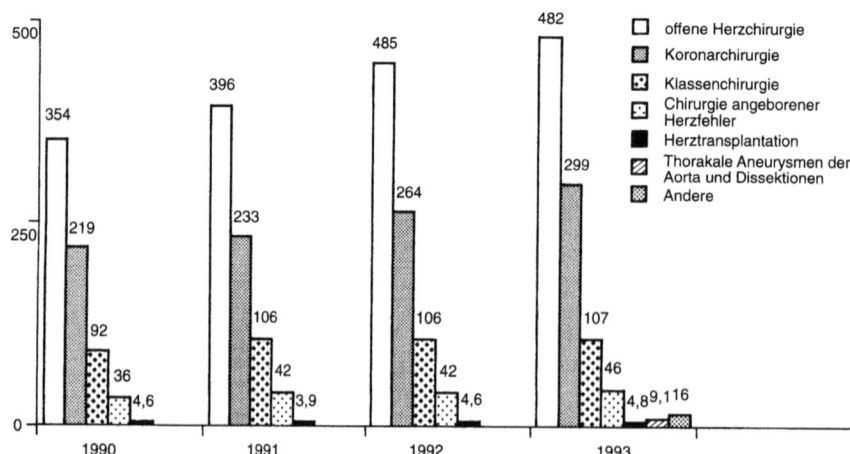

Abb. 1. Verteilung der Herzoperationen Europa 1993 pro Millionen Einwohner

2.8 Standards in der Koronarchirurgie

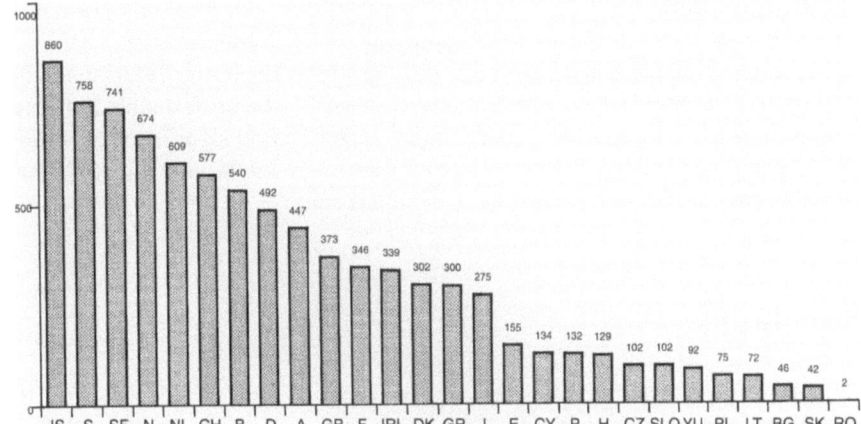

Abb. 2. Koronarchirurgie in den europäischen Staaten 1993 pro Million Einwohner; europäischer Durchschnitt: 299 pro Million Einwohner

gehen ist per se weitgehend standardisiert. Die operativen Techniken sind standardisiert (Kap. 2.7) und besondere Grafts in Kapitel 2.9 ausführlich erfaßt. Nur die ergänzenden kritischen Schwerpunkte im Sinne der Standards sollten hier behandelt werden.

Vorbemerkungen zur Chirurgie

Extrakorporale Zirkulation (EKZ)

Die Operation selbst wird heute nur in extrakorporaler Zirkulation durchgeführt. Es gibt immer wieder Bestrebungen, ohne EKZ eine Revaskularisierung auszuführen, eine Technik, die 1970 diskutiert wurde, dann vergessen und heute wieder vereinzelt aufflackert. In den Anfängen der Koronarchirurgie war selbst die EKZ von hohem Risiko, so daß man durchaus die Anastomose am Hauptstamm der rechten Kranzarterie in einzelnen Fällen ohne EKZ ausgeführt hat, was mit einem geringeren Risiko behaftet war als die EKZ. Heute ist die chirurgische Ausführung in EKZ unabdingbar und gilt als Standard. Der Bypass kann durchaus normotherm oder hypotherm gefahren werden. Wir bevorzugen milde Hypothermie. Wichtig erscheint es, nach Abklemmen der Aorta das Herz lokal abzukühlen. Die Gewinnung der Grafts kann vor Beginn der extrakorporalen Zirkulation erfolgen, im Notfall aber auch während der EKZ, wenn die allgemeine Kreislaufsituation instabil wird. Die Präparation der Koronargefäße geschieht am flimmernden Herzen.

Kardioplegie

In der Anfangszeit wurden die peripheren Anastomosen am schlagenden oder flimmernden Herzen angelegt. Seit den 80er Jahren erlaubt eine kardioplegische Lösung, bei 4 °C und einem hohen K^+ Anteil, einen ischämischen Stillstand in der Diastole. So ist zur direkten peripheren Anastomosierung am ischämischen stillen Herzen als Standard unbedingt die Kardioplegie zu nennen, wobei aber heutzutage die kristalloide Kardioplegie als Standard zu werten ist. Man kann durchaus als Variante die retrograde Kardioplegie sowie die Blutkardioplegie diskutieren [23]. Dennoch erlauben die ersten ernst zu nehmenden Ergebnisse noch keine Empfehlung als Standard.

Transösophageales Echo

Im Rahmen des perioperativen Monitorings ist bei der Ausstattung des Operationssaals durch ein transösophageales Echo ein Standard. Bei Bedarf können Wandbewegungsstörungen oder Mitralinsuffizienz frühzeitig entdeckt werden. Vor allem postoperativ können lebenswichtige Indikation zur sofortigen Revision abgeleitet werden [5, 24, 34, 35].

Endarterektomie

Die Endarterektomie kann nicht als Standard gewertet werden [22], obwohl diese von Einzelnen intensiv progagiert wird. Die eigenen Erfahrungen zeigen nach 1 Jahr an der rechten Kranzarterie eine Patency von 64 %. Im linken Kranzgefäßsystem treten reproduzierbar Infarkte in allen Stadien der Schwere auf, die bei fast allen Patienten die Morbidität der Operation signifikant beeinflussen, so daß sich die Endarterektomie nur selten empfiehlt.

Risikoprofil

Bedingt durch die Grundkrankheiten [12] tut sich innerhalb der Koronarchirurgie ein breiter Fächer der Risiken auf. Das Erstellen und Bewerten eines Risikoprofils sollte ein wesentlicher Standard jeder individuellen Herzchirurgie sein [22, 33]. Dies dient auch der eigenen Reflexion des Tuns. Im Kennen des Profils im allgemeinen Vergleich ergeben sich zusätzliche wesentliche Entscheidungshilfen zur Indikation und vor allem zur Prognostikation. Die Risiken sind von allen, vom Patienten, Chirurgen, Kardiologen und von der Allgemeinheit zu tragen. Elektive Koronarchirurgie bei Patienten unter 75 Jahren in stabilem Zustand, mit leicht eingeschränkter Auswurffraktion, läßt sich mit einer Letalität um 1 % reproduzierbar ausführen. Wenn die Patienten akut zur Operation kommen, steigt die Letalität jedoch um das 2,2fache an. Bei 80jährigen steigt die Letalität bis zu 6 % [1] an, bei eingeschränkter linksventrikulärer Funktion bis zu 18 % und beim kardiogenen Schock bis zu 60 %. Im Gesamten sind 75 % der Eingriffe elektiv, der Rest ist mit erheblich nennenswerten Risiken behaftet, die zu diskutieren sind. Wesentlich ist aber, daß die Gesamtmortalität eines herzchirurgischen Tuns über das Jahr gesehen in den meisten Zentren zwischen 3 und 6 % liegt (Abb. 3). Zur Risikoprofilerstellung, die zu berücksichtigen ist, sind besonders einige Faktoren wie folgt zu erwähnen: Im Allgemeinen darf aus den Gesprächen und der Literatur vorausgeschickt werden, daß in den letzten Jahren generell die Risiken steigen, da immer mehr ältere, morbide Patienten zur Operation angenommen werden. Das Vorhandensein lediglich eines Risikofaktors aus der nachfolgenden Übersicht ist selten. Man hat mit immer mehreren Risikofaktoren zu tun, die dann den Verlauf in jeder Richtung beeinflussen.

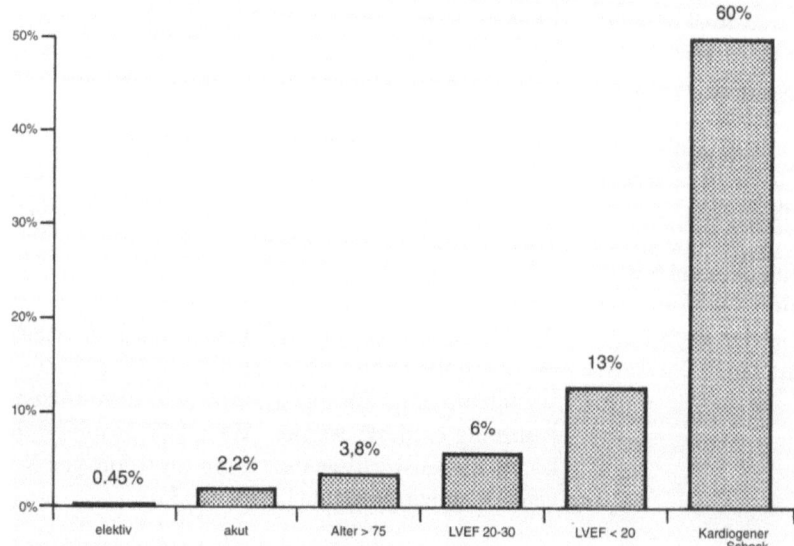

Abb. 3. Frühmortalität aortokoronarer Bypassoperation

2.8 Standards in der Koronarchirurgie

Risiken:
Alter < 75, > 75
Geschlecht: Faktor 1,4, 80% Männer, 20% Frauen
Übergewicht
Nikotin
Diabetes mellitus
Nierenversagen
Hochdruck
Zerebrovaskuläre Erkrankungen
Lungenerkrankungen
Gefäßerkrankungen
Reoperation
Ein-, Zwei-, Dreigefäßerkrankung
Hauptstamm links
EF < 30%
EF 30–50%
EF > 50%
Ventrikelaneurysma

Myokardinfarkt < 6 h
                 < 24 h
                 < 3 Wochen
                 > 3 Wochen

Stabile Angina

Instabile Angina: Nitrate i. v.
                   Katecholamine i. v.
                   intubiert

Kardiogener Schock
Ventrikelruptur
Mitralinsuffizienz
PTCA-Zwischenfall

Alter

Das Alter der zur Operation aufgenommenen Patienten nimmt stetig zu. Das durchschnittliche Alter hat in den letzten 10 Jahren von 58,5 auf 62,1 zugenommen [19], so daß bereits 3% der Patienten in unserem Krankengut über 80 Jahre sind. Vor 25 Jahren war ein Alter über 60 Jahren ein Ausschlußgrund zur Operation. Heute muß generell gesagt werden, daß die älteren Patienten in einem relativ guten Zustand sind und so als selektioniert geltend gut behandelt werden können. Es scheint die Sklerose der Koronarien bei Frauen später wirksam zu sein. Dennoch gilt die Empfehlung, je höher das Alter, desto weniger bis zum Notwendigsten zu korrigieren. Trotz guter extrakorporaler Zirkulation beträt die Gesamtmortalität bei über 75jährigen Patienten 6% [1]. Als Morbiditätsrisiken sind neurologische, pulmonale, renale und Multiorgankomplikationen zu nennen, deren Anteil doch 10% ausmachen.

Die geschlossenen Interventionen wie PTCA werden im Alter quantitativ signifikant zunehmend mehr. Durch das "stand by" wird dadurch diese Altersproblematik in der Herzchirurgie besonders virulent. Die Versorgung geschieht meist im akuten, instabilen Zustand, was sich auf die Morbidität klar auswirken muß [14, 19].

Geschlecht

Fünfundsiebzig bis 80% der Patienten sind männlich und 20–25% weiblich, der Anteil der Frauen ist aber zunehmend [44]. In großen Sammelstatistiken zeigt sich, daß bei Frauen die Morbidität und Mortalität um 1,4fach höher als bei Männern sind [28]. Auch die eigenen Erfahrungen lehren, daß bei Vorhandensein von weiteren Risikofaktoren, wie eingeschränkter linksventrikulärer Funktion [42], die Mortalität 5,4% ist. Vor allem Übergewicht und Alter steigern die Letalität und Infektionsrate. Dennoch gibt es Hinweise, daß im instabilen Stadium die Ergebnisse gleich sind. Die Langzeitergebnisse sind bei Frauen auch schlechter.

Übergewicht

Die Ernährungslage der europäischen Gesellschaft ist so ausgezeichnet, daß 30% mittel- bis schwer übergewichtig ist. Durch die Obesitas ist das Risiko des Übergewichtes besonders bei älteren Frauen (ab 70 Jahren) bis zu 18% signifikant erhöht. Vor allem aber ist bei obengenannten das Infektionsrisiko der oberflächlichen und der tiefen Wunden deutlich erhöht. Zusätzliches Risiko ist ein begleitender Diabetes [45].

Nikotin

Prinzipiell sind zur Operation aufgenommene Patienten, die nicht bereit sind, das Rauchen einzustellen, abzulehnen. Starke Raucher gefährden den Ausgang durch postoperative Lungenkomplikationen. Über das Ausmaß ist keine gesicherte Untersuchung vorhanden [3].

Diabetes mellitus

Diabetes ist ebenso ein Risikofaktor zur Arteriosklerose. Bei Frauen ist der Anteil höher, stellt aber die Indikation und das postoperative Management kaum in Frage, was ebenso von Hypertonie gesagt werden kann.

Zerebrovaskuläre Erkrankungen

Im fortschreitenden Alter treten signifikant höhere neurologische Ausfälle auf. Deshalb ist präoperativ bei Verdacht auf eine TIA unbedingt eine Schalluntersuchung der Karotiden angezeigt. Neurologische Defizite treten zwischen 7 und 64% auf [25], psychoneurologische zwischen 16 und 65%, wobei ganz vereinzelt Berichte vorliegen, die meinen, daß bei allen Patienten ein neurologisches Defizit vorliegt, was aber aufgrund der eigenen Erfahrung entscheidend zurückgewiesen werden kann. Die meisten Defizite verschwinden bei 60–70% nach 1 Woche und bei 20–40% nach 2 Monaten [25].

Lungenerkrankungen

Lungenerkrankungen sind selten Kontraindikationen zur Operation, aber bei Tb, floriden Infiltraten, Silikosen, Asbestose und dergleichen ist die Indikation besonders nach der allgemeinen Situation abzuwiegen.

Gefäßerkrankungen

Die Atherosklerose der Koronarien ist nicht isoliert zu sehen. Bei vielen Patienten wurden bereits Voroperationen an den Gefäßen vorgenommen, hauptsächlich Bifurkationsprothesen. In 1% sind zusätzliche Eingriffe an den Karotiden indiziert. Karotisstenosen können durchaus im Rahmen der Koronaroperationen im extrakorporalen Kreislauf und Hypothermie ohne großen Zeitverlust durchgeführt werden [30]. Dennoch haben die Ergebnisse nicht allen Erwartungen entsprochen, so daß in der Literatur zunehmendes Schweigen zu beobachten ist.

Der Kombinationseingriff an der Karotis und Bypasschirurgie ist vom Konzept bestechend, jedoch lassen sich anhand der Literaturzitate hohe Komplikationen, wie z. B. zerebrale Insulte, bis zu 19% [30] ablesen.

Als besonders schwere Komplikation seitens der Gefäße ist der Verschluß des Truncus coeliacus zu werten. In 0,001% kommt es postoperativ zum Verschluß im Rahmen der Operation, der mit Sicherheit tödlich ist. Die Symptomatik setzt am 3.–5. Tag mit Foudroyanz ein.

Reoperation

Die Reoperation wird etwa bei 5% der Patienten nach 5 Jahren notwendig [34, 41], nach 10 Jahren bei 14%, nach 15 Jahren bei 27% und nach 20 Jahren bei 36% der Patienten. Nach 10 Jahren werden die Patientenkollektive im Vergleich klein werden und das natürliche Absterben bereits signifikant wirksam sein (Abb. 4). Die Reoperationen werden durch die Progression und den Zustand der Grafts sowie durch das Abflußgebiet in Abhängigkeit zu bringen sein. Nach der Indikation ist ein standardmäßiges Vorgehen wie bei elektiver Koronarchirurgie zu empfehlen. Bei der Sternotomie ist vielleicht eine oszillierende Säge zu empfehlen, so daß man nicht sofort das Herz lädiert. Sind keine Grafts mehr vorhanden, so ist als technische Maßnahme bei großkalibrigen Gefäßen durchaus eine Patchplastik nach Senning in Erwägung zu ziehen.

Bei Reoperationen wird man auch versuchen müssen, mit qualitativ schlechtem Venenmaterial zumindest temporär die Blutversorgung zu sichern, um bald nach der Operation eine PTCA anzustreben. Bei 60% der Fälle ist ein kleines Stück der Vene vor der Anastomose nach zentral offen, so daß man erwägen kann, auf dieses Stück eine vorhandene A. mammaria interna zu anastomosieren [26]. Die Mortalität ist mit 4–5% erhöht, steigt aber dann besonders hoch an, wenn im Rahmen der Präparation

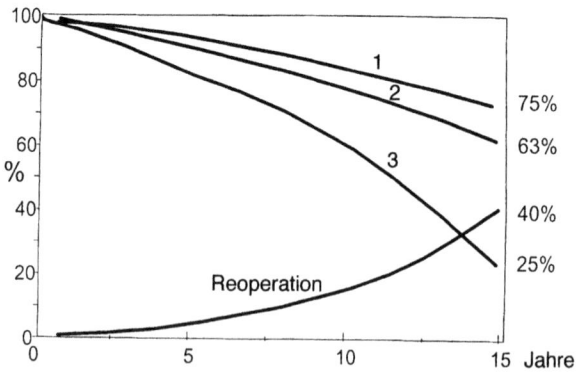

Abb. 4. Ablebenskurve im Vergleich zu Graftverschluß und Reoperation. *1* Nicht kardial bedingt, *2* kardial bedingt, *3* Graftfunktionstüchtigkeit

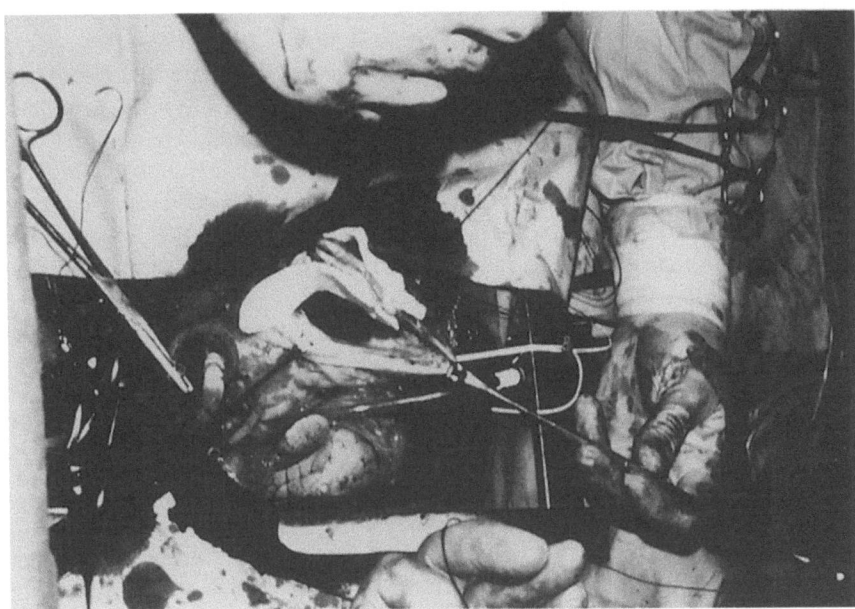

Abb. 5. Eröffnung des Aneurysmas und Implantation eines Patches, über den dann der Sack verschlossen wird

weite Teile des Ventrikels unterperfundiert sind oder die Operationsindikation akut indiziert ist. Auch steigt die intraoperative Infarkthäufigkeit um das Doppelte an.

Die Operationsmortalität muß sich entscheidend bei wiederholten Eingriffen erhöhen. Die Inzidenz zu Dritteingriffen liegt derzeit bei 2/5000, bei Vierteingriffen bei 1/5000 Patienten.

Anzahl der Gefäßgebiete

Ein- und Zweigefäßerkrankungen, die heute zur elektiven Koronarchirurgie angenommen werden, sind ausgesprochen selten geworden. Diese sind Domäne der PTCA, Hauptstammläsionen werden noch nicht dilatiert.

Das Operationsrisiko steigt mit zunehmenden Läsionen. Bei den multiplen Revaskulierungen ist besonders das perioperative Infarktgeschehen zu erwähnen. Infarkte entstehen durch schlecht kollateralisierte Gefäße [7], wenn die Mammaria kurz ist, oder bei zu kleinen Gefäßen, oder in Gebieten, wo keine Bypässe mehr angelegt werden können. Die perioperative Infarkthäufigkeit liegt bei 3–5%, die mittlere Bypasszahl bei 3,1–3,8 pro Patient [38].

Ventrikelaneurysma

Die Inzidenz von operablen linksventrikulären Aneurysmen nimmt in den letzten 10 Jahren deutlich ab, was als Qualität der steigenden kardiologischen Versorgung der Bevölkerung gedeutet werden kann. Die Indikation ergibt sich vornehmlich durch die Beschwerden wie Atemnot, Rhythmusstörungen und Stenokardien sowie chronische myokardiale Insuffizienz. Die Operation selbst ist rekonstruktiv, durch einen gezielten Patch wird angestrebt, entlang des vitalen Gewebes das Volumen zu verkleinern, darüber wird der Aneurysmasack verschlossen (Abb. 5). Die funktionellen Ergebnisse sind gut.

Infarkt

Beim frischen Infarkt ist zu erwähnen, daß die Letalität im frischen Infarkt bzw. bis zum kardiogenen Schock angesichts der Morbidität bis zu 60% ansteigen kann [38]. Die chirurgische Therapie des akuten Herzinfarktes wird sehr zurückhaltend inziziert sein. Eine Indikation wird dann gegeben sein, wenn neben dem infarzierten Gebiet ein anderes funktionsfähiges Gebiet von einem stenosierten Gefäß abhängt. Außerdem war ein Ziel, durch rasche Reperfusion das Infarktgebiet kleiner zu halten. Im akuten Infarkt sind die Patienten zur Operation kommend instabil bis schockiert, und somit ist dann beim kardiogenen Schock eine Mortalität bis zu 60% zu erwarten. Nach dem Einleiten der Narkose verfällt meistens die Kreislaufsituation, postoperativ sind Schwierigkeiten allen Ausmaßes zu erwarten, die in der Folge mit Katecholaminen, Ballonpumpe, assistierter Zirkulation zu meistern sind. Eine zusätzliche Blutungskomplikation tritt dann auf, wenn die Patienten mit Lysetherapie versorgt worden sind [6, 8, 29]. Weiters kompliziert eine durch den Infarkt resultierende „ischämische Mitralinsuffizienz" den Verlauf. Später ist auf den durch den Infarkt entstandenen VSD einzugehen.

Das Operationsrisiko hängt beim Infarkt wesentlich von der Zeit ab. Je länger das Infarktgeschehen zurückliegt, desto niedriger wird das Risiko.

Stadium

Fünfundsiebzig Prozent der Patienten kommen elektiv zur Operation, wobei das NYHA vom Stadium III–IV schwankt.

Fünfzehn Prozent werden dringlich mit instabiler Angina aufgenommen und innerhalb von 24 h im Stadium IV operativ versorgt, wobei diese Patienten meist Nitrate i. v. verabreicht bekommen.

Zehn Prozent kommen akut zur Operation, wobei ganz wenige im kardiogenen Schock sind, der intubationspflichtig ist. Das Ergebnis im akuten Schock ist sehr schlecht und hat eine Mortalität von 60 %. Dennoch sollte in jedem Fall die Operation indiziert sein, insbesondere dann, wenn der Patient an einem lädierten Gefäß „hängt".

Im akuten Schock ist die Prognose schlecht, man kann versuchen, durch IABP und Katecholamine einen mäßigen Kreislauf zu stabilisieren, so daß ein rascher Anschluß an die EKZ gefunden werden kann.

Auswurffraktion

Die linksventrikuläre präoperative Auswurffraktion hat ebenso einen wichtigen Stellenwert bei der Erstellung des Risikoprofils. Das niedrigste Risiko zeigt sich bei Patienten, bei denen die Auswurffraktion eingeschränkt ist. Bei diesen Patienten ist ein längerer Adaptationsprozeß bereits abgelaufen. Bei normaler Auswurffraktion ist meist eine kurze Anamnese zu beobachten, und die perioperative Infarkthäufigkeit ist bei diesen Patienten doch 4 %, da keine Adaptationsverhältnisse geschaffen wurden. Ist die Auswurffraktion bis zu 15 % erniedrigt, so steigt die Mortalität bis zu 18 % an. Die Indikation bei Patienten mit einer hochpathologischen eingeschränkten Auswurffraktion ist immer dann gegeben, wenn die Patienten eine ischämische Symptomatik angeben. Bei Dyspnoe wird man eher eine Kontraindikation finden. Bei akuten Infarkten wird man eine Revaskularisation anstreben, um so viel Myokard als möglich zu retten, wobei hier alle Fragen der Reperfusion auftreten und ob und wie "stunning" oder "hibernating" Myokard wiederaktiviert werden kann [27], oder daß man die „letzten Wiesen" versorgt, wobei hier die Langzeitresultate zu werten sind [11].

Ventrikelruptur

In wenigen Fällen ist eine Ventrikelruptur in das Perikard nach einem Infarkt zu beherrschen. Meist sind kleine Risse vorhanden, die gerade noch halten. In welchem Zustand kann ein chirurgischer direkter Verschluß sinnvoll sein? Als Inzidenz ist 0,001 % aller Operationen zu sehen [10].

Die Ruptur eines Ventrikels in das Septum und in den rechten Ventrikel als VSD sind häufiger. Hier empfiehlt es sich, im akuten Stadium gleich den Verschluß mit einem Patch durchzuführen. Basis der Prognose ist natürlich das Ausmaß von funktionsfähigem Myokards. Besonders kritisch ist das Timing der Operation, da die Letalität doch im akuten Stadium und im Schock bis zu 80 % beträgt. Die Mortalität ist bei älteren Menschen mit 25 % wesentlich höher. Die größte technische Schwierigkeit liegt im Verschluß des Defektes, der bei anteroseptalen Infarkten am günstigsten zu behandeln ist. Der Patch muß weit im linken Ventrikel im Gesunden verankert werden, so daß die Nähte nicht ausreißen. Die Überlebenswahrscheinlichkeit hängt in erster Linie vom Restmyokard ab.

Mitralinsuffizienz, ischämische Mitralklappe

Besonders bei Hinterwandinfarkten kommt es zur Nekrose eines Papillarmuskels und damit zum Abriß und Insuffizienz der Klappe. Die Operation kann rekonstruktiv sein, dennoch wird man die Klappe in den meisten Fällen durch eine Prothese ersetzen müssen. Technisch ist der Ersatz durch den kleinen Vorhof erschwert. Dadurch fehlt bei einer akuten ischämischen Mitralinsuffizienz die Compliance im kleinen Kreislauf und verursacht eine lebensbedrohende Symptomatik.

PTCA

Besonderes Augenmerk ist jedoch dem drohenden Infarkt nach Auftreten einer Dissektion nach PTCA zu widmen. Die Beherrschung der PTCA durch offene Herzchirurgie ist ein Standard [22]. Es ist unbedingt darauf hinzuweisen, daß die Gefährdung der Patienten durch den Kardiologen durch zu lange frustrane Wiedereröffnungsversuche nach PTCA geschieht. Berichte zeigen eine hohe Infarktrate bis zu 35% und eine Letalitätsrate bis zu 10% [16, 21]. Hier ist zur Verbesserung des Standards nicht die Herzchirurgie gefordert, sondern die Kardiologen sind aufgerufen, Dehnversuche frühzeitig zu beenden.

Risikoprofil

Das Risikoprofil in Kombination mit mehreren Risiken zwingt zur Anwendung erweiterter Techniken, die als spezielle Standards zu werten sind. Das Spektrum, wo die Standards der Koronarchirurgie zur Anwendung kommen, ist ungewöhnlich groß. Es reicht von einem simplen Singlebypass bis zum Sechsfachbypass. Die Bypassverfahren können mit gleichzeitigem Klappenersatz kombiniert werden. Das Risiko ist wesentlich verändert, ob ein Patient einen postinfarktischen VSD-Verschluß benötigt, oder ob eine Aneurysmektomie vorgenommen werden muß. Darüber hinaus ist das Stadium, in dem der Patient operiert werden muß, für den Ausgang höchst entscheidend, und es ist völlig unterschiedlich, ob jemand im stabilen Zustand elektiv oder im akuten Stadium zur Operation kommt. Auch hier ergeben sich wieder weitere komplizierende Varietäten, z. B. ob der Patient präoperativ bereits intubiert werden mußte, ob er Katecholamine braucht, oder ob seine Pumpleistung bereits so eingeschränkt ist, daß der Kreislauf mit einer intraaortalen Ballonpumpe oder gar mit einer Kreiselpumpe unterstützt werden muß.

Im Notfall steigt die Letalität um das Doppelte (2–4%) als in der elektiven Koronarchirurgie und beim kardiogenen Schock bis zum 50fachen an (60%).

Achtzig Prozent der Patienten sind Männer. Die Morbidität, und vor allem die Mortalität bei den Frauen, ist um einen Faktor von 1,4 höher als bei Männern.

Große Statistiken werden eine bessere Risikoprofilerstellung zur weiteren Prognostikation erlauben.

Konkomitierende Eingriffe

Eingriffe an den Herzklappen – konkomitierend – gelten als Standards, wobei hier zur Koronarchirurgie zusätzlich die Klappenstandards anzuwenden sind.

Graftwahl

Der Graft der Wahl ist seit 1967 prizipiell die V. saphena magna. Jedoch ist die V. saphena magna nicht immer oder in sehr schlechter Qualität verfügbar, so daß seit 10 Jahren routinemäßig begonnen wurde, die A. mammaria interna in die Klinik einzuführen. Aufgrund unserer persönlichen Erfahrungen betrug der Standard 1984 in der Verwendung einer A. mammaria interna 1%, heute liegt die Verwendung der A. mammaria interna bereits bei 80% der Fälle. Als Standard gilt die Verwendung der A. mammaria interna [13], die bilaterale Verwendung gilt für Ausnahmsfälle [15], vor allem aber bei jungen Patienten, bei denen eine vollständige arterielle Revaskularisation angezeigt ist. Die Morbidität sowie Sternuminfektionen bei bilateraler Verwendung ist bei Diabetikern und älteren Leuten wesentlich höher (10%) als bei der unilateralen Verwendung [20]. Weiters ist bei der A. mammaria interna zu erwähnen, daß eine 100%ige Revaskularisation mit Verwendung der A. mammaria interna nicht möglich ist. Zum einen ist die A. mammaria interna oft zu klein, hat einen schlechten Run-off,

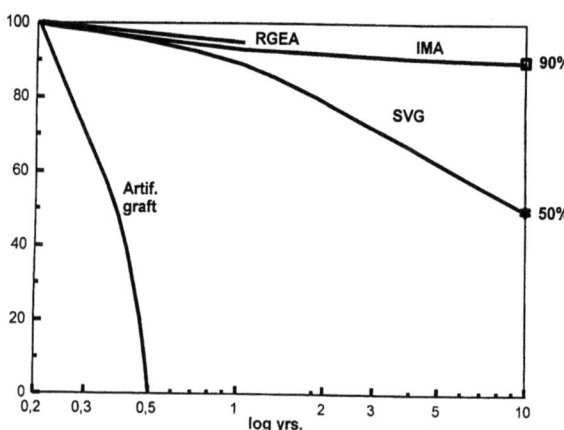

Abb. 6. Graftfunktionstüchtigkeit. *RGEA* R. gastroepiploica dextra, *IMA* A. thoracica interna, *SVG* V. saphena magna, *Artif. graft* Kunststoffprothese, *log yrs.* Jahre logarithmisch aufgetragen

neigt zu Spasmen oder ist nicht verfügbar. Eine Kontraindikation ist bei Notfällen zu diskutieren, bei denen eine sofortige standardisierte Blutzufuhr zum Herzen anzustreben ist.

Als Standard bei der Graftwahl zeigt sich somit die A. mammaria interna in Kombination mit der V. saphena magna als „Golden Standard". Die Patency beträgt nach 5 Jahren bei der V. saphena magna 70% und bei der A. mammaria interna 90% (Abb. 6) [4, 6, 36].

Dennoch ist es wichtig, an alternative Grafts zu denken. Auch empfiehlt sich die V. saphena parva, die in unseren Händen bisher in 1% zur Verwendung gekommen ist. Eine endgültige Beurteilung der V. saphena parva steht jedoch aus. Die anderen Venen wie cephalica sind völlig unbrauchbar und können bestenfalls als Patch im Rahmen von Rekonstruktionen verwendet werden oder als Kurzzeitgraft, so daß bald als Alternative dilatiert werden kann.

Bei den alternativen Grafts zur A. mammaria interna ist die A. gastroepiploica zu erwähnen [9]. Eigene Untersuchungen haben gezeigt, daß die A. gastroepiploica die gleiche endotheliale Aktivität hat wie die A. mammaria interna [31]. Jedoch ist derzeit die A. gastroepiploica nicht als Standard zu bezeichnen. Sie erfordert eine spezielle Aufklärung des Patienten und ist nur in elektiven Fällen, vor allem bei jüngeren Patienten, sinnvoll. Die anderen Grafts wie die A. epigastrica [2], A. radialis und A. lienalis sind in der Literatur anekdotisch verwendet worden. Bei der A. radialis kommt zusätzlich noch eine ethische Komponente zum Tragen, da es sich bei der Entnahme um einen doch verstümmelnden Eingriff der Hand handelt. Die A. intercostalis ist sicherlich sehr aufwendig zu präparieren. Die künstlichen Grafts sind völlig unbrauchbar. Hier zeigt sich innerhalb kürzester Zeit ein Verschluß. Man wird jedoch immer wieder alternative arterielle Grafts dann diskutieren, wenn überhaupt kein Graft mehr zur Verfügung steht und man den Patienten durch einen solchen zur PTCA führen kann.

Rekonstruktionen

Bei der Rekonstruktion ist die Ostiumplastik zu erwähnen. In 1% der Fälle kann eine Ostiumplastik durchgeführt werden. Hier ist eine ganz enge Indikation gegeben. Als Standard im operativen Zugang ist die Durchtrennung der A. pulmonalis zur besseren Einsicht in den Hauptstamm der linken Kranzarterie zu erwähnen. Die Erweiterung wird mit einer Patchplastik mit einem Stück Vene oder Perikard durchgeführt.

Die Myokardbrücke kommt in ganz wenigen Fällen elektiv zur Operation, und hier ist es angezeigt, im Herzstillstand die Myokardbrücke zu sprengen.

Andere Rekonstruktionen an größeren Koronargefäßen bei Reoperationen mit Patches, wie 1962 von Senning angegeben, sind im Extremfall sicher möglich [38].

Zusammenfassung

Die Bypasschirurgie ist ein gesicherter Standard zur direkten Therapie der koronaren Herzerkrankung. Das Spektrum der Benefizien reicht von der Lebensqualitätssteigerung bis zur Steigerung der Lebenserwartung. Die Standards erfahren ein breites Anwendungsgebiet mit aller Morbidität und Mortalität. Langzeitstudien aber bringen Klarheit und weiter eine sichere Indikationsstellung, um den echten Dauererfolg zu belegen.

In der chirurgischen Ausführung gelten folgende „Golden Standards":

1. Indikationsstellung über Koronarangiographie,
2. Operation in extrakorporaler Zirkulation mit
   a) Kardioplegie,
   b) transösophagealer Echographie.
3. Graft: A. mammaria interna in Kombination mit der V. saphena magna.
4. Erhebung des Risikoprofils zur Prognostikation.

Literatur

1. Albes GM, Schistek R, Baier R, Unger A, Hangler H, Unger F (1991) Early and late results following coronary artery bypass surgery beyond the age of 75 years. Thorac Cardiovasc Surg 39: 289–293
2. Beretta L, Lemma M, Vanelli P, Paolino C, Botta M, Fundaro P, Santoli C (1993) Inferior epigastric artery: An alternative graft for myocardial revascularization. Cor Europaeum 2: 54–58
3. Bittner V (1994) Primary and secondary prevention of ischemic heart disease. Curr Op Cardiol 9: 417–427
4. Cataldo G, Braga M, Pirotta N, Lavezzari M, Rovelli F, Marubini E (1993) Factors influencing 1-year patency of coronary artery saphenous vein grafts. Circulation 88 II: 93–98
5. D'Ambra M (1993) Is intraoperative echocardiography a useful monitor in the operating room? Ann Thorac Surg 56: 83–86
6. D'Rourke RA (1994) Management of patient after myocardial infarction an thrombolytic therapy. Curr Probl Cardiol XIX: 177–228
7. Dapunt O, Dapunt U, Antretter H, Weismann M, Unger F (1992) Aortokoronare Bypassoperation. Münch Med Wochenschr 34: 527
8. Dapunt O, Ghosh PK, Antretter H, Unger F (1991) Thrombolysis prior to urgent and emergency artery bypass surgery. Casa Ed Scien Int: 411–415
9. Dapunt O, Zukriegel M, Ghosh PK, Antretter H, Unger F (1989) Arteria gastrapiploica und arteria omentalis als alternative Grafts in der Koronarchirurgie. Herzmedizin 12: 18–23
10. Davies RH, Darohins KD, Skillington PD et al. (1993) Late functional results after surgical closure of acquired ventricular septal defect. J Card Surg 106: 592–599
11. Dreyfuss GD, Duboc D, Blasco A et al. (1994) Myocardial viability assessment in ischemic cardiomyopathy: Benefits of coronary revascularisation. Ann Thorac Surg 57: 1402–8
12. Edwards FH, Clark R, Schwartz M (1994) Coronary artery bypass grafting: The society of thoracic surgeons national database experience. Ann Thorac Surg 57: 12–19
13. – (1994) Impact of internal mammary artery conduits on operative mortality in coronary revascularization. Ann Thorac Surg 57: 27–32
14. Eeckhout E, Stauffer J-C, Jeanrenaud X, Vogt P, Beuret P, Goy JJ, Kappenberger L (1994) Coronary angioplasty in octogenerians: Immediate and long-term results and comparison with a younger population. J Interv Cardiol 7: 237–243
15. Friesewinkel O, Sorg S, Eckel L, Beyersdorf F (1994) Immediate postoperative recovery of regional wall motion after unilateral and bilateral internal mammary artery revascularization. Eur J Cardio Surg 8: 395–399
16. Ghosh PK, Alber G, Schistek R, Unger F (1989) Rupture of guide wire during percutaneous transluminal coronary angioplasty: mechanics and management. J Thorac Cardiovasc Surg 97: 467–469
17. Ghosh PK, Alber G, Schistek R, Ursin C, Unger F (1988) Urgent and emergent myocardial revascularization. J Cardiovasc Surg (Suppl) 58: 75–79
18. Ghosh PK, Schistek R, Unger F (1988) Coronary artery surgery over 65 years of age. Geriatric Cardiovasc Med 1: 231–235
19. Grover F, Johnson RR, Marshall G, Hammermeister KE (1993) Factors predictive of operative mortality among coronary artery bypass subsets. Ann Thorac Surg 56: 1296–307
20. – (1994) Impact of mammary grafts on coronary bypass operative mortality and morbidity. Ann Thorac Surg 57: 559–69
21. Heintzen MP, Motz W, Leschke M et al. (1994) Akuter Koronargefäßverschluß nach elektiver perkutaner transluminaler Koronarangioplastie: Inzidenz und Therapie bei 5000 konsekutiven Patienten. Dtsch Med Wochenschr 119: 1023–1028
22. Johnson WD, Kayser KL, Seadi F, Kamath ML (1993) The risk and sequelae of recurrent angina following coronary bypass surgery. Cor Europaeum 2: 13–19
23. Landymore RW, Marble AE, Eng P, Fris J (1993) Warm blood cardioplegia: Tolerance of the myocardium to intermittent ischemia during cardioplegia arrest. Cor Europaeum 2: 78–83
24. Luoagie YAG, Haxhe JP, Jamart J, Buche M, Schoevaerdts JC (1994) Doppler flow measurement in coronary artery bypass grafts and early postoperative clinical outcome. Thorac Cardiovasc Surg 42: 175–181
25. Mills SA (1993) Cerebral injury and cardiac operations. Ann Thorac Surg 56: 86–91
26. Navia D, Cossgrove DM, Lytle BW, Taylor PC, Mc Carthy PM, Stewart RW, Rosenkranz ER, Loop FD (1994) Is the internal thoracic artery the conduit of choice to replace a stenotic vein graft? Ann Thorac Surg 57: 40–44
27. Pirwitz MJ, Hillis LD (1994) Emergency coronary artery bypass surgery for acute myocardial infarction. Coronary Artery Disease 5: 385–391

28. Rahimtoola SH, Bennett AJ, Grunkemeier GL, Block P, Starr A (1993) Survival at 15 to 18 years after coronary bypass surgery for angina in women. Circulation 88 II: 71–78
29. Reiner JS, Wassermann AG (1994) The role of thrombolytic therapy for acute myocardial infarction. Coronary Artery Disease 5: 373–379
30. Rizzo RJ, Whittemore AD, Couper GS (1992) Combined carotid and coronary revascularization: the preferred approach to the severe vasculopathy. Ann Thorac Surg 54: 1099–1109
31. Sala A, Rona P, Pompilio G et al. (1994) Prostacyclin production by different human grafts employed in coronary operations. Ann Thorac Surg 57: 1147–50
32. Schweiger P, Vahl C, Thomas G, Hagl S (1993) Unselektive, standardized computer-organized follow-up in cardiac surgery. Cor Europaeum 2: 28–32
33. Sergeant P, Wouters L, Dekeyser L (1986) Is the outcome of coronary artery bypass graft surgery predictable in patients with severe ventricular function impairment? J Cardiovasc Surg 27/5: 618–621
34. Shah PM (1994) Echocardiography in coronary artery disease. Curr Op Cardiol 9: 428–434
35. Tatar H, Cicek S, Demirkilic U, Suer H, Aslan M, Özal E, Ötztürk Ö (1993) Perioperative myocardial infarction: Diagnosis by transesophageal echocardiography. Cor Europaeum 2: 72–74
36. Ting W, Scholz PM, Hall TS, Mackenzie JW, Spotnitz AJ (1993) Extrathoracic arterial conduits in myocardial revascularization. Cor Europaeum 2: 33–37
37. Ulicny KS, Fleger JB, Callard GM, Todd JC (1992) Twenty-year follow-up of saphenous vein aortocoronary artery bypass grafting. Ann Thorac Surg 53: 258–262
38. Unger F (1987) Coronary artery surgery in the nineties. Springer, Berlin Heidelberg New York Tokyo
39. Unger F, Hutter J (1992) Open heart surgery in Europe 1990. Europ Heart 13: 1345–1347
40. Unger F (1994) European survey on open heart surgery, PTCA, Heart Catheterisation 1993. Ann Acad Eur 10: 1–120
41. Van Brussel BL, Plokker T, Ernst S et al. (1993) Venous coronary artery bypass surgery: A 15-year Follow up study. Circulation 88(2): 87–92
42. Wallis JB, Supino PG, Borer JS (1993) Prognostic value of left ventricular ejection fraction response to exercise during long-term follow-up after coronary artery bypass graft surgery. Circulation 88(2): 99–1
43. Webb J, Carere R, Dodek A (1994) Angioplasty of large diameter coronary arteries and saphenous vein grafts utilizing modified appropriately large diameter balloon dilatation catheters. J Interv Cardiol 7: 245–250
44. Weintraub WS, Wenger NK, Jones EL, Craver JM, Guyton RA (1993) Changing clinical characteristics of coronary surgery patients: Differences between men and women. Circulation 88 II: 79–86
45. Weismann R, Schistek R, Unger F (im Druck) Übergewicht als Risikofaktor in der Herzchirurgie. Cor Europaeum
46. Zukriegel M, Dapunt O, Ghosh PK, Schistek R, Unger F (1988) Koronarchirurgie im akuten Infarkt. Acta Chirurg Aust 20: 129–130

2.9 Arterielle Grafts

H.H. Scheld, M. Deiwick und J. Rötker

Einleitung

Die A. mammaria interna und die V. saphena magna sind die am häufigsten verwendeten Bypassgefäße zur Revaskularisation des Myokards. Probleme, eine ausreichende Anzahl an Bypassgefäßen für eine komplette Revaskularisation zur Verfügung zu haben, treten bei Patienten auf, deren Vv. saphenae magnae z. B. aufgrund einer Stammvarikosis nicht zu verwenden sind, oder bei Patienten, bei denen die Vv. saphenae magnae und/oder die Aa. mammariae internae bereits bei der Erst- oder Zweitoperation verwendet wurden. Diese Situation hat dazu geführt, nach weiteren Bypassgefäßen zur Myokardrevaskularisation Ausschau zu halten. Die Verwendung von Armvenen hat u. a. wegen der nicht vorhandenen Adaptation dieser Venen an höhere Drücke zu einer ausgeprägten Dilatation und anschließenden Thrombosierung dieser Gefäße unter arteriellem Druck und entsprechend schlechten Ergebnissen geführt. Ebenso waren die Ergebnisse bei Verwendung von Kunststoffprothesen enttäuschend.

Insbesondere die guten Ergebnisse der A. mammaria interna als Bypassgefäß waren Anlaß, nach weiteren arteriellen Grafts, die sich zur Revaskularisation eignen, zu suchen. Verwendung fanden die A. epigastrica inferior als freies Transplantat ebenso wie die A. radialis, die A. lienalis und die A. gastroepiploica dextra, die als gestieltes oder freies Transplantat verwendet werden kann.

A. thoracica interna

Anatomie

Die A. thoracica (der offizielle Name gemäß den Nomina anatomica ersetzt seit 1977 den Namen A. mammaria) interna (ITA bzw. IMA) entspringt als zweites Gefäß nach der A. vertebralis aus der A. subclavia. Sie verläuft von der Rückfläche des 1. Rippenknorpels ca. 1 cm vom sternalen Rand entfernt entlang der vorderen Brustwand. Am Knorpel der 6. oder 7. Rippe teilt sie sich in ihre Endäste: A. musculophrenica und A. epigastrica superior. Neben Rr. mediastinales, Rr. sternales und Rr. intercostales anteriores gibt sie die A. pericardiacoprenica ab. Nach CT-Studien beträgt der Abstand vom Sternum zur linken ITA 1,47 ± 0,3 cm, zur rechten ITA 1,57 ± 0,3 cm [43]. Die Länge der ITA ist abhängig von Größe und Geschlecht. Nach autoptischen Untersuchungen beträgt die Länge der linken ITA im Mittel 17,4 cm, die Länge der rechten ITA 17,5 cm (gemessen vom Ursprung bis zum 5. Interkostalraum) [109].

Histologie

Die A. thoracica interna weist die Besonderheit auf, die einzige periphere Arterie vom elastischen Typ zu sein, wobei die Lamina elastica interna normal keine Lücken aufweist, sondern eine geschlossene Linie bildet. Die Media besteht aus einem Netzwerk zirkulärer und longitudinaler elastischer Lamellen, zwischen denen die Muskelzellen spiralig angeordnet sind. Die Anzahl der elastischen Lamellen in der Media schwankt zwischen 5–10. Der Wandaufbau ist dabei jedoch nicht einheitlich. Der mittlere Anteil entspricht einer reinen elastischen Arterie, proximale und distale Segmente entsprechen einer Zwischenform zwischen muskulärer und elastischer Arterie. Die Endäste der ITA, A. musculophrenica und A. epigastrica superior haben den Wandaufbau einer muskulären Arterie. Es findet sich eine positive Korrelation zwischen Abnahme der elastischen Lamellen in der Media, vermehrten Lücken in der Elastica interna und einer Verdickung der Intima, dem ersten Zeichen der Arteriosklerose [153]. Vasa vasorum der ITA reichen nicht in die Media hinein.

Die Ernährung der Arterie geschieht allein vom Lumen aus. Eine ischämische Schädigung des Gefäßes ist deshalb auch bei Verwendung als "free-graft" nicht zu erwarten [72].

Anatomische Variationen sind, wie eine präoperative Angiographie bei über 500 Patienten zeigte, relativ häufig, führten aber nur bei 4 % zu einer Änderung des geplanten chirurgischen Vorgehens [8]. Am häufigsten war der gemeinsame Ursprung mit einer zusätzlichen größeren Arterie (11 %).

Der Vorteil der A. thoracica interna als Bypassgraft liegt in der relativen Freiheit von pathologischen Veränderungen selbst bei Vorliegen von ausgedehnten arteriosklerotischen Veränderungen in den Koronararterien und anderen Körperarterien. Der histologische Vergleich zwischen ITA und LAD zeigt eine deutlich ausgeprägtere Verdickung der Intima in der Koronararterie, wobei die Intimaverdickung bereits ein Vorstadium der Arteriosklerose darstellt [140]. Die bei der ITA vorhandene intakte Elastica interna wird als Schutzmechanismus gegen das Einwandern von proliferierenden glatten Muskelzellen in die Intima angesehen [154]. Arterien mit verdickter Intima sind anfällig für die Infiltration von Lipiden und Blutzellen, was letzlich zum komplexen Bild der fortgeschrittenen arteriosklerotischen Läsion führt [156]. Die Vorteile der ITA bleiben auch nach Verwendung als Bypassgraft erhalten [7]. Venöse Gefäße dagegen unterliegen deutlichen strukturellen Veränderungen, wenn sie als Bypassgraft benutzt werden. Die Implantation von Venen in die arterielle Zirkulation führt zu Thrombzythenablagerungen, Intimaverdickung, Plaqueformationen und thrombotischen Ereignissen [46]. Dennoch ist die ITA nicht frei von arteriosklerotischen Veränderungen. Die Inzidenz von signifikanten Stenosen der A. thoracica interna wird in der Literatur zwischen 2,6–5 % angegeben [56, 65, 126]. Ob präoperativ eine angiographische Darstellung der ITA in jedem Fall sinnvoll ist, ist angesichts der seltenen Ausprägung von bedeutsamen Stenosen jedoch fraglich, sollte bei fehlendem Venenmaterial aber in jedem Fall vorgenommen werden.

Physiologie und Pathophysiologie

Die A. thoracica interna ist als Bypassgraft nicht ein starres, Blut transportierendes Rohr, sondern ein lebendes, stoffwechselaktives, arterielles Gefäß mit komplexen physiologischen Reaktionen, die letzlich für die Kurzzeit- wie auch Langzeitfunktion entscheidend sind. Das intakte Endothel wird neben den Eigenschaften als elastische Arterie als entscheidend für die relative Freiheit von arteriosklerotischen Läsionen angesehen [73]. Das Kontraktionsverhalten als lebende Arterie kann aber auch, wie das perioperative Auftreten von Spasmen zeigt, die Brauchbarkeit als Bypassgefäß in der Koronarchirurgie einschränken [112].

Die zentrale Rolle der Endothelzellen in der Regulation arterieller Relaxation ist seit den 1980 veröffentlichten Untersuchungen von Furchgott bekannt, der als erster den sog. "endothelium derived relaxation factor" beschrieb [39]. Die Relaxation von Arterien wie der ITA geschieht einmal über einen endothelabhängigen wie auch einen davon unabhängigen Mechanismus. Verschiedene Stimuli und Pharmaka können so über unterschiedliche Ansatzpunkte zur Relaxation wie auch zur Vasokonstriktion der ITA führen.

Das Endothel ist für die Funktion eines Gefäßes von entscheidender Bedeutung. Neben der Bedeutung für die Blutgerinnung und die Adhäsion von Thrombozyten, Leukozyten und Makrophagen sind die Endothelzellen entscheidend an der Regulation des Gefäßtonus beteiligt. Indirekt wird der Gefäßtonus durch Aktivierung (z.B. Angiotensin I, Noradrenalin) oder Inaktivierung (Serotonin, Bradykinin, ADP) verschiedener Substanzen reguliert. Es werden von den Endothelzellen aber auch Stoffe produziert, die zur Relaxation (endothelial derived relaxation factor = EDRF, Prostacyclin) und zur Konstriktion (Angiotensin, Endothelin, endothelial derived constrictor factor, Histamin) der glatten Muskelzellen in der Media führen [160].

In der A. thoracica kann eine experimentell nordrenalin-induzierte Kontraktion durch Acetylcholin aufgehoben werden [80]. Die endothelabhängige Relaxation kann durch Cyclooxygenasehemmstoffe nicht aufgehoben werden. Ausgelöst wird die EDRF-Freisetzung des Endothels rezeptorvermittelt durch Acetylcholin und ADP. Am wahrscheinlichsten repräsentiert der endotheliale Relaxationsfaktor das Stickstoffmonoxid (NO), das in kultivierten Endothelzellen aus L-Arginin synthetisiert wird [101]. NO ist ein potenter Aggregations- und Adhäsionshemmer. Die Effekte werden durch Prostacyclin (PGI2) noch potenziert. Intrazellulär wird in den glatten Muskelzellen der Media ein cGMP-Anstieg ausgelöst [160]. Endothelabhängige Kontraktionen werden durch einen cyclogenaseabhängigen Faktor, den "endothelial-derived contracting factor" (EDCF) ausgelöst. Zwischen kontraktionsauslösenden und relaxierenden Faktoren besteht unter normalen Bedingungen ein Gleichgewicht. Endothel-

2.9 Arterielle Grafts

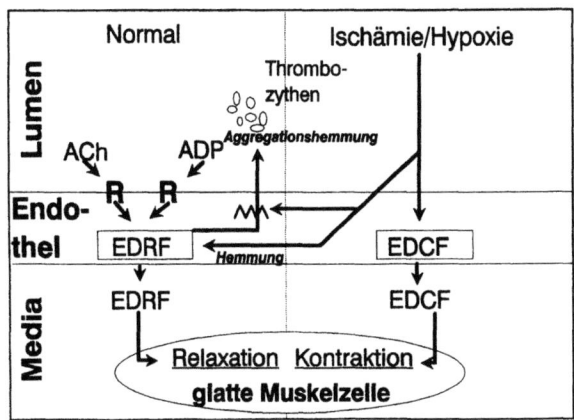

Abb. 1. Endothelfunktion (*ACh* Acetylcholin, *ADP* Adenosindiphosphat, *R* Rezeptor, *EDRF* endothelium derived relaxation factor, *EDCF* endothelium derived contracting factor)

verletzungen und Hypoxie können dabei zu einer verminderten Bildung des ERDF, und damit zu einer vermehrten Kontraktion des Gefäßes führen (Abb. 1).

Durch Thrombozytenaktivierung ausgelöste Freisetzung von Thrombin und ADP führt über die Bildung von EDRF zu einer endothelabhängigen Gefäßdilatation und Hemmung der Thrombozytenaggregation. Diese physiologische Reaktion ist in der V. saphena magna, wo die direkten vaskulären Wirkungen der Thrombozytenprodukte (Thromboxan, Serotonin, PAF) dominieren, nicht nachweisbar, was die Überlegenheit der ITA als Bypassgraft mit erklären könnte [161]. Prostacyclin (PG12) wird in der Arterie in weit größerem Umfang synthetisiert, und die Produktion wird durch Acetylsalicylsäure weniger gehemmt [130]. Im Vergleich zur V. saphena magna schützt das stoffwechselaktive Endothel in der ITA die Arterie durch Freisetzung des EDRF auch vor Kontraktionen, die durch Histamin oder Serotonin ausgelöst werden [160]. Die ITA zeigt so ausgeprägte physiologische Flußveränderungen, die auch nach Verwendung als Bypassgraft bestehen und zu einem bedarfsadaptierten Fluß durch den Bypass führen [52].

Vasodilatatoren

Die chirurgische Präparation der A. thoracica interna führt oft zu Vasospasmen, die die Flußrate durch den Graft kritisch vermindern können. Die Tabelle 1 gibt einen Überblick über Substanzen, die zur arteriellen Relaxation oder Kontraktion führen können.

In vitro lassen sich unterschiedliche Substanzen in ihrer Wirksamkeit, die ITA zu relaxieren, untersuchen [57]:

- Calciumantagonisten: Nifedipin und Verapamil inhibieren den rezeptorabhängigen Calciumeinstrom in die glatten Muskelzellen. Beide Pharmaka erweisen sich dabei als potente Vasodilatatoren.
- Nitroglycerin und Nitroprussid können über einen intrazellulären Anstieg von cGMP zu einer Relaxierung von glatten Muskelzellen führen [106]. Zwischenstufe ist hierbei die Freisetzung von Stickstoffmonoxid (NO). Während NTG bei Koronararterien ein wirksamer Vasodilator ist, ist diese Wirkung bei der ITA deutlich weniger ausgeprägt. Dagegen ist Nitroprussid ein sehr effektiver Vasodilator der ITA [57].
- Papaverin ist ein unspezifischer Vasodilator, der sich zur topischen Anwendung eignet. Für den Wirkmechanismus scheint eine Hemmung der Phosphodiesterase mit intrazellulärem Anstieg von cAMP und cGMP verantwortlich zu sein.
- Im Gegensatz zu den Koronararterien ist die Wirkung von betaadrenergen Substanzen und von Adenosin bei der ITA kaum ausgeprägt. Bei der ITA sind β-Adrenozeptoren nur wenig ausgeprägt [53].

Unter klinischen Bedingungen ist Nitroprussid der effektivste Vasodilatator der ITA [21]. Die Anwendung von Nitroprussid scheint bezüglich der Erhöhung der freien Flußrate der der Anwendung von Papaverin, NTG und Nifedipin überlegen zu sein.

Tabelle 1. Physiologie der A. thoracica interna

Relaxation	Kontraktion
Nitroprussid-Na	Kalium (extrazellulär 70 mmol/l)
NTG	Noradrenalin
Nifedipoin	Dopamin
Verapamil	Serotonin
Papaverin	Hypoxie
Acetylcholin[a]	endothelium-derived-contracting-factor (EDCF), zyklooxygenase-abhängig
Adenosindiphosphat (ADP)[a]	Methoxamin (α-Rezeptor-abhängig)
endothelium-derived-relaxation-factor (EDRF)[a] (H1-Histamin-Rezeptor)	Thromboxan
Stickstoffmonoxid (NO)[a]	U46619 (Thromboxan-Analogon)
Histamin[a]	
Thrombin[a]	
Calcium Ionophor A23187	
Prostacyclin[a]	
Vasoactive intestinal peptide (VIP)[a]	

[a] Endothelabhängige Relaxation

α- und β-Rezeptoren

Alphasympathomimetika wie auch betarezeptorenblockierende Substanzen werden häufig in der perioperativen Phase eingesetzt.

Experimentelle Untersuchungen mit α-1- und α-2-Agonisten und -Antagonisten zeigen, daß die ITA vorwiegend α-1-Rezeptoren postsynaptisch besitzt. Die Wirkungen von α-Sympathomimetika lassen sich vollständig durch den α-1-Antagonisten Prazosin aufheben [54]. β-Rezeptoren sind zwar nachweisbar, jedoch nur im geringen Umfang ausgeprägt, so daß bei der A. thoracica interna die konstriktorische Wirkung der α-Rezeptoren überwiegt [53].

Alters- und Geschlechtsabhängigkeit

In einer kürzlich veröffentlichten Studie [24] wurde nachgewiesen, daß keine wesentlichen alters- und geschlechtsabhängigen Unterschiede der ITA bezüglich Durchmesser und Kontraktionsverhalten bestehen. Die Reaktivität auf Vasokonstriktoren und die Relaxation auf Nitroprussid weist keine Unterschiede auf. Die ITA von Männern zeigte eine etwas größere Kontraktion auf Noradrenalin als bei Frauen, was den Einsatz von NTG rechtfertigt. Demgegenüber zeigten Frauen eine etwas größere Reaktivität auf Serotonin, wo der Einsatz von Thrombozytenaggregationshemmern prophylaktisch wirkt.

Chirurgische Technik

Historisches

Aortokoronare Bypassoperationen mit der V. saphena magna werden seit der Einführung durch Favoloro 1968 durchgeführt. Vor 1968 bestand die chirurgische Behandlung der koronaren Herzerkrankung in der Vineberg-Operation, d. h. in der Implantation der A. thoracica interna in das linksventrikuläre Myokard, die schon seit 1946 durchgeführt wurde. Obwohl bei dieser Maßnahme initial kein Fluß in der ITA besteht und die Flußrate später um 10 ml/min beträgt, wurde in Einzelfällen über lange Offenheitsraten der ITA-Implantate berichtet [158]. Nach langen tierexperimentellen Studien und Verfeinerung der Anastomosentechnik wurde eine direkte Anastomose zwischen der A. thoracica interna und der linken Herzkranzarterie erstmal beim Menschen von Kolessov 1967 durchgeführt [68]. Die Operation wurde über eine linksseitige Thorakotomie am schlagenden Herzen durchgeführt. 1968 wurden nach experimentellen Untersuchungen an Hunden die ersten Operationen mit der ITA als Bypassgraft durch Green am Menschen in den USA durchgeführt [49]. Die Operationen wurden mit Hilfe der extrakorporalen Zirkulation durchgeführt, die Anastomosen erfolgten mit 9–0 Nylonfäden unter dem Operationsmikroskop. Die initial hohe Letalität von 35% konnte in den folgenden Jahren auf 4,4% gesenkt werden [46], trotzdem blieb die V. saphena zunächst der aortokoronare Bypassgraft der ersten Wahl. Erst nachdem in den 80er Jahren die Bedeutung der Graftarteriosklerose bei venösen Grafts im Langzeitverlauf nach Bypassoperation ersichtlich und gleichzeitig über die deutlich bessere Offenheitsrate der arteriellen Grafts berichtet wurde [15, 52, 125], begann die ITA zum Bypassgraft der ersten Wahl zu werden, zumindest was die Revaskularisation der LAD anbelangt [79]. Bereits 1973 wurde die ITA auch als "free-graft" eingesetzt [77], sequentielle Anastomosen und Einsatz auch der rechten ITA folgten [48].

Präparation

Die A. thoracica interna ist als Bypassgraft ein empfindliches Gefäß, und bei der Präparation können technische Probleme auftreten, die die ITA letzlich unbrauchbar machen. Inadäquate Länge der Mobilisierung und Wandverletzungen sind häufige chirurgische Fehler bei der Präparation der Arterie [47].

Die Präparation des ITA-Pedikels erfolgt nach der medianen Sternotomie, die Elevation des Sternums erfolgt mit einem selbsthaltenden Sperrer. In der von Green angegebenen Technik [50] wird zunächst die Pleura weit eröffnet, um eine optimale Übersicht zu verschaffen. Die Präparation des Pedikels beginnt im Bereich des 6. Interkostalraums, distal der Bifurkation der ITA. Der Pedikel enthält die Begleitvenen, Pleura parietalis, Fascia endothoracica und Anteile des M. transversus thoracis, denn auch die intakte venöse und lymphatische Drainage der ITA scheint für die relative Resistenz dieses Grafts gegenüber arteriosklerotischen Veränderungen wichtig zu sein [7]. Die Präparation wird von den meisten Chirurgen mit dem Elektrokauter durchgeführt, wobei die Arterie nicht direkt mit der Pinzette gefaßt werden sollte, um Verletzung der Wand zu vermeiden und einem Spasmus vorzubeugen [34]. Auch sollte eine tiefe Kauterisierung der Interkostalmuskulatur vermieden werden [50]. Wichtig ist eine ausreichende Mobilisation des Pedikels nach kranial, damit nach der Anastomose der Pedikel posterior der ipsilateralen Lunge zu liegen kommt, denn nur so kann der kürzeste Weg zu den Koronarien erhalten werden [109]. Die Durchtrennung des Pedikels wird erst nach Heparinisierung durchgeführt, wobei dies teils initial, teils erst unmittelbar vor der Anastomosierung erfolgt [28, 50, 59, 87]. Es gibt dabei keinen Beleg für die Überlegenheit einer von beiden Methoden. Allerdings ist das Vorkommen von Endothelläsionen abhängig von der Abklemmzeit des Grafts [71]. Das Abklemmen des ITA-Pedikels sollte mit einer weichen Bulldogklemme erfolgen, da andernfalls Endothelverletzungen mit Behinderung der endothelabhängigen Relaxation beobachtet wurden [34].

Verlauf des ITA-Pedikels

Der Gebrauch der ITA zur Koronarrevaskularisierung kann durch eine inadäquate Länge des Pedikels limitiert werden. Um einen optimalen Nutzen zu erzielen, ist es wichtig, immer die kürzeste Route zu dem gewünschten Koronargefäß zu wählen. Nach autoptischen Untersuchungen [109] ist der kürzeste Weg für die linke ITA zur LAD, zum R. diagonalis und zum RCX durch eine Inzision im ipsilateralen Perikard. Für die rechte ITA führt die beste Route zur LAD und zum R. diagonalis quer über die Vorderfläche des Herzens, zur RCA durch das Perikard und zum RCX durch das Perikard und den Sinus transversus.

Spasmus der ITA

Nach der Präparation weist der ITA-Graft oft keinen maximalen Fluß auf, sondern befindet sich durch die mechanische Reizung in einem Zustand der Vasokonstriktion [87]. Um einen ausreichend erscheinenden Fluß, der in der Größenordnung von 120 ml/min [87] liegt, zu erzielen, sind unterschiedliche pharmakologische und mechanische Maßnahmen angegeben worden (s. Tabelle 2).

Gute Ergebnisse werden in der Literatur für die Injektion von Papaverin ohne [45] oder mit hydrostatischer Dilatation [87] in die ITA, die externe Applikation von Papaverin [21, 28, 87], Nifidepin [21] und Nitroprussid [21] angegeben (s. Tabelle 2).

Papaverin (6 mg in 4 ml 0,9% NaCl) ist bei Anwendung einer getränkten Kompresse relativ gering wirksam. Ein deutlich besserer Effekt wurde bei Tränken des Pedikels in einem mit Papaverin-Lösung gefüllten Handschuh gesehen [28]. Der klinisch wirksamste Vasodilator ist Nitroprussid-Natrium [21]. Die Anwendung (Kompresse in verdünnter Lösung getränkt, 2 mg in 4 ml 5% Dextrose) ist einfach und ohne Risiko einer Verletzung des Grafts. Die Papaverin-Injektion und besonders die hydrostatische Dilatation birgt ein hohes Risiko einer fatalen Intimaläsion [61, 153]. Eine weitere mechanische Möglichkeit mit sofortiger Wirkung ist die Anwendung des sog. „IMAG-Kits" (Fa. Baxter). Es handelt sich um einen speziell für diese Anwendung konstruierten Fogarthy-Katheter mit exakt regelbarer Scherkraft bei der Dilatation, wobei die Gefahr einer Intimaverletzung bei richtiger Anwendung gering ist.

Technik der ITA-Anastomose

Die Anastomose mit dem ITA-Graft wurde ursprünglich von Green mit 9–0 fortlaufender Naht unter Benutzung des Operationsmikroskops durchgeführt [49]. Heute wird die Anastomose von den meisten Chirurgen mit 7–0 oder 8–0 fortlaufender Prolene-Naht unter optischer Vergrößerung mit der Lupenbrille durchgeführt [59, 87, 111]. Entschei-

Tabelle 2. Dilatation der A. thoracica interna

Methode	Vorteil	Nachteil	Quelle
Papaverin-Injektion	Gute pharmakologische Wirkung	Mögliche Verletzung der Intima	[153] [45] [87]
+ hydrostatische Dilatation	Verbesserte Wirkung	Erhöhte Gefahr der Intimaläsion	[87] [153]
Externe Papaverin-Applikation	Keine Gefahr der Graftläsion	Geringe Wirkung	[87] [28]
Tränken in Papaverin-Lösung	Keine Gefahr der Graftläsion	Verbesserte Wirkung	[28]
Externe Nifedipin-Applikation	Bessere Wirkung als bei Papaverin	Alkoholische Lösung Graftläsion?	[21]
Externe Nitroprussid-Applikation	Wirksamste Substanz, keine Graftläsion	Systemische Blutdrucksenkung möglich	[21]
Externe NTG-Applikation	Keine Graftläsion	Geringe Wirkung	[21]
Ballon-Dilatation (IMAG-Kit, Fa. Baxter)	Sofortige Wirkung, geringes Risiko der Graftläsion	Graftläsion möglich	

dende Fehler, die unbedingt vermieden werden müssen, sind eine 360° Torsion des Pedikels, eine Verletzung der Intima im Bereich der Anastomose und das Fassen von zuviel Gewebe bei der Naht [48, 59, 111]. Die Arterie sollte nie direkt mit der Pinzette gefaßt werden, da sonst Unterbrechungen der Elastica interna zur nachfolgenden Intimaverdickung und Stenosierung führen können [111, 124]. Zur Sicherung der Anastomose wird der Graft beidseits mit einer Sicherungsnaht (6–0 Prolene) auf das Epikard genäht [59, 111].

Bei der Anwendung von sequentiellen Anastomosen müssen die Inzisionen an der ITA und der Koronararterie klein gehalten werden, um Stenosen in Form der sog. Möwenflügelstenose zu vermeiden. Außerdem verbietet der intramyokardiale Verlauf einer Koronararterie die Durchführung einer Seit-zu-Seit-Anastomose mit der ITA in diesem Bereich [59].

Wenn die ITA als free-graft Verwendung findet, kann bei nicht allzu arteriosklerotisch veränderter Aortenwand die proximale Anastomose direkt mit der Aorta erfolgen. Nach Ausstanzen eines kleinen (2,7 mm) Loches in die Aortenwand wird die Naht mit einem 6–0 Prolenefaden durchgeführt, andernfalls erfolgt die Implantation mit Hilfe eines Venen-Patches [59].

Klinische Ergebnisse

Linke A. thoracica interna

Die Geschichte der aortokoronaren Bypasschirurgie begann 1968 gleichermaßen mit venösen Grafts und der linken A. thoracica interna. Die Verbreitung der ITA als Bypassgraft wurde in den 70er Jahren zunächst durch die schwierigere Technik und den Verdacht auf eine geringere Flußrate in den arteriellen Grafts eingeschränkt [51]. Noch 1984 wurde in den USA nur bei 11 % der aortokoronaren Bypassoperationen die ITA als Bypassgraft eingesetzt [48]. In den 80er Jahren zeigten angiographische Untersuchungen zunehmend die Problematik der venösen Grafts. Bei Verwendung der V. saphena magna sind nach 1 Jahr bereits 12–20 % und nach 10 Jahren 50 % der Grafts verschlossen, und die Hälfte der noch offenen Grafts zeigt signifikante arteriosklerotische Veränderungen [51]. Dagegen kann bei Verwendung der linke ITA zur Bypassversorgung der LAD 10 Jahre postoperativ mit einer Offenheitsrate von 90–95 % gerechnet werden [65, 66, 100]. Die Vorteile der arteriellen Grafts zeigen sich deutlich ab dem 5. bis 7. postoperativen Jahr [79, 82], während bis dahin die Offenheitsrate der venösen Grafts nur unwesentlich geringer ist. Auch histologische, post mortem, durchgeführte Untersuchungen belegen die geringer ausgeprägte intimale Proliferation und das Fehlen von fortgeschrittener Arteriosklerose der ITA-Grafts im Vergleich zu venösen Grafts [118]. Die Vorteile der ITA als Bypassgraft lassen sich aber nicht nur angiographisch zeigen, sondern werden auch klinisch bedeutsam. Bei Anastomosierung der ITA mit der LAD wird im Vergleich zu Patienten, die nur venöse Grafts erhalten haben, das Wiederauftreten von Angina pectoris, das Auftreten von Myokardinfarkten, die Häufigkeit von Reoperationen und das Langzeitüberleben deutlich positiv beeinflußt [2, 14, 48, 115]. In der größten vorliegenden Untersuchung wurden 5880 konsekutive aortokoronare Bypassoperation eines Zentrums (Gasthuisberg-Universitätsklinik, Leuven, Belgien) statistisch ausgewertet, und der wichtigste Faktor für die Langzeitüberlebensrate war die Anastomose einer ITA zur LAD mit einer für einen durchschnittlichen Patienten statistisch zu erwartenden Zehnjahresüberlebensrate von 94 % (vs. 88 % ohne ITA-Anastomose) [115]. Die Vorteile der ITA waren dabei unabhängig von Alter, Geschlecht und Ventrikelfunktion zu beobachten.

Rechte A. thoracica interna

Die guten Ergebnisse bei Verwendung der linken A. thoracica interna haben dazu geführt, daß die rechte ITA alternativ oder zusätzlich genutzt wurde. Vom anatomischen und histologischen Standpunkt ist die rechte ITA der linken gleichwertig [109], allerdings ist das wichtigste Koronargefäß, die LAD, nicht immer mit der rechten ITA zu erreichen. Die klinischen Ergebnisse bei der Anastomose der rechten A. thoracica interna zur LAD sind grundsätzlich mit der Verwendung der linken ITA vergleichbar [115], allerdings wird die rechte ITA ohne gleichzeitige Verwendung der linken nur selten benutzt [105].

Bilaterale A. thoracica interna

Die Idee, daß wenn ein arterieller Graft gut ist, zwei arterielle Grafts besser sind, liegt nahe, allerdings hat sich ein positiver Effekt auf die Langzeitüberlebensrate nach Bypassoperation bislang nicht nachweisen lassen [115]. Das Risiko einer Sternuminfektion wird bei Übergewicht, Diabetes mellitus, Frauen und Patienten über 70 Jahren deutlich erhöht [62, 66]. Die Notwendigkeit, bilaterale ITA zu verwenden, kann sich jedoch bei Reoperationen mit fehlendem Venenmaterial ergeben, und die Frühresultate mit einer Letalität von 6,3% erscheinen akzeptabel [94]. Bevorzugt wird die rechte ITA mit der LAD und die linke mit diagonalen oder marginalen Ästen anastomosiert [105, 115]. Die Anastomosierung kann aber auch mit gutem Ergebnis umgekehrt ("crossed double ITA") erfolgen [42].

Sequentielle Anastomosen

Die Vorteile der ITA bezüglich der Langzeitoffenheitsrate einerseits und die Notwendigkeit einer möglichst kompletten Revaskularisation andererseits haben dazu geführt, die ITA auch zur Anlage von mehreren peripheren Anastomosen zu benutzen. Der Nutzen solcher komplexer Operationen wird unterschiedlich beurteilt, wobei es technisch sicherlich möglich ist, selbst 3 periphere Anastomosen mit einem ITA-Graft durchzuführen [3, 58, 59, 108, 155]. Die in der Literatur angegebene Frühletalität für diese komplexen ITA-Operationen liegt zwischen 0% [155] und 2,6% [26]. Früh postoperativ durchgeführte angiographische Untersuchungen zeigten Offenheitsraten zwischen 98,5 [108] und 93% [3]. Eine optimale Funktion der distalen Anastomosen wird allerdings längst nicht immer erzielt [3, 59], ob die gute Offenheitsrate der Anastomose zur LAD auch auf andere Anastomosen übertragen werden kann, ist fraglich [66], und Langzeitstudien, die einen Benefit für die Patienten belegen, existieren bislang nicht.

"free-graft"

Bei der Verwendung der ITA als freiem Transplantat können auch weiter distal gelegene Anteile der Koronararterien erreicht werden, was den Anwendungsbereich erweitern kann. Allerdings ist hierbei eine Reimplantation der ITA in die Aorta ascendens notwendig. Dies kann, insbesondere bei fortgeschrittener Verkalkung der Aorta, zu erheblichen technischen Problemen führen und erfordert u.U. die Implantation in einen Venen-Patch [48]. Bei nichtrestriktiver proximaler Anastomose unterscheidet sich das Langzeitresultat aber nicht von dem Ergebnis des ITA-Pedikels [78].

Um die Problematik der begrenzten Länge des ITA-Pedikels zu lösen, wurden noch weitere Möglichkeiten vorgeschlagen:

Y-Anastomose: Wenn der ITA-Pedikel distal der Bifurkation weiter präpariert wird, läßt sich zusätzliche Länge gewinnen, und die terminalen Äste können mit 2 Koronararterien in einer Y-Konfiguration anastomosiert werden. Die bislang mit dieser Technik erzielten Ergebnisse sind jedoch nicht zufriedenstellend. Nach einem mittleren Follow-up von 37 Monaten waren angiographisch 41,5% der Y-Anastomosen verschlossen und weitere 8,5% stenosiert [89]. Mehr als 1/3 der operierten Patienten hatte auch klinisch erneut aufgetretene Angina pectoris, so daß diese Technik nicht empfohlen werden kann.

"Retrograde ITA". Da insbesondere die inferolateralen Anteile des Herzen durch einen ITA-Pedikel nicht erreicht werden können, sind Versuche unternommen worden, die ITA als einen invers gestielten Pedikel zu benutzen. Intraoperative Messungen zeigen jedoch, daß der retrograde Flow signifikant niedriger ist und unter diesem Gesichtspunkt diese Technik nicht zu empfehlen ist [20, 22].

Komplikationen

Im Vergleich zur operationstechnisch einfacher zu handhabenden V. saphena magna bietet die Verwendung der A. thoracica interna als Bypassgraft mit der erforderlichen subtilen Anastomosentechnik, der Eröffnung der Pleura und der durch die Präparation entstehenden intrathorakalen Wundfläche eine Reihe von Komplikationsmöglichkeiten. Der direkte Vergleich der postoperativen Komplikationen zeigt jedoch keine erhöhte Operationsletalität und auch keine signifikante Zunahme der postoperativen Morbidität [116]. Trotzdem gibt es eine Reihe von spezifischen Problemen, die Beachtung verdienen:

Inadäquater Flow der ITA: Es ist bekannt, daß in der frühen postoperativen Phase durch einen Spasmus der Arterie eine myokardiale Minderperfusion mit Myokardinfarkt, ventrikulären Arrhythmien und myokardialem Versagen auftreten kann [60, 112, 149]. Eine medikamentöse Behandlung erscheint nicht erfolgversprechend, sondern es sollte eine sofortige Reoperation mit zusätzlicher Anlage eines venösen Bypass zur LAD durchgeführt werden [149]. Zur Prophylaxe wird die perioperative Gabe von Nifedipin empfohlen [35, 112].

Lungenfunktion: Jede mediane Sternotomie ist von einer postoperativen Abnahme insbesondere der Vitalkapazität begleitet. Bei Patienten mit Mobilisation des ITA-Pedikels ist diese Veränderung deutlich stärker ausgeprägt, was in die präoperativen Überlegungen mit einbezogen werden sollte [11, 31]. Zur verschlechterten Lungenfunktion kann auch die Verletzung des N. phrenicus beitragen, die direkt bei der Präparation oder indirekt durch eine Durchblutungsstörung des Nervens ausgelöst werden kann [95].

Steal-Effekte: Nach Verwendung der A. thoracica interna als Bypassgraft kann es durch eine proximale Stenose der A. subclavia, durch anatomische Variationen im Bereich des Abgangs der ITA sowie durch große Seitenäste der proximalen ITA zu einem Steal-Syndrom mit myokardialer Ischämie kommen [8, 84, 148]. Zur Vermeidung dieses Phänomens ist eine ausreichend weit nach proximal durchgeführte Präparation des Pedikels notwendig, und es wird eine routinemäßige präoperative angiographische Darstellung empfohlen [148].

Das „String-Phänomen": Eine strichförmig langstreckig verengte ITA wird gelgentlich bei Rekoronarangiographien gefunden. Siebenmann et al. berichten über 10 Fälle, wo in allen Fällen die verengte ITA mit einem nur gering stenosierten Koronargefäß anastomosiert worden war [123]. Ein kompetitiver Fluß durch die Koronararterie könnte so zu einer verminderten Flußrate in der ITA und als physiologische Anpassung zu einer Verengung führen. Tierexperimentelle Unteruchungen konnten diesen Effekt aber bislang nicht belegen [127].

Sternumwundinfektion: Eine Durchblutungsstörung des Sternums ist ein potentieller Risikofaktor für die Entstehung einer postoperativen Sternumwundinfektion mit nachfolgenden Reoperationen und u. U. erheblich verlängerter Hospitalisationszeit für den Patienten. Die Sternotomie allein führt zu keiner nachweisbaren Verminderung der Sternumdurchblutung [44], aber Präparation des ITA-Pedikels bringt sowohl tierexperimentell [117] wie auch beim Menschen [44] nachweisbar eine erhebliche Reduktion des Sternumblutflusses mit sich. Insbesondere die bilaterale ITA-Mobilisation und das Vorliegen weiterer Risikofaktoren (Alter, Diabetes mellitus, Adipositas) kann so zu einer erheblichen Infektionsgefährdung führen [62, 66, 81].

A. gastroepiploica dextra

Die Verwendung der A. gastroepiploica dextra zur Revaskularisation des Myokards geht zurück auf die Arbeiten von Bailey et al. [5, 6] und Fitzgibbon et al. [33], die die A. gastroepiploica dextra für eine Vineberg-Operation verwendeten. Erst in der zweiten Hälfte der 80er Jahre wurde die A. gastroepiploica dextra zur direkten Revaskularisation der Koronargefäße eingesetzt. Pym et al. [102] haben als erste über die Anastomosierung der A. gastroepiploica dextra zur rechten Kranzarterie und zu den hinteren Marginalästen der A. circumflexa berichtet. Nach Mills u. Everson [88] wurde die erste Anastomosierung jedoch bereits 1974 von Edwards durchgeführt, ohne daß eine Publikation hierzu vorliegt. Suma et al. [134] beschrieben die Verwendung der A. gastroepiploica dextra zur Revaskularisation der A. interventrikularis anterior.

Seit dem Ende der 80er Jahre häufen sich die Berichte über die Myokardrevaskularisation mittels der A. gastroepiploica dextra, wobei über gute frühe Offenheitsraten der Bypasses berichtet wird, die im Mittel nur wenig schlechter als die bei Verwendung der A. thoracica interna, jedoch deutlich besser als bei Verwendung der V. saphena magna sind [9, 18, 41, 55, 63, 64, 69, 83, 91, 93, 103, 104, 119, 120, 122, 133, 137, 139, 157].

Neben Einzelfalldarstellungen werden zunehmend größere Fallzahlen berichtet. Da die A. gastroepiploica dextra erst seit einigen Jahren regelmäßig zur Myokardrevaskularisation eingesetzt wird, kann bisher über Langzeitergebnisse keine Aussage gemacht werden. Die guten Frühergebnisse sind jedoch Anlaß zu der Hoffnung, daß die A. gastroepiploica dextra die gleichen guten oder nur wenig schlechtere Ergebnisse wie die A. thoracica interna haben wird. Diese Hoffnung ist für Kardiochirurgen Anlaß, die A. gastroepiploica dextra nicht nur zur Revaskularisation zu verwenden, wenn andere Bypassgefäße nicht oder nicht mehr zur Verfügung stehen, sondern sie regelhaft zur kompletten arteriellen Revaskularisation statt der V. saphena magna einzusetzen.

Anatomie

Die Arterien des Magens stammen in 82 % der Fälle ausschließlich aus dem Truncus coeliacus. Die A. mesenterica superior beteiligt sich in 18 % an der Magenversorgung. In 15 % der Fälle entspringt die A. gastroduodenalis aus der A. mesenterica superior. Die A. gastroduodenalis, die in der Regel aus

2.9 Arterielle Grafts

der A. hepatica communis entspringt und im dorsalen Meso des Duodenums verläuft, gibt als Endast die A. gastroepiploica dextra ab. Die A. gastroepiploica dextra beginnt am Unterrand der Pars superior des Duodenums und verläuft 2–3 cm von der Muskelwand des Magens entfernt entlang der großen Kurvatur des Magens im großen Netz, dem ehemaligen dorsalen Meso des Magens. Sie versorgt das Antrum und die distalen Teile des Corpus ventriculi sowie das große Netz. Entlang der großen Kurvatur des Magens anastomosiert sie mit der aus der A. lienalis stammenden A. gastroepiploica sinistra, die über das Lig. gastrosplenicum das große Netz und die große Magenkurvatur erreicht.

Bei Abgang der A. gastroduodenalis aus der A. mesenterica superior gelingt die postoperative angiographische Darstellung der A. gastroepiploica dextra und der Anastomose zu den Herzkranzgefäßen natürlich nur über die Darstellung der A. mesenterica superior und nicht des Truncus coeliacus [131, 144]. Hieran ist zu denken, wenn sich postoperativ die A. gastroepiploica dextra zunächst nicht über den Truncus coeliacus darstellen läßt, bevor der Verdacht auf den Verschluß des Bypasses geäußert wird. Bei 92 Fällen von Bypassanastomosen mit der A. gastroepiploica dextra waren in einer großen Studie von Suma et al. [138] 6mal die A. gastroepiploicae dextrae über die A. mesenterica superior darstellbar, entsprechend 6,5 % der Fälle.

Im Gegensatz zur A. thoracica interna, die zum Typ der elastischen Arterien gehört, handelt es sich bei der A. gastroepiploica dextra um eine Arterie vom muskulären Typ [152]. Die Media besteht fast vollständig aus glatter Muskulatur mit nur wenigen elastischen Fasern [146]. Abhängig von der untersuchten Lokalisation (Anfang, Mitte und distales Ende der Arterie) beträgt der Durchmesser der Lamina interna 37–60 μm und der der Lamina media 187–254 μm bei Patienten mit einem Durchschnittsalter von 68 Jahren [146]. Histologisch ist der Aufbau der A. gastroepiploica dextra mit dem der Koronararterien vergleichbar.

Aufgrund der ausgesprochen guten Vaskularisation des Magens über die vier großen Arterien mit vielfältigen Verbindungen untereinander ist die Entnahme der A. gastroepiploica dextra als freies Transplantat oder als In-situ-Pedikel in der Regel problemlos [139]. Die Länge des präparierbaren Pedikels beträgt 18–31 cm [88, 145], der distale Durchmesser 1,25–1,5 mm [83], nach Mills u. Everson [88] eher 1,5–3,25 mm (Mittel: 2,14 mm). Angiographische Messungen postoperativ zeigen Durchmesser der als Bypass benutzten Aa. gastroepiploicae dextrae von 1,2–3,5 mm (Mittel: 2,1 mm) [92] und von 2,3 mm (Mittelwert) [107, 138]. Zum Vergleich dazu hat die A. thoracica interna einen Durchmesser von im Mittel 1,9 mm [138].

Physiologie und Pathophysiologie

Die A. gastroepiploica dextra unterscheidet sich von dem am häufigsten verwandten arteriellen Bypassgefäß, der A. thoracica interna: Es handelt sich um eine Arterie vom muskulären Typ, während die A. thoracica interna zu den Arterien vom elastischen Typ gehört [64, 75]. Klinische Studien über die Offenheitsrate verschiedener Bypassgefäße zeigen, daß die biologischen Eigenschaften der einzelnen Gefäße einen entscheidenden Einfluß auf die Funktion des Bypasses haben. Die antithrombotischen Eigenschaften, die Proliferationstendenz der Intima und der Muskelzellen wie auch die Antwort des Gefäßes auf vasoaktive, endogene und exogene Stoffe sind je nach Art des Bypassgefäßes unterschiedlich und führen zu unterschiedlichen Ergebnissen [163].

Nach Angaben mehrerer Autoren [13, 36, 63, 75, 142] ist die A. gastroepiploica dextra insbesondere durch postoperative Spasmen gefährdet.

Wenn Plättchenaggregate sich im Bereich der Anastomosen im Rahmen der intravasalen Wundheilung nach Intimaverletzungen bilden, werden lokal eine Vielzahl von vasoaktiven Substanzen freigesetzt, u. a. Serotonin und Thromboxan A2. Die Freisetzung dieser Stoffe kann auch generalisiert durch die Aktivierung von Plättchen an Fremdoberflächen (extrakorporale Zirkulation, Oxygenator) erfolgen. Im Gegensatz dazu hat das Endothel eine protektive, antithrombotische Rolle durch die Freisetzung von NO (EDRF = endothelial derived relaxing factor) mit seiner vasodilatativen und inhibitorischen Wirkung auf die Plättchenaggregation.

Die Endothel-abhängige und nicht-Endothel-abhängige Relaxation der A. gastroepiploica dextra auf Bradykinin und Nitrovasodilatantien ist stärker ausgeprägt als in der A. thoracica interna [13, 75]. Die Metacholin- und Acetylcholin-induzierte Relaxation ist in der A. thoracica interna stärker ausgeprägt als in der A. gastroepiploica dextra [13, 162]. Abhängig vom Alter der Patienten besteht eine inverse Korrelation mit der maximalen Relaxation in bezug auf die A. thoracica interna, nicht jedoch hinsichtlich der A. gastroepiploica dextra [13]. Histamin wirkt auf die A. gastroepiploica dextra und die A. thoracica interna relaxierend, wobei der Maximaleffekt in der A. gastroepiploica dextra größer ist

[162]. Unter der Gabe hoher Dosen kommt es an der A. thoracica interna, im Gegensatz zur A. gastroepiploica dextra, zu einer Kontraktion des Gefäßes [96]. Die V. saphena magna zeigt als Antwort auf die Gabe von Histamin gleich welcher Dosierung nur Kontraktionen und keine Relaxation. Die Gabe von NO führt in beiden Arterien zu einer identischen Vasodilatation [162].

Auf der anderen Seite zeigt die A. gastroepiploica dextra eine stärkere Kontraktion als die A. thoracica interna auf Adrenalin [75, 162], Serotonin [75] und KCL [75, 162]. Die Gabe von Serotonin führt in der V. saphena magna zu stärkeren Kontraktionen als in beiden Arterien. Die erhöhte Kontraktilität der A. gastroepiploica dextra mag Ursache für das beobachtete, häufigere Auftreten von Vasospasmen im Vergleich zur A. thoracica interna, insbesondere bei hohen zirkulierenden Mengen von Katecholaminen sein [162]. Endothelin, ein in den Endothelzellen gebildeter, calciumabhängiger Vasokonstriktor, der 10mal wirksamer als Angiotensin II ist, und dessen Konzentration im Serum im Verlauf der extrakorporalen Zirkulation ansteigt, führt zu einer ausgeprägteren Kontraktion der V. saphena magna im Vergleich zur A. gastroepiploica dextra und hält in der Vene länger an [85].

Aktivierte Plättchen induzieren im Bereich der A. gastroepiploica dextra Kontraktionen, die für die beobachteten, postoperativen Spasmen ebenfalls verantwortlich sein können. Die Gabe von Thrombozytenaggregationshemmern und Vasodilatantien stellt nach diesen Untersuchungen ein logisches therapeutisches Konzept in der postoperativen Phase dar [25].

O'Neil et al. [98] konnten zeigen, daß die Endothelzellen der A. gastroepiploica dextra signifikant höhere basale und stimulierte Mengen an zyklischem Guanosin-3',5'-Monophosphat enthalten (cGMP). cGMP ist der Second-Messenger für die Relaxation glatter Gefäßmuskulatur nach Ausschüttung von EDRF. In Gegenwart von L-N^G-Monomethyl-Arginin, einem spezifischen Inhibitor der endogenen NO-Synthese, sank die maximal mögliche Relaxation der Gefäßmuskulatur ebenso wie in Gegenwart des Zyklooxygenasehemmers Indomethacin. Ebenso verhindert die Entfernung des Endothels aus dem Gefäß die Relaxation. Diese Ergebnisse zeigen, daß die Endothelzellen der A. gastroepiploica dextra EDRF (Vasodilatator) und Prostacyclin (Inhibitor der Plättchenaggregation) produzieren und in der Lage sind, auf diese Weise den Gefäßtonus aufrechtzuerhalten. Die A. gastroepiploica dextra produziert $90,0\pm11,9$, $132,4\pm13,7$ bzw. $191,1\pm21,8$ pg/mg Gewebe an 6-keto-Prostaglandin F1 alpha, einem Prostacyclinmetaboliten, nach 2,5, 5 und 10 min in Krebs-Henseleit-Puffer bei 37 °C. Die entsprechenden Werte für die V. saphena magna betragen: $31,8\pm7,0$, $66,7\pm9,1$ und $123,6\pm15,1$ pg/mg Gewebe [97].

Die Fließgeschwindigkeit des Blutes in der in situ koronar anastomosierten A. gastroepiploica dextra und der A. thoracica interna steigt auf die Gabe von Dobutamin hin an ebenso wie bei körperlicher Belastung. Dopamin, Nitropräparate und Nifidepin zeigen keine Erhöhung der Flußgeschwindigkeit. Die Einnahme einer Mahlzeit führt zu einer erhöhten Flußgeschwindigkeit in der A. gastroepiploica dextra, nicht jedoch in der A. thoracica interna [142, 143]. Dies bedeutet, daß kein Stealphänomen während der Mahlzeiten in bezug auf das Koronarsystem auftritt, sondern daß im Gegenteil die A. gastroepiploica dextra ihre physiologische Charakteristik als Gefäß des Gastrointestinaltraktes auch nach Anastomosierung mit den Herzkranzgefäßen beibehält.

Der Druck in der A. thoracica interna und der A. gastroepiploica dextra zeigt systolisch einen identischen Verlauf mit simultanen Messungen in der Aorta. Diastolisch fällt der Druck in beiden Bypassgefäßen im Vergleich zur Aorta rasch ab [147]. Inwiefern der diastolische Druckabfall eine Bedeutung hat, ist nicht bekannt. Obwohl die Herzdurchblutung primär in der Diastole erfolgt, zeigen die Ergebnisse der Revaskularisation mit der A. thoracica interna gute Erfolge, was bei identischem Verhalten im Druckverlauf für die A. thoracica interna auch für die A. gastroepiploica dextra zutreffen sollte.

Die Blutflußrate nach intraluminaler Papaverininjektion beträgt in der gestielten A. gastroepiploica dextra im Mittel 90,6 ml/min (50–300 ml/min [Minimum–Maximum]) und in der A. thoracica interna zum Vergleich 81,3 ml/min (50–150 ml/min) [138].

Arteriosklerose

Eine entscheidende Frage für die Verwendung der A. gastroepiploica dextra ist die Neigung zur Arteriosklerose. Einerseits handelt es sich bei der A. gastroepiploica dextra um eine Arterie vom muskulären Typ, die in ihrem histologischen Aufbau den Koronararterien entspricht [138, 143], so daß vermutet werden könnte, daß die A. gastroepiploica dextra in ähnlichem Ausmaß zur Arteriosklerose neigt. Diese Vermutung wird insbesondere für den Fall eines freien Transplantates der A. gastroepiploica dextra geäußert [150]. Andererseits zeigen Untersuchun-

2.9 Arterielle Grafts

gen [110, 132, 138], daß bei Patienten mit Koronarsklerose, die eine Revaskularisation des Myokards erforderlich macht, die Arteriosklerose der A. gastroepiploica dextra nur unwesentlich ist [83]. Im Vergleich der 4 in der Koronarchirurgie verwendeten arteriellen Bypassgefäße (A. thoracica interna, A. gastroepiploica dextra, A. epigastrica inferior und A. radialis) zeigt die A. thoracica interna als Arterie vom elastischen Typ die geringste Neigung zur Arteriosklerose bei Patienten mit vorhandener Koronarsklerose [152]. An zweiter Stelle steht in diesen Untersuchungen die A. gastroepiploica dextra, während die A. radialis und die A. epigastrica inferior deutlich häufigere und schwerere arteriosklerotische Veränderungen aufweisen. Inwieweit die A. gastroepiploica dextra als freies Transplantat oder als In-situ-Transplantat zur Arteriosklerose neigt, werden erst die Langzeitergebnisse der Koronarchirurgie unter Verwendung der A. gastroepiploica dextra zeigen können.

Chirurgische Technik

Der Hautschnitt zur medianen Sternotomie wird bis knapp oberhalb des Bauchnabels verlängert. Nach Eröffnung des Peritoneums wird die A. gastroepiploica dextra 2–3 cm distal der großen Kurvatur des Magens identifiziert und die Abgänge zum Omentum maius ligiert, entweder mittels einzelner Ligaturen mit 4–0-Seidenfäden oder mit einem Stapler. Anschließend werden die Gefäße zum Magen mit 4–0-Seidenfäden unterbunden. Die Arterie wird bis fast zu ihrem Ursprung aus der A. gastroduodenalis in Höhe des Pylorus als Pedikel mit einer Breite von 3 cm freipräpariert [102]. Entlang der großen Kurvatur wird der Pedikel milzwärts präpariert, bis der Gefäßdurchmesser weniger als 1 mm mißt [83].

Die A. gastroepiploica dextra kann als freier aortokoronarer Bypass verwendet werden oder als in-situ-gestielter Bypass. Wenn ein freies Transplantat geplant ist, wird die Arterie distal und proximal abgesetzt. Die Insertion an der Aorta kann bei einer Primäroperation direkt ausgeführt werden. Bei einer Reoperation erfolgt aufgrund der Verdickung der Aorta und der dadurch erschwerten direkten Anastomosierung die proximale Anastomose entweder über den freien Stumpf eines distal verschlossenen V.-saphena-Bypasses oder unter Einschaltung eines kurzen Vena saphena Segments. Die distale Anastomose erfolgt in der bekannten Technik wie bei Implantation der A. thoracica interna. Wie bei der A. thoracica interna ist auch die sequentielle Anastomosierung der A. gastroepiploica dextra an mehrere Koronararterien möglich [69]. Wenn die A. gastroepiploica dextra als In-situ-Bypass verwendet werden soll, erfolgt die distale Durchtrennung des Gefäßes nach erfolgter systemischer Heparinisierung, und der Blutfluß des Gefäßes wird beurteilt.

Je nach dem Koronargefäß, das mit der A. gastroepiploica dextra anastomosiert werden soll und der Lokalisation der geplanten Anastomose, kann das präparierte Pedikel retrogastrisch oder antegastrisch transdiaphragmal zum Herzen hochgeführt werden. Der retrogastrische Weg wird zumeist für die distale rechte Kranzarterie und die Rr. posterolaterales sinistrae der A. circumflexa eingeschlagen, der antegastrische für proximale Anteile der rechten Kranzarterie, aber auch für die A. interventricularis anterior [134]. Messungen über die retrogastrische und antegastrische Wegstrecke [145] zu den einzelnen Koronararterien kommen zu entsprechenden Zuordnungen für die einzelnen Gefäße, wenngleich die Differenzen statistisch nicht signifikant sind. Für den Fall einer Hepatomegalie ist der retrogastrische Weg kürzer [145]. Der In-situ-Pedikel der A. gastroepiploica dextra ist in der Regel lang genug, um alle Koronargefäße in der Mehrzahl der Patienten zu erreichen [10, 146]. Nach Lemma et al. [74] beträgt die Wahrscheinlichkeit, mit einem In-situ-Pedikel der A. gastroepiploica dextra die rechte Kranzarterie erreichen zu können, 97%, und für die A. interventricularis anterior 88% unter der Voraussetzung, daß die A. gastroepiploica dextra > 1,5 mm im Durchmesser im Bereich der Anastomose ist. Die Indikation für eine Verwendung der A. gastroepiploica dextra als freies Transplantat ist deshalb nur gegeben, wenn der Fluß in der gestielten A. gastroepiploica dextra aufgrund einer Stenose in den vorgeschalteten Arterien (A. gastroduodenalis, Truncus coeliacus) vermindert ist bzw. in den wenigen Fällen, wo die Länge des präparierten Pedikels nicht ausreichend ist.

Der retrogastrische Weg verläuft hinter dem Magen durch die Bursa omentalis und hinter dem linken Leberlappen durch eine Inzision des Diaphragmas unter Eröffnung des Lig. triangulare hepatis. Der antegastrische Weg verläuft ventral des Magens und der Leber transdiaphragmal. Ein mögliches Problem stellt das Kinking der A. gastroepiploica dextra beim Durchgang durch das Diaphragma dar [27]. Die Inzision des Diaphragmas zur Durchleitung der A. gastroepiploica dextra muß deshalb angepaßt werden an die gewählte Route (ante- oder retrogastrisch) und das zu revaskularisierende Koronargefäß. Um zu vermeiden, daß der Pedikel, insbesondere beim retrogastrischen Durchzug, verdreht wird, sollten die gastrale und die omentale Seite des Pedikels unterschiedlich markiert werden, z. B. durch Verwendung farblich unterschiedlicher Ligaturen.

Zur Vermeidung von Gefäßspasmen sollte das präparierte Pedikel mit verdünnter Papaverin-Lösung behandelt werden [88].

Die Präparation der A. thoracica interna und/oder der V. saphena magna und der A. gastroepiploica dextra ist simultan möglich.

Eine resezierende Operation am Magen in der Anamnese schließt die Verwendung der A. gastroepiploica dextra als Bypassgefäß aus. Eine andere Operation im Oberbauch in der Vorgeschichte kann durch Verwachsungen die Präparation der A. gastroepiploica dextra erschweren oder unmöglich machen.

Bei einer Vorgeschichte mit rezidivierenden Gastritiden oder Ulzera sollte präoperativ eine Gastroskopie zur Beurteilung der Veränderungen des Magens, Magenausgangs und des Duodenums vorgenommen werden. Wenn hierbei narbige, postulzeröse Veränderungen gefunden werden, kann über eine Angiographie geklärt werden, ob die A. gastroepiploica dextra als Bypassgefäß zur Verfügung steht.

Eine routinemäßige präoperative Angiographie der A. gastroepiploica dextra erscheint nicht notwendig [145]. Bei 100 Angiographien wurde lediglich eine stenotische Läsion gefunden [134]. Wenn intraoperativ der Blutfluß der A. gastroepiploica dextra aufgrund einer Stenose im Bereich des Truncus coeliacus gering ist, kann die A. gastroepiploica dextra als freies Transplantat verwendet werden.

Klinische Ergebnisse

Bei den bislang vorliegenden Ergebnissen der Koronarchirurgie unter Verwendung der A. gastroepiploica dextra als freies oder In-situ-Bypassgefäß sind

Tabelle 3. In der Literatur mitgeteilte Offenheitsraten angiographisch kontrollierter Koronaranastomosen unter Verwendung der A. gastroepiploica dextra. Bei der Vielzahl der von der Arbeitsgruppe um Suma publizierten Arbeiten scheinen immer wieder dieselben Patienten unter leicht abgewandelter Fragestellung vorgestellt zu werden, so daß nur die Arbeit mit der größten Fallzahl in die Summation aufgenommen wurde

Erstautor	Anzahl durchgeführter Anastomosen mit der A. gastroepiploica dextra	Angiographisch kontrollierte Anastomosen	Angiographisch offene Anastomosen	Offenheitsrate [%]
Shih [119]	15	15	15	100
Isomura [55]	44	36	34	94,4
Takahashi [141]	1	1	1	100
van Son [152]	92	92	88	96
Wellens [159]	18	16	15	93,4
Fukumoto [38]	1	1	1	100
Osaka [99]	1	1	1	100
Siclari [122]	9	5	5	100
Gallo [41]	46	9	9	100
Ramstrom [103]	6	6	5	83,3
Shimoyama [120][a]	45	45	45	100
Beretta [9]	26	20	20	100
Almdahl [4]	2	1	1	100
Shimoyama [121][b]	1	1	1	100
Sasuura [113]	4	4	3	75
Suma [136][b]	1	1	1	100
Suma [135][b]	1	1	1	100
Verkkala [157]	11	11	9	81,8
Suma [137][b]	15	14	13	93
Mills [88]	39	29	29	100
Lytle [83]	36	9	9	100
Fukumoto [37][b]	2	2	2	100
Suma [134][b]	2	2	2	100
Pym [102]	9	6	6	100
Studer [129]	12	6	5	83,3
Total	417	313	301	96,2

[a] Arbeit mit der größten Fallzahl
[b] In die Summation nicht eingegangene Veröffentlichungen

aufgrund der kurzen Nachbeobachtungszeit die Befunde nur als vorläufig zu werten, Langzeitergebnisse stehen bisher aus. Alle uns bekannten Untersuchungen über die Offenheitsraten von Bypasses, deren Kontrolle angiographisch erfolgte, sind in Tabelle 3 aufgeführt. Nahezu alle angiographischen Untersuchungen erfolgten in den ersten Monaten nach der Bypassoperation, häufig noch während des stationären Aufenthalts. Langzeitergebnisse liegen bisher nicht vor. Im Vergleich der mitgeteilten Offenheitsraten von Anastomosen der Koronargefäße mit der A. thoracica interna, der A. gastroepiploica dextra und der V. saphena magna zeigt die Verwendung der A. thoracica interna die bekannt besten Ergebnisse, knapp gefolgt von der A. gastroepiploica dextra, während die Venenbypasses deutlich schlechtere Frühergebnisse aufweisen.

A. radialis

Anatomie

Die A. radialis entspringt in der Ellenbeuge aus der A. brachialis. Sie verläuft oberhalb der Ansatzsehne des M. pronator teres in der Speichenstraße zwischen dem M. brachioradialis und dem M. flexor carpi radialis. Sie versorgt die radiale Muskelgruppe des Unterarms, die radial gelegenen Flexoren, den Handrücken und den Daumenballen und anastomosiert über den tiefen und oberflächlichen Hohlhandbogen mit der A. ulnaris. In der distalen Hälfte des Unterarms ist die A. radialis nur von der Fascia antebrachii bedeckt, so daß ihr Puls hier gut tastbar ist.

Die Möglichkeit, die A. radialis als Bypassgefäß zu verwenden, besteht nur dann, wenn die Blutversorgung der Hand durch die A. ulnaris über die Verbindungen des tiefen und oberflächlichen Hohlhandbogens gewährleistet ist. In der Regel ist dieses Kollateralgefäßsystem so gut präformiert, daß die Entfernung der A. radialis keinerlei funktionelle Einbußen hinterläßt [1, 17]

Physiologie und Pathophysiologie

Im Gegensatz zur A. thoracica interna handelt es sich bei der A. radialis um eine Arterie vom muskulären Typ. Im Vergleich der arteriellen Bypassgefäße zeigt die A. radialis die größte Wandstärke [152] (Endothel plus Lamina media: A. radialis 529 ± 52 μm, A. thoracica interna 350 ± 92 μm, A. gastroepiploica dextra 249 ± 87 μm [zum Vergleich: die A. interventricularis anterior hat eine muskuläre Wandstärke von 320 ± 63 μm]). Arteriosklerotische Veränderungen, die eine Verwendung als Bypassgefäß ausschließen würden, sind ausgesprochen selten [17]. Die nutritive Versorgung der A. radialis erfolgt hauptsächlich durch Diffusion vom Lumen aus [151]. Vasa vasorum der A. radialis, die die Lamina media erreichen, wurden von van Son et al. [152] nicht gesehen. Von van Son et al. 151] wird vermutet, daß die A. radialis als Bypassgefäß aufgrund ihrer ausgeprägten Lamina media durch eine Ischämie der äußeren Schichten der Lamina media und eine daraus folgende potentielle Fibrose gefährdet ist. Auch durch die von Acar [1] angegebene hydrostatische Dilatation der A. radialis soll es zu einer Verletzung der Lamina interna und der Lamina elastica interna kommen können [153].

Das Lumen der A. radialis beträgt 2–2,5 mm im Durchmesser und ist damit etwas größer als das Lumen der A. thoracica interna oder der A. gastroepiploica dextra. Die A. radialis ist aufgrund ihrer oberflächlichen Lage am Unterarm leicht zu präparieren, und die Transplantatlänge mit 20–22 cm ist ausreichend, jedes zu revaskularisierende Gefäß des Herzens zu erreichen. Unter Beachtung der präoperativen Untersuchung der Handdurchblutung mittels Allen-Test und Dopplersonographie sowie der intraoperativen Testung des arteriellen Rückflusses nach distaler Durchtrennung der präparierten A. radialis ist eine postoperative Durchblutungsstörung der Hand nicht zu befürchten [1, 17].

Untersuchungen über die Reaktion der frei transplantierten A. radialis auf vasoaktive Substanzen sind bisher so gut wie nicht veröffentlicht. Dies mag darauf zurückzuführen sein, daß diese Untersuchungen für die A. thoracica interna, A. gastroepiploica dextra etc. in der Regel aus den 80er Jahren stammen. Im Zeitraum 1975–1989 wurde die A. radialis jedoch entsprechend den Empfehlungen von Carpentier [16] und anderen nicht verwendet, so daß das Interesse, auch die A. radialis in diesem Zusammenhang zu untersuchen, nicht vorhanden war.

Chirurgische Technik

Historisches

Über die Verwendung der A. radialis als koronares Bypassgefäß wurde erstmals an einem größeren Patientengut von Carpentier [17] 1973 berichtet. Die ermutigenden Kurzzeitergebnisse führten zu einer kurzfristigen häufigeren Verwendung der A. radialis als Bypassgefäß in Form des freien Transplantates. Sehr bald wurden jedoch von anderen Gruppen [23, 32] und dann auch von Carpentier [16] niederschmetternde Langzeitergebnisse hinsichtlich der Offenheitsraten der Bypasses berichtet, die 1975 zu der Empfehlung führten [16], die A. radialis nicht mehr zu verwenden. Als Ursache für die hohen Verschlußraten wurde eine generalisierte Intimahyperplasie der frei transplantierten A. radialis verantwortlich gemacht [23]. Die mikroskopische Untersuchung bei Reoperationen entfernter verschlossener A.-radialis-Bypasses zeigten eine konzentrische Intimahyperplasie, die zu einer Verlegung des Lumens mit Fibroblasten und glatten Muskelzellen führte. Carpentier [16, 17] gab als weitere Ursache für diesen häufigen Verschluß der A. radialis das Auftreten von Gefäßspasmen an der denervierten Arterie an. Andere Autoren sahen die Ursache des häufigen Verschlusses darin begründet, daß die A. radialis als Arterie vom muskulären Typ im Gegensatz zur A. thoracica interna als Arterie vom elastischen Typ über Vasa vasorum verfügt, die bei der Verwendung der A. radialis als freiem Transplantat nicht mehr zur Versorgung der äußeren 2/3 der Gefäßwand der dickwandigen Arterie zur Verfügung stehen [19, 152].

Zweijahresoffenheitsraten des freien A. radialis-Bypasses von z.T. unter 50% ließen die A. radialis als Bypassgefäß in Vergessenheit geraten. In der Zeit von 1975–1992 liegen keine Literaturangaben über größere Patientenkollektive, die mit einer A. radialis als Bypassgefäß versorgt wurden, vor. Ebenso sind für diesen Zeitraum Untersuchungen über Bypassgefäße und ihr Verhalten unter verschiedenen Bedingungen (Verhalten unter der Gabe von vasoaktiven Substanzen etc.) unter Einschluß der A. radialis spärlich, da nach allgemeiner Ansicht die A. radialis als Bypassgefäß nicht mehr in Frage kam [12, 16, 23, 32, 67, 128].

Diese Einschätzung hat sich erst 1989 geändert. Das erneute Interesse an der A. radialis als Bypassgefäß wurde dadurch geweckt, daß Patienten, die in der Nachuntersuchung nach Bypassoperation unter Verwendung der A. radialis in den 70er Jahren Verschlüsse oder Stenosen der A. radialis-Bypasses gezeigt hatten, 15 Jahre später bei einer erneuten Angiographie Anastomosen ohne Nachweis arteriosklerotischer Veränderungen aufwiesen [1]. Unter Änderung der operativen Technik, insbesondere bei der Präparation und Vorbereitung des Bypassgefäßes und unter Anwendung in der Zwischenzeit entwickelter neuer medikamentöser Maßnahmen zur Verhinderung von Gefäßspasmen wurden 1992 erneut von der Arbeitsgruppe von Carpentier die Ergebnisse einer Studie mit 104 Patienten vorgestellt, bei denen die A. radialis als freies Transplantat verwendet wurde [1].

Präparation

Mittels Allen-Test und dopplersonographischer Untersuchung des Unterarmes wird die ausreichende Funktion der Kollateralen zwischen A. radialis und A. ulnaris präoperativ kontrolliert.

Die Entnahme der A. radialis erfolgt bei Rechtshändern am linken, bei Linkshändern am rechten Arm. Der Hautschnitt reicht vom Handgelenk bis in die Ellenbeuge. Die Unterarmfaszie wird eröffnet. und die A. radialis wird von distal ausgehend entlang des nach lateral gehaltenen M. brachioradialis bis zur Bifurkation der A. brachialis dargestellt. Die Präparation erfolgt in Form eines Pedikels mit den begleitenden Venen und dem angrenzenden Fettgewebe. Gefäßabgänge werden durch Metallclips unterbunden. Nach vollständiger Mobilisation wird der Pedikel in eine mit Papaverinlösung getränkte Kompresse eingeschlagen. Erst nach Anschluß der Herzlungenmaschine wird die A. radialis proximal und distal durchtrennt und mit einer Lösung aus Blut und Papaverin (40 mg/l) aufgedehnt, bis das Bypassgefäß vollständig frei von Spasmen ist. Auf eine Dilatation des Gefäßes mittels Bougierung, wie sie noch 1973 von Carpentier [17] angegeben wurde, wird verzichtet, um Intimaschäden zu vermeiden. Die distale Anastomose erfolgt in fortlaufender Nahttechnik mittels 7-0 oder 8-0 monofiler Naht. Die proximale Anastomose wird unter partieller Ausklemmung der Aorta ebenfalls mit fortlaufender 7-0 monofiler Naht hergestellt.

Zur Vermeidung von Gefäßspasmen wird intraoperativ mit der Gabe von Diltiazem in einer Dosierung von 1 µg $\times$ kg^{-1} $\times$ min^{-1} begonnen. Postoperativ wird diese Medikation durch die orale Gabe von 250 mg Diltiazem/Tag fortgesetzt.

Klinische Ergebnisse

Die Verwendung der A. radialis als Bypassgefäß in der Entwicklung der Revaskularisationsverfahren des Myokards bedingt eine Zweiteilung der Ergebnisse.
1. frühe Ergebnisse 1973–1975, 2. neue Ergebnisse 1989–1993.

Nach der Veröffentlichung von Frühergebnissen durch Carpentier [17] 1973 von 36 angiographisch nachkontrollierten Anastomosen mit nur 3 Anastomosen, deren Kaliber reduziert war bei weiterhin offenem Bypass, folgten kurz hintereinander Veröffentlichungen von Fisk [32] 1975 und Curtis [23] 1975 mit nicht zufriedenstellenden Offenheitsraten der Bypasses unter Verwendung der A. radialis (s. Tabelle 4). Die Reevaluation des von Carpentier 1973 vorgestellten Krankenguts [17] zeigte dann auch hier Offenheitsraten von nur 65% [16], so daß die Empfehlung ausgesprochen wurde, die A. radialis nicht mehr als Bypassgefäß zu verwenden. Die hohe Verschlußrate der A. radialis-Bypasses führte zu einer erheblichen Anzahl an Reoperationen wegen erneut aufgetretener Angina-pectoris-Symptomatik [70]. Als Ursache der hohen Verschlußrate wurde eine ausgeprägte Intimahyperplasie, die bis zum Verschluß des Gefäßes führte, auf der Grundlage perioperativer Gefäßspasmen und Verletzungen der Intima durch das von Carpentier angegebene mechanische Dilatationsverfahren der A. radialis angesehen.

Das Interesse an der A. radialis als Bypassgefäß wurde durch eine Veröffentlichung aus der Arbeitsgruppe von Carpentier 1992 [1] erneut geweckt. Die Präparation und Vorbereitung der A. radialis wurde modifiziert. Die A. radialis wurde nunmehr prinzipiell als Pedikel mit den umgebenden Venen und dem Fettgewebe entnommen. Mechanische Dilatationsverfahren der A. radialis wurden nicht mehr durchgeführt. Stattdessen wurde die A. radialis zur Vermeidung von Gefäßspasmen mit Papaverinlösung unter hydrostatischem Druck dilatiert. Peri- und postoperativ wurde zur Vermeidung von Gefäßspasmen nach Implantation der Bypasses Diltiazem zunächst i. v., später oral angewandt.

Die Rekoronarographie 6–13 Monate nach dem Eingriff zeigte bei 31 A.-radialis-Anastomosen 29 offene Bypasses (Offenheitsrate 93,5%) [1].

Ob diese von der Arbeitsgruppe von Carpentier mitgeteilten Ergebnisse zu einem „Revival" der A. radialis als koronares Bypassgefäß, wie von Acar et al. [1] im Titel ihrer Arbeit vorausgesagt, führen wird, werden nur weitere Untersuchungen und vor allem Langzeitergebnisse zeigen können.

Gegen ein „Revival" der A. radialis als Bypassgefäß sprechen die bislang nur theoretischen Einwände von van Son et al. [151], der vermutet, daß die A. radialis aufgrund ihrer stark ausgeprägten Lamina media und der Notwendigkeit, daß das Gefäß per diffusionem versorgt werden muß, zu Fibrosierungen neigen wird. Auch die von Acar [1] angegebene hydrostatische Dilatation zur Vermeidung intra- und postoperativer Spasmen wird von van Son kritisch im Hinblick auf mögliche Verletzungen der Lamina interna und elastica interna und der Gefahr der Entwicklung einer Intimahyperplasie gesehen.

Welche Ansicht hinsichtlich der A. radialis als Bypassgefäß sich als richtig herausstellen wird, kann bei bisher fehlenden Langzeitergebnissen nicht vorausgesagt werden.

Tabelle 4. In der Literatur mitgeteilte Offenheitsraten angiographisch kontrollierter Koronaranastomosen unter Verwendung der A. radialis

Erstautor	Anzahl durchgeführter Anastomosen mit der A. radialis	Angiographisch kontrollierte Anastomosen	Angiographisch offene Anastomosen	Offenheitsrate [%]
Carpentier [17]	40	40	40	100
Schimert [114]	4	4	4	100
Fisk [32]	48	48	24	50
Curtis [23]	92	34	12	35,3
Carpentier [16]	42	k.A.	k.A.	65
Acar [1]	104	31	29	93,5

Literatur

1. Acar C, Jebara VA, Portoghese M et al. (1992) Revival of the radial artery for coronary artery bypass grafting. Ann Thorac Surg 54: 652–659
2. Acinapura AJ, Rose DM, Cunningham JN et al. (1989) Internal mammary artery bypass: effect on longevity and recurrent angina pectoris in 2900 patients. Eur J Cardiothorac Surg 3: 321–326
3. Aksnes J, Nordstrand K, Lindberg H et al. (1992) Patency of the internal mammary artery used as sequential graft. Scand J Thorac Cardiovasc Surg 26: 57–59
4. Almdahl SM, Ivert T, Vaage J, Moland J, Sorlie D, Tofte AJ, Gunnes P (1990) Arteria gastroepiploica dextra i koronarkirurgi. Komplett arterialisering ved angina pectoris. Tidsskr Nor Laegeforen 110: 1328–1330
5. Bailey CP, Hirose T, Brancato R, Aventura A, Yamamoto N (1966) Revascularisation of the posterior (diaphragmatic) portion of the heart. Ann Thorac Surg 2: 791–805
6. Bailey CP, Hirose T, Aventura A (1967) Revascularisation of the ischemic posterior myocardium. Chest 52: 273–285
7. Barbour DJ, Roberts WC (1985) Additional evidence for the relative resistance to atherosclerosis of the internal mammary artery compared to saphenous vein when used to increase myocardial blood supply. Am J Cardiol 56: 488–494
8. Bauer EP, Bino MC, von Segesser LK, Lakse A, Turina MI (1990) Internal mammary artery anomalies. Thorac Cardiovasc Surg 38: 321–325
9. Beretta L, Lemma M, Vanelli P et al. (1990) Gastroepiploic artery free graft for coronary bypass. Eur J Cardiothorac Surg 4: 323–327
10. Beretta L, Antonacci C, Santoli C (1991) Gastroepiploic artery free graft for coronary bypass. Comment on: Eur J Cardiothorac Surg 5: 110–111
11. Berrizbeitia LD, Tessler S, Jacobowitz IJ et al. (1989) Effect of sternotomy and coronary bypass surgery on postoperative pulmonary mechanics. Comparison of internal mammary and saphenous vein bypass grafts. Chest 96: 873–876
12. Borst HG, Klinner W, Oelert H (1991) Herzchirurgie. Springer, Berlin Heidelberg New York Tokyo
13. Buikema H, Granjean JG, van den Broek S, van Gilst WH, Lie KI, Wesseling H (1992) Differences in vasomotor control between human gastroepiploic and left internal mammary artery. Circulation (5 Suppl) 86: II205–209
14. Cameron A, Davis KB, Green GE, Myers WO, Pettinger M (1988) Clinical implications of internal mammary artery bypass grafts: The coronary Artery Surgery Study experience. Circulation 77: 815–819
15. Campeau L, Enjalbert M, Lespérance J et al. (1984) The relation of risk factors to the development of atherosclerosis in saphenous-vein bypass grafts and the progression of disease in the native circulation. A study 10 years after aortocoronary bypass surgery. N Engl J Med 311: 1329–1332
16. Carpentier A (1975) Discussion of: Geha AS, Krone RJ, McCormick JR, Baue AE: Selection of coronary bypass: anatomic, physiological, and angiographic considerations of vein an mammary artery grafts. J Thorac Cardiovasc Surg 70: 414–431
17. Carpentier A, Guermonprez JL, Deloche A, Frechette C, DuBost C (1973) The aortocoronary radial artery bypass graft. A technique avoiding pathological changes in grafts. Ann Thorac Surg 16: 111–121
18. Chen TH (1992) Coronary artery bypass surgery utilizing right gastroepiploic artery. J Formos Med Assoc 91: 1084–1087
19. Chiu CJ (1976) Why do radial artery grafts for aortocoronary bypass fail? A reappraisal. Ann Thorac Surg 22: 520–523
20. Cohen AJ, Ameika J, Briggs RA, Grishkin BA, Helsel RA (1988) Retrograde flow in the internal mammary artery. Ann Thorac Surg 45: 48–49
21. Cooper GJ, Wilkinson GAL, Angelini GD (1992) Overcoming perioperative spasm of the internal mammary artery: Which is the best vasodilator? J Thorac Cardiovasc Surg 104: 465–468
22. Crumbley AJ (1988) To the Editor: Retrograde flow in the internal mammary artery. Ann Thorac Surg 46: 255
23. Curtis JJ, Stoney WS, Alford WC Jr, Burrus GR, Thomas CS Jr (1975) Intimal hyperplasia. A cause of radial artery aortocoronary bypass graft failure. Ann Thorac Surg 20: 628–635
24. Dignan RJ, Yeh T Jr, Dyke CM, Lutz HA, Wechsler AS (1992) The influence of age and sex on human internal mammary artery size and reactivity. Ann Thorac Surg 53: 792–797
25. Dignan RJ, Yeh T Jr, Dyke CM, Lee KF, Lutz HA 3d, Ding M, Wechsler AS (1992) Reactivity of gastroepiploic and internal mammary arteries. Relevance to coronary artery bypass grafting. J Thorac Cardiovasc Surg 103: 116–122
26. Dion R, Verhelst R, Rousseau M et al. (1989) Sequential mammary grafting. J Thorac Cardiovasc Surg 98: 80–89
27. Dregelid E, Morild I (1991) Coronary artery surgery with the right gastroepiploic artery: optimal routing sites through the diaphragm. J Cardiovasc Surg Torino 32: 310–31
28. Dregelid E, Heldal K, Andersen KS, Stangeland L, Svendsen E (1993) Dilation of the internal mammary artery by external papaverine application to the pedicle – an improved method. J Cardiothorac Surg 7: 158–163
29. Dresdale AR, Paone G, Silverman NA (1990) Technical considerations in aortocoronary bypass grafting. Biomed Pharmacother 44: 359–364
30. Edwards WS, Blakeley WR, Lewis CE (1973) Technique of coronary bypass with autogenous arteries. J Thorac Cardiovasc Surg 65: 272–275
31. Ferdinande PG, Beets G, Michels A, Lesaffre E, Lauwers P (1988) Pulmonary function tests after different techniques for coronary artery bypass surgery. Saphenous vein versus single versus double internal mammary artery grafts. Intens Care Med 14: 623–627
32. Fisk RL, Brooks CH, Callaghan JC, Dvorkin J (1976) Experience with the radial artery graft for coronary artery bypass. Ann Thorac Surg 21: 513–518
33. Fitzgibbon GM, Hooper D, MacIver DA (1970) Vineberg operation for myocardial ischemia without angina: a preliminary report. Can J Surg 13: 135–143
34. Fonger JD, Yang XM, Cohen RA, Haudenschild CC, Shemin RJ (1992) Impaired relaxation of the human mammary artery after temporary clamping. J Thorac Cardiovasc Surg 104: 966–71
35. Frierson JH, Bigelow JC, Duke DJ, Mahoney TM, Dimas AP (1993) Treatment of perioperative mammary artery graft spasm with nifedipine. Am Heart J 125: 884–886
36. Fujiwara T, Yamane H, Yoshida H, Tabuchi A, Fukuhiro Y, Katsumura T (1992) Coronary bypass surgery using arterial conduit and its pitfall. Kyobu Geka 45: 785–789

37. Fukumoto H, Suma H, Kondo K, Kimura H, Hasegawa S, Takeuchi A (1988) Arterial grafts for myocardial revascularization; experience of 65 internal mammary artery and gastroepiploic artery graftings. Nippon Geka Gakkai Zasshi 89: 938–944
38. Fukumoto H, Nishimoto T, Morita H (1991) Multiple coronary aneurysms due to Kawasaki disease in young man – successfull triple coronary bypass grafting by utilizing the right gastroepiploic artery, internal thoracic artery and saphenous vein. Nippon Kyobu Geka Gakkai Zasshi 39 474–479
39. Furchgott RF, Zawadzki JV (1980) The obligatory role of endothelial cells in the relaxation of arterial smooth muscle by acetylcholin. Nature 288: 373–376
40. Fuster V, Chesbro JH (1986) Role of platelets and platelet inhibitors in aortocoronary veingraft disease. Circulation 73: 227–232
41. Gallo I, Saenz A, Alonso C et al. (1991) In situ right gastroepiploic artery. A conduit for coronary revascularization. Eur J Cardiothorac Surg 5: 34–36
42. Geha AS, Hammond GL, Stephan RN, Kleiger RK, Krone RJ (1987) Long-term outcome of revascularization of the anterior coronary arteries with crossed double internal mammary versus saphenous vein grafts. Surgery 102: 667–673
43. Glassberg RM, Sussman SK, Glickstein MF (1990) CT anatomy of the internal mammary vessels: importance in planning percutaneous transthoracic procedures. AJR 155: 397–400
44. Graeber GM (1992) Harvesting of the internal mammary artery and the healing median sternotomy. Ann Thorac Surg 53: 7–8
45. Green GE (1971) Rate of blood flow from the internal mammary artery. Surgery 70: 809–112
46. – (1972) Internal mammary artery-to-coronary artery anastomosis. Ann Thorac Surg 14: 260–271
47. – (1989) Preparation of the internal mammary artery graft: Which is the best method? J Thorac Cardiovasc Surg 98: 152–153
48. – (1989) Use of internal thoracic artery for coronary artery grafting. Circulation 79 (suppl I): I–30–I–33
49. Green GE, Stertzer SH, Reppert EH (1968) Coronary arterial bypass grafts. Ann Thorac Surg 5: 443–450
50. Green GE, Swistel DG, Castro J, Hillel Z, Thornton J (1993) Sternal blood flow during mobilization of the internal thoracic arteries. Ann Thorac Surg 55: 967–970
51. Grondin CM, Campeau L, Thornton JC et al. (1989) Coronary artery bypass grafting with saphenous vein. Circulation 79 (suppl I): I–24–I–29
52. Hanet C, Schroeder E, Michel X et al. (1991) Flow-induced vasomotor response to tachycardia of the human internal mammary artery and saphenous vein grafts late following bypass surgery. Circulation 84 (Suppl. III): III–268–III–274
53. He GW, Buxton B, Rosenfeldt FL, Wilson AC, Angus JA (1989) Weak beta-adrenoceptor-mediated relaxation in the human internal mammary artery. J Thorac Cardiovasc Surg 97: 259–266
54. HE GW, Shaw J, Hughes CF, Yang CQ, Thomson DS (1993) Predominant alpha 1-adrenoceptor-mediated contraction in the human internal mammary artery. J Cardiovasc Pharmacol 21: 256–263
55. Isomura T, Hisatomi K, Hirano A, Hayashida N, Ohishi K (1993) Use of the right gastroepiploic artery as a pedicled arterial graft for coronary revascularization. Eur J Cardiothorac Surg 7: 38–41
56. Ivert T, Huttunen K, Landou C, Björk VO (1988) Angiographic studies of internal mammary artery grafts 11 years after coronary artery bypass grafting. J Thorac Cardiovasc Surg 96: 1–121
57. Jett GK, Guyton RA, Hatcher CR Jr, Abel PW (1992) Inhibition of human internal mammary artery contractions. J Thorac Cardiovasc Surg 104: 977–982
58. Jones EL, Lutz JF, King SB, Powelson S, Knopf W (1986) Extended use of the internal mammary artery graft: important anatomic and physiologic considerations. Circulation 74 (Suppl III): III–42–III–47
59. Jones EL, Lattouf O, Lutz JF, King SB (1987) Important anatomical and physiological considerations in performance of complex ammary-coronary artery operations. Ann Thorac Surg 43: 469–477
60. Jones EL, Lattouf OM, Weintraub WS (1989) Catastrophic consequences of internal mammary artery hypoperfusion. J Thorac Cardiovasc Surg 98: 902–907
61. Johns RA, Peach MJ, Flanagan T, Kron IL (1992) Probing of the canine mammary artery damages endothelium and impairs vasodilation resulting from prostacyclin and endothelium-derived relaxing factor. J Thorac Cardiovasc Surg 97: 252–258
62. Kalush SL, Cherukuri RB, Teller D, Watson C, Murphy B (1990) Bilateral mammary artery bypass and sternal dehiscence. A favorable outcome. Am Surg 56: 487–493
63. Kawaue Y, Nakao T (1992) Coronary revascularization with arterial bypass graft as a routine. Kyobu Geka 45 (8 Suppl): 728–731
64. Kawaue Y, Nakao T (1992) Coronary revascularization with arterial graft alone. Nippon Kyobu Geka Gakkai Zasshi 40: 1714–1720
65. Kay HR, Korns ME, Flemma RJ, Tector AJ, Lepley D (1976) Atherosclerosis of the internal mammary artery. Ann Thorac Surg 21: 504–507
66. Kirklin JW (1991) ACC/AHA task force report: Guidelines and indications for coronary artery bypass graft surgery. JACC 3: 543–589
67. Kirklin JW, Barratt-Boyes BG (1993) Cardiac surgery, 2nd edn. Churchill Livingstone, New York
68. Kolessov VI (1967) Mammary artery – coronary artery anastomosis as a method of treatment for angina pectoris. J Thorac Cardiovasc Surg 54: 535–544
69. Koynanagi T, Endo M, Shiikawa A, Nishida H, Nakano S, Koyanagi H (1992) Sequential coronary artery bypass using gastroepiploic artery. Kyobu Geka 45 (8 Suppl): 720–724
70. Krause AH Jr, Page US, Bigelow JC, Okies JE, Dunlap SF (1978) Reoperation in symptomatic patients after direct coronary artery revascularization. J Thorac Cardiovasc Surg 75: 499–504
71. Kuo J, Ramstead K, Salih V, Coumbe A, Graham TR (1993) Effect of vascular clamp on endothelial integrity of the internal mammary artery. Ann Thorac Surg 55: 923–926
72. Landymore RW, Chapman DM (1987) Anatomical studies to support the expanded use of the internal mammary artery graft for myocardial revascularization. Ann Thorac Surg 44: 4–6
73. Lehmann KH, von Segesser L, Müller-Glauser W, Siebenmann R, Schneider K (1989) Internal-mammary coronary artery grafts: Is their superiority also due to a basically intact endothelium? Thorac Cardiovasc Surg 37: 187–189
74. Lemma M, Vanelli P, Bozzi G, Santoli C (1991) Rivascola-

rizzazione miocardica con soli graft arteriosi: nostra esperienza. G Ital Cardiol 21: 1057–1063
75. Li XN, Stulz P, Siebenmann RP, Yang Z, Luscher TF (1992) Different effects of activated platelets in the right gastroepiploic and internal mammary arteries. Implications for coronary artery grafting. J Thorac Cardiovasc Surg 104: 1294–1302
76. Lin PJ, Pearson PJ, v Schaff H (1991) Endothelium-dependent contraction and relaxation of the human and canine internal mammary artery: Studies on bypass graft vasospasm. Surgery 110: 127–135
77. Loop FD, Spampinato N, Cheanvechai C, Effler DB (1973) The free internal mammary artery bypass graft: Use of the IMA in the aorto-to-coronary artery position. Ann Thorac Surg 15: 50–55
78. Loop FD, Lytle BW, Cosgrove DM, Golding LA, Taylor PC (1986) Free (aorta-coronary) internal mammary artery graft. J Thorac Cardiovasc Surg 92: 827–831
79. Loop FD, Lytle BW, Cosgrove DM (1989) New arteries for Old. Circulation 79 (Suppl I): I-40–I-45
80. Lüscher TF, Diederich D, Siebenmann R, Lehmann K, Stulz P (1988) Different endothelium-dependent relaxations in arterial and venous coronary bypass grafts. N Engl J Med 319: 462–467
81. Lust RM, Sun YS, Chitwood WR Jr (1991) Internal mammary artery use. Sternal revascularization and experimental infection patterns. Circulation 84 (Suppl III): III-285–III-289
82. Lytle BW, Loop FD, Cosgrove DM, Ratliff NB, Easley K (1985) Long-term (5 to 12 years) serial studies of internal mammary artery and saphenous vein coronary bypass grafts. J Thorac Cardiovasc Surg 89: 248–258
83. Lytle BW, Cosgrove DM, Ratliff NB, Loop FD (1989) Coronary artery bypass grafting with the right gastroepiploic artery. J Thorac Cardiovasc Surg 97: 826–831
84. Marshall WG Jr, Miller EC, Kouchoukos NT (1988) The coronary-subclavian steal syndrome: report of a case and recommendations for prevention and management. Ann Thorac Surg 46: 93–96
85. McNamara DB, Light JT, Minkes R et al. (1992) Comparative effects of endothelin (ET-1) and U46619 on human saphenous vein and gastroepiploic artery, sources of human autologous grafts. Mol Cell Biochem 117: 81–85
86. Mestres CA, Rives A, Igual A, Vehi C, Murtra M (1986) Atherosclerosis of the internal mammary artery. Histopathological analysis and implications on its results in coronary artery bypass surgery. Thorac Cardiovasc Surg 34: 356–358
87. Mills NL, Bringaze WL (1989) Preparation of the internal mammary artery graft. J Thorac Cardiovasc Surg 98: 73–79
88. Mills NL, Everson CT (1989) Right gastroepiploic artery: a third arterial conduit for coronary artery bypass. Ann Thorac Surg 47: 706–711
89. Morin JE, Hedderich G, Poirier NL, Sampalis J, Symes JF (1992) Coronary artery bypass using internal mammary artery branches. Ann Thorac Surg 54: 911–914
90. Mueller DK, Blakeman BP, Pickleman J (1993) Free splenic artery used in aortocoronary bypass. Ann Thorac Surg 55: 162–163
91. Murakamai T, Kino K, Kioka Y et al. (1992) Coronary revascularization with bilateral internal thoracic artery grafts. Nippon Kyobu Geka Gakkai Zasshi 40: 2157–2162
92. Nakao T, Kawaue Y (1992) Effect of coronary bypass using right gastroepiploic artery – with special reference to their comparative examination in the early stage of postoperative angiographic findings. Nippon Kyobu Geka Gakkai Zasshi 40: 387–392
93. Nemoto S, Endo M, Katsumata T et al. (1993) Coronary artery bypass grafting with all arterial grafts using the internal thoracic, the gastroepiploic and the inferior epigastric arteries. Kyobu-Gek 46: 109–112
94. Noyez L, van der Werf T, Janssen DP, Klinkenberg TJ, Kaan GL (1992) Early results with bilateral internal mammary artery grafting in coronary reoperations. Am J Cardiol 70: 1113–1116
95. O'Brien JW, Johnson SH, VanSteyn SJ, Craig DM, Sharpe RE (1991) Effects of internal mammary artery dissection on phrenic nerve perfusion and function. Ann Thorac Surg 52: 182–188
96. Ochiai M, Ohno M, Taguchi J (1992) Responses of human gastroepiploic arteries to vasoactive substances: comparison with responses of internal mammary arteries and saphenous veins. J Thorac Cardiovasc Surg 104: 453–458
97. Oku T, Yamane S, Suma H, Satoh H, Koike R, Sawada Y, Takeuchi A (1990) Comparison of prostacyclin production of human gastroepiploic artery and saphenous vein. Ann Thorac Surg 49: 767–770
98. O'Neil GS, Chester AH, Allen SP et al. (1991) Endothelial function of human gastroepiploic artery. Implications for its use as a bypass graft. J Thorac Cardiovasc Surg 102: 561–565
99. Osaka S, Tanaka S, Ikeshita M (1990) A case report of coronary artery bypass grafting with the left internal mammary, the right gastroepiploic, and the inferior epigastric arteries. Kyobu Geka 43: 977–980
100. Oster H (1991) Koronarbypass mit Arterien. Z Kardiol 80 (Suppl 9): 79–82
101. Palmer RMJ, Ferrige AG, Moncada S (1987) Nitric oxide accounts for the biological activity of endothelium-derived relaxing factor. Nature 327: 524–526
102. Pym J, Brown PM, Charrette EJ, Parker JO, West RO (1987) Gastroepiploic-coronary anastomosis. A viable alternative bypass graft. J Thorac Cardiovasc Surg 94: 256–259
103. Ramstrom J, Henze A, Thuren J, Nystrom SO (1990) Myocardial revascularization with three native in situ arteries. Gastroepiploic and bilateral internal mammary artery grafting. Scand J Thorac Cardiovasc Surg 24: 177–180
104. Ramstrom J, Jaramillo A, Cadavid E, Thuren J, Henze A (1992) A "new" intraabdominal artery. The pedicled right gastroepiploic artery for myocardial revascularization. Eur J Surg 158: 25–28
105. Ramstrom J, Lund O, Cadavid E, Oxelbark S, Thuren JB (1993) Right internal mammary artery for myocardial revascularization: early results and indications. Ann Thorac Surg 55: 1485–1491
106. Rapaport RM, Murad F (1983) Endothelium-dependent and nitrovasodilator-induced relaxation of vascular smooth muscle: role of cyclic GMP. J Cyc Nucl Prot Phosph Res 9: 281–296
107. Reddy DB, Das B, Dogra TD, Venugopal P (1991) Dimensions of potential arterial grafts for coronary artery bypass grafting in Indians – an autopsy evaluation study. Indian Heart J 43: 101–104
108. Russo P, Orszulak TA, Schaff H, Holmes DR Jr (1986) Use of internal mammary artery grafts for multiple coronary artery bypasses. Circulation 74 (Suppl III): III-48–III-52
109. Salm TJV, Chowdhary S, Okike ON, Pezzella AT, Pasque

MK (1989) Internal mammary artery grafts: The shortest route to the coronary arteries. Ann Thorac Surg 47: 421–427
110. Samoilenko MV, Magomedov MK, Shabalkin BV (1992) Aterosklkeroz pravoi zheludochno-sal'nikovoi arterii. Kardiologiia 32: 16–18
111. Sanofsky SJ, Feng WC, Singh AK (1993) A technique for internal mammary artery to coronary artery anastomoses. Thorac Cardiovasc Surg 41: 180–182
112. Sarabu MR, McClung JA, Fass A, Reed GE (1987) Early postoperative spasm in left internal mammary artery bypass grafts. Ann Thorac Surg 44: 199–200
113. Sasuura K, Okamoto H, Matsuura A et al. (1989) Experience of coronary artery bypass grafting using internal mammary artery: operative results with 102 cases during initial three years. Kyobu Geka 42: 982–985
114. Schimert G, Vidne BA, Lee AB Jr (1975) Free internal mammary artery graft. An improved surgical technique. Ann Thorac Surg 19: 474–477
115. Sergeant P, Lesaffre E, Fläming W, Suy R (1990) Internal mammary artery: methods of use and their effect on survival after coronary bypass surgery. Eur J Cardiothorac Surg 4: 72–78
116. Sethi GK, Copeland JG, Morith T, Henderson W, Zadina K (1991) Comparison of postoperative complications between saphenous vein and IMA grafts to left anterior descending coronary artery. Ann Thorac Surg 51: 733–738
117. Seyfer AE, Shriver CD, Miller TR, Graeber GM (1988) Sternal blood flow after median sternotomy and mobilization of the internal mammary arteries. Surgery 104: 899–904
118. Shelton ME, Forman MB, Virmani R, Bajaj A, Stoney WS (1988) A comparison of morphologic and angiographic findings in long-term internal mammary artery and saphenous vein bypass grafts. J Am Coll Cardiol 11: 297–307
119. Shih CT, Lai ST, Yu TT, Chang Y, Cheng BC, Hwang JH, Yang WY (1993) Right gastroepiploic artery: an alternative arterial conduit for coronary artery bypass. Chung Hua I Hsueh Tsa Chih 51: 23–26
120. Shimoyama Y, Suma H, Wanibuchi Y et al. (1990) Coronary artery bypass grafting with combined arterial grafts. Gebu Geka 43: 985–987
121. Shimoyama Y, Suma H, Wanibuchi Y, Takagi H (1990) Right gastroepiploic artery for reoperation on the right coronary artery. J Thorac Cardiovasc Surg 99: 177–178
122. Siclari F, Hueblein B, Schaps D (1990) Total arterial revascularization of the heart using both mammary arteries and the right gastroepiploic artery. J Card Surg 5: 309–314
123. Siebenmann R, Egloff L, Hirzel H, Rothlin M, Studer M (1993) The internal mammary artery "string phenomenon". Eur J Cardiothorac Surg 7: 235–238
124. Sims FH (1987) The internal mammary artery as a bypass graft? Ann Thorac Surg 44: 2–3
125. Singh RN, Sosa JA, Green GE (1983) Long term fate of the internal mammary artery and saphenous vein grafts. J Thorac Cardiovasc Surg 86: 359–363
126. Sisto T, Isola J (1989) Incidence of atherosclerosis in the internal mammary artery. Ann Thorac Surg 47: 884–886
127. Spence PA, Lust RM, Zeri RS, Jolly SR, Mehta PM (1992) Competitive flow from a fully patent coronary artery does not limit acute mammary graft flow. Ann Thorac Surg 54: 21–26
128. Spray TL, Roberts WC (1977) Morphologic observations in biologic conduits between aorta and coronary artery. Cardiovasc Clin 8: 11–40
129. Studer M, Egloff L, Siebenmann R (1991) Die Verwendung der Arteria gastroepiploica dextra (RGE) als koronarer Bypassgraft. Indikationen, Technik und Frühresultate. Helv Chir Acta 57: 579–584
130. Subramanian VY, Hernandez Y, Tack-Goldman K, Grabowski EF, Weksler BB (1986) Prostacyclin production by internal mammary artery as a factor in coronary artery bypass grafts. Surgery 100: 376–383
131. Suma H, Sato H (1989) The in situ right gastroepiploic artery graft via the superior mesenteric artery. J Thorac Cardiovasc Surg 98: 1150
132. Suma H, Takanashi R (1990) Arteriosclerosis of the gastroepiploic and internal thoracic arteries. Ann Thorac Surg 50: 413–416
133. Suma H, Takeuchi A (1989) Coronary artery bypass grafting using gastroepiploic artery. Kyobu Geka 42 (8 Suppl): 630–636
134. Suma H, Fukumoto H, Takeuchi A (1987) Coronary artery bypass grafting by utilizing in situ right gastroepiploic artery: basic study and clinical application. Ann Thorac Surg 44: 394–397
135. Suma H, Fukumoto H, Takeuchi A, Hirota Y (1989) Use of gastroepiploic and internal mammary arteries for myocardial revascularization. J Cardiovasc Surg Torino 30: 793–795
136. Suma H, Noishimoto T, Kawakami M, Morita H (1989) Coronary artery reoperation utilizing "free" gastroepiploic artery. Nippon Kyobu Geka Gakkai Zasshi 37: 1194–1196
137. Suma H, Takeuchi A, Hirota Y (1989) Myocardial revascularization with combined arterial grafts utilizing the internal mammary and the gastroepiploic arteries. Ann Thorac Surg 47: 712–715
138. Suma H, Wanibuchi Y, Furuta S, Isshiki T, Yamaguchi T, Takanashi R (1991) Comparative study between the gastroepiploic and the internal thoracic artery as a coronary bypass graft. Size, flow, patency, histology. Eur J Cardiothorac Surg 5: 244–247
139. Suma H, Wanibuchi Y, Furuta S, Takeuchi A (1991) Does use of gastroepiploic artery graft increase surgical risk? J Thorac Cardiovasc Surg 101: 121–125
140. Svendsen E, Dregelid E, Eide GE (1990) Internal elastic membrane in the internal mammary and left anterior descending coronary arteries and its relationship to intimal thickening. Atherosclerosis 83: 239–248
141. Takahashi T, Nakano S, Kaneko M, Matsuda H, Taniguchi K, Nakamura T, Matsuzawa Y (1992) Coronary bypass using arterial grafts in homozygous familial hypercholesterolemia. Ann Thorac Surg 53: 510–512
142. Takayama T, Suma H, Wanibuchi Y, Tohda E, Matsunaka T, Yamashita S (1992) Physiological and pharmacological response of arterial graft flow after coronary artery bypass grafting measured with an implantable ultrasonic Doppler miniprobe. Circulation (5 Suppl) 86: II217–223
143. Takayama T, Suma H, Wanibuchi Y (1992) Postprandial flow physiology of the gastroepiploic artery graft. J Thorac Cardiovasc Surg 104: 848–849
144. Tanimoto Y, Matsuda Y, Fuji B et al. (1989) Angiography of right gastroepiploic artery for coronary artery bypass graft. Cath Cardiovasc Diagn 16: 35–38
145. Tavilla G (1992) Length of the in situ right gastroepiploic artery for coronary artery bypass. Ann Thorac Surg 54: 1244–1245
146. Tavilla G, van Son JA, Verhagen AF, Smedts F (1992) Retrogastric versus antegastric routing an histology of the right gastroepiploic artery. Ann Thorac Surg 53: 1057–1061

147. Tedoriya T, Kawasuji M, Sakakibara N, Takemura H, Watanabe Y (1992) Pressure measurement of coronary artery bypass graft with transducer-tipped catheter. Kyobu Geka 45: 308–310
148. Tönz M, von Segesser L, Carrel T, Pasic M, Turina M (1993) Steal syndrome after internal mammary artery bypass grafting – An entity with increasing significance. Thorac Cardiovasc Surg 41: 112–117
149. Vajtai P, Ravichandran PS, Fessler CL, Floten HS, Ahmad A (1992) Inadequate internal mammary artery graft as a cause of postoperative ischemia: incidence, diagnosis and management. Eur J Cardiothorac Surg 6: 603–608
150. Van Son JA, Smedts F (1991) Gastroepiploic artery free graft for coronary bypass. Eur J Cardiothorac Surg 5: 110–111
151. – (1993) Letter to the Editor: Revival of the radial artery for coronary artery bypass. Ann Thorac Surg 55: 1596–1597
152. Van Son JA, Smedts F, Vincent JG, van Lier HJ, Kubat K (1990) Comparative anatomic studies of various arterial conduits for myocardial revascularization. J Thorac Cardiovasc Surg 99: 703–707
153. Van Son JAM, Tavilla G, Noyez L (1992) Detrimental sequelae on the wall of the internal mammary artery caused by hydrostatic dilation with diluted papaverine solution. J Thorac Cardiovasc Surg 104: 972–976
154. Van Son JAM, Smedts F, de Wilde PCM, Pijls NHJ, Wong-Alcale L (1993) Histological study of the internal mammary artery with emphasis on its suitability as a coronary artery bypass graft. Ann Thorac Surg 55: 106–113
155. Van Sterkenburg SM, Ernst SM, Brutel de la Riviere A, Defauw JA, Hamerlynck RP et al. (1992) Triple sequential grafts using the internal mammary artery. An angiographic and short-term follow-up study. J Thorac Cardiovasc Surg 104: 60–65
156. Velican C, Velican D (1983) Progression of coronary atherosclerosis from adolescents to mature adults. Atherosclerosis 47: 131–137
157. Verkkala K, Jarvinen A, Keto P, Virtanen K, Lehtola A, Pellinen T (1989) Right gastroepiploic artery as a coronary bypass graft. Ann Thorac Surg 47: 716–719
158. Vineberg A (1975) Evidence that revascularization by ventricular-internal mammary artery implants increases longevity. J Thorac Cardiovasc Surg 70: 381–397
159. Wellens F, Vanermen H, De Geest R, Goldstein J (1991) The right gastroepiploic artery: an alternative conduit for myocardial revascularization. Acta Chir Belg 91: 54–58
160. Yang H, Diederich D, Schneider K, Siebenmann R, Stulz P (1989) Endothelium-derived relaxing factor and protection against contractions induced by histamine and serotonin in the human internal mammary artery and in the saphenous vein. Circulation 80: 1041–1048
161. Yang Z, Lüscher TF (1989) Endothelium-dependent regulatory mechanisms in human coronary bypass grafts: possible clinical implications. Z Kardiol (Suppl 6) 78: 80–84
162. Yang Z, Siebenmann R, Studer M, Egloff L, Luscher TF (1992) Similar endothelium-dependent relaxation, but enhanced contractility, of the right gastroepiploic artery as compared with the internal mammary artery. J Thorac Cardiovasc Surg 104: 459–464
163. Yang Z, Oemar B, Luscher TF (1993) Mechanismen der koronaren Bypass-Graft-Erkrankung. Schweiz Med Wochenschr 123: 422–427

2.10 Postinfarkttherapie

F. Saborowski

Trotz der Entwicklung neuer Therapieverfahren ist der Myokardinfarkt weiterhin eine Erkrankung mit hoher Mortalität. Alle medikamentösen interventionellen und operativen Maßnahmen dienen dazu, diese zu senken und die Lebensqualität der Patienten zu erhöhen.

Im folgenden soll die medikamentöse Therapie in der Postinfarktphase während des Krankenhausaufenthaltes besprochen werden. Die Therapieziele sind in nachfolgender Übersicht zusammengefaßt.

Therapieziele in der Postinfarktphase
– Offenhalten wiedereröffneter Herzkranzgefäße,
– Vermeidung ischämischer Episoden,
– Verhinderung einer Herzdilatation,
– Unterdrückung gefährlicher bradykarder und tachykarder Herzrhythmusstörungen,
– Beseitigung des myokardialen Pumpversagens,
– Verhinderung von Embolien bei postinfarziellen intrakavitären Thromben,
– Einleiten einer sekundären Prävention.

Ist die Prognose des akuten Myokardinfarktes in den ersten 24 h durch lebensbedrohliche Arrhythmien bestimmt, so steht das Pumpversagen in der Folgezeit im Vordergrund. Dieses kann sich in Form einer geringen Lungenstauung (feuchte Rasselgeräusche über beiden basalen Lungenabschnitten und Galopprhythmus) bis hin zum kardiogenen Schock mit Hypotonie, Zyanose, peripherer Vasokonstriktion und Oligo- bis Anurie zeigen. Die Mortalität ist beim akuten Myokardinfarkt ohne Zeichen einer Herzinsuffizienz am besten und erreicht bei kardiogenem Schock 85–95%.

Gefäße – Ischämie – Embolie

Um wiedereröffnete Herzkranzgefäße offen zu halten, schließt sich nach der Lysetherapie mit Streptokinase eine i.v.-Heparinisierung an (5.000 E als Bolus, 1.000 E/h). Die partielle Thromboplastinzeit (PTT) soll dabei das 1,5–2,0fache der Norm betragen. Die Gabe von Aspirin (100 mg/d) wird fortgesetzt. Bei einer Lysetherapie mit Urokinase oder rt-PA erfolgt die Heparinisierung gleichzeitig mit der Gabe des Fibrinolytikums. Die Verabreichung von Marcumar ist bei Nachweis von intrakavitären Thromben für mindestens 3–6 Monate zu empfehlen. Bei der Ausbildung von ausgedehnten aneurysmatischen Veränderungen an der Vorderwand der linken Herzkammer und insbesondere bei gleichzeitigem Auftreten von anhaltendem Vorhofflimmern ist die Marcumarisierung ebenfalls angezeigt.

Nitrate, nitratähnliche Substanzen, Calciumantagonisten und β-Rezeptorenblocker werden dazu benutzt, ischämische Phasen im Postinfarktverlauf zu vermeiden. Die Dosierung erfolgt in gleicher Weise wie bei der chronischen Angina pectoris. Da Ischämien gefährliche Herzrhythmusstörungen und ein Pumpversagen des linken Ventrikels auslösen können, stellen sie eine besondere Gefährdung für die Infarktpatienten dar. Neben der antiischämischen Wirkung werden die Nitrate am ersten Tag parenteral zur Infarktverkleinerung eingesetzt (2–3 mg/h). Als Vorlastsenker haben sie sich bei der Behandlung der Lungenstauung und des Lungenödems in Kombination mit Schleifendiuretika bewährt. Der systolische Blutdruck sollte bei der Gabe von Nitraten 100 mmHg nicht unterschreiten. Werden Wirkungsabschwächungen durch Toleranzentwicklung beobachtet, kann Molsidomin eingesetzt werden. Alle antianginös wirksamen Medikamente sind miteinander unter Beachtung des Blutdrucks kombinierbar.

Herzdilatation

Die Dilatation des Herzens nach durchgemachtem Myokardinfarkt ist besonders durch echokardiographische Befunde erhärtet worden. Sie wird als Remodeling bezeichnet und führt zu einer Leistungsabnahme des Herzens.

Zunächst haben Einzelbeobachtungen gezeigt, daß ACE-Hemmer diese Umbauvorgänge im Myokard günstig beeinflussen. Das kardiale Renin-Angiotensin-System spielt dabei eine Schlüsselrolle. Renin- und Angiotensinogen-mRNS ist in allen Teilen des Herzens zu finden. Bindungsstudien mit Konversionsenzymen zeigen, daß diese besonders in den subendokardialen Schichten zu finden sind. ACE-Hemmer verhindern die Umwandlung von Angiotensin I in Angiotensin II, das das Wachstum und die Proliferation von Zellen fördert. Hämodynamisch senken die ACE-Hemmer die Vor- und Nachlast des Herzens. Dabei ist hervorzuheben, daß bereits niedrige Dosierungen der ACE-Hemmer die Hypertrophie der Herzmuskelzellen beeinflussen, wobei noch keine systemischen Wirkungen nachzuweisen sind.

In großen Studien (SAVE, SOLVD, AIRE) konnte an Patienten mit Myokardinfarkten und eingeschränkter Ventrikelfunktion gezeigt werden, daß nach oraler Gabe von ACE-Hemmern (Captopril, Enalapril, Ramipril) die Gesamtmortalität, die kardiovaskuläre Mortalität und die Hospitalisierung wegen Herzinsuffizienz auch langfristig abnehmen. Bei früher intravenöser Gabe von Enalapril konnten diese positiven Ergebnisse nicht bestätigt werden (Consensus II).

Die Dosierungsempfehlungen sind der Tabelle 1 zu entnehmen. Von einer intravenösen Gabe besonders am ersten Tag eines Myokardinfarktes ist abzuraten. Eine induzierte Hypotonie und die Verhinderung von Reparationsvorgängen im Myokard scheinen diese negativen Effekte zu begünstigen.

Herzrhythmusstörungen

In der akuten und subakuten Phase eines Myokardinfarkts können bradykarde und tachykarde Herzrhythmusstörungen auftreten. In den ersten 24 h sind Ischämie und Reperfusion ursächlich beteiligt, im weiteren Verlauf werden in der Pathogenese von Arrhythmien geschädigte Purkinje-Fasern diskutiert. Dabei spielen metabolische Veränderungen (Azidose, zelluläre Kaliumverluste, Katecholamine, freie Fettsäuren) eine besondere Rolle. Die Häufigkeit kardialer Arryhthmien liegt beim Herzinfarkt zwischen 75–95%. Es überwiegen die ventrikulären Herzrhythmusstörungen. Kammerflimmern bei akuter Koronarinsuffizienz ist häufig und wird bei 35–40% der Patienten beobachtet.

Die Bedeutung von Warnarrhythmien wird unterschiedlich beurteilt. Je länger sie bestehen, um so besser ist ihre Prognose. Zu den Warnarrhythmien zählen:

– ventrikuläre Extrasystolen (> 5 min)
– multifokale ventrikuläre Extrasystolen,
– Bigeminus oder Couplets,
– ventrikuläre Tachykardien,
– R- auf T-Phänomen.

Das Auftreten von bifaszikulären Blockierungen und Trifaszikelstörungen verschlechtert die Prognose des Myokardinfarkts. Die Mortalität von Patienten mit totalem AV-Block und Vorderwandinfarkt liegt zwischen 60–75% und mit Hinterwandinfarkt zwischen 25–40%.

Tabelle 1. Übersicht von ACE-Hemmern, die bei der Behandlung der Herzinsuffizienz eingesetzt werden. (Mod. nach [2])

	Captopril	Enalapril	Lisinopril	Ramipril
Prodrug	Nein (aktive Form)	Ja	Nein (aktive Form)	Ja
Relative Affinität zum Konversionsenzym	+	+++	+++	++++
Äquivalenzdosis (mg)	50	10	10	2,5
Tagesdosis (mg)	2× 6,25–50	1× 2,5–20	1× 2,5–10	1× 2,5–5
Wirkungseintritt (h)	0,5	1,0	1,0–2,0	1,0–2,0
Wirkungsdauer (h)	12–24	ca. 24	ca. 24	24–48
Plasmahalbwertszeit der Wirkform (h)	2	11	13	13–17
Vorwiegende Elimination	Renal	Renal	Renal	Renal

2.10 Postinfarkttherapie

Die Grundlagen der Arrhythmiebehandlung bei Herzinfarkt sind nach Lüderitz [8] in nachfolgender Übersicht dargestellt. Die begründeten Therapieprinzipien bestehen in einer Sympatholyse, einer Suppression von Automatie im Purkinje-System und einer Umwandlung unidirektionaler in bidirektionale Blockierungen. Die Bedeutung des Calciumantagonismus steht weiterhin zur Diskussion.

Übersicht. Grundlagen der Arrhythmiebehandlung bei Herzinfarkt. (Nach [8]):

- Unterschiedliche Arrhythmiegenese im Früh- und Spätstadium des Herzinfarkts,
- keine infarkttypischen Arrhythmien,
- Bedeutung der sog. Warnarrhythmien umstritten,
- begründete Therapieprinzipien:
  - Sympatholyse (β-Rezeptorenblocker),
  - Suppression von Automatie im Purkinje-System (Lidocain, Mexiletin),
  - Umwandlung unidirektionaler in bidirektionale Blockierungen (Lidocain),
  - Calciumantagonismus (?)

Eine prophylaktische Gabe von Antiarrhythmika bei der Behandlung des akuten Herzinfarkts ist nicht zu empfehlen, da sie die Überlebensrate nicht sicher verbessert. Vor jeder antiarrhythmischen Therapie sollte beachtet werden, daß keine Elektrolytstörung vorliegt, da eine Hypokaliämie oder eine Hypomagnesiämie den Effekt der benutzten Pharmaka verstärken können. Eine Elektrolytsubstitution ist bei entsprechenden Voraussetzungen unverzüglich einzuleiten. Wichtig ist der Hinweis, daß medikamentös-induzierte QT-Verlängerungen zu polymorphen ventrikulären Tachykardien vom Typ der „torsades de pointes" oder zu Kammerflimmern führen. Zu diesen Medikamenten gehören Antiarrhythmika der Klasse IA (Chinidin und Disopyramid), der Klasse IC (Flecainid) und der Klasse III (Sotalol und Amiodaron) und zusätzlich trizyklische Antidepressiva. An dieser Stelle muß aber betont werden, daß alle Antiarrhythmika der Klasse I negativ inotrop und unterschiedlich proarrhythmogen wirken. An der Entstehung der induzierten ventrikulären Arrhythmien ist eine Myokardischämie in besonderem Maße beteiligt. Herzglykoside können ebenfalls bradykarde und tachykarde Arrhythmien verursachen. Die Bestimmung von Digitaliskonzentrationen ist differentialdiagnostisch und -therapeutisch hilfreich.

In Tabelle 2 ist die medikamentöse antiarrhythmische Therapie beim akuten Myokardinfarkt und in der Postinfarktphase für die verschiedenen Arrhythmieformen dargestellt. Symptomatische Sinusbradykardien und Trifaszikelstörungen beim Vorderwandinfarkt sind unverzüglich mit einem passageren Herzschrittmacher zu versorgen. Bei den supraventrikulären Tachyarrhythmien ist das Vorgehen weitgehend vom klinischen Zustand des Patienten bestimmt. Ist dieser instabil, steht die elektrische Kardioversion im Vordergrund.

Tabelle 2. Medikamentöse antiarrhythmische Therapie beim akuten Myokardinfarkt und in der Postinfarktphase (*1* akute Gabe; *2* chronische Gabe)

Sinusbradykardie:	1 – Atropin	0,5–2,0 mg i.v.
	2 – Itrop	3× 10 (15) mg oral
Sinustachykardie:	1 – Brevibloc	Bolus 500 µg/kg/min (für 1 min)
		EHD 50–100 µg/kg/min
	2 – Tenormin	1× 12,5 bis 50 mg oral
	oder	
	Beloc	2× 50 bis 100 mg oral
	oder	
	Concor	1× 5 bis 10 mg oral
Vorhoftachykardie:	1 – Isoptin	5–10 mg i.v.
	oder	
	Brevibloc	Bolus 500 µg/kg/min (für 1 min)
		EHD 50–100 µg/kg/min
	2 – Isoptin	3× 80 mg oral
	oder	
	Tenormin	1× 12,5 bis 50 mg oral
Vorhofflattern:	1 – Digitalis	i.v. (mittelschnelle Aufsättigung)
	oder	
	Isoptin	5–10 mg i.v.
	2 – Digitalis	oral
	oder	
	Isoptin	3× 80 mg oral

Fortsetzung der Tabelle s. S. 150

Fortsetzung Tabelle 2.

Vorhofflimmern:		1 – Digitalis	i. v. (mittelschnelle Aufsättigung)
		oder	
		Digitalis und Chinidin	3–4× 200 mg oral
		oder	
		Rytmonorm	3× 150–300 mg oral
		oder	
		Cordichin	3× 80–160 mg Verapamil
			3× 160–320 mg Chinidin
		oder	
		Cordarex	Bolus 300 mg i. v. über 0,5–2,0 h
			EHD 10–20 mg/kg/24 h
		2 – Digitalis	oral
		oder	
		Cordichin	3× 80 mg Verapamil oral
			3× 160 mg Chinidin
		oder	
		Sotalex	2× 80–160 mg oral
		oder	
		Cordarex	1× 200 mg oral
AV-Knotentachykardie:		1 – Rytmonorm	35–70 mg i. v.
		oder	
		Gilurytmal	25–50 mg i. v.
		oder	
		Isoptin	5–10 mg i. v.
		oder	
		Adenosin	6–12 mg i. v.
		2 – Rytmonorm	3× 150–300 mg oral
		oder	
		Sotalex	2× 80–160 mg oral
		oder	
		Neo-Gilurytmal	3× 10–20 mg oral
AV-junktionale-Reentry-Tachykardie:		s. Empfehlungen bei AV-Knotentachykardie	
Ventrikuläre Extrasystolie, nicht anhaltende Kammertachykardie, akzelerierter idioventrikulärer Rhythmus:		1 – Lidocain	Bolus 50–100 mg i. v.
			EHD 2–4 mg/min i. v.
		oder	
		Mexitil	Bolus 100–200 mg i. v.
			EHD 1–3 mg/min i. v.
			(1–3 h)
		oder	
		Rytmonorm	35–70 mg i. v.
		oder	
		Cordarex	Bolus 300 mg i. v. über 0,5–2,0 h
			EHD 10–20 mg/kg/24 h
		2 – Mexitil	3× 100–200 mg oral
		oder	
		Sotalex	2× 80–160 mg oral
		oder	
		Rytmonorm	3× 150–300 mg oral
		oder	
		Cordarex	1× 200 mg oral
Kammertachykardie (anhaltend):		Elektrokardioversion	
Kammerflimmern:		Elektrodefibrillation	

Dies gilt in gleicher Weise auch für die Behandlung von ventrikulären Arrhythmien. Bei anhaltenden Kammertachykardien und beim Kammerflimmern ist die sofortige elektrische Kardioversion bzw. Defibrillation durchzuführen. Patienten mit Spätpotentialen stellen eine besondere Risikogruppe für gefährliche ventrikuläre Herzrhythmusstörungen dar. Die Akuttherapie der medikamentös-induzierten Torsades-de-pointes-Tachykardie besteht in der hochdosierten Infusion von Magnesiumsulfat und evtl. in einer passageren Stimulation des Herzens. Bei der Behandlung von ventrikulären Arrhythmien haben sich Kombinationen von Antiarrhythmika der Klasse I und der Klasse I und III bewährt: Chinidin und Mexiletin, Disopyramid und Mexiletin, Mexiletin und Amiodaron und Propafenon und Amiodaron. Bei der Kombination von Flecainid bzw. Propafenon mit Sotalol besteht die Gefahr von Leitungsblockierungen, so daß eine Monitorüberwachung zunächst erforderlich ist.

Hat ein Patient einen akuten Myokardinfarkt überlebt, besteht im weiteren Verlauf die Gefahr des plötzlichen Herztodes. Die CAST-Studien I und II (Cardiac Arrhythmia Suppression Trial) haben gezeigt, daß bei der Gabe von Antiarrhythmika der Klasse I (Flecainid und Encainid bzw. Moricizin) in der Postinfarktphase die rhythmogenbedingte Mortalität höher liegt als bei den mit Plazebo behandelten Patienten. Die Gabe von Amiodaron scheint aufgrund von wenigen bisher vorgelegten Studien zu einer Reduktion des plötzlichen Herztodes und der kardialbedingten Todesfälle zu führen.

Pumpversagen

Etwa die Hälfte aller Patienten mit einem Myokardinfarkt entwickeln die Zeichen einer Linksherzinsuffizienz. Klinisch sind feuchte Rasselgeräusche über beiden Lungen und ein Galopprhythmus nachweisbar. Im Röntgenthoraxbild finden sich die typischen Zeichen der Perfusionsumverteilung. Bei hämodynamischen Messungen ist der enddiastolische Druck im linken Ventrikel und der Pulmonalarteriendruck erhöht. Die Therapie besteht in der Gabe von Vorlastsenkern (Nitrate, Molsidomin oder ACE-Hemmer) und Schleifendiuretika (z. B. Furosemid oder Piretanid).

Der kardiogene Schock ist die schwerste Form des Linksherzversagens und kommt bei ausgedehnten Myokardinfarkten oder deren Komplikationen (Papillarmuskelabriß, Ventrikelseptumdefekt) vor. Neben einem erhöhten enddiastolischen Druck im linken Ventrikel (> 18 mmHg) ist der Herzindex (< 2,0 l/min/m^2) und arterielle Druck deutlich erniedrigt. Die Indikation zur künstlichen Beatmung sollte rechtzeitig gestellt werden. Die medikamentöse Therapie besteht in der Gabe von Katecholaminen und Phosphodiesterasehemmern der Gruppe III (s. Tabelle 3) häufig in Kombination mit Vasodilatatoren. Die erstgenannten Substanzgruppen sind miteinander kombinierbar und wirken in der Regel additiv. Dopamin stimuliert in niedriger Dosierung die β_1-Rezeptoren und in hoher Dosierung den α-Rezeptor. Die Erhöhung der Herzfrequenz und das Auslösen lebensbedrohlicher Tachyarrhythmien ist eine gefürchtete Nebenwirkung bei der Anwendung der Katecholamine. Die Gabe von PDE-III-Hemmern setzt einen hohen zentralen Venendruck bzw. rechtsatrialen Druck, ein erniedrigtes Herzzeitvolumen und hohen Füllungsdruck im linken Ventrikel voraus. Volumenmangel und die gleichzeitige Gabe von unterschiedlichen Vasodilatatoren kann zu einem kritischen Blutdruckabfall führen. Die PDE-III-Hemmer sollten bei systolischen Blutdruckwerten unter 90 mmHg nicht angewandt werden.

Für die Steuerung der Therapie ist ein hämodynamisches Monitoring mit Swan-Ganz-Katheter und arterieller Druckmessung unverzichtbar. Dies gilt in gleicher Weise auch für die Patienten mit Hinterwandinfarkten und gleichzeitiger Infarzierung des rechten Ventrikels. Therapeutisch steht die hämodynamisch kontrollierte Volumensubstitution dabei im Vordergrund. – Herzglykoside werden nur bei tachyarrhythmischem Vorhofflimmern bzw. -flattern eingesetzt. Sie haben keine weitere Bedeutung in der Behandlung des akuten Myokardinfarktes.

Ergänzend zur medikamentösen Therapie ist beim kardiogenen Schock der Einsatz von interventionellen Herzkathetermaßnahmen, der aortalen Gegenpulsation und herzchirurgischen Noteingriffen zu prüfen.

Tabelle 3. Medikamentöse Therapie des kardiogenen Schocks bei Myokardinfarkt mit Katecholaminen und Phosphodiesterasehemmern

Dopamin	0,5–10 (max. 50) µg/kg/min
Dobutamin	2,5–12 µg/kg/min
Adrenalin	0,01–0,4 µg/kg/min
Amrinon	Bolus 0,5–1,0 mg/kg (wiederholbar) EHD 5–10 (15) µg/kg/min
Enoximon	Bolus 0,5 mg/kg (wiederholbar) EHD 5–10 (15) µg/kg/min

Sekundäre Prävention

Die sekundäre Prävention bei Patienten mit Myokardinfarkt ist die frühzeitige Behandlung der koronaren Herzkrankheit und ihrer Folgen, um die Mortalität, die Reinfarktrate und den plötzlichen Herztod zu senken.

Die β-Rezeptorenblocker sind sehr früh in dieser Hinsicht untersucht worden. Aufgrund ihrer pharmakologischen Eigenschaften wirken sie antiischämisch und antiarrhythmisch. In der Timolol-Studie konnte eine Senkung der kumulativen Mortalität um 39,4% und der Reinfarkte um 28,4% gezeigt werden. Die Therapie mit kardioselektiven β-Rezeptorenblockern ohne intrinsische sympathische Aktivität (ISA) sollte spätestens eine Woche nach dem akuten Myokardinfarkt unter Beachtung der Nebenwirkungen begonnen werden (Atenolol 1mal 25–100 mg, Bisoprolol 1mal 5–10 mg oder Metoprolol 2mal 50–100 mg).

Unter den Thrombozytenaggregationshemmern ist die Acetylsalicylsäure (ASS) am besten untersucht worden. In der ISIS-2-Studie konnte gezeigt werden, daß die Kombination aus thrombolytischer Therapie mit ASS der Monotherapie mit Streptokinase bzw. ASS signifikant auch in der Langzeitbeobachtung überlegen ist. Eine Dosierung von 50–100 mg/Tag ist zu empfehlen.

Die Bedeutung der ACE-Hemmer für die sekundäre Prävention ist nach den großen Studien SAVE und AIRE unbestritten. In beiden Studien ist die linksventrikuläre Pumpfunktion nach dem akuten Myokardinfarkt deutlich eingeschränkt gewesen. Die ACE-Hemmergabe erfolgte wenige Tage nach der Klinikaufnahme. Die frühe und langfristige Gabe von Captopril bzw. Ramipril führte bei Patienten mit Myokardinfarkt zu einer Reduktion der Mortalität und Morbidität infolge Herzinsuffizienz.

In der ISIS-4-Studie wurde als Basisbehandlung des akuten Herzinfarktes eine fibrinolytische Therapie und die Gabe von ASS durchgeführt. Zusätzlich wurde der Effekt von Captopril, Mononitrat oder Magnesium (80 mmol Magnesiumsulfat als Infusion über 24 h) jeweils gegen Plazebo geprüft. Im Gegensatz zu den positiven Ergebnissen früherer Studien mit kleineren Patientenzahlen betrug die Mortalität bis zum 35. Tag bei den mit Magnesium behandelten Patienten 7,28% und in der Kontrollgruppe 6,92%. Die Mononitratgabe verbesserte ebenfalls nicht signifikant die Mortalität im Vergleich mit der Plazebogruppe (6,98% vs. 7,22%). Die Captoprilbehandlung bestätigte frühere Ergebnisse aus anderen Studien.

Nach der CAST-Studie I und II sind Antiarrhythmika der Klasse I nicht für die sekundäre Prävention bei Patienten mit Myokardinfarkt geeignet. Von 4 Studien, die mit Amiodaron durchgeführt wurden, zeigen 3 einen günstigen Effekt auf eine Reduktion der kardialen Todesfälle und des plötzlichen Herztodes. Größere Studien sind notwendig, um diesen positiven Trend zu bestätigen.

Die Calciumantagonisten haben bisher keine Bedeutung bei der sekundären Prävention nach Myokardinfarkt erlangt. Ein positiver Effekt wurde lediglich in der Diltiazem-Studie bei Patienten mit None-Q-wave-Infarkt nachgewiesen.

Literatur

1. The AIRE Study Investigators (1993) Effect of ramipril on mortality and morbidity of survivors of acute myocardial infarction with clinical evidence of heart failure. Lancet 342: 821–828
2. Brüggman J, Eberhard C (1993) FdM-Tabellen für die Praxis. Fortschr Med 111: 38/284, 285/39
3. Bussmann WD, Passek D, Seidel W, Kaltenbach M (1981) Reduction of CK and CK.MB indices of infarct size by intravenous nitroglycerin. Circulation 63: 615–622
4. The CAST Investigators (1989) Preliminary report: effect of encainide and flecainide on mortality in a randomized trial of arrhythmia suppression after myocardial infarction. N Engl J Med 321: 406–412
5. Cardiac Arrhythmia Suppression II Investigators (1992) Effect of the antiarrhythmia agent moricizine on survival after myocardial infarction. N Engl J Med 327: 227–233
6. ISIS-2 Collaborative Group (1988) Randomized trial of intravenous streptokinase, oral aspirin both or neither among 17189 cases of suspected myocardial infarction: ISIS-2. Lancet 2: 349–60
7. ISIS-4 Collaborative Group (1993) Mündliche Mitteilung
8. Lüderitz B (1993) Therapie der Herzrhythmusstörungen, Leitfaden für Klinik und Praxis. Springer, Berlin Heidelberg New York Tokyo
9. Nademanee K, Singh BN, Stevenson WG, Weiss JN (1993) Amiodarone and Post-MJ Patients. Circulation 88: 764–774
10. Norwegian Multicenter Study (1981) Timolol-induced reduction in mortality and reinfarction in patients surviving acute myocardial infarction. N Engl J Med 304: 801–807
11. The MDPIT Research Group (1988) The effect of diltiazem on mortality and reinfarction after myocardial infarction. N Engl J Med 319: 385–392
12. Pasternak RC, Braunwald E (1994) Acute myocardial infarction. In: Isselbacher KJ, Braunwald E, Wilson JD, Mar-

tin JB, Fauci AS, Kasper DL (eds) Harrison's principles of internal medicine, 13th edn. McGraw-Hill, New York, p 1066
13. Pfeffer MA, Braunwald E (1990) Ventricular remodeling after myocardial infarction. Circulation 81: 1161–1172
14. Pfeffer MA, Braunwald E, Moye LA et al. (1992) Effect of captopril on mortality and morbidity in patients with left ventricular dysfunction after myocardial infarction. N Engl J Med 327: 669–677
15. Sharpe N, Murphy J, Smith H, Hannan S (1988) Treatment of patients with symptomless left ventricular dysfunction after myocardial infarction. Lancet 334: 255–259
16. The SOLVD Investigators (1992) Effect of enalapril on mortality and the development of heart failure in asymptomatic patients with reduced left ventricular ejection fractions. N Engl J Med 327: 685–691
17. Swedburg K, Held P, Kjekshus J et al. On behalf of the CONSENSUS II Study Group (1992) Effects of carly administration of enalapril on mortality in patients with acute myocardial infarction. Results of the Cooperative North Scandinavian Enalapril Survival Study II (CONSENSUS II). N Engl J Med327: 678–684
18. Yusuf S, Peto R, Lewis J, Collins R, Sleight P (1985) Beta-blockade during and after myocardial infarction: an overview of the randomized trials. Prog Cardiovasc Dis 27(5): 335–371

3 Herzklappen- und Endokarderkrankungen

Vorbemerkungen

Die Herzklappenerkrankungen sind in der Medizin seit jeher bekannt, insbesondere im Zusammenhang mit dem rheumatischen Fieber, wo schon erstklassige, detaillierte Beschreibungen aus dem 18. Jahrhundert vorhanden sind, die dramatisch die Symptomatik der funktionsunfähigen Herzklappen schildern, bis der Patient langsam ad exitum kommt.

Die Quantität der Herzklappenoperationen beträgt im Gesamtvolumen der Herzoperationen etwa 22% und ist in Europa die letzten Jahre gleichbleibend. Man erwartete, daß die Inzidenz zurückgehen wird. Dennoch gibt es genügend Herzklappenerkrankungen entzündlicher Genese oder degenerativ, wie bei Endokardfibroelastose, die einer chirurgischen Sanierung bedürfen. In diesem Kapitel werden die Herzklappenerkrankungen, die Problematik internistisch und die Indikationen zur Operation dargelegt. Übersichtsmäßig wird über den operativen Klappenersatz gesprochen, wobei in diesem Zusammenhang nur auf die wesentlichen Aspekte in der Chirurgie eingegangen wird. Ein spezieller Schwerpunkt der Nachbehandlung liegt in der Hintanhaltung der Prothesenendokarditis, die von allen Beteiligten mit Recht gefürchtet wird. Bei ganz besonderen Indikationen wird man eine Klappendilatation der Aorten- und Mitralklappen anstreben können, was aber nur gezielt in besonderen Fällen indiziert ist.

3.1 Endokardfibroelastose (EFE)

H. Mörl

Die Endokardfibroelastose kommt als primäre und sekundäre Form vor, wobei die erstere auch als kongenitale Endokardfibroelastose bezeichnet wird. Diese ist eine seltene Erkrankung unbekannter Ätiologie. Dabei handelt es sich um eine diffuse plattenförmige Verdickung des Endokards, die zumeist als derbe grau-weiße Platte die ganze, meist linke Herzhöhle auskleidet. Das Endokard ist undurchsichtig verdickt, oft sind auch die Klappen, die Chordae tendineae oder sogar der linke Vorhof miteinbezogen.

Die primäre Endokardfibroelastose gehört neben der Glukagenose, Medianekrose der Koronararterien und dem anomalen Ursprung der linken Koronararterie aus der Pulmonalis zur Gruppe der „idiopathischen Kardiomegalie". Sie ist durch eine Proliferation von fibrösem und elastischem Gewebe zwischen dem Endokard und Myokard gekennzeichnet, das dem bis dreifach verdickten Subendokard einen milchigen, porzellanartigen und elfenbeinfarbigen Aspekt verleiht. Die fibrös-elastische Schicht ist myokardwärts unscharf begrenzt und lumenwärts von Endothel bekleidet oder geht in eine Fibrinschicht über. Das Myokard ist hypertrophiert und läßt entzündliche Reaktionen vermissen. Die Fibroelastose tritt der Häufigkeit und dem Grade nach in der Reihenfolge linker Ventrikel, linker Vorhof, rechte Kammer und rechter Vorhof auf. Der Klappenapparat, vor allem die Mitral- und Aortenklappen können in den Prozeß einbezogen und organisch stenosiert oder insuffizient sein [4].

Ätiologie, Pathoanatomie, Pathophysiologie

Der diastolische Kammerdruck ist erhöht, der Blutdruck eingeengt, das Schlagvolumen vermindert und die Hämodynamik der Fibroelastose als „konstriktive Endokarditis" mit der einer konstriktiven Perikarditis vergleichbar. Die Kammer arbeitet systolisch gegen die Endokardstarre und eine zunehmende Kammerfüllung, während der diastolische Druck durch die gleiche Endokardstarre und die steigende Restblutmenge erhöht wird. Durch die kombinierte Druck- und Volumenbelastung hypertrophiert und dilatiert die betroffene Kammer wahrscheinlich bereits intrauterin, so daß von Geburt an eine beträchtliche Kardiomegalie vorliegt, die im akuten bis protrahierten Verlauf zur globalen Herzinsuffizienz und zum Tode im 1. bis 2. Lebensjahr führt. Die Annahme einer Endokardstarre stimmt mit der angiokardiographisch beschriebenen Verminderung der Kontraktilität des vergrößerten linken Ventrikels unter Retention des Kontrastmittels überein.

Nach Zuckermann [4] ist die Ursache einer primären Endokardfibroelastose weiterhin ungeklärt. Die Hypothesen gehen von einer fetalen Endokarditis über Anoxie, Verschluß der Vv. thebesii, kongenitale Fehlbildungen bis zu toxischen, hormonellen und metabolischen Störungen. Die angenommene funktionelle Erklärung als Reaktion auf mechanische Beanspruchungen und Strömungsänderungen scheint zumindest auf die sekundäre Endokardfibroelastose zuzutreffen. Einige Autoren bestätigen nicht nur die Existenz einer Fibroelastose bei kongenitalen Kardiopathien, sondern weisen Prädilektionsstellen nach, die den verschiedenen Fehlbildungen eigentümlich sind und an denen durch Druckwirbelbildung und Anprall regionale Fibroelastosen entstehen. Der gleiche Belastungsfaktor, der in einer überschießenden Reaktion in der pränatalen und neonatalen Periode eine regionale sekundäre Endokardfibroelastose hervorzurufen scheint, kann bei Ausbleiben der Reaktionen in späteren Lebensabschnitten an den gleichen Stellen zu Endotheldefekten mit nachfolgender Ansiedlung einer bakteriellen Endokarditis führen.

Amerikanische Autoren [3] unterscheiden bei der primären Endokardfibroelastose 2 Formen, nämlich eine dilatative und eine restriktive. Die dilatative Form, die die überwiegende Mehrheit der Fälle mit primärer EFE stellt, kann als eine Form der dilatativen Kardiomyopathie angesehen werden, bei der die Endokardfestigung vermutlich auf einem inadäquaten subendokardialen Blutfluß beruht. Obwohl ihre

Ursache nicht bekannt ist, gibt es Anhaltspunkte, daß die EFE eine „ausgebrannte vivale Myokarditis" darstellen könnte. Die restriktive „kontrahierte" Form ist durch ein dickes, bindegewebiges Endokard, das die diastolische Füllung behindert und einen kleinen oder normal großen linken Ventrikel charakterisiert. Die restriktive Form der EFE ist extrem selten; manche Autoren stellen ihre Existenz sogar gänzlich in Frage.

Die dilatative Form der primären EFE ist durch eine ausgeprägte Dilatation des linken Ventrikels gekennzeichnet. Das hyperplastische Endokard kann eine Dicke von mehreren Zentimetern erreichen. Die Aorten- und Mitralklappensegel sowie die Chordae tendineae sind verdickt und verformt.

Bei der restriktiven Form der primären EFE ist die endokardiale Fibroelastose auf den linken Ventrikel beschränkt. Die Vorhöfe und der rechte Ventrikel sind deutlich vergrößert und hypertrophiert. Das klinische Bild ist das einer obstruktiven Erkrankung des linken Herzens, besonders bei sehr kleiner Mitralklappe. Die sekundäre Form der EFE, die durch eine Verdickung des Endokards oder der Herzklappen gekennzeichnet ist, ist fast immer mit angeborenen obstruktiven Läsionen des linken Herzens (z. B. kongenitale Aortenstenose, Coarctatio aortae, hypoplastisches Linksherzsyndrom) vergesellschaftet und kann als wesentliches Charakteristikum dieser Erkrankungen angesehen werden. Selten ist sie mit kongenitalen Obstruktionen der rechten Herzseite assoziiert.

Ein funktionsuntüchtiger linker Ventrikel kann der Sitz einer Endokardfibroelastose sein; aufgrund der Hypothese, daß eine sekundäre Fibroelastose durch Belastung entstehe, müßte sodann eine Wirbelbildung im linken Ventrikel oder eine progressive intrauterine Stenosierung der Mitral- und Aortenklappen angenommen werden. Wenn eine Stenosierung intrauterin oder postnatal durch eine Endokardfibroelastose verursacht wird, ist die Fibroelastose im linken Herzen stark ausgeprägt und greift auf die Mitralklappe über. Demgegenüber kann eine kongenitale Mitralstenose eine sekundäre Fibroelastose, insbesondere des linken Vorhofes, verursachen, ohne daß die Mitralklappe selbst fibroelastisch verändert ist. Die Frage, welcher der beiden Prozesse primär ist, bleibt anatomisch nicht selten unbeantwortet.

Zu den sekundären Formen der EFE kann man auch die Endocarditis parietalis fibroplastica [2] und die Endomyokardfibrose zählen sowie die Endokardfibrose im Rahmen eines Karzinoidsyndroms.

Definition der Endocarditis parietalis fibroplastica
Bei der Endocarditis parietalis fibroplastica handelt es sich wie bei der in Afrika auftretenden Endomyokardfibrose um eine zunehmende Fibrosierung des Endokards der beiden Herzkammern, häufig unter Einbeziehung des Klappenapparates.

Epidemiologie und Ätiologie
Die in den tropischen Zonen häufigere Endomyokardfibrose wird auf Ernährungsfaktoren (wie z. B. reichliche Serotoninzufuhr durch häufigen Verzehr von Bananen) und auf Infektionen zurückgeführt. Die mit einer Bluteosinophilie einhergehende Löffler-Endokarditis kommt auch in den gemäßigten Breiten vor, ist jedoch selten. Die endomyokardiale Fibrose ist bei Kindern und Jugendlichen den betroffenen Populationen in Äquatorialafrika eine relativ häufige Ursache für Herzinsuffizienz und Todesfälle, und im äquatorialen Afrika für 15–25 % der herzbedingten Todesfälle verantwortlich.

Pathologie
Pathologisch beginnt die Löffler-Endokarditis mit einer eosinophilen Myokarditis mit nachfolgender Bindegewebsproliferation des Endokards und ausgedehnter wandständiger Thrombenbildung. Im Endstadium findet man eine ausgeprägte Endomyokardfibrose ohne akute Entzündungszeichen.

Pathophysiologie
Hämodynamisch wird durch die Endokardverdickung der beiden Herzkammern die diastolische Füllung behindert, es kommt zu einer Compliancestörung.

Klinisches Bild
Klinisch findet man neben einer ausgeprägten Eosinophilie eine BKS-Erhöhung, zusätzlich Zeichen der Rechts- und Linksherzinsuffizienz, bei ausgedehnten parietalen Thromben auch periphere Embolien. Die mehr chronisch verlaufende Endomyokardfibrose geht mit einer langsamen progredienten Rechts- und Linksinsuffizienz einher.

Befunde
Röntgenologisch findet sich eine Kardiomegalie, echokardiographisch eine Obliteration der Ventrikel, die Compliancestörung sowie parietale Thromben. Das EKG ist unspezifisch.

Therapie und Verlauf
Im Vordergrund steht die symptomatische Therapie der Herzinsuffizienz. Ein zusätzlicher Versuch mit Steroiden oder Immunsuppressiva kann ein Fortschreiten der Erkrankung nicht verhindern. Bei der Endomyokardfibrose kommen die Endokarddekortikation und der Klappenersatz in Frage. Beide Erkrankungen haben eine infauste Prognose und sind durch eine therapierefraktäre Herzinsuffizienz terminiert.

Endokardfibrose im Rahmen eines Karzinoidsyndroms
Das Serotonin aus den Lebermetastasen der meist im Dünndarm lokalisierten Karzinoide führt am rechten Herzen zu einer Endokardfibrose, die typischerweise zu einer Pulmonalstenose und Trikuspidalinsuffizienz führt. Therapeutisch kommt die Entfernung des Primärtumors und der Lebermetastasen in Frage.

Klinisches Bild und diagnostische Befunde der EFE

Eine primäre Endokardfibroelastose kann vermutet werden, wenn in Gegenwart einer Kardiomegalie mit überwiegender Linksdilatation und in Abwesenheit einer Zyanose die Zeichen einer Linksinsuffizienz mit ventrikulärem Linksgalopp und teleinspiratorisch feuchten Rasselgeräuschen keine oder nur leise uncharakteristische Herzgeräusche bestehen. Die konsekutive Rechtsdilatation einer primär linksseitigen Endokardfibroelastose dilatiert u. U. den Trikuspidalklappenring und läßt über dem Mesokard ein pansystolisches Geräusch einer Trikuspidalinsuffizienz aufkommen, das aufgrund seiner Lokalisation und Lautstärke sowie aufgrund der Lungenstauung und der fehlenden Zyanose als ein Geräusch eines Kammerseptumdefektes verkannt werden kann. Ein im Säuglingsalter ungewöhnliches präsystolisches Geräusch über dem Apex und ein systolisches Geräusch am Aortenfokus können auf eine Stenosierung der Mitral- und Aortenklappe und indirekt auf eine Endokardfibroelastose hinweisen. Eine diastolische Tonbildung wurde in Analogie zum Perikardton einer konstriktiven Perikarditis auf einen gleichartigen, aber frühzeitigeren abrupten Stop der passiven Kammerfüllung durch die Endokardstarre bezogen und nach autoptisch bestätigtem Ausschluß einer anderen Genese, wie Mitralstenose oder Perikarditis, als Endokardton gedeutet [5].

In 20 % der kongenitalen Stenosen soll eine membranöse Subaortenstenose in Form einer halbmondförmigen Myokardverdickung oder eines fibrösen Ringes unterhalb der Aortenklappe vorliegen.

Klinisch kommt es zu Zeichen der kardialen Dekompensation im Säuglingsalter mit Gedeihstörung, oben aufgezeigten Geräuschphänomenen und bestimmten Veränderungen im EKG, in der Thoraxaufnahme und im Echokardiogramm. Es finden sich außerdem noch Stauungsleber und Stauungsmilz. Im Vordergrund der Beschwerden steht bei allen Formen die Belastungsdyspnoe [1].

Thoraxaufnahme

Röntgenthoraxaufnahmen zeigen eine deutliche Kardiomegalie mit normaler oder verstärkter Lungengefäßzeichnung bzw. Zeichen der Linksherzinsuffizienz.

EKG

Linksdrehungen von AQRS über 0° hinaus können beim Säugling und Kleinkind ein normaler Befund sein. Beim Fehlen einer Zyanose und in Gegenwart von allgemeinen basalen systolischen Geräuschen stehen Fehlbildungen im aortalen Bereich wie Aorten-, Subaorten- und Aortenisthmusstenose im Vordergrund. In Abwesenheit oder in Gegenwart funktioneller Geräusche sowie bei kardialer und respiratorischer Insuffizienz sind eine Endokardfibroelastose oder eine Glykogenose in Betracht zu ziehen.

Echokardiographie

Die Echokardiographie ergibt typischerweise eine Dilatation des linken Ventrikels und linken Atriums, eine verminderte Bewegung des Septums und der Hinterwand des linken Ventrikels sowie eine Mitralinsuffizienz.

Herzkatheter

Die Herzkatheterisierung zeigt Zeichen einer linksventrikulären Dysfunktion und mäßigen pulmonalen Hypertension. Die Lävoventrikulographie zeigt einen deutlich dilatierten, stark funktionseingeschränkten und gewöhnlich dünnwandigen linken Ventrikel sowie eine Mitralinsuffizienz unterschiedlichen Ausmaßes. Der linke Ventrikel ist in aller Regel kugelförmig; gelegentlich sieht man jedoch Abschnitte mit Dyskinesien oder Akinesien.

Die primäre Endokardfibroelastose, die überwiegend in der linken Kammer ausgebildet ist, läßt durch die Linkshypertrophie und Linksbelastung ein für das frühe Säuglingsalter ungewöhnliches EKG-Bild entstehen, das von sich aus den Verdacht auf die Krankheit lenken kann und in Gegenwart von Kardiomegalie, Dyspnoe und Herzinsuffizienz die Wahrscheinlichkeitsdiagnose gestattet. Das EKG der linksseitigen Fibroelastose ist durch markante Zeichen einer Linksvergrößerung gekennzeichnet, wie sie bei kongenitalen Aorten- oder Subaortenstenosen oder bei der Aortenisthmusstenose des Erwachsenentyps im Säuglingsalter noch nicht zur Ausbildung kommen können. Die Differentialdiagnose beschränkt sich in diesem Alter auf einen pulmonalen Ursprung der linken Koronararterie, die häufiger Infarktbilder gibt, auf eine Trikuspidalatresie, die AQRS weiter nach links dreht und sich durch starke Zyanose und eine besondere Röntgensilhouette unterscheidet und auf eine weniger häufig auftretende Glykogenose, die laboratoriumsmäßig zu erfassen ist. AQRS ist relativ nach links gedreht, befindet sich entsprechend einer konzentrischen Linkshypertrophie in der Mittellage oder ist in elektrisch vertikaler

Position gegen +90° gedreht. Der QRS-Komplex ist in V8 stark überhöht. Hochgespannte Kurven scheinen die Regel, niedergespannte die Ausnahme zu sein. ST-T ist QRS entgegen verlagert, ohne eine klare sekundäre Morphologie anzunehmen. ST-T kann als Zeichen der Druckbelastung hyperton gesenkt sein oder ähnlich einer Hypokaliämie undulieren, und T kann durch Belastung oder subendokardiale Ischämie positiv überhöht sein. Die P-Welle ist entsprechend einer bilateralen oder rechtsseitigen Belastung umgeformt. Eine konsekutive Rechtsinsuffizienz kann ÄQRS nach rechts drehen und die Zeichen einer bilateralen Kammervergrößerung auftreten lassen.

Während bei einer primären Endokardfibroelastose das EKG von diagnostischer Bedeutung sein kann, wird es bei einer sekundären Endokardfibroelastose durch die zugrundeliegende Fehlbildung derart umgeformt, daß der entstehende Belastungstyp durch die gleichsinnig wirkende Endokardfibroelastose allenfalls verstärkt in Erscheinung tritt, ohne jedoch weitere Schlüsse zuzulassen.

Therapie

Therapeutisch bestand früher kaum eine Möglichkeit, die Kinder starben oft innerhalb der ersten Lebenswochen, mitunter konnte eine energische konservative Therapie, aber auch Ausschälungen von ausgedehnten Endokardschwielen Besserung bewirken bzw. die Überlebenszeit verlängern.

Als Therapie der Wahl kann heute die chirurgische Endokarddekortikation mit mitralem bzw. trikuspidalem Klappenersatz bezeichnet werden.

Literatur

1. Hess OM (1981) Endokardfibrosen. In: Krayenbühl HP, Kübler W (Hrsg) Kardiologie in Klinik und Praxis. Thieme, Stuttgart New York, S 17.17–47.20
2. Löffler W (1936) Endokarditis parietalis fibroplastica mit Bluteosinophilie. Schweiz Med Wochenschr 66, 817–820
3. Soto B, Kassner EG, Baxley WA (1992) Bildgebende Diagnostik in der Kardiologie. VCH-Verlag, Weinheim Basel Cambridge New York
4. Zuckermann R (1959) Grundriß und Atlas der Elektrokardiographie, 3. Aufl. Thieme, Leipzig
5. Zuckermann R (1963) Herzauskultation. Thieme, Leipzig

3.2 Herzklappenerkrankungen

R. Zotz und S. Genth

Die Beurteilung von Patienten mit Herzklappenerkrankungen mit nichtinvasiven Methoden hat heute eine Genauigkeit erreicht, die an die der Herzkatheteruntersuchung heranreicht. In vielen Fällen kann daher – insbesondere bei jüngeren Patienten, bei denen eine begleitende koronare Herzerkrankung unwahrscheinlich ist – verzichtet werden [15, 79]. Wichtig ist jedoch bei allen Patienten – mit oder ohne Klappenersatz – eine nach den Richtlinien der Deutschen Gesellschaft für Kardiologie durchgeführte Endokarditisprophylaxe gemäß folgendem Schema (Tabelle 1).

Diese sollte bei allen kleineren und größeren Eingriffen mit zu erwartender systemischer Bakteriämie, also auch bei z. B. kleineren zahnärztlichen Eingriffen durchgeführt werden! Zu der Frage, ob bei einer transösophagealen Untersuchung ebenfalls eine Endokarditisprophylaxe erfoderlich ist, gibt es unterschiedliche Untersuchungen. Obwohl die Mehrheit der bisher wenigen Untersuchungen keine Bakteriämie infolge transösophagealer Untersuchung nachweisen konnte, ist eine Antibiose trotzdem indiziert.

Bei allen Herzklappenerkrankungen können die unterschiedlichsten EKG-Veränderungen zu finden sein. Insbesondere Rechts- und Linksherzschädigungs- und Belastungszeichen können in unterschiedlichem Ausmaß – je nach Pathophysiologie – gefunden werden. Da diese Zeichen jedoch nicht sehr spezifisch sind und durch andere Erkrankungen überlagert sein können, wird auf diese nur am Rande eingegangen.

Für die Darstellung der Epidemiologie und Pathologie sei auf die einschlägigen Arbeiten der Literatur, insbesondere von Roberts, verwiesen [76–78, 80–82, 106].

Der natürliche Verlauf der Patienten mit Herzerkrankung war vor der allgemeinen und flächendeckenden Nutzung der Herzchirurgie, also bis etwa Mitte der 60er Jahre, durch eine zunehmende Sterberate der Patienten gekennzeichnet, wobei 50 % in 10 Jahren keine Seltenheit waren [74]. Dies hat sich durch die Verbesserung der Kardioplegie und der damit möglichen starken Verbreitung der Herzchirurgie deutlich gewandelt. Erst mit der Einführung der Echokardiographie mit der Farbdopplertechnik Ende der 80er Jahre steht nun auch ein sehr potentes diagnostisches Mittel mit hoher Sensitivität und Spezifität zur Verfügung.

Tabelle 1. Endokarditisprophylaxe

Therapie	Ohne Penicillinallergie	Bei Penicillinallergie
Oropharynx oder Respirationstrakt	Penicillin 2 Mega	Clindamycin 600 mg
Urogenital- oder Intestinaltrakt	Amoxicillin 2–3 g	Ofloxacin 400 mg

Mitralstenose

Definition und Ätiologie. Hierbei handelt es sich um eine oft fischmaulartige Einengung der Mitralklappe meist infolge rheumatischen Fiebers. Frauen sind doppelt so häufig betroffen wie Männer. Nach dem rheumatischen Fieber kommen ätiologisch kongenitale Fehler in Betracht, wie z. B. das Lutembacher-Syndrom mit gleichzeitig vorhandenem Vorhofseptumdefekt. Ferner kommen die Endokardfibroelastose, das maligne Karzinoid, Mucopolysaccharidosen sowie die Mitralprothesenstenose vor. Schließlich kann ein Myxom im linken Vorhof eine Mitralstenose nachahmen.

Pathogenese. Zellwandantigene der Gruppe A-Streptokokken reagieren kreuz mit Glykoproteinen der Herzklappen. Es entstehen kleine Knötchen aus Fibroblasten und Makrophagen auf den Mitralklappenrändern.

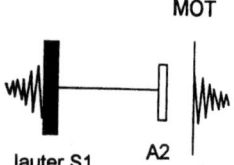

Abb. 1. Auskultationsbefunde bei Mitralklappenstenose

Zunächst fusionieren die Kommissuren, dann verdicken sich die Klappenränder und schließlich verdicken und verkürzen sich auch die Sehnenfäden.

Pathophysiologie und Symptome. Der steigende Vorhofdruck infolge der Mitralklappenstenose überträgt sich retrograd auf die Pulmonalvenen und es entsteht eine sekundäre pulmonale Hypertonie. Dies kann zu einem Lungenödem führen bei Belastungen wie Vorhofflimmern mit schneller Ventrikelüberleitung, körperlicher Belastung, Schwangerschaft, pulmonalem Infekt, Streß und Narkose. Das Herzzeitvolumen fällt ab und führt zu Müdigkeit und mangelnder Leistungsfähigkeit. Da die Vorhöfe etwa 30 % zum Herzzeitvolumen beitragen, mindert sich die Leistungsfähigkeit bei Vorhofflimmern entsprechend. Der vergrößerte linke Vorhof und das verminderte Herzzeitvolumen sowie das Vorhofflimmern begünstigen das Entstehen von Vorhof- oder Vorhofsohrthromben [116] mit konsekutiver Hirnembolie oder peripher-arterieller Embolie. Die chronische Lungenstauung macht pulmonale Infekte und Hämoptysen häufig. Angina pectoris ist selbst bei normalen Koronararterien verursacht durch die pulmonale Hypertension. Die andauernde Druckerhöhung in den Bronchialvenen kann zu chronischem Husten und Hämoptysen führen. Selten kann durch die Ruptur einer massiv erweiterten Pulmonalvene eine notfallmäßige Mitralklappenvalvulotomie erforderlich werden [30].

Endokarditisprophylaxe. Wie alle Patienten mit Klappenerkrankungen sind Patienten mit Mitralstenose durch eine Endokarditis gefährdet. Bei Eingriffen mit zu erwartenden Bakteriämien, wie z. B. Zahnsteinentfernung oder kleinere gynäkologische oder urologische Operationen, ist eine entsprechende Endokarditisprophylaxe durchzuführen.

Klinische Befunde. Klassischerweise findet sich bei der Mitralstenose ein lauter erster Herzton (S1) und ein Mitralklappenöffnungston (MÖT) in der Diastole sowie ein diastolisches Dekrescendogeräusch. Mit zunehmender Schwere der Stenose verkürzt sich das A2-MÖT-Intervall. Mit zunehmender Dauer des diastolischen Geräusches nimmt der Schweregrad der Mitralstenose zu.

Wenn die pulmonale Hypertonie zunimmt, kann ein hochfrequentes diastolisches Geräusch gehört werden, welches einer relativen Pulmonalklappeninsuffizienz entspricht und als Graham-Steell-Geräusch bezeichnet wird. Die zunehmende Rechtsherzinsuffizienz zeigt sich an der Lebervergrößerung, Leberverhärtung, Aszites und Unterschenkelödemen.

Gelegentlich kann gar kein diastolisches Geräusch gefunden werden, wenn das Herzzeitvolumen sehr niedrig ist und/oder der linke Vorhof komplett thrombosiert ist [96].

Differentialdiagnose. Zu unterscheiden sind in erster Linie andere Ursachen für eine Einflußbahnobstruktion wie ein linksatriales Myxom und die hypertrophobstruktive Kardiomyopathie. Vom Auskultationsbefund her ist die Aortensinsuffizienz und die Trikuspidalstenose abzugrenzen. Der diastolische Öffnungston kann auch bei der konstriktiven Perikarditis und der restriktiven Kardiomyopathie auftreten.

EKG. Dies zeigt im Sinusrhythmus häufig ein P-mitrale. Vorhofflimmern ist bei längerbestehender Mitralstenose vorherrschend. Es findet sich ferner eine rechtsventrikuläre Hypertrophie und Verlagerung der elektrischen Herzachse nach rechts.

Röntgenuntersuchung. Diese zeigt in wechselnder Ausprägung und je nach Schweregrad eine pulmonale Hypertension, ein prominentes Pulmonalissegment, ein großes Vorhofsohr, Pleuraergüsse, die verkalkte Mitralklappe, Kerley-B-Linien als Zeichen für ein interstitielles Ödem sowie eine aufgeweitete Carina. Ein großer linker Vorhof erweitert den linken Hauptbronchus. Die Erweiterung des linken Vorhofsohrs führt zum Verschwinden der normalerweise sichtbaren Vorhof-Kammergrenze und gibt der gesamten linken Herzgrenze ein sehr gerades Aussehen. Oft kann Calcium direkt nachgewiesen werden.

Echokardiographie. Die Untersuchung der Mitralklappe mittels Ultraschall markiert ähnlich wie die Untersuchung des Perikardergusses den Beginn der klinischen Echokardiographie. Obwohl initial viele Kriterien für eine Mitralstenose im M-mode-Echokardiogramm erarbeitet wurden (Verdickung der Klappe, systolische Vorwärtsbewegung des posterioren Mitralsegels u. v. m.), stellt die zweidimensionale Echokardiographie in Kombination mit der Dopplerechokardiographie das Verfahren der Wahl zur

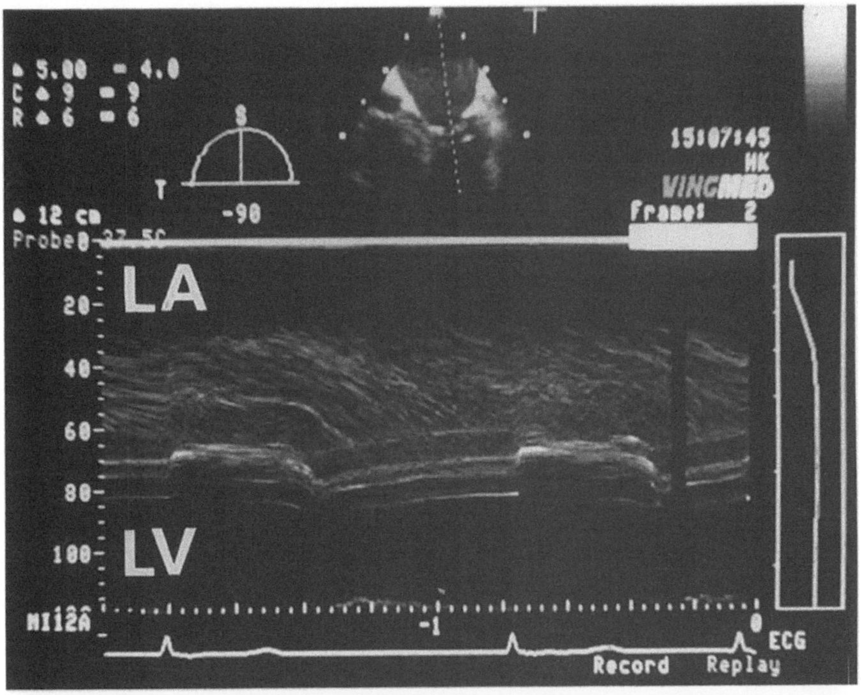

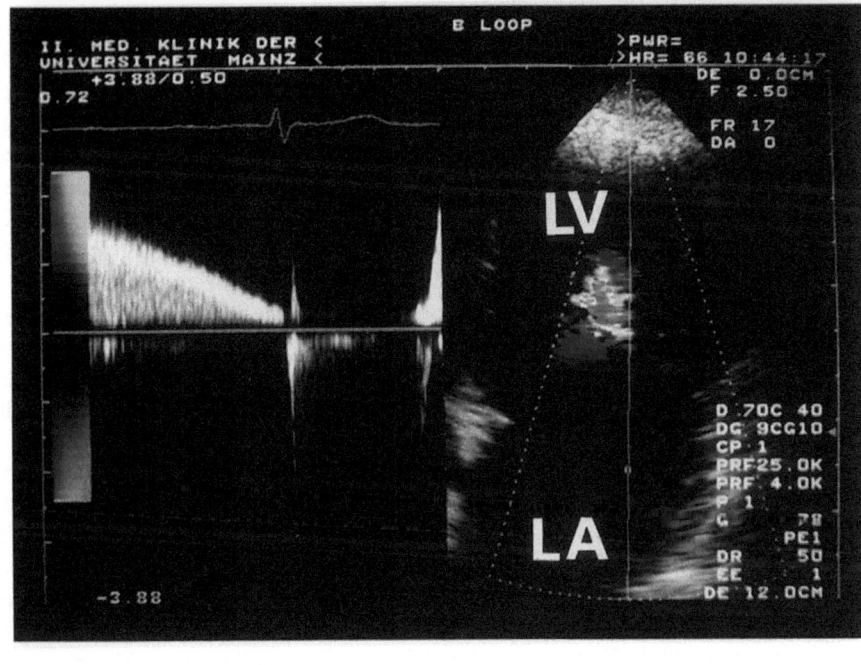

Abb. 2. Transösophageales Echokardiogramm bei einem Patienten mit Mitralklappenstenose. *Oberer Teil* zweidimensionales Echokardiogramm, *unterer Teil* das dazugehörige M-mode-Bild. Man erkennt deutlich die Spontanechobildung im linken Vorhof (*LA*, jeweils *obere Bildhälfte*) und die deutlich eingeschränkte Beweglichkeit der Mitralsegel sowie deren Verdickung. *LV* linker Ventrikel.

Abb. 3. Beispiel einer Mitralklappenstenose im transthorakalen Echokardiogramm. Man erkennt in der *rechten unteren Bildhälfte* den vergrößerten linken Vorhof (*LA*) und angedeutet die Vorwölbung beider Mitralklappensegel in den linken Ventrikeln (*LV*). Es findet sich ein turbulenter Fluß durch die verengte Mitralklappe, erkennbar an dem farbigen Mosaik. Über den senkrecht dargestellten CW-Doppler-Cursor wird die Geschwindigkeit gemessen und in der *linken Bildhälfte* dargestellt. Diese ist typischerweise zu Beginn der Diastole hoch und nimmt dann wie dargestellt ab.

Untersuchung der Mitralklappe dar. So erlaubt die M-mode-Echokardiographie alleine auch keine sichere Differenzierung zwischen der Mitralstenose und einem atrialen Myxom, welches durch die Mitralklappe prolabiert.

Diese zeigt im zweidimensionalen Untersuchungsgang die Verminderung der Segelbeweglichkeit in Form eines „doming"-Effekts, eine diastolische Vorwärtsbewegung des posterioren Mitralsegels und einen verminderten „EF-slope", verdickte und kalzifizierte Mitralsegel, den vergrößerten linken Vorhof und verkleinerten linken Ventrikel, die reduzierte frühdiastolische Schließgeschwindigkeit des anterioren Mitralsegels und die fehlende a-Welle bei pulmo-

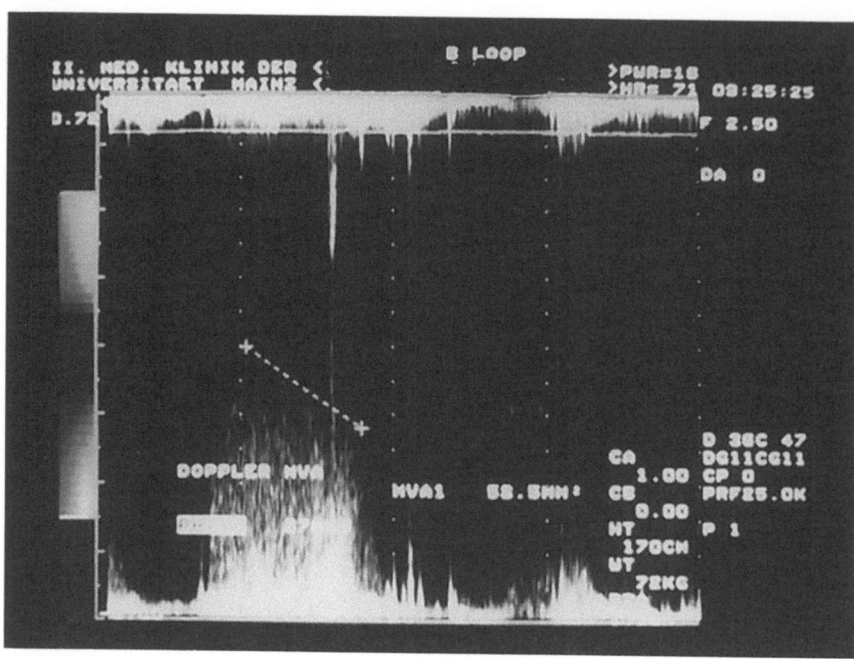

Abb. 4. Bestimmung der Mitralklappenöffnungsfläche mit Hilfe der Druckhalbwertszeit-Methode. Nach dem im Ultraschallgerät programmierten Algorithmus berechnet die Klappenöffnungsfläche sich zu etwa 0,6 cm².

naler Hypertension. Weniger spezifische Zeichen sind die verminderte D-E-Amplitude und eine verminderte Steilheit der Aortenwurzelbewegung in der späten Diastole. Die Echokardiographie erlaubt leicht die Differentialdiagnose zum Myxom und zur hypertroph-obstruktiven Kardiomyopathie (Abb. 2, 3).

Mit Hilfe der Dopplerechokardiographie gelingt die Quantifizierung der Mitralklappenstenose und die Bestimmung der Klappenöffnungsfläche. Wird der Dopplerstrahl in der Mitralklappe orientierend verschoben ("mapping"), so gelingt es im allgemeinen leicht, den Geschwindigkeitssprung zu lokalisieren [101] (Abb. 4).

Nach einer initial für die invasive Bestimmung der Klappenöffnungsfläche vorgesehenen Methode und Berücksichtigung der Bernoulli-Gleichung läßt sich dopplerechokardiographisch leicht die Klappenöffnungsfläche bestimmen. Diese beruht auf der empirischen Feststellung, daß eine Druckhalbwertszeit von 220 ms einer Mitralklappenöffnungsfläche von 1 cm² entspricht [45]. Dementsprechend kann die aktuelle Klappenöffnungsfläche bestimmt werden durch den Quotienten von 220 dividiert durch die gemessene Druckhalbwertszeit in Sekunden:

$MVA = 220 / t_{1/2}$. Zunehmende Druckhalbwertszeiten bedeuten somit kleinere Klappenöffnungsflächen, kleinere Druckhalbwertszeiten bedingen größere Klappenöffnungsflächen. Bei der Registrierung ist darauf zu achten, daß eine möglichst kontinuierliche Füllkurve erhalten wird. Der Winkel des Dopplerstrahls im Hinblick auf den Hauptjet spielt nur insofern eine Rolle, als eine gute Hüllkurve vorhanden sein muß. Physikalisch spielt er bei der Bestimmung der Klappenöffnungsfläche keine Rolle. In den Fällen, in denen die Diastole nicht ausreicht, um auf den halben Wert abzufallen, kann die Kurve extrapoliert werden. Zahlreiche Limitationen der Methode sind beschrieben worden [38–40, 57, 99, 100]. Da die angeführten physiologischen Faktoren wie atriale und ventrikuläre Compliance, Flußstärken und Druckdifferenzen zu verschiedenen Zeitpunkten sich letztlich ausbalancieren, hat die Methode sich klinisch als sehr brauchbar erwiesen. Bei gleichzeitig vorliegender schwerer Aortenklappeninsuffizienz können allerdings leicht falsche Werte erzielt werden [43, 55]. Bei größeren Klappenöffnungsflächen werden größere Fehler bei der Bestimmung gemacht als mit kleineren. Es wird dringend empfohlen, eine Monitor- und Papiergeschwindigkeit von 100 mm/s einzustellen. In zahlreichen Studien konnte die Validität der Druckhalbwertszeitmethode nachgewiesen werden [27, 28, 91]. Bei Patienten mit begleitender Aortenklappeninsuffizienz hat sich in einigen Studien die Kontinuitätsgleichung bewährt [67]. Allerdings ist hierzu die Bestimmung des pulmonalen Flußvolumens erforderlich, es darf ferner keine Mitralinsuffizienz vorliegen. Die Beurteilung der Wertigkeit dieser Methode ist trotz anfänglich guter Resultate [36, 37, 95] noch nicht abgeschlossen und wird daher hier nicht dargestellt. Hierzu sei auf die ausführliche und kritische Darstellung von Dennig verwiesen [25].

Erst vor wenigen Jahren wurde die PISA-Methode (Proximal isovelocity surface area) zur Bestimmung der Klappenöffnungsfläche vorgeschlagen [83], ohne daß bei invasiven Vergleichsuntersuchungen gute Übereinstimmung zu erzielen gewesen wäre [29]. Tendenziell können M-mode-Parameter einen Hinweis auf eine Klappenöffnungsflächenänderung nach Intervention geben, sie sind zu einer genaueren Bestimmung der Klappenöffnungsfläche allerdings nicht geeignet. Neben der direkten Planimetrie der Mitralklappenöffnungsfläche in der kurzen Achse kann die Klappenöffnungsfläche auch nach der modifizierten Bernoulli-Gleichung bestimmt werden ($4v^2$), wenn mehrere diastolische Messungen gemittelt werden [49].

Herzkatheteruntersuchung. Aufgrund der zunehmenden Genauigkeit der Echokardiographie bei der Diagnose der Mitralstenose und von Vitien allgemein entzündete sich in den 80er Jahren eine Diskussion über die prinzipielle Notwendigkeit der Herzkatheteruntersuchung [15, 79]. Diese wird bei alleiniger Mitralstenose beim jungen Patienten nicht erforderlich sein, da die Echokardiographie zur Diagnosestellung und Schweregradbeurteilung ausreicht. Bei älteren Patienten ist insbesondere die hohe begleitende Inzidenz der koronaren Herzerkrankung Grund zur Herzkatheteruntersuchung. Die Mitralklappenöffnungsfläche kann nach den beiden untenstehenden Formeln bestimmt werden [42]:

Mitralklappenfläche =

$$\frac{\text{Mitralklappenfluß (ml/s)}}{31 \sqrt{\text{Mittlerer Mitralgradient (mmHg)}}} \quad (1)$$

Mitralklappenfluß =

$$\frac{\text{Herzzeitvolumen (ml/min)}}{\text{Diastolische Füllungszeit (s/min)}} \quad (2)$$

Normalerweise beträgt die Mitralklappenöffnungsfläche 4–6 cm², eine leichte Stenose zeigt eine Öffnungsfläche von 1,5–2 cm, eine mäßige von 1,0–1,5 cm und eine schwere Stenose hat einen Durchmesser von unter 1 cm².

Man kann den linken Vorhof entweder transseptal vom rechten Vorhof aus erreichen oder als Ersatz für den linksatrialen Druck den pulmonalkapillären Verschlußdruck heranziehen und simultan den linksventrikulären Druck, der durch einen über die Aortenklappe eingeführten Katheter gemessen wird, über-

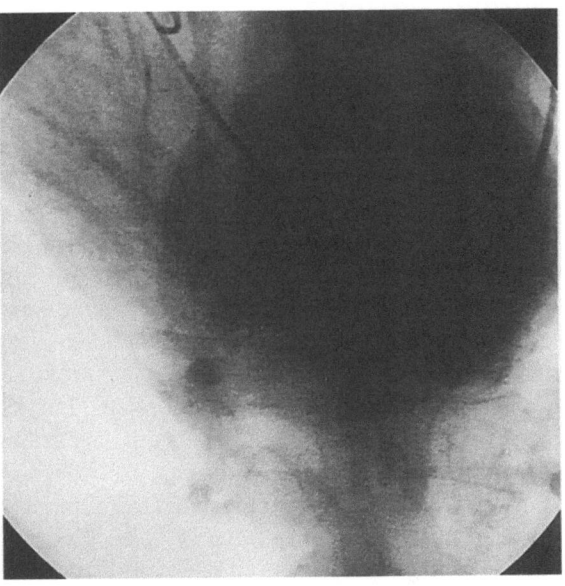

Abb. 5. Röntgenographische Darstellung des massiv vergrößerten linken Vorhofs bei Mitralklappenstenose nach Kontrastmittelapplikation in den rechten Ventrikel (Durchlaufangiographie, Pigtail-Katheter im rechten Ventrikel)

lagern, um den transvalvulären Druckgradienten über der Mitralklappe zu messen. Mit einer Angiographie vom rechten Ventrikel aus läßt sich im Durchlaufverfahren die Größe des linken Vorhofs darstellen (Abb. 5).

Medikamentöse Behandlung. Bei Vorhofflimmern sind Digitalisglykoside indiziert. Ggf. können zur AV-Überleitungsverzögerung unter EKG- und klinischer Kontrolle Verapamil oder β-Blocker dazu gegeben werden.

Diuretika reduzieren die pulmonalvenöse Stauung, wirken somit aber nur symptomatisch, nicht ursächlich. Patienten, die eine Thrombembolie erlitten haben, sollten antikoaguliert werden. Nicht geklärt ist, ob nicht auch Thrombozytenaggregationshemmer eine sinnvolle Wirkung, insbesondere bei älteren Patienten mit hohem Blutungsrisiko, haben [116]. Ferner sind Antikoagulanzien indiziert bei Patienten mit geringem Herzzeitvolumen und Rechtsherzversagen sowie bei mäßiger Mitralstenose und Vorhofflimmern. Kontraindiziert sind sie in der Schwangerschaft. Eine elektrische Kardioversion ist nur bei kurz zuvor aufgetretenem Vorhofflimmern indiziert. Bei chronischem Vorhofflimmern ist die Therapie auf die Verringerung der Kammerfrequenz mit Chinidin und Amiodaron angezeigt.

Mitralinsuffizienz

Definition und Ätiologie. Hierbei handelt es sich um den systolischen Blutrückfluß vom linken Ventrikel über die Mitralklappe in den linken Vorhof. Ätiologisch kommen in erster Linie die Dilatation des linken Ventrikels bei dilatativer Kardiomyopathie oder ischämischer Herzerkrankung in Frage (relative Mitralklappeninsuffizienz). Bei älteren Patientinnen kommt es häufig zur Mitralringverkalkung mit konsekutiver Mitralklappeninsuffizienz. Weitere Ursachen sind das rheumatische Fieber, die infektiöse Endokarditis und der Mitralklappenprolaps. Letzterer ist wiederum bei jüngeren Frauen mit eher asthenischem Habitus häufiger anzutreffen. Bei kongenitalen Erkrankungen wie der myxömatösen Bindegewebsdegeneration beim Ehlers-Danlos-Syndrom oder beim Marfan-Syndrom ist ebenfalls die Mitralklappeninsuffizienz vermehrt zu finden, da der Mitralklappenhalteapparat von der Erkrankung betroffen ist. Beim Hinterwandmyokardinfarkt kann es zur Ischämie des posterioren Papillarmuskels mit konsekutiver Dysfunktion mit Mitralklappeninsuffizienz kommen.

Pathophysiologie und Klinik. Bei akuter Mitralinsuffizienz kann der linke Vorhof das Regurgitationsvolumen nicht auffangen, und es kommt zu einem akuten Rückstau in die Lungen mit Ödem, Hämoptysen und hoher V-Welle im Katheter. Ursache ist der noch kleine linke Vorhof. Es besteht meist noch Sinusrhythmus. Es findet sich ein holosystolisches gelegentlich musikalisches Geräusch im Bereich der Herzspitze. Ursächlich muß an eine Papillarmuskelruptur bei Hinterwandmyokardinfarkt gedacht werden. Die infektiöse Endokarditis ist bei der Mitralklappeninsuffizienz häufiger als bei der Mitralklappenstenose und wird analog der Mitralklappenstenose nach den Empfehlungen der Deutschen Gesellschaft für Kardiologie behandelt.

Bei der chronischen Mitralklappeninsuffizienz stehen klinisch Abgeschlagenheit und Dyspnoe im Vordergrund. Aufgrund des bereits vorgedehnten linken Vorhofs ist Vorhofflimmern häufig, die pulmonale Hypertension ist weniger schwerwiegend. Ursächlich kommen Rheuma, Mitralklappenprolaps

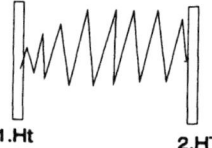

Abb. 6. Auskultationsbefund bei chronischer Mitralklappeninsuffizienz. *1. HT* erster Herzton, *2. HT* zweiter Herzton.

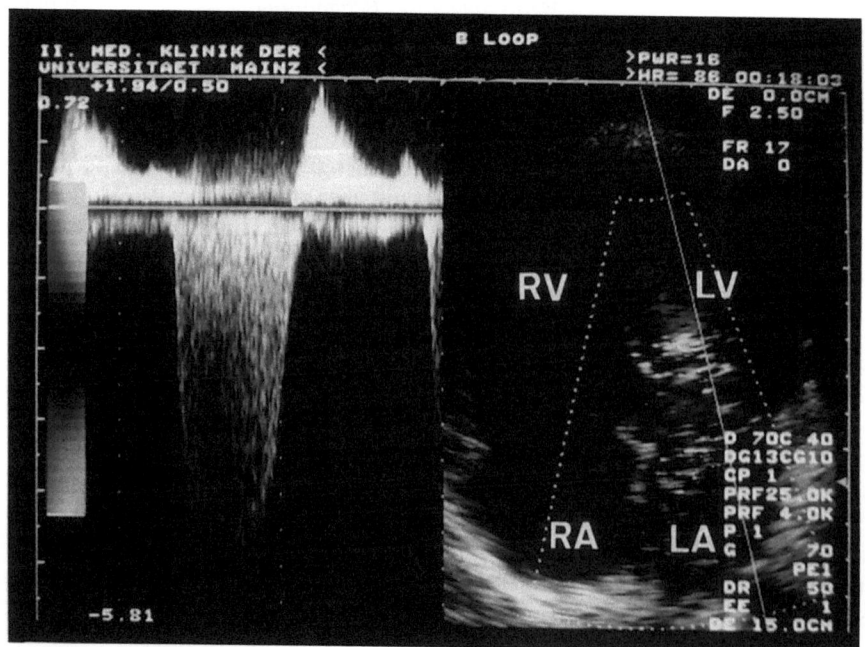

Abb. 7. Transthorakales Echokardiogramm eines Patienten mit mittelgradiger Mitralklappeninsuffizienz. Der Insuffizienzjet ist in der *rechten Bildhälfte* am Mosaik im linken Vorhof (*LA*) zu erkennen. Die über den kontinuierlichen Dopplerschallstrahl abgeleitete Geschwindigkeit ist als Hüllkurve auf der linken Bildhälfte abgebildet. *LV* linker Ventrikel, *RA* rechter Vorhof, *RV* rechter Ventrikel

3.2 Herzklappenerkrankungen

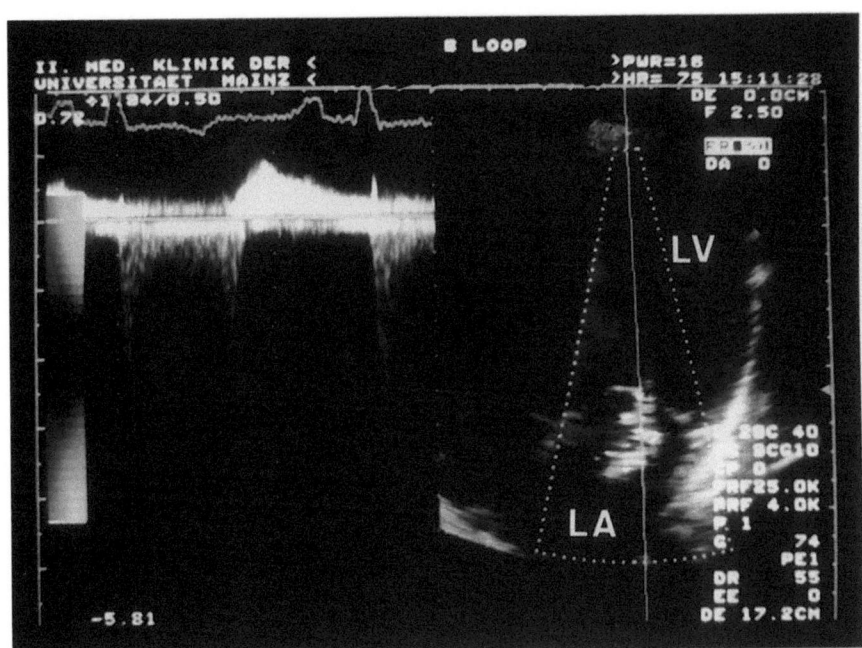

Abb. 8. Beispiel für einen kleinen Mitralinsuffizienzjet. *LA* linker Vorhof, *LV* linker Ventrikel

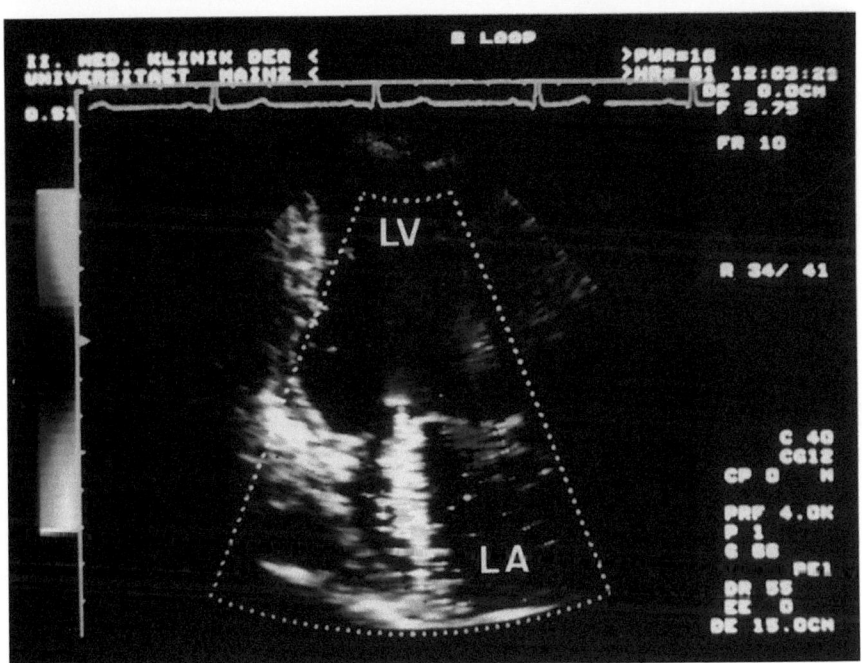

Abb. 9. Beispiel für einen mittelgradigen Mitralinsuffizienzjet, der exzentrisch bis zum Vorhofdach reicht. *LA* linker Vorhof, *LV* linker Ventrikel

und die funktionelle Mitralklappeninsuffizienz bei dilatiertem linken Ventrikel in Betracht.

Die vorzeitige Ventrikelentleerung in den linken Vorhof führt zu einem frühzeitigen Aortenklappenschluß. Das Insuffizienzgeräusch kann daher durch A2 hindurch anhalten, und S2 kann daher weit gespalten sein. P2 ist aufgrund der pulmonalen Hypertonie laut. Ein apikales Schwirren sollte an eine Chordaeruptur denken lassen. Das Mitralklappeninsuffizienzgeräusch kann früh- oder spätsystolisch oder pansystolisch sein.

Echokardiographie. Mit Hilfe des Dopplers läßt sich leicht eine Regurgitation vom linken Ventrikel in den linken Vorhof nachweisen. Bei apikaler Anlotung (Vierkammerblick) wird das Meßvolumen

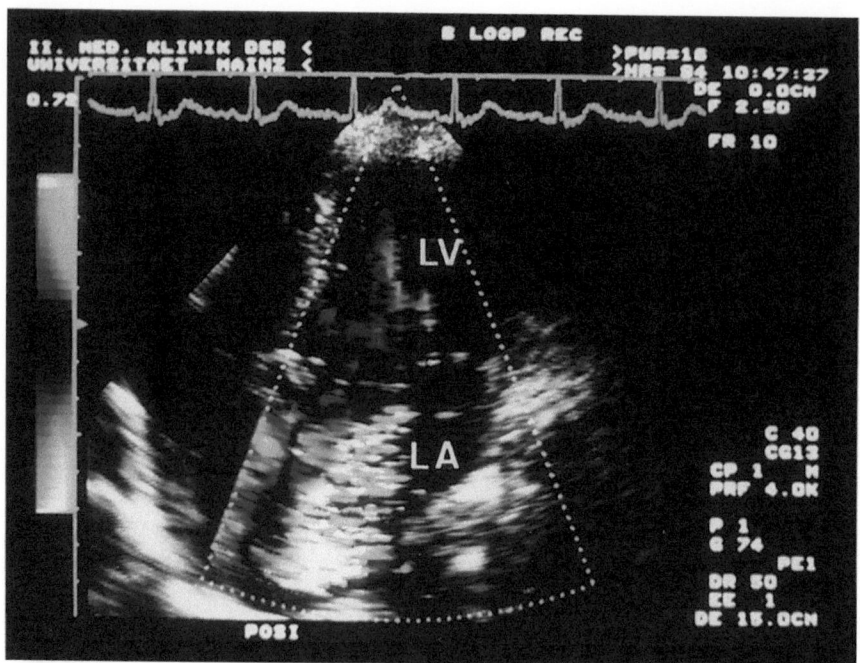

Abb. 10. Beispiel für einen breitbasigen Mitralinsuffizienzjet, der bis zum Vorhofdach reicht und damit einer schweren Mitralklappeninsuffizienz entspricht. *LA* linker Vorhof, *LV* linker Ventrikel

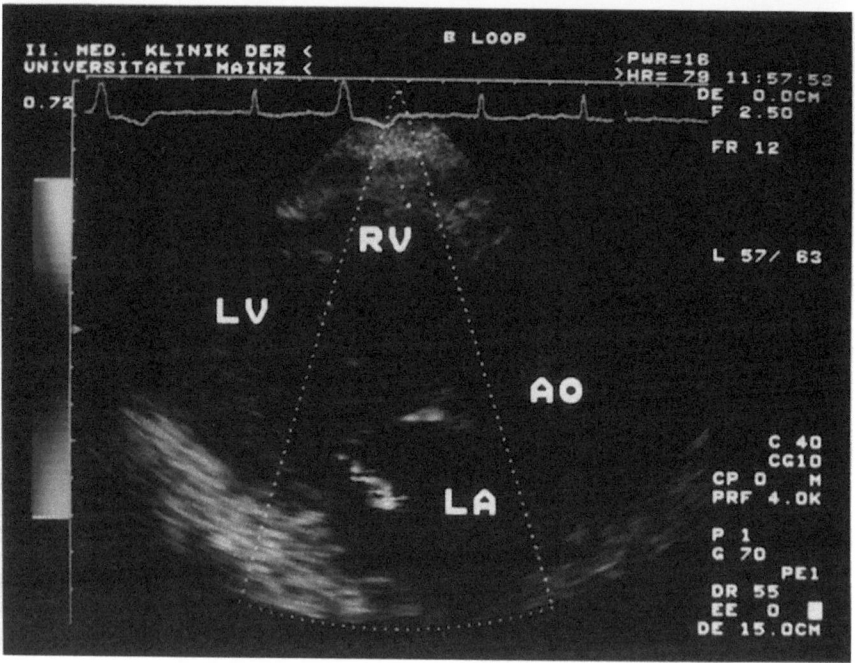

Abb. 11. Beispiel für einen mitralklappenschlußassoziierten Jet, der eher als physiologisch zu betrachten ist. *LA* linker Vorhof, *LV* linker Ventrikel, *RV* rechter Ventrikel, *AO* Aorta

des gepulsten Dopplers proximal der Mitralklappe im linken Vorhof positioniert, und es wird nach systolischen Flüssen mit hohen Geschwindigkeiten gesucht. Vorzugsweise treten bei Mitralinsuffizienz dann auch Aliasingphänomene, d. h. mosaikkodierte Artefakte auf, weil die tatsächlichen Geschwindigkeiten, die technisch vorgegebenen Geschwindigkeiten übersteigen [9, 31] (Abb. 7).

Mit dem kontinuierlichen Doppler wird nach einer holosystolischen parabolgeformten Hüllkurve genau zwischen den beiden Mitralsegelspitzen gesucht. Geschwindigkeiten von 4–6 m/s können hier durchaus erreicht werden. Der Farbdoppler zeigt eine mosaik-

3.2 Herzklappenerkrankungen

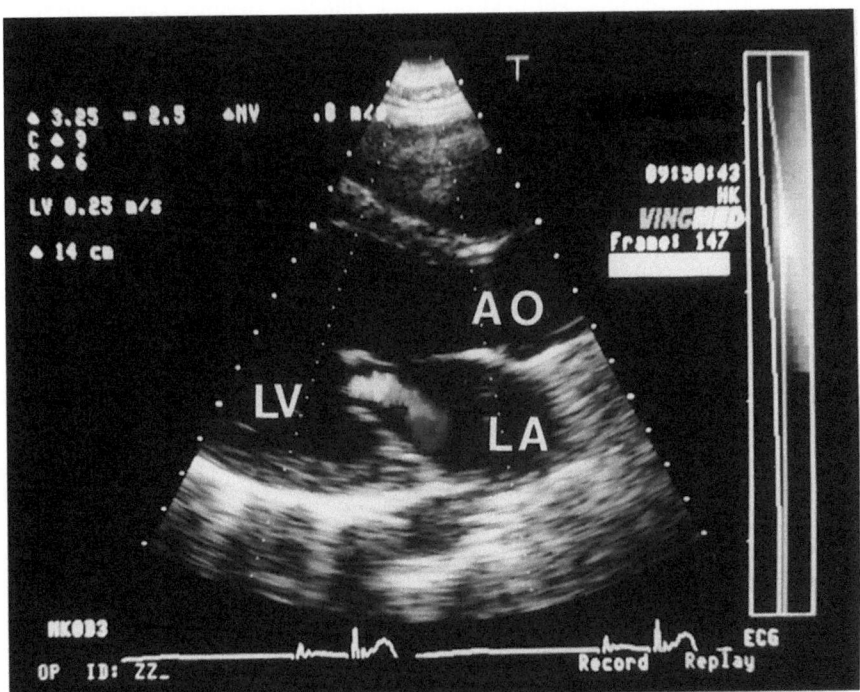

Abb. 12. Beispiel eines kleinen Mitralklappeninsuffizienzjets im parasternalen Längsschnitt. *LA* linker Vorhof, *LV* linker Ventrikel, *AO* Aorta ascendens

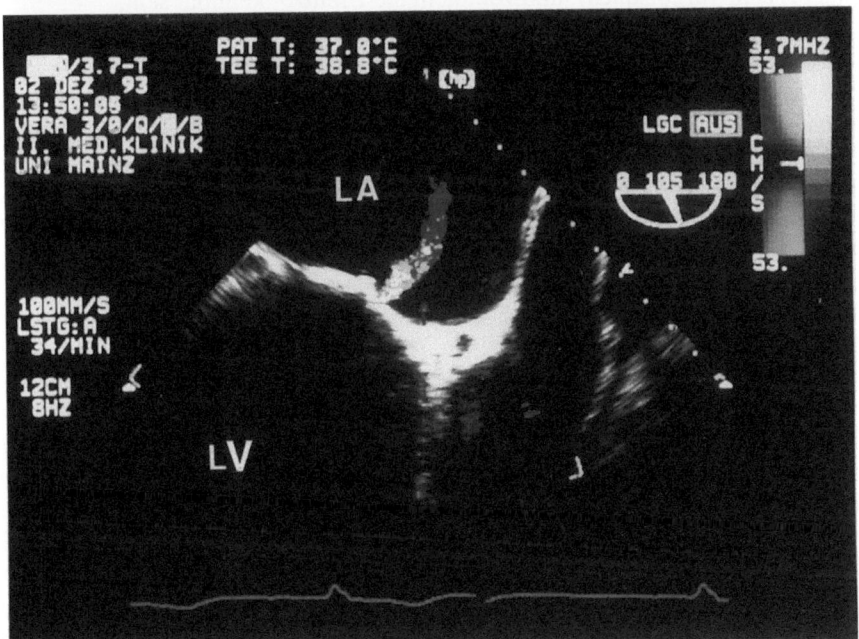

Abb. 13. Beispiel für einen kleinen Mitralklappeninsuffizienzjet im transösophagealen Echokardiogramm, der als kleine rotkodierte „Zunge" im linken Vorhof zu sehen ist. *LA* linker Vorhof, *LV* linker Ventrikel

ähnliche Struktur, die sich über verschiedene Ausbreitungsrichtungen hin auf das Vorhofdach erstreckt [17, 18, 51]. Die Farbdopplertechnik eignet sich am ehesten zur orientierenden Erfassung einer Mitralinsuffizienz ("screening"). Alle Dopplertechniken sind hoch sensibel mit einer fast hundertprozentigen Sensitivität. Ausnahmen machen nur Patienten mit extrem exzentrischen Jets. Seit den Beobachtungen von Kostucki, Akasaka, Berger [1, 6, 54] und anderen, daß kleine Regurgitationen auch bei offensichtlich Gesunden auftreten können, hat sich eine Debatte darüber entwickelt, ob diese kleineren Regurgitationsjets als pathologisch zu betrachten sind oder nicht. Jedenfalls lassen sie sich mit keiner anderen Technik verifizieren, und daher scheinen sie eher Normvarianten darzustellen. Zu dieser Betrachtungsweise sollte man sich insbesondere dann entschließen, wenn die Regurgitationsjets früh in der Systole sichtbar sind und nicht die ganze Systole anhalten (Abb. 7-13).

Es hat zahlreiche Versuche gegeben, die Mitralinsuffizienz mit Hilfe des Farbdopplers zu quantifizieren, und zwar mit der Länge und Breite des Regurgitationsjets, insbesondere im Verhältnis zur Vorhofgröße [62, 64, 92 u. a.], ohne daß letztlich eine gute Übereinstimmung zu invasiven Daten gezeigt werden konnte [5, 72]. Ferner konnten neuere Techniken immer beweisen, daß sie noch genauer waren wie die Rekonstruktion des Regurgitationsjets in 3 Dimensionen [47], die transösophageale Echokardiographie, die biplane transösophageale Echokardiographie [111] und die multiplane transösophageale Echokardiographie. Letztlich bleibt die Graduierung im transthorakalen Echokardiogramm immer subjektiv und sollte bei Einteilung in 3 oder 4 Schweregrade immer die Breite und Länge des Jets (maximal bis zum Vorhofsdach), und vor allem die Breite des Jets an seinem Ursprung, berücksichtigen, da letzterer mit der Klappenöffnungsfläche korreliert. Schließlich ist an diesem Dilemma auch der derzeit noch gültige Gold-Standard, die Angiographie mit schuld, da diese Methode selbst mit quantitativen Unsicherheiten behaftet ist. Experimentelle Arbeiten konnten nachweisen, daß die echokardiographischen Parameter nicht nur vom Fluß abhängen, sondern auch von der Klappenöffnungsfläche während Regurgitation, den Füllungsdrücken und der Dehnbarkeit des linken Vorhofs [10, 11, 58, 88]. Außerdem nehmen die Geräteparameter wie Gain, Pulswiederholungsfrequenz und andere erheblichen Einfluß auf die Darstellung [94].

Mit der transösophagealen Echokardiographie gelingt ferner die reproduzierbare Darstellung des Pulmonalvenenflusses in den linken Vorhof mit der Möglichkeit der Beurteilung einer Änderung dieses Flusses durch eine Mitralinsuffizienz. Hierzu fehlen allerdings kontrollierte Studien. Zur Beurteilung einer nach Mitralklappenrekonstruktion noch vorhandenen Mitralinsuffizienz hat sich die linksventrikuläre Injektion von Kontrastmittel als äußerst sensitive Methode bewährt [22].

Differentialdiagnosen. Hier muß in erster Linie die Aortenklappenstenose bedacht werden. Allerdings ist der Auskultationsbefund different: Während bei der Aortenstenose das punctum maximum des spindelförmigen Geräusches über der Aortenklappe auszukultieren ist, läßt sich das bandförmige Systolikum der Mitralinsuffizienz über der Herzspitze auskultieren. Ferner erlaubt i. allg. die Echokardiographie die Differentialdiagnose. Allerdings kann dies auch schwierig sein, wenn der Dopplerstrahl versehentlich über der Mitralklappe positioniert wird, wenn der linksventrikuläre Ausflußtrakt mit der Aortenklappe eigentlich angelotet werden soll. Im Zweifelsfall wird hier eine transösophageale Ultraschalluntersuchung die erhaltene Separation der Aortenklappensegel und im Farbdoppler die Regurgitation über der Mitralklappe nachweisen können.

Die hypertroph-obstruktive Kardiomyopathie ist dann schon schwieriger zu differenzieren. Hier findet sich allerdings kein mittsystolischer Klick oder eine linksatriale Vergrößerung. Auch läßt sich nur der Gradient über dem linksventrikulären Ausflußtrakt nach Nitroapplikation vergrößern, nicht der über der Mitralklappe. Ferner sollten die asymetrische Septumhypertrophie und die systolische Vorwärtsbewegung des anterioren Mitralsegels eigentlich gut im zweidimensionalen Echokardiogramm erkennbar sein.

Ventrikelseptumdefekt. Hier sollte mit der Injektion von Ultraschallkontrastmittel eine eindeutige Differenzierung zur Mitralinsuffizienz möglich sein [114]. Nach intravenöser Injektion von maximal 2 ml handagitiertem Gelifundol (cave: Bläschengröße bis 40 μm) lassen sich bei Rechts-links-Shunt Bläschen im linken Ventrikel nachweisen. Bei Links-rechts-Shunt findet sich ein Ausspareffekt (Negativkontrasteffekt) im rechten Ventrikel aufgrund des Übertritts von kontrastmittelfreiem Blut aus dem rechten in den linken Ventrikel.

Trikuspidalklappeninsuffizienz. Sie zeigt ein inspiratorisches Geräusch, welches am lautesten am linken Sternalrand auszukultieren ist. Hier erlaubt ebenfalls die Echokardiographie die Differentialdiagnose. Im Zweifelsfall ist hier ebenso wie bei der Differenzierung zwischen papillarmuskeldysfunktionsbedingter vs. papillarmuskelabrißbedingter Mitralklappeninsuffizienz eine transösophageale Untersuchung indiziert.

Ein Vorhofseptumdefekt (ASD) kann aufgrund der inspiratorischen Verschiebung des systolischen Geräusches und des Pulmonalklappenschlusses unterschieden werden.

EKG. Dies zeigt keine typischen Veränderungen, häufig jedoch Vorhofflimmern aufgrund der Vorhofüberdehnung und Belastung.

Thoraxröntgen. Dies zeigt neben der Dilatation beider linker Herzkammern häufig direkt die Verkalkung der Mitralklappe sowie im fortgeschrittenen Stadium die Zeichen der Lungenstauung mit Kerley-B-Linien wie bei der Mitralklappenstenose.

Herzkatheteruntersuchung. Die Angiographie des linken Ventrikels in 30° RAO-Projektion zeigt i. allg. gut die Mitralklappenregurgitation, die in 3–4 Schweregrade semiquantitativ eingeteilt wird. Grad I: geringe Regurgitation über die Klappenebene nach proximal, Grad IV: Regurgitation in einem breiten Jet bis zum Vorhofdach.

Die V-Welle der pulmonalen Wedgedruckkurve zeigt eine sehr hohe V-Welle, die der hohen V-Welle in der linksatrialen Druckkurve entspricht. Dies wird durch körperliche Belastung verstärkt. Eine Papillarmuskeldysfunktion kann anhand der Hypokinesie der Hinterwand bei Infarkt wahrscheinlich gemacht werden. Man sollte immer daran denken, daß durch die Katheterlage selbst eine Mitralklappeninsuffizienz vorgetäuscht oder verstärkt werden kann.

Medikamentöse Therapie. Ähnlich der Mitralklappenstenose wird das Vorhofflimmern mit schneller Kammerüberleitung mit Digitalis behandelt, wobei oft der therapeutische Digitalisspiegel überschritten und sich nach der Kammerfrequenz alleine gerichtet werden muß. Bei stattgehabter systemischer Embolie und/oder eingeschränkter Kammerfunktion ist eine Antikoagulation indiziert. Diuretika vermindern palliativ die retrograde pulmonalvenöse Stauung. Die Regurgitationsfraktion kann durch Afterloadreduktion mit Nitroprussidnatrium und ACE-Hemmer vermindert werden. Die perakute Mitralklappeninsuffizienz erfordert intensiv-medizinische Therapie mit schnellem operativen Klappenersatz.

Mitralklappenprolapssyndrom

Diese Erkrankung, die letztlich zur Mitralinsuffizienz führt, wurde als solche erst durch die grundlegenden Arbeiten von Barlow im Jahre 1963 als solche erkannt, in denen mittsystolische Klicks mit angiographischen Beweisen für eine Regurgitation korreliert wurden [3]. Die Erkrankung wurde auch mit dem Begriff "floppy valve syndrom" bezeichnet, um das überschüssige Klappengewebe mit verlängerten Chordae tendineae zu kennzeichnen, die einen Prolaps beider Mitralklappensegel in den linken Vorhof kennzeichnen. Meist prolabiert nur das posteriore Segel. Die Klappen können verdickt sein. Bei einer pathologischen Untersuchung zeigt sich oft eine myxomatöse Degeneration mit Auflösung der normalen Kollagenstruktur und der Ablagerung von sauren Mukopolysacchariden. Der Klappenring ist oft erweitert. Es sind häufig jüngere Frauen von dieser Abnormalität betroffen.

Pathophysiologie und Klinik. Aufgrund der Anspannung der Mitralklappensehnenfäden während der Prolapsbewegung in den linken Ventrikel kann in der Mitte der Systole ein Klick gehört werden. Dieser läßt sich am besten in Linksseitenlage auskultieren. Es findet sich im Anschluß daran ein systolisches Geräusch, welches um so ausgeprägter ist, je kleiner der linke Ventrikel ist. Die meisten Patienten haben keine Symptome. Einige berichten jedoch über Dyspnoe, Müdigkeit, Palpitationen und Brustschmerzen, ohne daß eine genaue Erklärung gefunden werden könnte. Die Koinzidenz mit dem Marfan-Syndrom ist überzufällig häufig.

Differentialdiagnostisch muß an eine Aortenstenose oder hypertroph-obstruktive Kardiomyopathie gedacht werden. Letztere zeigt jedoch keinen mittsystolischen Klick. Beim Ventrikelseptumdefekt ist das Geräusch eher holosystolisch, bei Papillarmuskelruptur kann die klinische Differentialdiagnose unmöglich sein. Hier hilft die Tatsache, daß gleichzeitig ein Infarkt vorliegt. Die Trikuspidalklappeninsuffizienz zeigt ein inspiratorisches Geräusch am linken Sternalrand in der Inspiration, was von dem spitzennahen Geräusch bei Mitralklappenprolaps unterscheidbar ist.

Der systolische Klick und die Geräusche lassen sich durch ein Valsalvamanöver oder Wechsel der Körperlage beeinflussen. Durch die Verminderung des venösen Rückflusses und Verminderung des linksventrikulären Volumens kommt es zu einem früheren Klick und Geräusch. Das EKG ist meist unauffällig, bei Belastung kann sich eine descendierende ST-Streckensenkung zeigen. Das Röntgenthoraxbild ist unauffällig.

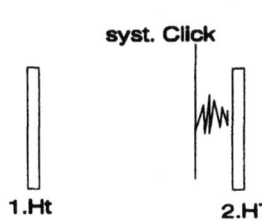

Abb. 14. Auskultationsbefunde bei Mitralklappenprolapssyndrom. *1. Ht* erster Herzton, *2. Ht* zweiter Herzton, leichter Schweregrad oben, fortgeschrittener Schweregrad unten

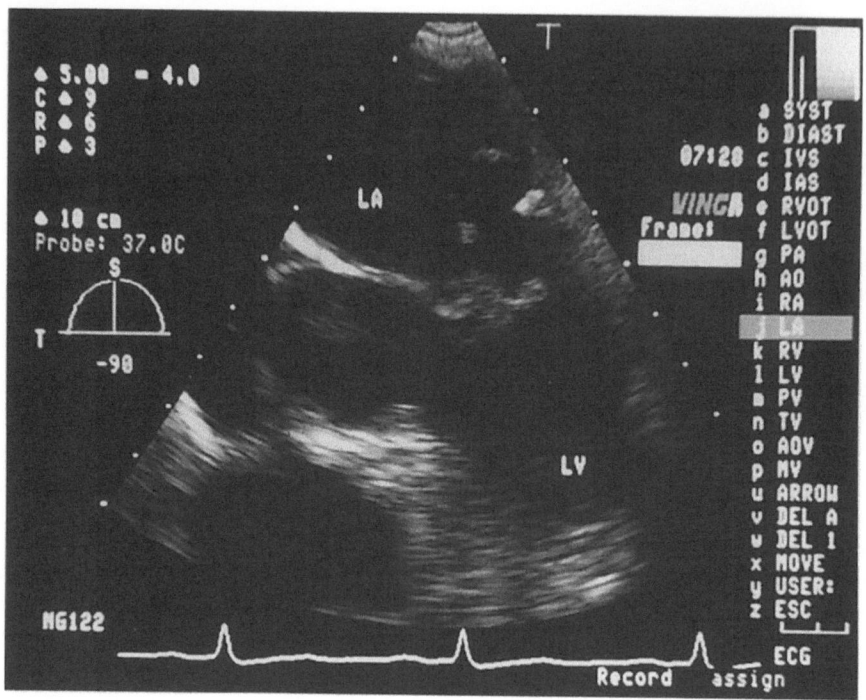

Abb. 15. Beispiel eines Patienten mit Mitralklappenprolapssyndrom des posterioren Mitralklappensegels. Transösophageales Echokardiogramm im Transversalschnitt. *LA* linker Vorhof, *LV* linker Ventrikel

Echokardiographie. Die initiale Beschreibung von Barlow et al. 1963 [3] meinen mit Mitralklappenprolaps den fehlenden Schluß der Mitralklappenspitzen. Dies wurde 1970 von Shah u. Gramiak [87] erstmals echokardiographisch beschrieben. M-mode-Studien konnten den Befund bestätigen [23, 33, 53, 73]. Falsch positive und falsch negative Resultate können durch Interposition des Mitralklappenrings in den Schallstrahl bei entsprechender Anlotung erzeugt werden [2, 85, 107]. Die Illusion eines Prolapses kann insbesondere bei einem großen Perikarderguß aufgrund der Bewegung des gesamten Herzens ("swinging heart") entstehen.

In den letzten Jahren hat es zahlreiche Kontroversen über die echokardiographischen Charakteristika des Mitralklappenprolapssyndroms gegeben – unter anderem über die Korrelation mit der weiblichen Brustgröße [84] –, die hier nicht wiedergegeben werden muß. Krivokapich et al. [56] haben einige strenge Kriterien genannt: 1. eine ausgedehnte systolische Vorwärtsbewegung der Mitralsegel mit Kontakt beider Segelspitzen oberhalb der Mitralklappenebene in jeder echokardiographischen Schnittebene; 2. Vorwärtsbewegung von einem oder beiden Segeln oberhalb der Mitralklappenebene im parasternalen Längsschnitt; 3. Vorwärtsbewegung des posterioren Segels in jedem echokardiographischen Schnitt (Abb. 15, 16). Auch mit diesen strengeren Kriterien ist es unklar, ob das Mitralklappenprolapssyndrom vermehrt mit anderen Komplikationen (z.B. Endokarditis, Rhythmusstörungen) einhergeht oder nicht. Allerdings scheint eine Verdikkung der Segel selbst mit einer erhöhten Inzidenz an Endokarditis verbunden zu sein [68].

Die Farbdopplerechokardiographie erlaubt eine zeitliche Zuordnung einer begleitenden Mitralinsuffizienz sowie eine örtliche, indem exzentrische Jets eher einer Regurgitation durch das anteriore oder posteriore Segel zugeordnet werden können. In der Kombination der konventionellen Echokardiographie mit dem Farbdoppler scheint eine genauere Beurteilung des Mitralklappenprolapses möglich zu werden, wobei diese Methoden zusammen immer noch nicht spezifisch sind, wenn die Auskultation als Goldstandard verwendet wird [4]. Es erscheint möglich, daß es fließende Übergänge gibt, die auskultatorisch noch nicht erfaßt werden können. Unter Beachtung der oben genannten strengen Kriterien ist allerdings von einer schlechteren Prognose von Patienten mit als Patienten ohne Mitralklappenprolapssyndrom auszugehen [59].

Therapie. Es ist wichtig, die Patienten darüber aufzuklären, daß die Erkrankung benigne ist. Allerdings sollte darauf geachtet werden, ob sich nicht langsam eine schwerwiegende Mitralinsuffizienz entwickelt oder plötzlich, wenn die Chrodae rupturieren, was allerdings sehr selten ist. Ein Zusammenhang mit transitorischen zerebralen Ischämien ist beschrieben worden [105].

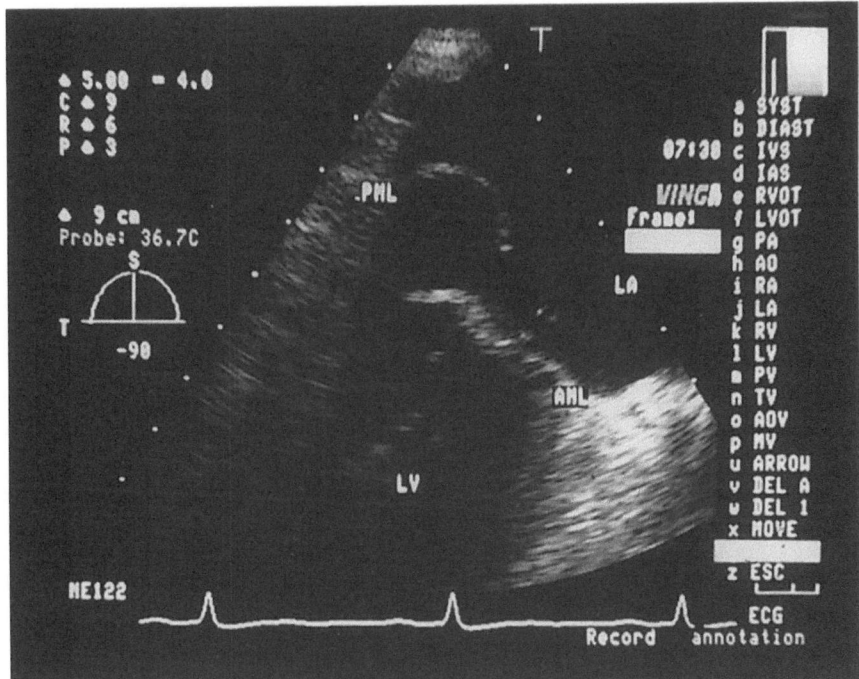

Abb. 16. Gleicher Patient wie in Abb. 15. Transösophageales Echokardiogramm im Transversalschnitt. *LA* linker Vorhof, *LV* linker Ventrikel. *PML* posteriores Mitralsegel, *AML* anteriores Mitralsegel, *LA* linker Vorhof, *LV* linker Ventrikel

Aortenklappenstenose

Die Aortenklappenstenose ist der häufigste Klappenfehler in den industrialisierten Ländern. Da die Erkrankung lange Zeit asymptomatisch verlaufen kann, bleibt oft nur eine kurze Zeit zwischen dem ersten Auftreten von Symptomen und Komplikationen, wie z. B. Synkope oder Pumpversagen.

Eine Stenose der Aortenklappe kann direkt auf Klappenebene als valvuläre Aortenklappenstenose, als supravalvuläre Aortenstenose und als subvalvuläre Aortenstenose auftreten. Eine Kombination ist ebenfalls möglich.

Ätiologie. Die häufigste Ursache der Aortenklappenstenose ist die angeborene Klappenanomalie. Z. B. können tri- oder eher im jugendlichen Alter bikuspide Aortenklappen Ursache einer sich später entwickelnden Fibrose und Kalzifizierung mit konsekutiver Aortenklappenstenose sein. Verkalkung der Aortenklappe im Rahmen eines fortgeschrittenen Alterungsprozesses oder im Rahmen einer Hyperlipoproteinämie sind weitere Ursachen (Abb. 17). Eine rheumatoide Arthritis kann eine Verdickung der Kommissuren erzeugen, die dann in eine Stenose mündet. Hier tritt dann meist eine Insuffizienz begleitend auf. Die Erkrankung ist fast immer schleichend progredient.

Pathophysiologie und Klinik. Mit progredienter Einschränkung der Klappenöffnungsfläche kommt es zu einer Einschränkung der linksventrikulären Funktion. Durch den großen transmuralen Druckgradienten, bedingt durch hohen intraventrikulären Druck,

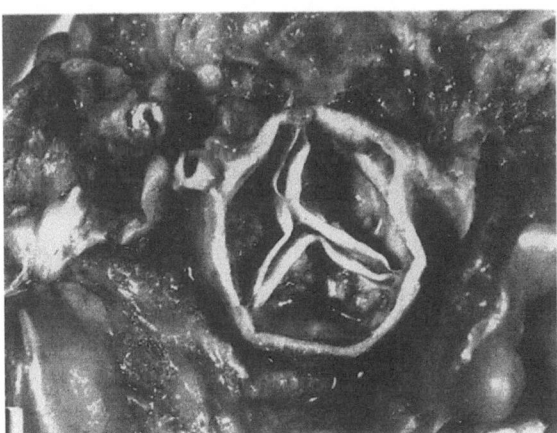

Abb. 17. Beispiel einer verkalkten Aortenklappe. Kalzifizierende Fibrose der Aortenklappensegel verhindert die normale Öffnung. Diese trikuspide Aortenklappe zeigt keine normale Adaptation der Klappensegel und stellt eine der Formen der Stenose dar, die vornehmlich bei älteren Patienten gefunden wird. (aus [93])

kommt es zu Angina pectoris auch ohne Koronarstenosen. Reflektorisch dilatieren die Skelettmuskelarterien, um das Herzzeitvolumen aufrecht zu erhalten.

Bei langandauernder Stenose oder nach körperlicher Anstrengung kann es jederzeit unvermittelt zum myogenen Pumpversagen oder Rhythmusstörungen mit Synkopen kommen. Eine mechanische Reanimation ist dann oft frustran. Ein vierter Herzton und eine abnehmende Intensität des zweiten Herztons (A2) infolge zunehmender Kalzifizierung bis hin zu seinem Verschwinden markieren die zunehmende Aortenstenose. Wenn die Spitze des typischen systolischen Crescendo-Decrescendogeräusches vor der Systolenmitte auftritt, spricht dies eher für eine leichte Aortenklappenstenose, wenn es danach auftritt, eher für eine schwere Stenose. Nach einer Extrasystole nimmt die Intensität des Geräusches zu und erlaubt damit eine Unterscheidung von der Mitralinsuffizienz, die sich manchmal ähnlich anhören kann. Generell nimmt die Lautstärke des Geräusches mit zunehmendem Herzzeitvolumen zu. Patienten mit Vorhofflimmern haben lautere Geräusche, da ihre Zykluslänge länger ist als bei Patienten mit Sinusrhythmus. Mit zunehmender konzentrischer Hypertrophie nimmt der Herzspitzenstoß an Intensität, Fläche und Dauer zu.

Der Karotispuls ändert sich signifikant, wie in der Abbildung zu sehen:

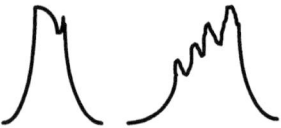

Abb. 18. Normaler Karotispuls links und Karotispuls bei einem Patienten mit Aortenklappenstenose

Das EKG zeigt Zeichen der Hypertrophie, weniger häufig Zeichen eines AV-Blocks oder eines kompletten Linksschenkelblocks.

Röntgenographisch zeigen sich erst mit zunehmender Aortenstenose eine Dilatation des linken Ventrikels, des linken Vorhofs und der Aorta ascendens als poststenotische Dilatation.

Echokardiographie. Da wie eingangs erwähnt oft nur eine kurze Zeit zwischen Diagnosestellung und Komplikationen vergeht, ist eine gute initiale Diagnostik mit Bestimmung des maximalen und mittleren Gradienten, Bestimmung der Klappenöffnungsfläche und die Diagnostik sekundärer Veränderungen wie Muskelhypertrophie, Ventrikelgröße und -funktion wichtig und sollte im Verlauf kontrolliert werden. Letzteres geschieht am sinnvollsten mit der Echokardiographie.

Die Klappenmorphologie läßt sich am besten im parasternalen (Längs-)Schnitt darstellen. Hier erhält man bereits einen Eindruck von der möglicherweise vorhandenen Verkalkung der Klappe. Normalerweise zeigt sich eine Separation der 3 Segel in dem gleichen Ausmaß wie der Durchmesser der Aortenweite an ihrem Ursprung.

Die postinfektiöse Form der Aortenklappenstenose zeigt sich in der Verschmelzung der Segel, Fibrose und konsekutiven Verkalkung und ist dann von der rheumatischen Form nicht zu unterscheiden. Bei jüngeren Patienten kann sich ähnlich der Mitralstenose ein Doomingeffekt zeigen, d.h., die Klappen wölben sich ähnlich einem Dom in die Aorta während der Systole. Bei der degenerativen Form der Aortenklappenstenose, die immer häufiger anzutreffen ist, finden sich überzufällig häufig bikuspide Klappen als Ursache für die Verkalkung. Dies kann gut mittels Echokardiographie erkannt werden. Hier findet sich keine Verschmelzung der Klappensegel. Das Ausmaß der Kalzifizierung der Klappe kann ebenfalls mit der Echokardiographie gut abgeschätzt werden und ist für den Chirurgen von Bedeutung. Ferner sind die Kontraktilität sowie die linksventrikulären Volumina von Interesse. Allerdings ist die Spezifität dieser Befunde für die Diagnose einer Aortenstenose gering [66, 69]. Allerdings bestimmen die linksventrikulären Volumina und die Funktion des linken Ventrikels die Prognose der Patienten [66], und diese Informationen helfen bei dem Management der Patienten postoperativ.

Mit dem Dopplerschallstrahl gelingt es, die Geschwindigkeit des Blutflusses über der stenosierten Klappe zu messen. Unter Anwendung der modifizierten Bernoulli-Gleichung ($4V_{max}^2$) kann der maximale instantane Gradient über der Klappe bestimmt werden. Dieser korrespondiert gut zu dem maximalen instantanen Druckunterschied zwischen dem linken Ventrikel und der Aorta. Die Bestimmung des Peak-Ventrikel zu Peak-Aorta-Gradienten ist nicht möglich, da beide Gipfel nicht gleichzeitig abgeleitet werden können. Gute Übereinstimmungen mit der Realität konnten jedoch gefunden werden [90, 98, 109]. Probleme ergeben sich aus der Tatsache, daß der Jet der Aortenklappenstenose sehr unterschiedlich lokalisiert und damit überhaupt schwer auffindbar sein kann. Auch hier ist die Anwendung eines Ultraschallkontrastmittels erwägenswert, vor allem, um ein schwaches Signal zu verstärken. Die Jetrichtung kann u. U. mit dem Farbdoppler orientierend gefunden werden. Sonst ist allerdings der Farbdopp-

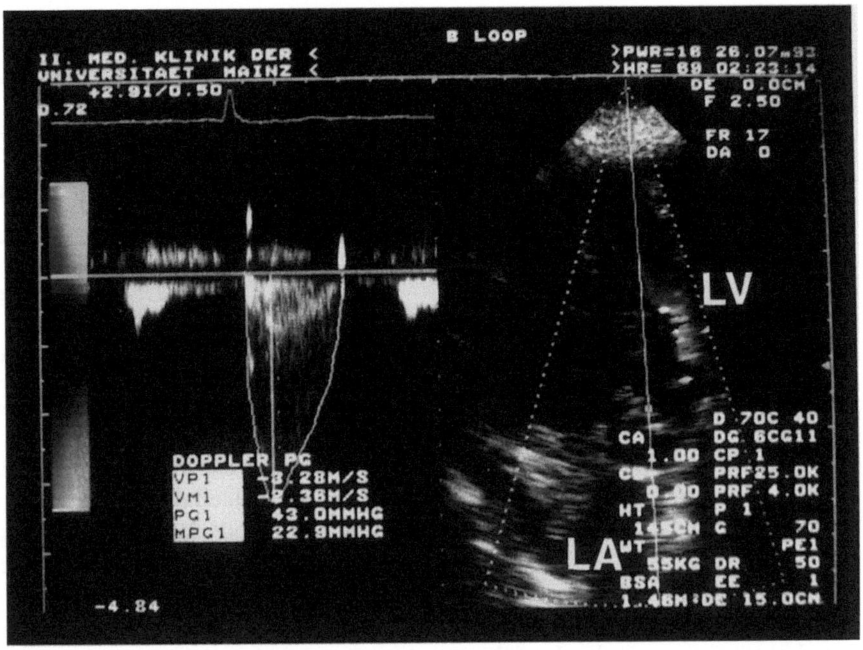

3.2 Herzklappenerkrankungen

Abb. 19. Beispiel eines Patienten mit leichtgradiger Aortenklappenstenose. Der Schallstrahl des kontinuierlichen Dopplers schneidet die Aortenklappe an der Markierung (*rechte Bildhälfte*). Das über diesen Strahl abgeleitete Spektrum zeigt eine maximale Geschwindigkeit von 3,28 m/s, entsprechend einem maximalen Gradienten von 43 mmHg. Der mittlere Gradient berechnet sich zu 22,9 mmHg. *LA* linker Vorhof, *LV* linker Ventrikel

ler bei der Aortenklappenstenose wenig hilfreich. Um eine Unterschätzung der maximal ableitbaren Geschwindigkeit zu vermeiden, ist es absolut erforderlich, mehrere Anlotungspositionen zu untersuchen. Die Feinabstimmung, ob der Dopplerstrahl richtig im Jet liegt, erfolgt ausschließlich anhand der Spektralhüllkurve und dem akustischen Signal. Im allgemeinen wird eine gute Anlotung im dritten Interkostalraum erreicht. In seltenen Fällen bringt die suprasternale Ableitung eine befriedigende Übereinstimmung mit dem Stenosejet. Bei viel zu niedrigem akustischen Signal sollte die Untersuchung nach Orientierung im zweidimensionalen Bild mit der Stiftsonde alleine fortgeführt werden. Dies ist auch bei Positionswechsel des Patienten bei Anlotung aus unterschiedlichen Schallfenstern praktisch und kann daher nur empfohlen werden. Supra- oder subvalvuläre Stenosen ergeben ähnliche Dopplersignale. Zur Differenzierung ist hier das Signal, welches sich aus der Öffnung und Schließung der Aortenklappe ergibt, entscheidend. Im Zweifelsfalle ist eine transösophageale Untersuchung angezeigt.

Die Bestimmung des maximalen Druckunterschieds wird an dem Jet mit der maximalen Geschwindigkeit vorgenommen. Hierzu gibt es in allen Ultraschallgeräten geeignete Software, die lediglich die Festlegung des Maximums der Hüllkurve verlangt (Abb. 19). Wegen der eher zu erwartenden leichten Unterschätzung des maximalen Druckgradienten aufgrund der Schwierigkeit, den Schallstrahl mit dem Stenosejet vollkommen in Übereinstimmung zu bringen, sollte immer die Hüllkurve mit der größten Auslenkung zur Messung herangezogen werden. Allerdings kann selten auch eine Überschätzung der subvalvulären Geschwindigkeit resultieren, wenn eine sehr unsymmetrische Hüllkurve vorhanden ist.

In einer Arbeit von Dennig et al. [26] konnten gute Übereinstimmung zu invasiv gemessenen Werten sowohl mit den maximalen Kurvengeschwindigkeiten (Kontinuitätsgleichung) als auch mit den Geschwindigkeiten, die zu korrespondierenden Zeitpunkten gemessen wurden, gefunden werden.

Für die postoperative Führung der Patienten ist die präoperative linksventrikuläre Funktion, Hypertrophie und Relaxationsstörung von großer Wichtigkeit. Ferner kann die linksventrikuläre Hypertrophie intraventrikuläre Obstruktionen mit abnormen intraventrikulären Flüssen erzeugen.

Systolische Zeitintervalle. Die mit Hilfe der M-mode-Echokardiographie und der Dopplerechokardiographie gemessenen systolischen Zeitintervalle korrelieren mit den konventionell phokardiographisch gemessenen Intervallen [112]. So stimmen die Dauer der Ejektionszeiten einigermaßen mit der linksventrikulären Ejektionszeit überein. Bei Vorliegen einer Herzinsuffizienz bei Aortenstenose ist die korrigierte linksventrikuläre Ejektionszeit (LVETc), die bei Aortenstenose normalerweise verlängert ist, wie-

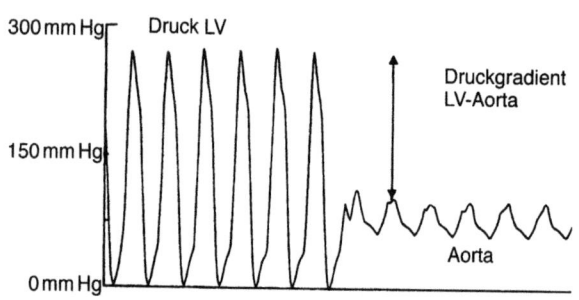

Abb. 20. Rückzug des Pigtailkatheters über eine stenosierte Aortenklappe. Es zeigt sich ein deutlicher systolischer Druckgradient zwischen linkem Ventrikel und Aorta.

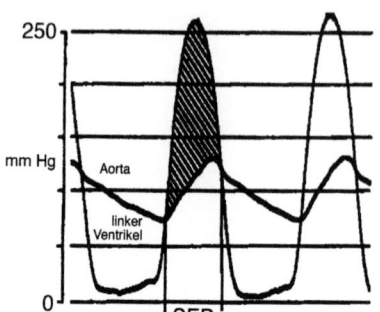

Abb. 21. Aus der *gestrichelten Fläche* (= mittlerer Aortenklappengradient) und der systolischen Ejektionszeit wird die Aortenklappenöffnungsfläche bestimmt.

der in Richtung Normwerte verkürzt. Eine Beziehung zur Klappenöffnungsfläche läßt sich allerdings nicht herstellen [24].

Herzkatheteruntersuchung. Diese sollte insbesondere bei Verdacht auf begleitende koronare Herzerkrankung präoperativ durchgeführt werden. Durch den Rückzug des Pigtail-Katheters aus dem linken Ventrikel in die Aorta gelingt es, den Druckgradienten über der Klappe zu bestimmen (Abb. 20). Ein Gradient von mehr als 100 mmHg gilt als schwerwiegend. Ferner kann mittels linksventrikulärer Angiographie die Funktion des linken Ventrikels präoperativ bestimmt werden. Eine bikuspidale Aortenklappe ist überzufällig häufig mit einer dominanten linken Kranzarterie und einem kurzen Hauptstamm vergesellschaftet.

Die Klappenöffnungsfläche wird bestimmt nach folgenden Formeln:

$$\text{Aortenklappenöffnungsfläche} = \frac{\text{Aortenklappenfluß (ml/s)}}{44{,}5 \sqrt{\text{Mittlerer Aortenklappengradient (mmHg)}}} \quad (3)$$

$$\text{Aortenklappenfluß} = \frac{\text{Herzzeitvolumen (ml/min)}}{\text{systolische Ejektionszeit (s/min)}} \quad (4)$$

44,5 = Gorlinkonstante für die Aorten- und Pulmonalklappe (Abb. 21).

Für die Aortenklappe gelten folgende Normwerte:
normale Klappenöffnungsfläche: 2,5–3,5 cm^2
leichte Stenose: 1,0–1,5 cm^2
mäßige Stenose: 0,7–1,0 cm^2
schwere Stenose: < 0,7 cm^2

Medikamentöse Therapie. Diese beschränkt sich auf allgemeine kreislaufunterstützende Maßnahmen und die Digitalisierung. Vasodilatanzien, obwohl herzminutenvolumensteigernd, sind absolut kontraindiziert, da es durch den peripheren Blutdruckabfall zum Kollaps kommt. Das dann vorhandene kardiale Sauerstoffangebot reicht nicht für eine ausreichende Pumpfunktion aus, um den transvalvulären Gradienten zu überwinden, und der Patient stirbt u. U. im Pumpversagen. Sehr häufig ist eine mechanische Reanimation bei Aortenstenose frustran, da sich durch eine kleine Klappenöffnungsfläche nicht genügend Blutfluß aufbauen läßt. Schwere Aortenklappenstenosen bedürfen daher einer vorzeitigen Operation.

Aortenklappendilatation. Dieses Verfahren kommt palliativ bei älteren Patienten mit schlechter linksventrikulärer Funktion und anderen internistischen Begleiterkrankungen in Frage, wenn eine Operation zu risikoreich ist oder um eine Operation hinauszuschieben. Nach konventioneller Linksherzsondierung werden ein oder zwei Ballons durch die Aortenklappe über einen Führungsdraht vorgebracht. Der Ballon wird etwa eine Minute lang auf 4–10 atm aufgeblasen. Das Herzzeitvolumen fällt dann auf null ab, und der Patient sollte nicht hypovoläm sein. Eine Vorbehandlung mit Atropin ist ratsam. Meist wird nur eine temporäre Vergrößerung der Aortenklappenöffnungsfläche erreicht. An Komplikationen sind vor allem die zerebrale Embolie, die Tamponade, Bradykardien und Todesfälle gefürchtet. Betont werden muß, daß die Aortenklappendilatation aufgrund des fehlenden Langzeiterfolges und der relativ hohen Komplikationsrate keine Alternative zur Operation darstellt und nur überbrückungsweise oder palliativ zur Anwendung kommen sollte.

Verlauf. Patienten mit schwerer Aortenklappenstenose versterben hauptsächlich am Pumpversagen, zerebrovaskulären Komplikationen, Myokardinfarkt und Endokarditis. Seltenere Ursachen sind Kalkembolien von der Klappe [50], dissezierende Aneurysmata [41] und sackförmige Aneurysmen der dilatierten Aorta ascendens [35].

Vor der Ära der Klappenchirurgie verstarben 20% der Patienten am plötzlichen Herztod [8]. Dieser ist auch heute noch eine gefürchtete Komplikation, die wahrscheinlich durch Kammerflimmern und/oder Pumpversagen bedingt ist. Als Vorboten zeigen sich die Angina pectoris und die Synkope nach Anstrengung. Diese beiden Zeichen sollten daher dringend zur Indikationsstellung eines Klappenersatzes Anlaß geben.

Aortenklappeninsuffizienz

Die Aortenklappeninsuffizienz ist definiert als Undichtigkeit der Aortenklappe mit diastolischem Blutrückfluß in den linken Ventrikel. Sie kann nach Aortenklappenerkrankung oder bei einer Erkrankung der Aortenwurzel mit Dilatation des Klappenrings gefunden werden. Meist erfolgt die Regurgitation durch die Klappe selbst, selten durch ein paravalvuläres Leck oder einen Kanal oder durch ein rupturiertes Sinus-valsalva-Aneurysma. Ein echokardiographisches Beispiel einer Ektasie des Sinus valsalvas zeigt die Abb. 22.

Ätiologie. Das Vitium kann kongenital, auch als Sinus-valsalva-Aneurysma vorhanden sein. Erworben kommt es nach rheumatischem Fieber, infektiöser Endokarditis und rheumatoider Arthritis vor. Weitere Ursachen können sein: Lupus erythematodes, Pseudoxanthoma elasticum, Mukopolysaccharidosen, Aortendissektion, Lues, zystische Medianekrose z.B. beim Marfan-Syndrom, Riesenzellarteriitis, M. Bechterew, Reiter-Syndrom, Trauma.

Die Dilatation der Aortenwurzel als Ursache der Aortenklappeninsuffizienz ist in 90% der Fälle idiopathisch. Sonst ist sie verursacht durch das Marfan-Syndrom, die Syphilis, die Riesenzellarteriitis oder den M. Bechterew. Die infektiöse Endokarditis wird in 9–12% [71] als Ursache angeschuldigt und zeigt oft perforierte Segel mit oder ohne Aneurysmata sowie oft noch nachweisbare Vegetationen auf der Klappe.

Pathophysiologie und Klinik. Eine leicht-mittelgradige Aortenklappeninsuffizienz wird im allgemeinen

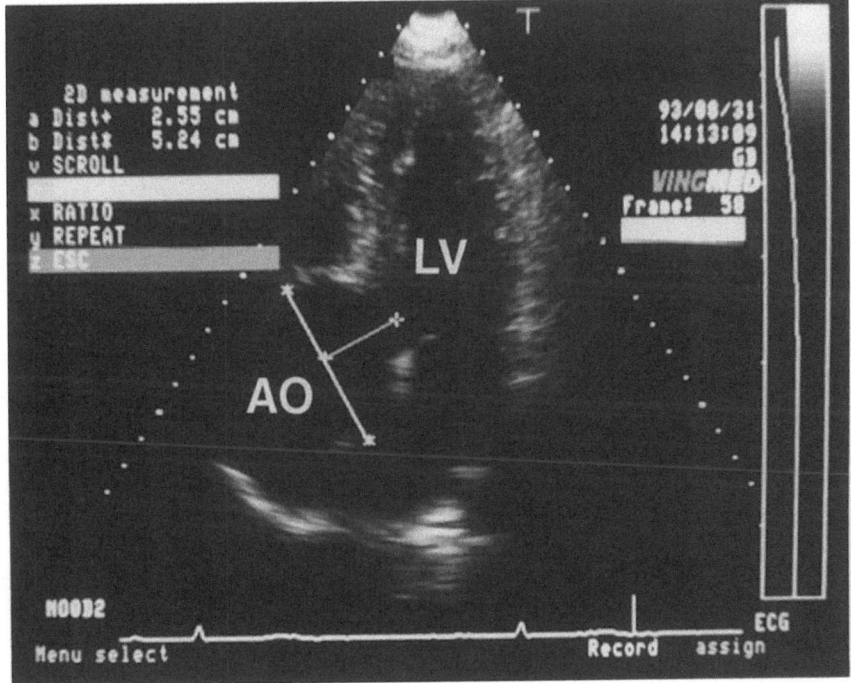

Abb. 22. Beispiel einer massiven Erweiterung der Aorta ascendens bzw. des Sinus valsalva als Prädilektionsort für die Entwicklung einer Aortenklappeninsuffizienz. *AO* Aorta, *LV* linker Ventrikel

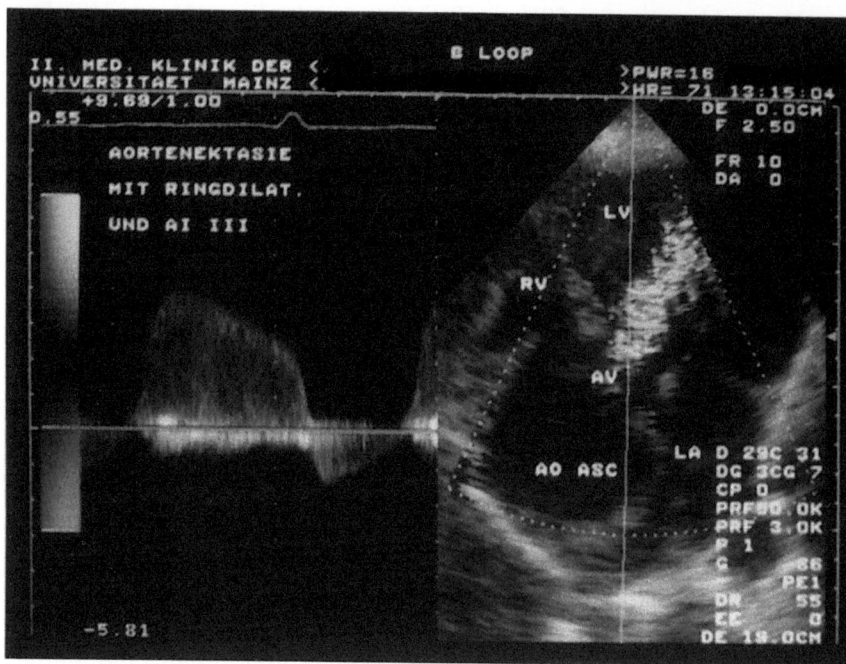

Abb. 23. Echokardiographisches Beispiel eines Patienten mit höhergradiger Aortenklappeninsuffizienz bei Ringdilatation. Man erkennt deutlich den Regurgitationsjet, der sich von der Aortenklappe (*AV*) ausgehend breitbasig bis weit in den linken Ventrikel hinein sich erstreckt. Auf der linken Seite das CW-Dopplersignal, welches eine typische diastolische Hüllkurve umschreibt. *LV* linker Ventrikel, *LA* linker Vorhof, *RV* rechter Ventrikel, *AO ASC* Aorta ascendens

vom Patienten gut toleriert, dagegen führt eine akut sich entwickelnde Aorteninsuffizienz zur schnellen bzw. akuten Operationsbedürftigkeit. Es finden sich i. allg. erhöhte diastolische und systolische Volumina, wobei das Schlagvolumen in kompensierten Fällen normal bleibt. Eine Tachykardie ist hämodynamisch insofern eher günstig, als sie die Regurgitationsfraktion vermindert. Nimmt die Insuffizienz zu, so tritt ein vorzeitiger Mitralklappenschluß ein und kann den natürlichen Vorwärtsfluß behindern. Ferner steigen der enddiastolische linksventrikuläre Druck, das enddiastolische Volumen, und das Schlagvolumen fällt.

Die Patienten können über mangelnde Leistungsfähigkeit bis hin zur Dyspnoe klagen, selten kommt es zu Angina pectoris, Synkopen werden bei reiner Insuffizienz nicht beobachtet. Durch die Vibration des anterioren Mitralsegels in der Diastole entsteht das sog. Austin-Flint-Geräusch. Infolge retrograder Pulswellen kommt es zu Kapillarpulsen an den Akren und Schleimhäuten (Quincke-Puls). Durch kollabierende Pulse kommt es zu den typischen De-Musset-Kopfbewegungen. Pathognomonisch ist eine hohe periphere Blutdruckamplitude (z. B. 140/40 mmHg), welche als Wasserhammerpuls bezeichnet wird. Ist diese nicht vorhanden, so scheidet eine schwere Aorteninsuffizienz aus. Wird das Stethoskop mit Druck über die Femoralarterie gehalten, so kann ein systolisch-diastolisches Geräusch auskultiert werden (Duroziez-Geräusch). Ein leiser zweiter Herzton spricht für einen AV-Block ersten Grades.

Differentialdiagnostisch muß eine Pulmonalklappeninsuffizienz, ein offener Ductus Botalli, ein Ventrikelseptumdefekt mit Aorteninsuffizienz und ein rupturiertes Aneurysma des Sinus valsalve ausgeschlossen werden.

Im EKG finden sich Zeichen der linksventrikulären Hypertrophie und Volumenbelastung. Endstreckenveränderungen kommen bei langdauernder Erkrankung hinzu.

Echokardiographie. Die Aortenklappeninsuffizienz wird leicht mittels Farb- bzw. Dopplerultraschall diagnostiziert [44]. Das Dopplermeßvolumen wird unterhalb der Klappe in den linksventrikulären Ausflußtrakt positioniert, und mit hoher Sensitivität läßt sich in der Diastole kurz nach Klappenschluß ein Regurgitationsjet aufzeichnen (Abb. 23–26). Das Flattern des anterioren Mitralsegels durch Behinderung des Mitraleinstroms durch den Aorteninsuffizienzjet ist zwar ein spezifisches, aber nicht sehr sensibles Zeichen [71]. Der kontinuierliche Doppler (CW) erlaubt es, die Geschwindigkeiten des Jets zu bestimmen.

Die Bestimmung des Schweregrades ist wichtig insbesondere zur Verlaufsbeurteilung der Patienten. Eine stattliche Anzahl an dopplerechokardiographischen Parametern zur Bestimmung des Schweregrades wurden vorgeschlagen und beruhen auf der Mes-

3.2 Herzklappenerkrankungen

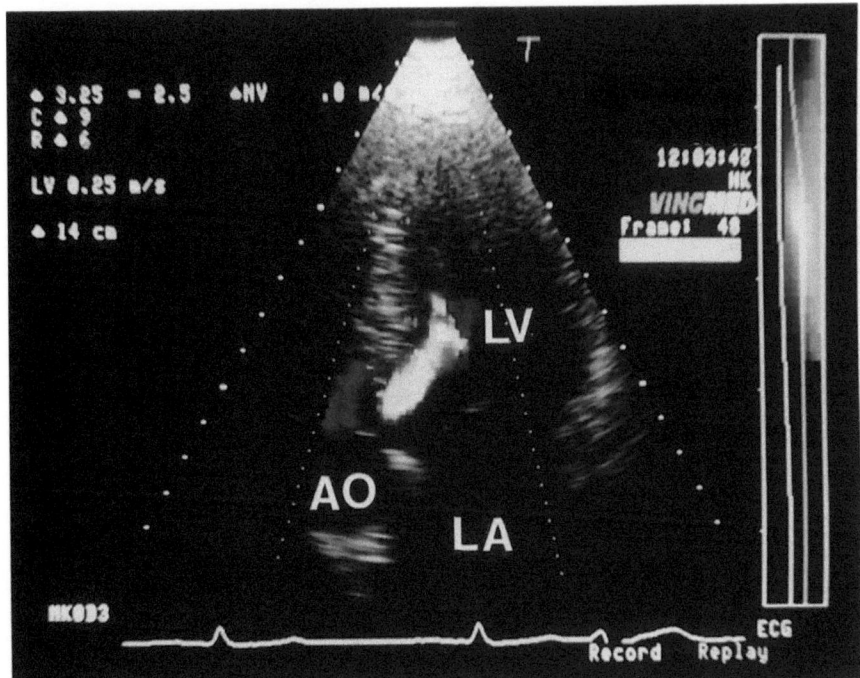

Abb. 24. Echokardiogramm eines Patienten mit leichter Aortenklappeninsuffizienz, erkennbar an dem *gelben* Jet, der in den linken Ventrikel hinein aufleuchtet. *LA* linker Vorhof, *LV* linker Ventrikel, *AO* Aorta

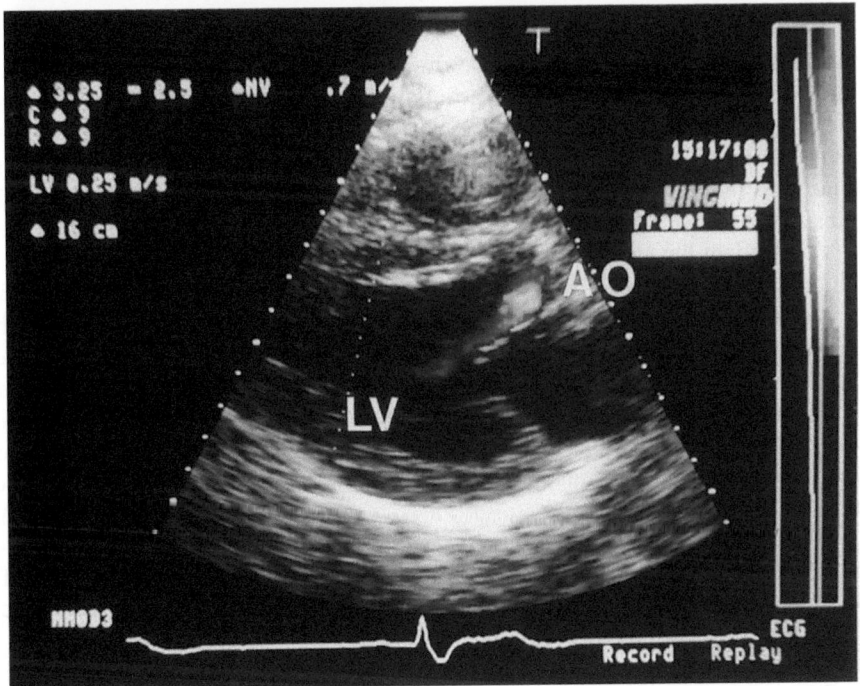

Abb. 25. Beispiel eines Patienten mit leichtgradiger Aortenklappeninsuffizienz. Erkennbar ist im parasternalen Längsschnitt ein *bläulicher* Mosaikjet, der nicht weit in den linken Ventrikel hineinreicht. Ggf. – dies ist eher im bewegten Bild zu entscheiden – könnte es sich hier um eine klappenschlußassoziierte, also physiologische, Insuffizienz handeln. *LV* linker Ventrikel, *AO* Aorta

sung des Ausmaßes des Regurgitationsjets, der Jet-Signalintensität, der Flußumkehr in den distalen Arterien, der Messung des Blutdruckdifferenz zwischen der Aorta und dem linken Ventrikel und der Bestimmung der Regurgitationsfraktion.

Die Bestimmung der Jetausdehnung kann einen groben Hinweis auf die Schwere der Aorteninsuffizienz geben. So kann man die Ausdehnung bis knapp zur Ventrikelmitte als Grad I, bis deutlich darüber hinaus als Grad II und bis zur linksventrikulären

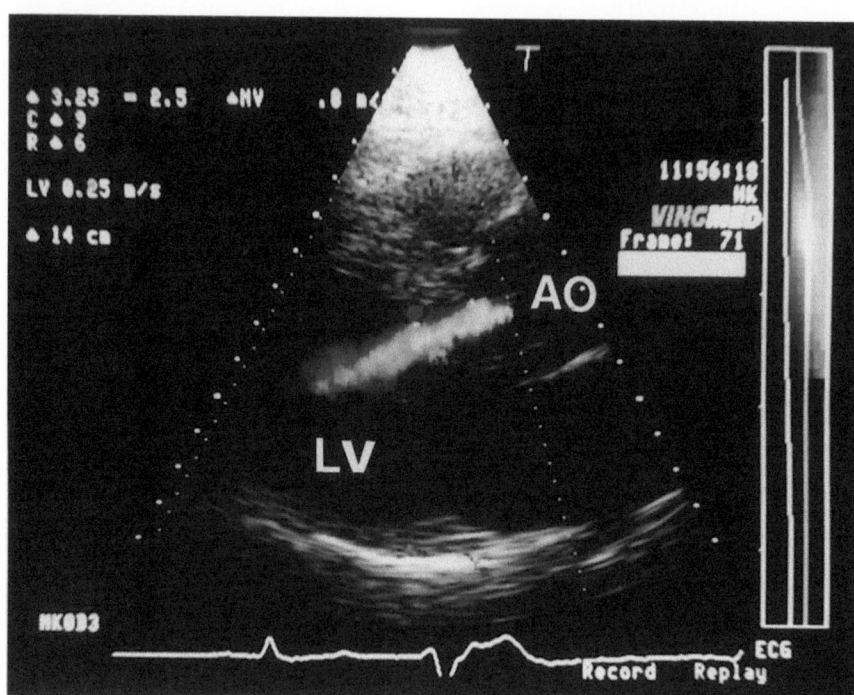

Abb. 26. Beispiel eines Patienten mit leichtgradiger Aortenklappeninsuffizienz. Erkennbar ist im parasternalen Längsschnitt ein *bläulichgelber* Mosaikjet, der etwas weiter als der in Abb. 24 in den linken Ventrikel hineinreicht und damit eher einer tatsächlich vorhandenen Aortenklappeninsuffizienz entspricht. *LV* linker Ventrikel, *AO* Aorta

Spitze als Grad III beschreiben. Allerdings ist diese durch den Doppler beschriebene Ausdehnung durch viele andere Faktoren außer der Schwere der Insuffizienz bestimmt, wie z. B. der viskösen Reibung, den Energieverhältnissen, den Geräteparametern (Nyquist-Grenze), der Reibung an der Ventrikelwand u. a. Trotzdem hat sich die oben angegebene Gradeinteilung für klinische Belange bewährt.

Der Parameter diastolische Flußumkehr ist zwar relevant [32], aber bei Patienten mit stark dilatierter Aorta nicht anwendbar. Außerdem findet in der zerebralen Zirkulation aufgrund des geringen Widerstands keine Flußumkehr statt, so daß Messungen an der Karotis, die sich technisch leicht anböten, ausscheiden.

Der Parameter Druckunterschied zwischen Aorta und Ventrikel hat sich, da von vielen Faktoren z. B. dem peripheren Widerstand beeinflußt, nur bei der Erfassung der schweren Aortenklappeninsuffizienz als sinnvoll erwiesen.

Die akute Aorteninsuffizienz wird meist durch eine infektiöse Endokarditis verursacht, ferner oft durch eine Aortendissektion im Ursprungsbereich der Aorta, seltener durch eine Klappendysfunktion. Aufgrund der fehlenden Kompensationsmöglichkeiten für den linken Ventrikel ist dieser hyperdynam mit gesteigerter Kontraktilität. Der diastolische Blutdruck fällt rapide. Da die enddiastolischen Jetgeschwindigkeiten niedrig sind, kann das durch turbulenten Fluß verursachte Farbmosaikmuster, welches für die Aortenklappeninsuffizienz typisch ist, nur in der frühen Diastole gesehen werden. Dies führt evtl. zu einer starken Unterschätzung einer akuten Aortenklappeninsuffizienz. Hier können eine kurze Druckhalbwertszeit und niedrige Flußgeschwindigkeiten in der Enddiastole weiterhelfen. Durch Abzug des enddiastolischen Druckgradienten von dem diastolischen Aortendruck kann der enddiastolische linksventrikuläre Druck abgeschätzt werden und somit bei der akuten Aortenklappeninsuffizienz weiterhelfen. Ferner kann die Bestimmung des enddiastolischen rechtsventrikulären Drucks bei Vorliegen einer Trikuspidalinsuffizienz weiterhelfen (s. Abschnitt Trikuspidalinsuffizienz). Schließlich sind die Flußgeschwindigkeiten, mit der der linke Vorhof den belasteten linken Ventrikel bei Aortenklappeninsuffizienz füllt, niedrig [70].

Nach den Arbeiten von Bonow u. Epstein [12] ist es klar, daß die linksventrikuläre Funktion die entscheidende Determinante für den postoperativen Verlauf operierter Patienten ist. Neben vielen untersuchten Parametern scheint das endsystolische Volumen der bessere Indikator für die postoperative Dysfunktion zu sein [14]. So konnten 1987 Carabello et al. [16] eine negative lineare Korrelation finden zwischen der präoperativen systolischen Größe und der postoperativen Ejektionsfraktion.

Ob die Verkürzungsfraktion oder die Bestimmung der Wandspannung nach der Formel:

$$\frac{\frac{\text{endsystolischer Diameter}}{2}}{\text{Wanddicke} \times \text{systolischer Druck}} \quad (5)$$

einen prädiktiven Wert hat, bleibt zu untersuchen [65].

Generell bleibt zu sagen, daß man anhand eines ausgewählten Parameters den Patienten verfolgen sollte und bei Verschlechterung die Untersuchungsintervalle verkürzen sollte, um den Zeitpunkt einer medikamentösen oder chirurgischen Intervention nicht zu verpassen. Es ist klar, daß gute und reproduzierbare Ergebnisse primär von erfahreneren Untersuchern zu erreichen sind.

Thoraxröntgen. Hier kann oft ein großer linker Ventrikel dokumentiert werden. Oft ist die Aorta ascendens ektatisch. Bei hoher Regurgitationsfraktion und myogener Dekompensation finden sich Zeichen der pulmonalvenösen Stauung bis hin zum manifesten Lungenödem.

Herzkatheteruntersuchung. Diese sollte insbesondere zum präoperativen Ausschluß oder Nachweis einer koronaren Herzerkrankung durchgeführt werden. Durch eine Aortenwurzelangiographie kann man den Schweregrad der Insuffizienz semiquantitativ beurteilen: Bei Grad I findet man lediglich eine geringe Regurgitation von Röntgenkontrastmittel durch die undichte Klappe in den linken Ventrikel. Bei Grad II findet man eine mäßiggradige Menge an Kontrastmittel, welches sich langsam im gesamten Ventrikel verteilt. Bei Grad III füllt das Kontrastmittel den gesamten Ventrikel, wird aber in jeder Systole noch komplett ausgespült. Bei Grad IV wird das Kontrastmittel nicht während der Systole ausgespült.

Der enddiastolische Ventrikeldruck, der mit zunehmender Insuffizienz zunimmt, wird bei der Katheteruntersuchung bestimmt.

Pulmonalklappenstenose

Ähnlich wie die Aortenklappenstenose kann die Behinderung des Ausflusses aus dem rechten Ventrikel oberhalb, innerhalb oder unterhalb der Pulmonalklappe liegen. Dementsprechend unterscheidet man eine periphere Pulmonalklappenstenose, eine Pulmonalklappenstenose und eine pulmonale infundibuläre Stenose.

Bei der peripheren Pulmonalarterienstenose liegt häufig eine Stenose des Hauptstammes der Pulmonalarterie oder weiterer distaler Pulmonalgefäße vor. Häufig findet sich eine begleitende supravalvuläre Aortenstenose. Nach einer Rötelinfektion findet sich oft ein zusätzlicher offener Ductus arteriosus Botalli.

Am häufigsten kommt die valvuläre Form der Pulmonalklappenstenose als angeborener Herzfehler vor, ferner auch in Zusammenhang mit dem Noonan-Syndrom, der Fallot-Tetralogie oder dem Rubella-Syndrom.

Die infundibuläre Stenose ist oft assoziiert mit einem Ventrikelseptumdefekt oder einer Fallot-Tetralogie.

Pathophysiologie und Klinik. Die Klinik hängt vom Ausmaß der Stenose, der Funktion des rechten Ventrikels und der Trikuspidalklappe sowie von begleitenden Vitien, wie z. B. Vorhofseptumdefekt oder offenes Foramen ovale, ab. Eine isolierte mäßige Pulmonalklappenstenose wird gut vertragen. Typi-

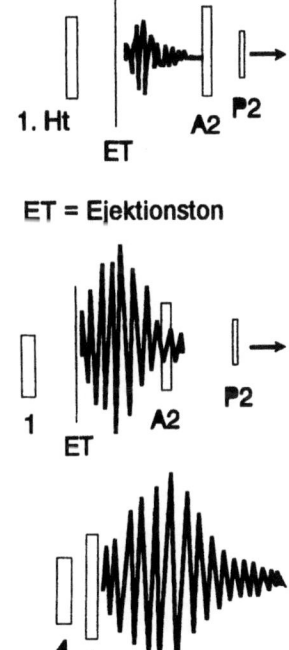

Abb. 27. Auskultationsbefunde bei Pulmonalklappenstenose. Der Schweregrad nimmt von oben nach unten zu.

sche Zeichen sind Rechtsherzbelastungszeichen und Zyanose. Seltener finden sich Angina pectoris, Synkopen und infektiöse Endokarditis.

Bei leichter Stenose findet man einen Ejektionston und ein systolisches Ejektionsgeräusch, welches sich noch vom 2. Herzton absetzt. Bei mäßiger Stenose überlagert dieses Geräusch den A2-Anteil des 2. Herztons und bei schwerer Stenose ist der 2. Herzton (A2 und P2) nicht mehr auskultierbar.

Die Lautstärke von P2 und das S1-ET-Intervall korrelieren zum Schweregrad der Obstruktion und erlauben dem Untersucher, den rechtsventrikulären Druck abzuschätzen [104]. Bei sehr stark erhöhtem rechten Vorhofdruck kann es zur Öffnung des Foramen ovale mit zentraler Zyanose kommen.

Differentialdiagnose. Hierzu gehören in erster Linie die Aortenklappenstenose, der Ventrikelseptumdefekt, der Vorhofseptumdefekt und die Ebstein-Anomalie.

EKG. Dies zeigt eine Rechtsherzbelastung, Hypertrophie des rechten Vorhofes und Ventrikels sowie einen kompletten oder inkompletten Rechtsschenkelblock. Mit der Schwere der Stenose nimmt das Verhältnis von R zu S in Ableitung I ab und in V1 zu.

Thoraxröntgen. Hier zeigt sich häufig eine poststenotische Dilatation der Pulmonalarterie. Im Gegensatz zum Vorhofseptumdefekt sind die Lungenfelder gering durchblutet. Die Rechtsherzvergrößerung muß nicht unbedingt zur Darstellung kommen.

Echokardiographie. Die echokardiographische Untersuchung der Pulmonalklappe orientiert sich an der der Aortenklappe. Die Gradientenbestimmung erfolgt nach der modifizierten Bernoulli-Gleichung. Wichtig sind insbesondere die Größe des rechten Ventrikels und seine Funktion.

Herzkatheteruntersuchung. Zur Bestimmung des Gradienten über der Pulmonalklappe und zum Ausschluß mehrerer Pulmonalstenosen und begleitender Fehler ist eine Katheteruntersuchung indiziert. In Ruhe bedeutet ein systolischer Gradient von unter 50 mmHg eine milde, zwischen 50 und 100 mmHg eine mittelschwere und über 100 mmHg eine schwere Pulmonalklappenstenose. Da das Septum intakt ist, kann der rechtsventrikuläre Druck über 200 mmHg und damit über dem systemisch arteriellen Blutdruck liegen. Der natürliche Verlauf variiert von beschwerdefreiem Verlauf über Jahrzehnte bis hin zu Symptomen ab dem 2. Lebensjahrzehnt [48, 63].

Pulmonalklappendilatation. Im Gegensatz zur Aortenklappendilatation ist die Dilatation der Pulmonalklappe ein durchaus sinnvolles Verfahren zur dauerhaften Behandlung der Patienten, wenn keine anderen Fehler vorliegen. Die Langzeitergebnisse sind durchaus zufriedenstellend, und die rechtsventrikuläre Hypertrophie ist rückläufig.

Unbehandelt können Patienten mit schwerer Pulmonalklappenstenose jederzeit am Herzversagen versterben. Wiederkehrende paroxysmale supraventrikuläre Tachykardien sind häufig.

Pulmonalklappeninsuffizienz

Die Undichtigkeit der Pulmonalklappe kann von pulmonaler Hypertension herrühren (funktionelle Insuffizienz) oder von abnormen Klappenstrukturen (organische Insuffizienz). Letztere ist i. allg. kongenital.

Ursächlich sind die Dilatation der Pulmonalarterie, das Karzinoidsyndrom, das syphilitische Aneurysma, das Marfan-Syndrom und die infektiöse Endokarditis anzuschuldigen. Das rheumatische Fieber spielt ursächlich so gut wie keine Rolle.

Klinisch macht eine alleinige Pulmonalklappeninsuffizienz keine Symptome. Bei Vergesellschaftung mit anderen Vitien dominieren deren Symptome. Von allen Herzklappenfehlern wird die Pulmonalklappeninsuffizienz am besten toleriert, sogar im fortgeschrittenen Stadium.

Pathognomonisch ist das diastolische Geräusch, welches am besten in der Mitte links neben dem Sternum auskultiert wird. Es ist i. allg. leise und erfordert daher eine hohe Konzentration beim Auskultieren. Von dem Geräusch bei Aortenklappeninsuffizienz läßt es sich nicht unterscheiden, die Diagnose wird daher aufgrund der klinischen Umstände gestellt. Ein pulmonaler Ejektionston (E) ist insbesondere bei Dilatation der Pulmonalarterie zu hören.

Abb. 28. E = pulmonaler Ejektionston

3.2 Herzklappenerkrankungen

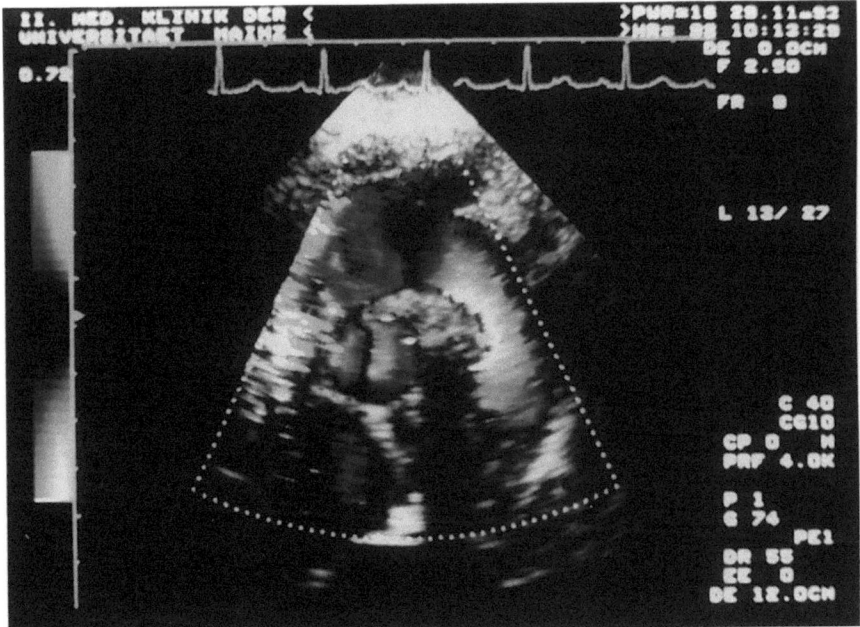

Abb. 29. Beispiel einer Pulmonalklappeninsuffizienz im parasternalen Querschnitt. Man erkennt den Pulmonalisbogen, der sich von links unten nach rechts unten erstreckt. *Rechts unten* findet man normal *blau* kodierten Vorwärtsfluß, während sich noch gegen Ende der mechanischen Diastole ein mosaikkodierter Rückfluß (auf der *linken Bildseite*) nachweisen läßt

Das Röntgenbild zeigt meist eine normale Herzgröße mit prominenten Pulmonalarterien. Der rechte Ventrikel kann dilatiert sein bei schwerer Pulmonalklappeninsuffizienz. Das EKG kann einen Rechtsschenkelblock und eine rechtsventrikuläre Hypertrophie zeigen. Echokardiographisch läßt sich die Pulmonalklappeninsuffizienz z. B. gut in der kurzen Achse nachweisen, wenn der Schallkopf kranial gekippt wird (Abb. 29).

Die Herzkatheteruntersuchung weist eine Angleichung zwischen dem diastolischen Pulmonalarteriendruck und dem rechtsventrikulären diastolischen Druck nach. Diese Übereinstimmung zwischen beiden Druckkurven kann in der Mitte als auch gegen Ende der Diastole nachweisbar sein. Da die Erkrankung per se eine sehr gute Prognose hat, bedarf sie auch keiner Therapie. Als Komplikation ist die Endokarditis der Pulmonalklappe sehr selten.

Trikuspidalklappeninsuffzienz

Pathophysiologie und Klinik. Am häufigsten findet sie sich als funktionelle Undichtigkeit der Klappe, infolge Dilatation des Trikuspidalklappenringes bei pulmonaler Hypertension, bei anderen Vitien, die im Vordergrund stehen, z. B. der Mitralklappenstenose. Mit zunehmendem intravenösen Drogenabusus steigt auch die Häufigkeit der Trikuspidalklappenendokarditis. Seltener ist im Rahmen des rheumatischen Fiebers die Trikuspidalklappe beteiligt, sehr häufig dagegen bei der Löffler-Endokarditis und beim Karzinoidsyndrom.

Die Trikuspidalinsuffizienz begünstigt durch die Rechtsherzdilatation das Entstehen von Vorhofflimmern, was wiederum seinerseits zu einer Dilatation führt.

Häufig sind die Patienten klinisch unauffällig. Zu finden sind Zeichen der Rechtsherzbelastung mit Leberpulsationen, Halsvenenpulsationen, Leberschmerz, Inappetenz, Völlegefühl, Aszites und Knöchelödeme. Im fortgeschrittenen Stadium finden sich Anasarka.

Bei der Auskultation findet sich ein holosystolisches Geräusch am linken Sternalrand.

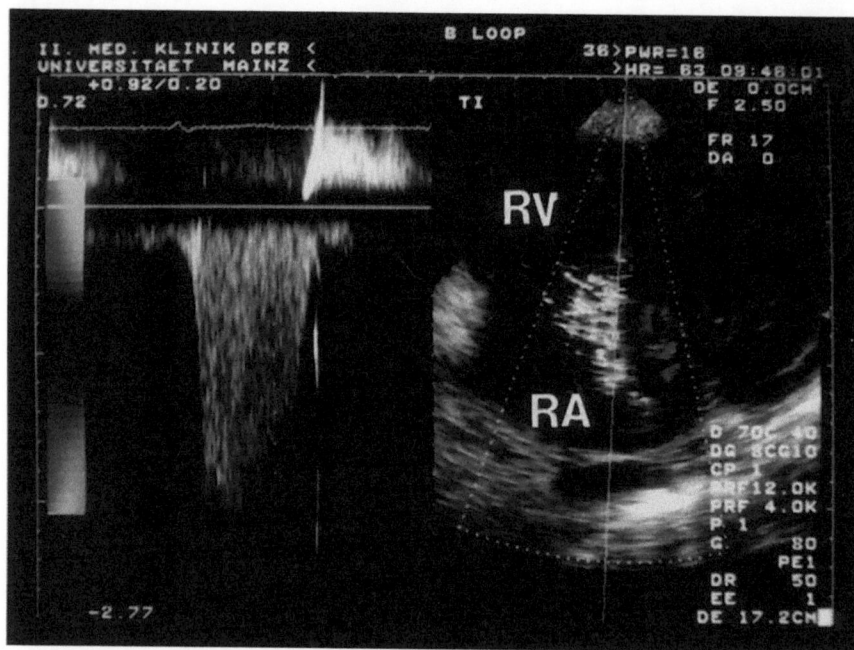

Abb. 30. Patient mit Trikuspidalklappeninsuffizienz, erkennbar an dem Mosaik auf der *rechten Bildhälfte*. Der CW-Doppler mißt eine maximale Geschwindigkeit von etwa 2,0 m/s, was einem rechtsventrikulären systolischen Druck von etwa 26 mmHg entspricht. *RV* rechter Ventrikel, *RA* rechter Vorhof

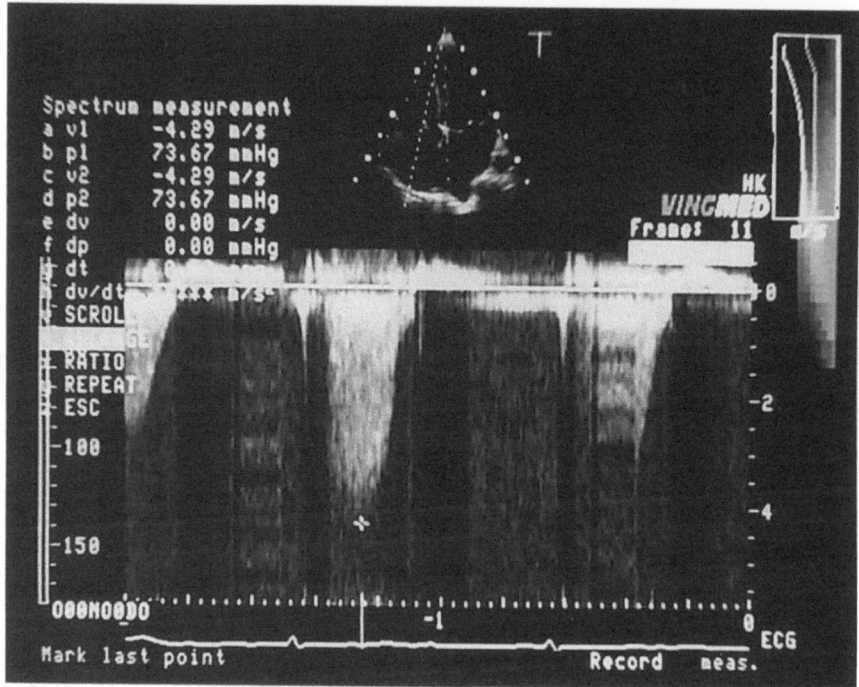

Abb. 31. Bei diesem Patienten mit Trikuspidalklappeninsuffizienz mißt der CW-Doppler eine maximale Geschwindigkeit von 4,29 m/s, was einem rechtsventrikulären systolischen Druck von etwa 84 mmHg entspricht.

Echokardiographie. Nur in etwa 30% aller Fälle gelingt es, die Trikuspidalinsuffizienz mit der prominenten V-Welle im Jugularvenenpuls, mit dem holosystolischen Geräusch am linken Sternalrand und anhand der Leberpulsationen zu diagnostizieren. Wegen dieser relativen Schwierigkeiten, die leichte bis mittelschwere Formen der Trikuspidalklappeninsuffizienz klinisch und phonokardiographisch zu diagnostizieren, hat die Echokardiographie einen bedeutenden Platz bei der Diagnosestellung. Hinzu kommt die Möglichkeit, mittels Dopplerechokardiographie den Druck im rechten Ventrikel nichtinvasiv mit der Bernoulli-Gleichung zu bestimmen (Abb. 30, 31). Nach intravenöser Kontrastmittel-

3.2 Herzklappenerkrankungen

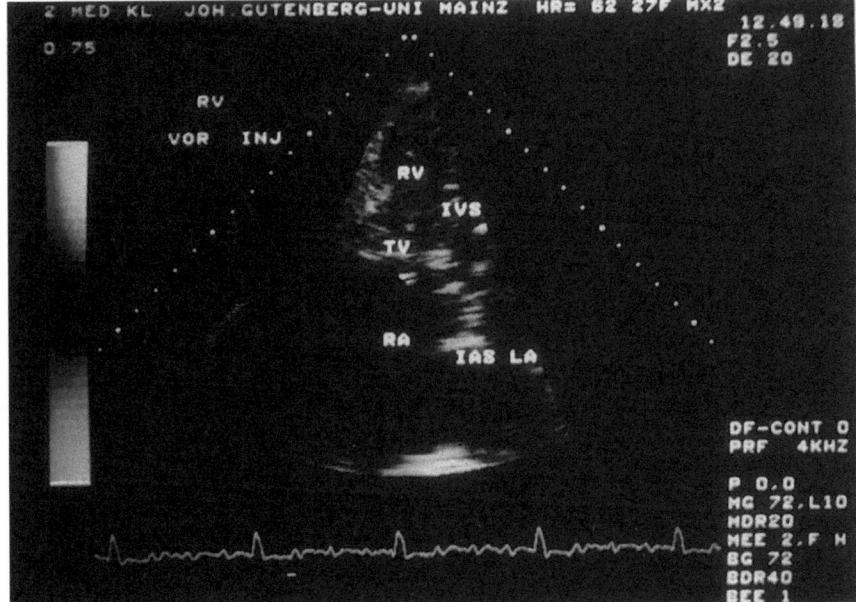

Abb. 32. Beispiel eines Patienten, bei dem man trotz optimaler Gaineinstellung allenfalls eine klappenschlußassoziierte Trikuspidalklappeninsuffizienz vermutet hätte. *RV* rechter Ventrikel, *TV* Trikuspidalklappe, *IVS* interventrikuläres Septum, *IAS* interatriales Septum, *LA* linker Vorhof

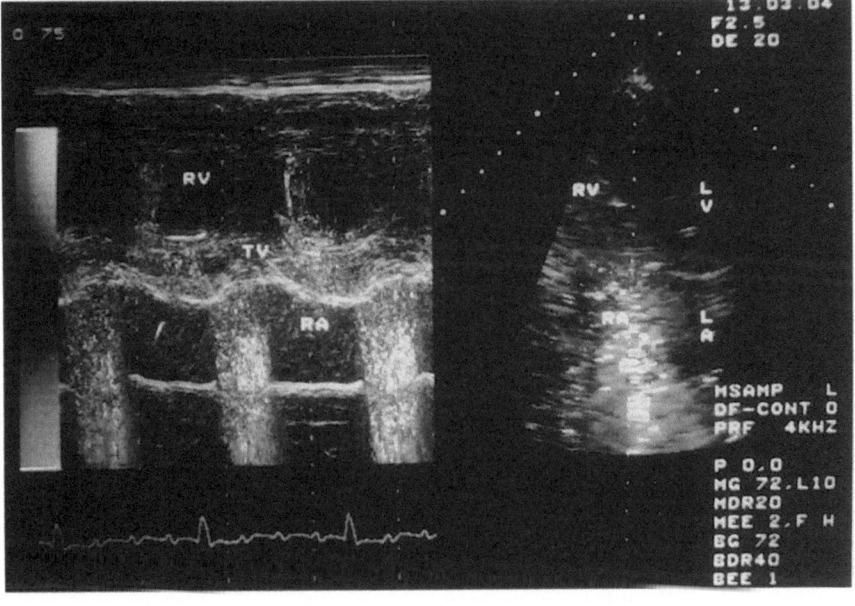

Abb. 33. Gleicher Patient wie in Abb. 30. Nach intravenöser Injektion eines Ultraschallkontrastmittels zeigt sich eine massive Trikuspidalklappeninsuffizienz im zweidimensionalen Bild und im Farb-M-mode auf der *linken Bildhälfte*. *RV* rechter Ventrikel, *TV* Trikuspidalklappe, *RA* rechter Vorhof, *LV* linker Ventrikel, *LA* linker Vorhof

applikation können Kontrastmittelbläschen in den Lebervenen leicht erkannt werden, da sie von der Trikuspidalklappe nicht zurückgehalten werden. Ferner führt das Kontrastmittel zu einer Dopplersignalverstärkung und kann damit bei der Bestimmung des rechtsventrikulären systolischen Druckes, insbesondere bei schwer schallbaren Patienten, beitragen, ohne daß die Geräteparameter geändert werden (Abb. 32–34).

Die funktionelle Trikuspidalinsuffizienz ist bei weitem am häufigsten anzutreffen und resultiert aus der Dilatation und Hypertension des rechten Ventrikels. Beides verursacht eine Erweiterung des Klappenrings, der sich in der Systole nicht genügend zusammenziehen kann und dann zur Insuffizienz der Trikuspidalklappe führt [97, 102]. Weitere Ursachen sind das Linksherzversagen, Mitral- und Aortenklappenvitien sowie der Rechtsherzinfarkt.

Für die Abschätzung der Indikation eines chirurgischen Vorgehens ist die Quantifizierung der Insuffizienz entscheidend. Dies schließt die Möglichkeit eines Zweiteingriffs nur an der Trikuspidalklappe

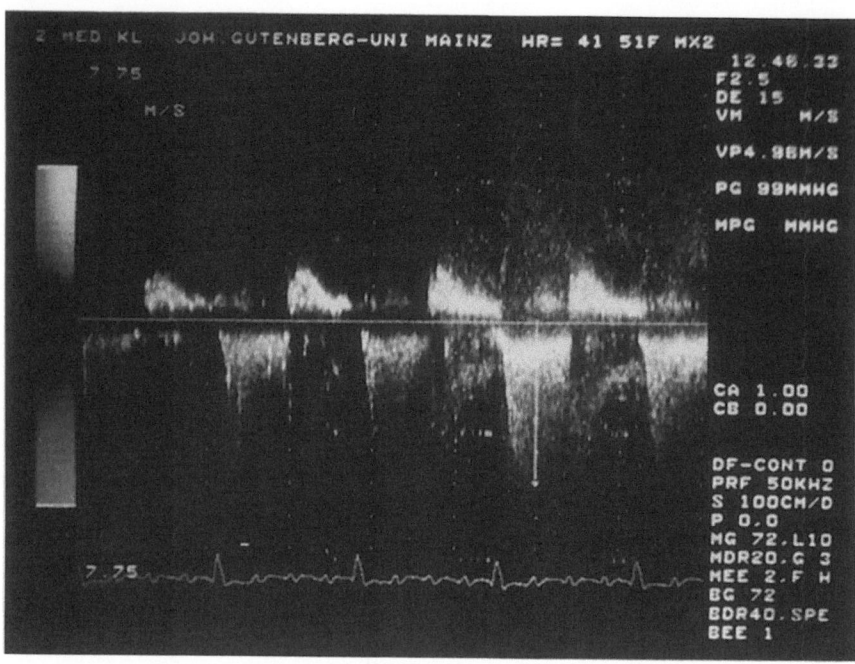

Abb. 34. Bei dem gleichen Patienten der Abb. 30 und 32 läßt sich eine initial unvollständige CW-Dopplerhüllkurve in eine annehmbare, zur Druckbestimmung verwendbare Kurve überführen. Danach berechnet sich der Druckgradient zu 99 mmHg. Die Geräteparameter wurden nach initialer Optimierung während der gesamten Untersuchung konstant belassen.

nach vorhergegangenem Eingriff (z. B. Mitralklappenersatz) nicht aus. Wichtig ist, daß der Insuffizienzgrad auch mit dem Bewässerungszustand und der Medikation des Patienten zusammenhängt. Letztlich entscheiden die pulmonale Hypertonie und der Kontraktionszustand des rechten Ventrikels über den Verlauf eines Patienten mit Trikuspidalklappeninsuffizienz. Für diese beiden Parameter und die Insuffizienz selbst stellt die Echokardiographie bzw. Dopplerechokardiographie eine sehr sensible Methode dar und eignet sich, insbesondere zur Verlaufsbeurteilung bei schwieriger Indikationsstellung, zur Operation [19, 20].

Die Diagnose wird anhand des Insuffizienzjets gestellt, der von der Klappe in den rechten Vorhof gerichtet ist. Bei der Benutzung des gepulsten oder kontinuierlichen Dopplers ist es entscheidend, in mehreren Winkeln den Jet anzuloten, um eine möglichst parallele Anlotung des Jets mit dem Dopplerstrahl zu erreichen. Beim gepulsten Doppler wird das Meßvolumen direkt zwischen die Klappensegel gebracht. Wichtig ist, daß das Signal mindestens die Hälfte der Systole andauert, um Fehler auszuschließen. Eine Ausnahme stellt die endsystolische Regurgitation infolge Trikuspidalklappenprolapses dar [61, 86, 103]. Der Farbdoppler erlaubt die Diagnose schneller zu stellen und ist durch einen charakteristischen Rückfluß, der im allgemeinen in Blau kodiert ist, in den rechten Vorhof dargestellt. Eine Schweregradabschätzung ist anhand der Jetbreite und Länge möglich. Ein kleines Mosaik, infolge eine Turbulenz im Klappenbereich, ist als physiologisch anzusehen. Ein Jet, der sehr breit bis zum Vorhofsdach lange sichtbar ist, gilt als schwere Trikuspidalinsuffizienz. Bei Patienten mit weniger echogenen Ventrikeln oder Interposition durch Lungengewebe kann die intravenöse Injektion eines Ultraschallkontrastmittels zu einer signifikanten Verstärkung des Ultraschalldopplersignals und somit zu einer starken Sensitivitätserhöhung des Dopplers beitragen [113].

Für die optimale Anlotung beim kontinuierlichen Doppler ist ein typisches akustisches Signal und eine saubere Hüllkurve als abgeleitetes Signal entscheidend. Bei der Lokalisation des Jets sollte man daran denken, daß der Trikuspidalinsuffizienzjet im Gegensatz zu möglicherweise anderen vorhandenen atemabhängig ist. Eine Winkelkorrektur sollte sicher unter 30° betragen.

Da eine Trikuspidalklappeninsuffizienz in bis zu 90% aller Patienten mit pulmonaler Hypertonie auftritt, kann man den pulmonalarteriellen Druck nichtinvasiv mit Hilfe der modifizierten Bernoulli Gleichung bestimmen, indem man den transvalvulären Gradienten zu dem geschätzten rechtsatrialen Druck addiert. Der maximale systolische Gradient zwischen dem rechten Vorhof und dem rechten Ventrikel errechnet sich aus der maximalen Regurgitationsgeschwindigkeit (V), die in die modifizierte Bernoulli-Gleichung (Gradient = $4v^2$) eingesetzt wird. Ein fixer Wert von etwa 10 mmHg als im System vorherrschender rechtsatrialer Druck wird addiert. Mit dieser Formel ließe sich eine sehr gute Korrelation zu den tatsächlich vorhandenen Druckwerten bei invasiven Vergleichsmessungen feststellen [7, 21, 46, 89, 110]. Wichtig ist die gute Ableitung des Dopplersignals, die notfalls mit viel Zeit versucht werden sollte. Nur eine gute Hüllkurve garantiert eine gute Ableitung. Ggf. kann diese durch die periphervenöse Injektion eines Ultraschallkontrastmittels erreicht werden [13].

Therapie. Symptomatisch wirken Digitalisglykoside und Diuretika, hier insbesondere Spironolacton als Aldosteronantagonist. Ferner sind ACE-Hemmer indiziert. Desweiteren können Stützstrümpfe zur Prävention der Knöchelödeme getragen werden. In schweren Fällen ist eine Trikuspidalraffung oder sogar ein Klappenersatz indiziert.

Trikuspidalstenose

Die Trikuspidalstenose ist fast als Rarität zu betrachten, sie tritt eher in Kombination mit anderen Vitien als als singuläres Vitium auf. Sie hat ihre Ursache fast immer im rheumatischen Fieber. Sonstige Ursachen sind der Lupus erythematodes, die Endokardfibrose, die endokardiale Fibroelastose und das Karzinoid. Die meisten Patienten sind ältere Frauen, deren Dyspnoe und Müdigkeit oft mit Mitralstenose verwechselt wird. Die Leber kann präsystolische Pulsationen zeigen. In fortgeschrittenen Stadien können Aszites und Unterschenkelödeme gefunden werden.

Es findet sich ein diastolisches Dekrescendogeräusch am rechten Sternalrand, welches gut bei Inspiration (Carvallo-Zeichen) und nach Belastung (z. B. Kniebeugen) auskultierbar ist. Das diastolische Geräusch der Mitralstenose nimmt dagegen nie mit Inspiration zu.

Vorhofflimmern kann die Auskultation erschweren, da das präsystolische Geräusch nicht mehr so stark ist. Dies passiert auch bei stark abnehmendem Herzzeitvolumen.

Wenn das Thoraxröntgenbild eine Erweiterung des rechten Vorhofs zeigt bei normal weiter Pulmonalarterie, so ist eine Trikuspidalstenose wahrscheinlich. Die Echokardiographie kann einen Doming-Effekt über der Klappe zeigen. Mittels Doppler findet man leicht einen diastolischen Gradienten über der Klappe.

Bei der Herzkatheteruntersuchung kann der Gradient über der Klappe gemessen werden, und ein Gradient von wenigen mmHg ist bereits pathologisch. Da die zu messenden Gradienten generell sehr klein, kleiner als bei Mitralstenose sind, sollten der rechtsatriale und rechtsventrikuläre Füllungsdruck simultan gemessen werden.

Ebstein-Anomalie

Hier findet sich eine Verlagerung der Trikuspidalklappe weit in den rechten Ventrikel hinein. Die Segel der Trikuspidalklappe sind verformt. Es findet sich eine begleitende Trikuspidalinsuffizienz. Teile des rechten Ventrikels sind atrialisiert und in ihrer Funktion vermindert. Rhythmusstörungen mit rechtsgelegenem Präexzitationssyndrom sind häufig anzutreffen. Die Prognose hängt von der Rechtsherzfunktion und den begleitenden Vitien ab. Die medikamentöse Therapie entspricht der Behandlung der Rechtsherzinsuffizienz wie bei Trikuspidalinsuffizienz.

Kombination von Herzklappenerkrankungen mit der koronaren Herzerkrankung

Aufgrund der hohen Inzidenz der koronaren Herzerkrankung mit zunehmendem Lebensalter ist die Kombination koronare Herzerkrankung plus Klappenerkrankung nicht selten. Einen kausalen Zusammenhang gibt es insbesondere bei der Mitralklappeninsuffizienz, die durch eine Koronarinsuffizienz bedingt sein kann.

So wird eine mäßige Koronarstenose, die sonst ohne Angina pectoris toleriert wird, bei einem Patienten mit Aortenklappenstenose zu signifikanter Symptomatik bei einem Ventrikel führen, der von vorneherein schon mehr mechanische Arbeit leisten muß. Umgekehrt wird eine signifikante Koronarstenose, die die Sauerstoffversorgung des Myokards limitiert, um so mehr ins Gewicht fallen, wenn gleichzeitig eine wenn auch mäßige Aortenklappenstenose vorliegt.

Obwohl nichtinvasive Techniken heute eine koronare Herzerkrankung schon relativ gut diagnostizieren können, wird man auf eine Koronarangiographie vor einem Aortenklappenersatz nicht verzichten können. Obwohl es auch die Meinung gibt, nur die Aortenklappe bei koronarer Herzerkrankung zu ersetzen [13], gilt allerdings generell die Auffassung, daß eine koronare Herzerkrankung simultan mit einem Bypass versorgt werden sollte [75]. Bei Aorteninsuffizienz kommt Angina pectoris selten vor und sollte daher, wenn sie geklagt wird, um so dringender Anlaß für eine Koronarangiographie sein. Sowohl bei Aortenstenose als auch bei Aorteninsuffizienz kann es schwer sein, den Koronarographiekatheter im Ostium der Koronarien zu halten aufgrund der hohen Flüsse bei beiden Vitien und aufgrund möglicher Dilatation der Gefäße inklusive der Aorta ascendens.

Da bei Mitralvitien ebenfalls Angina pectoris äußerst selten vorkommt, sollten entsprechende Symptome dringender Anlaß zur Koronarangiographie sein. Allerdings ist die operative Mortalität für die simultane Korrektur beider Krankheiten höher [34, 60], so daß es ratsam erscheint, die vorherrschende Erkrankung, also entweder das Mitralvitium oder die koronare Herzerkrankung, zu operieren und die sekundäre Erkrankung einem weniger invasiven Eingriff, d. h. offene Mitralkommisurotomie (evtl. Angioplastie) oder Koronarangioplastie, zuzuführen.

Eine koronare Herzerkrankung, die die Versorgung der beiden Papillarmuskeln betrifft, kann zu einer Mitralinsuffizienz führen. Da beide Muskeln sich teilende Chordae zu beiden Mitralklappensegeln abgeben, führt bereits die Ischämie eines – also entweder des posteromedialen oder des anterolateralen – Papillarmuskels zu einer Insuffizienz beider Mitralklappensegel. Der anterolaterale Papillarmuskel wird vom Ramus circumflexus der linken Kranzarterie und der posteromediale von der rechten Kranzarterie, beim Linksversorgungstyp vom distalen Ramus circumflexus, versorgt. Die Ischämie oder Ruptur der Papillarmuskel als auch eine Wandbewegungsstörung, die die Relation der Papillarmuskeln zu den Segeln ändert, können zu einer Mitralklappeninsuffizienz führen [115]. Bei der Rechtsherzkatheteruntersuchung kann eine riesige V-Welle bei der Ableitung des pulmonalkapillären Drucks trotz fehlenden Systolikums gefunden werden. Dies ist so sensitiv, daß auch kleinere Ischämieepisoden dieses Bild zeigen, während beim gleichen Patienten ein normaler Kapillardruck abgeleitet werden kann, wenn keine Koronarischämie vorliegt. Bei diesen Patienten sollten dann wohl ein simultaner Mitralklappenersatz und Bypassversorgung stattfinden [108].

Literatur

1. Akasaka T, Yoshikawa J, Yoshida K et al. (1987) Age-related valvular regurgitation: a study by pulsed Doppler echocardiography. Circulation 76: 262–265
2. Alpert MA, Haikal M, Carney RJ (1987) Factors predisposing to false nagative M-mode echocardiograms in patients with two-dimensional echocardiographic criteria for mitral valve prolapse. Am Heart J 113: 1250–1252
3. Barlow JB, Pocock WA, Marchand P et al. (1963) The significance of late systolic murmurs. Am Heart J 66: 443–452
4. Barron JT, Manrose DL, Liebson PR (1988) Comparison of auscultation with two-dimensional and Doppler echocardiography in patients with suspected mitral valve prolapse. Clin Cardiol 11: 401–406
5. Becher H, Mintert C, Grube E, Luederitz B (1989) Beurteilung des Schweregrades einer Mitralinsuffizienz mittels Farbdopplerechokardiographie. Z Kardiol 78: 764–770
6. Berger M, Hecht SR, Van Tosh A, Lingam U (1989) Pulsed and continuous wave Doppler echocardiographic assessment of valvular regurgitation in normal subjects. J Am Coll Cardiol 13: 1540–1545
7. Berger et al. (1989) Pulsed and continuous wave Doppler echocardiographic assessment of valvular regurgitation in normal subjects. J Am Coll Cardiol 13: 1540–1545
8. Bergeron J, Abelmann W, Vazquez-Milan H, Ellis L (1954) Aortic stenosis – Clinical manifestations and course of the disease. Arch Intern Med 94: 911
9. Blanchard D, Diebold B, Peronneau P et al. (1981) Non-invasive diagnosis of mitral regurgitation by Doppler echocardiography. Br Heart J 45: 589–593
10. Bolger AF, Eigler NL, Pfaff JM, Maurer G, Relationship of color Doppler jet area to flow volume: reliability and limitations. Circulation 74: II-216
11. Bolger AF, Eigler NL, Pfaff M, Resser KJ, Maurer G (1988) Computer analysis of Doppler color flow mapping images for quantitative assessment of in vitro fluid jets. J Am Coll Cardiol 12: 450–457
12. Bonow RO, Epstein SE (1987) Is preoperative left ventricular function predictive of survival and functional results after aortic valve replacement for chronic aortic regurgitation? J Am Coll Cardiol 10: 713–716
13. Bonow RO, Kent KM, Rosing DR et al. (1981) Aortic valve replacement without myocardial revascularization in patients with combined aortic valvular and coronary artery disease. Circulation 63: 243–251
14. Borow KM, Green LH, Mann T et al. (1980) End-systolic volume as a predictor of postoperative left ventricular performance in volume overload from valvular regurgitation. Am J Med 68: 655–663
15. Brandenburg RO (1981) No more routine cardiac catheterization for valvular heart disease? N Engl J Med 305: 1277–1285
16. Carabello B, Usher BW, Hendrix GH, Assey ME, Rawford FA, Leman RB (1987) Predictors of outcome for aortic

valve replacement in patients with aortic regurgitation and left ventricular function: a change in the measuring stick. J Am Coll Cardiol 10: 991–997
17. Castello R, Fagan LJ, Lenzen P, Pearson AC, Labovitz AJ (1991) Comparison of transthoracic and transvesophageal echocardiography for assessment of left-sided valvular regurgitation. J Am Coll Cardiol 68: 1677–1680
18. Castello R, Pearson AC, Lenzen P, Labovitz AJ (1991) Effect of mitral regurgitation on pulmonary venous velocities derived from transvesophageal echocardiography color-guided pulsed Doppler imaging. J Am Coll Cardiol 17: 1499–1506
19. Child JJ (1989) Improved guides to tricuspid valve repair: two-dimensional echocardiographic analysis of tricuspid annulus function and color flow imaging of severity of tricuspid regurgitation. J Am Coll Cardiol 14: 1275–1277
20. Chopra HK, Nanda NC, Fan PH et al. (1989) Can two-dimensional echocardiography and Doppler color flow mapping identify the need for tricuspid valve repair? J Am Coll Cardiol 14: 1266–1274
21. Currie PJ, Seward JB, Chan KL et al. (1985) Continuous wave Doppler determination of right ventricular pressure: a simultaneous Doppler-catheterization study in 127 patients. J Am Coll of Cardiol 6: 750–756
22. Dahm M, Iversen S, Schmid FX, Drexler M, Erbel R, Oelert H (1987) Intraoperative evaluation of reconstruction of the atrioventricular valves by transvesophageal echocardiography. Thoracic and Cardiovascular Surgery 2: 140–142
23. DeMaria AN, King FJ, Bogren HG, Lies JE, Mason DT (1974) The variable spectrum of echocardiographic manifestations of the mitral valve prolapse syndrome. Circulation 50: 33–41
24. DeMaria AN, Bommer W, Joye J, Lee G, Bouteller J, Mason DT (1980) Value and limitations of cross-sectional echocardiography of the aortic valve in the diagnosis and quantification of valvular aortic stenosis. Circulation 62: 304–312
25. Dennig K, Rudolph W (1993) Mitral valve disease. In: Roelandt JRT, Sutherland GR, Iliceto S, Linker DT (eds) Cardiac ultrasound. Churchill Livingstone, Edinburgh, pp 255–294
26. Dennig K, Dacian S, Rudolph W (1986) Comparison of Doppler methods based on the continuity equation for quantification of stenotic aortic valve area. Circulation 74: II-215
27. Dennig K, Rudolph W (1984) Dopplerechokardiographische Bestimmung des Schweregrades der Mitralstenose. Herz 9: 222–230
28. Dennig K, Dacian S, Rudolph W (1989) Transösophageale Dopplerechokardiographische Graduierung von Mitralregurgitationen anhand des Geschwindigkeitsprofils des Pulmonalvenenflusses. Z Kardiol 78: IV-54
29. Dennig K, Dacian S, Rudolph W (1990) Dopplerechokardiographische Abschätzung der Klappenöffnungsfläche bei Mitralstenose unter Verwendung der proximalen isovelocimetrischen Halbschalenmethode. Z Kardiol 79: IV-63
30. Diamond M, Genovexe P (1971) Life-threatening hemoptysis in mitral stenosis. JAMA 215: 441
31. Diebold B, Theroux P, Bourassa MG et al. (1979) Non-invasive pulsed Doppler study of mitral stenosis and mitral regurgitation: preliminary study. Br Heart J 42: 168–175
32. Diebold B, Peronneau P, Blanchard D et al. (1983) Non-invasive quantification of aortic regurgitation by Doppler echocardiography. Br Heart J 49: 167–173
33. Dillon JC, Heine CL, Chang S, Feigenbaum H (1971) Use of echocardiography in patients with prolapsed mitral valve. Circulation 43: 503
34. DiSesa VJ, Cohn LH, Collins JJ Jr et al. (1982) Determinants of operative survival following combined mitral valve replacement and coronary revascularization. Ann Thorac Surg 34: 482
35. Ditchek T, Bookstein J (1965) Saccular aortic aneurysm due to aortic valve stenosis. Circulation 31: 127–131
36. Dittmann H, Voelker W, Karsch K-R, Seipel L (1987) Influence of smapling site and flow area on cardiac output measurement by Doppler echocardiography. J Am Coll Cardiol 10: 818–823
37. Dubin J, Wallerson DC, Cody RJ, Devereux RB (1990) Comparative accuracy of Doppler echocardiographic methods for clinical stroke volume determination. Am Heart J 120: 116
38. Flachskampf FA, Weyman AE, Gillam L, Liu CM, Abascal VM, Thomas JD (1990) Aortic regurgitation shortens Doppler pressure half time in mitral stenosis: clinical evidence, in vitro simulation and theoretical analysis. J Am Coll Cardiol 16: 396–404
39. Flachskampf FA, Weyman AE, Guerrero JL, Thomas JD (1990) Influence of orifice geometry and flow rate on effective valve area: an in vitro study. J Am Coll Cardiol 15: 1173–1180
40. Flachskampf FA, Weyman AE, Guerrero JL, Thomas JD (1992) Calculation of atrioventricular compliance from the mitral flow profile: analytic and in vitro study. J Am Coll Cardiol 19: 998–1004
41. Fukuda T, Tadavarthy M, Edwards J (1976) Dissecting aneurysms of aorta complicating aortic valvular stenosis. Circulation 53: 169–175
42. Gorlin R, Gorlin SG (1951) Hydraulic formula for calculation of the area or the stenotic mitral valve, other cardiac valves and central circulatory shunts. Am Heart J 41: 1
43. Grayburn PA, Smith MD, Gurley JC, Booth DC, DeMaria AN (1987) Effect of aortic regurgitation on the assessment of mitral valve orifice area by Doppler pressure half-time in mitral stenosis. Am J Cardiol 60: 322–326
44. Grayburn PA, Smith MD, Handshoe R, Friedman BJ, DeMaria AN (1986) Detection of aortic insufficiency by standard echocardiography pused Doppler echocardiography, and auscultation. Ann Int Med 104: 599–605
45. Hatle L, Angelsen B (1982) Doppler ultrasound in cardiology. Physical principles and clinical application. Lea & Febiger, Philadelphia
46. Hatle L, Angelsen BA, Tromsdal A (1981) Non-invasive estimation of pulmonary artery systolic pressure with Doppler ultrasound. Br Heart J 45: 157–165
47. Helmcke F, Nanda NC, Hsiung MC et al (1987) Color Doppler assessment of mitral regurgitation with orthogonal planes. Circulation 75: 175–183
48. Johnson L, Grossman W, Dalen E et al. (1972) Pulmonic stenosis in the adult. N Engl J Med 287: 1159–1163
49. Holen J, Aaslid R, Landmark K, Simonsen S (1976) Determination of pressure gradient in mitral stenosis with a non-invasive ultrasound Doppler technique. Acta Medica Scandinavia 199: 455
50. Holley K, Bahn R, McGoon D (1963) Spontaneous calcific embolization associated with calcific aortic stenosis. Circulation 27: 197–202
51. Houda N, Takeuchi M, Morita N, Nakano T, Takezawa H (1985) Diagnosis and estimation of mitral regurgitation by two-dimensional pulsed Doppler echocardiography. J Cardiogr 15: 449

52. Hwang MH, Hammermeister KE, Oprian C et al. (1989) Preoperative identification of patients likely to have left ventricular dysfunction after aortic valve replacement. Circulation 80: I–65
53. Kerber RE, Isaeff DM, Hancock EW (1971) Echocardiographic patterns in patients with the syndrome of systolic click and late systolic murmur. N Engl J Med 284: 691–693
54. Kostucki W, Vandenbosch JL, Friart A, Englert M (1986) Pulsed Doppler regurgitant flow patterns of normal valves. Am J Cardiol 58: 309–313
55. Kraus F, Dennig K, Boslijanoff P, Rudolph W (1986) Dopplerechokardiographische Bestimmung von Druckgradient Klappenöffnungsfläche bei Mitralstenose. Herz 11: 323–326
56. Krivokapich J, Child JS, Dadourian BJ, Perloff JK (1988) Reassessment of echocardiographic criteria for diagnosis of mitral valve prolapse. Am J Cardiol 61: 131–135
57. Loyd D, Eng D, Ask P, Wranne B (1988) Pressure half-time does not always predict mitral valve area correctly. J Am Soc Echocardiogr 1: 313–321
58. Maciel BC, Moises VA, Shandas R et al. (1991) Effects of pressure and volume of the receiving chamber on the spatial distribution of regurgitant jets as imaged by color Doppler flow mapping. An in vitro study. Circulation 83: 605–613
59. MacMahon SW, Roberts K, Kramer-Fox R, Zucker DM, Roberts RB, Devereux RB (1987) Mitral valve prolapse and infective endocarditis. Am Heart J 113: 1291–1298
60. Miller DC, Stinson EB, Rositer SJ et al. (1978) Impact of simultaneous myocardial revascularization on operative risk, functional result and survival following mitral valve replacement. Surgery 84: 848
61. Miyatake K, Okamoto M, Kinoshita N et al. (1982) Evaluation of tricuspid regurgitation by pulsed Doppler and two-dimensional echocardiography. Circulation 66: 777–784
62. Miyatake K, Izumi S, Okamoto M et al. (1986) Semiquantitative grading grading of severity of mitral regurgitation by real-time two-dimensional Doppler flow imaging technique. J Am Coll Cardiol 7: 82–88
63. Mody M (1975) The natural history of uncomplicated valvular pulmonic stenosis. Am Heart J 90: 317–321
64. Mohr-Kahaly S, Erbel R, Zenker G et al. (1989) Semiquantitative grading of mitral regurgitation by color-coded Doppler echocardiography. Int J Cardiol 23: 223–230
65. Montemurro D, Gozzelino G, Ronzani G, Brusca A (1987) Insuffizienza aortica cronica grave: valore prognostico degli indici della fase telesistolica. Cardiologia 32: 627–635
66. Nair CK, Aronow WS, Sketch MH, Mohiuddin SM, Stokke K, Ryschon K (1984) Correlation between calcific aortic stenosis diagnosed by two-dimensional echocardiography and cardiac catheterization. Clin Cardiol 7: 280–282
67. Nakatani S, Masuyama T, Kodama K, Kitabatake A, Fujii K, Kamada T (1988) Value and limitations of Doppler echocardiography in the quantification of stenotiv mitral valve area: comparison of the pressure-half-time and the continuity equation methods. Circulation 77: 78–85
68. Nishimura RA, McGoon MD, Shub C, Miller FJ, Ilstrup DM, Tajik AJ (1985) Echocardiographically documented mitral-valve prolapse. Long-term follow-up of 237 patients. N Engl J Med 313: 1305–1309
69. Nylander E, Ekman I, Marklund T, Sinnerstad B, Karsson E, Wranne B (1986) Severe aortic stenosis in elderly patients. Br Heart J 55: 480–487
70. Oh JK, Hatle L, Sinak LJ et al. (1988) Characteristic Doppler echocardiographic pattern of mitral inflow velocity in severe aortic regurgitation (1989) J Am Coll Cardiol 14: 1712–1717
71. Olson LJ, Subramanian R, Edwards WD (1984) Surgical pathology of pure aortic insufficiency: a study of 225 cases. Mayo Clin Proc 59: 835–841
72. Pons-Llado G, Carreras-Costa F, Ballester-Rodes M, Auge-Sampera JM, Crexelles-Figueras C, Oriol-Palou A (1986) Pulsed Doppler patterns of left atrial flow in mitral regurgitation. Am J Cardiol 57: 806–810
73. Popp RL, Brown OR, Silverman JF, Harrison DC (1974) Echocardiogaphic abnormalities in the mitral valve prolapse syndrome. Circulation 49: 428–433
74. Rapaport E (1975) Natural history of aortic and mitral valve disease. Am J Cardiol 35: 221–227
75. Richardson JV, Kouchoukos NT, Wright JO et al. (1979) Combined aortic valve replacement and myocardial revasculariziation: Results in 220 patients. Circulation 59: 75–81
76. Roberts WC (1970) Anatomically isolated aortic valvular disease. The case against is being of rheumatic etiology. Am J Med 49: 151–159
77. – (1973) Valvular, subvalvular and supravalvular aortic stenosis: Morphologic features. Cardiovasc Clin 5: 97
78. – (1976) The structural basis of abnormal cardiac function: A look at coronary hypertensive, valvular, idiopathic myocardial, and pericardial heart disease. In: Levine JJ (ed) Clinical cardiovascular physiology. Grune & Stratton, New York
79. – (1982) No cardiac catheterization before cardiac valve replacement – a mistake. Am Heart J 103: 930–933
80. – (1983) Morphologic features of the normal and abnormal mitral valve. Am J Cardiol 51: 1005–1028
81. Roberts WC, Sjoerdsma A (1964) The cardiac disease associated with the carcinoid syndrome (carcinoid heart disease). Am J Med. 36: 5
82. Roberts WC, Virmani R (1978) Aschoff bodies at necropsy in valvular heart disease. Evidence from an analysis of 543 patients over 14 years of age that rheumatic disease at least anatomically is a disease of the mitral valve. Circulation 57: 803–807
83. Rodriguez L, Flachskampf FA, Abascal VM, Levine RA, Harrigan P, Thomas JD (1989) Regurgitant flow rate calculated by proximal isovelocity surface area is independent of orifice shape. Circulation 80: II–570
84. Rosenberg CA, Derman GH, Grabb WC, Buda AJ (1983) Hypomastia and mitral valve prolapse. N Engl J Med 309: 1230–1232
85. Sahn DJ, Wood J, Allen HD, Peoples W, Goldberg SJ (1977) Echocardiographic spectrum of mitral valve motion in children with and without mitral valve prolapse: the nature of false positive diagnosis. Am J Cardiol 39: 422–431
86. Sgalambro A, Recusani F, Raisaro A, Cremaschi R, Tronconi L (1982) Pulsed Doppler diagnosis of tricuspid insufficiency. Giornale Italiano di Cardiologia 12: 270–277
87. Shah PM, Gramiak R (1970) Echocardiographic recognition of mitral valve prolapse. Circulation 52: III–45
88. Simpson IA, Valdes CL, Sahn DJ, Murillo A, Tamura T, Chung KJ (1989) Doppler color flow mapping of simulated in vitro regurgitant jets: evaluation of the effects of orifice size and hemodynamic variables. J Am Coll Cardiol 13: 1195–1207
89. Skjaerpe T, Hatle L (1986) Noninvasive estimation of systolic pressure in the right ventricle in patients with tricuspid regurgitation. Eur Heart J 7: 704–710

90. Skjaerpe T, Hegrenaes L, Hatle L (1985) Noninvasive estimation of valve area in patients with aortic stenosis by Doppler ultrasound and two-dimensional echocardiography. Circulation 72: 810–818
91. Smith MD, Handshoe R, Handshoe S, Kwan OL, DeMaria AN (1986) Comparative accuracy of two-dimensional echocardiography and Doppler pressure half-time methods in assessing severity of mitral stenosis in patients with and without prior commissurotomy. Circulation 73: 100
92. Spain MG, Smith MD, Grayburn PA, Harlamert EA, DeMaria AN (1989) Quantitative assessment of mitral regurgitation by Doppler color flow imaging: angiographic and hemodynamic correlations. Journal of the Am J Cardiol 13: 585
93. Stapelton J (1983) Essentials of clinical cardiology. Davis, Philadelphia
94. Stevenson JG (1989) Two-dimensional color Doppler estimation of the instrument gain setting, pulse repetition frequency, and carrier frequency. J Am Soc Echocardiogr 2: 1
95. Stewart WJ, Linag L, Mich R, Pandian N, Guerrero JL, Weyman AE (1985) Variable effects of changes in flow rate through the aortic pulmonary and mitral valves on valve area and flow velocity: Impact on quantitative Doppler flow calculations. J Am Coll Cardiol 6: 653
96. Surawicz B, Nierenberg M (1960) Association of „silent" mitral stenosis with massive thrombi in the left atrium. N Engl J Med 263: 423
97. Tei C, Pilgrim JP, Shah PM, Ormiston JA, Wong M (1982) Tricuspid valve annulus: study of size and motion in normal subjects an in patients with tricuspid regurgitation. Circulation 66: 665
98. Teirstein PS, Yock PG, Popp RL (1985) The accuracy of Doppler ultrasound measurement of pressure gradients across irregular dual and tunnellike obstructions to blood flow. Circulation 72: 577
99. Thomas JD, Weyman AE (1987) Doppler mitral pressure half-time: a clinical tool in search of theoretical justification. J Am Coll Cardiol 10: 923
100. Thomas JD, Wilkins GT, Choong CY et al. (1988) Inaccuracy of mitral presure half-time immediately after percutaneous mitral valvotomy. Dependence on transmitral gradient and left atrial and ventricular compliance. Circulation 78: 980
101. Thuillez C, Theroux P, Bourassa MG et al. (1980) Pulsed Doppler echocardiographic study of mitral stenosis. Circulation 61: 391
102. Ubago JL, Figueroa A, Ochoteco A, Colman T, Duran RM, Duran CG (1983) Analysis of the amount of tricuspid valve annular dilatation required to produce functional regurgitation. Am J Cardiol 52: 155
103. Veyrat C, Kalmanson D, Farjon M, Manin JP, Abitol G (1982) Non-invasive diagnosis and assessment of tricuspid regurgitation and stenosis using one and two-dimensional echo-pulsed Doppler. Br Heart J 47: 596
104. Vogelpoel L, Schrire V (1960) Auscultatory and phonocardiographic assessment of pulmonic stenosis with intact ventricular septum. Circulation 22: 58
105. Walch P, Kansu T, Corbett J et al. (1981) Platelets, thromboembolism and mitral valve prolapse. Circulation 63: 552
106. Waller BF, Carter JV, Williams HJ et al. (1973) Bicuspid aortic valve. Comparison of congenital and acquired types. Circulation 48: 1140
107. Weiss AN, Mimbs JW, Ludbrook PA, Sobel BE (1975) Echocardiographic detection of mitral valve prolapse. Exclusion of false positive diagnosis and determination of inheritance. Circulation 52: 1091
108. Wolf NM, Kreulen TH, Bove AA et al. (1978) Left ventricular function following coronary bypass surgery. Circulation 58: 63
109. Yeager M, Yock PG, Popp RL (1986) Comparison of Doppler-derived pressure gradient to that determined at cardiac catheterization in adults with aortic valve stenosis: implications for management. Am J Cardiol 57: 644
110. Yock PG, Popp RL (1984) Noninvasive estimation of right ventricular systolic pressure by Doppler ultrasound in patients with tricuspid regurgitation. Circulation 70: 657
111. Yoshida K, Yoshikawa J, Yamaura Y et al. (1990) Assessment of mitral regurgitation by biplane transesophageal color Doppler flow mapping. Circulation 82: 1121
112. Zoghbi WA, Galan A, Quinones MA (1988) Accurate assessment of aortic stenosis severity by Doppler echocardiography independent of aortic jet velocity. Am Heart J 116: 855
113. Zotz R, Wittlich N, Erbel R, Meyer J (1987) Enhancement of color-coded Doppler signals after injection of SHU 454 in patients with tricuspid regurgitation. Heart Vessels (Suppl) 3: 23
114. Zotz R, Dohmen G, Genth S, Erbel R, Dieterich HA, Meyer J (1993) Transthoracic and transvesophageal echocardiography to diagnose ventricular septal rupture: importance of right heart infarction. Coronary artery disease 4: 911–917
115. Zotz, R, Dohmen G, Genth S, Erbel R, Meyer J (1993) Diagnosis of papillary muscle rupture after acute myocardial infarction by transthoracic and transvesophageal echocardiography. Clin Cardiol 16: 665–670
116. Zotz R, Pinnau U, Genth S, Erbel R, Meyer J (1994) Transthorakale und transösophageale Verlaufsuntersuchung bei Patienten mit linksatrialen Thromben. Z Kardiol 83: 474–481

3.3 Herzklappenchirurgie
R. Schistek

Die Chirurgie der Herzklappen hat mit der geschlossenen Mitralklappensprengung 1923 durch Cutler und S.A. Levine, noch ohne Herz-Lungen-Maschine, auf linkstransventrikulärem Weg begonnen. H. Soutar hat im selben Jahr auf transaurikulärem Weg eine stenosierte Mitralklappe chirurgisch erweitert. Nach diesen anfänglichen Versuchen wurde die Methode aber erst 20 Jahre später durch Dogliotti zur Routine. Die Ergebnisse sind teilweise sehr zufriedenstellend, so daß die geschlossene Kommissurotomie noch heute in Gegenden durchgeführt wird, in denen eine Operation mit der Herz-Lungen-Maschine aus ökonomischen Gründen unmöglich ist. Die weitere Chirurgie an den Klappen ist an die Entwicklung der Herz-Lungen-Maschine gebunden.

Hufnagel war der erste, der 1952 eine insuffiziente Aortenklappe durch das Einsetzen eines Plexiglas-Kugelventils in die deszendierende Aorta indirekt behandelt hat. Der erste erfolgreiche echte In-situ-Aortenklappenersatz mit einer Kugelprothese wurde aber erst 1960 durch Harken durchgeführt.

Pardell hat in London eine auf einem Gerüst montierte menschliche Klappe zum Aortenklappenersatz verwendet. In weiterer Entwicklung entstand einerseits der nicht gerüstunterstützte Homograft (1962 Ross u. Barrat-Boys) und andererseits die heterologe, glutaraldehydfixierte, gerüstunterstützte Bioprothese. In weiterer Entwicklung entstanden viele Klappenprothesen, die sich prinzipiell in Art, Material und Aufbau unterscheiden.

Klappenprothesen

Zur Charakterisierung von Herzklappenprothesen sind folgende Kenngrößen üblich:

Thrombogenität. Durch Wirbelbildung und Stagnation werden die Thrombozyten aktiviert und starten die Blutgerinnung.

Energieverlust. Der Widerstand, den die Klappe dem Blutstrom entgegensetzt, wird in Energieverlust ausgedrückt, da neben dem Druckabfall auch die Änderung der Strömungsgeschwindigkeit berücksichtigt werden muß.

Dynamische Regurgitation. Um die Klappe von der offenen in die geschlossene Position zu bringen, ist ein gewisses Rückstromvolumen notwendig.

Statische Regurgitation. Bei geschlossener Klappe können noch geringe Blutmengen zurückfließen.

Geräuschentwicklung. Neben der Lautstärke ist das Frequenzspektrum für die subjektive Empfindung des Klappenträgers entscheidend.

Die Haltbarkeit ist vor der klinischen Erprobung in beschleunigten Abnützungstests zu erproben.

Mechanische Klappenprothesen

Mechanische Klappen werden aus Materialien wie Kunststoff, pyrolythischem Carbon und Metall hergestellt. Ein Verschlußkörper (Occluder) bewegt sich in einer Halterung aus Metall oder Kunststoff. Zur Vermeidung von Klappenthrombosen ist im allgemeinen eine Antikoagulierung notwendig.

Ausgehend von der Konstruktion Hufnagels wurden einige Kugelventile mit verbesserten Materialien entwickelt, die bekanntesten unter ihnen sind die Starr Edwards, Magovern und die Smeloff Cutter-Klappe, die sowohl in Aorten- als auch in Mitralposition verwendet wurden. Von seiten der Haltbarkeit waren diese Klappen ausgezeichnet, die Hämodynamik, die Thrombogenität, die Bauhöhe und die Geräuschentwicklung führten aber zur Entwicklung von hämodynamisch günstigeren Klappen, den Kippscheibenprothesen (Björk, Hall, Lillehei, Sorin u. a.) und den Zweiflügelklappen (St. Jude Medical, Carbomedics, Duromedics, Tecna, Jyros u. a.).

Die Kippscheibenprothesen entwickelten sich aus den Hubdeckelprothesen (Wada, Beall), die zwar eine niederere Bauhöhe hatten, aber bei hohem Widerstand thrombogen waren.

Heutzutage sind die Kugel- und die Hubdeckelprothesen (Starr-Edwards, Smeloff-Cutler, Cooley) vom Markt verschwunden, die Doppelflügelklappen haben sich gegenüber den Kippscheibenprothesen durchgesetzt.

Allen Kippscheibenprothesen gemeinsam ist, daß sie nur einen Occluder, die Kippscheibe, haben. Diese ist bei modernen Klappen ausschließlich aus pyrolythischem Carbon, einem Zwischending aus Diamant und Graphit, gefertigt. Eine weitere Gemeinsamkeit ist die asymmetrische Öffnung: Das Klappenostium der Klappe wird durch die Kippscheibe in zwei verschieden große Hälften geteilt.

Daraus resultiert auch ein asymmetrischer Blutstrom durch die geöffnete Klappe. Bei den Zweiflügelklappen sorgen zwei getrennte Flügel für die Richtung des Blutstromes. Jeder dieser Verschlußkörper hat die Form einer halben Scheibe, die flach (z. B. St.-Jude-Medical-Klappe) oder gewölbt (z. B. Sorin-Bicarbon-Klappe) ist. Bis auf eine Klappe (Jyros) sind die Halbscheiben an Scharnieren aufgehängt. Sowohl Scheiben wie der Klappenring sind aus pyrolythischem Carbon hergestellt. Die Durchströmung der Klappe erfolgt symmetrisch durch drei Öffnungen, die durch Teilung des Klappenostiums durch die zwei Flügel gebildet werden. Unterschiedlich ist die Lage der Scharniere im Klappenring, so daß die sich öffnenden Flügel unterschiedlich weit aus dem Klappenring herausschwingen. Bei Klappen, bei denen die Flügel hoch angebracht sind, ist die Wahrscheinlichkeit, daß der Flügel an Gewebeteilen unter der Klappe hängenbleibt, geringer. Der Unterschied zwischen Kippscheiben- und Zweiflügelklappen liegt in einer geringeren Geräuschentwicklung, einer etwas besseren Hämodynamik bei kleineren Größen und einer etwas geringeren Thrombogenität zugunsten der Zweiflügelklappen.

Biologische Klappen

Biologische Klappenprothesen sind solche, die aus natürlichen tierischen oder menschlichen Klappen oder Gewebe hergestellt und der natürlichen Form nachempfunden sind. Der Verschlußkörper besteht aus flexiblem Material, das fest mit dem Klappenring verbunden ist. Es ist an einem flexiblen Gerüst, dem Stent, fixiert. Die Thrombogenität ist so niedrig, daß auf eine Antikoagulierung verzichtet werden kann.

Nach anfänglichen Versuchen, Aorten- (Roe 1960) wie Mitralklappen (Braunwald 1960) aus Elastomeren wie Silikon oder Polyurethan nachzubilden, gelang der klinische Durchbruch 1967, als Ionescu u. Whooler eine glutaraldehydfixierte Schweineaortenklappe auf einem Titangerüst montierten. Durch diese Klappen und die etwas später aufkommenden Kälberperikardklappen wurde die Tradition, menschliche, nicht gerüstgestützte Klappen zu implantieren, unterbrochen. In den letzten Jahren erlebt die Implantation menschlicher Klappen eine Renaissance. Tierische Prothesen bezeichnet man als Xenotransplantat (Xenograft), menschliche Klappen anderer Individuen als Homo- oder Allotransplantat (Homo-, Allograft), körpereigene Klappen als Autotransplantat (Autograft).

Während gerüstgestützte Prothesen in jeder Position implantiert werden können, beschränkt sich der Einsatz der nicht gestützten Klappenprothesen auf den Aortenklappenersatz. Der wesentliche Nachteil der biologischen Klappen ist die beschränkte Haltbarkeit. Einerseits führt eine fortschreitende Verkalkung der mechanisch besonders belasteten Teile zu einer zunehmenden Unbeweglichkeit der Klappensegel, andererseits reißt das Gewebe an Stellen starker Biegebeanspruchung ein, was ebenfalls zu einem Funktionsausfall der Klappe führt. Risikofaktoren für eine reduzierte Lebensdauer einer Bioklappe sind jugendliches Alter des Patienten, großer Durchmesser, Mitralposition und Xenoklappen (Perikard schlechter als Schweineklappen). Eine längere Lebensdauer sollten nicht gerüstfixierte Xenoklappen haben, noch günstiger seien homologe Klappen. Der endgültige Beweis dafür ist aber noch nicht erbracht.

Wahl des Klappentyps

Aus den Eigenschaften der mechanischen und biologischen Klappen ergibt sich ein verschiedenes Muster von Spätkomplikationen: Sind Abnutzung und mechanisches Versagen bei Bioprothesen häufig, so sind es bei mechanischen Prothesen Gerinnungsprobleme, Blutung und Thrombose. Die ideale künstliche Klappe gibt es nicht. Daher ist es allgemein üblich, bevorzugt mechanische Prothesen zu verwenden. Biologische Prothesen empfehlen sich bei höherem Alter, bei drohenden Blutungskomplikationen oder anderen Kontraindikationen gegen die Antikoagulation. Auf besonderen Wunsch werden auch bei jüngeren Patienten biologische Prothesen implantiert. In Mitralposition wird nahezu immer mechanischen Prothesen der Vorzug gegeben, da hier die Antikoagulation ohnehin wegen des häufig bestehenden Vorhofflimmerns angezeigt ist und weil die Haltbarkeit der Bioprothese in Mitralposition noch geringer ist. Bei florider Endokarditis können sowohl mechanische wie biologische Prothesen mit etwa gleich gutem Erfolg bezüglich eines Rezidives implantiert werden. Bei Destruktionen des Aortenklappenskelettes scheint der Homograft eine gute Lösung zu sein [1, 4, 5].

Aortenklappeneingriffe

Die häufigste Operation im Bereich der Aortenklappe ist die Klappenersatzoperation. In extrakorporaler Zirkulation wird die Aorta geklemmt und schräg oder spiralig eröffnet. Danach wird die Aortenklappe exzidiert. Bei reinen Aorteninsuffizienzen ist die Klappe meist nicht verkalkt und kann mit wenigen Scherenschlägen entfernt werden. Bei der Aortenstenose liegen zumeist Verkalkungen vor, die in den Klappenring und die Aortenwand hineinreichen können. Hier ist es notwendig, Teile der Klappe, die sich nicht mit der Schere schneiden lassen, mit zangenartigen Geräten z. T. unter Anwendung von nicht unbeträchtlicher Gewalt zu entfernen.

Wichtig für die nachfolgende Implantation der Klappenprothese ist, daß der Klappenring möglichst vollständig vom Kalk befreit wird. Freie Kalkpartikel müssen sorgfältig aus dem Operationsgebiet gespült werden, da diese später in die Peripherie und in das Zerebrum embolisieren können. Der Durchmesser des Klappenringes wird mit einer dem geplanten Klappentyp entsprechenden Schablone gemessen. Die Klappengrößen, die für den Aortenklappenersatz zur Verfügung stehen, reichen beim Erwachsenen von 19–29 mm. Die Abstufung zwischen den einzelnen Klappengrößen beträgt 2 mm. Kleinere Klappen finden nur in der Pädiatrie Verwendung.

Stellt es sich heraus, daß der Klappenring für die Implantation der Mindestgröße zu klein ist, so muß die Aortenwurzel durch eine Plastik erweitert werden. Die Mindestgröße der zu implantierenden Klappe richtet sich nicht nur nach den vorhandenen Prothesengrößen, sondern auch nach der Körperoberfläche des Patienten. Kleine Klappengrößen können bei großen Patienten schon beträchtliche Druckgradienten hervorrufen. Die Diskussion, wann nun aber tatsächlich eine Erweiterungsplastik gemacht werden muß, ist kontrovers.

Eine Möglichkeit, den Klappenring zu erweitern, besteht darin, daß die Inzision der Aorta durch den Klappenring hindurch bis zum Dach des linken Ventrikels an den Ansatz der Mitralklappe weiter fortgesetzt wird und der entstehende Defekt mit einem Perikardpatch verschlossen wird.

Die Klappe selbst kann mit verschiedenen Nahttechniken im natürlichen Klappenring verankert werden. Weniger gebräuchlich ist in Aortenposition eine fortlaufende Nahttechnik. Gebräuchlicher sind Einzelknopfnähte, U-Nähte mit und ohne Filzsicherung, U-Nähte, die von der Aortenseite zum Ventrikel hin gestochen werden und so den natürlichen Klappenring evertieren, oder U-Nähte, die von der Ventrikelseite zur Aortenseite hin gestochen werden und so die supraanuläre Implantation der Aortenklappe erlauben. Auch Modifikationen der U-Naht mit einfacher Umwendelung des natürlichen Klappenrings sind möglich.

Nach der Implantation von mechanischen Klappen wird die Beweglichkeit der Verschlußkörper geprüft und sichergestellt, daß sie sich frei bewegen können.

Bei der Implantation von biologischen Klappen ist es wichtig, daß das Gewebe immer feucht gehalten wird. Die Aortotomie wird mit einer einfachen oder doppelten Nahtreihe verschlossen. Nach Entlüftung der Aortenwurzel und des linken Ventrikels kann der Blutstrom wieder freigegeben werden, nach entsprechender Reperfusionszeit übernimmt das Herz selbst wieder die Pumparbeit.

Eine besondere Methode, die Aortenklappe durch autologes Gewebe zu ersetzen, ist die sog. Switch-Operation, bei der die eigene Pulmonalklappe in Aortenposition versetzt wird und die Pulmonalklappe durch einen Homograft ersetzt wird. Diese von Ross angegebene Methode ist technisch brillant, hat aber doch wesentliche Nachteile: Da man eine gesunde Klappe durch eine Prothese ersetzen muß, wird aus einer Einklappenerkrankung eine Zweiklappenerkrankung.

Ist die Aortenwurzel aufgrund eines idiopathischen Aneurysmas, aufgrund einer poststenotischen Dilatation oder im Rahmen einer Aortenklappeninsuffienz bei einem Marfan-Syndrom erweitert, so muß die Aorta ascendens gleichzeitig mit der Herzklappe ersetzt werden. Während der Mindestdurchmesser der für die Indikation zur isolierten Aneurysmaoperation der aszendierenden Aortal, mit 6 cm angegeben wird, sollte die Aorta bei einem konkommitierenden Aneurysma schon bei einem Durchmesser von 5 cm ersetzt werden, da die Aorta durch die Nahtreihe nach dem Verschluß geschwächt wird. Aortenrupturen nach Klappenersatz sind auch bei grenzwertig erweiterten Aorten bekannt.

Bei der Aszendensersatzoperation durch eine Gefäßprothese, die bereits eine Herzklappe eingearbeitet hat, hat man im wesentlichen zwei Möglichkeiten: Man kann entweder die Prothese in das ursprüngliche Aneurysma implantieren, die Koronarostien Seit-zu-Seit mit der Prothese anastomosieren (nach Bentall), oder man kann die Koronarien aus der Wand herausschneiden und in seitliche Löcher der Aszendensprothese einnähen. Die Anastomose dieser Prothese mit dem Herzen erfolgt ähnlich wie die Implantation einer Herzklappe beim Klappenersatz, die distale Anastomose mit der peripheren Aorta erfolgt als End-zu-End-Anastomose durch eine fortlaufende Naht.

Aorten- und Pulmonalrekonstruktionen

Bei den angeborenen Herzvitien sind rekonstruktive Maßnahmen an Aorten- und Pulmonalklappe und andere Operationen angezeigt. Rekonstruktionen einer stenosierten Pulmonalklappe im Erwachsenenalter sind praktisch immer bei angeborenen Vitien notwendig, die sich bis ins Erwachsenenalter hinübergerettet haben. Anders ist die Situation bei der Aortenklappe. Auch hier gibt es zwar angeborene Aortenstenosen, die man durch eine Kommissurotomie behandeln kann, aber auch Aorteninsuffizienzen sind einer rekonstruktiven Chirurgie zugänglich. Relativ häufig kann eine insuffiziente Aortenklappe bei einer Typ-A-Dissektion durch Ersatz der erweiterten Aortenwurzel und durch Resuspension der Kommissuren wieder dicht gemacht werden. Bei Marfan-Aneurysmen und Sinus-Valsalva-Aneurysmen droht aber die Gefahr einer späteren Sinus-Valsalva-Ruptur. Daher sollte in diesem Fall die Klappe und aszendierende Aorta durch eine Prothese ersetzt werden. Auch rheumatische Aortenvitien sind der Rekonstruktion zugänglich: Techniken wie Ringplastik, Streckung eingerollter Klappensegel, Resuspension von Kommissuren oder Ausdehnung von Segeln durch hetero- oder autologes glutaraldehyfixiertes Perikard werden beschrieben [1]. Die offene, intraoperative Dekalzifizierung mit einer Ultraschallsonde erlaubt zwar in manchen Fällen die Rekonstruktion verkalkter, stenotischer Klappen, führt aber teilweise zur Insuffizienz der Klappe. Das Gewebe, das nach einer Dekalzifizierung übrig bleibt, verkalkt wieder sehr rasch. Da die Ergebnisse schlechter als bei Bioklappen waren, ist die Methode praktisch wieder aufgegeben worden [3].

Mitralklappeneingriffe

Bereits in der Zeit vor der klinischen Einführung der Herz-Lungen-Maschine wurden Operationen zur Erweiterung von Mitralklappen, wie eingangs erwähnt, zur klinischen Routine. Nach Einführung der Herz-Lungen-Maschine wurde die Erweiterung der Mitralklappe am offenen Herzen durchgeführt. Aufgrund der dauernden Morbidität, die mit einem Klappenersatz verbunden ist, hat man schon früh darüber nachgedacht, die körpereigene Klappe zu erhalten. Vor allem Carpentier in Paris entwickelte Operationsmethoden, die nicht nur eine stenosierte Klappe wieder durchgängig machten, sondern mit der auch insuffiziente Klappen wieder dicht gemacht werden konnten. Die Insuffizienz der Mitralklappe beruht immer darauf, daß sich das vordere und hintere Klappensegel an ihren Schlußrändern nicht ausreichend berühren. Die Ursachen hierfür können verschieden sein.

Erstens kann einmal der Klappenring erweitert sein. Aufgrund der Anatomie ist es immer der hintere Teil des Klappenringes, der ausgedehnt ist. Der vordere Teil zwischen den beiden fibrösen Dreiecken behält seine Länge. Durch die Ringerweiterung rücken die Ansätze der Klappensegel auseinander, und die freien Ränder können sich nicht mehr ausreichend berühren. Eine weitere Ursache für einen mangelnden Klappenschluß liegt darin, daß ein Segel höher als das andere zu liegen kommt. Eine Papillarmuskelinsuffizienz, abgerissene Papillarmuskeln, verlängerte Sehnenfäden und abgerissene Sehnenfäden können dafür verantwortlich sein. Die Ventrikelwand, selbst durch Ischämie geschädigt, kann die Ursache dafür sein. Eine weitere Ursache für eine Mitralklappeninsuffizienz kann die perikarditische Perforation vom Mitralsegel sein.

Aus diesen Ursachen für die Mitralinsuffizienz ergeben sich auch die entsprechenden Manöver bei der klappenerhaltenden Operation. Klappenringerweiterungen werden mit Ringraffungen behandelt, die zum Ziel haben, den hinteren Ringanteil zu verkürzen und den hinteren Teil des Ringes an den vorderen Ringanteil zu nähen. Um dies zu erreichen, verwendet man Klappenringe, die starr, halbstarr oder flexibel sind. Die Ringe werden ähnlich wie die Ringe von Klappen eingeknüpft. Abgerissene Sehnenfäden kann man einerseits durch künstliche Sehnenfäden aus PTFE (gerecktes Polytetrafluoethylen) ersetzen oder die entsprechenden Klappenteile hier vorwiegend am hinteren Klappensegel entfernen. Die entstehende Lücke wird durch direkte Vereinigung des restlichen Segels geschlossen, der Mitralring muß entsprechend gerafft werden. Sind Sehnenfäden am vorderen Segel abgerissen, so ist eine Teilresektion des Segels nicht so einfach. Hier wird man eher künstliche Sehnenfäden anlegen oder Sehnenfäden vom hinteren Segel auf das vordere Segel transplantieren. Zu lange Sehnenfäden können gerafft werden, insuffiziente Papillarmuskeln können verkürzt werden.

Ziel aller dieser Manöver ist es, die Klappensegel auf dieselbe Höhe und nahe genug aneinander zu bringen. Der Zugang zu dieser Operation ist gleich wie der zur Klappenersatzoperation. Nach Abschluß einer Klappenrekonstruktion muß das Ergebnis am Operationstisch zunächst einmal durch Einspritzen von Kochsalzlösung in den linken Ventrikel überprüft werden. Nach Verschluß des linken Vorhofes und nachdem man von der Herz-Lungen-Maschine abgehen konnte, folgt die transösophageale echographische Kontrolle. Der Herzmuskel muß dabei gut kontrahieren, der linke Ventrikel muß gut gefüllt sein, um eine noch vorhandene Insuffizienz zu provozieren.

Ist eine klappenerhaltende Operation nicht möglich, so muß die Mitralklappe bei gegebener Indikation (Kapitel 3.2) ersetzt werden.

Die Mitralklappen haben einen größeren Durchmesser als die Aortenklappen. Klappenprothesen stehen in der Größe von 23–33 mm zur Verfügung, wobei bei normalen Erwachsenen Klappengrößen unter 27 mm wegen des hohen Strömungswiderstandes nicht verwendet werden sollten. Im Gegensatz zu den Aortenklappen sind Mitralklappen einem höheren Druckgradienten als Aortenklappen ausgesetzt. Der Druckgradient an der Mitralklappe ergibt sich aus der Differenz zwischen linkem Vorhof und systolischem Ventrikeldruck, der an der Aortenklappe ergibt sich aus dem diastolischen Aortendruck und dem diastolischen Ventrikeldruck. Dazu kommt noch, daß die Mitralklappen größer sind und allein schon dadurch einer erhöhten mechanischen Belastung ausgesetzt sind. Das ist die Ursache für früheres Versagen von biologischen Prothesen, hier besonders von Perikardklappen und das Auftreten von strukturellen Defekten an mechanischen Klappen. Auch der Mitralklappenersatz kann nur mit Hilfe der extrakorporalen Zirkulation erfolgen. Nach Klemmen der Aorta und der Myokardprotektion kann der linke Vorhof über verschiedene Wege eröffnet werden. Über den rechten Lungenvenentrichter wird das Herz nach links verlagert, der linke Vorhof wird in der Fossa interatrialis etwas vom rechten Vorhof getrennt, der linke Vorhof kann nun in kraniokaudaler Richtung eröffnet werden. Dieser Zugangsweg ist bei chronischen Mitralvitien, wenn der linke Vorhof vergrößert ist, unproblematisch. Bei akuten Mitralvitien, bei denen der linke Vorhof klein ist, kann die Einstellung der Mitralklappe schwierig sein. Alternativ kann der linke Vorhof zwischen oberer Hohlvene und Aorta eröffnet werden.

Beim transseptalen Zugang wird zunächst der rechte Vorhof eröffnet, dann das interatriale Septum. Die Inzision, die in der Fossa ovalis beginnt, nach kaudal und kranial fortgesetzt wird, kann bis in das Dach des linken Vorhofes verlängert werden. Dieser Zugangsweg erlaubt auch eine gute Darstellung der Klappe bei kleinem linken Vorhof. Bei einer gleichzeitigen Operation der Trikuspidalklappe ist der rechte Vorhof ohnehin eröffnet. Nachteil der Methode ist eine sehr lange Nahtreihe zum Verschluß beider Vorhöfe.

Auch Rhythmusstörungen bei Spätkomplikationen nach diesem Zugangsweg sind beschrieben.

Erst nach genauer Inspektion der Klappe kann entschieden werden, ob die Klappe ersetzt werden muß, oder ob sie erhalten werden kann. Muß die Klappe ersetzt werden, so ist darauf zu achten, daß Sehnenfäden und Papillarmuskel so gut wie möglich erhalten werden. Dieser subvalvuläre Apparat trägt einen wesentlichen Teil der Pumpfunktion des linken Ventrikels. Muß er reseziert werden, weil der Klappenring stark verkalkt ist oder weil die Sehnenfäden gerissen sind, ebenfalls verkalkt und verschmolzen sind, so verschlechtert sich die Auswurffraktion des linken Ventrikels wesentlich. Kann der subvalvuläre Apparat erhalten werden, so ist die prä- und postoperative Auswurffraktion nahezu gleich. Den subvalvulären Apparat erhält man so, daß man das murale Segel in situ beläßt. Die künstliche Klappe kann in diesem Bereich am natürlichen Nahtring verankert werden. Beim septalen Segel muß das Segel zwischen den Kommissuren vom natürlichen Klappenring gelöst werden. Das Gewebe des Segels wird nur so weit entfernt, daß nur mehr ein schmaler Rand besteht, an dem die Sehnenfädenansätze stehen bleiben. Diese Brücke wird nun in der Mitte durchtrennt und die sehnentragenden Reste des Klappensegels mit dem Ring der künstlichen Klappe an den natürlichen Klappenring fixiert. Die nun seitlich ziehenden Sehnenfäden halten das Ventrikelcavum frei und schaffen hier genügend Platz für die künstliche Klappe. Bei der Wahl des Klappentyps wird die Entscheidung meist auf eine mechanische Prothese fallen, da bei Mitralpatienten sehr oft Vorhofflimmern besteht, was an und für sich schon eine Indikation zur Antikoagulierung darstellt. Die Lebensdauer von biologischen Klappen in Mitralposition ist aus oben genannten Gründen verkürzt.

Bei Verwendung von Zweiflügelprothesen ist darauf zu achten, daß die Klappenflügel bei ihrer Bewegung von subvalvulären Gewebeteilen nicht behindert werden. Das geschieht leicht bei solchen Klappen, deren Mechanismus weit auf der ventrikulären Seite sitzt. Dieses Problem tritt vor allem bei kleinen, gut kontraktilen Ventrikeln zu Tage, bei großen dilatierten Ventrikeln ist dieses Problem zu vernachlässigen.

Ein spezielles Problem in der Mitralchirurgie stellt der verkalkte Mitralring dar. Dieser kann derartig hart sein, daß eine Verankerung der Nähte kaum möglich ist. Auf der anderen Seite kann die vollkommene Entfernung der Verkalkungen die Wand so schwächen, daß sie einreißt. Kompliziert wird die Situation dadurch, daß häufig die A. circumflexa im Bereich solcher Risse verläuft. Beim Versuch, den Riß mit einer Naht zu verschließen, kann die Koronararterie verletzt oder unterbunden werden.

Eine Möglichkeit der Entfernung des verkalkten Mitralringes ist es, den Vorhof völlig von der Ventrikelebene zu separieren, die Verkalkung unter Schonung der Koronararterien zu entfernen und den Vorhof dann wieder direkt oder mit einem Patch am Ventrikel anzunähen. Sekundär kann dann die Klappe implantiert werden. Kann das hintere Mitralsegel belassen werden, ist die Komplikation der Ventrikelruptur nach Mitralklappenersatz außerordentlich selten.

Trikuspidalklappeneingriffe

Die Verhältnisse an der Trikuspidalklappe sind denen an der Mitralklappe ähnlich. Hier kommt vor allem die Ringraffung bei sekundären Trikuspidalinsuffizienzen in Betracht. Seltener als an der Mitralklappe finden sich organische Veränderungen. Bei der Ringraffung wird der Ring im Bereich des vorderen und rechten Segels verkürzt. Der dem Septum anliegende hintere Rand des Trikuspidalklappenringes wird ausgespart. Im Prinzip sind auch bei der Trikuspidalklappe dieselben Manöver wie bei der Mitralklappe möglich. Auch hier kann man Sehnenfäden verkürzen, man kann Teile resizieren und kommissurotomieren.

Der Ersatz der Trikuspidalklappe durch eine Klappenprothese stellt weniger ein chirurgisch technisches Problem als ein Nachsorgeproblem dar. Die Besonderheiten des Flusses an der Trikuspidalklappe, niederer Druckgradient bei großem Querschnitt, führen bei nicht genau eingestellter Gerinnung zur Klappenthrombose. Weiters stellt die künstliche Trikuspidalklappe im Vergleich zur natürlichen ein relativ großes Strömungshindernis dar, was klinisch als Trikuspidalstenose imponieren kann. Als Klappentyp wird man zwischen einer biologischen Klappe oder einer mechanischen Zweiflügelklappe auswählen müssen. Die Diskussion darüber, welche dieser Typen nun besser ist, ist kontroversiell [2].

Nachbetreuung von Klappenpatienten

Bei gegenwärtigem Stand der Technik muß die Klappenersatzoperation als palliativer Eingriff gewertet werden.

Nach rekonstruktiven Klappeneingriffen kann eine lange Zeit erreicht werden, in der der Patient keine weitere Therapie braucht. Wie nach Klappenersätzen ist auch hier eine regelmäßige Kontrolle durch die Echokardiographie angezeigt. Bei biologischen Klappen wird bei diesen Kontrollen nach Verkalkungen und Degenerationen gefahndet, bei mechanischen Klappen nach Thromben- oder Pannusbildung. Weiters sollten auch der meist miterkrankte Herzmuskel und die nichtbehandelten Klappen mit kontrolliert werden.

Literatur

1. Duran C, Kumar N, Gometza B, Al-Halees Z (1991) Indications and limitations of arotic valve reconstruction. Ann Thorac Surg 52 (3): 447–454
2. Kratz JM, Crawford FA Jr, Stroud MR et al. (1985) Trends and results in tricuspid valve surgery. Chest 88 (6): 837–840
3. Leithe ME, Harrison JK, Davidson CJ, Rankin JS, Pierce C, Kisslo B, Bashore TM (1991) Surgical aortic valvuloplasty using the cavitron ultrasonic surgical aspirator: An invasive hemodynamic follow-up study. Catheter Cardiovasc Diagn 24 (1): 16–21
4. Ninet J, El-Kirat M, Vigneron M, Curtil A, Perinetti M, Champsaur G (1991) Long-term clinical biological and echocardiographic evaluation of the Saint-Jude Medical prosthetic valve in the tricuspid position. Arch Mal Cœur Vaiss 84 (3): 343–347
5. Singh AK, Feng WC, Sanofsky SJ (1992) Long-term results of St. Jude Medical valve in the tricuspid position. Ann Thorac Surg 54 (3): 538–540

3.4 Chirurgische Behandlung der Prothesenendokarditis

F. Beyersdorf

Entzündungen von implantierten künstlichen Herzklappen ist eine schwerwiegende, wenn auch relativ seltene Komplikation des Herzklappenersatzes. Sie tritt bei etwa 2–4 % aller Klappenersatzoperationen auf [5, 13, 19, 45, 60, 91] und ist mit einer Mortalitätsrate > 50 % verbunden [19, 22, 48, 50, 60, 71, 73, 75, 83, 88, 91]. Nur ca. 30 % aller Patienten mit einer Prothesenendokarditis sind Langzeitüberlebende [45]. Ein optimales Management ist daher die unbedingte Voraussetzung, um ein Überleben dieser schwer erkrankten Patienten zu ermöglichen.

Einleitung

Bei der Prothesenendokarditis wird in den meisten Arbeiten eine frühe (innerhalb von 60 Tagen nach Klappenersatz) von einer späten (nach 60 Tagen) Infektion unterschieden [88].

Die frühe Prothesenklappenendokarditis ist fast immer eine perioperative Infektion [41, 80]. Als Erreger kommen daher meistens Staphylokokken, gramnegative Kokken oder gemischte Infektionen in Betracht [45]. Selten kommt es zu Pilzinfektionen, und diese verlaufen meist letal [15]. Darüber hinaus ist in den meisten Studien die frühe Prothesenendokarditis mit einer höheren Mortalität als die späte Form verbunden [5, 63, 90].

Späte Prothesenklappenendokarditiden haben in bezug auf die Infektionsquelle und den Verlauf der Infektion Ähnlichkeiten mit der nativen Klappenendokarditis, d. h., sie resultieren meistens von einer vorübergehenden Bakteriämie und sind häufig durch Streptokokken verursacht [18, 42, 61].

In einigen neueren Arbeiten wird die Einteilung in frühe und späte Infektion jedoch nicht mehr benutzt [13, 42, 45, 49, 77]. Die Ergebnisse dieser Arbeiten zeigen, daß das Risiko einer Prothesenendokarditis am höchsten in den ersten 6–12 Monaten nach der Operation ist und das niedrigste Risiko nach einem postoperativen Jahr besteht. Die Zeitgrenze ist mit 60 Tagen postoperativ willkürlich gezogen, da Prothesenendokarditiden auch dann perioperativ erworben sein können, wenn innerhalb des genannten Zeitraums keine Endokarditissymptome bestanden [35]. Andererseits sind nicht alle innerhalb von 2 Monaten postoperativ auftretenden Infekte auf eine perioperative Bakteriämie zurückzuführen [42]. In den ersten postoperativen Wochen erleichtert der nicht-endothelialisierte Prothesennahtring zirkulierenden Bakterien die Adhärenz [64]. Trotzdem unterscheidet sich das Spektrum der für Früh- und Spätendokarditiden ursächlichen Erreger nach wie vor [42].

Mikrobiologie

Das Spektrum der Organismen, die eine Prothesenklappenendokarditis hervorrufen, ist in Tabelle 1 gezeigt. Bei der frühen Form überwiegen die Staphylokokken, bei der späten Form die Streptokokken.

Die Ursache der frühen Prothesenendokarditis liegt in den meisten Fällen in einer intraoperativen Kontamination oder in einer postoperativen Wundinfektion. Bei intraoperativen Keimüberprüfungen fanden sich am häufigsten positive Kulturen im extrakorporalen Schlauchsystem sowie im Koronarsau-

Tabelle 1. Keimbefall bei Prothesenendokarditis. (aus [18])

	Keim	Prozent
Früh	Staphylokokkus epidermidis	25
	Staphylokokkus aureus	20
	Gramnegative Bakterien	20
	Pilze	10
	Koryneforme Bakterien	10
	Streptokokken	10
	Andere	5
Spät	Streptokokkus viridans	30
	β-hämolysierende Streptokokken der Gruppe D	10
	Staphylokokkus epidermidis	25
	Staphylokokkus aureus	10
	Gramnegative Bakterien	10
	Pilze	5
	Koryneforme Bakterien	5
	Andere	5

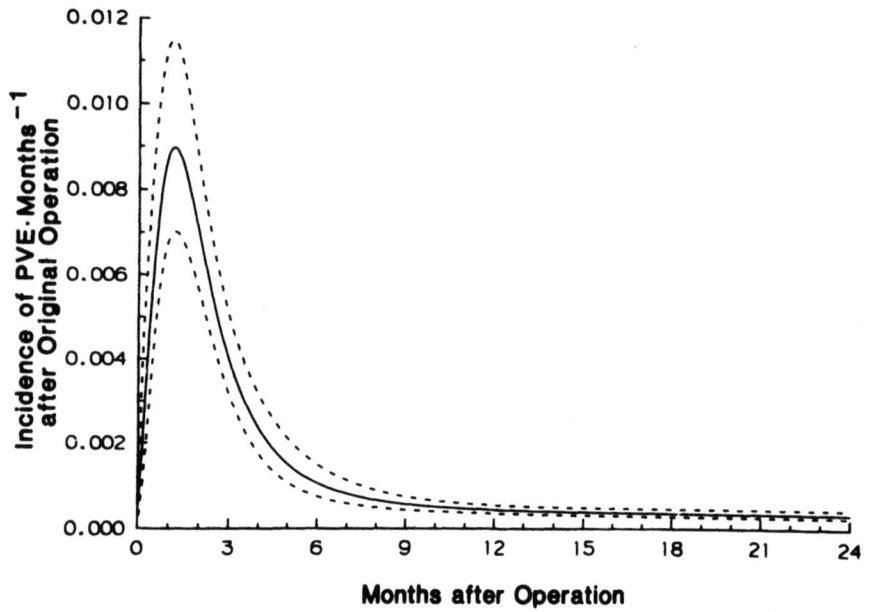

Abb. 1. Zeitlicher Verlauf der Inzidenz der Prothesenklappenendokarditis nach primärem Klappenersatz. Das Nomogramm ist für Patienten mit Aortenklappenersatz anwendbar. Die anfängliche Spitze geht etwa 6 Monate nach der Operation in eine konstante Phase über. (aus [56])

ger [2, 9, 37]. Staphylokokken sind die häufigsten Keime, die im Material des extrakorporalen Kreislaufs gefunden werden, und stellen die häufigste Ursache für die frühe Prothesenendokarditis dar [3]. Wenn gramnegative Bakterien oder Pilze als Ursache für die frühe Endokarditis in Betracht kommen, stammen sie meistens ebenfalls aus dem Operationsraum oder von einer Wundinfektion [22]. Prothesenendokarditiden, die durch Pilze hervorgerufen werden, sind mit der höchsten Mortalität vergesellschaftet. Nach unserer Erfahrung mit 3 Patienten sowie nach der Meinung anderer Autoren [63] ist es unwahrscheinlich, daß selbst mit chirurgischer Intervention eine dauerhafte Heilung der Patienten mit Pilzprothesenendokarditis möglich ist.

Die Eintrittspforte bei Patienten mit später Prothesenendokarditis ist ähnlich wie für die Patienten mit nativer Klappenendokarditis und ist durch vorübergehenden Bakteriämien bei den verschiedensten diagnostischen oder therapeutischen Interventionen sowie Trauma oder peripheren Infektionen bedingt [23, 51, 89].

Von Miller [63] wurde eine Beziehung zwischen dem Erreger und der Häufigkeit der Abszeßbildung beschrieben. In seiner Serie entwickelte kein Patient mit einer Staphylococcus-aureus-Prothesenendokarditis einen Abszeß, wohingegen mehr als die Hälfte der Patienten mit Staphylococcus epidermidis und 100 % der Patienten mit Enterokokken Abszesse am Klappenring entwickelten.

Inzidenz

Das größte Risiko einer Prothesenendokarditis findet sich etwa 6 Wochen nach der Operation, anschließend nimmt es kontinuierlich ab [10, 36, 45, 56, 59] (Abb. 1). Horstkotte [43] beschreibt, daß die Inzidenz nach Mehrfachklappenersatz signifikant höher liegt (0,30 % pro Patientenjahr) als bei Patienten mit Mitralklappenersatz (0,14 % pro Patientenjahr). Andere Autoren berichten ebenfalls eine höhere Inzidenz nach Mehrfach- im Vergleich zum Einfachklappenersatz [5, 7].

Die Inzidenz der frühen Prothesenendokarditis lag bei 10.958 Patienten in 5 verschiedenen Studien bei 0,78 % [22, 60, 75, 83, 88]. In den gleichen Studien betrug die Inzidenz der späten Prothesenendokarditis 1,1 %. Damit lag die Gesamtinzidenz der Prothesenklappenendokarditis bei diesen 10.958 Patienten bei 1,9 %.

Ein signifikanter Unterschied in der Inzidenz der Frühendokarditiden besteht hinsichtlich der zwischen 1965 und 1975 (4,02 %) und den nach 1975 operierten Patienten (0,46 %) [42]. Dies ist dem verbesserten operativen Management, der vermutlich geringeren Kontamination während des kardiopulmonalen Bypasses und der perioperativen Antibiotikaprophylaxe zuzurechnen [42].

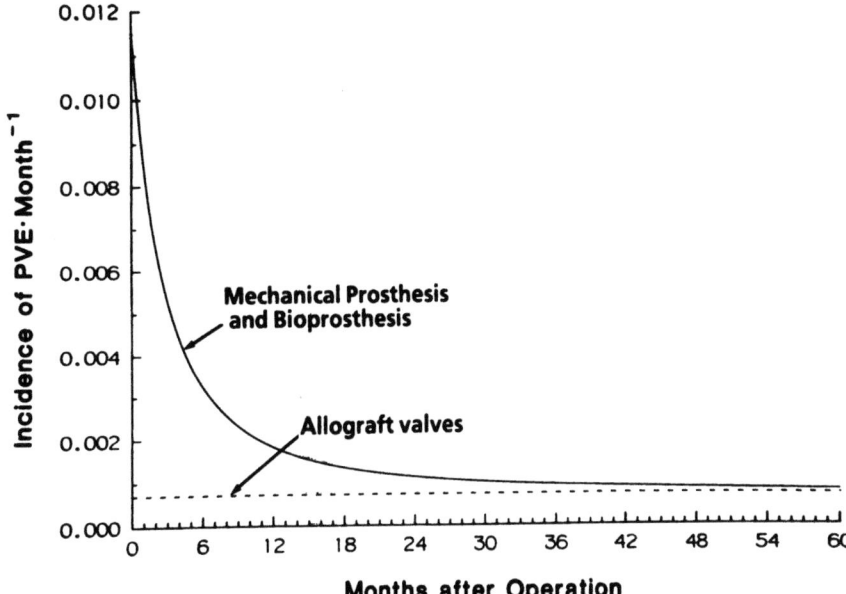

Abb. 2. Inzidenz der Prothesenklappenendokarditis in Abhängigkeit vom implantierten Klappentyp. Die Patienten sind aufgeteilt in solche mit Aortenklappenersatz durch Allografts und solche mit Aortenklappenersatz durch mechanische Bioklappen. (aus [56])

Risikofaktoren

Von Blackstone u. Kirklin [10] wurden sowohl demographische Faktoren (männliches Geschlecht, Schwarze) als auch chirurgische Variable (Verwendung von mechanischen Klappen) als Risikofaktoren für die Entstehung einer Prothesenendokarditis nach einem primären Klappenersatz beschrieben.

Darüber hinaus ist das Risiko einer Prothesenendokarditis erhöht, wenn der Klappenersatz im Stadium der floriden Endokarditis durchgeführt werden muß [10, 45]. Dies trifft besonders dann zu, wenn eine adäquate präoperative Antibiotikatherapie nicht begonnen werden konnte, weil der verursachende Keim nicht bekannt war, oder weil die Antibiotikatherapie aufgrund des sich verschlechternden Zustands des Patienten nicht lang genug durchgeführt werden konnte [3, 39, 84]. Ein Wiederauftreten der Infektion in diesen Fällen wird in der Literatur mit zwischen 10–20% angegeben [5, 42, 84].

Ein erhöhtes Risiko für eine Prothesenendokarditis besteht auch nach einer Rezidivklappenoperation im Vergleich zur Erstoperation [10].

Inzidenz bei mechanischen Klappen, Bioklappen und Homografts

Über die relative Inzidenz der Prothesenendokarditis bei mechanischen Klappen vs. Bioklappen gibt es unterschiedliche Angaben. Während von einigen Autoren keine Unterschiede in der Häufigkeit der Prothesenendokarditis bei beiden Klappentypen gefunden worden sind [75], wird von anderen Autoren eine relative Häufung der Prothesenendokarditis bei mechanischen Prothesen beschrieben [10]. Auf der anderen Seite gibt es jedoch auch Berichte darüber, daß mechanische Klappen resistenter gegenüber einer Infektion sind als Bioklappen [84].

Im Gegensatz zu dieser Kontroverse sind sich jedoch alle Autoren darüber einig, daß Allograftaortenklappen eine signifikant geringere Inzidenz zur Prothesenendokarditis aufweisen (Abb. 2). Das trifft sogar dann zu, wenn die Operation wegen einer nativen Klappenendokarditis oder wegen einer Prothesenendokarditis durchgeführt worden ist [36]. Es sei jedoch nochmals darauf hingewiesen, daß Homografts zwar die geringste Inzidenz von Endokarditiden aufweisen, daß dies jedoch nicht gleichbedeutend ist mit einer Immunität gegenüber Infektionen [63].

Die unterschiedliche Inzidenz und Morphologie der Infektion von Kunstklappen, Hetero- und Homografts hat ihre Ursache darin, daß die aus künstlichen Werkstoffen hergestellten Herzklappenprothesen potentiellen Endokarditiserregern keine Adhäsion ermöglichen, solange sie frei von Thromben sind [42]. Infektionen nehmen deshalb bei mechanischen Prothesen ihren Ausgang von Nahtring [3] oder von nahtringnahen, in Arealen mit Blutzirkulation entstandenen Thromben. Aus diesem Grund trifft man bei Endokarditiden von mechanischen

Prothesen häufiger auf Abszesse als bei den anderen infizierten Klappentypen [3, 63]. Dagegen kann die Infektion von Bioprothesen mit nur geringer Tendenz zur Beteiligung des Nahtringes oder Abszedierung [29] auf die Taschen beschränkt bleiben und deren sekundäre Degeneration einleiten [65], ähnlich wie bei der nativen Endokarditis [16, 92]. Aufgrund dieser pathologisch-anatomischen Gegebenheiten ist die Wahrscheinlichkeit einer Heilung (entweder durch antibiotische Behandlung und/oder Klappenersatz) bei einer Infektion von Homo- oder Heterografts höher als im Vergleich zu Endokarditiden von Kunststoffklappen [16, 63]

Antikoagulation

Die Empfehlungen hinsichtlich der Fortsetzung einer Antikoagulation bei Patienten mit der definitiven Diagnose einer Prothesenendokarditis sind unterschiedlich [43, 90]. Auf der einen Seite wird ein erhöhtes Risiko von zerebralen Blutungen bei Patienten mit Prothesenendokarditis unter Fortsetzung der Antikoagulation beschrieben [90]. Auf der anderen Seite kann die Unterbrechung der Antikoagulation nicht nur zu einer Thrombose der Klappe führen, sondern erhöht auch das Risiko von zerebralen Thrombosen [90]. Aus diesem Grund wird von vielen Autoren die Fortsetzung der Antikoagulation gefordert [18]. Wenn weiterhin antikoaguliert wird, sollte die Dosierung den veränderten Gerinnungsverhältnissen durch die Septikämie angepaßt und am besten auf eine Heparinisierung umgestellt werden [42]. Bei zerebralen Komplikationen durch die Prothesenendokarditis ist eine Unterbrechung der Antikoagulation gerechtfertigt [43].

Anatomische Lokalisation

Von den meisten Autoren wird beschrieben, daß die Prothesenendokarditis die Aortenklappe häufiger als die Mitralklappe befällt [42, 63, 75, 88]. Jedoch konnten Slaughter et al. [83] und Ivert et al. [45] einen solchen Unterschied nicht finden. Die beschriebene vermehrte Empfänglichkeit der Aortenprothesen für Infektionen steht im Gegensatz zu der nativen Klappenendokarditis, die die Mitralklappe häufiger als die Aortenklappe befällt [51].

Bei Patienten mit Doppelklappenersatz beschreiben Arnett u. Roberts [3], daß nur die „distale" Prothese infiziert war: die Aortenprothese bei Patienten mit Mitral- und Aortenklappenersatz und die Mitralprothese bei Patienten mit Trikuspidal- und Mitralklappenersatz. Es gibt jedoch auch zahlreiche Berichte über Prothesenendokarditis der Aorten- und Mitralklappe nach primärem Doppelklappenersatz [27].

Symptomatik und Diagnose

Die klinische Symptomatik der Prothesenklappenendokarditis richtet sich nach dem zugrundeliegenden pathologisch-anatomischen Prozeß. Es können alle in Tabelle 2 genannten Symptome auftreten.

Die häufigsten Symptome sind Fieber (97%) und neue oder veränderte Auskultationsgeräusche (56%) [18]. Das Auftreten dieser Zeichen bei einem Patienten mit einer künstlichen Herzklappe sollte sehr ernstgenommen werden. Auf der anderen Seite kann Fieber in der postoperativen Periode zahlreiche andere Ursachen haben, wie z. B. Atelektase oder andere Infektionen. Die weiteren Zeichen der Endokarditis, die in Tabelle 2 aufgeführt sind, sind weniger häufig, besonders bei der frühen Prothesenendokarditis, da es dort kaum Zeit gibt, diese Zeichen zu entwickeln. So findet sich z. B. eine Splenomegalie in 25% der frühen, aber in 45% der späten Formen der Prothesenendokarditis [18].

Embolien werden in bis zu 1/3 aller Fälle gefunden, und zwar häufig zerebral. Besonders häufig tre-

Tabelle 2. Klinische Zeichen der Prothesenendokarditis (aus [18])

Pathologisch-anatomisches Substrat	Klinische Zeichen
Infektion	Fieber
	Septischer Schock
Klappendysfunktion (Lecks, Vegetationen)	Neue oder veränderte Geräusche
	Verändertes Prothesengeräusch
	Lungenödem
Myokardiale bzw. Aortenwurzelabszesse	Reizleitungsstörungen
Immunantwort	Vaskulitis (Flush, Osler-Knoten, Roth-Flecken, Splitterblutungen, Glomerulonephritis)
	Splenomegalie
Embolien	Mykotische Aneurysmen
	Metastatische Abszesse
	Arterieller Verschluß

ten sie bei Pilzendokarditien auf [18]. Die Inzidenz der neurologischen Komplikationen für die frühe und späte Prothesenendokarditis liegt zwischen 25–30 % [53]. Wenn unspezifische Symptome wie Kopfschmerzen und Enzephalopathie mit einberechnet werden, steigt die Inzidenz der neurologischen Komplikationen sogar bis auf 40 % [79].

Prothesenklappendysfunktionen sind meistens bei infizierten Aortenklappen vorhanden und dann meistens Zeichen der Klappeninsuffizienz. Im Gegensatz dazu sind Zeichen der Klappendysfunktion bei infizierten Mitralklappenprothesen selten [3], trotz einer häufig signifikanten Obstruktion durch die auf der Klappe befindlichen Vegetationen. Zum Nachweis der Vegetationen in Aorten- und Mitralposition ist die transösophageale Echokardiographie der transthorakalen Untersuchung deutlich überlegen [69].

Die bei der Prothesenendokarditis häufig auftretenden Ringabszesse können in Mitralposition nur selten präoperativ diagnostiziert werden. Im Gegensatz dazu lassen sich Ringabszesse der Aortenklappe häufig durch Angiographie oder durch transösophageale Echokardiographie nachweisen [46].

Reizleitungsstörungen werden hauptsächlich bei Patienten mit Aorten- oder Mitralklappenendokarditiden gesehen [4]. Am häufigsten findet man AV-Blöcke II. Grades oder komplette AV-Blöcke, meistens bei Patienten mit Prothesenendokarditiden der Aortenklappe. In den meisten Fällen zeigen diese Reizleitungsstörungen einen Ringabszeß mit Übergreifen auf das umgebende Myokard und Septum an [5].

Die Blutkultur ist bei Patienten mit Prothesenendokarditis fast immer positiv, ausgenommen bei Infektionen mit bestimmten Pilzen [3, 15, 22, 67, 83].

Die Diagnose einer Prothesenendokarditis wird also meistens durch die Kombination von Septikämie, positiver Blutkultur und Nachweis einer Prothesendysfunktion gestellt [42].

Differentialdiagnose

Als Differentialdiagnose einer Prothesenendokarditis innerhalb der ersten postoperativen Monate muß ein nicht-infektiöses paravalvuläres Leck und exzessive Endothelialisierung des Nahtrings ausgeschlossen werden. Diese beiden Komplikationen treten meistens innerhalb der ersten 6 postoperativen Monate und gelegentlich innerhalb des 1. postoperativen Jahrs auf.

In seltenen Fällen kann die Ursache von Fieber, zerebralen Embolien und positiven Blutkulturen bei einem Patienten mit einer implantierten Klappe auch einmal ein linksventrikuläres Aneurysma sein [3].

Therapie

Die therapeutischen Möglichkeiten in der Behandlung der Prothesenendokarditis bestehen aus konservativen (Antibiotikagabe und symptomatische Therapie) und operativen Maßnahmen [18].

Operationsindikation

Nur 40–50 % der Patienten mit Prothesenendokarditis werden durch konservative Therapie alleine geheilt [5, 22, 76, 83, 88]. Auf der anderen Seite wird von Richardson et al. [73] und Pelletier et al. [70] berichtet, daß 10 % der Patienten mit nativer und 40 % der Patienten mit Prothesenendokarditis letztlich der chirurgischen Behandlung zugeführt werden müssen.

Für bestimmte Untergruppen von Patienten mit Prothesenendokarditis gab es schon immer klare Indikationen zur operativen Intervention (s. unten), und diese Indikationen sind durch zahlreiche Arbeiten bestätigt worden. In den letzten Jahren wird jedoch über die „klassischen" Indikationen hinaus von einigen Arbeitsgruppen ein aggressiveres chirurgisches Vorgehen bei Patienten mit Prothesenendokarditiden befürwortet. Diese erweiterte Indikation beruht einmal auf den relativ guten Ergebnissen durch frühe Operationen bei Patienten mit nativer Endokarditis und aufgrund von retrospektiven Studien, die das konservative mit dem frühzeitigen chirurgischen Vorgehen bei Prothesenendokarditiden verglichen haben [5, 78, 88]. Zahlreiche Berichte weisen darauf hin, daß eine Reduktion der Mortalitätsrate dadurch zu erzielen ist, daß die Operationsindikation früher gestellt wird [81] und nicht für solche Patienten reserviert bleibt, die ein schweres Herzversagen, Klappendysfunktion, multiple septische Embolien oder eine lange antibiotische Behandlung aufweisen [19, 45, 60, 74, 75]. Dies geht so weit, daß einige Gruppen die chirurgische Intervention in Kombination mit einer Antibiotikatherapie im frühen Verlauf der Prothesenendokarditis immer für gegeben halten [5]. Jedoch bleiben trotz früher chirurgischer Intervention die Mortalitätsraten hoch und liegen im Bereich von 23–69 % für Patienten mit Prothesenendokarditis, sowohl für mechanische Prothesen als auch für Heterografts [5, 19, 45, 60, 75].

Somit bleibt die Indikationsstellung zur chirurgischen Intervention schwierig, da auf der einen Seite der operative Eingriff selbst mit einem hohen Mortalitätsrisiko behaftet ist, auf der anderen Seite die alleinige konservative Therapie jedoch oft noch höhere Mortalitätsraten aufweist. Das Hinauszögern einer operativen Intervention wird gewöhnlich in der Hoffnung durchgeführt, daß die antibiotische Therapie letztlich doch noch erfolgreich sein wird, oder um den präoperativen Status des Patienten zu verbessern.

Früher publizierte Indikationen zum chirurgischen Eingreifen beinhalteten Patienten mit schwerem Herzversagen, Klappendysfunktion, multiplen septischen Embolien oder solche, bei denen die antibiotische Behandlung nicht zum Verschwinden der Infektion beitragen konnte. Die Mehrzahl der Patienten mit Prothesenendokarditis, die in der Vergangenheit chirurgisch behandelt wurden, kamen im ausgeprägten Herzversagen zur Operation; diese heroischen Eingriffe waren daher oft mit unbefriedigenden Ergebnissen verbunden [22, 60, 83, 88]. Postmortale Untersuchungen zeigten, daß viele Patienten mit Prothesenendokarditiden nicht auf die antibiotische Therapie ansprachen, weil die Infektion bereits das umliegende Gewebe (Klappenring, Myokard) erfaßt hat [1, 3]. Aufgrund dieser retrospektiven Studien und anderer klinischer Arbeiten kam es schließlich zur Identifikation von bestimmten Symptomen der Prothesenendokarditis, die mit einer hohen Mortalität bei konservativer Therapie behaftet sind und somit eine Indikation zum chirurgischen Eingreifen darstellen [17, 18, 47, 63, 74]:

– Ausgeprägtes Herzversagen
– Paravalvuläres Leck oder Klappenobstruktion
– Versagen der Antibiotikatherapie
– Prothesenendokarditis durch Pilze, gramnegative Bakterien oder Staphylococcus aureus
– Hinweis auf Progression der intrakardialen Infektion
– Multiple systemische Embolien

Für Patienten mit einer ausgeprägten Herzinsuffizienz liegt die Mortalitätsrate bei alleiniger medikamentöser Behandlung bei fast 100 % [48, 50, 73].

Wird die Prothesenendokarditis (entweder früh oder spät) kompliziert durch ein paravalvuläres Leck, liegt die Mortalitätsrate ebenfalls bei 80–100 % [47].

Wenn die Antibiotikatherapie nicht zum Erfolg führt und die Infektion für 2–6 Wochen im Falle einer chronischen und für eine Woche im Falle einer akuten Prothesenendokarditis bestehen bleibt, kann davon ausgegangen werden, daß die Mikroorganismen eine Resistenz gegenüber den Antibiotika gewonnen haben und Komplikationen im weiteren Verlauf auftreten werden. Zu diesen Komplikationen gehören paravalvuläre Lecks, Embolisationen der Vegetationen ins Gehirn und in die Koronararterien, Reizleitungsstörungen durch Übergreifen der Infektion auf das Myokard, was auch zu Ventrikelseptumdefekten oder einer Diskontinuität der ventrikuloaortalen Verbindung führen kann.

Nach Miller [63] ist eine Indikation zur Operation bereits gegeben, wenn nach 2–3 Tagen einer Antibiotikabehandlung die Bakteriämie immer noch persistiert. Das gleiche gilt für das Wiederauftreten einer Bakteriämie nach Antibiotikagabe.

Endokarditiden durch Pilze, gramnegative Bakterien oder Staphylococcus aureus sind praktisch immer resistent gegenüber einer antibiotischen Therapie [42], und ihr Verlauf ist daher in den meisten Fällen mit alleiniger internistischer Therapie tödlich.

Ein Überleben von Patienten mit Pilzbefall der prothetischen Herzklappe ist selten, wenn auch die konservative Therapie zusammen mit einem frühen operativen Eingreifen in Kurzzeitüberlebensraten von ca. 50 % münden kann [62, 86]. Ein Langzeitüberleben von Patienten mit Pilzprothesenendokarditiden kann jedoch auch durch die Kombination von konservativem und chirurgischem Vorgehen nicht gewährleistet werden [5]. Unsere eigenen Erfahrungen bei drei Patienten zeigten die gleichen Ergebnisse, d. h., alle Patienten überlebten die perioperative Phase, und bei 2 von 3 Patienten konnte sogar eine Sterilität im Bereich der Aortenklappe und der Aortenwurzel erreicht werden; alle Patienten starben jedoch an systemischen Metastasen der Aspergillusinfektion.

Herzrhythmusstörungen sind ein Zeichen von septalen Abszessen (s. Abb. 7). In diesen Fällen sollte eine Operation so bald wie möglich durchgeführt werden, auch wenn sich der Patient zunächst noch in einem relativ guten Zustand befindet [17].

Beim Auftreten von mehr als einer klinisch manifesten systemischen Embolie ist nicht nur die Morbidität durch die Embolie per se zu berücksichtigen, sondern nach Angaben der Stanford-Gruppe steigt dadurch auch die Mortalität bei Patienten mit Prothesenendokarditis [63].

Nimmt man diese Faktoren als Grundlage der Entscheidung zum operativen Eingriff, dann kommt eine konservative Therapie für Patienten in Frage mit spätem Beginn der Prothesenendokarditis durch Streptokokken und keinem Hinweis auf ein paravalvuläres Leck, Herzversagen oder multiple systemische Embolien. Unter diesen Umständen beträgt die Mortalitätsrate ca. 35% [47].

Anders ausgedrückt, kann die chirurgische Intervention herausgezögert oder vielleicht ganz verhindert werden bei Patienten ohne Herzinsuffizienz, ohne sonstige Komplikationen, ohne Pilz- oder Staphylokokken-Infektionen, bei einzelnen Episoden nach prothetischem Klappenersatz, bei einzelnen embolischen Ereignissen ohne den Nachweis von Vegetationen und einem normalen echokardiographischen Befund [26].

Konservative Behandlung

Die Antibiotikatherapie erfolgt intravenös, nachdem initiale Blutkulturen abgenommen worden sind. Die Bestimmung der Konzentration der Antibiotika im Serum soll 2–3 Tage nach Beginn der Antibiotikagabe erfolgen, und die Blutentnahmen müssen zu einem Zeitpunkt gemacht werden, an dem die höchste Konzentration der Antibiotika im Blut zu erwarten ist, d. h. 30–60 min nach Gabe. Für die Selektion und die Dosierung der Antibiotika entsprechend den verursachenden Organismen sind von zahlreichen Autoren Schemata publiziert worden, auf die an dieser Stelle verwiesen werden soll [43, 47]. Wenn der gewünschte bakterizide Antibiotikaspiegel erreicht worden ist, sollte die Therapie für weitere 6–8 Wochen fortgesetzt werden. Weitere Blutkulturen werden in den ersten Tagen täglich durchgeführt, um die Effektivität der Behandlung zu dokumentieren. Im späteren Verlauf der Antibiotikabehandlung müssen die Blutkulturen einmal wöchentlich und nach Absetzen der Antibiotika weiterhin einmal wöchentlich durchgeführt werden, um die Heilung zu dokumentieren. Die antibiotische Behandlung kann als effektiv eingestuft werden, wenn die Blutkulturen innerhalb von 5–7 Tagen negativ werden und die Temperatur sinkt. Blutkulturen müssen einen Monat nach Beendigung der Behandlung negativ bleiben. Sollte dies nicht erreicht werden, muß die Wahl der Antibiotika überdacht werden, nachdem die Resistenzlage der Keime erneut bestimmt wurde. In den meisten Fällen stellt dies eine Indikation zur chirurgischen Behandlung dar. Gelegentlich ist wiederkehrendes Fieber mit negativen Kulturen verbunden. Dies kann durch eine Antibiotikaallergie bedingt sein, und häufig finden sich Neutropenie oder Eosinophilie sowie Arzneimittelexanthem.

Chirurgische Behandlung

Wenn die Indikation zum chirurgischen Eingreifen gestellt worden ist, ist das Ziel der Operation 1. das Entfernen von allem infizierten Gewebe, 2. das Durchführen eines sorgfältigen Débridements, und 3. Korrektur aller mechanischen Defekte (z. B. Septumperforationen, Aneurysmen oder Fisteln) [26, 27]. Dies bedeutet das Entfernen der Klappe und aller Klappenringanteile, die in die Entzündung mit einbezogen sind. Die häufig vorhandenen Ringabszesse, die gewöhnlich zahnpastaähnliches Material enthalten, müssen drainiert und Membranen reseziert werden. Die Kürettage dieser Abszesse wird durchgeführt, bis man auf festes, gesundes Gewebe stößt. Im Einzelfall kann es jedoch sehr schwierig sein, zwischen Infektion und steriler Destruktion zu unterscheiden [27]. Die verbliebene Höhle wird nach sorgfältiger Reinigung und Instillation von Antibiotika wieder vernäht. Die Nähte zum Verschluß des resultierenden Defekts werden außerhalb des Defektrands im gesunden Gewebe gestochen, wobei vorzugsweise transmurale U-Nähte verwendet werden. In den meisten Fällen wird man filzgestützte U-Nähte benutzen müssen, um einen spannungsfreien Verschluß des Defekts zu erreichen [27]. Bei großen Abszessen muß die Rekonstruktion mit autologem Perikardpatch erfolgen.

Wenn auch im Einzelfall die infektiöse Destruktion noch nicht weit fortgeschritten ist und die neue Klappenprothese in die normale anatomische Position durch konventionelle Nahttechniken implantiert werden kann, so ist in zahlreichen Fällen der infektiöse Prozeß bereits so weit fortgeschritten, daß die Durchführung eines einfachen Débridements mit anschließendem Klappenersatz nicht möglich ist [19]. Dies trifft für Patienten mit destruierender Endokarditis der Aortenklappenprothese und solchen mit Aortenwurzelabszessen zu. Zahlreiche Techniken für die chirurgische Therapie dieser Komplikationen sind beschrieben worden [24, 31, 34, 44, 54, 58, 72, 74, 85, 87].

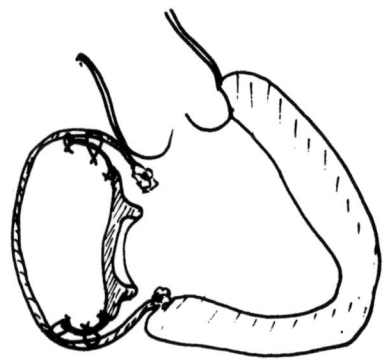

Abb. 3. Darstellung der intraatrialen Implantation einer Mitralklappenprothese mit einem Dacronkragen. (aus [74])

Mitralklappenersatz

- Wenn der Mitralklappenring durch die Infektion nicht zu stark geschädigt wurde, kann die Klappe in die originäre Position in der Standardtechnik implantiert werden. Kleinere Abszesse werden kürettiert, mit antibiotischer Lösung gespült und dann entweder direkt vernäht oder mit einem autologen Perikardpatch verschlossen.
- Wenn es sich jedoch um exzessive anuläre und subanuläre Abszesse um die Mitralklappenprothese handelt, ist von Gandjbakhch et al. [33] beschrieben worden, die neue Mitralklappe mit einem Dacronkragen in den linken Vorhof 1,5–2 cm oberhalb des Mitralklappenrings zu implantieren und den Dacronkragen an die Vorhofwand zu nähen (Abb. 3). Bei dieser intraatrialen Implantation ist jedoch von Ergin et al. [27] das Auftreten von subanulären Anerurysmen beschrieben worden. Auch die intraventrikuläre Implantation der Prothese ist möglich [27, 46].

Aortenklappenersatz

Der Aortenklappenring ist bei der Prothesenendokarditis in unterschiedlichem Ausmaß betroffen [3, 22, 83, 88]. Das Spektrum der Ringdestruktion reicht von einem einfachen lokalisierten Abszeß bis zu großen subanulären Aneurysmen mit oder ohne Perforation in eine der Herzkammern, Ausdehnung in den perikardialen Raum oder vollkommene Desintegration der ventrikuloaortalen Kontinuität [19, 20, 27, 31, 58]. Im Einzelfall kann es zu besonders großen Schwierigkeiten kommen, die ventrikuloaortale Kontinuität wieder herzustellen. In dieser Situation ist der Chirurg mit dem Problem konfrontiert, auf der einen Seite alles infektiöse Gewebe zu entfernen und auf der anderen Seite die funktionelle und anatomische Integrität der linksventrikulären Ein- und Ausstrombahn zu erhalten.

Zum erneuten Klappenersatz werden von zahlreichen Arbeitsgruppen Homografts empfohlen [55], aufgrund einer relativen Resistenz der Homografts gegenüber Infektionen [56] und einer verbesserten Haltbarkeit der Homografts durch Kryopräservation [66]. Abhängig vom Ausmaß der Infektion und Nekrose kann bei der Verwendung von Homografts die Standardtechnik in Form der infrakoronaren Implantation, eine modifizierte Technik beim Vorhandensein von Aortenwurzelabszessen [54] (die Modifikation besteht darin, daß man von der Aortenwand des Homografts mehr stehen läßt) oder ein Homograft-Konduit mit Reimplantation der Koronararterien benutzt werden [55, 63]. Insgesamt wird in den meisten neueren Arbeiten die Verwendung von Homografts als Material der Wahl in der Behandlung der Prothesenendokarditis in Aortenposition angesehen [14]. Im Einzelfall wird jedoch die Wahl, welches Material zum Klappen- und Aortenwurzelersatz verwendet wird, von der Verfügbarkeit der jeweiligen Klappe und der Erfahrung mit der jeweiligen Operationstechnik abhängen.

Das chirurgische Vorgehen muß sich nach den pathologischen Befunden richten, die intraoperativ gefunden werden. Rutledge et al. [77] berichten über die pathologischen Befunde bei 23 Patienten mit Prothesenklappenendokarditis. Davon wiesen 44% eine Prothesendysfunktion, 54% Ringabszesse, 38,5% myokardiale Abszesse, 38,5% paravalvuläre Lecks und 11,5% Vegetationen auf.

- Im günstigsten Fall hat der infektiöse Prozeß den Aortenklappenring noch nicht zerstört, und der Klappenersatz kann in der gewohnten Weise vorgenommen werden, nachdem alles entzündliche Material sorgfältig entfernt wurde.
- Bei weiter fortgeschrittener Entzündung ist es manchmal möglich, die Aortenklappe zwar noch in den physiologischen Anulus zu implantieren, die Nähte müssen jedoch außerhalb des Herzens geknotet werden. Im Einzelfalle müssen die Nähte im rechten Ventrikel durch eine infundibuläre Inzision, im rechten Vorhof durch eine Inzision im Herzohr und außerhalb der Aorta über Filzstreifen geknotet werden (Abb. 4) [57, 74].

In den meisten Fällen, in denen diese Nahttechniken zum Einsatz kommen, sind außerdem noch Ringabszesse vorhanden. Diese Höhlen müssen sorgfältig kürettiert und anschließend vernäht bzw. mit einem autologen Perikardpatch verschlossen werden. Bei

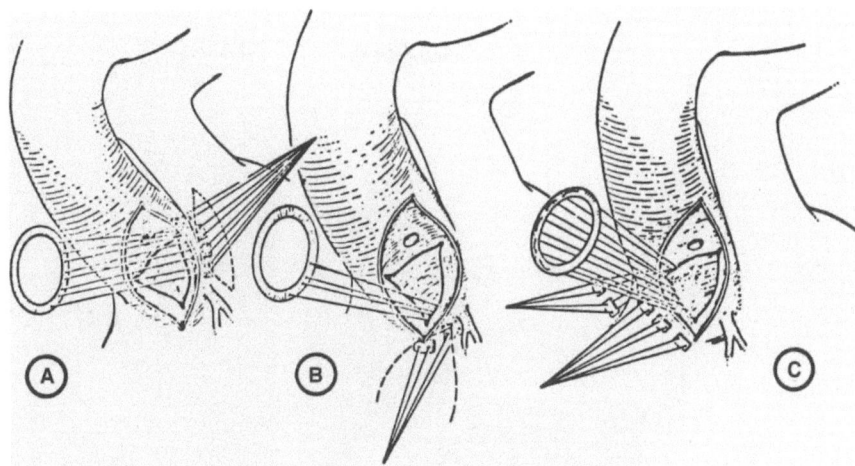

Abb. 4. Darstellung der operativen Technik. Die Nähte werden geknotet (*A*) im rechten Ventrikel durch eine infundibuläre Inzision, (*B*) im rechten Vorhof durch eine aurikuläre Inzision und (*C*) außerhalb der Aorta über Teflonfilzstreifen. Die neue Prothese ist nur mit ihrem Kragen dargestellt. (aus [74])

der Wahl des Verschlusses von Abszeßhöhlen (direkte Naht vs. Patch) ist auf einen spannungsfreien Verschluß des Abszesses bzw. des Aneurysmas zu achten. Im Einzelfall hat sich bei uns die doppelte Patchtechnik bewährt, bei der autologes Perikard innen und Filz außerhalb der Aorta verwendet werden. Zahlreiche andere Patchverschlußtechniken sind von Fiore et al. [30] angegeben. Bei der Verwendung von einem Patch wird die Abszeßhöhle vor dem Knoten der Patchnaht entweder mit einem Antibiotika-Fibrin-Gemisch oder mit dem Gelatin-Resorcin-Formaldehyd / Glutaraldehyd (GRFG-)Kleber aufgefüllt [46]. Diese Bereiche werden in der nachfolgenden Klappenimplantation benutzt, um die neue Klappe zu verankern [85].

Die im Einzelfall anzuwendenden chirurgischen Techniken richten sich nach der Lokalisation der Ringabszesse.

Wenn der primäre Infektionsherd die Basis der linkskoronaren Taschenklappe betrifft (Abb. 5), kann sie auf das vordere Segel der Mitralklappe übergreifen und in die hintere Wand des linken Vorhofs penetrieren oder ihn perforieren [12, 44]. Der Verschluß erfolgt, wenn die Wand des linken Vorhofs zerstört bzw. infiziert ist, ebenfalls durch einen Perikardpatch. Die Nähte sollten in gesunde Aortenwandanteile gestochen werden. Nur selten ist die Entzündung der Mitralklappe so ausgedehnt, daß ein Ersatz der Mitralklappe in Erwägung gezogen werden muß. Infektionen der nicht-koronartragenden Taschenklappe (Abb. 6) können zu einer Penetration in den rechten Vorhof mit der Ausbildung einer Fistel zwischen Aorta und rechtem Vorhof führen [44]. Der Verschluß solcher Fisteln erfolgt durch einen Patch im rechten Vorhof. Bei der anschließenden Neuimplantation der Klappe ist der Nahtring von mechanischen und biologischen Klappen recht hilfreich bei der Sicherung dieses Verschlusses.

Eine Darstellung der verschiedenen Möglichkeiten der Aortenwurzelabszesse findet sich in Abb. 7. Eine Penetration der Infektion in das Septum kann letztlich den rechten oder linken Ventrikel mit einbeziehen und zu einem Ventrikelseptumdefekt führen [44].

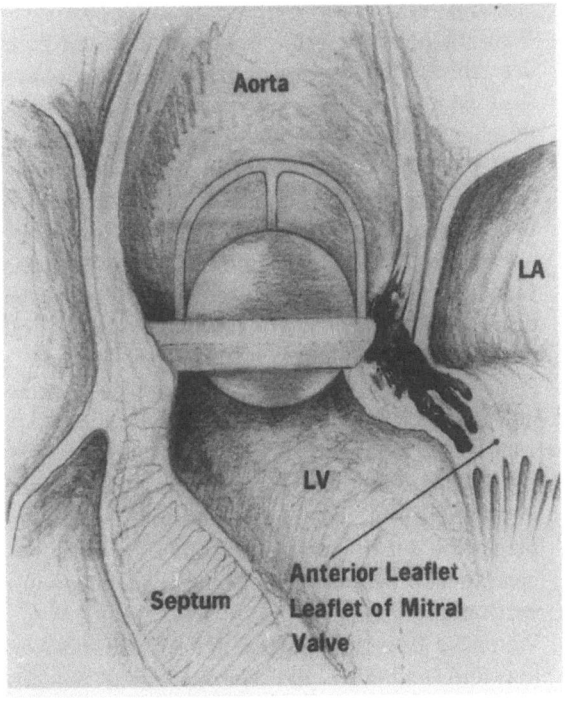

Abb. 5. Prothesenendokarditis mit primärer Entzündung der linken Seite der Aortenwurzel und Übergreifen der Infektion auf die Basis des Mitralsegels. (aus [44])

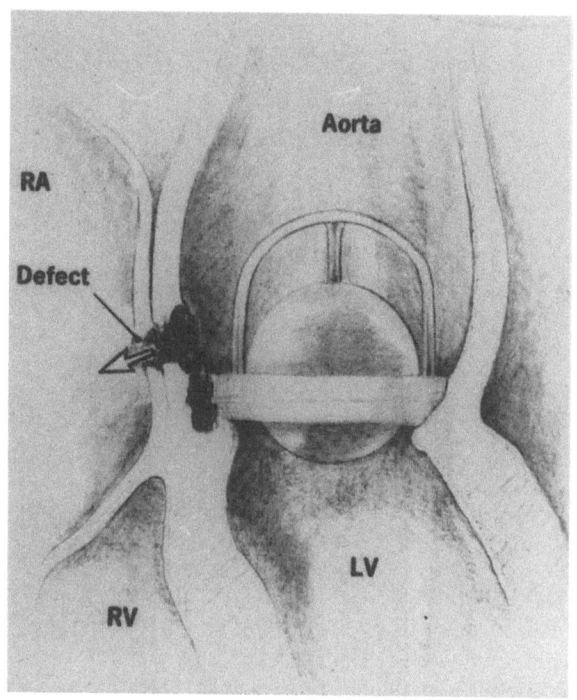 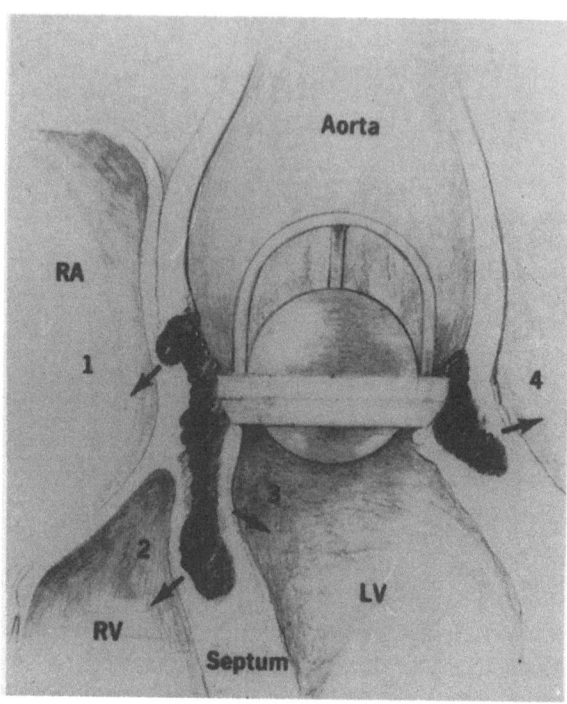

Abb. 6. Prothesenendokarditis unter Einbeziehung der nichtkoronaren Taschenklappe und der Möglichkeit einer Ausdehnung durch die Aortenwand und die Wand des rechten Vorhofs mit der Ausbildung einer Fistel zwischen Aorta und rechtem Vorhof. (aus [44])

Abb. 7. Die häufigen Lokalisationen von Aortenwurzelabszessen sind in dieser Abbildung dargestellt. Penetration der Infektion in das Septum kann zu einer Einbeziehung des rechten oder linken Ventrikels oder zu der Ausbildung eines Ventrikelseptumdefektes führen. (aus [44])

- Wenn mehr als 50% der gesamten Zirkumferenz des Aortenklappenrings infiziert und nekrotisch sind, ist es unmöglich, die neue Klappe in anatomischer Position zu implantieren, und in den meisten Fällen muß die Rekonstruktion mit einem Konduit erfolgen [46]. Als Konduitmaterial wird Dacron, autologes Perikard oder ein Homograft verwendet [46]. Das Konduit wird an die Basis des Herzens mit horizontalen filzgestützten U-Nähten durch das Ventrikelseptum, die Ventrikelwand und das vordere Segel der Mitralklappe verankert (Abb. 8) [27, 46, 74]. Das distale Ende des Konduits wird in das Lumen der Aorta unterhalb des Abgangs der Koronararterien anastomosiert [32]. Die Klappe wird nun in das Konduit subkoronar implantiert [46]. Anstelle der nachträglichen Implantation der Klappe in das Konduit kann selbstverständlich auch ein klappentragendes Konduit verwendet werden.
- Wenn die Entzündung bzw. der Abszeß die Aortenwand und auch die Koronarostien betrifft, kann es unmöglich sein, ein klappentragendes Konduit subkoronar zu implantieren. In diesen Fällen ist man gezwungen, ein suprakoronares

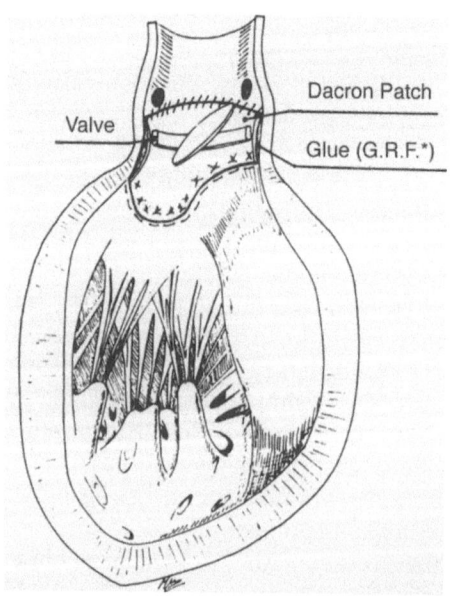

Abb. 8. Rekonstruktion des Aortenrings mit subkoronarem klappentragenden Konduit. Die kürettierte Abszeßhöhle wird mit GRFG-Kleber aufgefüllt. (aus [46])

klappentragendes Konduit zu implantieren. Die Translokation der prothetischen Klappe wurde erstmals von Danielson et al. [20] beschrieben, und die Aorta ascendens wird oberhalb der Koronarien durch ein klappentragendes Konduit ersetzt. Die Koronarostien werden verschlossen und die myokardiale Revaskularisation mit Venenbypässen durchgeführt. Zur Verstärkung der Aortenwand wird GRFG-Kleber eingebracht (Abb. 9) [32, 46, 72].

Die distale Translokation der Prothesen mit Verschluß der Koronarostien und Koronarrevaskularisation mit Venenkondults ist eine sehr komplexe Operation, die den Patienten darüber hinaus dem Risiko einer aneurysmatischen Erweiterung der Klappenringregion aussetzt und ihn abhängig von den Venengrafts macht [20, 72]. Beide Probleme wurde in Patienten mit Translokation der Aortenklappe beschrieben [20, 72].

Trotz all dieser chirurgischen Möglichkeiten steht der Operateur in Einzelfällen vor unüberwindlichen Schwierigkeiten, die die Reimplantation einer neuen Herzklappe unmöglich macht [47]. Als Ultima ratio der chirurgischen Behandlung der Prothesenendokarditis ist von 2 Arbeitsgruppen daher sogar die orthotope Herztransplantation durchgeführt worden [21, 68].

Nach jeder operativen Intervention wegen Prothesenendokarditis ist die Langzeitmedikation mit ent-

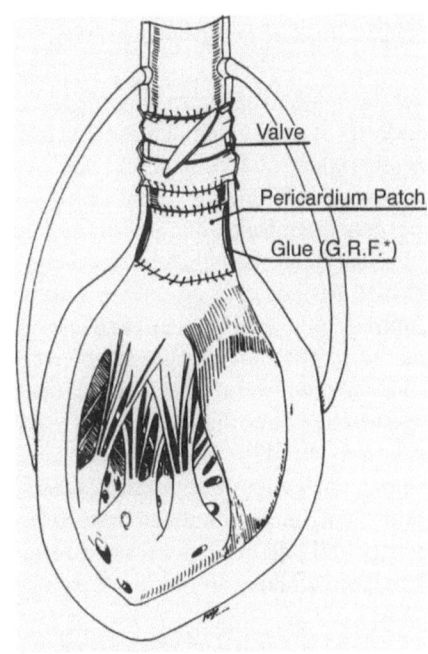

Abb. 9. Rekonstruktion des Aortenrings mit einem suprakoronaren klappentragenden Konduit und Venenbypässen zu den Koronararterien. Die Aortenwand wird durch GRFG-Kleber und Perikardpatchs verstärkt. (aus [46])

sprechend getesteten Antibiotika von größter Bedeutung [27].

Prävention

Aufgrund der hohen Morbiditäts- und Mortalitätsrate beim Auftreten von Prothesenklappenendokarditiden muß der Prävention dieser Erkrankung der höchste Stellenwert eingeräumt werden [6, 40]. Die Prophylaxe muß unabhängig vom implantierten Klappentyp immer maximal durchgeführt werden, da nicht nur mechanische und biologische Klappen, sondern auch Homografts eine Prothesenendokarditis entwickeln können [63].

Prävention der frühen Prothesenklappenendokarditis

Die frühe Prothesenklappenendokarditis reflektiert i. allg. eine perioperative Kontamination. Positive intraoperative Blutkulturen sind mit der Entwicklung der Endokarditis korreliert, was durch perioperative Antibiotikagabe reduziert werden kann [2].

Aus diesem Grund sollte präoperativ eine Antistaphylokokkenprophylaxe begonnen werden, um hohe Blutspiegel zum Zeitpunkt der Operation zu erreichen [6]. Zahlreiche Studien sind in letzter Zeit vorgestellt worden, die die Dauer der Antibiotikaprophylaxe zum Thema hatten. An der Universitätsklinik Frankfurt/M. wird z. Z. Cephamandol (4× 2 g) am Operationstag und am ersten postoperativen Tag verabreicht. Darüber hinaus kommt einer einwandfreien chirurgischen Technik sowie einer optimalen Hygiene im Operationssaal große Bedeutung zu. Postoperative Infektionen anderer Organe sollten aggressiv behandelt werden. Wenn sie mit positiven Blutkulturen vergesellschaftet sind, sollte die i. v.-Antibiotikagabe zumindest 2 Wochen erfolgen und das adäquate Ansprechen sowohl klinisch überprüft als auch durch wiederholte Blutkulturen belegt werden [18].

Prävention der späten Prothesenklappenendokarditis

Um die späte Prothesenklappenendokarditis zu verhindern, müssen alle Patienten mit künstlichen Herzklappen eine entsprechende Antibiotikaprophylaxe bei Eingriffen erhalten, die zu einer vorübergehenden Bakteriämie führen können [43].

Patienten mit künstlichen Herzklappen haben das höchste Risiko, eine infektiöse Endokarditis zu bekommen [40]. Aus diesem Grund ist die Indikation zur antibiotischen Prophylaxe zweifellos immer dann gegeben, wenn eine Bakteriämie während therapeutischer oder diagnostischer Interventionen zu erwarten ist [43]. Vorübergehende Bakteriämien können nach allen Interventionen auftreten, die die Haut oder die Schleimhaut beschädigen. Nach diagnostischen oder therapeutischen Interventionen im Mundbereich oder im oberen Respirationstrakt entwickeln sich häufig Streptokokkenseptikämien [8, 28, 52]. Positive Blutkulturen wurden in bis zu 90 % nach Zahnextraktionen gefunden. Diese Interventionen sollten daher bei Patienten mit prothetischem Klappenersatz nur unter einer Antibiotikaprophylaxe durchgeführt werden [38]. Da die Inzidenz einer Bakteriämie nach zahnärztlichen Interventionen zu einem großen Teil von der oralen Hygiene abhängt, sollte das Risiko einer Endokarditis durch eine adäquate Zahnhygiene und regelmäßige zahnärztliche Behandlungen reduziert werden.

Die zur Prävention verwendeten Antibiotika, ihre Dosierung sowie Dauer der Gabe sind in zahlreichen umfangreichen Arbeiten dargestellt [25, 82].

Obwohl klare Richtlinien für eine prophylaktische Antibiotikatherapie bestehen [43], zeigte jedoch eine Umfrage in den USA, daß diese Richtlinien häufig nicht befolgt werden [11].

Zusammenfassung

Die Prothesenklappenendokarditis ist mit einer sehr hohen Morbiditäts- und Mortalitätsrate verbunden, so daß der Prävention dieser Erkrankung die größte Bedeutung zukommt. Ein verbesserter Wissensstand sowohl bei Patienten als auch Hausärzten in bezug auf die Endokarditisprophylaxe ist daher notwendig. Die Frühdiagnose ist von besonderer Bedeutung. Um eine optimale Behandlung zu gewährleisten, ist eine enge Kooperation zwischen Internisten, Mikrobiologen und Chirurgen notwendig. Bei einer klaren Indikation zur chirurgischen Intervention sollte diese nicht hinausgeschoben werden, da trotz einer hohen operativen Komplikationsrate diese immer noch der alleinigen medikamentösen Therapie überlegen ist.

Literatur

1. Anderson DJ, Bulkley BH, Hutchins GM (1977) A clinicopathologic study of prosthetic valve endocarditis in 22 patients: Morphologic basis for diagnosis and therapy. Am Heart J 94: 325–332
2. Ankeney JL, Parker RF (1969) Staphylococcal endocarditis following open heart surgery related to positive intraoperative blood cultures. In: Brewer III LA, Cooley DA, Davila JC (eds) Prosthetic heart valves. Thomas Publishing, Springfield, pp 719–728
3. Arnett EN, Roberts WC (1976) Prosthetic valve endocarditis. Clinicopathologic analysis of 22 necropsy patients with comparison of observations in 74 necropsy patients with active infective endocarditis involving natural left-sided cardiac valves. Am J Cardiol 38: 281–292
4. Arnett EN (1976) Valve ring abscess in active infective endocarditis: Frequency, location, and clues to clinical diagnosis from the study of 95 necropsy patients. Circulation 54: 140–145
5. Baumgartner WA, Miller DC, Reitz BA, Oyer PE, Jamieson SW, Stinson EB, Shumway NE (1983) Surgical treatment of prosthetic valve endocarditis. Ann Thorac Surg 35: 87–104
6. Bayer AS, Nelson RJ, Slama RG (1990) Current concepts in prevention of prosthetic valve endocarditis. Chest 97: 1203–1207
7. Bircks W, Reidemeister C, Sadony V, Schulte HD, Tarbiat S (1972) Diagnostic and therapeutic problems of septicemia after valvular replacement. J Cardiovasc Surg 13: 385–389
8. Bisno AL (1981) Antimicrobial prophylaxis of infective endocarditis. In: Bisno AL (ed) Treatment of infective endocarditis. Grune & Stratton, New York, p. 281
9. Blakemore WS, McGarrity GJ, Thurer RJ, Wallace HW, MacVaugh III H, Coriell LL (1971) Infection by air-borne bacteria with cardiopulmonary bypass. Surgery 70: 830–838
10. Blackstone EH, Kirklin JW (1985) Death and other time-related events after valve replacement. Circulation 72: 753–767
11. Brooks RG, Notario G, McCabe RE (1988) Hospital survey of antimicrobial prophylaxis to prevent endocarditis in patients with prosthetic heart valves. Am J Med 84: 617–621
12. Buckley MJ, Mundt ED, Daggett WM, Austin WG (1971) Surgical management of the complications of sepsis involv-

ing the aortic valve, aortic root, and aseending aorta. Ann Thorac Surg 12: 391–399
13. Calderwood SB, Swinski LA, Waternaux CM, Karchmer AW, Buckley MJ (1985) Risk factors for the development of prosthetic valve endocarditis. Circulation 72: 31–37
14. Carrel T, Pasic M, Jenni R, Tkebuchava T, Turina MI (1993) Reoperations after operation on the thoracic aorta: Etiology, surgical techniques, and prevention. Ann Thorac Surg 56: 259–269
15. Chaudhuri MR (1970) Fungal endocarditis after valve replacements. J Thorac Cardiovasc Surg 60: 207–214
16. Clarkson PM, Barratt-Boyes BG (1970) Bacterial endocarditis following homograft replacement of the aortic valve. Circulation 42: 987–991
17. Cohn LH (1989) Valve replacement for infective endocarditis: An overview. J Card Surg 4: 321–323
18. Counsell CE, de Belder MA, Oldershaw P (1991) Prostetic valve endocarditis. Brit J Hosp Med 46: 28–31
19. Cowgill LD, Addonizio VP, Hopeman AR, Harken AH (1987) A practical approach to prosthetic valve endocarditis. Ann Thorac Surg 43: 450–457
20. Danielson GK, Titus JL, DuShane JW (1974) Successful treatment of aortic valve endocarditis and aorlic root abscesses by insertion of prosthetic valve in ascending aorta and placement of bypass grafts to coronary arteries. J Thorac Cardiovasc Surg 67: 443–449
21. DiSesa VJ, Sloss LJ, Cohn LH (1990) Heart transplantation for intractable prosthetic valve endocarditis. J Heart Transplant 9: 142–143
22. Dismukes WE, Karchmer AW, Buckley MJ, Austen WG, Swartz MN (1973) Prosthetic valve endocarditis: An analysis of 38 cases. Circulation 48: 365–377
23. Dismukes WE, Karchmer AW (1977) The diagnosis of infected prosthetic heart valves: Bacteremia versus endocarditis. In: Duma RJ (ed) Infections of prosthetic heart valves and vascular grafts: Prevention, diagnosis and treatment. Univ Park Press, Baltimore, pp 61–78
24. Donaldson RM, Ross DM (1984) Homograft aortic root replacement for complicated prosthetic valve endocarditis. Circulation 70 (Suppl I): 178–181
25. Durack DT (1985) Current issues in prevention of infective endocarditis. Am J Med 78 (Suppl 6B): 149–156
26. Von der Emde J, Jakob B (1986) Late intervention in infective endocarditis of native and prosthetic valves. Z Kardiol 75 (Suppl 2): 183–185
27. Ergin MA, Raissi S, Follis F, Lansman SL, Griepp RB (1989) Annular destruction in acute bacterial endocarditis: Surgical techniques to meet the challenge. J Thorac Cardiovasc Surg 97: 755–763
28. Everett ED, Hirschmann JV (1977) Transient bacteremia and endocarditis prophylaxis. A review. Medicine (Baltimore) 56: 61–77
29. Ferrans VJ, Boyce SW, Billingham ME, Spray TL, Roberts WC (1979) Infection of glutaraldehyde-preserved porcine valve heterografts. Am J Cardiol 43: 1123–1136
30. Fiore AC, Ivey TD, McKeown PP, Misbach GA, Allen MD, Dillard DH (1986) Patch closure of aortic annulus mycotic aneurysms. Ann Thorac Surg 42: 372–379
31. Frantz PT, Murray GF, Wilcox BR (1980) Surgical management of left ventricular-aortic discontinuity complicating bacterial endocarditis. Ann Thorac Surg 29: 1–7
32. Gandjbakhch I, Villemot JP, Barra J et al. (1981) Traitement chirurgical des endocardites sur prothèses valvulaires aortiques. Ann Chir 35: 158–162
33. Gandjbakhch I, Laskar M, Pavie A, Mesnildrey P, Cabrol C (1983) Implantation intra-atriale de la valve mitrale. Presse Med 12: 1723–1724
34. Glazier JJ, Verwilghen J, Donaldson RM, Ross DN (1991) Treatment of complicated prosthetic aortic valve endocarditis with annular abscess formation by homograft aortic root replacement. J Am Coll Cardiol 17: 1177–1182
35. Hammond GW, Stiver HG (1978) Combination antibiotic therapy in an outbreak of prosthetic endocarditis caused by Staphylococcus epidermidis. Can Med Assoc J 118: 524–530
36. Haydock D, Barratt-Boyes BG, Macedo T, Kirklin JW, Blackstone EH (1992) Aortic valve replacement for acute infectious endocarditis in 108 patients. A comparison of freehand allograft valves with mechanical prostheses and bioprostheses. J Thorac Cardiovasc Surg 103: 130–139
37. Henry NK, Wilson WR (1987) Prosthetic valve endocarditis. In: Starek PJK (ed) Heart valve replacement and reconstruction. Year Book Medical Publishers, Chicago London, pp 305–315
38. Horstkotte D (1985) Endokarditisprophylaxe bei zahnärztlichen Eingriffen: Empfehlungen des Herzzentrums Düsseldorf. Mitteilungen der Deutschen Gesellschaft für Zahn-, Mund- und Kieferheilkunde 4: 3–8
39. Horstkotte D, Bircks W, Loogen F (1986) Infective endocarditis of native and prosthetic valves – the case for prompt surgical intervention? A retrospective analysis of factors affecting survival. Z Kardiol (Suppl 2) 75: 168–182
40. Horstkotte D, Friedrichs W, Pippert H, Bircks W, Loogen F (1986) Nutzen der Endokarditisprophylaxe bei Patienten mit prothetischen Herzklappen. Z Kardiol 75: 8–11
41. Horstkotte D, Körfer R, Loogen F, Rosin H, Birck W (1984) Prosthetic valve endocarditis: Clinical findings and management. Europ Heart J (Suppl C) 5: 117–122
42. Horstkotte D, Schulte HD, Bircks W, Loogen F (1978) Prothesenendokarditis: Inzidenz, Diagnostik, therapeutische Entscheidungen und Prognose. Schweiz Med Wochenschr 117: 1671–1678
43. Horstkotte D (1991) Prosthetic valve endocarditis. In: Horstkotte D (ed) Heart valve consultant. ICR Publishers, London, pp 67–74
44. Hufnagel CA, Conrad PW, Gomes MN (1977) Surgical techniques in the treatment of infected valvular prostheses. In: Duma RJ (ed) Infections of prosthetic heart valves and vascular grafts: Prevention, diagnosis and treatment. University Park Press, Baltimore, pp 143–160
45. Ivert TSA, Dismukes WE, Cobbs CG, Blackstone EH, Kirklin JW, Bergdahl LA (1984) Prosthetic valve endocarditis. Circulation 69: 223–232
46. Jault F, Gandjbakhch I, Chastre JC et al. (1993) Prosthetic valve endocarditis with ring abscesses. Surgical management and long-term results. J Thorac Cardiovasc Surg 105: 1106–1113
47. Jones EL, Schwarzmann SW, Check WA, Hatcher CR Jr (1983) Complications from cardiac prostheses. In: Sabiston DC Jr, Spencer FC (ed) Gibbon's surgery of the chest. Saunders, Philadelphia London, pp 1253–1279
48. Karchmer AW, Dismukes WE, Buckley MJ, Austen WG (1978) Late prosthetic valve endocarditis: Clinical features influencing therapy. Am J Med 64: 199–206
49. Karchmer AW, Archer GL, Dismukes WE (1983) Staphylococcus epidermidis causing prosthetic valve endocarditis: Microbiologic and clinical observations as guides to therapy. Ann Intern Med 98: 447–455

50. Kay PH, Oldershaw PJ, Lincoln JC, Lennox SC, Paneth M (1983) The management of prosthetic valve endocarditis. J Cardiovasc Surg 24: 127–131
51. Kaye D (1976) Definitions and demographic characteristics. In: Kaye D (ed) Infective endocarditis. University Park Press, Baltimore pp 1–10
52. – (1977) Prophylaxis against bacterial endocarditis. A dilemma. In: Kaplan EL, Taranta AV (eds) Infective endocarditis (AHA symposium). Am Heart Assoc Monograph 52: p 67
53. Keyser DL, Biller J, Coffman TT, Adams HP Jr (1990) Neurologic complications of late prosthetic valve endocarditis. Stroke 21: 472–475
54. Kirklin JK, Kirklin JW, Pacifico AD (1988) Aortic valve endocarditis with aortic root abscess cavity: Surgical treatment with aortic valve homograft. Ann Thorac Surg 45: 674–677
55. Kirklin JK, Pacifico AD, Kirklin JW (1989) Surgical treatment of prosthetic valve endocarditis with homograft aortic valve replacement. J Card Surg 4: 340–347
56. Kirklin JW, Barratt-Boyes BG (1993) Aortic valve disease. In: Kirklin JW, Barratt-Boyes BG (eds) Cardiac surgery, 2nd edn. Churchill Livingstone, New York pp 491–571
57. Laborde F, Lecompte Y, Bex JP (1985) Remplacement valvulaire aortique en cas de destruction infectieuse de l'anneau aortique. Nouvelle technique. Presse Med 14: 157–159
58. Lau JK, Robles A, Cherian A, Ross DN (1984) Surgical treatment of prosthetic endocarditis. Aortic root replacement using a homograft. J Thorac Cardiovasc Surg 87: 712–716
59. Lindblom D (1988) Long-term clinical results after aortic valve replacement with the Björk-Shiley prosthesis. J Thorac Cardiovasc Surg 95: 658–667
60. Masur H, Johnson WD Jr (1980) Prosthetic valve endocarditis. J Thorac Cardiovasc Surg 80: 31–37
61. Mayer KH, Schoenbaum SC (1982) Evaluation and management of prosthetic valve endocarditis. Prog Cardiovasc Dis 25: 43–54
62. McLeod R, Remington JS (1977) Fungal endocarditis. In: Rahimtoola SH (ed) Infective endocarditis. Grune & Stratton, New York, pp 211–291
63. Miller DC (1990) Predictors of outcome in patients with prosthetic valve endocarditis (PVE) and potential advantages of homograft aortic root replacement for prosthetic ascending aortic valvegraft infections. J Card Surg 5: 53–62
64. Moore WS (1977) Experimental studies relating to sepsis in prosthetic valve grafting. In: Duma RJ (ed) Infections of prosthetic valves and vascular grafts. Prevention, diagnosis, and treatment. University Park Press, Baltimore, pp 267–285
65. Nunez L, de la Llana R, Aguado MG, Iglesias A, Larrea JL, Celemín D (1983) Bioprosthetic valve endocarditis: Indicators for surgical intervention. Ann Thorac Surg 35: 262–270
66. O'Brien MF, Stafford EG, Gardner MA, Pohlner PG, McGiffin DC (1987) A comparison of aortic valve replacement with viable cryopreserved and fresh allograft valves, with a note on chromosomal studies. J Thorac Cardiovasc Surg 94: 812–824
67. Ostermiller WE Jr, Dye WS, Weinberg M (1971) Fungal endocarditis following cardiovascular surgery. J Thorac Cardiovasc Surg 61: 670–675
68. Park SJ, Sullivan HJ, Lonchyna V, Hinkamp TJ, Pifarre R (1993) Heart transplantation for complicated and recurrent early prosthetic valve endocarditis. J Heart Lung Transplant 12: 802–803
69. Pedersen WR, Walker M, Olson JD et al. (1991) Value of transesophageal echocardiography as an adjunct to transthoracic echocardiography in evaluation of native and prosthetic valve endocarditis. Chest 100: 351–356
70. Pelletier LL Jr, Petersdorf RG (1977) Infective endocarditis: A review of 125 cases from the University of Washington Hospitals 1963–1972. Medicine (Baltimore) 56: 287–313
71. Petheram IS, Boyce JM (1977) Prosthetic valve endocarditis. A review of 24 cases. Thorax 32: 478–485
72. Reitz BA, Stinson EB, Watson DC, Baumgartner WA, Jamieson SW (1981) Translocation of the aortic valve for prosthetic valve endocarditis. J Thorac Cardiovasc Surg 81: 212–218
73. Richardson JV, Karp RB, Kirklin JW, Dismukes WE (1978) Treatment of infective endocarditis: a 10 year comparative analysis. Circulation 58: 589–597
74. Rocchiccioli C, Chastre J, Lecompte Y, Gandjbakhch I, Gibert C (1986) Prosthetic valve endocarditis. The case for prompt surgical management. J Thorac Cardiovasc Surg 92: 784–789
75. Rossiter SJ, Stinson EB, Oyer PE, Miller DC, Schapira JN, Martin RP, Shumway NE (1978) Prosthetic valve endocarditis. Comparison of heterograft tissue valves and mechanical valves. J Thorac Cardiovasc Surg 76: 795–802
76. Rudolph W (1982) Infective endocarditis: Clinical spectrum, management and prevention. Thorac Cardiovasc Surg 30: 340–344
77. Rutledge R, Kim BJ, Applebaum RE (1985) Actuarial analysis of the risk of prosthetic valve endocarditis in 1,598 patients with mechanical and bioprosthetic valves. Arch Surg 120: 469–472
78. Saffle JR, Gardner P, Schoenbaum SC, Wild W (1977) Prosthetic valve endocarditis. The case for prompt valve replacement. J Thorac Cardiovasc Surg 73: 416–420
79. Salgado AV, Furlan AJ, Keys TF, Nichols TR, Beck GJ (1989) Neurologic complications of endocarditis: A 12-year experience. Neurology 39: 173–178
80. Sande MA, Johnson WD Jr, Hook EW, Kaye D (1972) Sustained bacteremia in patients with prosthetic cardiac valves. N Engl J Med 286: 1067–1070
81. Sett SS, Hudon MPJ, Jamieson WRE, Chow AW (1993) Prosthetic valve endocarditis. Experience with porcine bioprostheses. J Thorac Cardiovasc Surg 105: 428–434
82. Shulman ST, Amren DP, Bisno AL et al. (1984) Prevention of bacterial endocarditis. A statement for health professionals by the committee on rheumatic fever and infective endocarditis of the council on cardiovascular disease in the young. Circulation 70: 1123–1127
83. Slaughter L, Morris JE, Starr A (1973) Prosthetic valvular endocarditis: A 12-year review. Circulation 47: 1319–1326
84. Sweeney MS, Reul GJ, Cooley DA, Ott DA, Duncan JM, Frazier OH, Livesay JJ (1985) Comparison of bioprosthetic and mechanical valve replacement for active endocarditis. J Thorac Cardiovasc Surg 90: 676–680
85. Symbas PN, Vlasis SE, Zacharopoulos L, Lutz JF (1982) Acute endocarditis: Surgical treatment of aortic regurgitation and aortico-left ventricular discontinuity. J Thorac Cardiovasc Surg 84: 291–296
86. Utley JR, Mills J, Roe BB (1975) The role of valve replacement in the treatment of fungal endocarditis. J Thorac Cardiovasc Surg 69: 255–258
87. VanHooser DW, Johnson RG, Hein RA, Elkins RC (1986) Successful management of aortic valve endocarditis with associated periannular abscess and aneurysm. Ann Thorac Surg 42: 148–151

88. Wilson WR, Jaumin PM, Danielson GK, Giulani ER, Washington JA, Geraci JE (1975) Prosthetic valve endocarditis. Ann Intern Med 82: 751–756
89. Wilson WR (1977) Prosthetic valve endocarditis: Incidence, anatomic location, cause, morbidity, and mortality. In: Duma RJ (ed) Infections of prosthetic heart valves and vascular grafts: Prevention, diagnosis, and treatment. University Park Press, Baltimore, pp 3–13
90. Wilson WR, Geraci JE, Danielson GK, Thompson RL, Spittell JA Jr, Washington JA II, Giuliani ER (1978) Anticoagulant therapy and central nervous system complications in patients with prosthetic valve endocarditis. Circulation 57: 1004–1007
91. Wilson WR, Danielson GK, Giuliani ER, Geraci JE (1982) Prosthetic valve endocarditis. Mayo Clin Proc 57: 155–161
92. Yarbrough JW, Roberts WC, Reis R (1973) Structural alterations in tissue cardiac valves implanted in patients and in calves. J Thorac Cardiovasc Surg 65: 364–375

3.5 Klappendilatation

V. Mühlberger

Einleitung

Perkutane, transluminale Valvuloplastie (Valvulotomie) der Aorten-, Mitral-, Pulmonal- oder Trikuspidalklappe durch einen retrograden, antegraden oder transseptalen Zugang ist eine Alternative zur Herzklappenoperation von angeboren oder erworben stenosierten Herzklappen. Ballonkatheter unterschiedlichster Konstruktionsform werden mittels Führungsdrahts unter Röntgenkontrolle oder zusätzlicher Ultraschallkontrolle zwischen den eingeengten Klappensegeln positioniert und durch manuelle Insufflation zur Entfaltung gebracht. Das Ausmaß der Dehnung kann durch Wahl der Ballongröße und durch Steuerung des Ballondrucks variiert werden und richtet sich nach den zuvor invasiv und nichtinvasiv gemessenen Parametern sowie nach Erfahrungswerten.

Pathophysiologie

Stenosierte Herzklappen verursachen rein hämodynamisch eine Druckerhöhung in den vorgelagerten Herzabschnitten, dadurch wird zunächst die Hämodynamik der nachgeschalteten Herzabschnitte weitgehend normal aufrechterhalten. Dies geschieht durch den Mechanismus eines erhöhten, unökonomischen Energieverbrauchs, welcher seinerseits – da es sich um chronische Zustände handelt – zu morphologischen Veränderungen, meist Hypertrophie, führt.

Die krankhaften Veränderungen der Herzklappen selbst, die negativen Auswirkungen der Kompensationsmechanismen, die negativen Auswirkungen bei Versagen der Kompensationsmechanismen und die Grundkrankheit (z.B. rheumatisches Fieber) bestimmen den Krankheitsverlauf, die Prognose und die Therapiemöglichkeiten.

Diagnose

Anamnese, direkte klinische Krankenuntersuchung, Auskultation, Ruheelektrokardiogramm, Echokardiographie, Doppler-Untersuchung, Belastungsuntersuchung und Herzkatheteruntersuchungen sind in vielen Fällen von Herzklappenstenosen mehrmals in zeitlich unterschiedlichen Abständen vonnöten, um den idealen Zeitpunkt zur Therapie auf der Basis einer exakten und umfassenden Diagnose festzulegen.

Therapie

Primärprophylaxe, Sekundärprophylaxe und medikamentöse Therapie der Grundkrankheit und der Folgeerscheinungen von Herzklappenstenosen sind nicht als eine Alternative zur Herzklappenoperation zu sehen, sondern Voraussetzung zu jeder weiteren Form der interventionellen Therapie und auch in der Zeit danach unverzichtbar. Auch die Vermeidung schwerer körperlicher Überanstrengungen wird in jedem Fall vor und nach einer Intervention vorteilhaft sein.

Waren es zunächst die Herzchirurgen, welche klappenerhaltende Eingriffe bei Herzklappenstenosen propagierten, so sind es heute auch interventionelle Kardiologen, welche durch perkutane transluminale Therapie Lebensqualität und Lebenserwartung der Patienten mit Herzklappenstenosen verbessern möchten.

In der Folge soll der Versuch einer Wertung der rezenten interventionellen Therapieformen unternommen werden: Auswahlkriterien, Technik, Indikationen, Komplikationen, Früh- und Spätergebnisse sollen im folgenden präzise zusammengefaßt werden.

Perkutane Mitralklappenvalvuloplastie

Auswahlkriterien

Auswahlkriterien für Patienten zur perkutanen Mitralklappenvalvuloplastie sind einer laufenden Entwicklung unterzogen, da die Methode noch nicht ausgereift ist [5]. Andererseits ist die Methode bereits Bestandteil etablierter Lehrbücher [5, 46]. Früh- und Spätergebnisse sind bereits heute mit Hilfe eines echokardiographischen Auswahlverfahrens vorhersagbar: 4 ungünstige Hauptcharakteristika (schlechte Klappensegelbeweglichkeit, Klappensegelverdickung, subvalvuläre Verdickung und Klappenkalk) erhalten jeweils die Klassifizierung 1–4. Patienten mit einem kumulativen Score unter 8 weisen eine 90%ige Chance auf, sowohl ein gutes Primärergebnis (Klappenöffnungsfläche größer als 1,5 cm^2) als auch ein gutes Langzeitergebnis (4% Restenoserate nach 1 Jahr) zu erfahren [5]. Hingegen verweist ein kumulativer Echoscore zwischen 8 und 16 auf ein ungünstiges Primärresultat (nur 50% Erfolgsrate) sowie auf eine 70%ige Restenoserate nach einem Jahr [5].

Technik

Arbeitsgruppen in den USA, Frankreich und Japan haben in den Jahren seit 1984 drei prinzipiell unterschiedliche Techniken entwickelt: retrograde Sondierung über die Aorta, transseptal antegrad mit retrograd aortaler Führung und transseptal antegrad mit dem Inoue-Ballon [2, 11, 34, 43, 46]. Andere technische Details betreffen die Verwendung unterschiedlicher Ballontypen (eingeteilt, zweigeteilt, dreigeteilt) oder auch mehrerer Ballons gleichzeitig [2, 34]. Der Autor selbst verfügt über persönliche Erfahrungen mit dem Inoue-Ballon [26]. Eine Trennung rheumatisch verklebter Kommissuren der Mitralklappe wäre der ideale und erwünschte Mechanismus jeder Ballonintervention, ein tiefer Einriß außerhalb der Kommissur und möglicherweise bis an den Anulus fibrosus heran sollte bei richtiger Vorgangsweise vermeidbar sein (Abb. 1–3).

Indikation

Eine symptomatische, reine Mitralklappenstenose mit einem Echoscore kleiner als 8 dient als Indikation zur Ballonintervention. Thrombenfreiheit des linken Vorhofes sollte gewährleistet sein. Angaben harter Kriterien zur Indikationsstellung sind zum Zeitpunkt der Verfassung dieses Artikels nicht möglich. Ergebnisse und Geschicklichkeit der einzelnen interventionellen Kardiologen bestimmen derzeit die Indikationsliste.

Vorhofflimmern, Echoscore zwischen 8 und 12, vorbestehende zusätzliche Mitralklappeninsuffizienz und die Ergebnisse der konkurrierenden Herzchirurgen relativieren diese Indikationen. Prinzipiell sollte die Ballonintervention als Alternative zur geschlossenen chirurgischen Mitralklappenkommissurotomie gesehen werden, weil sich hier die Ergebnisse 8 Monate nach dem Eingriff im Zeitraum ähneln [47], oder sich zuvor nicht wesentlich unterscheiden [11]. Interessant wird die Indikation zur Ballonintervention bei chirurgischen Hochrisikopatienten, weil gute Sechsmonatsergebnisse vorliegen [20]. Auch nach vorangegangener chirurgischer Kommissurotomie zeitigt die Ballonintervention der Mitralklappenrestenose gute Resultate [9].

Komplikationen

Komplikationen der perkutanen Mitralklappenvalvuloplastie sind akute, schwere Mitralklappeninsuffizienz (2%), Vorhofseptumdefekt (20–35%), arterielle Embolie, Perforation (0–4%) und Tod (0–4%). Rezente Publikationen sprechen für eine laufende Verbesserung der angegebenen Zahlen [5]. Vorhofseptumdefekte sind sicher großteils unbedeutend oder werden es im Laufe der Zeit, insbesondere, wenn das Ergebnis an der Mitralklappe selber gut ist. Hier ist der Hinweis angebracht, daß die hämodynamischen, mathematischen Berechnungen von Shuntvolumina des Vorhofseptums, Regurgitationsvolumina der Mitralklappe und Mitralklappen-

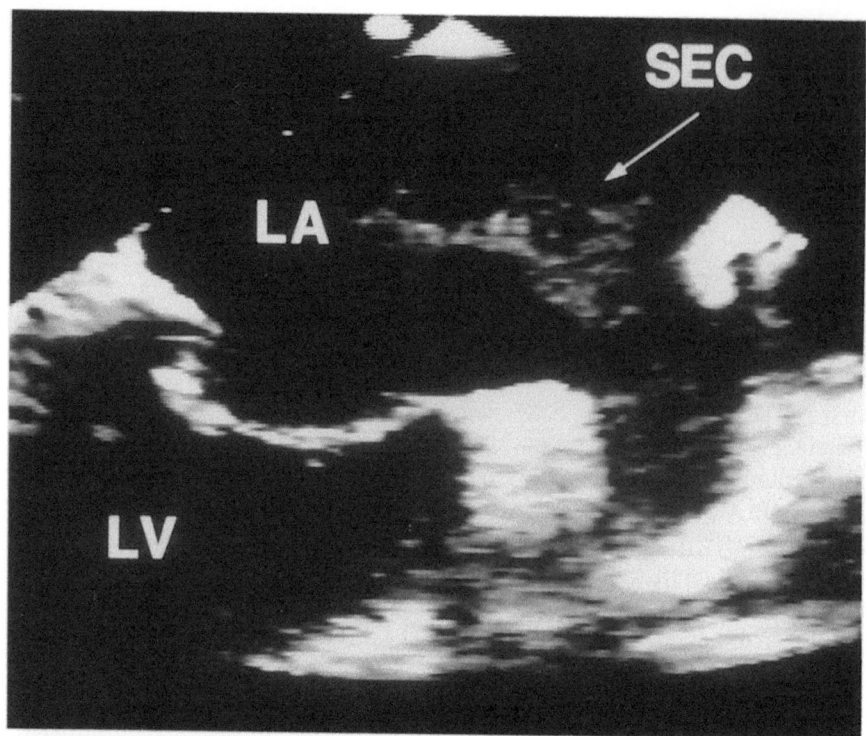

Abb. 1. Transösophageale Echokardiographie während einer perkutanen, transseptalen Mitralklappenvalvuloplastie (PTMC). Darstellung der stenosierten Mitralklappe mit „Doming" zwischen *LA* (linker Vorhof) und *LV* (linker Ventrikel). *SEC* wolkenartige Darstellung von Turbulenzen und langsam fließendem Blut in der Gegend des linken Herzohres und der stenosierten Klappe. (Foto: Dirk Hausmann)

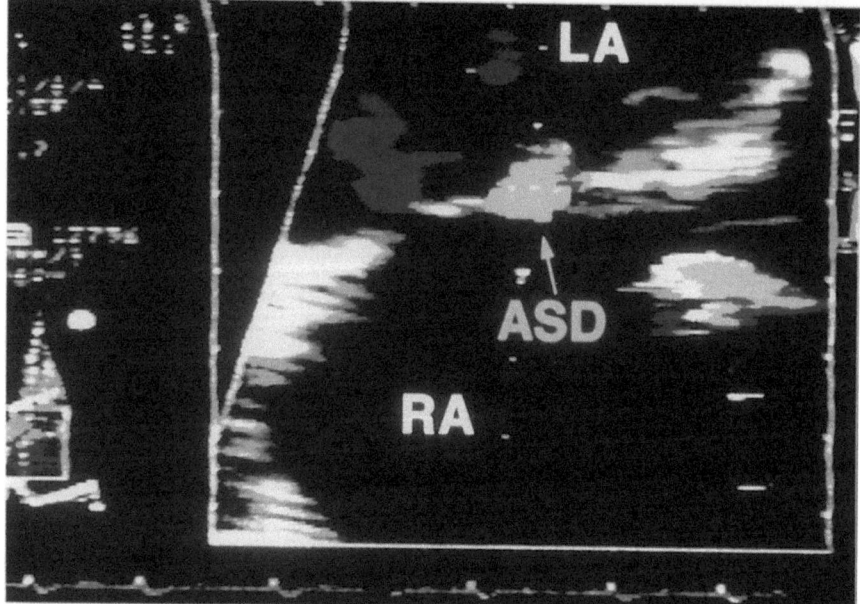

Abb. 2. Transösophageale Echokardiographie unmittelbar nach einer perkutanen, transseptalen Mitralklappenvalvuloplastie (PTMC). Darstellung eines intraatrialen Links-rechts-Shunts (ASD, *gelb* Jetvolumen von *LA*, linker Vorhof nach *RA* rechter Vorhof) (Foto: Dirk Hausmann)

öffnungsfläche sich gegenseitig beeinflussen können und daher mit Vorsicht unabhängig zu interpretieren sind [21]. Echokardiographische Kontrollen sind vorzuziehen [39].

Mitralklappeninsuffizienz infolge Ballonintervention führt selten zur akuten Operation [38], und chronische Mitralklappeninsuffizienz wird besser toleriert als Mitralklappenstenose [40]. Die Wahl der Ballontechnik und die Patientenauswahl könnten dazu beitragen, unerwünschte mitrale Regurgitationen nach Ballonintervention zu vermindern [10, 12]. Der chronische, aber gering wirksame Vorhofsep-

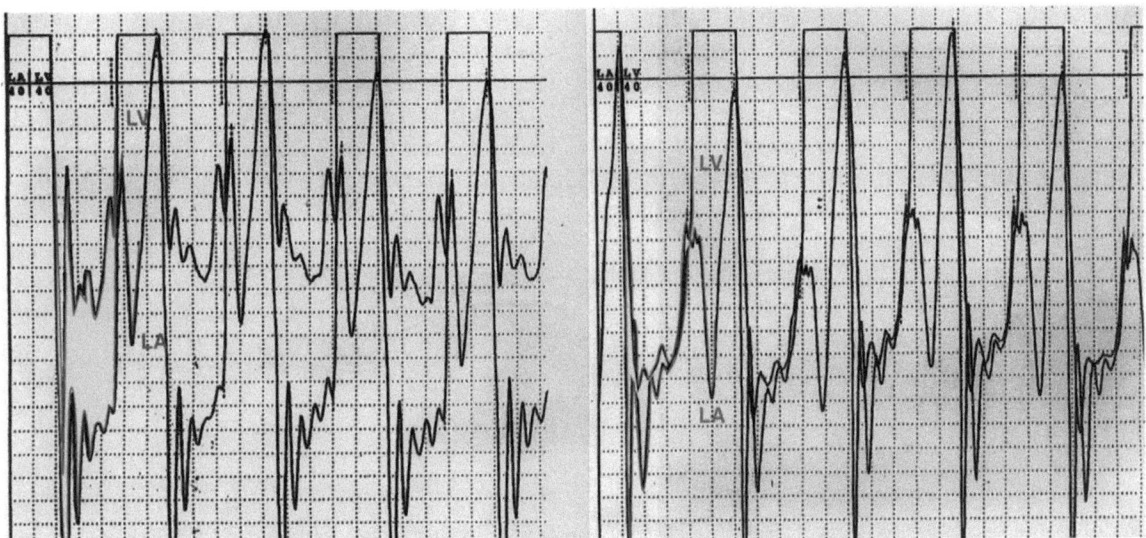

Abb. 3. Originaldruckregistrierung vor und nach PTMC mit dem Inoue-Ballon. Abnahme der Druckdifferenz zwischen linkem Ventrikel (*LV*) und linkem Vorhof (*LA*) auf Normalwerte (26).

tumdefekt (Shuntvolumen kleiner als 2:1) bei 10% der Patienten nach transseptaler mitraler Ballonvalvuloplastie verbleibt als gravierender Nachteil der Methode [5].

Frühergebnisse

Sofortergebnisse der Ballonintervention führen zu einer Reduktion des Gradienten über der Mitralklappe von 18 auf 6 mmHg in großen Serien, verbunden mit einer 50- bis 100%igen Zunahme der Mitralklappenöffnungsfläche (von 0,9 auf 2,0 cm²) und einer 20%igen Zunahme des Herzzeitvolumens [5]. Abnahme der pulmonalarteriellen Druckwerte, Abnahme der Atemarbeit, Zunahme der Belastungstoleranz und des Skelettmuskelstoffwechsels sind die Folge erfolgreicher Ballonintervention [19, 22]. Offen ist die Frage, inwieweit die Sofortergebnisse der Ballonintervention jene der offenen Mitralklappenkommissurotomie erreichen könnten.

Spätergebnisse

Langzeitergebnisse gibt es zum Zeitpunkt der jetzigen Niederschrift naturgemäß maximal über 8 Jahre, größere Serien sind 3 Jahre [48] oder 5 Jahre [7] nach Mitralklappenvalvuloplastie publiziert worden. Gute Ergebnisse 20 Jahre nach geschlossener, chirurgischer Mitralklappenkommissurotomie lassen ebenso gute Resultate nach Ballonintervention erhoffen [37]. Mit einer 10%igen Restenoserate muß alle 2 Jahre gerechnet werden [5]. Insgesamt sind die derzeitigen Langzeitergebnisse ermutigend.

Perkutane Aortenklappenvalvuloplastie

Auswahlkriterien

Die Auswahlkriterien zur perkutanen Aortenklappenvalvuloplastie sind noch schwieriger festzulegen als jene zur Mitralklappenvalvuloplastie. Die angeborene Aortenklappenstenose mit hämodynamischer Wirksamkeit im Kindesalter stellt die ursprüngliche Indikation zur Vermeidung eines prinzipiell notwendigen Aortenklappenersatzes dar [3, 5, 29]. Postmortale, intraoperative und perkutane Ballondilatationen haben gezeigt, daß verklebte Aortenklappenkommissuren durch Valvuloplastie zu trennen sind [5]. Interventionelle Kinderkardiologen kämpfen aber zumeist nicht gegen verkalkte und organisch degenerierte Aortenklappenapparate. Erwachsenenkardiologen kennen die Nachteile beim

Versuch der Ballonintervention erworbener oder kombiniert erworben/angeborener Aortenklappenstenosen [14, 17]. Mikrofrakturen der Kalkablagerungen einerseits führen zu unkontrollierbaren Einreißprozessen [16, 35], vorübergehende Überdehnung elastischer Klappenelemente andererseits führt über den Weg der Rückstellung zur Restenose [1]. So ist die perkutane transluminale Aortenklappenballonvalvuloplastie im Erwachsenenalter keine Alternative zum Aortenklappenersatz geworden [5, 14, 17], wenn auch die Indikation zur interventionellen Therapie bei einer hochsignifikanten Aortenklappenstenose hämodynamisch überaus reizvoll wäre.

Hämodynamisch, klinisch und vor allem prognostisch profitiert kaum eine andere Erkrankung des Herzens so einwandfrei von einer Therapie, wie dies bei einer signifikanten Aortenklappenstenose der Fall ist. Das Operationsrisiko des Klappenersatzes und die Nachteile der Prothesensubstitution werden durch die Vorteile einer hämodynamischen Entlastung klar überwogen. Wie sehr müßte erst eine Ballonintervention das Nutzen/Risiko-Verhältnis verbessern? So dachte man, bis die ersten, teilweise erfolgreichen Primärresultate vorlagen und man daran ging, Langzeitkontrollen nach Aortenklappenvalvuloplastie durchzuführen [18, 32, 40]. Zur Enttäuschung aller interventioneller Kardiologen konnten dann die Ergebnisse kaum länger als ein halbes Jahr aufrechterhalten werden, und 2 Jahre nach aortaler Ballonintervention überlebten beispielsweise nur 6,5% der Patienten ohne Operation [4, 17]. Somit verbleiben als Auswahlkriterien für Balloninterventionen von Aortenklappenstenosen Säuglinge, Adoleszente, Greise und multimorbide Patienten, welche *noch* keine Kandidaten für einen Aortenklappenersatz sind oder keine Kandidaten *mehr* für eine Aortenklappenersatzoperation darstellen [5, 27]. Der eine oder andere multimorbide Patient könnte allerdings infolge verbesserter Linksventrikelfunktion im Anschluß an eine Aortenklappenballonvalvuloplastie innerhalb eines 1/2 Jahres durchaus wieder zum Operationskandidaten werden. Somit ergibt sich noch eine andere, mögliche Indikation zur Ballonintervention, nämlich jene der Überbrückung bis zum Aortenklappenersatz [8].

Technik

Nach retrograder Sondierung der Aortenklappenstenose wird mittels spezieller Führungsdrähte der Ballonkatheter positioniert. Bei peripherem Arterienverschluß ist prinzipiell auch ein transseptaler Zugang möglich. Die Herausforderung bei der Aortenklappenintervention ist die Überwindung der linksventrikulären Ausströmungskraft, welche die Ballonpositionierung erschwert. Während bei der Mitralklappe zumeist 28 mm Ballondurchmesser passen [26], war der 20-mm-Ballon im Aortenklappenregister der meistverwendete [25]. Ähnlich der Mitralklappenintervention werden auch bei der Aortenklappe 1 oder 2 Ballons gleichzeitig verwendet.

Indikationen

Harte Indikationen zur perkutanen, transluminalen Aortenklappenvalvuloplastie im Erwachsenenalter gibt es nicht. Bei Patienten, welche Kandidaten für einen Aortenklappenersatz sind, ist eine Ballonintervention kontraindiziert. Im Säuglingsalter und im Adoleszentenalter ist eine signifikante, reine Aortenklappenstenose, welche eine Operationsindikation darstellt, besser durch eine Ballonintervention zu behandeln, da die offene Aortenklappenkommissurotomie wegen schlechter Resultate seit dem Jahr 1958 verlassen ist [14].

Komplikationen

Komplikationen nach Aortenklappenvalvuloplastie können fatal sein, Todesraten zwischen 5% [5] und 77% [16] werden berichtet. Ursachen der tödlichen Komplikationen sind akute, schwere Aortenklappeninsuffizienz (1%), Herzstillstand (2,6%), arterielle Embolie (1,5%) sowie Verletzung an der Punktionsstelle (5–10%), welche zur Amputation in 0,6% der Fälle führen kann [5, 16, 25].

Frühergebnisse

Die Aortenklappenöffnungsfläche wird von durchschnittlich 0,6 auf 0,9 cm^2 erweitert. Das bedeutet, daß eine weiterhin hämodynamisch signifikante Aortenklappenstenose durchschnittlich in allen erfolgreichen Serien als Primärerfolgsergebnis definiert wurde [5, 18, 25, 27, 46]. Als Kardiologe muß man jenen Chirurgen rechtgeben, welche diese Ergebnisse als Primärversager definieren. Der maximale Gradient über Aortenklappenstenosen sinkt nach Ballonintervention von durchschnittlich 60 auf 30 mmHg [5, 18, 25, 27, 46]. Diese Ergebnisse genügen allerdings, um manche Patienten symptomatisch zu verbessern [28], objektiv den Gefäßwiderstand zu senken [15] und die Auswurffraktion zu verbessern [15]. Eine 2. Ballondilatation zur Behandlung einer Restenosierung erbringt kein besseres Ergebnis, respektive ein um so schlechteres Ergebnis, je kürzer das Intervall ist [13]. Die Frühmortalität beträgt je nach Definition und Patientenauswahl 4,2–14% [5, 26, 27, 31, 36]. Zusammenfassend kann gesagt werden, daß selbst die ärztlichen [4, 31] und industriellen [31] Proponenten der Ballonintervention letztlich selbst und sogar in hohem Patientenalter [45, 50] der Aortenklappenersatzoperation den Vorzug geben.

Spätergebnisse

Die unbefriedigenden Langzeitergebnisse sind das eigentlich Negative an der Aortenklappenvalvuloplastie. Die bei Erwachsenen publizierte 6,5%ige operationsfreie Zweijahresüberlebensrate [4, 14], 30- bis 40%ige Zweijahrestodesrate [5], 18%ige ereignisfreie Zweijahresüberlebensrate [18] und 40%ige Todesrate nach 2 Monaten [18] führt zu dem Schluß, daß die besten Langzeitresultate nach Aortenklappenvalvuloplastie bestenfalls so gut sein können wie die Durchschnittsresultate nach Aortenklappenersatz [18].

Anders ist es im Kindesalter, wo das Primärergebnis (35 mmHg Gradient) auch 1,7 Jahre danach (29 mmHg) gehalten werden konnte [29] und ein Aortenklappenersatz nicht in Frage kommt [5].

Perkutane Pulmonalklappenvalvuloplastie

Auswahlkriterien

Eine hämodynamisch wirksame, angeborene Pulmonalklappenstenose ist heute eine Indikation zur Ballonintervention [5]. Kinder mit einem Alter unter 2 Jahren müssen strenger auf eine Restenose nachkontrolliert werden [24]. Supravalvuläre Einengung, verdickte und strukturierte Klappensegel sowie ein eingeengter Trunkus pulmonalis bei Kindern unter 2 Jahren sind eine mögliche Kontraindikation [6]. Eine isolierte, kongenitale Pulmonalklappenstenose ist das ideale Auswahlkriterium, aber auch Kinder mit Noonan-Syndrom [23], Fallot-Tetralogie [42], Pulmonalklappendysplasie, vorangegangener chirurgischer Valvulotomie oder Ballonvalvuloplastie können von einer (neuerlichen) Ballonintervention profitieren [23]. Kongenitale Pulmonalklappenstenosen im Erwachsenenalter unterliegen denselben Auswahlkriterien, (rheumatisch) erworbene Pulmonalklappenstenosen sind eine Rarität [5, 24].

Technik

Ballons, durchschnittlich 20–25 mm im Durchmesser, etwas größer als der Pulmonalklappenring, werden antegrad mittels spezieller Führungsdrähte plaziert und durch Insufflation die Trennung der Kommissuren vorgenommen [5, 24, 44]. Der Autor selbst besitzt persönliche Erfahrungen mit einem dreigeteilten Ballon.

Indikationen

Die perkutane transluminale pulmonale Ballonvalvuloplastie ist bei allen Säuglingen, Kindern, Adoleszenten und Erwachsenen mit signifikanter Pulmonalklappenstenose indiziert. Die operative Korrektur muß nur bei seltenen Varianten der Pulmonalstenose (z. B. Noonan-Syndrom, infundibuläre Mißbildung) als Alternative erwogen werden.

Komplikationen

Komplikationen der Ballonintervention an der Pulmonalklappe sind heute selten und nicht von großer Bedeutung. Bei schwerer Pulmonalstenose mit erhöhtem Rechtsvorhofdruck wurden Hypotension, Bradykardie, Asystolie, Hypoxie, Apnoe, Tachyarrhythmie, Schwindel und ein Todesfall beschrieben [41]. Andere fanden eine transitorisch ischämische Attacke und zwei lokale, reversible Komplikationen an der Einstichstelle bei 25 Kindern [6].

Spätkomplikationen sind nicht bekannt, wenn auch die begleitende Pulmonalklappeninsuffizienz zwar zu einer Vergrößerung des rechten Ventrikels und zunächst zu einer Verbesserung vorbestehender infundibulärer Gradienten führt und möglicherweise nach Jahrzehnten Bedeutung erlangen könnte [23].

Frühergebnisse

Der Gradient über der Pulmonalklappe wird durchschnittlich gedrittelt [5], von 117 auf 56 mmHg [41], von 96 auf 56 mmHg [30], von 68 auf 21 mmHg [44] in rezenten, größeren Serien. Die Rate der Pulmonalklappeninsuffizienz ist zumindest nicht größer, und die Rate der Rhythmusstörungen ist kleiner, als in Vergleichsgruppen nach chirurgischer Valvulotomie. Zudem war das Ausmaß der Pulmonalklappeninsuffizienz in der Ballongruppe unbedeutend und damit geringer als in der chirurgischen Gruppe [30].

Spätergebnisse

Die Langzeitergebnisse seit der ersten Pulmonalklappenballonintervention im Jahr 1982 sind einwandfrei und 5–11 Jahre nach den Eingriffen auch besser klassifiziert als chirurgische Langzeitergebnisse [30]. Die Auswirkung einer lebenslänglichen Pulmonalklappeninsuffizienz minimalen Ausmaßes ist noch nicht abschätzbar, aber derzeit unvermeidbar [23]. Doppler-echokardiographisch fand man, möglicherweise als Folge der Pulmonalklappeninsuffizienz, sogar weitere Reduzierungen der Gradienten nach 5 Jahren [23, 44]. Einzig bei Kindern, welche im Alter unter 2 Jahren interventionell behandelt werden, sollte das höhere Risiko einer Restenose bedacht werden [24].

Perkutane Trikuspidalklappenvalvuloplastie

Die Erkrankung der reinen Trikuspidalklappenstenose ist derart selten, daß nicht einmal die großen Lehrbücher sie im Zusammenhang mit interventioneller Kardiologie erwähnen [5, 46]. Fallbesprechungen müssen daher zitiert werden. Der Autor selber verfügt über eine persönliche Erfahrung mit einer perkutanen transluminalen Trikuspidalklappenvalvuloplastie mit dem Inoue-Ballon.

Literatur

1. Bashore TM, Davidson CF, The Mansfield Scientific Aortic Valvuloplasty Registry Investigators (1991) Follow-up recatheterization after balloon aortic valvuloplasty. J Am Coll Cardiol 17: 1188–1195
2. Bassand J-P, Schiele F, Bernard Y et al. (1991) The double-balloon and Inoue techniques in percutaneous mitral valvuloplasty: comparative results in a series of 232 cases. J Am Coll Cardiol 18: 982–989
3. Beekman RH, Rocchini AP, Andes A (1991) Balloon valvuloplasty for critical aortic stenosis in the newborn: influence of new catheter technology. J Am Coll Cardiol 17: 1172–1176
4. Bernard Y, Etievent J, Mourand J-L, Anguenot T, Schiele F, Guseibat M, Bassand J-P (1992) Long term results of percutaneous aortic valvuloplasty compared with aortic valve replacement in patients more than 75 years old. J Am Coll Cardiol 20: 796–801
5. Braunwald E (1992) Heard disease, 4th edn, vol 2. Saunders, Philadelphia, pp 1376–1379
6. Cazzaniga M, Vagnola O, Alday L, Spillman A, Sciegata A, Faella H, Kurlat I (1992) Balloon pulmonary valvuloplasty in infants: A quantitative analysis of pulmonary valve-anulus-trunk structure. J Am Coll Cardiol 20: 345–349
7. Cohen DJ, Kuntz RE, Gordon SP et al. (1992) Predictors of long-term outcome after percutaneous balloon mitral valvuloplasty. N Engl J Med 327: 1329–1335
8. Cribier A, Remadi F, Koning R, Rath P, Stix G, Letac B (1992) Emergency balloon valvuloplasty as initial treatment of patients with aortic stenosis and cardiogenic shock. N Engl J Med 27: 646
9. Davidson CJ, Bashore TM, Mickel M, Davis K (1992) Balloon mitral commissurotomy after previous surgical commissurotomy. Circulation 86: 91–99
10. Essop MR, Wisenbaugh T, Skoularigis J, Middlemost S, Sareli P (1991) Mitral regurgitation following mitral balloon valvotomy. Differing mechanisms for severe versus mild-to-moderate lesions. Circulation 84: 1669–1679
11. Fatkin D, Roy P, Morgan JJ, Feneley MP (1993) Percutaneous balloon mitral valvotomy with the Inoue single balloon catheter: Commissural morphology as a determinant of outcome. J Am Coll Cardiol 21: 390–397
12. Feldman T, Carroll JD, Isner JM et al. (1992) Effect of valve deformity on results and mitral regurgitation after Inoue balloon commissurotomy. Circulation 85: 180–187
13. Ferguson JJ, Garza RA, The Mansfield Scientific Aortic Valvuloplasty Registry Investigators (1991) Efficacy of multiple balloon aortic valvuloplasty procedures. J Am Coll Cardiol 17: 1430–1435
14. Hostetler MD, Dunn MI (1992) Percutaneous balloon aortic valvuloplasty. Dr. Bailey revisited. J Am Coll Cardiol 20: 802–808
15. Isaaz K, Munoz L, Ports T, Schiller NB (1991) Demonstration of postvalvuloplasty hemodynamic improvement in aortic stenosis based on Doppler measurement of valvular resistance. J Am Coll Cardiol 18: 1661–1670
16. Isner JM, The Mansfield Scientific Aortic Valvuloplasty Registry Investigators (1991) Acute catastrophic complications of balloon aortic valvuloplasty. J Am Coll Cardiol 17: 1436–1444

17. Isom OW, Rosengart TK (1992) Percutaneous aortic valvuloplasty: off the bandwagon, again. J Am Coll Cardiol 20: 804–805
18. Kuntz RE, Tosteson ANA, Berman AD et al. (1991) Predictors of event-free survival after balloon aortic valvuloplasty. N Engl J Med 325: 17–23
19. Kussmaul WG, Altschuler JA, Herrmann HC, Laskey WK (1992) Effects of facing tachycardia and balloon valvuloplasty on pulmonary artery impedance and hydraulic power in mitral stenosis. Circulation 86: 1770–1779
20. Lefevre T, Bonan R, Serra A et al. (1991) Percutaneous mitral valvuloplasty in surgical high risk patients. J Am Coll Cardiol 17: 348–354
21. Manga P, Singh S, Brandis S, Friedman B (1993) Mitral valve area calculations immediately after percutaneous balloon mitral valvuloplasty: effect of the atrial septal defekt. J Am Coll Cardiol 21: 1568–1573
22. Marzo KP, Herrmann HC, Mancini DM (1993) Effect of balloon mitral valvuloplasty on exercise capacity ventilation and skeletal muscle oxygenation. J Am Coll Cardiol 21: 856–865
23. Masura J, Burch M, Deanfield JE, Sullivan ID (1993) Five-year follow-up after balloon pulmonary valvuloplasty. J Am Coll Cardiol 21: 132–136
24. McCrindle BW, Kan JS (1991) Long-term results after balloon pulmonary valvuloplasty. Circulation 83: 1915–1922
25. McKay RG, The Mansfield Scientific Aortic Valvuloplasty Registry Investigators (1991) The Mansfield scientific aortic valvuloplasty registry: overview of acute hemodynamic results and procedural complications. J Am Coll Cardiol 17: 485–491
26. Moes N, Friedrich G, Hörtnagl H, Mühlberger V (1992) Perkutane transseptale Mitralklappensprengung mit dem Inoue-Ballon. Acta Mediaca Austriaca 2: 98
27. NHLBI Balloon Valvuloplasty Registry Participants (1991) Percutaneous balloon aortic valvuloplasty. Circulation 84: 2383–2397
28. Nishimura RA, Holmes DR, Michela MA, The Mansfield Scientific Aortic Valvuloplasty Registry Investigators (1991) Follow-up of patients with low output, low gradient hemodynamics after percutaneous balloon aortic valvuloplasty: the Mansfield scientific aortic valvuloplasty registry. J Am Coll Cardiol 17: 828–833
29. O'Connor BK, Beekman RH, Rocchini AP, Rosenthal A (1991) Intermediate-term effectiveness of balloon valvuloplasty for congenital aortic stenosis. A prospective follow-up study. Circulation 84: 732–738
30. O'Connor BK, Beekman RH, Lindauer A, Rocchini A (1992) Intermediate-term outcome after pulmonary balloon valvuloplasty: comparison with a matched surgical control group. J Am Coll Cardiol 20: 169–173
31. O'Neill WW (1991) Seminar on balloon aortic valvuloplasty: introduction. J Am Coll Cardiol 17/1: 187–188
32. O'Neill WW, The Mansfield Scientific Aortic Valvuloplasty Registry Investigators (1991) Predictors of long-term survival after percutaneous aortic valvuloplasty: report of the Mansfield scientific balloon aortic valvuloplasty registry. J Am Coll Cardiol 17: 193–198
33. Patel JJ, Shama D, Mitha AS, Blyth D, Hassen F, LeRoux BT, Chetty S (1991) Balloon valvuloplasty versus closed commissurotomy for pliable mitral stenosis: a prospective hemodynamic study. J Am Coll Cardiol 18: 1318–1322
34. Patel JJ, Mitha AS, Chetty S, Hung JS (1993) Balloon mitral valvotomy with a single catheter: a comparison between bifoil/trefoil and the Inoue balloon. Europ Heart J 14: 1065–1071
35. Paulus WJ, Sys SU, Heyndrickx GR, Andries E (1991) Orifice variability of the stenotic aortic valve: evaluation before and after balloon aortic valvuloplasty. J Am Coll Cardiol 17: 1263–1269
36. Reeder GS, Nishimura RA, Holmes DR, The Mansfield Scientific Aortic Valvuloplasty Registry Investigators (1991) Patient age and results of balloon aortic valvuloplasty: the Mansfield Scientific Registry Experience. J Am Coll Cardiol 17: 909–913
37. Rihal CS, Schaff HV, Frye RL, Bailey KR, Hammes LN, Holmes DR (1992) Long term follow-up of patients undergoing closed transventricular mitral commissurotomy: a useful surrogate for percutaneous balloon mitral valvuloplasty? J Am Coll Cardiol 20: 781–786
38. Rittoo D (1992) Mitral regurgitant jets after valvuloplasty-I. J Am Coll Cardiol 20/7: 1678–1679
39. Rittoo D, Sutherland GR, Shaw TR (1993) Quantification of left-to-right atrial shunting and defect size after balloon mitral commissurotomy using biplane transvesophageal echocardiography, color flow Doppler mapping, and the principle of proximal flow convergence. Circulation 87: 1591–1603
40. Sherman W, Gorlin R (1992) Balloon aortic valvuloplasty. N Engl J Med 326/2: 138–139
41. Shrivastava S, Kumar RK, Dev V, Saxena A, Das G (1993) Determinants of immediate and follow-up results of pulmonary balloon valvuloplasty. Clin Cardiol 16: 497–502
42. Sreeram N, Saleem M, Jackson M, Peart I, McKay R, Arnold R, Walsh K (1990) Results of balloon pulmonary valvuloplasty as a palliative procedure in tetralogy of fallot. J Am Coll Cardiol 18: 159–165
43. Stefanadis C, Stratos C, Pitsavos C et al. (1992) Retrograde nontransseptal balloon mitral valvuloplasty. Immediate results and long-term follow-up. Circulation 85: 1760–1767
44. Stein JI, Beitzke A, Suppan C (1991) Perkutane Ballonvalvuloplastik der valvulären Pulmonalstenose im Kindesalter: Hämodynamische Frühergebnisse und Dopplerechokardiographische Langzeitergebnisse. Z Kardiol 80: 549–553
45. Thibault GE (1993) Clinical problem-solving: too old for what? N Engl J Med 328/13: 946–950
46. Topol EJ (1990) Textbook of interventional cardiology. Saunders, Philadelphia, pp 831–912
47. Turi ZG, Reyes VP, Raju DS et al. (1991) Percutaneous balloon versus surgical closed commissurotomy for mitral stenosis. A prospective, randomized trial. Circulation 83: 1179–1185
48. Tuzcu EM, Block PC, Griffin BP, Newell JB, Palacios IF (1992) Immediate and long-term outcome of percutaneous mitral valvotomy in patients 65 years and older. Circulation 85: 963–971
49. Wisenbaugh T, Berk M, Essop R, Middlemost S, Sareli P (1991) Effect of abrupt mitral regurgitation after balloon valvuloplasty on myocardial load and performance. J Am Coll Cardiol 17: 872–878
50. Wong JB, Salem DN, Pauker SG (1993) Occasional notes: you're never too old. N Engl J Med 328/13: 971–975

4 Kardiomyopathien

Die Kardiomyopathien sind eine besondere Form der Herzmuskelerkrankung, die mit einem langsamen Herzversagen unaufhaltsam endet. Hier werden die medikamentösen Ansatzmöglichkeiten dargestellt. In diesem Zusammenhang ist zu erwähnen, daß es mit unterstützenden mechanischen Kreislaufsystemen, wie langzeitimplantierten intraaortalen Ballonpumpen oder künstlichem Bypassventrikel, durchaus alternative therapeutische Ansätze gibt. In einzelnen Fällen in der Literatur hat sich gezeigt, daß sich bei genügend langer Assistenz des Herzens durchaus das Myokard erholen, daß somit ein Herz wieder rekompensieren kann. Als letzte Therapiemaßnahme bei Kardiomyopathie ist heute nur die Herztransplantation anzubieten.

4.1 Definition und Beschreibung

H. Mörl und C.A. Heun-Letsch

Unter Kardiomyopathien (CM) versteht man eine Gruppe von Herzmuskelerkrankungen, für die eine myokardiale Dysfunktion charakteristisch ist, welche nicht durch eine koronare Herzkrankheit, eine entzündliche Herzerkrankung, einen Hochdruck im großen oder kleinen Kreislauf oder einen Herzklappenfehler bedingt ist. Bei Verdacht auf eine CM müssen deshalb zunächst die oben genannten häufigsten Ursachen einer Myokardinsuffizienz ausgeschlossen werden, bevor die Diagnose einer CM gestellt werden kann.

Aus diesem Grund ist es verwirrend, wenn in der Klinik der Begriff der „ischämischen Kardiomyopathie" verwendet wird; auch wenn das Bild einer durch die KHK bedingten Myokardinsuffizienz dem einer dilatativen CM sehr ähneln kann. Es sollten, insbesondere im Hinblick auf die Ätiologie, genau definierte Krankheitsbegriffe nicht miteinander vermengt werden.

Die Einteilung der Kardiomyopathien erfolgt zum einen nach ätiologischen, zum anderen nach hämodynamischen Kriterien. Bei der Gruppe der primären CM ist bis dato die Funktionsstörung des Myokards unklar, die Gruppe der sekundären CM teilt sich nach den verschiedenen Ursachen in Untergruppen auf. Eine Übersicht gibt Abb. 1.

Die rein ätiologische Unterteilung der sekundären CM überschneidet sich mit der nach hämodynamischen Kriterien gegliederten primären CM. So können insbesondere toxische Myokardschäden (z. B. durch Alkohol, Zytostatika) klinische Bilder wie bei der dilatativen CM verursachen, auch wenn sie sich in Verlauf und Prognose unterscheiden.

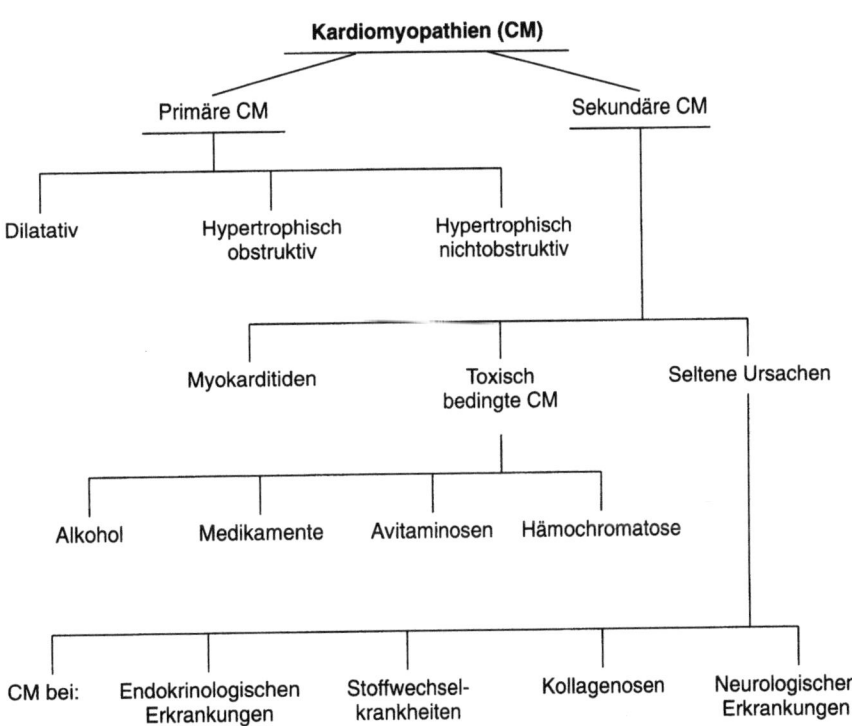

Abb. 1. Einteilung der Kardiomyopathien

Morphologie	Dilatativ	Hypertrophisch obstruktiv	Hypertrophisch nicht obstruktiv
	Dilatation sämtlicher Herzhöhlen	Massive Hypertrophie der Kammerwände und des Septums	
		Asymetrische Septumshypertrophie mit subaortaler Einengung der Ausflußbahn	Gleichmäßige Hypertrophie aller Wandabschnitte. Septum im Spitzenbereich betroffen
Herzkammervolumen	↑↑	Normal oder ↓	Normal oder ↓
Muskelmasse	↑	↑↑	↑↑
Auswurffraktion	↓↓	Normal oder ↑	Normal oder ↑
Ventrikulärer Füllungsdruck	↑	Normal oder ↑	Normal oder ↑
Zusatzbefunde	Relative Mitralinsuffizienz möglich. Häufig intrakavitäre Thromben	Intraventrikulärer Druckgradient	Relative Mitralinsuffizienz häufig
		Keine Entwicklung einer Dilatation bei zunehmender Dekompensation	

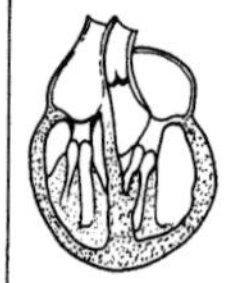

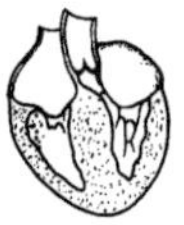

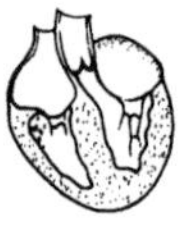

Abb. 2. Kennzeichen der primären Kardiomyopathien

Primäre Kardiomyopathien

Systematik

Die primären CM werden entsprechend ihrer Hämodynamik in die dilatative (DCM) und in die hypertrophischen Kardiomyopathien eingeteilt. Letztere werden je nachdem, ob eine Ausflußbahnobstruktion vorliegt oder nicht, in die hypertrophische obstruktive CM (HOCM) und die hypertrophische nichtobstruktive CM (HNCM) eingeteilt (Abb. 2).

Häufig findet man in dieser Gruppe noch die sog. „restriktiven CM" (im amerikanischen Schrifttum auch „obliterative CM" genannt), wobei hier die in Ostafrika und Indien endemischen Endomyokardfibrose und die Endocarditis parietalis fibroplastica Löffler als Teil des hypereosinophilen Syndroms genannt werden. Hierbei handelt es sich jedoch primär um Endokarderkrankungen, insbesondere um verschiedene Formen der Endokardfibrose.

4.2 Dilatative Kardiomyopathie

S.B. Felix und G. Baumann

Definition

Die dilatative Kardiomyopathie ist eine Erkrankung des Myokards ungeklärter Ursache, die sich in einer eingeschränkten systolischen Funktion des Myokards und in einer Dilatation des Herzens manifestiert. Die Dilatation kann den linken, den rechten oder beide Ventrikel betreffen. Nach dieser WHO-Definition der Kardiomyopathie [38] müssen von diesem Krankheitsbild sekundäre Kardiomyopathien mit geklärter Ätiologie, z.B. ischämische Kardiomyopathien, auf dem Boden einer koronaren Herzkrankheit oder auf dem Boden von Herzklappenvitien, Kardiomyopathien durch toxische Einflüsse oder bei endokrinen Erkrankungen unterschieden werden.

Epidemiologie

Die jährliche Inzidenz dieser Erkrankung liegt in den westlichen Industrieländern zwischen 5 und 10/100.000 Einwohner [4, 8, 22]. Unter Berücksichtigung des Alters und des Geschlechts liegt die Prävalenz dieser Erkrankung bei 36,5/100.000 [4, 22]. Bei der dilatativen Kardiomyopathie ist überwiegend das männliche Geschlecht betroffen: Männer erkranken doppelt bis 4mal häufiger an der dilatativen Kardiomyopathie als Frauen [8]. Das Manifestationsalter liegt in ca. 70% der Fälle zwischen 20 und 50 Jahren [8].

Ätiologie und Pathogenese

Nach der WHO-Definition der dilatativen Kardiomyopathie ist die Ätiologie dieser Erkrankung ungeklärt. Auch heute noch kann bei den meisten Patienten trotz Anwendung modernster diagnostischer Techniken die Ursache der Erkrankung nicht geklärt werden. Neueren Berichten zufolge ist jedoch anzunehmen, daß eine virale Myokarditis in eine dilatative Kardiomyopathie übergehen kann. Diese Vermutung wurde durch histologische Untersuchungen von Myokardbiopsien von Patienten mit einer dilatativen Kardiomyopathie gestützt: Die histologische Aufarbeitung der Bioptate ergab in 18–55% den Nachweis einer Myokarditis [13, 16, 30, 35]. Durch In-situ-Hybridisierungstechniken in Myokardbiopsien von Patienten mit einer dilatativen Kardiomyopathie konnten ferner enterovirale Ribonukleinsäuren nachgewiesen werden [1, 5, 6, 34]. Entsprechend neuerer Berichte gelingt sogar in bis zu 40% der Myokardbiopsien von Patienten mit einer dilatativen Kardiomyopathie der Nachweis einer Persistenz enteroviraler Ribonukleinsäuren [2]. Die ätiologische Bedeutung und insbesondere die therapeutische Konsequenz dieser Befunde ist noch umstritten. Insgesamt weisen jedoch verschiedene klinische Untersuchungen darauf hin, daß Myokarditis und dilatative Kardiomyopathien die klinische Manifestation unterschiedlicher Stadien des gleichen Krankheitsbildes sind [10, 16, 20].

Obwohl die ätiologische Bedeutung eines Virusnachweises im Myokardgewebe umstritten ist, mehren sich experimentelle, aber auch klinische Befunde, die darauf hinweisen, daß durch ein Virus als triggerndes Agens Autoimmunreaktionen gegen Myokardgewebe induziert werden. Die Autoimmunmechanismen richten sich zum einen gegen das auslösende Virus und zum anderen gegen unterschiedliche kardiale Epitope (molekulares Mimikry) [21]. Die Immunantwort des Organismus hat initial eine Myokarditis zur Folge. Bei persistierenden Autoimmunreaktionen kommt es zu einer Chronifizierung des Entzündungsprozesses mit der Folge einer dilatativen Kardiomyopathie als Endstadium des Krankheitsprozesses. Bei diesen Autoimmunvorgängen spielt zum einen die zellvermittelte Immunantwort eine große Rolle. Dabei soll insbesondere den zytotoxischen T-Lymphozyten eine pathogenetische Bedeutung zukommen [21]. Durch In-vitro-Experimente konnte nachgewiesen werden, daß die Lymphozytentoxizität gegen isolierte Herzmuskelzellen bei Patienten mit einer dilatativen Kardiomyopathie erhöht ist [20, 21]. Bei Patienten mit einer dilatativen Kardiomyopathie soll auch die Aktivität der T-Supressorlymphozyten reduziert sein [9].

Auch eine Aktivierung des humoralen Immunsystems mit einer Induktion von Autoantikörpern spricht für die Bedeutung autoimmunologischer Mechanismen bei der dilatativen Kardiomyopathie: Unterschiedliche zirkulierende Autoantikörper, die gegen verschiedene Strukturen des Myokardgewebes gerichtet sind, konnten im Serum der Patienten nachgewiesen werden. Dabei konnten Antikörper gegen Membranbestandteile [21], gegen β-Rezeptoren [19, 37] sowie gegen mitochondriale Proteine, insbesondere gegen den ADP/ATP-Carrier [25, 31] identifiziert werden. Auch hier ist wiederum die molekulare Mimikry von Bedeutung: Zwischen den Epitopen viraler Hüllproteine und dem ADP/ATP-Carrier besteht eine immunologische Kreuzreaktion [32]. Kürzlich konnten auch Antikörper gegen kontraktile Proteine (α- und β-Myosin) mittels Westernblot-Technik identifiziert werden [7]. Bei Patienten mit einer dilatativen Kardiomyopathie konnten im Vergleich zu Patienten mit einer koronaren Herzkrankheit mittels SDS-PAGE und Western blot signifikant mehr IgG-Antikörper gegen verschiedene myokardiale Proteine (Myosin-Leichtketten-I-Protein, Tropomyosin, Actin, Myosin-Schwerketten-Protein, Hitzeschockprotein) gefunden werden [17].

Für die entzündliche Genese der dilatativen Kardiomyopathie sprechen auch histochemische Befunde: So konnten antisarkolemmale Antikörper nicht nur im Serum von Patienten mit einer dilatativen Kardiomyopathie nachgewiesen werden, sondern auch in Myokardbioptaten [21]. Dieser immunhistologische Nachweis von Autoantikörpern könnte ein diagnostischer Marker für Autoimmunprozesse sein.

Insgesamt ist nicht geklärt, ob die entsprechenden Zielantigene von den Myozyten konstitutiv exprimiert werden, oder ob die Expression induziert wird durch Entzündungsreaktionen, Viren u. a. Diesbezüglich sind jedoch Untersuchungen über die Expression von Major-histocompatibility-complex-(MHC-)Antigenen auf Myozyten von Bedeutung. Normalerweise exprimieren humane Myozyten keine MHC-Klasse-II-Antigene. Myokardiale Entzündungsreaktionen führen jedoch zu einer Expression dieser Antigene auf den Myozyten [14].

Die immunologischen Forschungsergebnisse haben derzeit noch keine Bedeutung für die klinische Routinediagnostik der dilatativen Kardiomyopathie erlangt. Es scheint aber festzustehen, daß das Immunsystem für die Pathogenese der dilatativen Kardiomyopathie eine große Rolle spielt. Umstritten ist jedoch, ob die Einwirkung von Viren oder schädigenden Agenzien die Voraussetzung für die Induktion dieser autoimmunologischen Prozesse ist.

Neueste Befunde deuten darauf hin, daß eine genetisch determinierte Störung des Immunsystems eine Prädisposition für eine dilatative Kardiomyopathie sein kann. Von besonderem Interesse sind diesbezüglich genetische Untersuchungen über das humane Lymphozytenantigen (HLA). Bei Patienten mit einer dilatativen Kardiomyopathie konnte häufiger das HLA-DR4-Antigen nachgewiesen werden [18]. Dieses Antigen könnte demnach ein genetischer Marker für dieses Krankheitsbild sein.

Ferner konnte kürzlich nachgewiesen werden, daß bei 20 % der Patienten mit einer dilatativen Kardiomyopathie eine familiäre Häufung dieser Erkrankung vorliegt [24]. Zur Zeit laufen weltweit weitergehende Untersuchungen zur Identifizierung geeigneter Kandidatengene, die mit dem Auftreten der dilatativen Kardiomyopathie in Verbindung gebracht werden.

Diagnostik

Bei klinischen Zeichen einer Herzinsuffizienz, Vorliegen einer röntgenologischen Kardiomegalie und einer echokardiographisch reduzierten linksventrikulären Pumpfunktion liegt der Verdacht auf eine dilatative Kardiomyopathie nahe, wenn andere organische Herzkrankheiten, wie z. B. eine koronare Herzkrankheit, angeborene oder erworbene Herzklappenfehler, eine arterielle Hypertonie bzw. andere Ursachen einer Kardiomyopathie, ausgeschlossen sind. Als Kriterien der idiopathischen dilatativen

4.2 Dilatative Kardiomyopathie

Kardiomyopathie gelten in der Radionuklidventrikulographie oder Angiokardiographie eine Auswurffraktion von < 45 % bzw. echokardiographisch im M-mode eine Verkürzungsfraktion von < 30 % bei erhöhtem enddiastolischem linksventrikulärem Durchmesser (> 2,7 cm/m^2) [22].

Klinische Untersuchung

Bei der klinischen Untersuchung liegen die Zeichen einer Herzinsuffizienz vor. Diese sind differentialdiagnostisch im Vergleich zu anderen Myokarderkrankungen nicht zu werten. Bei fortgeschrittener Herzinsuffizienz kann ein dritter Herzton als Ausdruck einer schnellen diastolischen Füllung gegen einen dilatierten linken Ventrikel vorliegen. Bei einer Dilatation des linken Ventrikels kann auskultatorisch ferner eine relative Mitralinsuffizienz festgestellt werden. Ein weiteres Zeichen einer Linksherzinsuffizienz ist eine inadäquate Ruhetachykardie.

Der Blutdruck ist erniedrigt oder liegt infolge eines kompensatorischen Anstieges des systemvaskulären Widerstandes noch im unteren Normbereich. Im Spätstadium liegt eine deutliche Einflußstauung mit prominenten Jugularvenen vor. In Abhängigkeit vom Schweregrad der linksventrikulären Pumpschwäche kann auskultatorisch eine Lungenstauung festgestellt werden. Bei zusätzlicher Rechtsherzinsuffizienz kommt es zu einer mehr oder weniger ausgeprägten Hepatomegalie und zu peripheren Ödemen.

Elektrokardiographie

Elektrokardiographische Befunde gelten als wenig spezifisch für eine dilatative Kardiomyopathie und sind zur differentialdiagnostischen Abgrenzung von anderen Krankheitsbildern nicht verwertbar: Im EKG liegt häufig eine Tachykardie mit und ohne Vorhofflimmern vor. Häufige Befunde sind ferner Repolarisationsstörungen und schenkelblockartige Deformierungen des QRS-Kompexes (häufig Linksschenkelblock). Q-Zacken werden als Ausdruck einer diffusen Myokardschädigung und eines konsekutiven Verlustes des positiven R-Vektors gewertet. Durch Holter-EKG-Monitoring können die bei der dilatativen Kardiomyopathie gehäuft auftretenden und prognostisch relevanten ventrikulären Herzrhythmusstörungen abgeklärt werden.

Röntgen

Meist liegt eine Vergrößerung der Herzsilhouette vor, die in frühen Stadien jedoch auch fehlen kann. In Abhängigkeit vom Schweregrad der Linksherzinsuffizienz liegen auch röntgenologisch die Zeichen einer Lungenstauung vor.

Echokardiographie

Bei klinischem Verdacht auf eine dilatative Kardiomyopathie ist die Echokardiographie als Screeninguntersuchung oder zur Verlaufsbeobachtung besonders geeignet: Echokardiographisch liegt meist eine deutliche Dilatation des linken und des rechten Ventrikels vor. Ein enddiastolisches Volumen von > 80 ml/m^2 wird echokardiographisch allgemein als ventrikuläre Dilatation akzeptiert. Die Volumina können bei der dilatativen Kardiomyopathie auch 200 ml/m^2 überschreiten [33]. Bei 5–10 % der Patienten kann jedoch die ventrikuläre Dilatation nur geringgradig ausgeprägt sein [22]. Das echokardiographisch führende Symptom ist die systolische Funktionsstörung, die diffuse Hypokinesie der ventrikulären Muskulatur. Nur selten liegen echokardiographisch segmental betonte Kontraktionsstörungen vor, was dann als prognostisch günstiges Zeichen gewertet wird [36]. Ein weiteres echokardiographisch wertbares Zeichen einer reduzierten linksventrikulären Pumpfunktion ist bei der M-mode-Registrierung ein vergrößerter Abstand zwischen dem ventrikulären Septum und der Mitralklappe während der maximalen diastolischen Öffnung (ES-Abstand) [23]. Diesem Befund kommt jedoch keine Bedeutung für die differentialdiagnostische Abklärung der dilatativen Kardiomyopathie zu.

Die Dopplerechokardiographie ermöglicht die semiquantitative Charakterisierung der relativen Mitralklappeninsuffizienz, die auf die Dilatation des Myokardgewebes zurückzuführen ist. Entsprechend neueren Befunden kann dopplerechokardiographisch auch eine diastolische Funktionsstörung der Ventrikel festgestellt werden [26].

Die Echokardiographie erlaubt eine Differentialdiagnose zur hypertrophen und zur restriktiven Kardiomyopathie. Eine weitergehende Beurteilung der Myokardstruktur überlastet jedoch die Methode.

Nuklearmedizinische Techniken

Die Radionuklidventrikulographie wird häufig verwendet, um die linksventrikuläre systolische Funktion bei dilatativer Kardiomyopathie zu beurteilen. Die Auswurffraktion gilt als unabhängiger prädiktiver Faktor bei der Beurteilung der Prognose dieser Herzmuskelerkrankung (Übersicht s. [12]).

Zur Diagnostik einer akuten Myokarditis hat die Gallium-67-Szintigraphie eine diagnostische Bedeutung. Auch bei der dilatativen Kardiomyopathie wird neuerdings diese Methode verwandt, um eine akute myokardiale Entzündung nachweisen zu können.

Eine vermehrte myokardiale Aufnahme von Gallium-67 infolge einer myokardialen Entzündung korreliert mit bioptischen Befunden [28]. Auch Indium-11-markierte monoklonale Antimyosinantikörper werden zur Diagnostik der Myokarditis eingesetzt (Spezifität 58%, Sensitivität 100%) [39]. Ein gesteigerter Uptake der Antimyosinantikörper als Zeichen einer persistierenden Kardiomyozytenschädigung wird ebenfalls bei Patienten mit einer dilatativen Kardiomyopathie vermehrt nachgewiesen [27].

Herzkatheteruntersuchung

Als Goldstandard zur differentialdiagnostischen Abklärung einer dilatativen Kardiomyopathie von einer ischämischen Kardiomyopathie gilt die Lävoangiokardiographie. Angiokardiographisch läßt sich eine stenosierende koronare Herzkrankheit ausschließen. Die invasiv bestimmte Auswurffraktion ist darüber hinaus zur Beurteilung der Prognose der Kardiomyopathie von Bedeutung. Durch eine Swan-Ganz-Katheteruntersuchung kann zusätzlich die Hämodynamik exakt beurteilt werden und ggf. die Therapie mit vasoaktiven Substanzen optimiert werden. Die hämodynamischen Parameter Schlagvolumen, Herzindex und der enddiastolische linksventrikuläre Druck werden ebenfalls zur Beurteilung der Prognose der dilatativen Kardiomyopathie herangezogen [12].

Myokardbiopsie

Die histologische Aufarbeitung einer Myokardbiopsie ergibt keine für die dilatative Kardiomyopathie spezifischen Befunde: Meist liegt eine ausgeprägte Bindegewebsvermehrung, insbesondere eine Kollagenfaserzunahme, vor [29]. Die Kollagenfaserzunahme ist am ausgeprägtesten im Bereich der Subendokardregion. Die Muskelfasern sind meist regulär angeordnet und weisen wenig charakteristische Veränderungen auf. Der Faserdurchmesser kann normal (14 µm) oder infolge einer ausgeprägten Faserdehnung auch schmaler sein kann [29]. Häufig werden Pyknosen und vesikuläre Veränderungen der Zellkerne der Myozyten beobachtet. Entsprechend morphometrischer Befunde ist ein deutliche Abnahme der Muskelfasern mit einer schlechteren Prognose behaftet [11, 13].

Bei der klinischen Routinediagnostik einer dilatativen Kardiomyopathie wird im Rahmen der Herzkatheteruntersuchung häufig eine Endomyokardbiopsie durchgeführt, um histologisch eine persistierende Myokarditis nachweisen zu können. Bei einer dilatativen Kardiomyopathie kann nach den Dallas-Kriterien [3] in 18–55% der Fälle histologisch eine Myokarditis nachgewiesen werden [15]. Allerdings ist bei diesen Befunden zu berücksichtigen, daß der bloße Nachweis entzündlicher Infiltrate nicht zwangsläufig eine aktive Myokarditis bedeutet. Darüber hinaus können histologisch granulomatöse oder infiltrative Erkrankungen als Ursache einer Herzinsuffizienz differentialdiagnostisch ausgeschlossen werden. Ebenso werden durch die Endomyokardbiopsien metabolische Ursachen einer Myokarderkrankung abgeklärt.

Gegenwärtig ist der diagnostische Wert einer Endomyokardbiopsie noch umstritten. Durch die Entwicklung neuer diagnostischer Techniken, wie z. B. die Polymerasekettenreaktion (PCR), In-situ-Hybridisierungen zum Nachweis einer Persistenz von Viren in Myokardgewebe sowie moderne immunhistochemische Verfahren, dürfte jedoch die Endomyokardbiopsie bei der differentialdiagnostischen und ätiologischen Abklärung der dilatativen Kardiomyopathie erheblich an Bedeutung gewinnen.

Literatur

1. Archard LC, Bowles NE, Olsen EGJ, Richardson PJ (1987) Detection of persistent Coxsackie B virus RNA in dilated cardiomyopathy and myocarditis. Eur Heart J 8 (Suppl J): 437–440
2. Archard LC, Bowles NE, Cunningham L et al. (1990) Enterovirus RNA sequences in hearts with dilated cardiomyopathy: a pathogenetic link between virus infection and dilated cardiomyopathy. In: Baroldi G, Cameri F, Goodwin JF (eds) Advances in cardiomyopathies. Springer, Berlin Heidelberg New York Tokyo, pp 194–198
3. Aretz HT, Billingham ME, Edwards WD et al. (1987) Myocarditis: A histopathological definition and classification. Am J Cardiovasc Pathol 1: 3–14
4. Bagger JP, Baandrup U, Rasmusen K, Miller M, Vesterlund T (1984) Cardiomyopathy in western Denmark. Br Heart J L 52: 327–331
5. Bowles NE, Richardson PJ, Olsen GJ, Archard LC (1986) Detection of Coxsackie B virus-specific RNA sequenes in myocardial samples from patients with myocarditis and dilated cardiomyopathy. Lancet I: 1120–1123
6. Bowles NE, Rose ML, Taylor P et al. (1989) End-stage dilated cardiomyopathy. Persistence of enterovirus RNA in myocardium at cardiac transplantation and lack of immune response. Circulation 80: 1128–1136
7. Caforio ALP, Grazzini M, Mann JM, Keelin PF, Bottazzo GF, McKenna WJ, Schiaffino S (1992) Identification of α- and β-cardiac myosin heavy chain isoforms as major autoantigens in dilated cardiomyopathy. Circulation 85: 1734–1742
8. DeMaria R, Gavazzi A, Recalcati F, Baroldi G, De Vita C, Cameri F (1993) Comparison of clinical findings in idiopathic dilated cardiomyopathy in women versus men. Am J Cardiol 72: 580–585
9. Eckstein R, Mempel W, Bolte HD (1982) Reduced suppressor cell activity in congestive cardiomyopathy and in myocarditis. Circulation 59: 1224–1229
10. Fallon JT (1987) Myocarditis and dilated cardiomyopathy: different stages of the same disease? In: Waller B (ed) Contemporary issues in cardiovascular clinics. 18: 155–162
11. Figulla H, Rahlf G, Nieger M, Luig H, Kreuzer H (1985) Spontaneous hemodynamic improvement or stabilization and associated biopsy findings in patients with congestive cardiomyopathy. Circulation 71: 1095–1104
12. Fowles RE (1990) Natural history and prognosis of overt dilated cardiomyopathy. In: Baroldi G, Cameri F, Goodwin JF (eds) Advances in cardiomyopathies. Springer, Berlin Heidelberg New York Tokyo, pp 337–346
13. Hammond EH, Menlove RL, Anderson JL (1987) Predictive value of immunofluorescence and electron microscopic evaluation of endomyocardial biopsies in the diagnosis and prognosis of myocarditis and idiopathic dilated cardiomyopathy. Am Heart J 114: 1055–1065
14. Herskowitz A, Neumann DA, Ansari AA (1993) Concepts of autoimmunity applied to idiopathic dilated cardiomyopathy. J Am Coll Cardiol 22: 1385–1388
15. Keren A, Popp RL (1992) Assignment of patients into the classification of cardiomyopathies. Circulation 86: 1622–1632
16. Latham RD, Mulrow JP, Virmani R, Robinowitz M, Moody JM (1989) Recently diagnosed idiopathic dilated cardiomyopathy: incidence of myocarditis and efficacy prednisone therapy. Am Heart J 117: 876–882
17. Latif N, Baker CS, Dunn MJ, Rose ML, Brady P, Yacoub MH (1993) Frequency and specifity of antiheart antibodies in patients with dilated cardiomyopathy detected using SDS PAGE and Western blotting. J Am Coll Cardiol 22: 1378–1384
18. Limas CL, Limas C (1989) HLA antigens in idiopathic dilated cardiomyopathy. Br Heart J 62: 379–383
19. Limas CL, Limas C, Kubo SH, Olivari MT (1990) Anti-beta-receptor antibodies in human dilated cardiomyopathy and correlation with HLA-DR antigens. Am J Cardiol 65: 483–487
20. Maisch G, Deeg P, Liebau G, Kochsiek K (1983) Diagnostic relevance of humoral and cytotoxic immune reactions in primary and secondary dilated cardiomyopathy. Am J Cardiol 52: 1072–1078
21. Maisch G, Bauer E, Herzum M, Hufnagel G, Izumi T, Nunoda S, Schönian U (1990) Humoral and cell-mediated immunity: pathogenetic mechanisms in dilated cardiomyopathy. In: In: Baroldi G, Cameri F, Goodwin JF (eds) Advances in cardiomyopathies. Springer, Berlin Heidelberg New York Tokyo, pp 209–220
22. Manolio TA, Baughman KL, Rodeheffer R et al. (1992) Revalence and etiology of idiopathic dilated cardiomyopathy

(summary of a national heart, lung, and blood institute workshop). Am J Cardiol 69: 1458–1466
23. Massie BM, Schiller NB, Ratchim RA, Parmley WW (1977) Mitral-septal separation: new echocardiographic index of left ventricular function. Am J Cardiol 39: 1008–1016
24. Michaelis VV, Moll PP, Miller FA et al. (1992) The frequency of familial dilated cardiomyopathy in a series of patients with idiopathic dilated cardiomyopathy. N Engl J Med 326: 77–82
25. Morad M, Davies NW, Ulrich G, Schultheiß H-P (1988) Antibodies against ADP-ATP carrier enhance Ca^{2+} current in isolated cardiac myocytes. Am J Physiol 255: H960–964
26. Ng KSK, Gibson DG (1990) Relation of diastolic filling pattern to diastolic function in severe left ventricular disease. Br Heart J 63: 209–214
27. Obrador D, Ballester M, Carrio I, Berna L, Pons-Llado G (1989) High prevalence of myocardital monoclonal antimyosin antibody uptake in patients with chronic idiopathic dilated cardiomyopathy. J Am Coll Cardiol 13: 1289–1293
28. O'Connel JB, Henkin RE, Robinson JA, Subramanian R, Scanlon PJ, Gunnar RM (1984) Gallium 67 imaging in patients with dilated cardiomyopathy and biopsy proven myocarditis. Circulation 70: 58–62
29. Olsen EGJ, Trotter SE (1993) Dilated Cardiomyopathy. Pathology. In: Goodwin J, Olsen E (eds) Cardiomyopathies: Realisations and expectations. Springer, Berlin Heidelberg New York Tokyo, pp 19–26
30. Parillo E, Cunnion RE, Epstein SE et al. (1989) A prospective randomized controlled trial of prednisone for dilated cardiomyopathy. N Engl J Med 321: 1061–1068
31. Schulze K, Becker BF, Schauer R, Schultheiß HP (1990) Antibodies to ADP-ATP carrier – an autoantigen in myocarditis and dilated cardiomyopathy – impair cardiac function. Circulation 81: 959–969
32. Schwimmbeck PL, Schultheiß HP, Strauer BE (1990) Identification of a main autoimmunogenic epitope of the adenine nucleotide translocator which cross-reacts with coxsackie B_3 virus: use in the diagnosis of myocarditis and dilated cardiomyopathy. Circulation 80 (Suppl II): 665
33. Shah PM (1988) Echocardiography in congestive or dilated cardiomyopathy. J Am Soc Echo 1: 20–30
34. Sole MJ, Liu P (1993) Viral myocarditis: a paradigm for understanding the pathogenesis and treatmend of dilated cardiomyopathy. J Am Coll Cardiol 22 (Suppl A): 99A–105A
35. Tazelaar HD, Billingham ME (1986) Leucocytic infiltrates in idiopathic dilated cardiomyopathy: A source of confusion with active myocarditis. Am J Surg Pathol 10: 405–412
36. Wallis DE, O'Connell JB, Henkin RE, Costanzo-Nordin MR, Scanlon PJ (1984) Segmental wall motion abnormalities in dilated cardiomyopathy: a common finding and good prognostic sign. J Am Coll Cardiol 4: 674–679
37. Wallukat G, Morwinski M, Kowal K, Förster A, Boewer V, Wollenberger A (1991) Autoantibodies against the β-adrenergic receptor in human myocarditis and dilated cardiomyopathy: β-adrenergic agonism without desensitization. Eur Heart J 12 (Suppl D): 178–181
38. WHO/ISFC (1980) Report of the WHO/ISFC task force on the definition and classification of cardiomyopathies. Br Heart J 44: 672–673
39. Yasuda TS, Palacios IF, Dec W et al. (1987) Indium-111 monoclonal antimyosin antibody imaging in the diagnosis of acute myocarditis. Circulation 76: 306–311

4.3 Dilatative Kardiomyopathie – medikamentöse Therapie

F. Saborowski

Bei der dilatativen Kardiomyopathie wird eine primäre von einer sekundären Form unterschieden. Bei der primären Form ist die Ursache weitgehend unbekannt, die sekundäre bietet unter ätiologischen Gesichtspunkten eine Vielzahl von unterschiedlichen Erkrankungen und Schadstoffen. Die häufigsten Erkrankungen sind die koronare Herzkrankheit und die arterielle Hypertonie. Daneben sind entzündliche Herzmuskel- und Klappenerkrankungen, endokrine Kardiomyopathien, Myokardbeteiligungen bei neuromuskulären Erkrankungen und toxische Kardiomyopathien zu nennen. Bei der zuletzt genannten Gruppe spielt neben den Zytostatika der chronische Alkoholgenuß (> 80 g pro Tag) über mehrere Jahre eine besondere Rolle.

Im folgenden wird nicht auf die Therapie der verschiedenen Grunderkrankungen bei sekundärer Kardiomyopathie eingegangen, vielmehr soll die kardiale Therapie im Vordergrund stehen.

Begleitende Maßnahmen bei der Behandlung der dilatativen Kardiomyopathie:
- Körperliche Schonung,
- Einschränkung der Kochsalz- (1,5–3,0 g/die) und Flüssigkeitszufuhr,
- Reduktion von Risikofaktoren (Übergewicht, Rauchen, Hochdruck, Hyperlipidämie),
- Vermeidung kardiotoxischer Substanzen (Alkohol, trizyklische Antidepressiva, Lithium),
- Behandlung der Grunderkrankungen (KHK, Hochdruck, Endokrinopathien),
- Behandlung von Herzrhythmusstörungen,
- Verhinderung thromboembolischer Komplikationen.

Die Prognose der dilatativen Kardiomyopathie ist abhängig vom Schweregrad der Herzinsuffizienz. Ist das Stadium der dekompensierten Herzinsuffizienz erreicht, liegt die Einjahresmortalität bei ca. 30 %. Nach der Höhe der Noradrenalinkonzentrationen im Plasma lassen sich für die Beurteilung der Prognose 3 Gruppen unterscheiden: niedriges Risiko bei Werten unter 600 pg/ml, mittleres bei 600–900 pg/ml und hohes bei mehr als 900 pg/ml. Die erhöhten Konzentrationen des natriuretischen Peptids sind ebenfalls ein Maß für die Prognose der dilatativen Kardiomyopathie. Dabei kommt es mit zunehmender Herzinsuffizienz zu einer Verschiebung der Bildung dieses Peptids von den Vorhöfen auf die Kammern. Ziel aller therapeutischen Bemühungen wird es daher sein, eine Senkung der Mortalität und eine Verbesserung der Lebensqualität zu erzielen.

Der Verlauf der Erkrankung kann asymptomatisch und symptomatisch sein. Das schwerste klinische Bild ist die therapierefraktäre globale Herzinsuffizienz. Akute Dekompensationen kommen auch bei leichteren Formen der Herzinsuffizienz, z. B. im Rahmen einer Hochdruckkrise, vor.

Positiv-inotrope Substanzen

Die medikamentöse Therapie der dilatativen Kardiomyopathie orientiert sich an pathophysiologischen Befunden. Die herabgesetzte Kontraktilität wird durch Herzglykoside, Katecholamine (Dopamin, Dobutamin und Adrenalin) und Phosphodiesterasehemmer (Amrinon = Winceram®, Enoximon = Perfan® und Milrinon = Corotrop®) gesteigert.

Die Herzglykoside haben einen festen und gesicherten Platz in der Behandlung der chronischen Herzinsuffizienz (z. B. CADS- und RADIANCE-Studie). Neben der positiv-inotropen Wirkung vermindern sie die tachykarden Phasen bei Vorhofflimmern und -flattern. Eine Reduktion der Herzfrequenz kann bei einer Herzinsuffizienz im NYHA-Stadium IV die Kontraktionskraft des Myokards steigern. Wegen der schnelleren Abklingquote ist die Steuerbarkeit von Digoxin besser als von Digitoxin. Im Gegensatz zu den Sympathikomimetika und

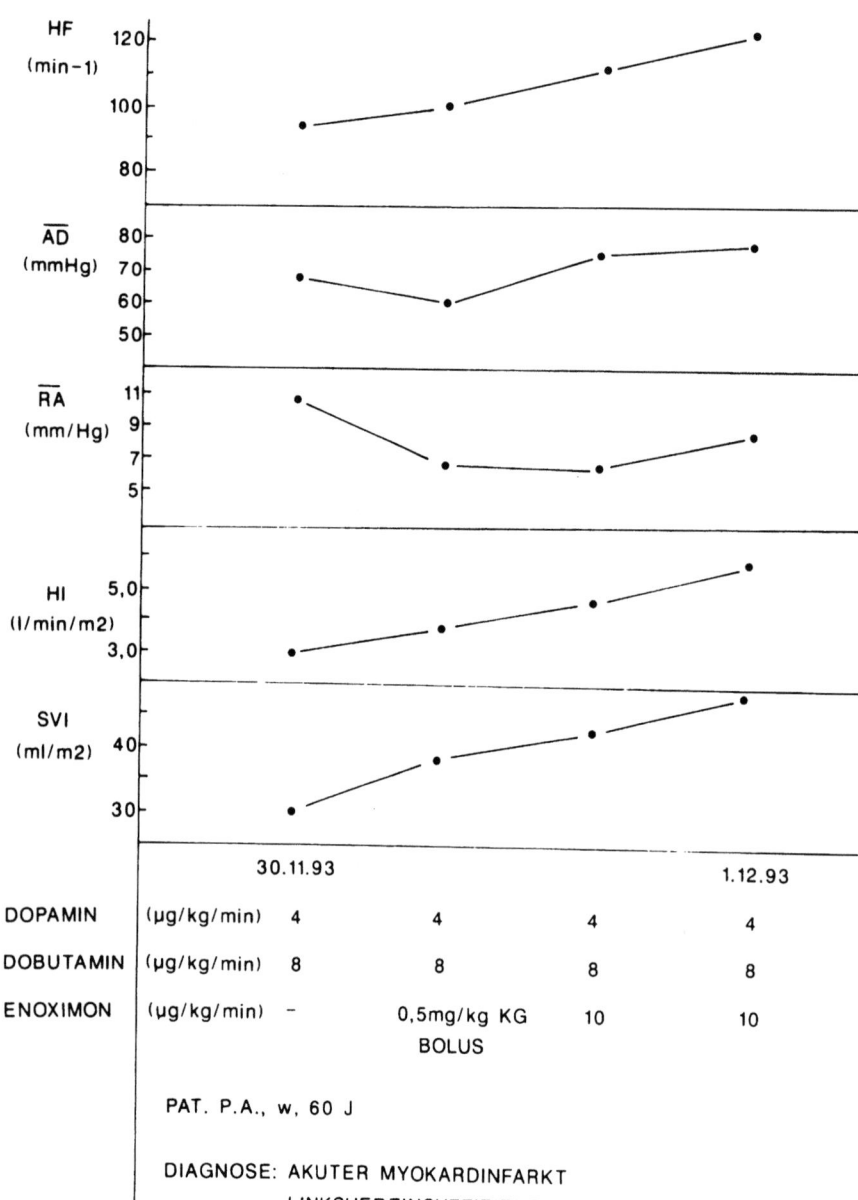

Abb. 1. Herzfrequenz (*HF*), arterieller Mitteldruck (*AD*), Mitteldruck im rechten Vorhof (*RA*), Herzindex (*HI*) und Schlagvolumenindex (*SVI*) bei einer 60jährigen Patientin mit akutem Myokardinfarkt und schwerer Linksherzinsuffizienz nach Gabe von Dopamin, Dobutamin und zusätzlich Enoximon

Phosphodiesterasehemmern ist die inotrope Wirkung der Digitalisglykoside energetisch günstig, da sich die Sauerstoffbilanz nicht verschlechtert.

Bei schwerer kardialer Dekompensation mit Hypotonie und erniedrigter Herzauswurfleistung ist der Einsatz von Katecholaminen in Kombination mit einer Basistherapie indiziert. Der positiv-inotrope Effekt wird bei diesen Substanzen durch die Stimulation der β_1-Rezeptoren bewirkt. Dopamin stimuliert gleichzeitig die α-Rezeptoren in der Peripherie (Arteriolen) und weniger die β_2-Rezeptoren. Dosisabhängig kommt es zu einer Dilatation der Nieren- und Eingeweidegefäße. Die Stimulation der α- und β_2-Rezeptoren ist dagegen bei Dobutamin nur gering ausgeprägt. Ein Wirkungsverlust beider Substanzen kann durch Toleranzentwicklung entstehen und macht immer höhere Dosierungen notwendig.

Die Phosphodiesterase-III-Hemmer gehören zu den neuen positiv-inotropen Substanzen. Sie wirken Rezeptor-unabhängig und erhöhen die cAMP-Konzentrationen in den Herzmuskelzellen. Über diesen Weg sind sie an der Bereitstellung von Calciumionen für die kontraktilen Proteine beteiligt. Neben der Zunahme der Inotropie besteht eine deutliche vasodilatierende Wirkung, die zu einer Abnahme des systemischen und pulmonal-vaskulären Gefäßwider-

4.3 Dilatative Kardiomyopathie – medikamentöse Therapie

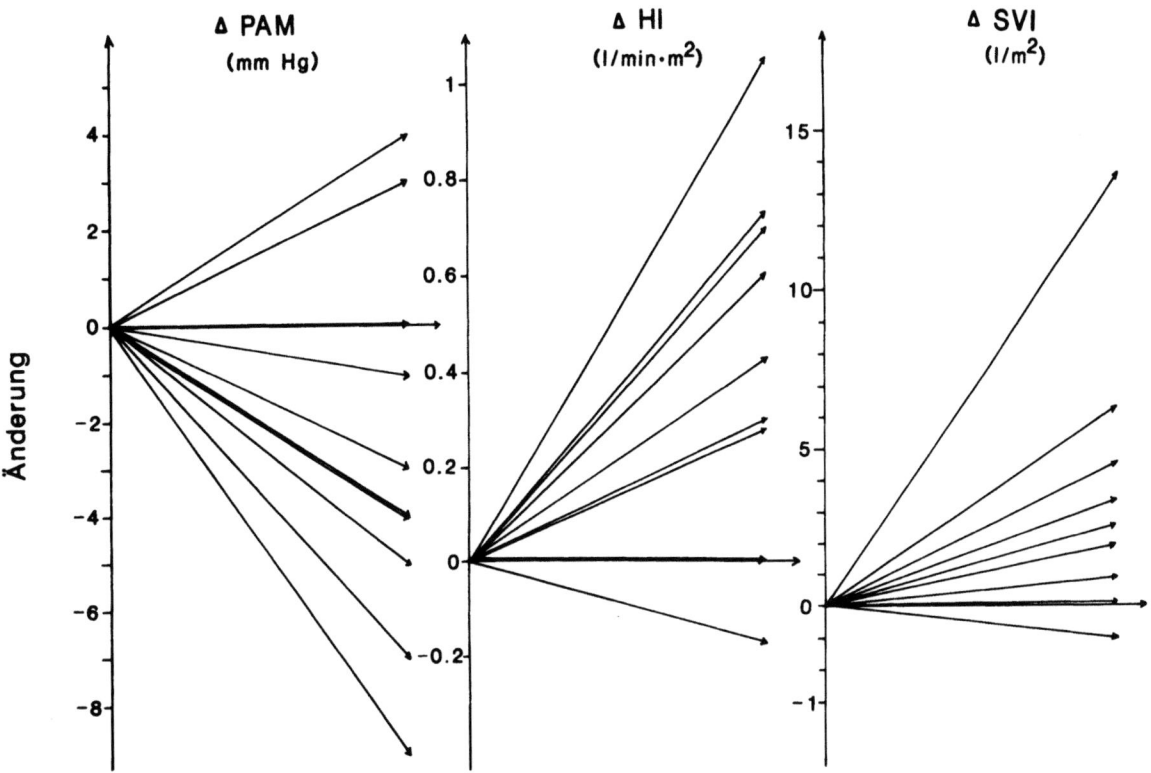

Abb. 2. Änderungen von Pulmonalarterienmitteldruck (*PAM*), Herzindex (*HI*) und Schlagvolumenindex (*SVI*) bei 10 Patienten mit schwerem Pumpversagen des linken Ventrikels nach der Bolusgabe von Amrinon bei laufender Gabe von Dopamin (3,5 ± 1,2 µg/kg/min) und Dobutamin (6,8 ± 1,2 µg/kg/min) [16]

standes führt. Die Kombination mit Katecholaminen ist möglich und führt zu additiven hämodynamischen Effekten (Abb. 1). – Bei herzinsuffizienten Patienten im NYHA-Stadium IV, die mit Dopamin und Dobutamin behandelt waren, führte die zusätzliche Gabe von Amrinon zu einem Anstieg des Herzindex von 19,2% und des Schlagvolumenindex von 17,3%, wobei der Mitteldruck im rechten Vorhof um 43,9% und der systemische Gefäßwiderstand um 10,4% abnahmen (Abb. 2).

Bristow et al. [1] haben den PDE-III-Hemmer Enoximon als „Bridging" vor einer Herztransplantation eingesetzt. Von 163 Patienten, die auf der Transplantationsliste standen, erhielten 55 Enoximon, 22 davon in Kombination mit Katecholaminen oder zusätzlich mit einer intraaortalen Ballonpumpe. Von den restlichen 33 Patienten konnten 7 von der intravenösen Katecholamingabe und 4 von der IABP entwöhnt werden.

Bei einer zeitlich begrenzten Therapie mit Enoximon konnte bei Patienten mit chronischer Herzinsuffizienz im NYHA-Stadium III und IV gezeigt werden, daß in der Regel eine Verbesserung um eine Stufe zu erzielen ist (Abb. 3). – Von einer generellen Empfehlung zur Langzeittherapie mit PDE-III-Hemmern muß abgeraten werden, da die vorgelegten Studien zeigen, daß die Mortalität in der Verumgruppe höher liegt als bei den mit Plazebo behandelten Patienten. An den schlechten Langzeitergebnissen sind komplexe Rhythmusstörungen beteiligt.

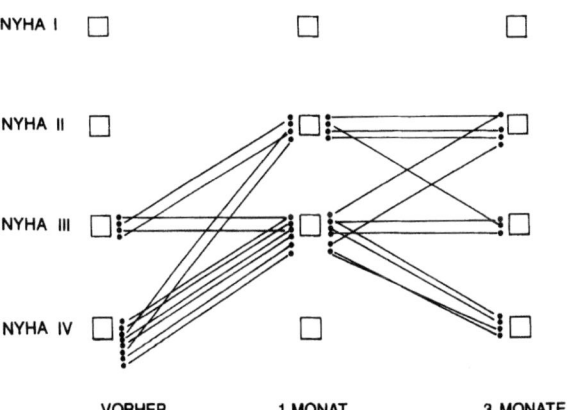

Abb. 3. Orale Langzeittherapie mit dem PDE-III-Hemmer Enoximon bei 12 Patienten mit einer chronischen Herzinsuffizienz im NYHA-Stadium IV [17]

Diuretika

Diuretika vermindern die Vorlast des Herzens und verkleinern das enddiastolische Volumen des linken Ventrikels. In der Behandlung der akuten und chronischen Herzinsuffizienz werden Thiazide und Schleifendiuretika eingesetzt. Induzierte Hypokaliämien und Hypomagnesiämien fördern die Entstehung gefährllcher Herzrhythmusstörungen.

Vasodilatatoren

Die venösen Vasadilatatoren (Nitroglyzerin, Isosorbiddinitrat und Isosorbidmononitrat) senken die Vorlast des Herzens und entlasten wirksam den Lungenkreislauf. Die arteriolär wirksamen Vasodilatatoren Hydralazin und Prazosin haben sich bei der Langzeitbehandlung der Herzinsuffizienz alleine nicht bewährt. Die Kombination von Hydralazin und Isorbiddinitrat hat zu einer Senkung der Einjahresmortalität von 38 % geführt.

Die ACE-Hemmer nehmen heute eine besondere Stellung in der Behandlung der dilatativen Kardiomyopathie ein. Sie senken auf der einen Seite die Vor- und Nachlast des Herzens und hemmen das symphatoadrenale System. Zusätzlich greifen sie in die Umbauvorgänge (Wachstumsprozesse und Bindegewebsproliferation) des Myokards bei der Entwicklung der Herzinsuffizienz ein. So führen ACE-Hemmer bei arterieller Hypertonie nicht nur zu einer Normalisierung des Blutdrucks, sondern gleichzeitig zu einer Abnahme des hypertrophierten Myokards. Die Abb. 4 faßt schematisch die komplexen Mechanismen der ACE-Hemmung bei chronischer Herzinsuffizienz zusammen. Der wichtige Einfluß des Bradykinin-Mechanismus auf die Endothelfunktion des Gefäßsystems kommt ebenfalls zur Darstellung.

In der CONSENSUS I-Studie konnte erstmals gezeigt werden, daß die Behandlung mit dem ACE-Hemmer Enalapril auch bei schwerer chronischer Herzinsuffizienz im NYHA-Stadium IV die Gesamtmortalität um 27 % senkt. In weiteren großen Studien (SAVE, SOLVD, AIRE) konnte bei Patienten mit Myokardinfarkten und eingeschränkter Ventrikelfunktion nachgewiesen werden, daß nach oraler Gabe von verschiedenen ACE-Hemmern (Captapril, Enalapril, Ramipril) die Gesamtmortalität, die kardiovaskuläre Mortalität und die Hospitalisierung wegen Herzinsuffizienz auch langfristig abnehmen.

Wichtig ist die Frage, ob ACE-Hemmer auch bei Patienten mit asymptomatischer Herzinsuffizienz

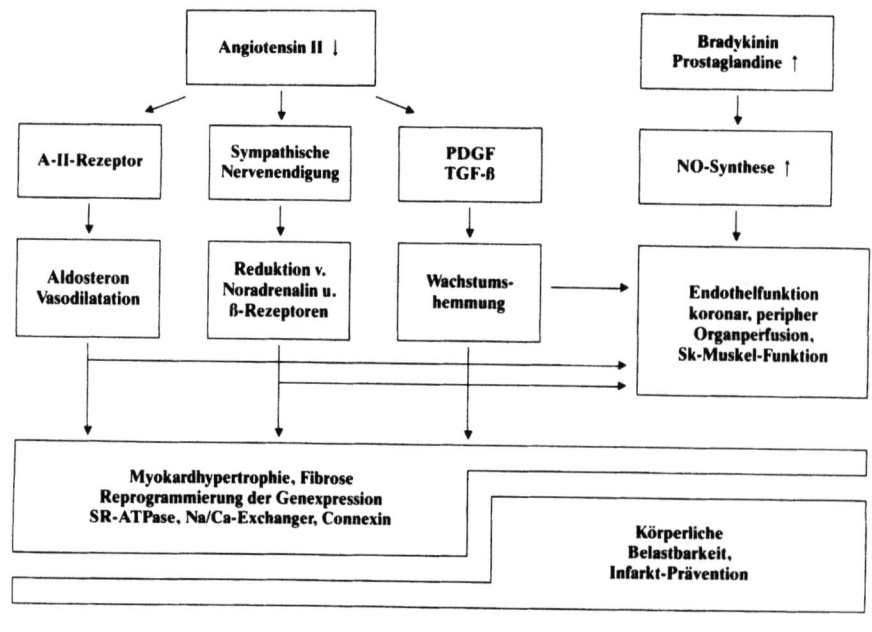

Abb. 4. Schema von klinisch untersuchten und experimentellen Wirkungsmechanismen der ACE-Hemmer bei chronischer Herzinsuffizienz (nach Drexler, 1992)

Tabelle 1. Medikamentöse Therapie der asymptomatischen Form der dilatativen Kardiomyopathie

ACE-Hemmer:	
Captopril	2mal 6,25 – 50 mg
Enalapril	1mal 2,5 – 20 mg
Lisinopril	1mal 2,5 – 10 mg
Ramipril	1mal 2,5 – 5 mg
Herzglykoside bei Vorhofflimmern oder -flattern:	
Methyldigoxin	EHD 0,05 – 0,2 mg (Aufsättigung 2mal 0,2 mg 3 Tage)
Acetyldigoxin	EHD 0,1 – 0,4 mg (Aufsättigung 3mal 0,2 mg 3 Tage)
Digitoxin	EHD 0,05 – 0,1 mg (Aufsättigung 1. Tag 0,5 mg, 2. Tag 0,4 mg und 3. Tag 0,3 mg)
β-Rezeptorenblocker bei primärer dilatativer Kardiomyopathie	

den Krankheitsverlauf günstig beeinflussen können. 108 Patienten der Präventionsgruppe der SOLVD-Studie hatten eine Ejektionsfraktion $\leq 35\%$ und klinisch keine Zeichen einer Herzinsuffizienz. Nach einer Behandlung mit Enalapril für ein Jahr zeigte sich eine signifikante Abnahme des enddiastolischen Volumens, während in der Plazebogruppe eine Zunahme nachgewiesen wurde. Die Entwicklung zu einer symptomatischen Herzinsuffizienz konnte deutlich verlangsamt werden. Die Gesamtmortalität der herzinsuffizienten Patienten konnte durch die Behandlung mit Enalapril nicht gesenkt werden. Die medikamentöse Therapie der asymptomatischen Form der dilatativen Kardiomyopathie ist in Tabelle 1 dargestellt.

β-Rezeptorenblocker

Der erhöhte Sympatikotonus mit gesteigerten Konzentrationen von Noradrenalin im Serum und einer deutlichen Abnahme im Herzmuskelgewebe führt zu Veränderungen an den β_1- und β_2-Adrenozeptoren, wobei im menschlichen Herzen 20–30% auf die β_2-Rezeptoren entfallen. Noradrenalin stimuliert nur die β_1-Rezeptoren, Adrenalin dagegen die β_1- und β_2-Rezeptoren. Bei chronischer Herzinsuffizienz kommt es zu einer Down-Regulation der β-Rezeptoren. Dieser Vorgang ist aber bei verschiedenen Formen der Herzinsuffizienz unterschiedlich. Bei allen Formen kommt es zu einer Abnahme der β_1-Rezeptoren auf der Zelloberfläche, während bei ischämischer Kardiomyopathie und Mitralklappenfehlern auch die kardialen β_2-Rezeptoren verringert sind. Die Zahl der β_2-Rezeptoren ist dagegen bei idiopathischer dilatativer Kardiomyopathie unverändert, die Rezeptorfunktion scheint jedoch abgeschwächt zu sein ("uncoupling"). Mit Hilfe der β-Rezeptorenblocker ist es möglich, eine Up-Regulation von β-Adrenozeptoren zu erreichen. So führt die Langzeitanwendung von Propanolol im Tierexperiment zu einer Zunahme der β-Rezeptorendichte in Herz, Lunge und Lymphozyten, dies konnte auch beim Menschen nachgewiesen werden. Dabei ist zu betonen, daß kardioselektive β-Rezeptorenblocker (Atenolol, Metoprolol oder Bisoprolol) nur die β_1-Rezeptorendichte erhöhen, während die nicht selektiven β-Rezeptorenblocker (z. B. Propranolol) die β_1- und β_2-Rezeptorendichte vergrößern.

In einer kontrollierten Studie konnten Engemeier et al. [7] zeigen, daß bei Patienten mit dilatativer Kardiomyopathie die Gabe von Metoprolol zu einer Verbesserung der körperlichen Belastbarkeit und der Herzfunktion führt. Bristow et al. [2] haben die akuten hämodynamischen Effekte von Metaprolol und Carvedilol bei Patienten mit dilatativer Kardiomyopathie untersucht. Carvedilol ist ein nicht selektiver β-Rezeptorenblocker ohne intrinsische sympathische Aktivität mit zusätzlicher vasodilatierender Eigenschaft. Neben einer Abnahme von Herzfrequenz, mittlerem arteriellem Druck, pc-Druck und peripherem Gefäßwiderstand kommt es nach akuter Gabe von Carvedilol im Gegensatz zu Metoprolol zu einer signifikanten Zunahme des Herzindex. – Die Abnahme der Herzfrequenz sowie der Vor- und Nachlast des Herzens ist auch bei der chronischen Anwendung mit Carvedilol mit einem Anstieg des Schlagvolumenindex und der Belastungsdauer verbunden. – Die Tabellen 2 und 3 fassen die medikamentöse Therapie bei der symptomatischen Form der dilatativen Kardiomyopathie (Tab. 3 im NYHA-Stadium IV) zusammen.

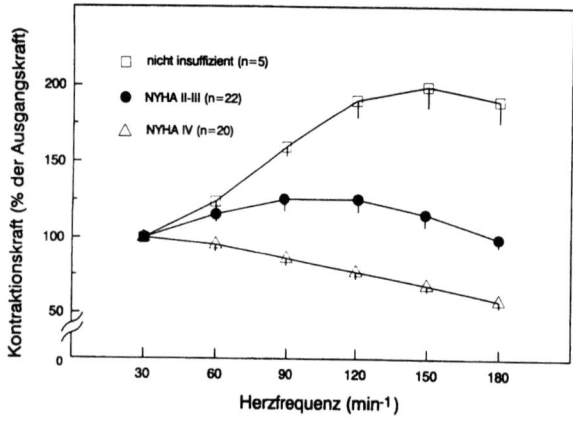

Abb. 5. Beziehung zwischen Kontraktionskraft und Herzfrequenz am isolierten, elektrisch stimulierten Papillarmuskelstreifen von nicht insuffizienten und insuffizienten Herzen von Patienten im NYHA-Stdaium II und III (Mitralvitien) bzw. IV (nach Erdmann et al. 1992)

Tabelle 2. Medikamentöse Therapie der symptomatischen Form der dilatativen Kardiomyopathie

Medikament	Dosierung
ACE-Hemmer	
Herzglykoside	
Diuretika:	
Furosemid	30 – 80 mg oral
Piretanid	3 – 12 mg oral
Hydrochlorothiazid	25 – 200 mg oral
β-Rezeptorenblocker:	
Atenolol	1mal 6,25 mg/Tag
	(EHD 50 – 75 mg/Tag)
Metropolol	2mal 5,00 mg/Tag
	(EHD 100 – 150 mg/Tag)

Bei der Anwendung der β-Rezeptorenblocker ist die Abnahme der Herzfrequenz in Ruhe und unter Belastung eine bekannte Beobachtung. Am gesunden Herzen führt die Zunahme der Herzfrequenz in einem weiten Frequenzbereich zu einer Zunahme der Kontraktionskraft (Bowditch-Effekt). Dieser Effekt ist weniger ausgeprägt bei Patienten im NYHA-Stadium II und III. Bei Patienten mit terminaler Herzinsuffizienz kommt es zu einer inversen Beziehung zwischen Herzfrequenz und Kontraktionskraft. Mit steigender Herzfrequenz nimmt die Kontraktilität ab (Abb. 5). Ob die Reduktion der Herzfrequenz bei Patienten mit chronischer Herzinsuffizienz die Hämodynamik verbessert, hängt auch von der Ätiologie der Myokarderkrankung ab.

Bei Patienten mit primärer dilatativer Kardiomyopathie führt die Gabe des β-Rezeptorenblockers Bucindolol (in der BRD noch nicht im Handel) zu einer Abnahme der Herzfrequenz verbunden mit einer Zunahme der Ejektionsfraktion und einer Abnahme des Füllungsdrucks im linken Ventrikel. Dies ist bei Patienten mit ischämischer Kardiomyopathie nicht nachweisbar.

Die Anwendung von β-Rezeptorenblockern erfordert niedrige Anfangsdosierungen, die bei einem Zehntel der üblichen Erhaltungsdosis liegen sollten (z. B. 2× 5 mg Metoprolol).

Das chronisch insuffiziente Herz hat nach neueren Befunden neben dem aufgehobenen Bowditch-Effekt auch den Frank-Starling-Mechanismus als Kompensationsmöglichkeit verloren, um seine Kontraktionskraft zu steigern. An Papillarmuskelstreifen von Patienten mit terminaler Herzinsuffizienz konnte gezeigt werden, daß die Kontraktionskraft trotz zunehmender Vordehnung nicht mehr zunimmt.

Tabelle 3. Medikamentöse Therapie der dilatativen Kardiomyopathie im NYHA-Stadium IV

Medikament	Dosierung
Basistherapie	
(ACE-Hemmer, Herzglykoside, Diuretika)	
Katecholamine:	
Dopamin	0,5 – 10 (max. 50) µg/kg/min
Dobutamin	2,5 – 12 µg/kg/min
Adrenalin	0,01 – 0,4 µg/kg/min
Phosphodiesterase-III-Hemmer:	
Amrinon	Bolus 0,5 – 1,0 mg/kg (wiederholbar)
	EHD 5 – 10 (15) µg/kg/min
Enoximon	Bolus 0,5 mg/kg (wiederholbar)
	EHD 5 – 10 (15) µg/kg/min

Antiarrhythmika

Bei den therapeutischen Überlegungen gerät man in eine Schwierigkeit. Die dilatative Kardiomyopathie ist häufig von supraventrikulären und ventrikulären Arrhythmien begleitet. Auf der anderen Seite haben die Antiarrhythmika proarrhythmische und negativ-inotrope Eigenschaften. Eine Therapie mit diesen Substanzen muß daher unter sehr strengen Kriterien erfolgen. Der klinische Zustand des Patienten ist ebenfalls für die Therapieentscheidung von großer Bedeutung. Elektrolytstörungen sind unverzüglich auszugleichen.

Antiarrhythmische Dauertherapie bei dilatativer Kardiomyopathie:
- Vorhofflimmern oder -flattern:
  Herzglykoside, Sotalol, Verapamil oder Amiodaron;
- AV-Knotentachykardie, AV-junktionale Reentry Tachykardie:
  Propafenon, Sotalol oder Prajmaliumbitartrat;
- ventrikuläre Extrasystolie, nicht anhaltende Kammertachykardie, akzellerierter idioventrikulärer Rhythmus:
  Mexiletin, Propafenon, Flecainid, Sotalol oder Amiodaron.

Sinusbradykardien können mit Itrop behandelt werden, eine permanente Schrittmacherbehandlung ist langfristig das sichere Verfahren. Bei Sinus- und Vorhoftachykardien ist der Einsatz von β-Rezeptorenblockern zu empfehlen. Die Dosierung sollte vorsichtig erfolgen. Beim neu aufgetretenem Vorhofflimmern oder -flattern ist die elektrische Kardioversion anzustreben, medikamentös ist die Gabe von Herzglykosiden in mittelschneller Aufsättigung zu empfehlen. Eine Rezidivprophylaxe kann mit Digitalis, Sotalol oder Amiodaron erfolgen.

Bei AV-Knotentachykardien und AV-junktionalen Reentrytachykardien werden Propafenon, Verapamil, Ajmalin und Sotalol eingesetzt. Komplexe ventrikuläre Arrhythmien werden mit Mexiletin, Propafenon, Flecainid, Sotalol und Amiodaron behandelt. Kombinationen von Antiarrhythmika der Klasse I und III haben sich bewährt, z. B. Mexiletin und Amiodaron oder Propafenon und Amiodaron. Anhaltende Kammertachykardien und Kammerflimmern sollten ohne Verzögerung kardiovertiert bzw. defibrilliert werden.

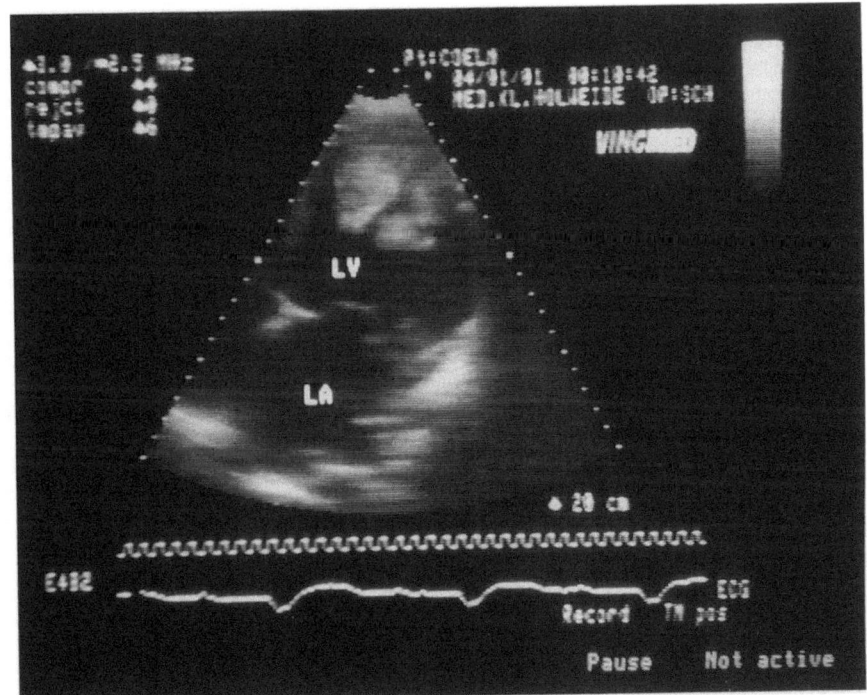

Abb. 6. 2-D-Echokardiogramm einer 71jährigen Patientin mit sekundärer dilatativer Kardiomyopathie und wandständigen Thromben im linken Ventrikel

Antikoagulanzien

Die dilatative Kardiomyopathie zeichnet sich durch eine hohe Rate an venösen und arteriellen Embolien aus. Bei Vorliegen von Vorhofflimmern steigt die Häufigkeit weiter an. Bei der Diagnostik intrakavitärer Thromben im Herzen hat die transthorakale und transösophageale Echokardiographie einen besonderen Stellenwert erlangt (Abb. 6). In der Regel erfolgt die Antikoagulation mit Marcumar, bei Kontraindikationen ist die Gabe von Heparin zu empfehlen. Die alleinige Anwendung von Thrombozytenaggregationshemmern bietet keinen sicheren Schutz vor embolischen Komplikationen.

Literatur

1. Bristow MR, Lee HE, Gilbert EM, Renlund DG, Hegewald MG, Herschberger RE, O'Connell JB (1989) Use of enoximone in patients awaiting cardiac transplant. Br J Clin Practice 42 (Suppl 64): 69–72
2. Bristow MR, Olsen S, Larrabee P et al. (1993) The acute effects of carvedilol and metoprolol in patients with dilated cardiomyopathy. J Am Coll Cardiol 21: 314A
3. Brodde OE, Daul A, Michel MC, Zerkowski HR (1992) Bedeutung von Beta-2-Adrenozeptoren bei Herzinsuffizienz. Z Kardiol 81 (Suppl 4): 71–78
4. Cohn JN, Archibald DG, Ziesche S et al. (1986) Effect of vasodilator therapie on mortality in chronic congestive heart failure. Results of a veterans Administration Cooperative Study. N Engl J Med 314: 1547–1552
5. Das Cupta PD, Lahiri A (1992) Can intravenous beta-blokkade predict longterm haemodynamic benefit in chronic congestive heart failure secondary to ischemic heart disease? J Cardiovasc Pharmacol 19 (Suppl 1): 62–67
6. Drexler H (1992) Stellenwert von ACE-Hemmstoffen bei Herzinsuffizienz (Mechanismen). Z Kardiol 81 (Suppl 4): 85–91
7. Engemeier AS, O'Connell JB, Walsh R et al. (1985) Improvement in symptoms and exercise tolerance by metoprolol in patients with dilated cardiomyopathy: a double-blind, randomised, placebo controlled trial. Circulation 72: 536–546
8. Erdmann E, Beuckelmann D, Böhm M, Schwinger HG (1992) Klinische Gesichtspunkte der medikamentösen Differentialtherapie der chronischen Herzinsuffizienz. Z Kardiol 81 (Suppl 4): 97–103
9. Francis GS, Cohn JN, Johnson G et al. (1993) Plasma norepinephrine, plasma renin activity, and congestive heart failure. Relations to survival and the effects of therapy in V-HeFT II. Circulation 87 (Suppl VI): VI–40–VI–48
10. Glaubiger G, Lefkowitz RJ (1977) Elevated beta-adrenergic receptor number after chronic propranolol treatment. Biochem Biophys Res Commun 78: 720–725
11. Just H, Drexler H, Taylor SH, Siegrist J, Schulgen G, Schumacher M (CADS Study Group) (1993) Captopril versus digoxin in patients with coronary artery disease and mild heart failure. Herz 18: 436–443
12. Kleber FX, Niemöller L, Doering W (1992) Impact of converting enzyme inhibition on progression of chronic heart failure: results of the Munich Mild Heart Failure Trial. Br Heart J 67: 289–296
13. Konstam MA, Kronenberg MW, Rousseau MF et al. (1993) Effects of the angiotensin converting enzyme inhibitor enalapril on the long-term progression of left ventricular dilation in patients with asymptomatic systolic dysfunction. Circulation 88: 2277–2283
14. Michel MC, Pingsmann A, Beckeringh JJ, Zerkowski HR, Doetsch N; Brodde OE (1988) Selective regulation of beta-1 and beta-2 adrenoceptors in the human heart by chronic beta-adrenoceptor antagonist treatment. Br J Pharmacol 94: 685–692
15. Packer M, Gheorghiade M, Young JB et al. (1993) Withdrawal of digoxin from patients with chronic heart failure treated with angiotensin-converting-enzyme inhibitors. N Engl J Med 329: 1–7
16. Saborowski F, Schneider M, Peters P, Fehske W, May E (1991) Hämodynamische Befunde bei katecholaminpflichtigen Patienten mit schwerem Pumpversagen des Herzens nach Gabe des Phosphodiesterasehemmers Amrinon. Intensivmed 28: 23–26
17. Saborowski F, Lessing P, Nachtsheim P, Dieterich A (mündl. Mitteilung) Orale Langzeittherapie mit Enoximon bei Patienten mit schwerer Herzinsuffizienz
18. Schwinger HG, Böhm M, Erdmann E (1992) Inotropic and lusitropic dysfunction in myocardium from patients with dilated cardiomyopathy. Am Heart J 123: 116–128
19. Stiles GL, Caron MG, Lefkowitz RJ (1984) Beta-adrenergic receptors: biochemical mechanisms of physiological regulation. Physiol Rev 64: 661–743
20. The CONSENSUS Trial Study Group (1987) Effects of enalapril on mortality in severe congestive heart failure: results of the Cooperative North Scandinavian Enalapril Survival Study (CONSENSUS). N Engl J Med 314: 1547–1552
21. The SOLVD Investigators (1992) Effect of enalapril on mortality and the development of heart failure in asymptomatic patients with reduced left ventricular ejection fractions. N Engl J Med 327: 685–691
22. Uretsky BF, Jessup M, Konstam MA et al. (1990) Multicenter trial of oral enoximone in patients moderate to moderate severe congestive heart failure: lack of benefit compared with placebo. Circulation 82: 774–780
23. Woodley SL, Gilbert EM, Anderson JL et al. (1991) Beta blockade with bucindolol in heart failure caused by ischemic versus idiopathic dilated cardiomyopathy. Circulation 84: 2426–2441

4.4 Hypertrophische obstruktive Kardiomyopathie (HOCM)

H. Mörl und C.A. Heun-Letsch

Definition

Die HOCM ist eine ätiologisch unklare Herzmuskelerkrankung, welche mit einer ausgeprägten Hypertrophie der Ventrikelmuskulatur und einer Obstruktion der linksventrikulären Ausflußbahn einhergeht.

Von der Verdickung ist selten die gesamte Herzmuskulatur befallen; durch die überwiegende Verdickung des Septums gegenüber der freien Ventrikelwand wird auch der Ausdruck der asymmetrischen Septumhypertrophie mit Obstruktion verwandt. Die frühere Bezeichnung „idiopathische hypertrophische Subaortenstenose" (IHSS) ist nicht mehr üblich.

Epidemiologie

Betroffen sind meist jüngere Männer zwischen dem 20. und 40. Lebensjahr; die HOCM kann jedoch in jedem Lebensalter auftreten. Aufgrund einer hohen Dunkelziffer und gelegentlich lebenslangen symptomlosen Verläufen kann über die absolute Häufigkeit wenig ausgesagt werden. Die HOCM kommt öfter vor als die hypertrophische CM ohne Obstruktion.

Ätiologie

Eine positive Familienanamnese findet sich bei 50% der Patienten, so daß eine genetisch bedingte Fehlanordnung der Herzmuskelzellen diskutiert wird, welche durch gegenläufige Kontraktionsvorgänge dann den Hypertrophieprozeß auslöst. Der Erbgang ist autosomal dominant. In der Hälfte der Familien mit hypertrophischer CM wurde eine Abnormalität an Chromosom 14 gefunden, das das Gen für die β-Kette des kardialen Myosins enthält [9, 10]. Es handelt sich um Punktmutationen; in einer Studie von 25 nicht verwandten Familien mit hypertrophischer CM wurden 7 verschieden Punktmutationen gefunden [31]. In Familien mit geklärtem Gendefekt kann ein Screening an Lymphozyten durchgeführt werden [24].

Weiterhin werden neurogene Ursachen, z.B. in Form von adrenergen Fehlinnervationen, diskutiert. Hierfür spricht z.B. die Kombination der Friedreich-Heredoataxie mit einer HOCM.

Etwa 1/3 aller erstgradig Verwandten von Patienten mit familiärer hypertrophischer CM zeigen echokardiographische Veränderungen, die jedoch in vielen Fällen klinisch stumm bleiben. Der Cut-off-Wert der Ventrikeldicke liegt bei 13 mm, eine darüber hinaus gehende Dicke findet sich auch bei Extremsportlern nur äußerst selten [23].

Pathologie und Pathophysiologie

Die Verdickung des Myokards betrifft hauptsächlich das Ventrikelseptum in seinen basisnahen Anteilen, wodurch das Ventrikelvolumen verkleinert wird. Durch die massive Hypertrophie können Herzgewichte von 1000 g erreicht werden. Histologisch finden sich abnorm verzweigte Myokardfasern, welche die normale parallele Anordnung vermissen lassen. Weitere Merkmale sind hypertrophierte Herzmuskelzellen, eine interstitielle Fibrose und Intimaverdickungen der kleinen Arterien, deren kausale Bedeutung unklar ist [17]. Bedingt durch die massive Hypertrophie ist die diastolische Dehnbarkeit vermindert (diastolischer Compliancefehler) und der enddiastolische Füllungsdruck erhöht. Das Ausmaß des in der Myokardbiopsie gefundenen zellulären Disarrangements der Myozyten korreliert am besten mit dem Ausmaß der diastolischen Funktionsstörung im M-mode-Echo [22].

Die Obstruktion in der Ausflußbahn wird einerseits durch die in der Systole stattfindende Annäherung zwischen dem hypertrophierten Septum und der Hinterwand erklärt, andererseits soll die Ausflußbahn auch durch die systolische Vorwölbung des vorderen Mitralsegels (SAM = "systolic anterior motion", s. unter „Echobefund") eingeengt sein. Eine veränderte Architektur der Mitralklappen selbst ließe sich in Form von vergrößerten Mitralklappenblättern und einer veränderten Papillarmuskelinsertion direkt am vorderen Mitralsegel nachweisen [12].

Das größte Ausmaß hat die Ausflußbahnobstruktion nicht während, sondern nach einer Belastung, möglicherweise aufgrund der sich ändernden Vorlast [13, 16].

Durch die prästenotische Druckbelastung während der Systole kommt es kompensatorisch zur weiteren Hypertrophie des Myokards.

Klinisches Bild

Im Vordergrund stehen untypische, größtenteils belastungsabhängige Herzschmerzen, welche im Gegensatz zu echten Angina-pectoris-Anfällen nitrorefraktär sind. Zunehmende Belastungsdyspnoe, Herzstolpern und Synkopen können hinzutreten. Giligan et al. [7] konnten zeigen, daß bei Patienten mit einer Synkope in der Anamnese beim Kipptischversuch eine Hypotonie und Bradykardie und eine Verringerung des ventrikulären Cavums als Ausdruck einer Aktivierung der ventrikulären Barorezeptoren auftritt.

Zeichen einer schweren Linksherzinsuffizienz finden sich eher selten.

Bedingt durch die Ausflußbahnobstruktion läßt sich links parasternal ein vom 1. Herzton abgesetztes, spindelförmiges Systolikum auskultieren. Typischerweise nimmt dieser Geräuschbefund unter Belastung bzw. nach Belastung [7], die auch in Form eines Valsalvamaneuvers stattfinden kann, an Intensität zu.

Palpatorisch findet sich ein hebender und z. T. verbreiterter Herzspitzenstoß und eine Doppelgipfligkeit des Karotispulses, die sich z. B. nach einem Valsalva-Maneuver verstärkt.

Mitunter ist das erste Symptom der plötzliche Herztod, v. a. bei Kindern und Jugendlichen, oft unter körperlicher Belastung.

Befunde

EKG. Die häufigsten Veränderungen sind Zeichen der Links-, seltener der Rechtsherzhypertrophie, pathologische Q-Zacken sowie Kammerendteilveränderungen. Tachykarde Rhythmusstörungen werden durch Langzeit-EKG-Untersuchungen gehäuft gefunden; ebenso kann es zum prognostisch ungünstigen Auftreten von Vorhofflimmern kommen.

Röntgen. Bis auf eine Linksbetonung des Herzens finden sich meist keine typischen röntgenologischen Veränderungen; Stauungszeichen sieht man erst bei weiterer Progredienz. Im Gegensatz zu den Aortenstenosen zeigt die Aorta keine poststenotische Dilatation (Differentialdiagnose).

Echokardiographie. Typisch für die HOCM ist die meist asymmetrische Septumhypertrophie (Quotient von Septum- zu Hinterwand größer [1, 3]), die Bewegungsarmut des Septums, die Einengung der linksventrikulären Ausflußbahn und die Vorwölbung des vorderen Mitralsegels zu Beginn der Systole auf das Septum zu (SAM = "systolic anterior motion"). Die Abb. 1 zeigt die massive Hypertrophie und das dadurch verkleinerte Ventrikelcavum.

Herzkatheter. Die wichtigsten Befunde der invasiven Diagnostik sind der erhöhte enddiastolische Druck im linken Ventrikel und der zwischen diesem und der Ausflußbahn zu messende charakteristische Druckgradient, der abhängig von der Kontraktionskraft

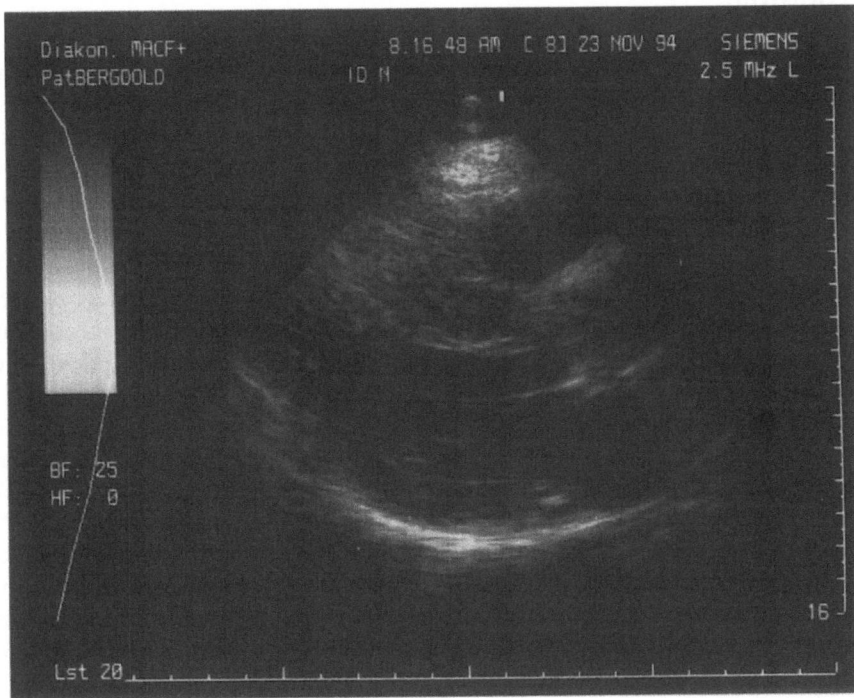

Abb. 1. Asymmetrische Septumhypertrophie

Werte bis zu 200 mmHg erreichen kann. In der Angiographie sieht man die meist eher kleine Ventrikelhöhle mit der Einschnürung im Ausflußbereich und den weitlumigen Koronararterien.

Myokardbiopsie. Die bizarren Verzweigungen der Myokardfasern, die vornehmlich im Septumbereich zu finden sind, und die starke Hypertrophie der Muskelfasern sind nicht spezifisch für die HOCM. Die meisten Patienten weisen jedoch einen quantitativen Anteil von größer als 5% an fehlgeordneten Fasern auf, was für die Erkrankung typisch ist [15].

Diagnose und Differentialdiagnose

Auch wenn man von der unspezifischen Beschwerdesymptomatik im Stich gelassen wird, so ist der Befund des rauhen spindelförmigen Systolikums, welches nicht fortgeleitet wird, richtungsweisend. Entsprechende EKG-Veränderungen, der Befund des zweidimensionalen Echos (ASH, SAM, verengte Ausflußbahn) können die Diagnose dann weitergehend sichern und die HOCM gegenüber der nichtobstruktiven hypertrophischen CM abgrenzen. Weitere Differentialdiagnosen, welche insbesondere aufgrund des Geräuschbefundes in Frage kommen, sind in Tabelle 1 aufgeführt.

Tabelle 1. Differentialdiagnose der HOCM

Diagnose	Unterscheidungsmerkmal zur HOCM
HNCM (Hypertrophische nichtobstruktive CM)	Fehlende Obstruktion der Ausflußbahn, kein intraventrikulärer Druckgradient, kein ausgeprägter SAM
Hypertonieherz	Meist konzentrische Hypertrophie der Ventrikelwände, fehlendes Systolikum, kein SAM
Valvuläre Aortenstenose	Kalk in Aortenklappenposition, poststenotische Dilatation der Aorta ascendens
Pulmonalstenose	Kein SAM, ausgeprägte Zeichen der Rechtsbelastung in EKG und Echo
Mitralinsuffizienz	Mittels Echo leicht abgrenzbar, kann bei der HOCM begleitend vorkommen
Ventrikelseptumdefekt	Keine Ausflußbahnobstruktion, kein SAM

Therapie

Therapieziele sind die Symptomreduktion, Komplikationsverhinderung, Reduktion der Hypertrophie und die Verhinderung des plötzlichen Herztodes.

Zu der Frage, ob asymptomatische Patienten behandelt werden sollten, existiert keine aussagekräftige Studie. Vergleichende Therapiestudien sind selten.

Positiv inotrop wirkende Substanzen (wie z. B. Digitalispräparate) sind kontraindiziert, da sie durch die Kontraktilitätssteigerung die Obstruktion verstärken. Ebenso kommt es durch Vorlastsenkung zu einem erhöhten Druckgradienten (z. B. bei Nitraten).

Neben der körperlichen Schonung stehen zur konservativen Therapie β-Blocker [18] und Calciumantagonisten (vor allem Verapamil [18, 25, 27]) zur Verfügung; beide mindern die systolische Druckbelastung des linken Ventrikels durch Reduktion der Obstruktion. Unter β-Blockern treten in den benötigten Dosen (Propranolol 160–320 mg/die) häufig Nebenwirkungen auf, ein Überlebensvorteil im Vergleich zu Unbehandelten konnte nicht gesichert werden [28]. Dagegen konnte für Verapamil ein Überlebensvorteil gesichert werden [28]. Unter Verapamil-Dauerbehandlung nehmen das Herzvolumen und die Herzmuskelmasse deutlich ab. Nebenwirkungen treten im Vergleich zur hochdosierten β-Blockertherapie seltener auf, weswegen Verapamil als Mittel der ersten Wahl angesehen wird. In der Verapamilgruppe lag die Zehnjahresüberlebensrate bei 60 Patienten bei 80 %, verglichen mit 84 % in einer chirurgisch behandelten Vergleichsgruppe von 79 Patienten.

In einer Studie sprachen 60 % der Patienten, die β-Blocker-refraktär waren, auf Verapamil (mittlere Tagesdosis 360 mg) an [27].

Die Rolle anderer Calciumantagonisten ist unklar, Diltiazem [30] und Nifedipin [14] führten in einigen Studien zur Verbesserung der linksventrikulären Compliance, in anderen nicht [32].

Höhergradige Rhythmusstörungen müssen wie bei der DCM antiarrhythmisch behandelt werden, da etwa 60–70 % aller Patienten mit hypertrophischer CM plötzlich sterben, wobei hier wohl in erster Linie ein plötzlicher rhythmogener Herztod vorliegt. Das Risiko eines plötzlichen Todes ist am höchsten unter den jungen Patienten mit hypertrophischer CM (< 30 Jahre) mit positiver Familienanamnese von hypertrophischer CM mit plötzlichem Herztod. Wie auch bei anderen Herzerkrankungen wird dem Auftreten von Kammertachykardien im Langzeit-EKG ein hoher prognostischer Wert bezüglich der rhythmogenen Gefährdung der Patienten zugeschrieben, möglicherweise auch den Spätpotentialen [3]. Das antiarrhythmische Therapiespektrum umfaßt neben den gängigen Antiarrhythmika auch den implantierbaren Kardioverter/Defibrillator [1].

Unter den Antiarrhythmika sind in erster Linie Verapamil und die β-Blocker zu nennen, ferner wird dem Disopyramid eine besondere Rolle zugeschrieben, da es aufgrund seiner negativ-inotropen Wirkung den Druckgradienten der Ausflußbahn reduziert. Dieser Effekt scheint jedoch unter Belastung zu verschwinden [8, 21]. Dagegen scheinen sich die hämodynamischen Parameter unter Belastung unter Amiodaron zu verbessern [6].

Beim Auftreten einer Absoluta mit Vorhofflimmern (bei ca. 10 % der Patienten) verschlechtert sich die Symptomatik entscheidend. Hier ist die Wiederherstellung des Sinusrhythmus mittels einer elektrischen Kardioversion anzustreben.

Der linksventrikuläre Druckgradient über der Ausflußbahn kann bei Patienten mit HOCM verringert werden durch rechtsventrikuläre Schrittmacherstimulation [4, 19]. Dieser Effekt tritt durch die geänderte Erregungsausbreitung bei Schrittmacherstimulation ein. Hier kann eine Reduktion der Angina-pectoris-Häufigkeit und der Dyspnoe in medikamentös refraktären Fällen erreicht werden [4, 11].

Die Indikation zur chirurgischen Intervention richtet sich nach der klinischen Beschwerdesymptomatik und ist ferner indiziert bei einer Familienanamnese mit plötzlichem Herztod aufgrund einer HOCM und bei sehr hohem Druckgradient in der Ausflußbahn. Bei den Beschwerdegraden NYHA III und IV, bei denen durch konservative Therapie keine anhaltende Besserung zu erzielen ist, führt die transaortale Myektomie [18] ggf. mit Mitralklappenersatz [20] zu einer deutlichen klinischen Besserung. Bei 10–15 % der Patienten ist eine chirurgische Intervention erforderlich. Nicht nur das Auswurfvolumen bessert sich, sondern auch die myokardiale Perfusion [2]. Auch die Anfälligkeit für die Induktion tachykarder Rhythmusstörungen mittels elektrischer Stimulation scheint sich nach Myektomie zu bessern [1]. Die Operationsletalität liegt bei 5 %. Die längste Follow-up-Studie nach Operation mit einem mittleren Follow-up von 11,45 Jahren (max. 25 Jahre) zeigte eine Sterblichkeit an Komplikationen der HOCM von etwa einem Viertel der Patienten [20]. Auch nach Operation ist die weitere Verapamiltherapie indiziert und erbringt eine deutliche Prognoseverbesserung [28].

Eine Endokarditisprophylaxe ist indiziert.

Verlauf und Prognose

Häufig sind stationäre Verläufe bzw. nur langsam progrediente Verläufe [29]. Die Krankheit weist eine jährliche Mortalität um 3 % auf [5], in der Gruppe der unter 60jährigen Patienten ist sie deutlich höher (bis zu 13 %) als bei älteren Patienten, bei welchen die Hypertrophie oft nicht so stark ausgeprägt ist.

Eine häufige Todesursache sind therapiefraktäre polymorphe ventrikuläre Tachykardien oder der plötzliche Herztod, vor allem bei Kindern und bei Männern mit der familiären Form der Erkrankung [18].

Das Bild einer dekompensierten Linksherzinsuffizienz entwickelt sich eher selten.

Literatur

1. Borggrefe M, Chen X, Block M, Haverkamp W, Hendricks G, Breithardt G (1992) The role of the ICD in patients with dilated and hypertyrophic cardiomyopathy. PACE Pacing Clin Electrophysiol 15: 616–626
2. Cannon RO III, Dilsizian V, O'Gara PT et al. (1992) Impact of surgical relief of outflow obstruction on thallium perfusion abnormalities in hypertrophic cardiomyopathy. Circulation 85: 1030–1045
3. Cripps TR, Counihan PJ, Frennaux MP et al. (1990) Signal-averaged electrocardiography in hypertrophic cardiomyopathy. J Am Coll Cardiol 15: 956
4. Fananapazier L, Cannon RO III, Tripoid D, Panza JA (1992) Impact of dual-chamber permanent pacing in patients with obstructive hypertrophic cardiomyopathy with symptoms refractory to Verapamil and Beta-andrenergic blocker therapy. Circulation 85: 2149–2161
5. Frank MJ, Watkins LO, Prisant LM et al. (1984) Potential lethal arrhythmias and their management in hypertrophic cardiomyopathy. Am J Cardiol 53: 1608
6. Frennaux MP, Counihan PJ, Porter A, Lipkin DPM, Cenna WJ (1992) Effects of amiodarone on erect and supine exercise hemodynamics in patients with hypertrophic cardiomyopathy. Eur Heart J 13: 687–696
7. Gilligan DM, Niyohannopoulos, Chan WL, Oakley CM (1992) Investigation of a hemodynamic basis for synkope in hypertrophic cardiomyopathy: use of a head-up tilt test. Circulation 85: 2140–2148
8. Hartmann A, Kuehn J, Hopf R et al. (1992) Effect of propranolol and disypyramide on left ventricular function at rest an during exercise in hypertrophic cardiomyopathy. Cardiology 80: 81–88
9. Hejtmancik JF, Brink PA, Towbin J et al. (1991) Localization of gene for familial hypertrophic cardiomyopathy to chromosome 14q1 in a diverse US population. Circulation 83: 1592
10. Jarcho JA, McKenna W, Pare JAP et al. (1989) Mapping a gene for familial hypertrophic cardiomyopathy to chromosome 14q1. N Engl J Med 321: 1372
11. Jeanrendaud X, Goy JJ, Kappenberger L (1992) Effects of dual-chamber pacing in hypertrophic obstructive cardiomyopathy. Lancet 339: 1318–1323
12. Klues HG, Maron BJ, Dolar AL, Roberts WC (1992) Diversita of structural mitral valve alterations in hypertrophic cardiomyopathy. Circulation 85: 1651–1660
13. Klues HG, Leuner C, Kuhn H (1992) Left ventricular outflow tract obstruction in patients with hypertrophic cardiomyopathy: increase in gradient after exercise. J Am Coll Cardiol 19: 527–533
14. Lorell BH, Paulus BJ, Grossman W et al. (1989) Improved diastolic function and systolic performance in hypertrophic cardiomyopathy after nifedipine. N Engl J Med 303: 801
15. Maron BJ (1983) Myocardial disarrangement in hypertrophic cardiomyopathy: another point of view. Br Heart J 50: 1
16. Moron BJ (1992) New observations on the interrelation of dynamic subaortic obstruktion in exercise in hypertrophic cardiomyopathy. J Am Coll Cardiol 19: 534–535
17. Maron BJ, Wolfson JK, Epstein SE, et al. (1986) Intramural ("small vessel") coronary artery disease in hypertrophic cardiomyopathy. J Am Coll Cardiol 8: 545
18. Maron BJ, Bonow RO, Cannon RO III et al. (1987) Hypertrophic cardiomyopathy: interrelations of clinical manifestations, pathophysiology and therapy. N Engl J Med 316: 844
19. Mc Donald KM, Maurer B (1991) Permanent pacing as treatment for hypertrophic cardiomyopathy. Am J Cardiol 68: 108
20. Mc Intosh CL, Maron BJ (1988) Current operative treatment of obstructive hypertrophic cardiomyopathy. Circulation 78: 487
21. Millaire A, Goullad L, Decloux E, De Groote P, Houdas Y, Doucloux G (1992) Efficiency of disopyramide in hypertrophic cardiomyopathy during stress states. Am J Cardiol 69: 423–424
22. Oshato K, Shimiuzu M, Sugihara N, Konishi K, Takeda R (1992) Histopathological factors related to diastolic function in myocardial hypertrophy. Jpn Circ J 56: 325–333
23. Pellicia A, Maron BJ, Sepataro A et al. (1991) The upper limit of physiologic cardiac hypertrophy in highly trained elite athletes. N Engl J Med 324: 295
24. Rosenzweig A, Watkins H, Hwang DS et al. (1991) Preclinical diagnosis of familial hypertrophic cardiomyopathy by genetic analysis of blood lymphocytes. N Engl J Med 325: 1753
25. Rosing DR, Kent KM; Borer JS et al. (1979) Verapamil therapy: a new approach to the pharmacologic treatment of hypertrophic cardiomyopathy – hemodynamic effects. Circulation 60: 1201
26. Rosing DR, Kent KM, Maron BJ et al. (1979) Verapamil therapy: a new approach to the pharmacologic treatment of hypertrophic cardiomyopathy: effects on exercise capacity and symptomatic status. Circulation 60: 1208
27. Rosing DR, Idänpään-Heikkilä U, Maron BJ et al. (1985) Use of calcium-channel blocking drugs in hypertrophic cardiomyopathy. J Am Cardiol (Suppl): 185B

28. Seiler C, Hess OM; Schoenbeck M, Turina J, Jenni R, Krayenbuehl HP (1991) Long-term follow-up of medical versus surgical therapy for hypertrophic cardiomyopathy: a retrospectiv study. J Am Coll Cardiol 17: 634–642
29. Spirito P, Chiaralla F, Carratino L et al. (1989) Clinical course and prognosis of hypertrophic cardiomyopathy in an outpatient population. N Engl J Med 320: 749
30. Suwa M, Hirota Y, Kawamura K (1984) Improvement in left ventricular diastolic function during intravenous and oral diltiazem therapy in patients with hypertrophic cardiomyopathy: an echocardiographic study. Am J Cardiol 54: 1074
31. Watkins H, Rosenzweig A, Hwang DS et al. (1992) Characteristics and prognostic implications of myos in missense mutations in familial hypertrophic cardiomyopathy. N Engl J Med 326: 1108
32. Yakamado T, Okano H, Higashiyama S et al. (1990) Effects of nifedipine on left ventricular diastolic function in patients with asymptomatic or minimally symptomatic hypertrophic cardiomyopathy. Circulation 81: 593

4.5 Hypertrophische nichtobstruktive Kardiomyopathie (HNCM)

H. Mörl und C.A. Heun-Letsch

Definition

Die HNCM ist durch eine ätiologisch unklare Hypertrophie der Ventrikelmuskulatur bei fehlendem intraventrikulärem Druckgradienten definiert.

Der hin und wieder verwendete Begriff der „asymmetrischen Septumhypertrophie ohne Obstruktion" ist insofern unkorrekt, als einige Fälle der HNCM mit einer ausgeprägten Verdickung der Hinterwand einhergehen und nicht mit einer Septumhypertrophie.

Epidemiologie

Die deutlich seltener als die HOCM diagnostizierte HNCM tritt im mittleren Lebensalter (30–50 Jahre) hauptsächlich bei Männern auf und zeigt in bis zu 15% der Fälle eine familiäre Häufung.

Ätiologie

Hinsichtlich des zugrundeliegenden Defekts, welcher den Hypertrophieprozeß auslöst, werden ähnliche Hypothesen wie bei der HOCM genannt. Aufgrund der familiären Häufung kommt einem genetischen Faktor eine wichtige Rolle zu. Hormonelle Ursachen werden diskutiert, da es z.B. beim Krankheitsbild der Akromegalie häufig zur Entwicklung einer Myokardhypertrophie kommt.

Pathologie und Pathophysiologie

Die Hypertrophie des Myokards betrifft nicht nur das Septum, sondern kann alle Wandanteile konzentrisch erfassen. Hierdurch ist das Cavum des linken Ventrikels (seltener das des rechten) deutlich verkleinert und das Herzgewicht stets erhöht. Histologisch zeigen sich wie bei der HOCM abnorm verzweigte hypertrophierte Muskelfasern, welche im Gegensatz zu dieser nicht nur im Septum, sondern auch in der freien Wand des linken Ventrikels ausgeprägt zu finden sind. Durch die Hypertrophie ist das enddiastolische Volumen verkleinert, die Austreibungsfraktion meist kompensatorisch erhöht, um bei gleicher Herzfrequenz ein normales Herzminutenvolumen aufrechtzuerhalten. Wie bei der HOCM findet sich auch hier ein diastolischer Compliancefehler, welcher einen erhöhten enddiastolischen Druck bedingt. Wegen der fehlenden Ausflußbahnobstruktion ist der systolische Druck unverändert, ein systolischer Druckgradient wird nicht gemessen.

Klinisches Bild

Meist beginnen die Beschwerden mit einer Belastungsdyspnoe, untypischen pektanginösen Beschwerden und Herzstolpern als Ausdruck zugrundeliegender ventrikulärer Arrhythmien. Später können Synkopen hinzutreten.

Bei der Auskultation findet sich nur selten ein leises Systolikum, der übrige körperliche Untersuchungsbefund ist in den Anfangsstadien der Erkrankung unauffällig.

Befunde

EKG. Typische, wenngleich nicht beweisende Veränderungen sind gleichschenklig negative T-Wellen in den linkspräkordialen Ableitungen (V4 bis V6). Ferner finden sich Linksherzhypertrophiezeichen und pathologische Q-Zacken. Mehr als die Hälfte der Patienten weist ventrikuläre Arrhythmien im Langzeit-EKG auf.

Röntgen. Da es sich bei der HNCM nicht um eine Dilatation der Herzkammern handelt, zeigt sich das Herz in der Thoraxübersichtsaufnahme meist noch normalgroß. Erst in späteren Stadien finden sich Insuffizienzzeichen, wie z. B. Lungenstauung.

Echokardiographie. Es findet sich häufig wie bei der HOCM eine asymmetrische Septumhypertrophie, in vielen Fällen ist jedoch auch die Hinterwand des linken Ventrikels deutlich oder sogar stärker verdickt. Eine Obstruktion der Ausflußbahn kann durch das Echo ausgeschlossen werden.

Herzkatheter. Invasiv läßt sich bei erhöhtem enddiastolischen Druck kein systolischer Druckgradient in der Ausflußbahn wie bei der HOCM messen. Im Ventrikulogramm findet sich infolge der Myokardhypertrophie eine trichterförmige Einengung der Spitzenregion, was im fortgeschrittenen Stadium zu einer signifikanten Größenabnahme der Ventrikelhöhle führt.

Myokardbiopsie. Sie dient insbesondere zum Ausschluß von Speicherkrankheiten (z. B. Amyloidose, Hämochromatose). Der unspezifische Befund mit hypertrophierten Herzmuskelfasern und Fehlanordnung derselben unterscheidet sich von der HOCM dadurch, daß die Veränderungen nicht auf das Septum beschränkt sind, sondern auch in der freien Wand beider Ventrikel vorkommen.

Diagnose und Differentialdiagnose

Die wichtigste Differentialdiagnose ist, wie oben schon mehrfach erwähnt, die HOCM, von der sich die HNCM durch den fehlenden Druckgradienten in der Ausflußbahn in Ruhe und auch unter Provokation wesentlich unterscheidet. Die zur Diagnose zu HNCM führenden Merkmale sind:

1. Ätiologisch unklare Septumhypertrophie plus Hypertrophie der freien Wand des linken und evtl. rechten Ventrikels,
2. Durch 1. bedingte Verkleinerung des Ventrikelvolumens, insbesondere der Spitzenregion,
3. Fehlender Druckgradient bei nichtverengter linksventrikulärer Ausflußbahn,
4. Fehlender oder nur geringer SAM im Echo,
5. Pathologisches EKG mit gleichschenklig negativen Wellen linkspräkordial,
6. Befund der Myokardbiopsie.

Gegenüber der HNCM sind ferner das Hypertonikerherz (Anamnese, RR-Werte, EKG), eine Herzbeteiligung bei Speicherkrankheiten (Myokardbiopsie) und das Sportlerherz (kein verkleinertes Ventrikelcavum, nur gering ausgeprägte ASH) abzugrenzen.

Therapie

Mittel der Wahl sind wie bei der HOCM Calciumantagonisten, wobei mit Verapamil in Dosen bis zu 480 mg/d die meisten Erfahrungen gesammelt wurden und bei den meisten Patienten eine anhaltende Besserung erzielt werden konnte. Der Befund eines abnorm erhöhten Calciumtransports durch entsprechende Calciumkanäle bei Patienten mit hypertrophischer Kardiomyopathie erklärt die gute Wirksamkeit der Calziumantagonisten.

Die durch regelmäßig durchzuführende Langzeit-EKG-Untersuchungen festgestellten Rhythmusstörungen müssen antiarrhythmisch therapiert werden.

Bei Auftreten von Vorhofflimmern sollte zur Vermeidung von Embolien antikoaguliert werden. Eine chirurgische Therapie wie bei der HOCM in verzweifelten Fällen gibt es bei der nichtobstruktiven Form nicht, es sei denn eine Herztransplantation.

Da bei mittels Elektrostimulation induzierbaren ventrikulären Tachykardien deren Häufigkeit nicht wie bei der HOCM durch Myektomie zu bessern ist, ist hier frühzeitig an die Implantation eines ICD zu denken [1].

Die Schrittmachertherapie ist ebenso erfolgversprechend wie bei der HOCM [2].

Verlauf und Prognose

Die Erkrankung hat einen langsamen und oft über viele Jahre hinweg stabilen Verlauf. Nur in einem geringen Prozentsatz kommt es zu einem plötzlichen Herztod, wobei hier meist maligne Rhythmusstörungen zugrunde liegen. Komplikationen können durch das Auftreten von arteriellen Embolien entstehen.

Literatur

1. Borggrefe M, Chen X, Block M, Haverkamp W, Hendricks G, Breithardt G (1992) The role of the ICD in patients with dilated and hypertrophic cardiomyopathy. PACE Pacing Clin Electrophysiol 15: 616–626

2. Seidlin PH, Jones GA, Boon NA (1992) Effects of dual-chamber pacing in hypertrophic cardiomyopathy without obstruction (letter). Lancet 340: 369

4.6 Sekundäre Kardiomyopathie

H. Mörl und C.A. Heun-Letsch

Systematik

In vielen Fällen bleibt die Suche nach einer Ursache der diagnostizierten Herzmuskelerkrankung ohne Erfolg, so daß sie der Gruppe der primären Kardiomyopathien zugeordnet werden muß. Eine sekundäre (spezifische) Kardiomyopathie kann hingegen viele Ursachen haben und tritt häufig als Begleiterscheinung anderer Grundkrankheiten auf. Besondere Erwähnung bedarf die Kardiomyopathie bei AIDS: 10–20 % der AIDS-Kranken zeigen eine myokardiale Dysfunkton, in etwa der Hälfte der an AIDS Verstorbenen zeigt sich autoptisch eine Myokarditis [1, 2].

Die weltweit wahrscheinlich häufigste Ursache einer (dilatativen) Kardiomyopathie ist die Chagas-Erkrankung.

Sekundäre Kardiomyopathien können folgendermaßen entstehen:

- infektiös;
- medikamentös-toxisch (Alkohol, Kokain, Medikamente wie Zytostatika oder Antidepressiva);
- infiltrativ (Hämochromatose, Speicherkrankheiten, Sarkoidose);
- endokrin (Akromegalie, Thyreotoxikose, Myxödem);
- Mangelzustände (nutritiv, Elektrolytmangel [Calcium]);
- neuromuskulär (Muskeldystrophie Typ Duchenne, Friedreich-Ataxie);
- peripartale Kardiomyopathie.

Die klinische Ursache der ätiologischen Erkrankungen liegt darin, daß bei einer spezifischen Herzmuskelerkrankung ein spezieller Therapieansatz abgeleitet werden kann. Die sekundären Kardiomyopathien können klinisch und hämodynamisch eine primäre Kardiomyopathie imitieren (s. Tabelle 1).

Tabelle 1. Hämodynamik und Klinik sekundärer Kardiomyopathien

Analog der primären CM:	Dilatativ	Hypertrophisch	Restriktiv (s. u. Endocard)
Sekundäre CM bei:	– Myokarditiden (viral, parasitär) – Alkohol – Medikamente (Adriamycin) – Muskeldystrophie Duchenne – Glykogenspeicherkrankheiten	– Friedreich-Heredoataxie – Neurofibromatose – Glykogenspeicherkrankheiten – M. Fabry – Akromegalie – Hypothyreose	– Amyloidose – Sklerodermie – M. Whipple – Karzinoid – Sarkoidose – Löffler-Erkrankung

Literatur

1. Kaul S, Fishbein MC, Siegel RJ (1991) Cardiac manifestations of aquired immune deficiency syndrome: a 1991 debate. Am Heart J 122: 535

2. Lewis W (1969) AIDS: cardiac findings from 115 autopsies. Prog Cardiovasc Dis 32: 207

4.7 Myokarderkrankungen – Myokarditis

H.J. Gilfrich und H.A. Dieterich

Die Myokarditis ist eine kardiale Entzündung, die in unterschiedlichem Umfang die Muskelzellen, das Interstitium, die Gefäße und oft auch das Perikard befällt. Dabei ist eine direkte Invasion der Erreger, eine Schädigung durch ein Toxin (Diphtherie) und auch eine immunologisch vermittelte Herzmuskelentzündung möglich. Auch Stoffwechselprodukte und Pharmaka können für die Entstehung einer Myokarditis verantwortlich sein.

Diese unterschiedlichen pathogenetischen Mechanismen erklären, warum neben diagnostischen Problemen auch erhebliche therapeutische Kontroversen bestehen.

Die Myokarditis bietet ein sehr variables Erscheinungsbild mit unterschiedlichem Verlauf, weshalb sie für den behandelnden Arzt eine große diagnostische Herausforderung darstellt. Häufig findet sich eine klinisch kaum erfaßbare Symptomatik, manchmal kommt es aber fulminant zu einer schweren Herzinsuffizienz bis hin zum kardiogenen Schock.

Die Entzündung des Myokards kann sowohl als akuter, manchmal aber auch als chronischer Prozeß verlaufen. Der Befall ist meist fokal, seltener diffus.

Meist ist die Erkrankung ohne schwerwiegende Symptome reversibel.

Die Identifikation von Patienten mit hohem Risiko, die von einer aggressiven Behandlung profitieren, ist schwierig, und bis vor kurzem existierten keine klinischen, hämodynamischen, ventrikulographischen oder histologischen Kriterien, die eine sichere Aussage zur Prognose zuließen.

Ob und wann eine Myokarditis in eine dilatative Kardiomyopathie übergehen kann, stellt ein weiteres ungelöstes Problem dar.

Ätiologie

Die Myokarditis kann als eigenständige Erkrankung und als Begleiterkrankung vorkommen. Eine Vielzahl von Erregern vermag eine Herzmuskelentzündung auszulösen, aber Viren stellen in Europa und Nordamerika in der Regel das auslösende Agens dar (Übersicht 1). Darunter sind die Enteroviren, insbesondere Coxsackie-B-Viren die häufigste Ursache. Aber auch Parainfluenza-Viren, Herpesviren, das Rötelvirus und Hepatitisviren können eine Myokarditis induzieren. Neuerdings werden Myokarditiden auch bei AIDS-Patienten nachgewiesen. Sie können durch gleichzeitige opportunistische Infektionen oder durch das AIDS-Virus selbst verursacht sein.

Myokarditis bei Infektionskrankheiten
- durch *Viren*
  Enteroviren: Coxsackie A und B, Echoviren, Polioviren.
  Arboviren
  Influenzaviren
  Paramyxoviren: Masern, Mumps, Parainfluenza
  Rötelnvirus
  Adenoviren
  Herpesviren
  Hepatitisviren
  HIV
- durch *Bakterien*
  Diphtherie
  Meningo- und Streptokokken
  Salmonellen
  Brucellen
  Tuberkulose
  Spirochäten: Syphilis, Borreliose (Lyme)
  Leptospiren
- durch *Rickettsien*
  Q-Fieber, Rocky-Mountain-Fieber
- durch *Pilze*
  Aspergillose, Kryptokokkose, Aktinomykose
  Kandidiasis
- durch *Parasiten*
  Trypanosomiasis (Chagas-Krankheit)

Daneben stellen Bakterien, Rickettsien, Pilze und Parasitenerreger eine Myokarditis dar. Nicht infektiöse Grunderkrankungen, die eine entzündliche Reaktion des Myokards hervorrufen können, sind eine Urämie und eine Schilddrüsenüberfunktion (Übersicht 2). Eine Myokarditis kann auch sekundäre Manifestationen einer systemischen Kollagenose wie des Lupus erythematodes, der chronischen Polyarthritis oder der Sklerodermie sein. Auch im Rahmen einer Vasskulitis und einer Sarkoidose kann eine Myokardentzündung auftreten.

Nichtinfektiöse Myokarditis
Allergisch-hyperergische Reaktionen:
ausgelöst durch zahlreiche Medikamente: Penicillin, Tetracycline, Sulfonamide, α-Methyldopa, Paraaminosalicylsäure.
Toxische Myokarditis:
Katecholamine, Steroide, Zytostatika, Strahlenschäden, Urämie, Hyperthyreose.

Systemische Begleiterkrankungen:
Rheumatoide Arthritis
Morbus Bechterew
Lupus erythematodes
Sklerodermie, Sharp-Syndrom
Vaskulitis
Granulomatöse Erkrankungen:
Morbus Boeck
Fiedler-Myokarditis
Lymphogranulomatose
Wegener-Granulomatose

Toxische Schäden durch Katecholamine, Steroide, Zytostatika oder auch Strahlen imponieren manchmal als myokardiale entzündliche Reaktionen.

Allergisch-hyperergische Prozesse, induziert durch zahlreiche Pharmaka (Antibiotika, α-Methyl-Dopa, Para-Aminosalicylsäure), sind weitere Ursachen einer nichtinfektiösen Myokarditis.

Pathogenese

Der Mechanismus, womit Virusinfektionen eine Nekrose und eine Entzündung erzeugen, ist nicht in vollem Umfang bekannt. Es gibt bei Labortieren und auch beim Menschen Hinweise dafür, daß die initiale Virusinfektion zu einem Untergang von Myozyten als Folge zytolytischer Effekte des Virus selbst führt. Polymorphkernige Zellen dominieren in dieser initialen Phase aber, sie werden bald durch mononukleare Zellen und Makrophagen ersetzt, welche zusammen mit neutralisierenden Antikörpern für die Viruselimination verantwortlich sind. Sieben bis 10 Tage nach Infektionsbeginn kann das Virus im allgemeinen nicht länger aus dem Myokard isoliert werden. Der gegenwärtige Wissensstand läßt die Annahme zu, daß die beginnende oder in Gang gekommene myokardiale Entzündung Folge einer erworbenen zellschädigenden T-Zell-Reaktion auf Myokard-Oberflächen-Antigen ist, welches durch die Virusinfektion verändert wurde.

Die eitrige, herdförmige Myokarditis tritt bei bakterieller Infektion, häufig als Begleiterscheinung einer bakteriellen Endokarditis und bei bakteriellen Infektionen anderer Organe auf. Jede Sepsis kann zu einer Absiedlung von Bakterien im Myokard führen. Auch die Tuberkulose kann von unspezifischen, lymphozytären, interstitiellen Infiltraten im Myokard begleitet werden, es werden aber auch typische Tuberkel im Herzmuskel gefunden. Die Veränderungen bei Syphilis können diffus oder umschrieben sein. Eine Infektion des Myokards mit Rickettsien ist histologisch durch eine Vaskulitis mit interstitieller Infiltration charakterisiert.

Kardiale Pilzinfektionen treten meist bei abwehrgeschwächten Patienten durch Chemotherapie, Steroide, Bestrahlung sowie bei Immunschwäche durch AIDS-Infektion auf. Sie kann je nach Pilzerkrankung ein unterschiedliches histologisches Bild bieten.

Bei der Chagas-Krankheit finden sich in der akuten Phase die Trypanosomen in der Herzmuskelfaser mit deutlichen zellulären Infiltraten um die Herzmuskelzelle, die rupturieren und die Parasiten freigeben kann. Im chronischen Stadium hingegen ist es selbst bei schwerem, tödlichem Verlauf unmöglich, die Erreger nachzuweisen, so daß auch ein Autoimmunmechanismus postuliert wird.

Toxoplasmoseinfektionen weisen obligat den Erreger in der Herzmuskelzelle auf. Symptomatisch erworbene Infektionen finden sich fast ausschließlich bei immunsupprimierten Patienten. Eine entzündliche Infiltration, oft mit eosinophilen Leukozyten und einem Ödem unterschiedlichen Ausmaßes mit Degeneration der Muskelzellen, ist dabei histologisch nachweisbar.

Bei Kollagenosen findet sich eine diffus interstitielle und eine lokal-nekrotisierende Form. Häufig werden Folgen angiitischer Prozesse mit bindegewebigen Narben beobachtet.

Die Sarkoidose zeigt nichtverkäsende Granulome im Myokard.

Die allergische Myokarditis, verursacht durch eine Vielzahl von Medikamenten, ist charakterisiert durch eine Eosinophilie und durch eine Ansammlung von vielkernigen Riesenzellen. Bei der rheumatischen Myokarditis scheint die Ablagerung von Antigen-Antikörper-Komplexen im subendokardialen Gewebe, in den Aschoff-Knötchen und dem Sarkolemm von Muskelfibrillen für die Entstehung von Bedeutung zu sein.

Krankheitsbild

Klinisch bietet die Myokarditis ein sehr variables Erscheinungsbild, und wahrscheinlich sind viele Patienten mit dieser Erkrankung asymptomatisch und suchen niemals einen Arzt auf. Andere lassen prodromale Erkrankungen wie Bronchitiden oder eine Gastroenteritis erkennen, bevor ein Symptom auf eine kardiale Beteiligung hinweist (Übersicht 3).

Klinische Symptomatik der Myokarditis
Subjektive Beschwerden: Fieber, subfebrile Temperaturen, Gelenkschmerzen, Abgeschlagenheit, Brustschmerz, Palpitationen, Herzrasen, Atemnot.
Auskultation: Tachykardie, Perikardreiben, abgeschwächter 1. Herzton, variables Systolikum über der Herzspitze.
EKG: ST-T-Veränderungen, supraventrikuläre und ventrikuläre Extrasystolen, AV-Blockierungen unterschiedlichen Schweregrades, intraventrikuläre Leitungsstörung, Niedervoltage.
Röntgen: Nur manchmal Herzvergrößerung, pulmonale Stauung, Pleuraerguß.
Echo: Bei meist normaler Ventrikelgröße, regionale, selten diffuse Wandbewegungsstörungen, gestörte diastolische Funktion, diskreter Perikarderguß, selten intraventrikuläre Thromben oder fokale Hypertrophie.
Labor: Evtl. beschleunigte Blutsenkung, Leukozytose, erhöhte Kreatinkinase.

Der Brustschmerz ist das häufigste kardiale Symptom und oft durch eine Pleuritis oder eine Perikarditis verursacht. Oft ist dabei auskultatorisch ein perikardiales Reibegeräusch nachzuweisen. Ein weiteres führendes Symptom einer Myokarditis ist eine Tachykardie. Weniger als ein Drittel der Patienten zeigt Symptome einer Herzinsuffizienz, die sich entweder durch eine systolische oder eine diastolische Funktionsstörung manifestiert. Wenn eine Herzinsuffizienz erkennbar wird, ist sie oft biventrikulär und schreitet manchmal sehr rasch bis zum kardiogenen Schock fort. Lebensbedrohliche ventrikuläre Herzrhythmusstörungen und schwere Reizleitungsstörungen sind häufig und können das führende Symptom bei Patienten ohne erkennbare Zeichen einer strukturellen Herzerkrankung sein.

Neben einem Perikadreiben können weitere auskultatorische Phänomene wie ein abgeschwächter erster Herzton, ein passageres apikales systolisches Geräusch und bei sich entwickelnder Insuffizienz ein protodiastolischer Galopp sein.

Fieber und subfertile Temperaturen sind ebenso unspezifisch wie eine beschleunigte Blutsenkung und eine Leukozytose.

Die Blutspiegel myokardialer Enzyme (Serum-Glutamat-Oxalat-Transaminase, Kreatininkinase) können normal oder erhöht sein, abhängig vom Ausmaß einer Myokardnekrose. Bei dieser Laborkonstellation ist oft eine differentialdiagnostische Abgrenzung zum akuten Myokardinfarkt erforderlich.

Für eine Myokarditis spezifische EKG-Veränderungen gibt es nicht. Am häufigsten finden sich vorübergehende oder konstante Störungen der Erregungsrückbildung, wobei einer präterminalen oder terminalen T-Negativierung eine größere Bedeutung als einer T-Abflachung zukommt. Vorhof- und insbesondere Kammerarrhythmien, atrioventrikuläre und intraventrikuläre Leitungsstörungen sind zeitweilig nachweisbar. Ein kompletter AV-Block ist meist reversibel, kann aber auch gelegentlich die Ursache eines plötzlichen Herztodes bei Patienten mit Myokarditis sein. Röntgenologisch stellt sich das Herz als normal bis deutlich vergrößert dar, bei progredienter Erkrankung finden sich Zeichen der Lungenstauung.

Echokardiographisch ist eine gestörte regionale Wandbewegung häufig. Störungen der diastolischen

Funktionen bei guter systolischer Funktion sind ebenso möglich wie Veränderungen der Wanddicke. Selten kommen ventrikuläre Thromben vor. Diskrete oder auch ausgeprägte Perikardergüsse sind häufig nachweisbar. Szintigraphische Myokarddarstellungen mit verschiedenen Substanzen lassen manchmal für eine Myokarditis typische entzündliche Veränderungen der Nekrosen erkennen.

Verlauf

Die Myokarditis verläuft sehr unterschiedlich. Bei den meisten Patienten verschwinden die Beschwerden ohne Therapie und irgendwelche Residuen.

Unter den Patienten, die eine akute dilatative Kardiomyopathie entwickeln, normalisiert sich bei etwa 40 % die Ventrikelfunktion wieder, die Herzinsuffizienz bildet sich zurück. Diese Normalisierung kann rasch, in wenigen Tagen, aber auch stufenweise über Monate erfolgen.

Das mögliche klinische Ergebnis bei den anderen 60 % der Patienten mit schwerer Insuffizienz besteht in der Entwicklung einer dilatativen Kardiomyopathie und fortschreitender Herzinsuffizienz, was letztlich zum Tode oder zu einer Herztransplantation führen muß. Diejenigen Patienten, deren führende Symptomatik in Herzrhythmusstörungen oder Reizleitungsstörungen besteht, bedürfen meist einer antiarrhythmischen Therapie oder einer Schrittmacherimplantation.

Bei 10–20 % der Patienten mit Virusmyokarditis kommt es zu einem Rezidiv der Erkrankung, nachdem sie ausgeheilt zu sein scheint. Es gibt keine Hinweise oder prognostische Indizes, die zu einer Identifikation der Patienten beitragen, die zu einem Rückfall neigen. Manche Autoren postulieren allerdings, daß eine gleichzeitige Perikarditis zu Beginn der Erkrankung häufiger mit einer rezidivierenden Myokarditis verbunden ist. Auch die rezidivierende Virusmyokarditis heilt häufig spontan aus oder entwickelt sich protrahiert zu einer dilatativen Kardiomyopathie.

Diagnose

Denkt man bei einem Patienten an eine Myokarditis, so ist es wichtig, nach einer eventuellen Grunderkrankung zu suchen und diese zu diagnostizieren. Häufig steht die Grunderkrankung jedoch im Vordergrund, so daß die Erkennung und Sicherung einer begleitenden Myokarditis die schwierigere Aufgabe darstellt.

Hierzu sind unterschiedliche diagnostische Maßnahmen, insbesondere bei infektiösen Myokarditiden, für die Identifikation des Erregers notwendig. Zur Sicherung der Myokarditis selbst wird trotz vieler zur Verfügung stehender nichtinvasiver Techniken die endomyokardiale Biopsie gegenwärtig als der „Goldstandard" angesehen, mit dem alle anderen Untersuchungsmethoden verglichen werden. Das gilt insbesondere für die Virusmyokarditis, bei der durch die Erkrankung anderer Organe diagnostische Hinweise oft nur schwer zu erhalten sind. Die klinische Symptomatik korreliert oft wenig mit dem histologischen Befund. Bestimmte Symptome einer akuten Myokarditis, wie z. B. eine prodromale Viruserkrankung, eine Perikarditis, eine Leukozytose, eine beschleunigte Blutsenkungsgeschwindigkeit oder eine erhöhte Kreatininkinase, lassen keine Voraussage zu, welche Patienten histologische Zeichen einer myokardialen Entzündung oder Nekrose aufweisen. Das Ergebnis der Myokardbiopsie ist am besten mit der Dauer der Symptome bis zur Diagnosestellung korreliert. Je kürzer die Krankheitsdauer, desto wahrscheinlicher sind histologische Bilder einer Myokarditis im Biopsat zu finden. Grundsätzlich schließt eine negative Biopsie die Diagnose Myokarditis nicht aus, so daß ein Wiederholung unter Umständen indiziert sein kann.

Die Diagnose einer Virusmyokarditis durch serologische Untersuchung ist abhängig von der Dokumentation eines vierfachen Titeranstiegs der antiviralen Antikörper im Verlauf der Erkrankung. Eine Viruskultur im Urin, Sputum oder der Pharynxspüllösung stützt zwar die Diagnose, stellt aber keinen Beweis dar, daß das betreffende Virus das etiologisch für die Myokarditis verantwortliche Agens ist. Eine direkte Isolierung des Virus aus der Myokardbiopsie ist auch in schweren Fällen kaum möglich. Aufgrund der Zeitverzögerung, die notwendig ist, um durch serologische Testung und Viruskultur die Diagnose zu sichern, bleiben diese Techniken für Fälle vorbehalten, die als Teil einer Epidemie angesehen werden.

Eine nichtinvasive Diagnostik ist auch durch die Darstellung der myokardialen Entzündung und Nekrosen durch Radioisotopen möglich. Solche Techniken sind besonders nützlich, wenn die fokale Ausbreitung der Entzündung einen Mißerfolg einer Myokardbiopsie begünstigt. Gallium[67], ein Isotop, das Entzündungszellen identifiziert, hat sich bei Patienten mit dilatativer Kardiomyopathie nützlich erwiesen, um eine floride Myokarditis nachzuweisen.

Auch Verlaufsuntersuchungen zeigten, daß bei Abklingen der Entzündung kein Gallium mehr angereichert wurde. Diese Ergebnisse sprechen dafür, daß ein Galliumszintigramm auch zum Monitoring der Rückbildung der entzündlichen Aktivität geeignet ist. Allerdings ist die Beurteilung der Ergebnisse der Galliumszintigraphie nicht ganz einheitlich.

Eine neuere Isotopentechnik benutzt Iridium[111]-markierte monoklonale Myosinantikörper. Mit dieser Technik binden sich radioaktiv markierte Antikörper an intrazelluläres Myosin, welches durch die Zerstörung der Zellmembran zugänglich geworden ist. Die szintigraphische Aufzeichnung dieser Antikörper wird zur Darstellung von Nekrosebezirken bei Patienten mit Myokarditis benutzt. Zieht man die Endomyokardbiopsie als Standard heran, so beträgt die Sensitivität und Spezifität 100 bzw. 58 %. Die vorläufigen Befunde weisen darauf hin, daß Antimyosin eine nützliche nichtinvasive Methode zur exakteren Diagnostik bei Patienten mit Verdacht auf Myokarditis sein könnte.

Obwohl also die klinische, serologische und nuklearmedizinische Diagnostik der Myokarditis wesentliche Fortschritte erkennen läßt und sich als nützlich erwiesen hat, kann die Diagnose nur mit Hilfe der Endomyokardbiopsie gesichert werden, die generell aus dem rechten Ventrikel gewonnen wird. Trotz der Wertigkeit dieser Methodik besteht ein Problem in der Möglichkeit von sog. „Sampling"-Fehlern, die sich daraus ergeben, daß die häufig fokale Verteilung der Myokarditis zum Verfehlen von Entzündungsherden führen kann. Dadurch ist es möglich, daß auch bei Entnahme von 10 Myokardbiopsien der Prozentsatz falsch negativer Befunde immer noch bei 37 % liegt. Es konnte gezeigt werden, daß die Treffsicherheit bei immunhistologischer Aufarbeitung deutlich zunimmt, was allerdings auch dafür spricht, daß nicht nur das fokale Muster der Myokarditis, sondern auch die Empfindlichkeit der Methodik für negative Befunde verantwortlich ist.

Natürlich kann auch der kurze Zeitraum der akuten, histologisch erfaßbaren Entzündungsphase die Wahrscheinlichkeit eines positiven Ergebnisses verringern.

Bevor 1986 die Standardisierung der strukturellen Veränderungen durch Myokarditis in Form der sog. Dallas-Kriterien erfolgte, wurden die Biopsien sehr variabel interpretiert. Seither jedoch sind die histologischen Richtlinien der Diagnose einheitlicher definiert. Dieser Standardisierung entsprechend erfordert die Diagnose Myokarditis das Vorhandensein sowohl einer Myozytennekrose als auch entzündlicher Infiltrate. In die Definition eingeschlossen ist auch der Entzündungszelltyp, das Ausmaß der zellulären Infiltration und das Vorhandensein und Verteilungsmuster einer Fibrose. Durch diese Richtlinien hat sich die Häufigkeit der Diagnose Myokarditis deutlich vermindert. Die Inzidenz der Myokarditis bei Patienten mit ätiologisch ungeklärter dilatativer Kardiomyopathie, die weniger als 2 Jahre bekannt ist, beträgt gemäß den Dallas-Kriterien etwa 10 %, während dieser Prozentsatz zuvor etwa bei 60 % lag. Allerdings werden im Rahmen der Dallas-Kriterien immunhistologische Befunde nicht berücksichtigt. Insofern kann eine klinisch akute Myokarditis ablaufen und immunhistologisch eindeutig nachweisbar sein, während sie bei einer Untersuchung nach den Dallas-Kriterien verborgen bleibt.

Die Indikation für eine Myokardbiopsie ist prinzipiell dann gegeben, wenn eine links- und/oder rechtsventrikuläre Funktionsstörung vorliegt, ohne daß hierfür eine Ursache gefunden wurde. Auch eine rasch progrediente Herzinsuffizienzsymptomatik unklarer Ursache und eine lebensbedrohliche Herzrhythmusstörung, bei der eine Myokarditis ätiologisch zugrunde liegen könnte, stellen Indikationen dar. Die Komplikationsrate dieser diagnostischen Maßnahmen bei Durchführung durch einen erfahrenen Untersucher liegt zwischen 1 und 1,7 %, wobei schwere Komplikationen deutlich unter einem Prozent liegen. Üblicherweise werden die Biopsien rechtsventrikulär entnommen und können bei begründetem klinischen Verdacht und negativem histologischen Ergebnis mehrfach wiederholt werden.

Da viele Patienten mit Verdacht auf Myokarditis Zeichen einer linksventrikulären Funktionsstörung bieten, fordern manche Autoren eine linksventrikuläre Biopsie zur Verbesserung der Diagnostik. In der Regel kann jedoch die rechtsventrikuläre Biopsie als repräsentative Information über Art und Ausmaß der Entzündung beider Ventrikel gelten. Da die linksventrikuläre Funktion mit höheren Risiken belastet ist, sollte die routinemäßige Anwendung in der Myokarditisdiagnostik nicht empfohlen werden.

Therapie

Der unterschiedliche Verlauf der Myokarditis erschwert häufig ein klares therapeutisches Konzept. Meistens ist die Behandlung an der klinischen Manifestation der Erkrankung orientiert. Die antientzündliche Behandlung mit nichtsteroidalen Antirheumatika hilft den Schmerz zu bekämpfen, der durch die begleitende Perikarditis bedingt ist.

Bei akuter Myokarditis steht eine strenge körperliche Schonung im Vordergrund. Dies kann bei schwereren Fällen Bettruhe für 3–4 Wochen bedeuten. In leichteren Fällen ist die Verminderung körperlicher Anstrengung ausreichend. Bei Auftreten einer Herzinsuffizienzsymptomatik sollte zunächst eine Kochsalz- und Wasserrestriktion durchgeführt werden. Neben dem Einsatz von Herzglykosiden ist wegen der Aktivierung neurohormonaler Systeme ein frühzeitiger Einsatz von ACE-Hemmern zweckmäßig. Häufig ist dann bei weiterhin symptomatischen Patienten die Gabe von Diuretika erforderlich. Gelingt es durch diese Kombinationstherapie nicht, den Patienten zu rekompensieren, so ist der intermittierende Einsatz intravenös zu gebender positiv inotroper Substanzen (Dobutamin, Phosphodiesterase-Hemmer) hilfreich. Letztlich ist der Einsatz der aortalen Gegenpulsation, insbesondere beim kardiogenen Schock gerechtfertigt, da eine Besserung der myokardialen Funktion innerhalb von wenigen Tagen bei Myokarditis möglich ist. Eine Herztransplantation sollte möglichst vermieden werden, da die Ergebnisse nicht günstig sind.

Kammerarrhythmien machen eine antiarrhythmische Therapie erforderlich, und symptomatische Überleitungsstörungen lassen sich oft nur durch Implantation eines Herzschrittmachers behandeln.

Die Rolle der immunsuppressiven Therapie im Stadium der akuten Myokarditis wird kontrovers beurteilt. Es läßt sich nicht ausschließen, daß bei noch aktiver Virusreplikation eine derartige Therapie auch eine Verschlechterung nach sich ziehen kann.

Da andererseits die meisten klinischen Untersuchungen zur immunsuppressiven Behandlung nicht kontrolliert oder randomisiert durchgeführt wurden, bleibt bei der Beurteilung der Resultate unklar, ob die berichtete Besserung spontan eintrat oder als Folge der Therapie anzusehen ist. Hinzu kommt, daß viele Studien vor der Einführung der Dallas-Kriterien durchgeführt wurden und daher schon die unterschiedliche histologische Definition der Myokarditis durch die Untersucher ein Problem darstellt. Schließlich war die Auswahl und Dosierung der Immunsuppressiva früher nicht standardisiert, und die Zielkriterien differierten erheblich. Die Morbidität durch die immunsupressive Therapie war gering, dennoch gibt es Berichte über Todesfälle durch opportunistische Infektionen bei immunsuppressiv behandelten Patienten.

Bei chronischer Myokarditis kann bei fortbestehender Funktionseinschränkung des Myokards und einer verminderten körperlichen Belastbarkeit der Patienten nach immunhistologischer Untersuchung von Myokardbiopsien mit eindeutigem Hinweis auf das Vorliegen eines chronisch-immunologischen Prozesses eine immunsuppressive Therapie erwogen werden. Immunsuppressiva sollten aber nur bei Patienten verabreicht werden, bei denen in der Myokardbiopsie eine Myozytolyse histologisch nachweisbar ist.

Eine Beurteilung des Therapieerfolges ist insofern erschwert, als der natürliche Krankheitsverlauf der chronischen Myokarditis derzeit nicht bekannt ist und so zum Zeitpunkt der ersten Diagnosestellung nicht erkennbar ist, ob es zu einer Spontanremission kommt. In der Regel sollte eine immunsuppressive Behandlung der chronischen Myokarditis nur dann erfolgen, wenn ein positiver immunhistologischer Befund in zwei aufeinanderfolgenden Biopsien im Abstand von 3–4 Monaten erhoben wurde.

Dabei sollte mit Kortikosteroiden in einer Dosierung von 1 mg/kg Körpergewicht Prednisolon (mindestens 80 mg/Tag) begonnen werden. Nach stufenweiser Dosisminderung sollten als Erhaltungstherapie 8–12 mg/Tag gegeben werden. Kommt es nach einem ½ Jahr zu keiner eindeutigen Besserung der immunhistologischen und hämodynamischen Befunde, so kann zusätzlich Azathioprin oder auch Ciclosporin A verabreicht werden. Andererseits ist es auch sinnvoll, die immunsuppressive Therapie sofort mit der Kombination Prednisolon und Azathioprin zu beginnen. Bisherige positive Therapieergebnisse sind noch nicht durch kontrollierte Studien gesichert.

Die infektiös-toxische Myokarditis bei Diphtherie wird mit 10.000–20.000 (bis 100.000) IE Antitoxin behandelt. Die primäre Prävention geschieht durch Immunisierung. Eine zusätzliche Behandlung mit Penicillin G 2–4 Mio. IE oder Erythromycin 3 bis 4mal 200 mg für eine Woche hat sich bewährt. Die spezifische Behandlung der Myokarditis bei Kollagenosen und granulomatösen Erkrankungen wird mit der standardisierten Therapie der jeweiligen Grunderkrankung durchgeführt. Eine Pilzmyokarditis sollte mit Amphotericin B (0,25–1 mg/kg Körpergewicht) in Kombination mit Fluorcytosin behandelt werden. Eine eitrige, herdförmige Myokarditis kann als Begleiterkrankung einer bakteriellen Endokarditis oder systemischen Sepsis auftreten und entsprechend antibiotisch behandelt werden.

Prognose

Auch wegen des noch nicht oder wenig gesicherten Effektes der immunsuppressiven Behandlung bei Virusmyokarditis ist anzustreben, Hochrisikopatienten schon in einer frühen Phase zu identifizieren. Es gibt jedoch bisher keinen sicheren klinischen oder laborchemischen Parameter, der eine solche Aussage zuläßt. Auch der histologische Befund gibt generell keinen Aufschluß im Hinblick auf den klinischen Verlauf. Das Ausmaß der Fibrose in der Initialphase oder bei wiederholten Biopsien korreliert nicht mit der Änderung der Ventrikelfunktion. Einzig der Typ der Entzündungszellen, die überwiegend vorhanden sind, scheint von Bedeutung zu sein. Es gibt Hinweise, daß Patienten, bei denen Riesenzellen nachgewiesen werden, ein höheres Risiko tragen als Patienten mit lymphozytärer Myokarditis. Bei ihnen wurden mehr ventrikuläre Arrhythmien und höhergradige AV-Blockierungen, die einen temporären oder permanenten Schrittmacher erforderlich machten, nachgewiesen. Trotz der hohen Inzidenz der ventrikulären Arrhythmien bei Riesenzellmyokarditis waren Arrhythmien als Todesursache nicht häufiger als bei Patienten mit lymphozytärer Erkrankung. Das Vorhandensein von Reizleitungsstörungen war bei jeder histologischen Gruppierung ein unabhängiger Prädiktor der Mortalität. Obwohl gezeigt werden konnte, daß die linksventrikuläre Ejektionsfraktion keine nützliche prognostische Information liefert, gibt es Hinweise dafür, daß eine rechtsventrikuläre Dysfunktion bei Myokarditis für Patienten ein hohes Risiko darstellt.

Besondere Myokarditisformen

Chagas-Krankheit

Diese Erkrankung findet sich überwiegend in Mittel- und Südamerika und wird hervorgerufen durch Trypanosoma cruci. Die Krankheit stellt in diesen Ländern mit etwa 20 Mio. Infizierten ein großes öffentliches Gesundheitsproblem dar.

Die Erkrankung ist durch einen Ablauf in 3 Phasen charakterisiert. Während der akuten Phase wird der Erreger durch einen Insektenbiß übertragen. Meist erfolgt dieser Biß in die Augenregion, die Erreger verteilen sich dann im Körper, wobei bei 1% Infizierten eine akute Erkrankung auftritt. In dieser Periode befinden sich die Erreger in den Herzmuskelfasern mit deutlicher Zellinfiltration, meist um rupturierte Herzmuskelzellen gelegen. Die akute Erkrankung äußert sich in Fieber, Muskelschmerzen, Hepatosplenomegalie, einer Myokarditis und gelegentlich einer Meningoenzephalitis. Die meisten Patienten erholen sich wieder, und die Symptome verschwinden nach einigen Monaten. Die Erkrankung geht dann in eine latente Phase, wobei sich jedoch Hinweise auf eine fortschreitende Herzmuskelerkrankung ergeben. Echokardiographisch findet sich das Bild einer dilatativen Kardiomyopathie.

Die Diagnose ist in der Regel durch den Komplementfixationstest oder Hämagglutinationstest zu sichern. Die Therapie dieser Erkrankung ist problematisch. Hat sich eine kardiale Dekompensation eingestellt, kommt es zu rascher Progressionssymptomatik mit letalem Ausgang. Wichtig ist, die Übertragung der Parasiten auf den Menschen zu verhindern. Amiodarone kann bei der Behandlung der Herzrhythmusstörungen von gewissem Nutzen sein.

Eine Antikoagulation trägt zu einer Vermeidung thromboembolischer Komplikationen bei. Antiparasitäre Medikamente wie Nifurtimox oder Benzimidazol können die Parasitämie reduzieren, ohne allerdings zu einer Ausheilung zu führen. Implantierbare Kardioverter und Herztransplantation wurden bei einigen Patienten durchgeführt, sie stellen jedoch keine praktikable Option für die Mehrheit der Patienten dar.

Borreliose und Myokarditis

Bei 10% der Patienten, die mit Borrelia burgdorferie infiziert sind, ergeben sich Hinweise für eine vorübergehende kardiale Mitbeteiligung, wobei die häufigste Manifestation eine AV-Blockierung der verschiedenen Schweregrade ist. Eine Synkope ist im Rahmen dieser Beteiligung nicht selten, mit dem kompletten AV-Block ist häufig eine Unterdrückung von Ersatzrhythmen verbunden. Symptome einer Herzinsuffizienz oder eine Dilatation des Ventrikels sind eher selten. Nachweise der Borrelien in Myokardbiopsien läßt die Annahme zu, daß die Erkrankung durch einen direkten toxischen Effekt auftritt. Obwohl die Wirkung von Antibiotika bei der Lyme-Myokarditis nicht gesichert ist, wird regelmäßig Penizillin oder Zephalosporin eingesetzt. Wie weit der Einsatz von Acetylsalycylsäure oder von Kortikoiden durch ihre antiinflammatorische Wirkung die kardiale Symptomatik verbessert, ist nicht geklärt.

5 Besondere Interventionen

Vorbemerkungen

Das Kapitel „Besondere Interventionen" zeigt die Problematik der Herztumoren. Herztumoren kommen sehr selten vor, sind aber für die Chirurgie dann eine große Herausforderung, sobald das Myokard in den Tumor einbezogen ist. Die meisten Herztumoren sind im linken Vorhof als Myxom bekannt. Wenn ein Myxom radikal genug operiert wird, ist keine Rezidivquote zu erwarten. Wesentlich ist aber, daran zu denken, daß die Tumoren indirekte Zeichen wie Lungenstauung zeigen und daß man bei den Myxomen auch darauf gefaßt sein muß, bei der Operation die Mitralklappe zu ersetzen.

Bei Perikarderkrankungen unterscheidet man zwischen entzündlichen Ergüssen und dem Panzerherz. Bei Ergüssen wird man eine ausgedehnte Fenestration oder Perikardresektion durchführen, beim Panzerherz hat sich die Resektion in extrakorporaler Zirkulation bewährt.

5.1 Perikarderkrankungen

R. Zotz

Anatomische und funktionelle Vorbemerkungen

Das Perikard ist eine steife Membran, welche die 4 Herzkammern umhüllt und seinen Ursprung an den großen Arterien und Venen hat. Es besteht aus einem inneren viszeralen und einem äußeren parietalen Blatt. Der Raum zwischen beiden Blättern kann bis zu 50 ml Flüssigkeit enthalten [22]. Das Perikard ist darüberhinaus am Sternum und Processus xyphoideus, am Zwerchfell sowie an der Wirbelsäule angeheftet [27].

Die Funktionen des Perikards umfassen die Stabilisierung des Herzens, die Abschirmung zu und von umliegenden Organen und die Herabsetzung von Reibung mit umliegenden Organen. Die zirkulatorischen Funktionen des Perikards sind umstritten. Obwohl die Entfernung des Perikards nicht mit kardialer Dysfunktion assoziiert ist, gibt es jedoch Beobachtungen, daß es für eine effiziente Herzfunktion erforderlich ist. Bei Flüssigkeitsüberladung des Kreislaufs ist seine Funktion sicher von Nachteil. Das Perikard übt eine stabilisierende Funktion auf den Frank-Starling-Mechanismus aus, d.h., es hilft mit bei der Anpassung des Kreislaufs an unterschiedliche Prä- und Afterloadkonditionen.

Es ist wichtig, sich die Beziehung zwischen Druck und Volumen im Perikardsack zu vergegenwärtigen. Zu Anfang ist diese Kurve flach, so daß meßbare Änderungen im Volumen des intraperikardialen Sacks zu geringen Druckänderungen führen. Dies ändert sich schnell bei größeren Volumina, da der Perikardsack steif ist ([2], s. Abb. 1). Der flache Teil der Kurve erlaubt Anpassungen an physiologische Gegebenheiten ohne hämodynamische Nachteile. Der steile Teil der Kurve limitiert das Herzvolumen und spielt eine bedeutende Rolle bei der kardialen Tamponade. Wenn der perikardiale Druck den intrakardialen diastolischen Druck übersteigt, ist eine Füllung beider Ventrikel nicht mehr möglich, und das Herzzeitvolumen ist gleich null. Nur eine rechtzeitige Perikardergußpunktion schafft hier Erleichterung, wobei oft schon geringere Mengen ausreichen. Daran denken sollte man z.B. nach Ziehen eines passageren Schrittmachers, wenn der Patient sich hämodynamisch schnell verschlechtert.

Das intakte Perikard verstärkt die diastolische Kopplung beider Ventrikel. So führt ein Anstieg des rechtsventrikulären diastolischen Drucks und Volumens zu einem höheren linksventrikulären Füllungsdruck und kleineren Volumina bei intaktem Perikard im Gegensatz zu fehlendem Perikard. Ein weiterer Effekt des Perikards ist z.B. die Steigerung des venösen Rückflusses während der Ventrikelsystole [6]. Ferner soll das Perikard die linksventrikuläre Hypertrophie nach Training vermindern [8]. Schließlich sollen vagale Rezeptoren im Perikard einen Einfluß auf den Blutdruck und Puls haben, wenn der intraperikardiale Druck steigt [25].

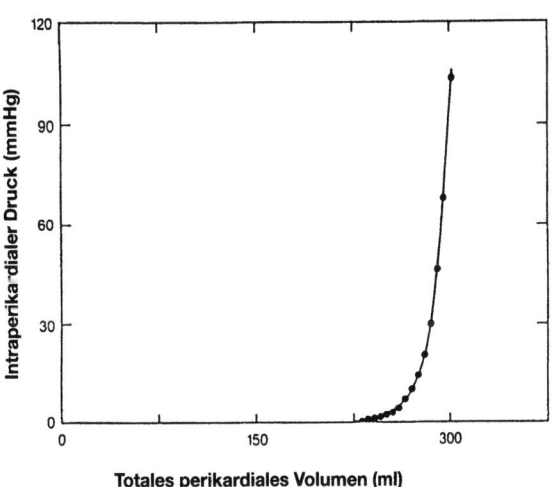

Abb. 1. Druck-Volumen-Relation des Perikardsackes (nach [20]). Pathophysiologisch bedeutsam ist die Dehnbarkeit des Perikardsackes nach Hinzufügen von Volumen in einer Menge über 200 ml. Bei akuter Volumenzunahme unter 200 ml kann der Perikardsack dieses ohne wesentliche Druckzunahme infolge Dehnung aufnehmen. Danach kommt es allerdings zu einer schnellen Druckzunahme, was wiederum leicht zur Kompression des Herzens (Tamponade) selbst führen kann.

Perikarditis

Die Diagnose einer Perikarditis basiert auf klinischen Befunden wie Brustschmerzen, Reibegeräusch und wechselnden EKG-Befunden. Die Echokardiographie erbringt hier nicht nur die Diagnose eines konsekutiven Ergusses, sondern zeigt auch die eingeschränkte Pumpfunktion bei Perimyokarditis auf. Die zugrundeliegende Ursache kann entweder idiopathisch, viral, bakteriell oder hämorrhagisch in Zusammenhang mit malignen Tumoren, Myokardinfarkt, Urämie, Tuberkulose oder Bestrahlung sein. Ferner findet man Perikarditiden bei Autoimmunerkrankungen, rheumatischem Fieber, Lupus erythematosus, nach Traumata und selten nach Medikamenteneinnahme. Häufig kann die Ursache nicht geklärt werden. In den letzten Jahren ist infolge der zunehmenden Bypassoperationen die Postkardiotomie-Perikarditis häufig geworden. Diese führt jedoch in nur etwa 1 % der Fälle zu einem konsekutiven Erguß [28]. Bei klarer Anamnese wird man somit eine Perikardpunktion nicht zu diagnostischen Zwecken durchführen.

Perikarderguß

Die Anhäufung von Flüssigkeit im Perikard kann zu einer verminderter Ventrikelfüllung und – wie oben dargestellt – zu massiven hämodynamischen Veränderungen führen. Hierbei ist die Geschwindigkeit, mit der sich der Erguß entwickelt, von Bedeutung. Sich langsam entwickelnde Ergüsse können unter Um-ständen mehrere Liter betragen, ohne daß die Funktion des Herzens wesentlich eingeschränkt wäre. Andererseits können bereits 150 ml akut im Perikardraum zu einer Tamponade mit Kompression des rechten Ventrikels führen. Dies kann bei malignen Prozessen mit Versteifung des Perikards noch dramatischer sein.

Perikardtamponade

Wenn infolge eines Perikardergusses der intraperikardiale Druck den des rechten Ventrikels in der Diastole übersteigt, ist die Ventrikelfüllung behindert, was sich in verminderten Volumina und einem verminderten Herzzeitvolumen bemerkbar macht [9, 22, 23, 26]. Durch Vermittlung des Sympathikus steigen kompensatorisch die Herzfrequenz und die Kontraktilität an. Durch den reflektorischen Anstieg des peripheren Widerstands kann der Blutdruck noch für eine gewisse Zeit aufrechterhalten werden. Schließlich fällt aber der arterielle Blutdruck und mit ihm die Perfusion des Herzens und anderer Organe ([13], Abb. 2) ab. Dies mündet in einem Circulus vitiosus und endet ohne Perikardpunktion tödlich.

Bei vorbestehender Hypovolämie sind die Zeichen der Tamponade untypisch [2], ebenso bei Herzinsuffizienz [23]. Die typischen Zeichen der Tamponade stellen sich dann bei Auffüllung des Blutvolumens wieder ein ([14], Abb. 3). Bei der Katheterisierung des rechten Vorhofs fehlt typischerweise das y-Tal der rechtsatrialen Druckkurve.

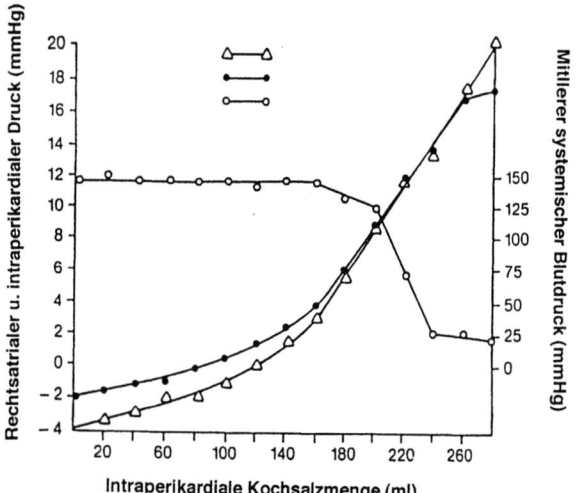

Abb. 2. Herstellen einer experimentellen Perikardtamponade nach Fowler [12] durch Injektion von Kochsalz in den Perikardsack. Ab einer Menge von 160 ml kommt es beim Hund zu einem Anstieg des intraperikardialen und rechtsatrialen Druckes, die sich einander angleichen. Währenddessen fällt der mittlere systemische arterielle Druck rapide ab.

5.1 Perikarderkrankungen

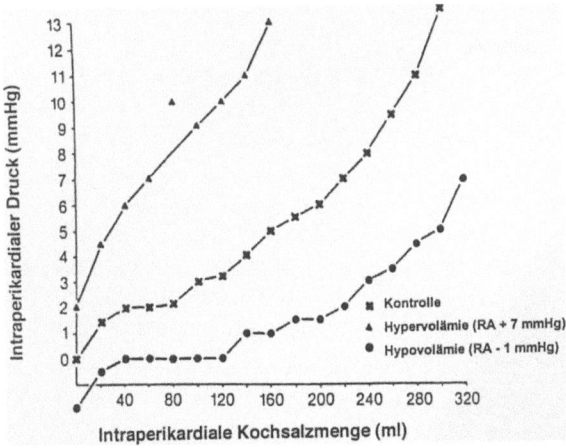

Abb. 3. Der intraperikardiale Druckanstieg ist abhängig vom Bewässerungszustand [14]. Bei Hypovolämie kommt es zu einem deutlich geringeren Druckanstieg im Gegensatz zu einem hypervolämischen Kreislaufsystem mit einem rechtsatrialen Druck von 7 mmHg.

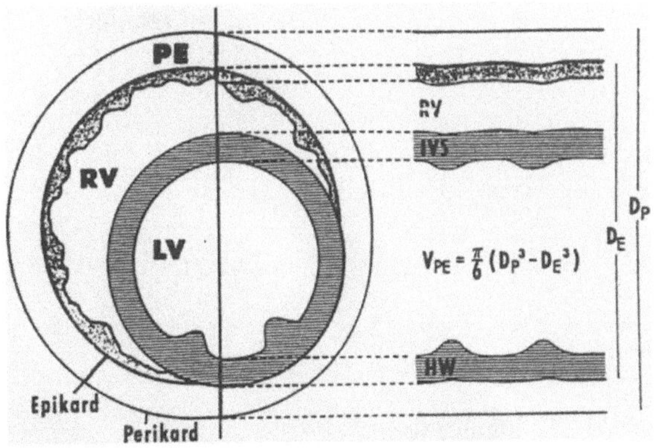

Abb. 4. Bestimmung der Perikardergußmenge nach einer Faßformal (nach [11] und [21]). Das Herz ist im Linksparasternalschnitt angelotet worden. *DE* Durchmesser des Herzens von Epikard zu Epikard, *DP* Durchmesser des Herzens von Perikard zu Perikard, *RV/LV* rechter/linker Ventrikel, *IVS* interventrikuläres Septum, *HW* Hinterwand

Echokardiographie. Die sichere bettseitige Diagnose des Perikardergusses mittels Echokardiographie seit der initialen Untersuchung von Edler 1955 markiert den Beginn der klinischen Entwicklung der Echokardiographie [10, 12].

Die geringe Echogenität des Ergusses läßt diesen i. allg. leicht vom Myokard oder Epikard unterscheiden, und die Diagnose gelingt dem Erfahrenen innerhalb weniger Minuten mit der zweidimensionalen Echokardiographie bei parasternaler oder subkostaler Anlotung sowie im Vierkammerblick. Allerdings muß unbedingt ein falsches "gain setting" oder eine falsche Schallkopfposition ausgeschlossen sein, und es muß differentialdiagnostisch an Tumoren, Hernien, die thorakale Aorta, einen großen linken Vorhof, Pseudoaneurysmen und insbesondere an einen linksseitigen Pleuraerguß gedacht werden. Bei klinischem Zweifel ist eine computertomographische Untersuchung in Erwägung zu ziehen.

Mit einer einfachen Formel läßt sich das Volumen abschätzen (s. Abb. 4), häufig genügt eine einfache Unterscheidung in kleinen, mittelgroßen und großen Perikarderguß. Letzterer wird häufig als "swinging heart"-Syndrom bezeichnet. Dieses kann Bilder einer systolischen Vorwärtsbewegung des anterioren Mitralsegels (sonst pathognomonisch für die hypertroph-obstruktive Kardiomyopathie) oder einen Mitralklappenprolaps imitieren.

Ursachen für eine Fehldiagnose können falsche Ableitbedingungen, perikardiale Verdickung, Pleuraergüsse, Vergrößerung des linken Vorhofs, Aneurysmata und parakardiales Fettgewebe sein. Ein Beispiel für einen Perikarderguß bei gleichzeitig vorliegendem Pleuraerguß zeigt Abb. 5.

Perikardergußpunktion. Nach Feststellung eines hämodynamisch wirksamen Perikardergusses – klinisch am schnellsten mittels Ultraschall z. B. bei diastolischer Kompression des rechten Ventrikels durch den Erguß – ist die absolute Indikation zur Perikardpunktion gegeben. Diese erfolgt am besten auf einer Intensivstation oder in einem Echokardiographielabor in der Nähe einer Intensivstation. Hierzu erforderlich ist ein komplett ausgestatteter Verbands- und Notfallwagen. Durch die Ultraschalluntersuchung wird zunächst geklärt, wo sich der geeignete Ort für die Punktion befindet. Dieser kann nicht generell angegeben werden. Wichtig ist ein möglichst großer Raum zwischen Perikardsack und Epikard. Übliche Punktionsstellen sind subxyphoidal sowie im Bereich oder oberhalb der Herzspitze. Ist der Erguß gekammert, so kann eine Punktion nicht zu der gewünschten hämodynamischen Entlastung führen. Nach Hautdesinfektion, Lokalanästhesie und steriler Abdeckung wird mit der Nadel eines F7-Desilets unter Ultraschallkontrolle punktiert, wobei darauf zu achten ist, daß Gefäße an der unteren Kante der Rippen verlaufen. Läßt sich blutiger Perikarderguß punktieren, sollte sofort eine Sauerstoffsättigungsanalyse zum Ausschluß einer Ventrikelpunktion durchgeführt werden. Bei korrekter Punktion liegen der PO_2 und die Sauerstoffsättigung deutlich unter

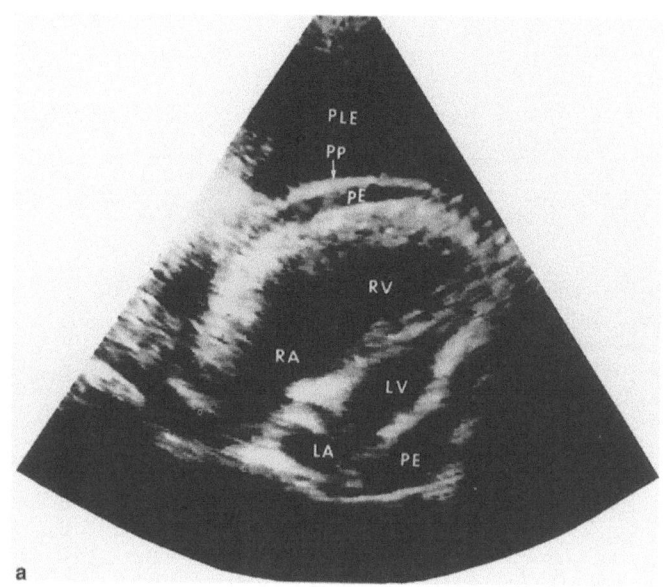

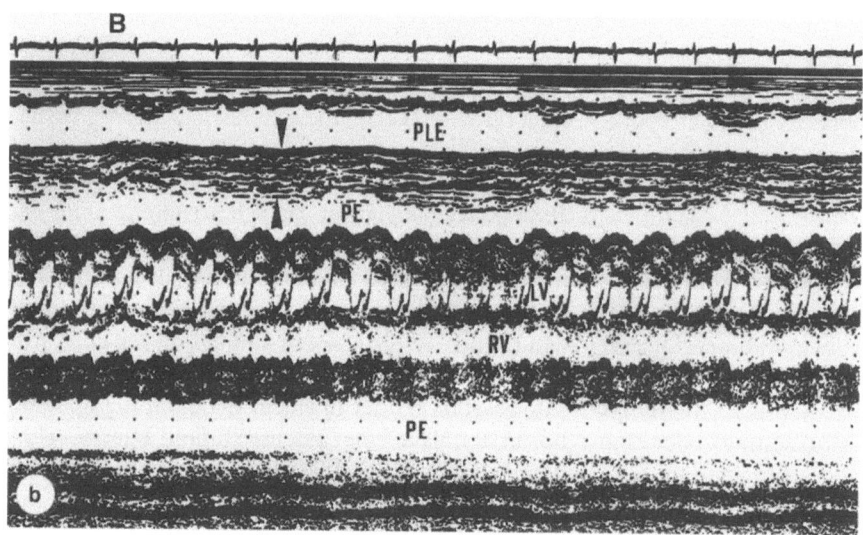

Abb. 5a, b. Zweidimensionales Echokardiogramm in einem Patienten mit kleinerem Perikarderguß (*PE*) und einem begleitenden Pleuraerguß (*PLE*). **a** Das parietale Perikard ist interponiert zwischen 2 Flüssigkeitsräumen, was die Bestimmung seiner Dicke erlaubt. **b** Das verdickte Perikard (*Pfeile*) bei einem Patienten mit maligner Infiltration des parietalen Perikards. Die Aufzeichnung wurde von paarascapulär durchgeführt. *RV* rechter Ventrikel, *RA* rechter Vorhof, *LV* linker Ventrikel, *LA* linker Vorhof (nach [7])

venösen Werten. Über die noch liegende Nadel wird dann handagitiertes Gelifundol (ca. 1–2 ml) injiziert, dies führt zu einer deutlichen Echogenitätssteigerung im Perikardraum. Finden sich Kontrastmittelbläschen im Herz, so ist die Nadel zu entfernen und mittels Ultraschall das Herz sowie der Perikardraum zu beobachten. Bei klinischer Verschlechterung ist der Kardiochirurg umgehend hinzuzuziehen und eine korrekte Punktion zu erzwingen. Zeigt die Kontrastultraschalluntersuchung die korrekte Position der Nadel, deren Spitze auch manchmal direkt im Ultraschall gesehen werden kann, so wird über die Nadel der Draht und anschließend das Desilet eingeführt, wobei die dicke Hülse nicht komplett eingeführt werden muß. Über das Desilet kann dann unter zu Hilfenahme eines kleinen Ventils („Müffchen") ein Pigtailkatheter eingeführt werden und dort auch mehrere Tage bei nachlaufendem Erguß belassen werden. Die Katheterlage sollte abschließend nochmals mit Ultraschall und Kontrastmittel überprüft werden. Proben des Punktats werden in die Mikrobiologie, Pathologie und das Labor (LDH, freies Hb und Eiweiß) geschickt. Bei Belassen des Katheters kann ein Perikardreiben, welches auskultiert werden kann, auftreten und beweist, daß kein größerer Erguß vorhanden ist [11, 16, 21].

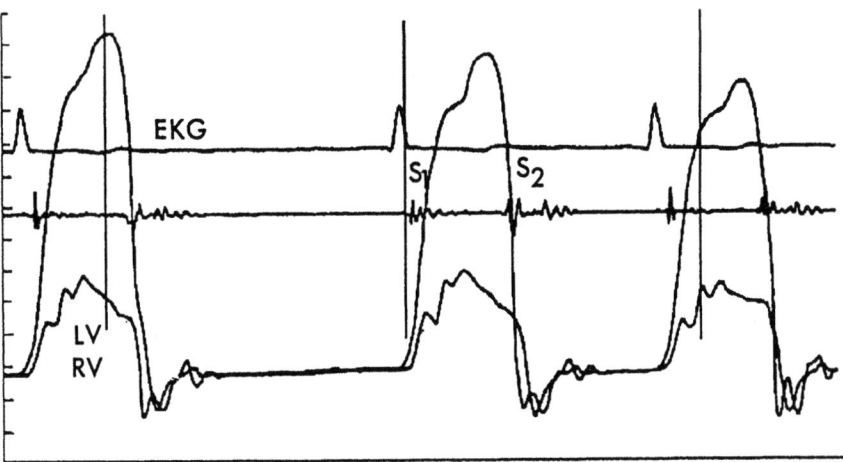

Abb. 6. Simultane Abbildung von rechts- und linksventrikulärem Druck bei konstriktiver Perikarditis (nach [29]). Es zeigt sich ein diastolischer Druckanstieg mit einem Dip- und Plateau-Phänomen, d. h., der maximale Druck wird in beiden Ventrikeln nicht sofort, sondern erst nach einem oder mehreren vorgeschalteten Druckgipfeln

Konstriktive Perikarditis

Diese ist meist durch ein verdicktes Perikard über allen Herzkammern charakterisiert, was zu einem restriktiven Füllmuster bei der Ventrikelfüllung führt [25]. Ätiologisch sind anzuschuldigen die Tuberkulose, Viren, chronisches Nierenversagen, Lupus erythematodes, rheumatoide Arthritis, Bestrahlung und andere Ursachen.

Die verminderte diastolische Dehnbarkeit führt zu verminderten Ventrikelvolumina, vermindertem Herzzeitvolumen und erhöhten diastolischen Drücken. Da die Ventrikelfüllung in der schnellen Füllungsphase erfolgt, bleibt der Ventrikeldruck in der mittleren bis späten Diastole konstant – auch während der Vorhofejektion –, und es zeigt sich ein „Dip-Plateau"-Phänomen in der Ventrikeldruckkurve (s. Abb 6). Die intrathorakalen Drücke können nicht auf das Herz fortgeleitet werden, es findet sich somit kein Abfall des rechtsatrialen Druckes oder Anstieg des venösen Rückflusses während der Inspiration. Bei manchen Patienten kann sogar der venöse Druck mit der Inspiration ansteigen (Kußmaul-Zeichen, [25]). Bei der Katheteruntersuchung zeigen sich die Drücke des gesamten rechten Kreislaufsystems einander ähnlich (Abb. 7).

Obwohl die diastolischen Volumina und damit auch die Schlagvolumina der Ventrikel reduziert sind, wird das Herzzeitvolumen durch einen erhöhten Sympathikotonus und eine Tachykardie aufrechterhalten. Bei schwerer Perikarditis fällt das Schlagvolumen mit der Tachykardie. Die Gesamtkonstellation begünstigt die Entwicklung einer myogenen Herzinsuffizienz, wobei die systolische Ventrikelfunktion lange erhalten bleibt [15, 21].

Eine Reihe von echokardiographischen Charakteristika sind für die konstriktive Perikarditis beschrieben worden, ohne allerdings – anders als beim Erguß – diagnostisch beweisend zu sein. Hierzu gehört die Verdickung des Perikards, normal große oder leicht vergrößerte Vorhöfe, dilatierte Vena cava inferior und plötzliches Sistieren der diastolischen Füllung [7].

Nach den Untersuchungen von Hatle et al. kann eine restriktive Kardiomyopathie von der konstriktiven Kardiomyopathie mittels Dopplerechokardiographie unterschieden werden. Während unter Normalbedingungen die Hämodynamik ähnlich ist, findet sich bei konstriktiver Perikarditis eine Verlängerung der isovolumetrischen Relaxationszeit und der frühen Flüsse über die Mitral- und Trikuspidalklappe mit dem Beginn der Inspiration und Exspiration. Diese Phänomene finden sich nicht bei Normalpatienten und bei Patienten mit restriktiver Kardiomyopathie [3, 17, 19]. Eine Übersicht über die echokardiographischen und dopplerechokardiographischen Möglichkeiten bei Perikarderkrankungen geben Bansal u. Chandrasekaran [4] und Acquatella [1].

Die Herzkatheteruntersuchung zeigt bei der konstriktiven Perikarditis einen Ausgleich der diastolischen Drücke in allen Herzkammern und ein „Dip-Plateau"-Phänomen (s. Abb. 6). Eine Endomyokardbiopsie kann bei der schwierigen Differentialdiagnose weiterhelfen. Allerdings schließt eine normale Biopsie eine restriktive Kardiomyopathie nicht aus [5].

Einige wertvolle Hinweise zur Differentialdiagnose perikardialer Erkrankungen gibt die Tabelle 1 [29].

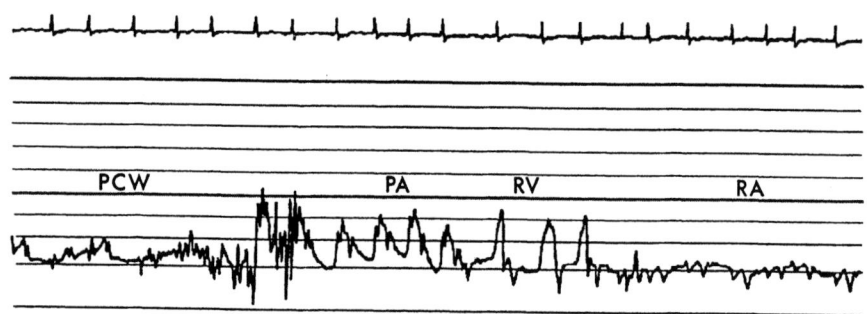

Abb. 7. Angleichung von PCW-, PA-, RV- und RA-Drücken bei konstriktiver Perikarditis (nach [29])

Tabelle 1. Differentialdiagnose Perikardtamponade, konstriktive Perikarditis, restriktive Kardiomyopathie (nach [29])

Klinische Beobachtung	Tamponade	Konstriktive Perikarditis	Restriktive Kardiomyopathie
Perikarderguß	+	–	–
Perikardverkalkung	–	oft +	–
Pusus paradoxus	+	–	–
Kussmaul-Zeichen	–	oft +	–
Gleiche enddiastolische Drücke	+	+	+
Dip-Plateau-Phänomen	–	+	+
Spitzen-PA-Druck	35–60	< 50	> 50
Resp. Änderung des venösen Drucks	+	–	+

Literatur

1. Acquatella H (1989) Echocardiographic evaluation of the spectrum of pericardial disease: An overview. Echocardiography 6: 35–43
2. Antman EM, Cargrill V, Grossman W (1979) Low-pressure cardiac tamponade. Ann Int Med 91: 403–406
3. Appleton CP, Hatle LK, Popp RL (1988) Cardiac tamponade and pericardial effusion: respiratory variation in transvalvular flow velocities studied by Doppler echocardiography. J Am Coll Cardiol 11: 1020–1030
4. Bansal RC, Chandrasekaran K (1989) Role of echocardiography and Doppler techniques in the evaluation of pericardial diseases. Echocardiography 6: 293–315
5. Benotti R, Grossmann W, Cohn PF (1980) Clinical profile of restrictive cardiomyopathy. Circulation 61: 1206–1212
6. Brecher GA (1956) Venous return. Grune & Stratton, New York
7. Ckes I (1993) Pericardial disease. In: Roelandt JRTC, Sutherland GR, Iliceto S, Linker DT (eds) Cardiac ultrasound. Churchill Livingstone, Edinburgh, pp 543–556
8. Cocksey J, Schamiel K, Bomze H (1976) Effect of digitoxin on cardiac hypertrophy induced by pericardiectomy and exercise. Cardiovasc Res 10: 633–645
9. Craig RJ, Whalen RE, Behar VS et al. (1968) Pressure and volume changes of the left ventricle in acute cardiac tamponade. Am J Cardiol 22: 65–74
10. Edler I (1956) Diagnostic use of ultrasound in heart disease. Acta Med Scand 152 (Suppl 308): 32–58
11. Erbel R (1986) Perikarderguß – Überschätzung durch Sonographie. Ultraschall Klin Prax 1: 41–42
12. Feigenbaum H, Waldhausen JA, Hyde LP (1965) Ultrasound diagnosis of pericardial effusion. J Am Med Assoc 191: 711–715
13. Fowler NO (1976) Cardiac diagnosis and treatment, 2nd edn. Harper & Row, Hagerstown, MD
14. Fowler NO (1978) Diseases of the pericardium. Curr Probl Cardiol 2: 3
15. Gasch WH, Peterson KL, Shabetai R (1974) Left ventricular function in chronic constrictive pericarditis. Am J Cardiol 34: 107
16. Goldberg B, Pollack HM (1973) Ultrasonically guided pericardiocentesis. Am J Cardiol 31: 490–494
17. Gonzalez MS, Basnight MA, Appleton CP (1991) Experimental cardiac tamponade: A hemodynamic and Doppler echocardiography reexamination of the relation of right and left heart ejection dynamics to the phase of respiration. J Am Coll Cardiol 18: 243–252
18. Harvey RM, Ferrer MI, Cathcart RT et al. (1953) Mechanical and myocardial factors in chronic constrictive pericarditis. Circulation 8: 695
19. Hatle LK, Appleton CP, Popp RL (1989) Differentiation of constrictive pericarditis and restrictive cardiomyopathy by Doppler echocardiography. Circulation 79: 357–366
20. Holt JP (1970) The normal pericardium. Am J Cardiol 26: 455–465
21. Merx W, Schweizer P, Krebs W, Effert S (1979) Verbesserte Punktionstechnik des Perikards und Quantifizierung von Perikardergüssen mittels Ultraschall. Dtsch Med Wochenschr 104: 19–21
22. Pegram BL, Kardon MB, Bishop VS (1975) Changes in left ventricular internal diameter with increasing pericardial pressure. Cardiovasc Res 9: 707–714
23. Reddy PS, Curtis EL, O'Toole JD et al. (1978) Cardiac tamponade: Hemodynamic observations in man. Circulation 58: 265–272
24. Roberts WC, Spray TL (1976) Pericardial heart disease: A study of its acuses, consequences, and morphologic featur-

es. In Spodick DH (ed): Pericardiac Diseases, pp 11–65 Philadelphia, FA Davis
25. Shabetai R (1981) The pericardium. Grune & Stratton, New York
26. Shabetai R, Mangiardi V, Ross J Jr et al. (1979) The pericardium and cardiac function. Prog Cardiovasc Dis 22: 107–134
27. Spodick DH (ed) (1976) Pericardial diseases. Davis, Philadelphia, pp 11–65
28. Weitzmann LB, Tinker WP, Kronzon I et al. (1984) The incidence and natural history of pericardial effusion. Circulation 69: 506–514
29. Yang SS, Bentivoglio LG, Maranhao V, Goldberg H (1988) Assessment of pericardial compressive diseases. In: Yang SS, Bentivoglio LG, Maranhao V, Goldberg H (eds) From cardiac catheterization data to hemodynamic parameters. Davis, Philadelphia, 302–313

5.2 Herztumoren

F.W. Hehrlein

Einleitung

Primäre Herztumoren sind selten. Ihr Vorkommen wird in größeren Autopsieserien in einer Häufigkeit von 0,001–0,03% angegeben [26, 41]. Als Erklärung für ihre geringe Inzidenz mag dienen, daß das Herz eher zu degenerativen als zu regenerativen Reaktionen neigt und daß nur sehr bescheidene mitotische Aktivitäten vom Herzmuskel ausgehen. Des weiteren können die nur gering ausgebildeten lymphatischen Verbindungsbahnen in Kombination mit einem vergleichsweise raschen intrakardialen Blutfluß bei stets aktiver Muskeltätigkeit und nicht zuletzt der spezifische Metabolismus des Herzmuskels dafür verantwortlich gemacht werden, daß auch metastatische Prozesse am Herzen weniger häufig zu registrieren sind.

Dennoch haben durch die heutigen Screeningmethoden und die deutlich verbesserten diagnostischen Möglichkeiten die Herztumore in den letzten Jahrzehnten zunehmend an klinischer Bedeutung gewonnen, zumal mit Beginn der offenen Herzchirurgie immer mehr Behandlungs- und Heilungschancen realisiert werden konnten.

Historisches

Realdo Columbo, auch R. Columbus genannt, darf als Erstbeschreiber eines intrakardialen Tumors gelten, wie in seinem 1559 in Venedig erschienenen und 1562 in Paris herausgegebenen Werk „De re anatomica" nachzulesen ist. Weitere frühe Berichte über Herzneoplasmen stammen von Malpighi aus dem Jahre 1666 und Morgagni aus dem Jahre 1762 [14, 38, 45]. Erst im 19. Jahrhundert entdeckt man bei Tumorbeschreibungen des Herzens deutlichere klinische Bezüge. Zu erwähnen sind hier vor allem Allen Burns' "Observations of some of the most frequent and important diseases of the heart" (London 1809) und T.W. Kings Beschreibungen linksatrialer Tumore aus dem Jahr 1845. Letztere müssen wohl heute alle als Myxome angesehen werden [9, 32, 70].

Die erste umfassende Monographie über Herztumore, die für viele Jahre auch hinsichtlich der Klassifikation der Neoplasmen richtungweisend blieb, stammt von Ivan Maheim aus dem Jahre 1945.

6 Jahre später veröffentlichte Prichard eine mehr histopathologisch orientierte Übersicht über 150 Fälle benigner und maligner Neoplasmen [37, 50].

Bis zur Mitte unseres Jahrhunderts wurde die Diagnose eines Herztumors vorwiegend bei der Autopsie gestellt [6, 25, 65]. Allerdings hat bereits 1934 Barnes prämortal ein primäres Sarkom elektrokardiographisch und bioptisch gesichert [4]. Die erste cineangiographische Darstellung eines Myxoms gelang Goldberg im Jahre 1952, ohne daß jedoch eine erfolgreiche chirurgische Konsequenz gezogen werden konnte [25].

Die operative Behandlung von Herztumoren konnte erst mit Einführung der extrakorporalen Zirkulation Aussicht auf wirksame Therapie und befriedigende Langzeitergebnisse gewinnen. Berichte über entsprechende Anfangserfolge sind verbunden mit den Namen von Crafoord, Bigelow, Scannel, Newman u. a. [7, 18, 47, 59].

Vorkommen und Klassifikation

Im Gegensatz zu den primären Herztumoren (Häufigkeit ca. 0,001–0,03%) werden metastatische Prozesse des Herzens und des Perikards weit häufiger gefunden und mit einer Inzidenz von 1,5–3% in der Literatur aufgeführt. Die Klassifikation der Herztumore hat in den letzten 50 Jahren einen häufigen

Wechsel erfahren, der sich damit begründet, daß der früher oft nur zufällige Autopsiebefund immer enger einem klinisch relevanten Krankheitsbild zugeordnet werden konnte. Auch die derzeit gültige und von vielen pathologischen Instituten und herzchirurgischen Zentren genutzte Klassifizierung ist immer noch nicht einheitlich und bedürfte einer Revision, die sowohl hinsichtlich der Histopathologie als auch der chirurgischen pathologischen Anatomie eine breite Akzeptanz findet. Die 1945 bei Masson in Paris veröffentlichte anatomisch-klinische Studie von Ivan Maheim «Les tumeurs et les polypes du cœur» ist seit langem überholt und differenzierteren Erkenntnissen gewichen. Maheim unterscheidet 4 Gruppen: primäre Tumore, sekundäre Tumore, okklusiv wachsende Polypen und sog. pendelnde oder thrombogene Polypen in der großen Strombahn. Seine Untergliederung weist neben Myxomen, Sarkomen, sekundären Neoplasmen, Fibromen, Angiomen, Lipomen und Thromben noch eine Gruppe nicht fest zu determinierender Neoplasmen auf (Tab. 1).

Vorwiegend histomorphologisch wurde von McAllister [41] und Fenoglio das umfangreiche Krankenmaterial des AFIP in Washington (Armed Forces Institute of Pathology) in Washington aufgearbeitet, auf dessen Einteilung noch näher einzugehen ist (Tab. 2). Etwas verändert, aber im Umfang ähnlich ist die Klassifizierung nach N.A. Silverman, die jedoch ebenfalls von der Histomorphologie geprägt ist (Tab. 3).

Für die kardiologisch-kardiochirurgische Kommunikation im täglichen klinischen Betrieb erscheint eine grob schematische Einteilung in 3 Gruppen nützlich und ausreichend:
- Primäre Herztumore
- Sekundäre (metastatische) Herztumore
- Pseudotumore des Herzens

Primäre Herztumore

Etwa 75% der primären Neoplasmen des Herzens sind benigne. Von diesen können heute die meisten durch ausgedehnte chirurgische Resektionen ohne größere Rezidivgefahr zur Abheilung gebracht werden.

Tabelle 1. Herztumorklassifikation nach Maheim (1945)

Typ	Linkes Herz	Rechtes Herz	Total
Undefiniert	41	11	52
Thrombus (en bloc)	45	11	56
Myxom	68	14	82
Primäres Sarkom	10	10	20
Sekundäres Neoplasma	12	12	24
Fibrom	8		8
Angiom	3	1	4
Lipom	1	3	4
Total	188	62	250
Primäre Tumore	90	28	118
Sekundäre Tumore	12	12	24
Okklusive Polypen	137	37	174
Embolisierende Polypen	43		43
Plötzlicher Tod	23	6	29

Tabelle 2. Herztumorklassifikation nach McAllister und Fenoglio (1978)

Typ	n	%	Typ	n	%
Benigne			Maligne		
Myxom	130	24,2	Angiosarkom	39	7,3
Lipom	45	8,4	Rhabdomyosarkom	26	4,9
Papilläres Fibroelastom	42	7,9	Mesotheliom	19	3,6
Rhabdomyom	36	6,8	Fibrosarkom	14	2,6
Fibrom	17	3,2	Lymphom	7	1,3
Hämangiom	15	2,8	Extraskeletäres Osteosarkom	5	
Teratom	14	2,6	Neurogenes Sarkom	4	
Mesotheliom des AV-Knotens	12	2,3	Teratom	4	
Granulosazelltumor	3		Thymom	4	
Neurofibrom	3		Leiomyosarkom	1	
Lymphangiom	2		Liposarkom	1	
			Synoviales Sarkom	1	
Subtotal	319	59,8	Subtotal	125	23,5
Perikardiale Zyste	82	15,4	Total	533	100,0
Bronchogene Zyste	7	1,3			
Subtotal	89	16,7			

Tabelle 3. Herztumorklassifikation nach Silverman (1981)

Klassifikation	Klassifikation
Benigne (75%)	Maligne (25%)
Myxom (50%)	Sarkom (20%)
Rhabdomyom (20%)	Angiosarkom
Lambl-Exkreszenz	Hämangionendotheliosarkom
Fibrom	Kaposi-Sarkom
Lipom	Rhabdomyosarkom
Hämangiom	Leiomyosarkom
Lymphangiom	Osteosarkom
Mesotheliom	Chondrosarkom
Teratom	Neurogenes Sarkom
Thyreoides Adenom	Lymphom
Chemodectom	Plasmozytom
Neurilemmom	Mesenchymom
Ganglioneurom	
Klappenzyste	
Granulärzelliges Myoblastom	

Da selbst maligne Neoplasmen des Herzens inzwischen immer häufiger operativ angegangen werden, ist eine bessere Kenntnis der Art und der Verteilung der histologischen Strukturen und des biologischen Verhaltens der Mißbildungen von besonderer Wichtigkeit.

Während bei Erwachsenen ganz eindeutig die Myxome, Lipome, papillären Fibroelastome und Hämangiome dominieren, spielen bei Säuglingen und Kindern die Rhabdomyome und Teratome bzw. die Rhabdomyosarkome und malignen Teratome die größte Rolle, da sie bis zu 75% der kindlichen Herztumore ausmachen.

Sekundäre (metastatische) Herztumore

Metastatische Herztumore sind um ein Mehrfaches häufiger als primäre Tumore, und unter ihnen spielt die karzinomatöse Invasion eine wesentlich größere Rolle als der sarkomatöse Befall. Nach W.C. Roberts ist das Herz bei etwa 10% der Patienten mit malignen Neoplasmen betroffen, von denen 85% sich am Perikard manifestieren [56]. Mit Ausnahme der Malignome des zentralen Nervensystems kann jeder maligne Tumor, ganz gleich von welchem Organ, ins Herz metastasieren [42]. Bei der häufigen Tumorbesiedelung des Herzens und des Perikards durch Karzinome der Lunge und des Ösophagus ist in etwa der Hälfte der Fälle ein direktes Einwachsen des Tumorgewebes zu beobachten. Als weiterer Kontaminationsweg kommt die retrograde lymphogene Ausbreitung in Frage. Eine in letzter Zeit häufiger als chirurgisch angehbar beschriebene Form von sekundärer Tumorbesiedlung stellt das Einwachsen venöser Tumormassen aus dem unteren Hohlvenenbereich, insbesondere bei Nierenkarzinomen und Leberzellkarzinomen dar. Die hämatogene Aussaat ist insbesondere bei metastasierenden Melanomen sowie für metastasierende Sarkome und maligne Lymphome verantwortlich für die Tumorbesiedlung des Herzens.

Pseudotumore des Herzens

Zahlreiche epikardiale, intramurale und intrakavitäre Gewebeansammlungen oder Gewebeverdichtungen können einen Herztumor nachahmen. Hierzu gehören vor allem endothelialisierte Thromben, Zysten, Abszesse, verkalkte Hämatome, Fremdkörper, Myokardbänder, Chiari-Fäden, Papillarmuskelhypertrophien sowie kongenitale Divertikel und Varizen. Alle diese Veränderungen werden heute durch die sehr subtile und verbesserte Echodiagnostik viel häufiger als früher entdeckt und schaffen vor allem dann Verwirrung, wenn kardiale Beschwerden, wie z.B. Leistungsminderung oder Rhythmusstörungen, mit ihnen in Zusammenhang gebracht werden. Über die Häufigkeit ihres Vorkommens bestehen zur Zeit noch sehr uneinheitliche Angaben.

Allgemeine klinische Zeichen

Solange Herztumore nicht durch Obstruktion von Einmündungs- oder Ausstromgebieten oder durch Funktionsveränderungen von Herzklappen die Hämodynamik deutlich beeinflussen, bleiben ihre klinischen Zeichen uncharakteristisch. Die lange Symptomlosigkeit von Herztumoren wird mit dem in der Regel sehr langsamen Tumorwachstum und der relativen Resistenz der Herzklappen, des Reizleitungssystems und der Myokardgefäße gegenüber der Tumorinvasion erklärt [26]. Eine weitere Rolle spielt der vorwiegend aerobe Stoffwechsel des Herzmuskelgewebes gegenüber dem vordringlich anaeroben Metabolismus der Tumorentwicklung. Als klinische Leitsymptome imponieren schweres, unbehandelbares und progredientes Herzversagen ohne plausiblen Grund, vorwiegend hämorrhagische Perikardergüsse, schnell wechselnde Rhythmusstörungen sowie Brustschmerz mit Atemnot (ohne weitere Hinweise auf eine koronare Herzerkrankung). Gerade dann, wenn verschiedenartige klinische Symptome und Labordaten nicht zueinander passen, sollte man an das Vorliegen eines Tumors denken. Bei Auftreten uncharakteristischer kardialer Symptome und gleichzeitig bekannter Malignomerkrankung ist der Verdacht auf einen metastatischen Prozeß am Herzen stets naheliegend.

Allgemeine Diagnostik

Wegen der sehr uncharakteristischen und sich erst spät manifestierenden Symptomatologie der Herztumore kommt einer sehr detaillierten Anamnese eine besondere Bedeutung bei der Diagnosefindung zu. Vor allem im Frühstadium der Erkrankung ist das „daran denken" die wichtigste Voraussetzung. Von den üblichen internistischen Routineuntersuchungsmaßnahmen werden Herztumoren nur unter besonderen Voraussetzungen erfaßt.

Röntgenaufnahmen und Durchleuchtungen des Thorax sind in der Lage, Perikardergüsse bei malignen Prozessen sowie Vergrößerungen von Kammern und Vorhöfen des Herzens bei obstruktiven Veränderungen jeglicher Art zu erfassen. Manchmal geben größere intrakardiale Verkalkungsherde, wie sie ab und zu bei Rhabdomyomen, Teratomen und auch bei Myxomen zu finden sind, den ersten radiologischen Hinweis auf ein Neoplasma.

Im **Elektrokardiogramm** lassen sich bei Ventrikelbefall zumeist unspezifische Rhythmusstörungen nachweisen, wobei vorwiegend ST-T-Strecken-Veränderungen gefunden werden. Auch paroxysmale Sinustachykardien sind zu beobachten. Bei Vorhoftumoren mit entsprechender Dilatation des linken oder rechten Vorhofs tritt Flattern oder Flimmern auf, welches zunächst nur sporadisch zu registrieren ist und im fortgeschrittenen Stadium dauerhaft abgeleitet werden kann. Differentialdiagnostisch muß hier immer an das Vorliegen eines Mitralklappenvitiums gedacht werden. AV-Blockierungen im EKG in Kombination mit Adam-Stokes-Anfällen können die ersten Zeichen einer Tumorinvasion des AV-Knotens oder des Ventrikelseptums sein.

Die **Labordiagnostik** bleibt bei benignen Tumoren weitgehend und bei malignen Neoplasmen für lange Zeit unspezifisch. Anämie, Leukozytose, Hyperglobulinämie, BSG-Erhöhung und Thrombozytopenie werden verständlicherweise am häufigsten gefunden. TNF-Bestimmungen sind nur in seltenen Fällen ergiebig. Echinokokkuszysten des Herzens können durch eine positive Casoni-Reaktion u. U. diagnostisch erhärtet werden.

Unter den **nuklearmedizinischen Untersuchungen** hat sich zum Nachweis maligner Prozesse in jüngerer Zeit vor allem die Gallium-67-Citrat- und Thallium-201-Chlorid-Szintigraphie bewährt.

Herzkatheteruntersuchung und Angiokardiographie

Die äußerst verfeinerten Techniken der Echokardiographie, der Computertomographie und der Magnetresonanztomographie haben den routinemäßigen Einsatz von Herzkatheteruntersuchungen und der Angiokardiographie zur Diagnostik von Herztumoren weitgehend verdrängt. Letztere galten für lange Zeit als der goldene Standard für die Lokalisation intrakavitärer Tumormassen, obwohl die direkte Kontrastmittelinjektion in eine mit Tumor besiedelte Herzkammer nie ganz ohne ein gewisses Emboliesierisiko durchgeführt werden konnte (Abb. 1).

Heute ergänzt man den oft für die Diagnostik ausreichenden Echobefund nur dann durch eine Herzkatheteruntersuchung, wenn es darum geht, präzisere Daten zu erhalten über das Ausmaß der durch den Tumorbefall gestörten Hämodynamik oder wenn eine andere Herzerkrankung zu erwarten ist.

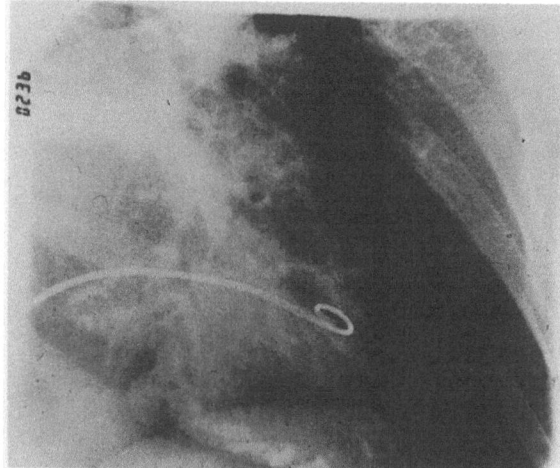

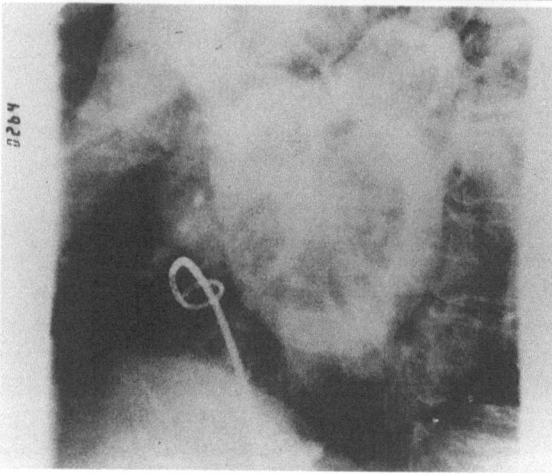

Abb. 1. Lävokardiographie eines im linken Vorhof gelegenen Myxoms

Echokardiographie

Unter den nichtinvasiven Untersuchungstechniken gilt seit den frühen 70er Jahren die Echokardiographie als die beste Methode zum Nachweis von Herztumoren, und sie wird heute stets vor den wesentlich belastenderen Maßnahmen wie direkte retrograde oder transseptale Lävokardiographie und die pulmonale Durchlaufangiographie durchgeführt. Den meisten chirurgischen Arbeitsgruppen genügt inzwischen der von einem erfahrenen Untersucher erstellte Echobefund zur Indikation für einen operativen Eingriff zur Beseitigung eines Herztumors, es sei denn, daß begleitende Erkrankungen oder Koronarveränderungen ausgeschlossen werden müssen [8, 62, 63]. Die zunächst entwickelte M-mode-Technik wurde sehr rasch zur Standardmethode für die Darstellung linksatrialer Neoplasmen, insbesondere von Myxomen. Neben dem direkten Nachweis von Gewebeverdichtungen läßt sich der Tumorbefall durch eine Abnahme des mitralen E-F-Slopes erkennen. Da die Mitralsegel sich bei Tumorfreiheit rascher bewegen, bietet diese Methode einen guten differentialdiagnostischen Anhalt für die Erkennung oder den Ausschluß reiner Mitralstenosen.

Die Grenzen der M-mode-Technik für die Erkennung von Herztumoren ist allerdings bei intramuralen und sehr kleinen intrakavitären Neoplasmen erreicht. Hier bringt die zweidimensionale Echokardiographie inzwischen alle Voraussetzungen für zuverlässige Diagnosesicherung. Mit ihr können Tumorgröße, Lokalisation und Mobilität aufs exakteste

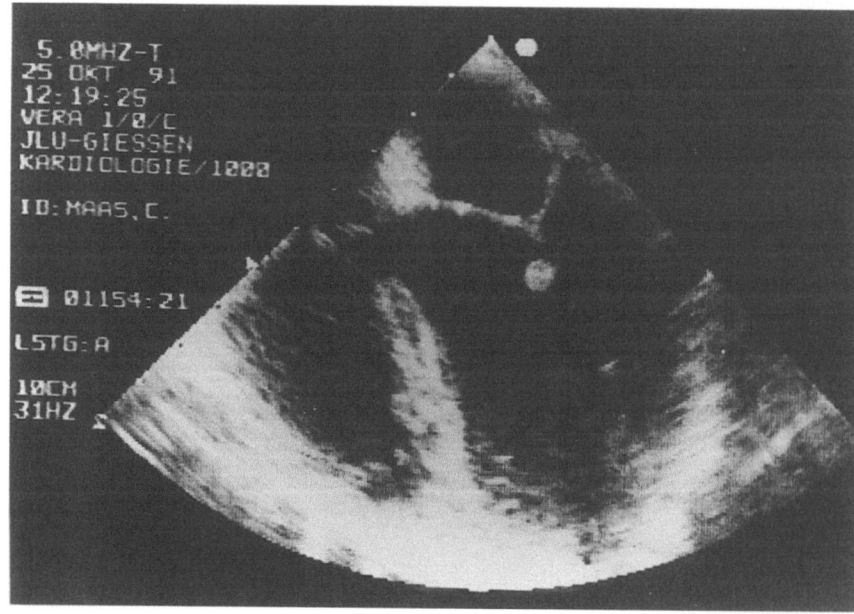

Abb. 2. Transösophageale Echokardiographie eines papillären Fibroelastoms (1,5 cm Durchmesser) an der Mitralklappe eines 33jährigen Patienten

bestimmt werden. Ergänzt durch die transösophageale Echokardiographie und farbcodierte Dopplerflow-Techniken sind zusätzliche Informationen über Klappenbeteiligung, hämodynamische Veränderungen und eventuelle Shuntverbindungen zu gewinnen, die auf schonende Weise ein Maximum an diagnostischer Sicherheit bieten (Abb. 2).

Allgemeines zur Chirurgie der Herztumoren

Frühe Berichte über die erfolgreiche Exstirpation intraperikardialer, jedoch extrakardialer Ventrikelteratome bzw. Lipome liegen von C.S. Beck aus dem Jahre 1936 und E.R. Maurer aus dem Jahre 1951 vor [5, 40].

Ein 1952 von Bahnson u. Newman wegen eines Myxoms des rechten Vorhofs operierter Patient starb 3 Wochen nach dem Eingriff [3]. Verständlicherweise konnten erst nach Einführung der Hypothermie (Bigelow, 1955) und der extrakorporalen Zirkulation (Crafoord, 1954) Myxome des rechten und linken Vorhofs erfolgreich entfernt werden [7, 11, 18, 40, 48, 52]. Trotz der ungeahnten Möglichkeiten, die das Operieren mit der Herz-Lungen-Maschine eröffnete, finden sich auch von großen Zentren bis in jüngere Zeit nur spärliche Berichte über operative Serien primärer Herztumoren, die mehr als 40 Fälle umfassen [Larrieu, Vancouver, 25 Fälle (1982), Dein, Stanford, 42 Fälle (1987), Colley, Houston, 71 Myxome und 56 andere Fälle (1986), Hehrlein, Gießen, 54 Fälle (1993)] [16, 19, 334], (Tab. 4).

Klammert man die Myxome aus, dann reduzieren sich die Erfahrungsberichte erfolgreich operierter primärer Herztumoren nochmals ganz wesentlich und mittelfristige Ergebnisse von Operationen maligner Neoplasmen sind häufig nur in Einzelbeobachtungen zu finden.

Die **operative Technik** zur Behandlung der verschiedenen Arten von Herztumoren ist heutzutage weitgehend standardisiert: Als Zugang zum Herzen bietet die mediane Sternotomie die Vorteile der besten Übersicht aller Herzregionen und der einfachsten Kanülierung der beiden Hohlvenen und der Aorta zum Anschluß der Herz-Lungen-Maschine. Je nach Ausdehnung des Eingriffs und Dauer des induzierten Stillstands kommt in der Regel eine moderate, seltener eine tiefe Hypothermie mit Oberflächenkühlung des Herzens zur Anwendung. Zur Myokardprotektion bevorzugen wir im Gießener Arbeitskreis seit 15 Jahren fast ausschließlich die Kardioplegie nach Bretschneider.

Die Schnittführungen am Herzen werden von der Art, Lokalisation und Ausdehnung des Tumorprozesses bestimmt, wobei nicht selten der Teilersatz von Vorhöfen und Kammerbezirken mit Kunststoffgewebe oder der Klappenersatz notwendig wird. Um Rezidive zu vermeiden oder größtmögliche Radikalität zu gewährleisten, muß bereits beim Ersteingriff eine Exstirpation des neoplastischen Gewebes weit im Gesunden angestrebt werden, was bei der oft engen topographischen Beziehung zum Reizleitungssystem, zu ernährenden Gefäßen oder zum Klappenapparat nicht immer einfach ist.

Bei fortgeschrittener karzinomatöser oder sarkomatöser Entartung kommen neben der bioptischen Diagnosesicherung zum Einleiten einer eventuellen Chemotherapie oder Strahlenbehandlung und neben einer meist nur kurzfristig wirkenden Tumorverkleinerung kaum kurative Maßnahmen in Frage.

Die Indikation zur orthotopen Herz- und Herz-Lungen-Transplantation bei Malignomen wurde wiederholt diskutiert, und es liegen auch vereinzelt Berichte über mittelfristige Transplantationsergebnisse vor [2, 13]. Aufgrund der stets zu befürchtenden generalisierten Störung des Immunsystems bei Tumorpatienten und der Unsicherheit hinsichtlich hämatogener Aussaat bleibt die Indikation zur Organtransplantation bei malignen Neoplasmen des Herzens unserer Meinung nach stets fragwürdig.

Tabelle 4. Primäre Herztumore (Gießen 1968–1993). Gesamtzahl der Herzoperationen mit HLM $n=13479$, Operationen wegen primärem Herztumor $n=54$ (0,4 %)

Benigne Tumore	n	Maligne Tumore	n
Myxom	36	Angiosarkom	3
Papilläres Fibroelastom	4	Immunozytom	1
Lipomatöse Septumhyperplasie	2	Myxofibrosarkom	1
Fibrom	2	Spindelzellsarkom	1
Rhabdomyom	1	Rhabdomyosarkom	1
Lymphangiom	1	Mesotheliom	1

Spezielle Chirurgie primärer benigner Herztumoren

Die Variabilität von Lokalisation, Ausdehnung, histologischem Bild und Heilbarkeit von Tumoren des Herzens und des Perikards ist sehr groß. Seltene Befunde und Behandlungserfolge sind Fallberichten vorbehalten. Dagegen erscheint eine ausgiebigere Darstellung häufigerer Krankheitsbilder gerechtfertigt.

Myxome

Myxome sind die häufigsten primären Herztumore im Erwachsenenalter. In der Zusammenstellung von McAllister und Fenoglio aus dem Krankenmaterial des Armed Forced Institute of Pathology in Washington machen sie 49% aller gutartigen Neoplasmen aus. Im Gießener Krankengut der Jahre 1968–1993 litten 36 (71%) wegen eines Herztumors operierte Patienten an einem Myxom. Nach Literaturangaben sind Frauen häufiger betroffen als Männer [6, 16, 19, 27, 34]. Von den 36 Myxompatienten unseres Krankenguts waren 29 weiblich (70%). Eine familiäre Häufung ist selten, wurde jedoch von Powers bei 24 Patienten nachgewiesen [10, 49].

Die **Ätiologie** der Myxome wurde längere Zeit strittig betrachtet. Vor allem Salyer et al. unterstützten die Theorie, daß sich Myxome aus wandständigen Thromben entwickeln [57]. Auch eine virale Ge-

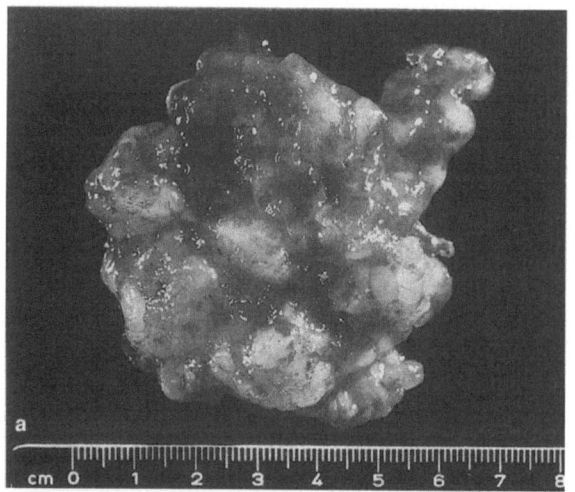

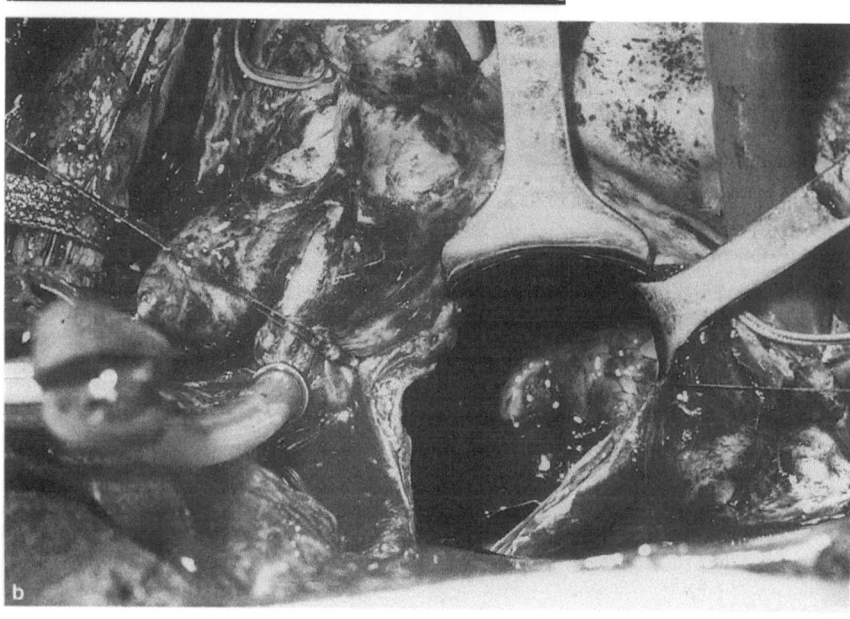

Abb. 3a. Komplettes Resektat eines linksatrialen Myxoms einer 51jährigen Patientin. **b.** Intraoperativer Situs derselben Patientin. Man schaut in den geöffneten linken Vorhof.

5.2 Herztumoren

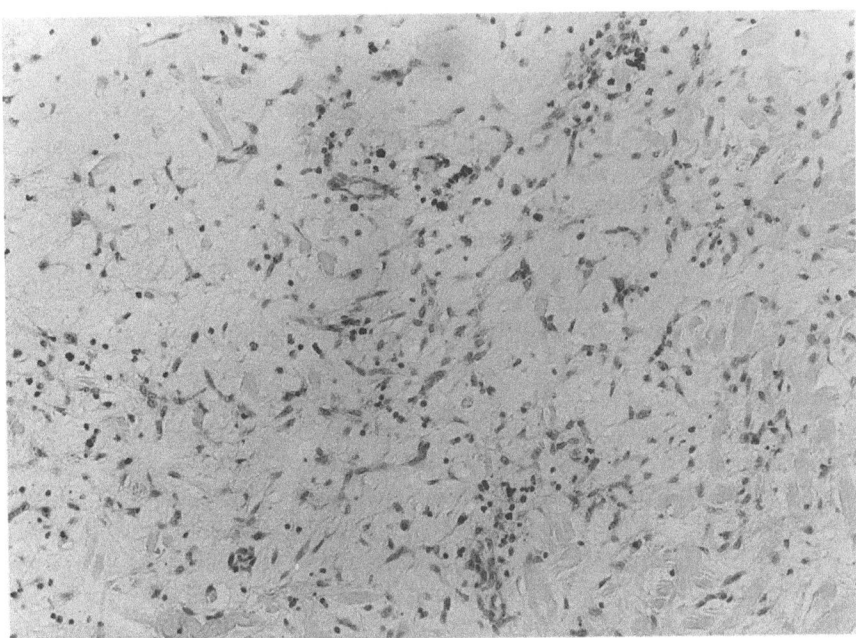

Abb. 4. Kardiales Myxom. Vorwiegend zellarmes, myxoides Stroma mit einzelnen und in kleinen Nestern gelegenen polygonalen mesenchymalen Zellen, gefäßartigen Kanälen und lymphomonozytärem Infiltrat (Vergr. 100:1)

nese wurde diskutiert. Wir selbst halten an der Meinung von Symbas et al. fest, daß es sich bei Myxomen um echte Neoplasmen handelt [67]. Dafür spricht vor allem die Neigung zu lokalen Rezidiven und das beschleunigte Wachstum von Myxomrezidiven. Obwohl als häufigste Lokalisation der linke Vorhof befallen ist (d. h. in ca. 70%, s. Tab. 5), können Myxome in allen Herzkammern und auch im Klappengewebe vorkommen [12, 42, 43, 58, 64, 66]. Ein multilokulärer Befall wird in 5% beschrieben und stellt eine erhebliche Herausforderung für die präoperative Diagnostik dar. Fast 2/3 der Myxome des linken Vorhofs entspringen in der Nähe des Foramen ovale in einem Bereich höherer Densität embryonaler Zellreste. Sie können breitbasig oder gestielt entspringen und eine Größe erreichen, die den gesamten Vorhof ausfüllt. Ihre Konsistenz reicht von der gelatinösen, schleimigen und äußerst fragilen, blumenkohlartig wachsenden Mißbildung bis hin zum soliden, gestielten, mehr fibromähnlichen und manchmal sogar verkalkten Tumorgebilde (Abb. 3). Mikroskopisch weisen die Myxome eine basophile Matrix von Mucopolysacchariden auf, in die polygonale Zellen eingebettet sind. Diese Zellen bilden gefäßähnliche Kanäle durch das myxoide Stroma und ähneln primitiven Kapillaren (Abb. 4).

Die *Klinik* der Myxome läßt sich recht gut durch das pathologisch-anatomische Substrat erklären. Das sehr lockere, gelatinöse Myxomgewebe neigt verständlicherweise sehr leicht zur Embolisation. So finden sich bei der Hälfte der Myxompatienten Episoden systemischer Embolien. Bei Befall des linken Vorhofs ist neben der Hirnstrombahn die Extremitätenperipherie am häufigsten betroffen, gefolgt von den Nierenarterien und Mesenterialarterien. In den früheren Jahren der wesentlich begrenzteren diagnostischen Möglichkeiten wurde der Hinweis auf ein Vorhofmyxom oft erst bei der histologischen Untersuchung eines aus der peripheren Arterienstrombahn entfernten Embolus gefunden. Nicht selten täuschen linksatriale Myxome eine Mitralstenose vor, wobei pendelnde, gestielte Tumore durch die

Tabelle 5. Primäre Herztumore (Gießen 1968–1993). Lokalisation

Typ	LA	RA	LV	RV	MK	TK
Benigne Tumore						
Myxom	31	4	1		2	
Papilläres Fibroelastom					3	1
Lipomatöse Septumhyperplasie	1	1				
Fibrom	1					
Rhabdomyom			1			
Lymphangiom	1					
Maligne Tumore						
Angiosarkom		2		1		
Immunozytom		1				
Myxofibrosarkom	1					
Spindelzellsarkom				1		
Rhabdomyosarkom	1	1	1	1		
Mesotheliom		1		1		

Klappe in den linken Ventrikel schwingen und Synkopen verursachen können. Nach Markel et al. können in 54–95 % der Fälle obstruktive Symptome der verschiedenen Herzhöhlen mit den entsprechenden hämodynamischen Rückwirkungen beobachtet werden, ein Befund, den wir im eigenen Krankengut nicht in der Häufigkeit bestätigen können [39].

Myxome des rechten Vorhofs ahmen in gleicher Weise eine Trikuspidalstenose nach und simulieren dann sehr rasch das Vollbild eines Rechtsherzversagens mit Leberschwellung, Aszites und Ödemen. In Folge rezidivierender Lungenembolien mit zunehmender Obstruktion der Pulmonalgefäße kann sich langsam ein pulmonaler Hochdruck entwickeln, der dann erst recht spät zur Entdeckung des Neoplasmas führt. Entzündliche Lungenveränderungen sind ebenfalls häufig.

Zur raschen *Diagnosesicherung* gehört, wie bereits in der Einleitung erwähnt, vor allem das „daran denken". Im übrigen lassen sich durch die zweidimensionale Echokardiographie heute auch kleinere Myxome so präzise darstellen, daß viele Arbeitsgruppen ihre präoperative Diagnostik auf den Echobefund beschränken [13, 71]. Computertomographie und MRI-Techniken gewinnen in jüngerer Zeit auch für die Myxomdiagnostik zunehmende Bedeutung und erweitern das nichtinvasive Spektrum derart, daß nur bei besonderer Fragestellung begleitender Erkrankungen eine Herzkatheteruntersuchung und eine Angiographie gefordert werden müssen [55].

Die *Indikation* zur Tumorexstirpation ist aufgrund der vielfältigen Gefahren, die dem Myxomträger drohen, immer und auch möglichst bald nach der Diagnosesicherung zu stellen, wobei weder das Säuglingsalter noch das höhere Lebensalter Begrenzungen auferlegen.

Operationstechnik

Oberster Grundsatz der Myxomoperation bleibt die totale Exstirpation im Gesunden und die Vermeidung einer intraoperativen Emboliauslösung. Vor allem Richardson und Read haben auf die Rezidivgefahr und potentielle maligne Entartung nach unvollständiger Tumorexzision hingewiesen [51, 54]. Die getrennte Kanülierung beider Hohlvenen zum Anschluß der Herz-Lungen-Maschine versteht sich von selbst. Grobe Manipulationen oder gar Luxationen des Herzens müssen zur Vermeidung von Embolien vermieden werden. Deshalb bevorzugen wir ein rasches Crossclamping der kanülierten Aorta nach elektrischem Flimmern des Herzens, Abkühlen des Patienten auf 28 °C und Myokardprotektion durch Bretschneider-Kardioplegie und Oberflächenkühlung des Herzens folgen danach [11, 27, 46, 47].

Wegen der Häufigkeit des biatrialen Befalls und der Notwendigkeit, alle Herzhöhlen zu inspizieren, werden prinzipiell beide Vorhöfe getrennt inzidiert. Von dem Dubost-Zugang haben wir nicht nur wegen der höheren Inzidenz postoperativer atrialer Dys-

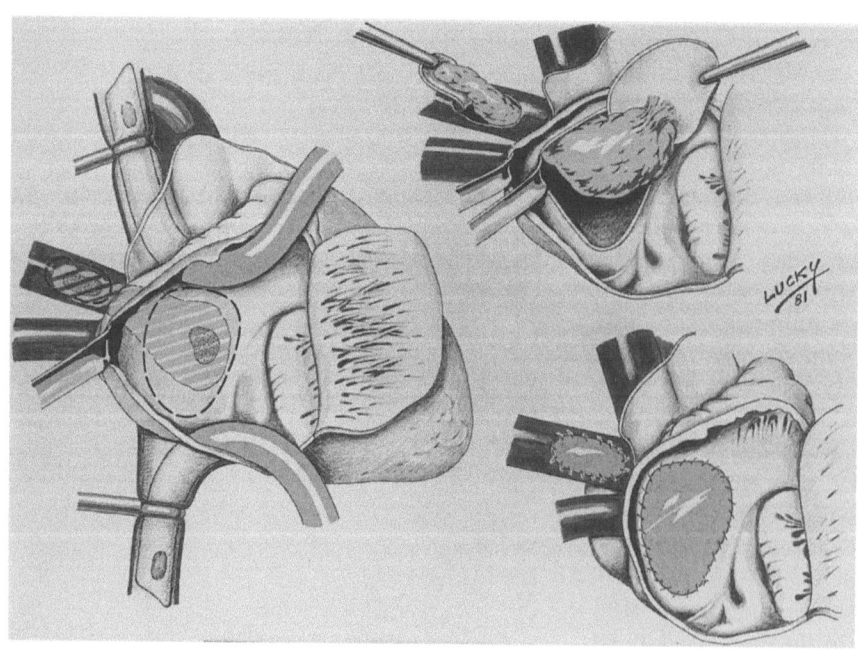

Abb. 5. Myxom des linken Vorhofs mit Befall der oberen rechten Lungenvene. Tumorexzision und plastische Versorgung des Vorhofseptumdefekts und des Wanddefekts der Pulmonalvene (nach [60])

5.2 Herztumoren

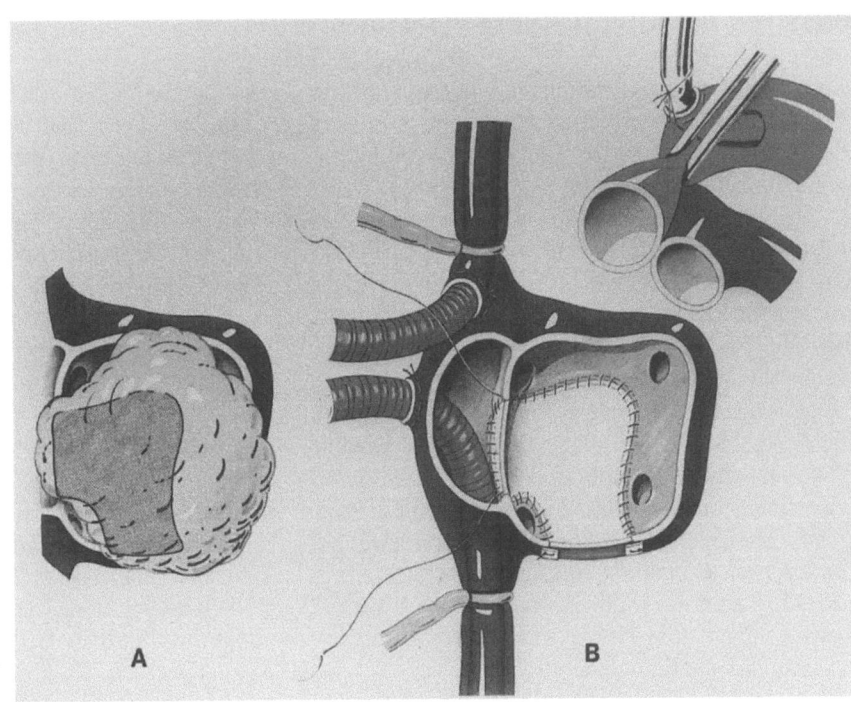

Abb. 6. Schematisches Vorgehen bei sehr ausgedehntem Tumorbefall. Exzision und plastischer Ersatz der Vorhofhinterwand nach totaler Explantation des Herzens und anschließender Reimplantation (Autotransplantation). (nach [60])

rhythmien, sondern auch wegen der schlechteren Übersicht der Verhältnisse im linken Vorhof Abstand genommen. Nur beim gesicherten unilokulären Myxom des rechten Vorhofs erscheint eine alleinige Eröffnung des rechten Vorhofs gestattet. Nachdem die Basis des Tumors, der zumeist der Fossa ovalis aufsitzt, ermittelt ist, kann die breite Exzision unter Mitnahme von reichlich Septumgewebe erfolgen. Der kreierte Septumdefekt wird mit Dacrongewebe oder Perikard verschlossen. Bei zwar unilokulären, aber großen linksatrialen Neoplasmen empfiehlt es sich immer, beide Vorhöfe parallel zum Septum zu eröffnen. Nach der direkten Inspektion der Ausdehnung des Prozesses im linken Atrium wird vom rechten Vorhof aus der gesamte Bereich des Tumoransatzes in der Fossa ovalis umschnitten. Danach fällt die Entscheidung viel leichter, ob es einfacher ist, den gesamten Tumor durch den rechten oder den linken Vorhof „nach außen zu entwickeln". Die Inspektion der Kammern, der Verschluß des Vorhofseptumdefekts und der Atriotomie beschließen den kardialen Akt. Auch bei extremer Ausbreitung des Tumorgewebes, wie z. B. Infiltrationen der Pulmonalvenen, muß stets eine radikale Abtragung des gesamten befallenen Gewebes versucht werden. Die entstandenen Gewebedefekte werden entweder durch autologes Perikard oder PTFE ersetzt (Abb. 5). Sind weite Bereiche der Hinterwand des linken Vorhofs betroffen, kann auf normalem Weg u. U. das erkrankte Gewebe nicht ausreichend radikal entfernt werden. In solchen Fällen hilft die Explantation des Herzens mit nunmehr übersichtlicher Exzision aller Tumorreste und Rekonstruktion der Vorhofhinterwand und des Septums durch Dacrongewebe mit nachfolgender Reimplantation des Herzens, wie von D.A. Cooley et al. 1985 und von der Gießener Arbeitsgruppe 1988 angegeben (Abb. 6) [15, 60]. Die aufgeführten Beispiele zeigen, daß heute auch bei fortgeschrittenem Befund in der Myxomchirurgie befriedigende rezidivfreie Langzeitergebnisse erzielt werden können.
Die klassische Myxomoperation sollte heute mit einer unter 3%igen Hospitalletalität behaftet sein und gehört zu den dankbarsten Eingriffen der Tumorchirurgie am Herzen.

Sonstige benigne primäre Herztumore

Neben den Myxomen gehören die Lipome, Fibrome, Hämangiome, Teratome und Rhabdomyome (letztere vorwiegend im Kindesalter) zu den am häufigsten beobachteten benignen Neoplasmen [23, 35, 36, 72, 74]. Je nach Lokalisation verursachen sie Obstruktionen, Behinderungen von Klappenfunktionen oder therapieresistente Rhythmusstörungen und werden damit zu einer Operationsindikation. Prinzipiell gelten dieselben Operationsstrategien wie bei den Myxomen beschrieben.

Ragen die Geschwulste gestielt oder pendelnd in eine der 4 Herzhöhlen, dann bereitet ihre Diagnostik kaum Schwierigkeiten, und ihre Exstirpation gestaltet sich in der Regel recht einfach. Da die histologische Schnellschnittdiagnose insbesondere bei Herztumoren manchmal eine spätere Revision bzw. Korrektur erfahren muß, ist auch bei allen primär gutartig eingestuften Prozessen stets eine Abtragung im Gesunden unabdingbar.

Die Resektion von im intraventrikulären Septum gelegenen Fibromen kann trotz gegebener Benignität technisch zu einer chirurgischen Herausforderung werden, wie von Reece beschrieben [53].

Rhabdomyome, die sich histologisch sehr gut durch die charakteristischen Spiderzellen identifizieren lassen, bilden die häufigsten im Säuglings- und Kindesalter vorkommende Gruppe benigner Herztumore (Abb. 7). Sie treten in fast 90% multipel auf und befallen vorwiegend den rechten und linken Ventrikel sowie das Septum. Auch Vorhofbefall wurde beschrieben. Durch ihre häufig disseminierte Aussaat werden sie nur selten einer chirurgischen Therapie zugänglich. Bei intrakavitären Obstruktionen mit entsprechender Ausflußbehinderung erscheint ein Resektionsversuch stets angezeigt [17, 21, 22]. Trotz der Gutartigkeit des Tumors ist die Prognose schlecht, und nur 15% der erkrankten Säuglinge erreichen das 5. Lebensjahr.

Papilläre Fibroelastome werden durch die heute sehr verfeinerten Untersuchungsmethoden (insbesondere 2D-Echo und MRI) wesentlich häufiger entdeckt und dem Herzchirurgen zur Behandlung zugewiesen, während sie früher eher als Zufallsbefunde bei Autopsien Bedeutung fanden. Sie verursachen nur geringe kardiale Beschwerden, wie paroxysmale Angina pectoris, Rhythmusstörungen und – ab einer bestimmten Größe – Beeinträchtigung der Funktion der Klappen, an denen sie entspringen. Da nach McAllister und Fenoglio Fälle von plötzlichem Herztod mit Fibroelastomen in Zusammenhang gebracht werden können, ist eine baldige Operationsindikation stets gegeben. Papilläre Fibroelastome können überall im Herzen auftreten, sie entspringen jedoch am häufigsten vom Klappenendokard der AV-Klappen, Seminularklappen oder Chordae tendineae.

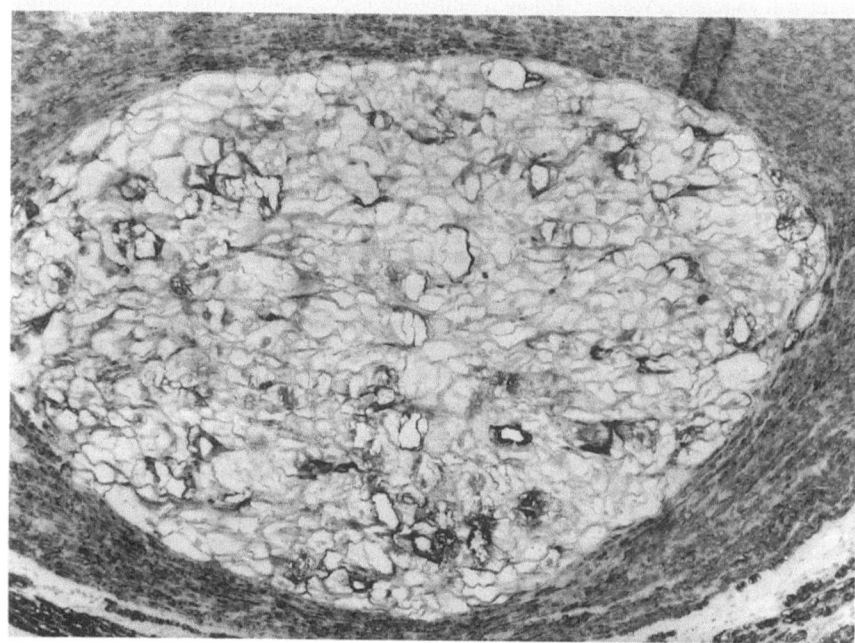

Abb. 7. Rhabdomyom. Umschriebener intramyokardialer Tumor aufgebaut von großen glycogenreichen Zellen, vereinzelt auftretenden sog. Spinnenzellen und mit intrazytoplasmatischen Myofibrillen (Cytokeratin [K1 1] neg., Vimentin [V9] pos., Desmin [D33] pos.) (Vergr. 100:1)

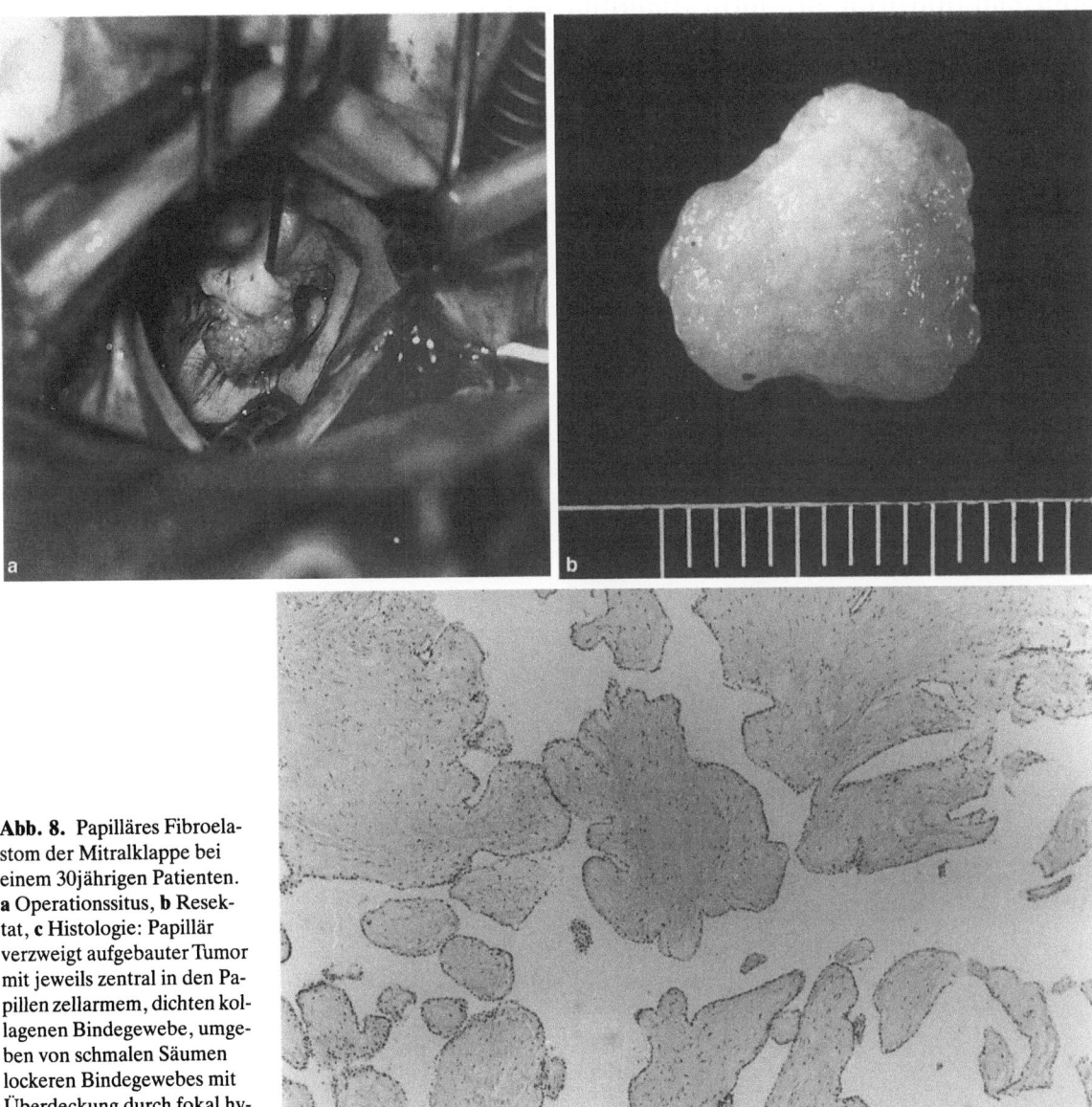

Abb. 8. Papilläres Fibroelastom der Mitralklappe bei einem 30jährigen Patienten. **a** Operationssitus, **b** Resektat, **c** Histologie: Papillär verzweigt aufgebauter Tumor mit jeweils zentral in den Papillen zellarmem, dichten kollagenen Bindegewebe, umgeben von schmalen Säumen lockeren Bindegewebes mit Überdeckung durch fokal hyperplastisches Endokard (Anti-Endothel [BMA120] pos.) (Vergr. 25:1)

Histologisch weisen sie einen zentralen Kern dichten Bindegewebes auf, über den sich eine lockerere Bindegewebeschicht aufsetzt, die mit hyperplastischen Epithelzellen bedeckt ist. Die lockerere Bindegewebestruktur hat eine Matrix von Mucopolysacchariden, in die zahlreiche elastische Fasern, kleine Muskelzellen und mononukleäre Zellen eingebettet sind. Wegen ihres histologischen Aufbaus sind sie den Hamartomen ähnlich, obwohl sie kaum im Kindesalter vorkommen. Sie unterscheiden sich deutlich von den Lambl-Exkreszenzen, die sich vorwiegend am freien Rand der Klappensegel entwickeln, während die papillären Fibroelastome meistens dem Mittelteil der Klappensegel aufsitzen (Abb. 8). Nicht verwechselt werden sollten diese echten Klappentumoren mit polypös myxomatösen Veränderungen, wie man sie häufiger bei dysplastischen Klappen im Kindesalter vorfindet [20, 24].

Bei stets vorauszusetzender Dignität konzentriert sich die operative Behandlung zumeist auf einen klappenerhaltenden Eingriff. Sind nach der Exzision des Tumorgewebes plastische Maßnahmen an den Klappensegeln notwendig, dann hat sich bei uns die intraoperative Funktionskontrolle durch die transösophageale Echokardiographie bewährt.

Spezielle Chirurgie primärer maligner Herztumore

Ein Fünftel bis ein Viertel aller Neoplasmen des Herzens sind maligne und gehören zu 70–80% der Gruppe der Sarkome an, wobei wiederum die Hälfte der Sarkome entweder *Angiosarkome* oder *Rhabdomyosarkome* sind (Abb. 9) [30, 42]. Infolge ihres raschen, oft diffusen Wachstums und der frühen Metastasierung (vorwiegend in die Lungen) ergeben sich kaum operative Heilungschancen. Zumeist begnügt man sich mit einer Perikardfensterung und Drainage des häufig begleitenden hämorrhagischen Perikardergusses und einer ausgiebigen Biopsie zur Diagnosesicherung für eine eventuelle Chemotherapie oder Strahlenbehandlung [29].

Bei solider, abgegrenzter Tumorformation kann jedoch auch bei sehr großen neoplastischen Prozessen für längere Zeit durch aggressive Operationstechnik eine Beschwerdefreiheit erreicht werden [33, 68]. Das in Abb. 10 wiedergegebene maligne *Hämangioperizytom* hatte die Trikuspidalklappe umwachsen und nahezu vollständig den Zugang zum rechten Ventrikel verlegt. Die weitgehende Resektion unter Mitnahme eines Teils des rechten Vorhofs

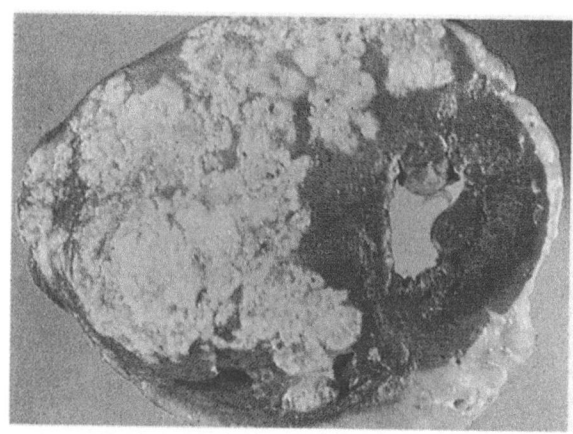

Abb. 9. Makrobild Herzscheibe bei einem Rhabdomyosarkom. Ausgedehnte Infiltration des Myokards des rechten Ventrikels und des Septums durch grau-weiße, markige Tumormassen mit Einbruch und Verlegung des rechtsventrikulären Kavum und Ausdehnung auf das Epikard

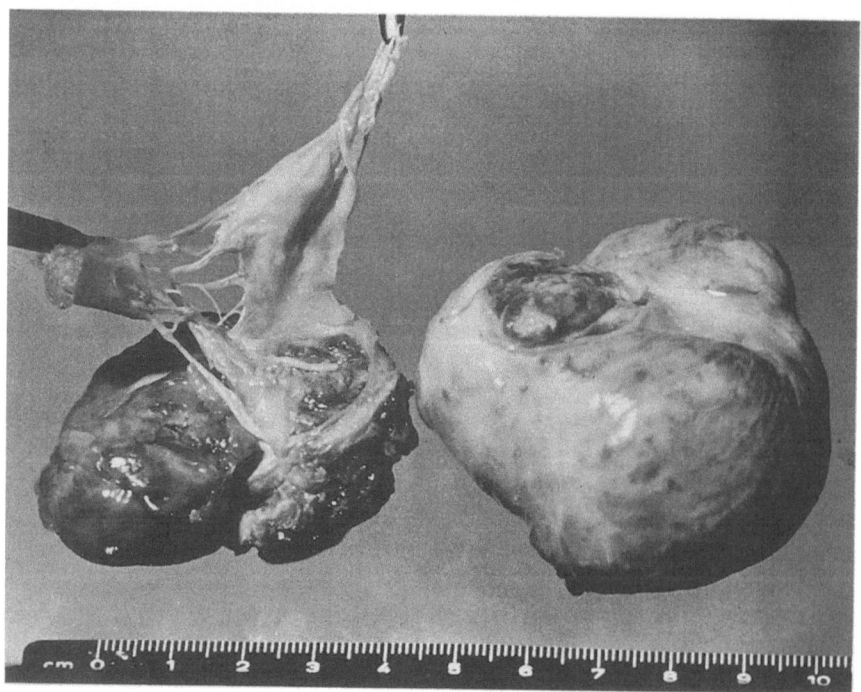

Abb. 10. Solider Herztumor. Hämangioperizytom des rechten Vorhofs mit Invasion der Trikuspidalklappe

5.2 Herztumoren

sowie eines Areals des Ventrikelseptums mit entsprechender Deckung der Defekte durch Dacron und einen Trikuspidalklappenersatz mit einer Kunststoffprothese vermochten es, die vorher schwerst gestörte Hämodynamik rasch wieder herzustellen. Obwohl die Schnittränder des Resektats keine Tumorzellen mehr aufwiesen und zunächst 36 Monate Beschwerdefreiheit erlebt wurden, starb der Patient nach 3½ Jahren an einem Rezidiv mit Lungenmetastasen. Eine ebenfalls fast 4jährige Beschwerdefreiheit ließ sich bei einem weiteren 62jährigen Patienten unseres Krankenguts durch Resektion des in Abb. 11a wiedergegebenen malignen lymphoplastischen Immunozytoms erreichen, welches weite Teile des rechten Vorhofs ergriffen und sowohl die Einmündung der Cava cardalis als auch den Zugang zur Trikuspidalklappe verlegt hatte (Abb. 11b).

Die besondere Problematik der Kombination von malignem *Neoplasma und Schwangerschaft* sei an einem weiteren Beispiel aus unserem Gießener Krankengut diskutiert:

Bei einer 32jährigen Zweitgebärenden trat in der 26. SSW eine kardiale Dekompensation mit hämorrhagischem Perikarderguß auf. Im Echobefund fand

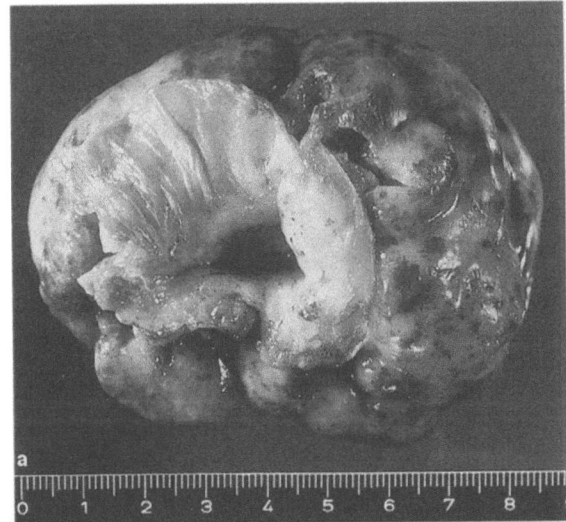

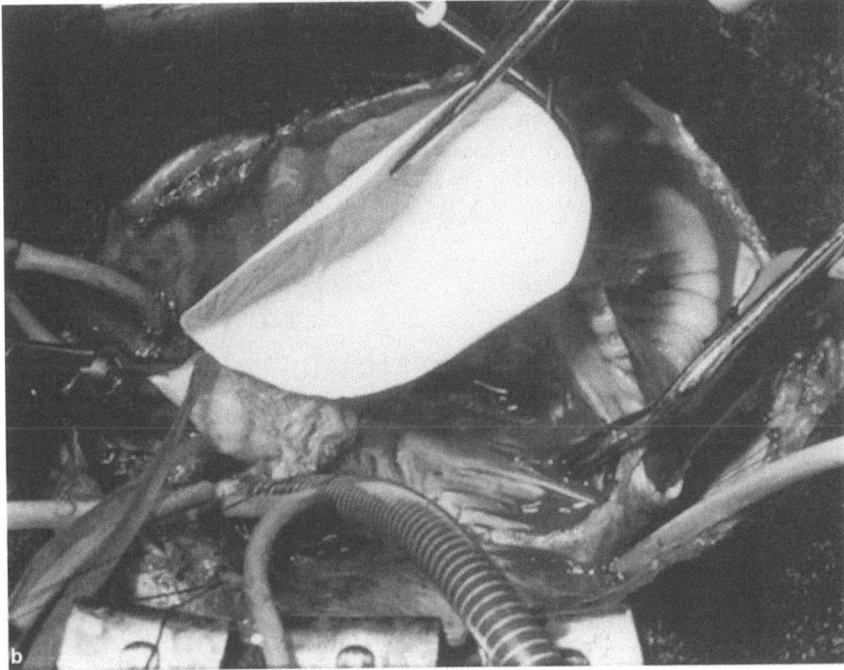

Abb. 11a. Lymphoplastisches Immunozytom mit weitgehender Resektion des rechten Vorhofs. **b** Teilersatz des rechten Vorhofs durch Dacron

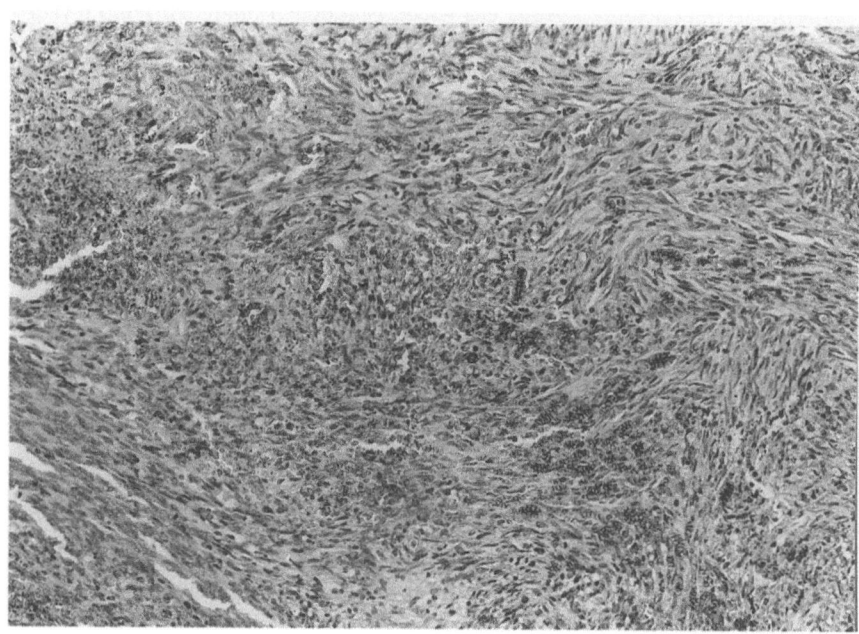

Abb. 12. Angiosarkom. Spindelzelliger maligner Tumor mit Kernpolymorphien und Hyperchromasien und zahlreich zwischengelagerten z. T. untereinander anastomosierenden kapillären Kanälen (Vimentin [V9] Pos., Anti-Endothel [BMA120] pos., Desmin [D33] neg., Muskel-Aktin [HHF35] neg.) (Vergr. 100:1)

sich zu dieser Zeit ein nur 2 × 2 cm großer Tumor an der Basis des rechten Vorhofs, der einfach hätte entfernt werden können. Patientin und Angehörige lehnten wegen der Unreife des Kindes zu diesem Zeitpunkt eine Operation ab und verlangten auf Anraten des Hausarztes, bis zur 36. SSW zuzuwarten, um dann simultan eine Schnittentbindung und die Tumorexstirpation vornehmen zu lassen. Bereits 3½ Wochen später war es zu einer explosionsartigen Größenzunahme des Tumors gekommen, der nunmehr den gesamten rechten Vorhof verlegte und die Patientin in eine präfinale Rechtsherzdekompensation brachte. Es gelang zwar, den gesamten Tumor makroskopisch im Gesunden zu entfernen, die Schnittränder wiesen jedoch an einer Stelle atypische Zellen auf. Histologisch lag ein Angiosarkom vor (Abb. 12). Der Versuch, die Schwangerschaft zu erhalten, mißlang.

Trotz viermaliger Polychemotherapie nach dem Evaia-Schema bestätigte sich im Echobefund 4 Monate nach der Resektion ein lokales Rezidiv. Wir selbst und ein weiteres Zentrum lehnten trotz Drängen der Patientin wegen der immunologischen Situation und der Befürchtung einer bereits eingetretenen Metastasierung eine orthotope Herztransplantation mit anschließender Immunsuppression ab. Ein drittes Zentrum erklärte sich dennoch 5 Monate nach dem Eingriff zu einer Transplantation bereit. Schon 4 Monate nach dieser Maßnahme wurden die ersten Lungenmetastasen festgestellt.

Über den Einfluß von Gravidität auf das Wachstumsverhalten von Herztumoren ist in der bisherigen Literatur nichts bekannt. Eine Beschleunigung des Tumorwachstums anderer Organe durch die Schwangerschaft wird eher abgelehnt.

Spezielle Chirurgie sekundärer Herztumoren

Wie bereits im allgemeinen Teil beschrieben, ist die chirurgische Behandlung eines von Metastasen befallenen Herzens obsolet. Tumorverkleinerungen und Bekämpfung des häufig zu beobachtenden Perikardergusses bringen stets nur kurzfristig eine Entlastung oder Besserung des klinischen Bilds.

Eine erwähnenswerte Sonderform und durchaus chirurgisch relevante Erkrankung stellt das invasive Wachstum von Leiomyomen bzw. Leiomyosarkomen aus dem unteren Hohlvenenbereich dar, die aus der Beckenstrombahn bis zum rechten Vorhof reichen können. In jüngerer Zeit sind mehrere erfolgreiche Operationen bei derartig ausgedehnten Befunden beschrieben worden [31, 44, 61, 69]. Wir überblicken im eigenen Krankengut Fälle, bei denen jeweils in einem Zweihöhleneingriff unter Einsatz

5.2 Herztumoren

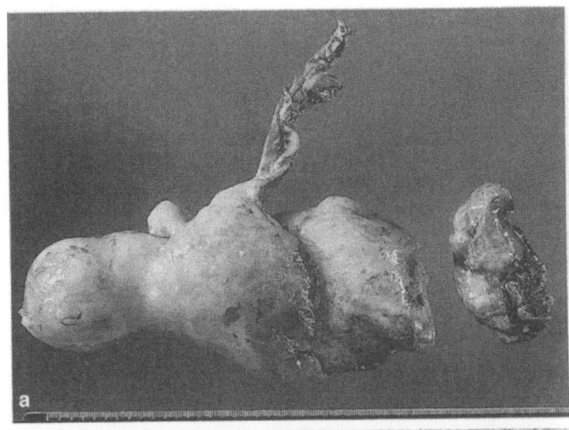

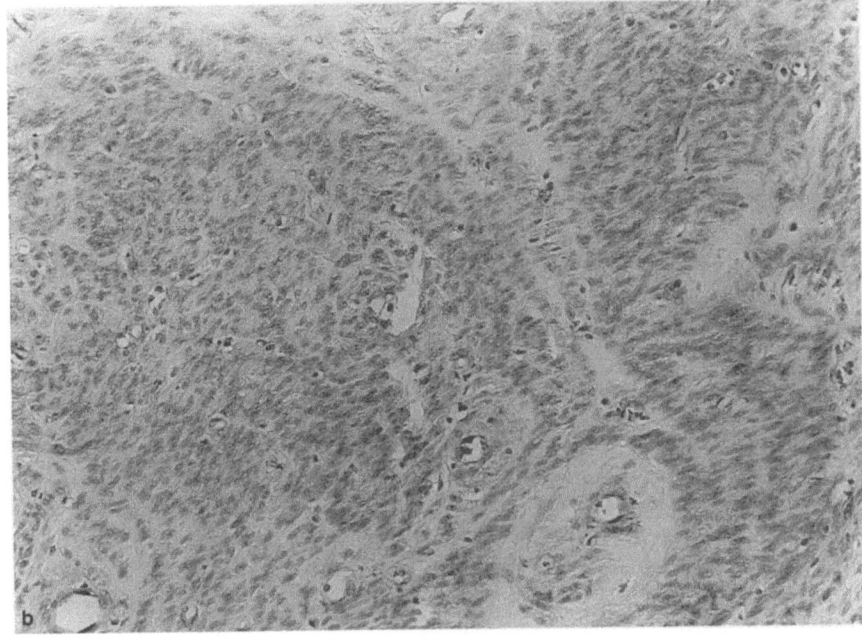

Abb. 13a. Resektat eines Leiomyosarkoms aus der V. cava inferior und dem rechten Vorhof. **b** Intravenöses (Angio-)Leiomyosarkom, niedriger Malignitätsgrad. Gefäßwandadhärenter, glattmuskulär-spindelzelliger Tumor mit hohem Gehalt kleiner Gefäße, z. T. konzentrisch perivasal proliferierten Tumorzellen und leicht erhöhter mitotischer Aktivität (Vimentin [V9] pos., Muskel-Aktin [HHF35] pos.) (Vergr. 100:1)

der Herz-Lungen-Maschine der gesamte Tumorblock entfernt werden konnte. Die Größe der Ausdehnung des Leiomyoms erreichte 35 cm. Wegen Durchdringung der Gefäßwand mußte ein Teilersatz der unteren Hohlvene mit PTFE durchgeführt werden (Abb. 13). Beide Patienten überlebten den Eingriff bis jetzt 30 Monate bzw. 26 Monate.

Pseudotumore des Herzens

Jede Gewebeverdichtung des Endo-, Myo- und Epikards kann einen Herztumor vortäuschen. Durch die sehr hoch entwickelten Techniken von CT, MRI und zweidimensionaler Echokardiographie kommen heutzutage auch relativ kleine Herde zur Darstellung und können dann sehr leicht zu Fehlinterpretation und vorschneller Indikation zum operativen Vorgehen führen, insbesondere wenn gleichzeitig kardiale Beschwerden bestehen. Besonders mit Endothel überkleidete Thromben, Abszesse oder Fremdkörper verführen zur Fehldeutung und werden dann zum Anlaß für ein operatives Vorgehen [1, 73].

Im Gießener Krankengut lassen sich unter 76 Operationen wegen primärer Herztumoren 22 Fälle ermitteln, die in die Gruppe der Pseudotumoren ein-

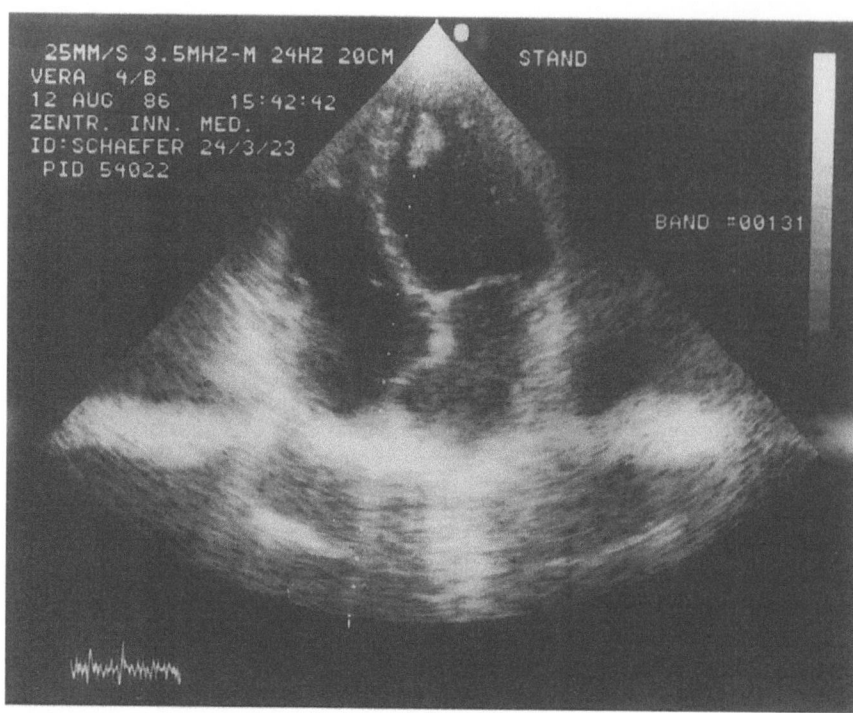

Abb. 14. Echokardiographie eines in der Spitze des linken Ventrikels gelegenen knapp pflaumengroßen Tumors mit entsprechender Tumorsymptomatik, der sich histologisch als Thrombus erwies

zureihen sind (Tab. 6). In 4 Fällen mußte die Eingangsdiagnose (primärer Herztumor) während des Eingriffs bzw. durch die histologische Schnellschnittdiagnose zurückgenommen werden; bei einer 63jährigen Patientin entpuppte sich ein kirschgroßer, in der Nähe der Spitze des linken Ventrikels gelegener Prozeß (Abb. 14) und bei einem 39jährigen Patienten eine im Ausflußtrakt subaortal gelegene erbsgroße „tumorartige" Verdichtung jeweils als ein endothelialisierter Thrombus. Die Fehldiagnose wurde in beiden Fällen gestützt durch eine ausgeprägte Klinik mit Leistungsminderung, Rhythmusstörungen, Entzündungszeichen in den Laborwerten und in einem Fall durch temporäre zerebrale Ischämien in der Anamnese.

Bei einem 45jährigen Mann mit schwerer Rechtsherzinsuffizienz bestand eine hämodynamisch deutlich wirksame Obstruktion des Ausflußtrakts des rechten Ventrikels und eine fortgeschrittene konstriktive Epikarditis (sog. Porzellanherz). Der über eine Ventrikulotomie ausgeschälte doppelpflaumengroße Prozeß erwies sich histologisch ebenfalls als ein großer, mit Endothel überkleideter Thrombus. Wegen der begleitenden schweren konstriktiven Epikarditis war durch die Operation nur eine mäßige Besserung der klinischen Beschwerden zu erreichen. Dieser Patient erlag 4 Monate nach dem Eingriff einem Suizid.

Schließlich bot eine 64jährige Patientin alle Zeichen eines größeren linksatrialen Tumors mit Herzinsuffizienz, Perikarderguß und stark reduziertem körperlichen Zustand. Bei der Operation fand sich im anulären Bereich des muralen Mitralsegels eine hart erscheinende, daumengroße tumoröse Vorwölbung. Beim Versuch der Exzision stieß man auf einen käsig zerfallenden Prozeß von extremer Ausdehnung, der ¾ der Zirkumferenz der Mitralklappe und einen Teil des Septums erfaßt hatte. Die Patientin verstarb Wochen nach dem Eingriff an einem protrahierten Herzversagen.

Tabelle 6. Pseudotumore des Herzens (Gießen 1968–1993). Gesamtzahl der Herzoperationen mit HLM $n = 13479$, Operationen wegen Pseudotumor des Herzens $n = 22$ (0,2%)

	n
Thrombus Vorhof/Ventrikel	8
Endokarditis akut/subakut	3
Echinokokkuszyste	2
Chiari-Netz	2
Endokardfibrose	2
Kongenitale Zyste	1
Varixknoten	1
Degenerative Läsion des MK-Rings	1
Hämatoperikard	1
Myokarditis	1

5.2 Herztumoren

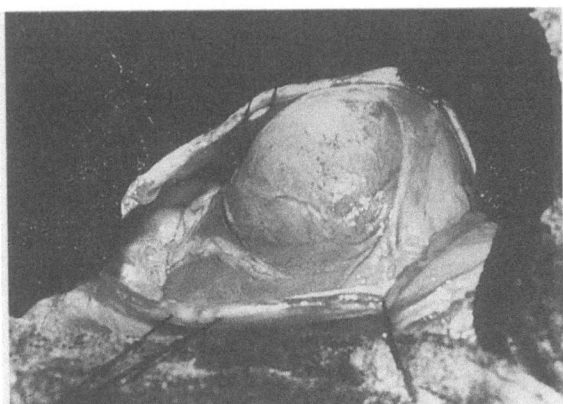

Abb. 15. Echinokokkuszyste an der Vorderseitenwand der Herzspitze gelegen

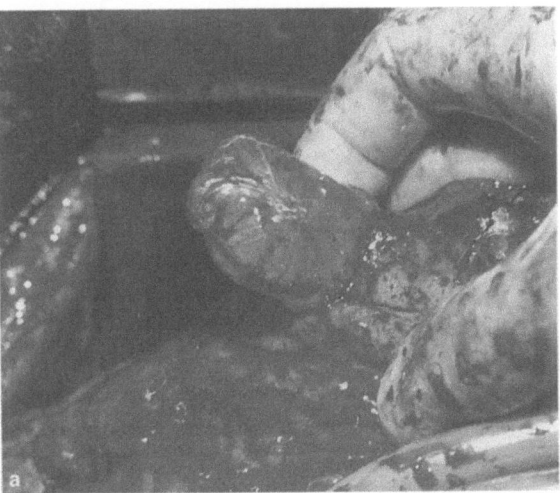

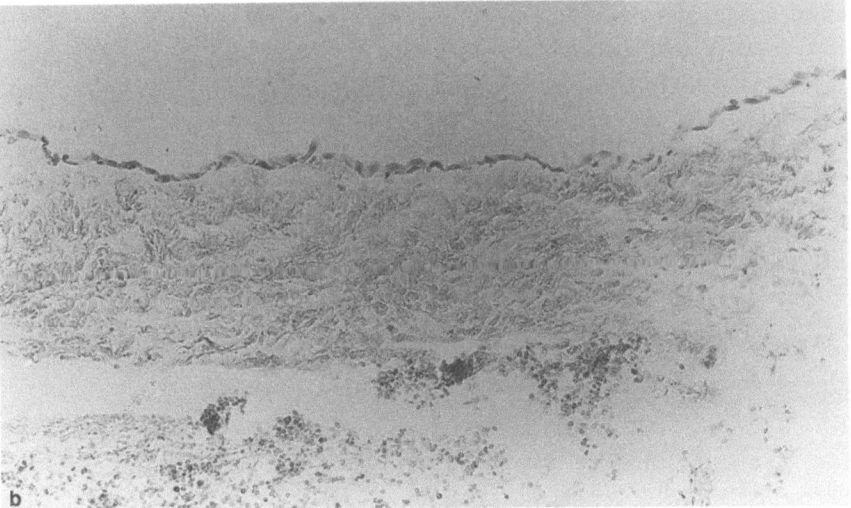

Abb. 16a. Kongenitale Zyste des rechten Ventrikels. **b** Kongenitale Herzzyste. Typische Mesothelzyste mit Begrenzung des Lumens durch eine einschichtige, leicht degenerativ veränderte kubische bis spindelförmige Zellage und darunter straffem, zellarmem, kollagenem Bindegewebe (*HE*) (Vergr. 100:1)

In die klassischen Pseudotumoren des Herzens, die heute zumeist präoperativ bekannt sind, lassen sich die *Echinokokkuszysten* des Herzens einreihen. Sie können überall im Herzen auftreten, bevorzugen jedoch den linken Ventrikel. Bei günstiger Lokalisation war früher durchaus eine Exstirpation am schlagenden Herzen möglich (Abb. 15).

Bei einem der beiden in unserem Krankengut erfaßten Fälle handelte es sich um einen Rezidiveingriff mit einer sehr engen Lagebeziehung der im Nar-

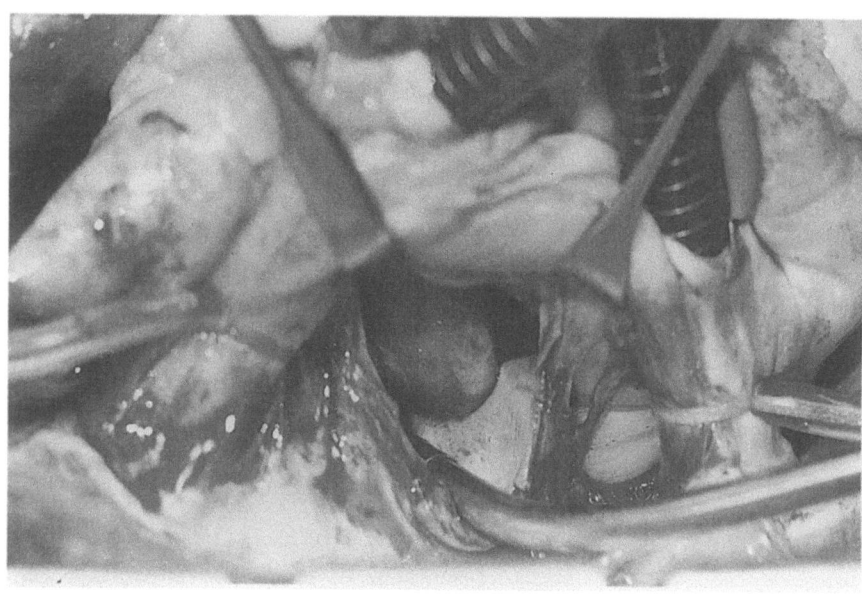

Abb. 17. „Varize" in linken Vorhof – ein Pseudotumor bei einer 79jährigen Patientin

bengewebe eingebetteten Zyste zur A. circumflexa, so daß hier ein ergänzender koronarchirurgischer Eingriff notwendig wurde.

Im Vergleich zu einem solchen Befund harmlos sind *Epikardzysten* und *kongenitale Divertikel*, die jedoch manchmal recht groß werden und bedrohliche primäre Herztumore vortäuschen können, besonders wenn aus anderen Gründen eine kardiale Symptomatik besteht (Abb. 16). Die Zysten sind meist gekammert, trabekularisiert und unilokulär. Ihre Wand besteht aus Kollagen und elastischen Fasern und ist zumeist mit Mesothelzellen ausgekleidet. Im Vergleich zu früher gelingt heute bereits präoperativ häufig ihre Identifikation und differentialdiagnostische Abgrenzung einfacher und sicherer, insbesondere wenn durch Ultraschall, CT oder MRI flüssige Zysteninhalte nachgewiesen werden.

Thrombosierte *Varizen* des Herzens, die einen Tumor nachahmen, sind wenig bekannt und wurden erstmals 1966 von Heggtveit ausführlicher beschrieben [28]. Es sind dilatierte Blutgefäße im Subendokardium, die mit Vorliebe im Vorhofbereich oder Ventrikelseptum auftreten. Sie unterscheiden sich im histologischen Aufbau von Hämangiomen dadurch, daß sie in der Regel einen einzigen venösen Kanal darstellen. Am ehesten ähneln sie großen thrombosierten Hämorrhoidalkonvoluten. Sie sind harmlos und machen in der Regel keine Beschwerden, so daß eigentlich keine Operationsindikation besteht. Bei der 79jährigen Patientin unseres Krankenguts mit dem klassischen Pseudotumor „Varize" wurde kardiologischerseits der Eingriff dringlich gewünscht, da man von der Echodiagnose „daumengroßer gestielter Vorhoftumor, wahrscheinlich Myxom" ausging und die Patientin unter dem klinischen Bild einer Mitralstenose litt (Abb. 17).

Schlußbemerkung

Die rasante Entwicklung der Kardiochirurgie hat nicht zuletzt die Einstellung zur Therapie von Herztumoren in den letzten Jahren stark verändert. Die große Vielfalt der primären Neoplasmen des Herzens ist heute nicht mehr ein überwiegender Bestandteil überraschender Autopsiebefunde, sondern selbst bei Symptomlosigkeit häufig präoperativ nachweisbar. Selbst sehr ausgedehnte benigne Prozesse zeigen heute gute operative Heilungschancen. Nach wie vor problematisch bleiben die primären Malignome und metastatischen Neoplasmen des Herzens. Bei ihnen behält die Chirurgie ihren palliativen Charakter.

Bisherige Erkenntnisse der Tumorchirurgie des Herzens und die stetige Zunahme spektakulärer Fallberichte ermutigen zu einer erweiterten Indikationsstellung operativer Maßnahmen bei Patienten mit Neoplasmen des Herzens in allen Altersbereichen.

Literatur

1. Abbott O, Warschwaski FE, Cobbs BW (1962) Primary tumors and pseudotumors of the heart. Ann Surg 155: 855
2. Ararot DJ, Banner NR, Madden B et al. (1989) Primary cardiac tumors – is there a place for cardiac transplantation? Eur J Cardiothorac Surg 3: 521–524
3. Bahnson HT, Newman EV (1953) Diagnosis and surgical removal of intracafitary myxoma of the right atrium. Bull John Hopkins Hosp 93: 150
4. Barnes AR, Beaver DC, Snell AM (1934) Primary sarcoma of the heart: report of a case with ECG and pathological studies. Am Heart J 9: 480
5. Beck CS (1942) An intrapericardial teratoma and tumor of the heart. Both removed operatively. Ann Surg 116: 161
6. Bigelow JC, Heer RH, Starr A (1979) Atrial myxomas: A fifty year review. Am Heart J 97: 639
7. Bigelow WG, Dolan FG, Campbell FW (1955) The effect of hypothermia on the risk of surgery. Soc Intern Chir 18
8. Borgren HG, DeMaria AN, Mason DT (1980) Imaging procedures in the detection of cardiac tumors with emphasis on echocardiography: A review. Cardiovasc Intervent Radiol 3: 107
9. Burns A (1809) Observations of some of the most frequent and important diseases of the hart. Muirhead, London
10. Carney JA (1985) Differences between nonfamilial and familial cardiac myxoma. Am J Surg Pathol 9: 53–55
11. Castaneda AR, Varco RL (1968) Tumors of the heart. Surgical considerations. Am J Cardiol 21: 357
12. Catton RW, Guntheroth WG, Reichenbach D (1963) Myxoma of the pulmonary valve causing severe stenosis in infancy. Am Heart J 66: 248
13. Chitwood WR Jr (1988) Cardiac neoplasms: Current diagnosis, pathology, and therapy. J Cardiovasc Surg 3: 119–154
14. Columbus MR (1562) De re Anatomica Libri XV. Paris: 402
15. Colley DA, Reardon MJ, Frazier OH, Angelini P (1985) Human cardiac explanation and autotransplantation: Application in a patient with a large cardiac pheochromocytoma. Tex Heart Inst J 12: 171–176
16. Cooley DA (1986) Surgical management of cardiac tumors. In: Kapoor HS (ed) Cancer and the Heart. Springer, Berlin Heidelberg New York Tokyo, p 126
17. Corno A, de Simone G, Catena G, Marcelletti C (1984) Cardiac rhabdomyoma: Surgical treatment in the neonate. J Thorac Cardiovasc Surg 87: 725–731
18. Crafoord CC (1955) Case Report. In: Inlam CR (ed) Prog int Sympos on Cardiovascular Surgery. Saunders, Philadelphia, pp 202–211
19. Dein JR, Frist WH, Stinson EB et al. (1987) Primary cardiac neoplasms. J Thorac Cardiovasc Surg 93: 502–511
20. Edwards FH, Hale D, Cohen A, Thompson L, Pezzella AT, Virmani R (1991) Primary cardiac valve tumors. Ann Thorac Surg 52: 1127–1131
21. Fenoglio J, McAllister H, Ferrans V (1976) Cardiac rhabdomyoma, a clinicopathologic and electron microscopic study. Am J Cardiol 38: 241–251
22. Foster ED, Spooner EW, Farina MA et al. (1984) Cardiac rhabdomyoma in the neonate: Surgical management. Ann Thorac Surg 37: 249
23. Fyke FE, Tajik AJ, Edwards WD, Seward JB (1983) Diagnosis of lipomatous hypertrophy of the atrial septum by two-dimensional echocardiography. J Am Coll Cardiol 1: 1352–1357
24. Gallo R, Kumar N, Prabhakar G, Awada A, Mallouf Y, Duran CMG (1993) Papillary fibroelastoma of mitral valve chorda. Ann Thorac Surg 55: 1576–1577
25. Goldberg HP, Glenn F, Dotter CT et al. (1952) Myxoma of the left atrium: diagnosis made during life with operative and postmortem findings. Circulation 6: 762
26. Griffiths GC (1965) A review of primary tumors of the heart. Progr Cardiovasc Dis 7: 465–479
27. Hanson EC, Gill CC, Razavi M, Loop FD (1985) The surgical treatment of atrial myxomas. J Thorac Cardiovasc Surg 89: 298–303
28. Heggtveit HA (1966) Thrombosed varices of the heart. Am J Pathol 48: 50a
29. Hehrlein FW, Mulch J (1973) Palliative chirurg. Eingriffe bei malignen Tumoren, Herz und Herzbeutel. In: Schultis K, Ecke H, Schoen H (Hrsg) Palliativ-chirurgische Eingriffe bei malignen Tumoren. Thieme, Stuttgart, S 53
30. Herrmann MA, Shankerman RA, Edwards WD, Shub C, Schaff HV (1992) Primary cardiac angiosarcoma: A clinicopathologic study of six cases. J Thorac Cardiovasc Surg 103: 655–664
31. Kaku K, Kawashima Y, Kitamura S et al. (1981) Resection of leiomyosarcoma originating in internal iliac vein and extending into heart via inferior vena cava. Surgery 81: 604–611
32. King TW (1845) On simple vascular growths in the left auricle of the heart. Lancet II: 428–429
33. Korbmacher B, Doering C, Schulte HD, Hort W (1992) Malignant fibrous histiocytoma of the heart-case report of a rare left-atrial tumor. Thorac Cardiovasc Surg 40: 303–307
34. Larrieu AJ, Jamieson WRE, Tyers GFO et al. (1982) Primary cardiac tumors. Experience with 25 cases. J Thorac Cardiovasc Surg 83: 339–348
35. Luschka H (1855) Ein Fibroid im Herzfleische. Virchows Arch Pathol Anat 8: 343–347
36. Maeta H, Hiyama T, Okamura K et al. (1982) Successful excision of intracardiac teratoma. J Thorac Cardiovasc Surg 83: 909–913
37. Mahaim J (1945) Les Tumeurs et les Polypes du Cœur. Masson & Cie Paris, F. Roth Cie Lausanne
38. Malpighi M (1661) In: Hehrlein FW (1973) Chirurgie historisch gesehen. Dustri, München
39. Markel ML, Walter BV, Armstrong WG (1987) Cardiac myxoma. Medicine 66: 114
40. Maurer ER (1952) Successful removal of tumor of the heart. J Thorac Surg 3: 479
41. McAllister HA Jr, Hall RJ, Colley DA (1988) Surgical pathology of tumors and cysts of the heart and pericardium. In: Waller BF (ed) Surgical pathology. Churchill Livingstone, New York, pp 343–366
42. McAllister JA Jr (1991) Tumors of the heart and pericardium. In: Silver MD (ed) Cardiovascular Pathology, vol 2. Churchill Livingstone, New York, pp 1297–1333
43. Meller J, Teichholz LE, Pickard AD (1977) Left ventricular myxoma. Echocardiographic diagnosis and review of the literature. Am J Med 63: 816
44. Moreno-Cabral RJ, Fukuyama O, Powell WS, Gold S, McNamara JJ (1987) Surgical resection of giant metastatic leiomyosarkoma of the heart. J Thorac Cardiovasc Surg 94: 447–449
45. Morgagi JB (1986) In: Kirklin JW, Barrat Boyes BG (eds) Cardiac surgery vol IV. Wiley & Sons, New York, pp 1393

46. Miller JI, Mankin HT, Broadbent JC, Guiliani ER, Danielson JK (1972) Primary cardiac tumors. Surgical considerations and results of operation. Circulation 45/1: 134–138
47. Newman HA, Cordell AR, Prichard RW (1966) Intracardiac myxomas. Review and report of 6 cases, one successfully treated. Am Surg 32: 219
48. Outwood WR Jr (1988) Cardiac neoplasms: Current diagnosis, pathology and therapy. J Card Vasc Surg 3: 119–154
49. Powers JC, Falkoff M, Heinle RA, Nandaq NC, Ong LS, Winer RS, Barold SS (1979) Familial cardiac myxoma. Emphasis on unusual clinical manifestations. J Thorac Cardiovasc Surg 77: 782–788
50. Prichard RW (1951) Tumors of the heart: Review of the subject and report of 150 cases. Arch Pathol Lab Med 51: 98–128
51. Read RC, White HJ, Murphy ML, Williams S, Sun CN, Flanagan WH (1974) The malignant potentiality of left atrial myxoma. J Thorac Cardiovasc Surg 68: 857
52. Reece J, Colley DA, Frazier OH, Hallmann GL, Powers PL, Montero CG (1984) Cardiac tumors. Clinical spectrum and prognosis of lesions other than classical benign myxoma in 20 patients. J Thorac Cardiovasc Surg 88: 439–446
53. Reece J, Houston AB, Pollick JC (1983) Interventricular fibroma: Echocardiographic diagnosis and successful surgical removal in infancy. Br Heart J 50: 590
54. Richardson JV, Brandt B, Doty DB, Ehrenhaft JL (1979) Surgical treatment of atrial myxomas: Early and late results of 11 operations and review of the literature. Ann Thorac Surg 28: 354
55. Rienmüller R, Tiling R (1990) MR and CT for detection of cardiac tumors. Thorac Cardiovasc Surg 38: 168–172
56. Roberts WC, Glancy DL, De Vita VT Jr (1968) Heart in malignant lymphoma (Hodgkin's disease, lymphosarcoma, reticulum cell sarcoma and mycosis fungoides): A study of 196 autopsy cases. Am J Cardiol 22: 85
57. Salyer WR, Page DL, Hutchins GM (1975) The development of cardiac myxomas and papillary endocardial lesions from mural thrombus. Am Heart J 89: 4
58. Sandrasago FA, Oliver WA, English TAH (1979) Myxoma of the mitral valve. Br Heart J 42: 221
59. Scanell JG, Brewster WR Jr, Bland EF (1956) Successful removal of a myxoma from the left atrium. N Engl J Med 254: 601
60. Scheld HH, Nestle WW, Kling D, Stertmann WA, Langebartels H, Hehrlein FW (1988) Resection of a heart tumor using autotransplantation. Thorac Cardiovasc Surg 36: 40–43
61. Segesser VL, Cox J, Gross J et al. (1986) Surgery in primary leiomyosarcoma of heart. Thorac Cardiovasc Surg 34: 391–394
62. Silverman NA, Sabiston DC Jr (1981) Cardiac neoplasms. In: Sabeston DC Jr (ed) David Christopher textbook of surgery. Saunders, Philadelphia, pp 2407–2415
63. Silverman NA (1980) Primary cardiac tumors. Ann Surg 191: 127–138
64. Snyder SN, Smith DC, Lau FYK, Turner AF (1976) Diagnostic features of right ventricular myxoma. Am Heart J 91: 240–248
65. Straus R, Merliss R (1945) Primary tumor of the heart. Arch Pathol 39: 74
66. Suri RK, Pattankar VL, Singh H, Aikat BK, Gujral JS (1978) Myxoma of the tricuspid valve. Aust NZ J Surg 48: 429
67. Symbas PN, Hatcher CR, Gravamis MB (1976) Myxoma of the heart. Clinical and experimental observation. Ann Surg 183: 470–474
68. Takagi M, Kugimiya T, Fujii T, Yamauchi H, Shibata R, Narimatsu M, Tsuda N (1992) Extensive surgery for primary malignant lymphoma of the heart. J Cardiovasc Surg 33: 570–572
69. Tassi A, Cirocci R, Volpi G, Pacifici A, Goracci G (1993) Preoperative evaluation of inferior vena cava involvement secondary to malignant abdominal neoplasms. J Cardiovasc Surg 34: 241–247
70. Tedeschi V (1893) Beitrag zum Studium der Herzgeschwulste. Prager Med Wochenschr 18: 121
71. Tillmanns H (1990) Clinical aspects of cardiac tumors. Thorac Cardiovasc Surg 38: 152–156
72. Williams DB, Danielson GK, McGoon DC, Feldt RH, Edwards WD (1982) Cardiac fibroma. J Thorac Cardiovasc Surg 84: 230–236
73. Wold LE, Lie JT (1980) A clinicopathologic profile. Am J Pathol 101: 219–240
74. Zonder R (1880) Fibrom des Herzens. Virchow Arch Pathol Anat 80: 507–510

6 Herzrhythmusstörungen

Vorbemerkungen

Die Therapie der Herzrhythmusstörungen geschieht konservativ oder mit Pacemakern. Die Herzschrittmacher sind heutzutage so phantastisch klein und weiterentwickelt, daß die Implantation, die meistens über die V. cephalica oder durch Punktion über die C. subclavia geschieht für den Patienten kaum belastend ist. Die Systeme haben alle elektronische Kontrollschleifen, die dem Patienten weitgehend physiologisch angepaßt sind. Ein neues Gebiet ist die Entwicklung und Implantation von implantierbaren Defibrillatoren. Derzeit kennt man noch keine quantitative Größenordnung und noch keine standardisierte Empfehlung für implantierbare Defibrillatoren.

6. Herzrhythmusstörungen

6.1 Antiarrhythmika: neuere Erkenntnisse zu Klassifikation und Wirkmechanismen

U. Ravens

Einleitung

Seit Vaughan Williams zu Beginn der 70er Jahre eine erste Klassifikation von Antiarrhythmika vorstellte, ist der Wissensstand zur Entstehung und Therapie von Herzrhythmusstörungen erheblich erweitert worden [34]. Hierzu haben mehrere parallele Forschungsrichtungen beigetragen: die Entdeckung bzw. Synthese einer großen Zahl neuer antiarrhythmisch wirksamer Substanzen, die Ergebnisse aus experimentellen und klinischen Untersuchungen sowie die aus sog. Metaanalysen gewonnenen Erkenntnisse.

Entstehung von Herzrhythmusstörungen

Arrhythmien entstehen auf der Basis von elektrophysiologischen Störungen, die durch verschiedene Erkrankungen verursacht sein können, z.B. ischämische Herzerkrankung, Elektrolytverschiebungen, Hyper- bzw. Hypothyreose, Myokarditis, Herzklappenerkrankungen oder Intoxikationen mit Digitalisglykosiden, Antiarrhythmika (!), Alkohol. Dabei können Impulsbildung, Erregungsausbreitung oder Erregungsrückbildung beeinträchtigt sein. Tabelle 1 faßt die Ursachen einiger Arrhythmieformen zusammen. Bevor die Beeinflussung elektrophysiologischer Störungen durch Antiarrhythmika diskutiert wird, erscheint es sinnvoll, die bioelektrischen Vorgänge unter physiologischen Bedingungen aufzuzeigen.

Tabelle 1. Elektrophysiologische Funktionsstörung, Arrhythmieform und wirksame Antiarrhythmika

Ursächliche Funktionsstörung	Ausgelöste Arrhythmieform	Eingesetzte Antiarrhythmika
1. Impulsbildung		
– Normotope Schrittmacherfunktion	Sinusbradykardie (< 60 Schl./min)	Vagolytika (z.B. Atropin)
	Sinustachykardie (> 100 Schl./min)	β-Blocker
– Ektope Schrittmacher	Ektope Vorhof- bzw. ventrikuläre Tachykardie	M_2-Agonisten; Ca^{2+}-Kanalblocker, Na^+-Kanalblocker
– Getriggerte Aktivität		
Frühe Nachpotentiale (EAD)	Torsade de pointes	β-Agonisten, Vagolytika (Frequenzsteigerung), Ca^{2+}-Kanalblocker, Mg^{2+}, β-Blocker (EAD Suppression)
Späte Nachpotentiale (DAD)	Gekoppelte Extrasystolen, Salven, Ventrikuläre Tachykardien	β-Blocker, Ca^{2+}-Kanalblocker, Adenosin
	Digitalis-induzierte Arrhythmien	Ca^{2+}-Kanalblocker, Na^+-Kanalblocker
2. Erregungsausbreitung		
– Leitungsblock	Bradykardie	M_2-Antagonisten
– Unidirektionaler Block und Reentry	Vorhofflattern, -flimmern	Na^+-Kanalblocker (außer Lidocain), Mexiletin und Tocainid
	Ventrikuläre Tachykardien, Kammerflimmern	Na^+-Kanalblocker, evtl. Ca^{2+}-Kanalblocker
		Bretylium
3. Erregungsrückbildung		
– Repolarisation	Long-QT-Syndrom	Adenosin (?)
	Torsade de pointes	K^+-Kanalöffner (?)

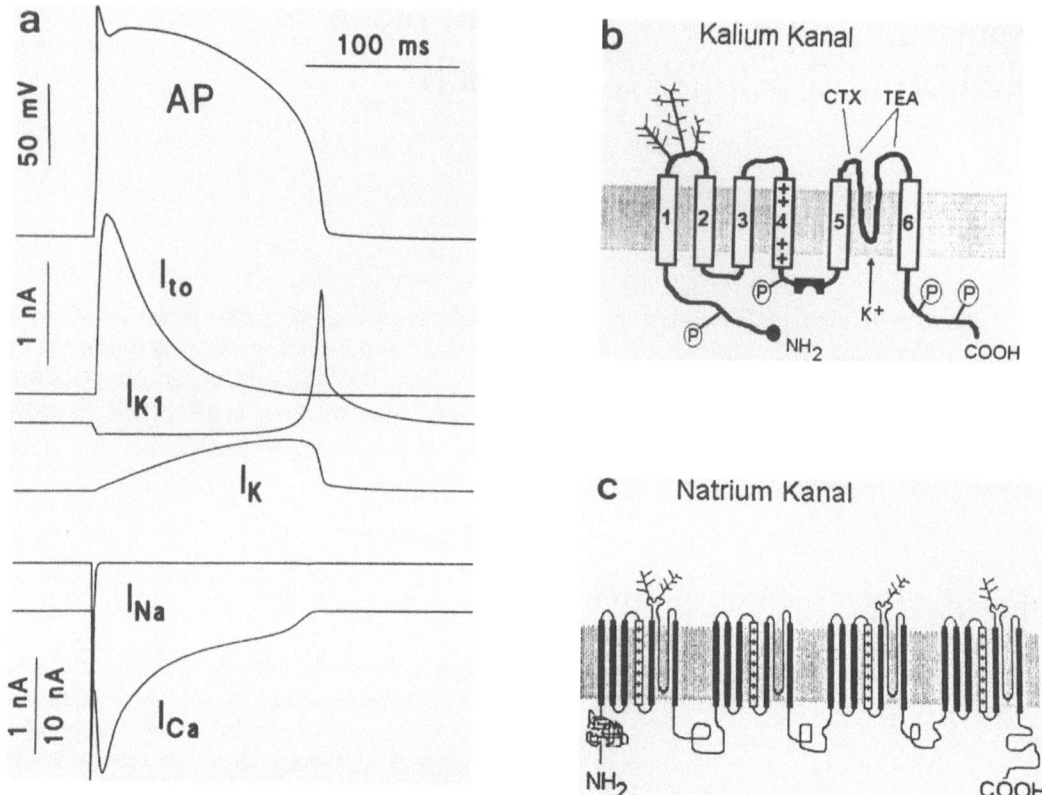

Abb. 1a. Schematische Darstellung eines typischen Aktionspotentials (*AP*) aus einem menschlichen Papillarmuskel mit den wichtigsten Ionenströmen (versetzt dargestellt). Auswärtsströme (nach *oben* gerichtete Ausschläge): I_{to} transienter Auswärtsstrom; I_{K1} Einwärtsgleichrichter; I_K verzögerter Gleichrichter. Einwärtsströme (nach *unten* gerichtete Ausschläge): I_{Na}, Na$^+$-Strom; I_{Ca}, Ca^{2+}-Strom. **b.** Schematische Darstellung eines K$^+$-Kanalproteins. (Nach [28]). Die hydrophoben Segmente (*1–6*) überspannen die Membran, die die Amino- und Carboxygruppe tragenden Enden liegen intrazellulär. Im Segment *4* befindet sich der Spannungssensor. Zwischen Segment *5* und *6* taucht die Aminosäurekette noch einmal in die Membran ein, dieser Anteil bildet zusammen mit den entsprechenden Anteilen von 3 weiteren Untereinheiten die eigentliche Ionenpore (*CTX* Bindungsstelle für Charybdotoxin; *TEA* Bindungsstelle für Tetraethylammonium, *P* markiert mögliche Phosphorylierungsstellen). **c** Schematische Darstellung der α-Untereinheit eines Na$^+$-Kanalproteins (nach [7]). Im Gegensatz zum K$^+$-Kanal besteht der Na$^+$-Kanal aus 4 homologen, untereinander verbundenen Domänen, die ihrerseits große Ähnlichkeit mit dem Aufbau der K$^+$-Kanaluntereinheiten haben.

Aktionspotential und seine Fortleitung

Jede erregbare Herzzelle besitzt die Fähigkeit, einen elektrochemischen Gradienten für Na$^+$- und K$^+$-Ionen aufrechtzuerhalten und die Leitfähigkeit ihrer Membran für unterschiedliche Kationen in Abhängigkeit vom Membranpotential zu verändern. Die Leitfähigkeit der Membran wird durch Öffnen und Schließen von selektiven Ionenkanälen bestimmt, deren Öffnungsverhalten vom Membranpotential (spannungsabhängige Kanäle) oder durch Kopplung an von Liganden aktivierte Rezeptoren (Ligandenaktivierte Kanäle) gesteuert wird. Im offenen Zustand der Kanäle verschieben sich Ionen – meist Kationen – entlang ihres elektrochemischen Gradienten zwischen Intra- und Extrazellulärraum und verursachen einen elektrischen Strom.

Das Membranpotential der Zellen im Vorhof- und Kammermyokard beträgt in Ruhe zwischen –85 bis –90 mV. Wird die Membran über eine Schwelle von etwa –60 mV hinaus depolarisiert, kommt es zur Auslösung eines fortgeleiteten Aktionspotentials (Abb. 1a). Durch die rasche Aktivierung des einwärtsgerichteten Na$^+$-Stroms wird die Membran innerhalb von 1–2 ms auf +30 mV depolarisiert. Während der Plateauphase des Aktionspotentials unterhält der Ca^{2+}-Einwärtsstrom die Depolarisation. Schließlich führt ein zunehmender K$^+$-Ausstrom die endgültige Repolarisation herbei. Für die Wiederherstellung der elektrochemischen Gradienten für Na$^+$ und K$^+$ sorgt die Na,K-ATPase, ein membranständiges Enzym, welches unter Aufwendung von Stoffwechselenergie Na$^+$ aus der Zelle herausbefördert und K$^+$ wieder zurückholt. Die Ca^{2+}-Homöostase wird im wesentlichen durch den Na,Ca-Austauscher aufrechterhalten. Beide Transportprozesse schleusen ihre Kationen in einem ungleichen stöchiometrischen Verhältnis durch die Membran und produzieren damit selbst einen kleinen Membranstrom.

Während eines Aktionspotentials öffnen sich die Na^+-Kanäle nur vorübergehend, bevor sie sich trotz bestehender Depolarisation wieder schließen (Inaktivierung). Damit die Na^+-Kanäle für ein neues Aktionspotential zur Verfügung stehen, muß die Membran erst für eine bestimmte Zeit repolarisiert sein (Erholung von der Inaktivierung). Bei depolarisierter Membran z. B. in einem ischämischen Myokardareal bleibt ein Teil der Na^+-Kanäle ständig inaktiviert, und der Na^+-Strom in der schnellen Depolarisationsphase des Aktionspotentials nimmt ab.

Über die molekulare Struktur von Ionenkanälen werden zunehmend mehr Einzelheiten bekannt (Übersichten [5–8, 28]). Alle spannungsabhängigen Kationenkanäle sind im Prinzip sehr ähnlich aufgebaut (Abb 1b). Ein Na^+-Kanal besteht aus mehreren Proteinen, wobei die α-Untereinheit für einen funktionsfähigen Kanal ausreicht. Die α-Untereinheit ist ein großes Glykoprotein von 260–280 kD und bildet 4 homogene Domänen, die untereinander durch intrazelluläre Peptidstränge verbunden sind. Bei K^+-Kanälen sind die 4 homologen Strukturen allerdings nicht miteinander verbunden, sondern assoziieren sich nur. Jede dieser Domänen besteht aus 6 durch die Membran laufenden Segmenten, die durch kurze, intersegmentale Peptidstränge verbunden sind. Sowohl das die Aminogruppe als auch das die Carboxygruppe tragende Ende befindet sich intrazellulär. Werden solche Proteine künstlich in eine Zellmembran integriert, besitzen sie alle Eigenschaften von Kanälen, nämlich Ionenselektivität, Potentialabhängigkeit des Öffnens und Schließens mit den charakteristischen Zeitkonstanten, Erholung von der Inaktivierung, Empfindlichkeit gegenüber Pharmaka und Beeinflußbarkeit durch Enzyme und Hormone. Diese Funktionen können teilweise sogar bestimmten Aminosäuren im Kanalprotein zugeordnet werden.

Die einzelnen Herzzellen sind untereinander elektrisch gekoppelt. Dadurch breitet sich eine Potentialänderung zunächst elektrotonisch auf die Nachbarzellen aus. Die schnelle Depolarisation in der Aufstrichphase des Aktionspotentials sorgt dafür, daß das Membranpotential in der benachbarten Zelle ebenfalls den Schwellenwert für die Na^+-Kanalaktivierung erreicht und somit auch hier ein Aktionspotential ausgelöst wird. Dieses Aktionspotential wird in analoger Weise auf die nächste Nachbarzelle fortgeleitet. Es bildet sich eine gerichtete Erregungswelle, die sich auf das noch unerregte Myokard zu bewegt, weil die bereits erregten Zellen für eine gewisse Zeit gegenüber neuen Impulsen refraktär sind.

Impulsbildung

Die elektrische Erregung bildet sich in einer kleinen Gruppe von Schrittmacherzellen im Sinusknoten (normotope Schrittmacherfunktion). Das Ruhepotential dieser Zellen ist instabil: die Zellmembran unterliegt einer langsamen diastolischen Depolarisation, die durch Abnahme einer Kaliumleitfähigkeit vor dem Hintergrund einer Na^+-Leitfähigkeit hervorgerufen wird. Der Schrittmacherstrom I_f ist ein Einwärtsstrom, bei dem Na^+-Ionen durch recht unselektive Kationenkanäle fließen. Diese Kanäle werden bei Hyperpolarisation aktiviert [11]. Bei Erreichen der Schwelle aktiviert der Ca^{2+}-Strom, und es wird ein Aktionspotential ausgelöst, das sich auf benachbarte Zellen ausbreiten kann. Die Repolarisation auf das maximale diastolische Potential erfolgt durch Zunahme des K^+-Stroms. Neben den Sinusknotenzellen besitzen Zellen des AV-Knotens und Zellen im Bereich des His-Purkinje-Systems ebenfalls Schrittmachereigenschaften (ektope Schrittmacher). Unter den experimentellen Bedingungen der mechanischen Dehnung ist sogar das Arbeitsmyokard zur spontanen Impulsbildung fähig [20]. Normalerweise übernimmt der Schrittmacher im Sinusknoten die Führung, weil er wegen seiner höheren Frequenz die langsameren, latenten Schrittmacher überspielt. Die Frequenz der Impulsbildung wird durch das vegetative Nervensystem moduliert.

Das Membranpotential in ischämischen Myokardbezirken ist oftmals niedriger (weniger negativ) als im gesunden Myokard, so daß eine geringfügige Depolarisation ausreicht, um die Schwelle für ein fortgeleitetes Aktionspotential zu erreichen: es bildet sich eine Extrasystole. Aktionspotentiale können auch in Zellen, die normalerweise keine spontane Aktivität besitzen, durch Nachdepolarisationen ausgelöst werden („getriggerte" Aktivität). Sie treten als frühe oder späte Nachdepolarisationen (EAD, early afterdepolarization; DAD, delayed afterdepolarization) auf. Voraussetzung für die frühen Nachdepolarisationen ist eine stark verlängerte Aktionspotentialdauer, wobei das Membranpotential in einem Bereich bleibt, in welchem sich die Ca^{2+}-Kanäle teilweise von der Aktivierung erholen, aber anschließend erneut aktiviert werden. Die späten

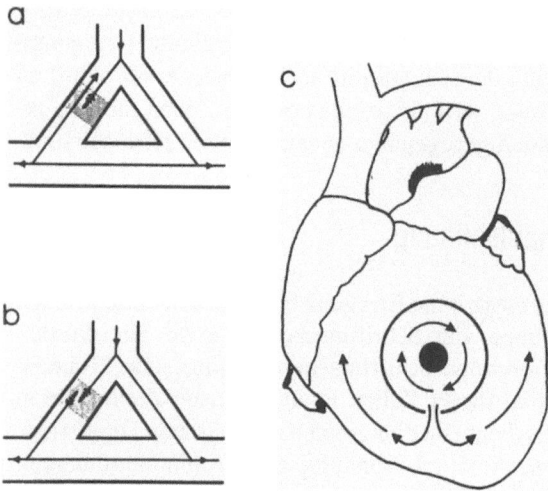

Abb. 2a. Kreisende Erregung durch unidirektionalen Block. Die von oben kommende Erregungswelle teilt sich an der Bifurkation und wird in dem geschädigten Myokardareal des linken Schenkels (*schraffiert*) derart verzögert, daß sie darin steckenbleibt. Dieses Areal kann durch die über den rechten Schenkel eintreffende Erregungsfront retrograd aktiviert werden. **b** Unterbrechung der kreisenden Erregung nach Umwandlung des unidirektionalen in einen bidirektionalen Block durch weitere Verzögerung der Erregungsausbreitung im geschädigten Myokard mit Na$^+$-Kanalblockern. **c** Auslösung einer ventrikulären Tachykardie durch kreisende Erregung. Nach Ablauf der Refraktärzeit im gesunden Myokard kann die Erregungsfront austreten und sich als Extrasystole auf die Kammern ausbreiten. (nach [39])

Nachdepolarisationen treten nach Ablauf der schnellen Repolarisationsphase auf. Sie können die Membran bis zum Erreichen der Schwelle depolarisieren und gekopppelte Extrasystolen oder Salven auslösen.

Erregungsausbreitung

Die Erregungsausbreitungsgeschwindigkeit ist eine Funktion des schnellen Na$^+$-Einstroms. Nimmt dieser ab, weil nicht alle Na$^+$-Kanäle zur Verfügung stehen, muß sich die Erregungsausbreitung verlangsamen.

Trifft eine Erregungsfront auf ein solches Leitungshindernis, bleibt sie möglicherweise in dem erkrankten Gewebe stecken. Eine in umgekehrter Richtung auf dieses Leitungshindernis treffende Erregungsfront kann jedoch unter Umständen noch durchgelassen werden (unidirektionaler Block, Abb. 2a) und, wenn jenseits davon das gesunde Gewebe wieder erregbar ist, eine neue Erregungswelle auslösen. Diese läuft dann zur Eintrittspforte für die retrograde Aktivierung des kranken Bezirkes, und es entsteht eine kreisende Erregung (Reentry), die Anlaß zu Tachykardien sein kann (Abb. 2c). Ist das kranke Gewebe weder für die orthograde noch für die retrograde Erregungsfront durchlässig, liegt ein bidirektionaler Block vor (Abb. 2b).

Erregungsrückbildung

Die Aktionspotentialdauer bestimmt den Verlauf der Erregungsrückbildung. Unter physiologischen Bedingungen wird die Dauer des Aktionspotentials durch die Balance zwischen depolarisierenden Einwärtsströmen und repolarisiernden Auswärtsströmen bestimmt. Diese kann gestört sein, wenn nicht genügend K$^+$-Kanäle für die Repolarisation zur Verfügung stehen oder wenn der normale Repolarisationsvorgang durch pathologische, depolarisierende Einwärtsströme hinausgezögert wird. Nach Ablauf eines Aktionspotentials bleibt die Membran für eine gewisse Zeit gegenüber einer erneuten Erregung refraktär. Eine erste Voraussetzung für das Ende der Refraktärzeit ist die Rückkehr zum Ruhepotential nach Beendigung des Aktionspotentials, die zweite Voraussetzung ist, daß die Membran genügend lange repolarisiert war, um den Na$^+$-Kanälen ausreichend Zeit für die Erholung von der Inaktivierung zu geben. Eine gestörte Erregungsrückbildung kann frühe Nachdepolarisationen und somit Torsades de pointes auslösen.

Die Wirkung von Antiarrhythmika

Antiarrhythmische Wirkungen werden auf verschiedenen Funktionsebenen charakterisiert [24]. Je nach pathophysiologischem Konzept (Abb. 3) erscheint es sinnvoll, den Einfluß auf die makroskopischen elektrischen Eigenschaften wie Erregungsbildung, -fortleitung und -ausbreitung oder Refraktärzeit, auf die zellulären Parameter wie Ruhemembranpotential, diastolische Depolarisation oder Aktionspotentialdauer oder aber direkt auf die Zielmoleküle wie Kanalproteine, Rezeptoren, Ionenpumpen und Austauscher zu betrachten. Als modulierende Faktoren der elektrophysiologischen Veränderungen wirken neuronale Einflüsse, Dehnung, Ischämie oder Elektrolytverschiebungen.

Einteilung von Antiarrhythmika

Eine klinisch brauchbare Einteilung von Antiarrhythmika müßte nach pharmakologischen Eigenschaften, die die therapeutisch erwünschten Wirkungen hervorrufen, erfolgen, wobei die verschiedenen Pathomechanismen berücksichtigt werden müßten (vgl. Abb. 3).

Einteilung nach Vaughan Williams

Die primären Unterscheidungskriterien, nach denen Vaughan Williams 4 Klassen von antiarrhythmischer Wirkung aufgelistet hat, waren am isolierten Muskel gemessene, pharmakologische Effekte (Tab. 2) [34, 35]. Die Klasse-I-Wirkung betrifft die Blockierung der Na$^+$-Kanäle und beeinträchtigt damit die Erregungsausbreitung in Geweben mit schnellen Na$^+$-Kanälen. Verminderung des kardialen Sympathikustonus ist die Klasse-II-Wirkung, sie beeinflußt die Sinusknotenautomatie und die Erregungsleitung im AV-Knoten. Die Klasse-III-Wirkung besteht in der Verlängerung der Aktionspotentialdauer, sie resultiert in einer Verlängerung der Refraktärzeit ohne Beeinträchtigung der Erregungsausbreitung. Blockierung der Ca^{2+}-Kanäle wird als Klasse-IV-Wirkung bezeichnet, sie führt zu einer Verzögerung der AV-Überleitung.

Die Einteilung nach Vaughan Williams hat weite Verbreitung gefunden, nicht zuletzt deshalb, weil sie überschaubar und leicht zu erlernen ist. Der Autor wollte mit seiner Einteilung weitere Untersuchungen anregen, um durch die Erforschung der Wirkmechanismen von Antiarrhythmika dem Pathomechanismus von Arrhythmien auf die Spur zu kommen [34].

Mit der großen Zahl an neuen Antiarrhythmika werden auch immer wieder Substanzen beschrieben, die sich nicht eindeutig klassifizieren lassen, teils weil sie Wirkungen in mehreren Klassen haben, teils weil ihr antiarrhythmisches Wirkprinzip bislang noch nicht Eingang in die Klassifizierung gefunden hat. Es erscheint mir jedoch eher produktiv zu sein, wenn eine Klassifizierung nicht vollständig ist, denn dort, wo sie nicht harmonisch paßt, ergeben sich aus den Ungereimtheiten – ganz in der ursprünglichen Intention von Vaughan Williams – neue Fragestellungen für weitere Nachforschungen und oftmals auch neue Entdeckungen.

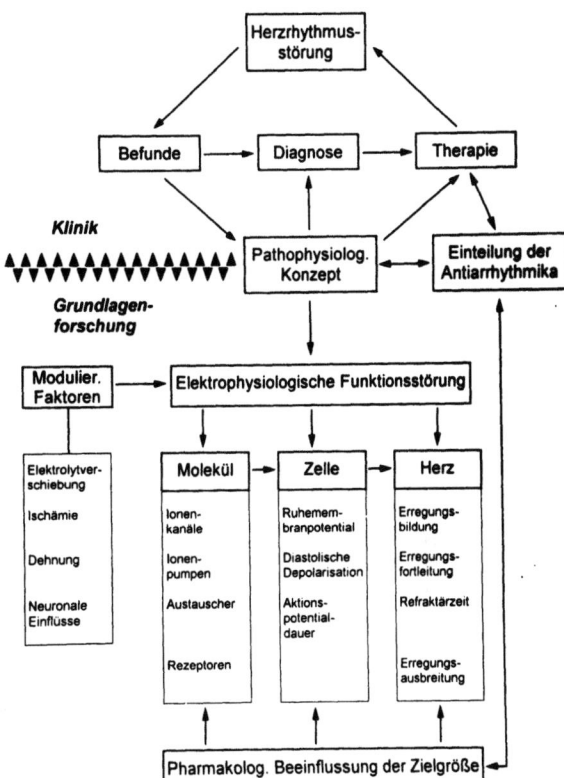

Abb. 3. Herzrhythmusstörungen: Beziehung zwischen Klinik und Grundlagenforschung zu den pharmakologischen Eigenschaften von Antiarrhythmika und deren Einteilung (weitere Einzelheiten s. Text)

Tabelle 2. Einteilung der Antiarrhythmika. (Nach Vaughan Williams)

Klasse	Wirkung	Pharmaka
I	Na-Kanalblocker	
A	Mäßige Aufstrichhemmung Verlängerung der APD	Chinidin Disopyramid
B	Minimale Aufstrichhemmung Verkürzung der APD	Lidocain Phenytoin
C	Starke Aufstrichhemmung Wenig Veränderung der APD	Flecainid Propafenon
II	β-adrenerge Blockade	Propranolol
III	Verlängerung der APD	Amiodaron d-Sotalol
IV	Ca-Kanalblocker	Verapamil Diltiazem

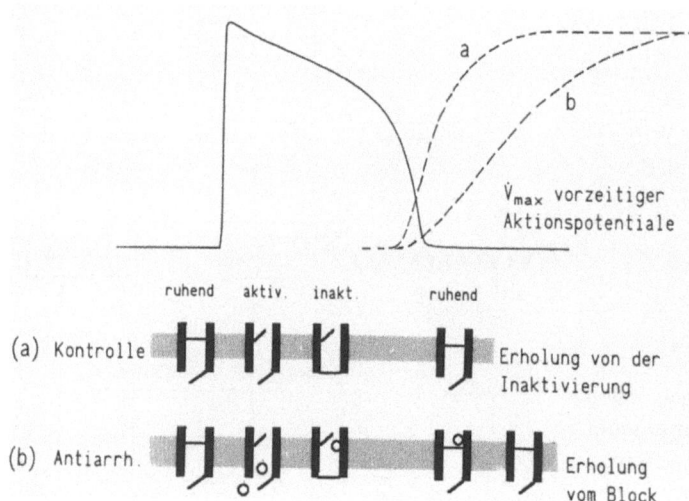

Abb. 4. Erholung der Na$^+$-Kanäle von der Inaktivierung bzw. vom Block durch Antiarrhythmika. *Oben* Aktionspotential und zeitliche Zuordnung der Wiederverfügbarkeit von Na$^+$-Kanälen, gemessen als maximale Aufstrichgeschwindigkeit vorzeitig ausgelöster Aktionspotentiale (V_{max} ---) unter Kontrollbedingungen (*a*) bzw. in Anwesenheit eines Antiarrhythmikums (*b*). *Unten* Schematische Darstellung der einzelnen Kanalzustände ohne bzw. mit einem Antiarrhythmikum, das bevorzugt an offene Kanäle bindet. Die horizontalen bzw. schräggestellten Querbalken symbolisieren die Geschlossen- bzw. die Offenstellung der jeweiligen Tore. Die Kanäle sind nur leitend, wenn sowohl das Aktivierungstor als auch das Inaktivierungstor sich in Offenstellung befinden und kein Antiarrhythmikum gebunden ist.

Modifizierungen der Einteilung nach Vaughan Williams

Eine erste Erweiterung der ursprünglichen Einteilung betraf Antiarrhythmika mit der Klasse-I-Wirkung. Die Unterteilung in die Untergruppen IA, IB und IC beruht auf unterschiedlichen Kriterien, nämlich 1) auf dem Ausmaß der Hemmung des Aktionspotentialaufstrichs und 2) auf der Veränderung der Aktionspotentialdauer. Die Aktionspotentialdauer wird durch zusätzliche Effekte an K$^+$-Kanälen beeinflußt. Dagegen lassen sich die Unterschiede im Ausmaß der Hemmung der Aufstrichgeschwindigkeit durch die Kinetik der Interaktion zwischen Antiarrhythmikum und dem Rezeptor im Inneren des Na$^+$-Kanals erklären.

Kinetische Eigenschaften der Na$^+$-Kanalblocker

Einige Antiarrhythmika besitzen eine um so stärkere Wirkung, je höher die Depolarisationsfrequenz ist ("use dependence"). Dieses Verhalten wird darauf zurückgeführt, daß das Antiarrhythmikum sich bevorzugt an seine Bindungsstelle anlagert, wenn sich der Kanal in einem bestimmten Aktivierungszustand (d. h. aktiviert, inaktiviert oder geschlossen) befindet. Dabei kann die Affinität oder der Zugang zum Rezeptor vom Zustand des Kanals abhängen ("modulated receptor hypothesis" [14, 15] bzw. "guarded receptor hypothesis" [32]). Das Antiarrhythmikum bindet somit bevorzugt an den Kanal, solange dieser geöffnet oder inaktiviert ist, und löst sich wieder, wenn der Kanal sich im Ruhezustand befindet. Solange ein Rezeptor ein Antiarrhythmikummolekül gebunden hat, ist der Kanal blockiert. Je rascher ein Antiarrhythmikum am Ende eines Aktionspotentials wieder dissoziiert, desto weniger ist die Aufstrichgeschwindigkeit des nächst folgenden Aktionspotentials reduziert. Da die Verfügbarkeit blockierter Na$^+$-Kanäle wesentlich langsamer wieder hergestellt wird, als sich ein Kanal normalerweise von seiner Inaktivierung erholt (vgl. Abschn. „Aktionspotential und seine Fortleitung"), nimmt die Refraktärzeit zu (Abb. 4).

Die Zeitkonstanten für die Wiederherstellung der Kanalverfügbarkeit ergeben nach Honerjäger ein brauchbares Kriterium für die weitere Unterteilung von Substanzen mit der Klasse-I-Wirkung [10]. Sie spiegelt jedoch nicht die Unterteilung in Klasse IA–IC wider, bei der lediglich wegen der Besonderheit neu entwickelter Substanzen, nämlich starke Hemmung des Na$^+$-Stroms bei wenig Veränderung der Aktionspotentialdauer, eine weitere Subgruppe gerechtfertigt war.

Weirich u. Antoni [37] unterteilen die Antiarrhythmika mit Klasse-I-Wirkung nach ihrer „onset"- und ihrer „offset"-Kinetik. Mit jeder Aktivierung der Na$^+$-Kanäle während eines Aktionspotentials überwiegt die Assoziation von Antiarrhythmikum und Rezeptor. In der elektrischen Diastole überwiegt dagegen die Dissoziation. Je langsamer diese beiden Prozesse sind, desto länger dauert die Einstellung eines Gleichgewichts, bei dem Assoziation und Dissoziation einander die Waage halten müssen. Solche Gleichgewichtseinstellungen, die ebenfalls aus dem Zusammenspiel von gegenläufigen Prozessen, nämlich Invasion und Elimination, entstehen, sind z. B. auch für Plasmaspiegel nach wiederholter

Arzneistoffapplikation bekannt. Das Besondere im Fall der Interaktion von Antiarrhythmikum und Rezeptor ist jedoch, daß die beiden gegenläufigen Prozesse ihre Kenngrößen in Abhängigkeit vom Aktionspotential ändern.

Aus dieser Betrachtung ergibt sich in Modellberechnungen der klinisch relevante Gesichtspunkt eines „Sättigungsblocks". Lidocain, Mexiletin und Tocainid besitzen eine rasche Onset- und Offsetkinetik und erreichen deswegen bei langsamer Herzfrequenz relativ wenig Gleichgewichtsblockade. Die „normale" Erregungsausbreitung wird wenig beeinflußt, dagegen werden frühzeitig einfallende Extrasystolen wirksam unterdrückt. Je schneller die Frequenz, desto stärker ausgeprägt ist die Blockierung. Disopyramid, Propafenon, Nicainoprol*[1], Prajmalin[2] und Etmozin* besitzen dagegen eine sehr langsame Kinetik. Hier ist die Gleichgewichtsblockade schon bei niedrigen Frequenzen maximal ausgeprägt. Die Fortleitung von Extrasystolen wird unabhängig vom Kopplungsintervall unterdrückt, weil der Block schon bei kurzen Intervallen gesättigt ist. Problematisch sind die Verbindungen in der Gruppe mit mittlerer Onset- und Offsetkinetik, denn einerseits ist bei einer Frequenzsteigerung noch ein erheblicher Zuwachs der Blockierung bis zur Sättigung möglich und die Erregungsausbreitung kann auch im gesunden Myokard erheblich beeinträchtigt werden, andererseits ist die Kinetik zu langsam, um eine frühzeitig einfallende Extrasystole bevorzugt zu unterdrücken. Zu dieser Gruppe gehören Flecainid, Encainid[3], Lorcainid[4], Chinidin und Procainamid. Diese Antiarrhythmika werden als gefährlich bezüglich ihrer proarrhythmogenen Wirkung eingestuft.

Selektive K⁺-Kanalblocker

Klinisch eingesetzte Antiarrhythmika, die die Aktionspotentialdauer verlängern (Klasse-III-Wirkung), reduzieren die auswärtsgerichteten K⁺-Ströme. Prinzipiell können persistierende Einwärtsströme die endgültige Repolarisation ebenfalls hinauszögern, allerdings haben bislang keine Substanzen mit einem solchen Wirkmechanismus Eingang in die antiarrhythmische Therapie gefunden.

Im Gegensatz zu den Na⁺-Kanälen besteht für kardiale K⁺-Kanäle eine große Vielfalt. Als ein weiteres Einteilungskriterium für Antiarrhythmika mit

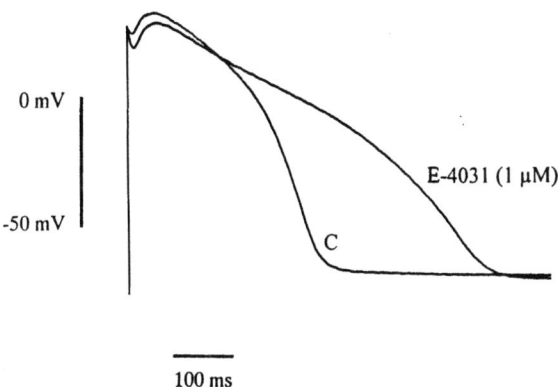

Abb. 5. Aktionspotentiale eines isolierten menschlichen Papillarmuskels aus dem rechten Ventrikel (*RV*) unter Kontrollbedingungen (*C*) sowie nach 60 min Exposition mit dem experimentellen Antiarrhythmikum E-4031. Reizfrequenz 0,5 Hz. (Ohler und Ravens, nicht veröffentlicht)

Klasse-III-Wirkung kann daher die selektive Blokkade der 3 wichtigsten K⁺-Ströme, und zwar des verzögerten Gleichrichters I_K, des Einwärtsgleichrichters I_{K1} und des transienten Auswärtsstroms I_{to} herangezogen werden [8]. Sotalol hemmt alle 3 K⁺-Ströme, Amiodaron dagegen nur I_K und I_{K1} (s. Tab. 3). Die neueren Verbindungen besitzen z.T. ganz bemerkenswerte selektive Effekte am verzögerten Gleichrichter I_K. Aus dieser Reihe ist das E-4031 hervorzuheben, weil es nur eine schnell aktivierende Komponente des I_K blockiert. Diese zuvor nicht bekannte schnelle Stromkomponente I_{Kr} („r" für „rapid") unterscheidet sich deutlich in Aktivierungskinetik und Potentialabhängigkeit von einer zweiten langsameren Komponente I_{Ks} („s" für „slow") und ist sogar über ihre Blockierbarkeit mit E-4031 definiert worden [30]. Abb. 5 zeigt die APD-

Tabelle 3. Selektivität der Blockade von K⁺-Kanälen durch Antiarrhythmika mit Klasse-I- und Klasse-III-Wirkung. (Mod. nach [8])

Klasse	Substanz	I_K	I_{K1}	I_{to}
Ia	Chinidin	+	+	+
Ib	Lidocain	–	–	–
Ic	Flecainid	+	–	–
III	d-Sotalol	+	+	+
	Amiodaron	+	+	–
	Clofilium[a]	+	+	–
	Tedisamil[a]	+	–	+
	E-4031[a]	+[b]	–	–
	Almokalant[a]	+[b]	–	–
	Dofetilide[a]	+[b]	–	–
	Risotilide[a]	+[b]	–	–

a Experimentelle Substanzen, nicht im Handel.
b Selektiv für I_{Kr}.

---

1 Bei Substanzen, die mit einem * versehen sind, handelt es sich um experimentelle, noch nicht eingeführte Präparate.
2 Dihydroxypropylsalz des Ajmalin.
3 Synonym: Encain, in Deutschland nicht im Handel.
4 Synonym: Isocainid, in Deutschland nicht im Handel.

SUBSTANZ	KANÄLE				REZEPTOREN				PUMPEN
	Na schnell→langsam	Ca	K	I_f	α	β	M_2	P	Na/K ATPase
Lidocain	○								
Mexilitin	○								
Tocainid	○								
Moricizin	●								
Procainamid	●		⊘						
Disopyramid	●		⊘				○		
Chinidin	●		⊘		○		○		
Propafenon	●					⊘			
Flecainid	●		○						
Encainid	●								
Bepridil	○	●	⊘						
Verapamil	○	●				⊘			
Diltiazem		⊘							
Bretylium			●		◨	◨			
Sotalol			●			●			
Amiodaron	○	○	●		⊘	⊘			
Alinidin			⊘	●					
Nadolol						●			
Propranolol	○					●			
Atropin							●		
Adenosin								□	
Digoxin								□	●

Abb. 6. Beeinflussung von kardialen Ionenkanälen, Rezeptoren und Ionenpumpen durch Antiarrhythmika (mod. nach [29]). Die einzelnen Wirkungen sind als Säulen arrangiert und erlauben eine Reihung der Antiarrhythmika entsprechend ihrer Hauptwirkung, so daß sich eine Diagonale ergibt. Aufgeführt sind die Wirkungen an Na^+-, Ca^{2+}-, K^+- (I_K) und I_f-Kanälen. Die Bezeichnung „schnell" bzw. „langsam" beim Na^+-Kanalblock bezieht sich auf die Zeitkonstante der Erholung vom Block, d.h. < 300 ms für schnell, > 1500 ms für langsam, Werte dazwischen sind durch die entsprechende Position angedeutet. Außerdem sind die Interaktionen mit α-Adrenozeptoren (α), β-Adrenozeptoren (β), kardialen Muskarinrezeptoren (M_2), Purinrezeptoren (P) und der ($Na^+ + K^+$)-ATPase (Na/K – ATPase) aufgeführt. Die *halbgeschwärzten Quadrate* für Bretylium bedeuten, daß dieses Antiarrhythmikum einen biphasischen Effekt hat, indem es die α- bzw. β-Adrenozeptoren zunächst durch Freisetzung von Noradrenalin stimuliert, später die Freisetzung jedoch blockiert. *Offene, schraffierte* und *schwarze Kreise* symbolisieren eine zunehmende Wirkstärke, *offene Quadrate* kennzeichnen Agonisten.

verlängernde Wirkung von E-4031 am menschlichen Papillarmuskel. Bislang liegen jedoch keine klinischen Untersuchungen vor, die eine möglichst selektive Blockade einzelner K^+-Kanäle als Therapiekonzept rechtfertigen.

Die die Aktionspotentialdauer verlängernde Wirkung der K^+-Kanalblocker hängt in umgekehrter Weise von der Reizfrequenz ab wie Na^+-Kanalblocker [16]. Aufgrund dieser Eigenschaft sind die entsprechenden Antiarrhythmika möglicherweise bei Tachykardien nicht ausreichend wirksam.

K^+-Kanalöffner

Bei Abfall der intrazellulären ATP-Konzentration aktivieren ATP-abhängige K^+-Kanäle [$K^+_{(ATP)}$-Kanäle]. Die daraus resultierende Zunahme der K^+-Leitfähigkeit hyperpolarisiert die Zelle, die Aktionspotentialdauer wird verkürzt. Eine Reihe von neueren Substanzen, zu denen u.a. Cromakalim*, Diazoxid und Minoxidil gehören, öffnen ATP-abhängige K^+-Kanäle. Durch die verkürzte Aktionspotentialdauer wird ihnen eine antiarrhythmische Aktivität zugesprochen, die aber bislang therapeutisch nicht genutzt wird [22]. Darüber hinaus besitzen diese Verbindungen – ebenfalls durch Hyperpolarisation – einen relaxierenden Effekt an glatten Muskelzellen.

Bislang nicht klassifizierte Antiarrhythmika

Muskarinartige Agonisten. Erhöhung des Vagotonus antagonisiert adrenerge Effekte am Herzen und ruft eine Bradykardie hervor. Dies geschieht zum einen auf der Ebene der Adenylatcyclase, denn die muskarinartigen (M_2-) Rezeptoren koppeln an das inhibitorische G_i-Protein, das die Adenylatcyclase hemmt, während die Aktivierung von β-Adrenozeptoren durch das stimulatorische G_s-Protein vermittelt werden. Zum anderen koppeln M_2-Rezeptoren über ein G_K-Protein direkt an einen Liganden-aktivierten K^+-Kanal [$K^+_{(ACh)}$-Kanal], wodurch das Membranpotential stabilisiert wird. Aus klinischer Sicht ist die Aktivierung des Vagus bei Reentry-Arrhythmien, an denen der AV-Knoten beteiligt ist, wirksam. Der günstige Einfluß von herzwirksamen Glykosiden bei Vorhoftachykardien wird ebenfalls auf die Erhöhung des Vagotonus zurückgeführt.

Adenosin. Ähnlich wie muskarinartige Rezeptoren sind kardiale purinerge (A_1-)Rezeptoren wahrscheinlich ebenfalls durch G_K-Protein vermittelt an Liganden-aktivierte K^+-Kanäle [$K^+_{(Ado)}$-Kanäle] gekoppelt. Adenosin, das A_1-Rezeptoren stimuliert und diese Kanäle aktiviert, ist ebenfalls bei Reentrytachykardien mit Beteiligung des AV-Knotens wirksam.

---
* s. Fußnote [1]

Antiarrhythmika mit neuem Wirkmechanismus

Verschiedene „Bradykardika", wie z. B. Alinidin*, hemmen die langsame diastolische Depolarisation. Für diesen Wirkmechanismus ist die Klasse 5 vorgesehen [23].

„Sicilian-Gambit"-Einteilung

Eine wesentlich detailliertere Einteilung von Antiarrhythmika wurde kürzlich von der „Task Force of the Working Group on Arrhythmias of the European Society of Cardiology" vorgeschlagen [29]. Die Urheber dieser umfassenden Einteilung wünschen sich ausdrücklich, daß sie Anregungen für weitere Forschung und einen Rahmen für die Ein- und Zuordnung neuer experimenteller Ergebnisse darstellen möge. Die „Sicilian Gambit"-Einteilung (Abb. 6) berücksichtigt die Komplexität der Einteilungskriterien und versucht damit, einen wichtigen Kritikpunkt an der Vaughan-Williams-Klassifizierung, nämlich den der Unvollständigkeit, zu vermeiden. So wurden bei Vaughan Williams nicht alle Antiarrhythmika, die theoretisch und klinisch nützlich sein könnten oder sind (z. B. α-Adrenozeptor-Blocker, Digitalis, Adenosin, Acetylcholin; Modulatoren von „Gap junction", Ionenpumpen und Austauschern), in die Klassifizierung aufgenommen. Die Gründe dafür waren vielfältig [36]: fehlende Vertreter in der Gruppe selektiver kardialer α-Adrenozeptorblocker; fehlende Vertreter für eine Gruppe selektiver kardialer M_2-Rezeptoragonisten; Adenosin als einziger Vertreter rechtfertigt noch nicht die Einrichtung einer eigenen Klasse (es müßte die Klasse 6 werden); herzwirksame Glykoside wären indirekte Vagotonika mit durchaus auch arrhythmogenem Potential (Extrasystolen!); nicht ausreichende Anzahl an Vertretern der übrigen Modulatoren.

Ein weiterer Kritikpunkt, nämlich der der uneinheitlichen Einteilungskriterien (Kanäle, Rezeptoren, elektrophysiologische Parameter), läßt sich auch in der „Sicilian-Gambit"-Einteilung nicht vermeiden, weil antiarrhythmische Effekte durch sehr unterschiedliche Wirkprinzipien vermittelt sein können. Die Substanzen sind nicht eindeutig einer Wirkklasse zuzuordnen, sondern besitzen meist auch Wirkungen in anderen Klassen (Amiodaron zeigt neben der Klasse-III-Wirkung auch Effekte in Klasse I und IV; Sotalol besitzt sowohl β-Adrenozeptoren-blockierende Eigenschaften [Klasse-II-Wirkung] als auch Aktionspotential-verlängernde [Klasse-III-Wirkung]). In der Pharmakologie ist die mangelnde Selektivität einer Substanz jedoch kein besonders herausragendes Phänomen, sondern eher die Regel. Möglicherweise ist ein breites Wirkprofil sogar therapeutisch erfolgreicher.

Wirksamkeit von Antiarrhythmika

Die Wirksamkeit neuer Antiarrhythmika wird zunächst im Tierversuch („Arrhythmiemodelle") überprüft, indem untersucht wird, inwieweit die Substanzen durch verschiedene Stimuli provozierte Arrhythmien unterdrücken können (s. Tab. 4). Die im Tierversuch antiarrhythmisch wirksamen Konzentrationen bzw. Dosierungen liegen jedoch oftmals über denjenigen, die vom Patienten toleriert werden.

Während die Antiarrhythmika unter experimentellen Bedingungen bestimmte elektrophysiologische Parameter (Verlangsamung der Aufstrichgeschwindigkeit des Aktionspotentials, Verlängerung der Aktionspotentialdauer, Verminderung des Ca^{2+}-Stroms etc.) gut reproduzierbar beeinflussen, sind die Effekte unter klinischen Bedingungen gering und im Einzelfall nicht vorhersagbar. Nattel [24] hat insgesamt 56 klinische Studien zur Wirksamkeit von verschiedenen Antiarrhythmika bei anhaltenden ventrikulären Tachykardien ausgewertet (Abb. 7). Eine Therapie wurde als effektiv angesehen, wenn ein Patient unter der Behandlung nicht mehr als 6 repetitive Antworten zeigte. Aus den verschiedenen Studien mit einer Substanz wurde der prozentuale An-

Tabelle 4. Arrhythmiemodelle zur Untersuchung der Wirksamkeit von Antiarrhythmika im Tierversuch

Erzeugung von Arrhythmien im Tierversuch	
Pharmakologisch	Aconitin
	Chloroform
	Noradrenalin
	Acetylcholin
	Digitalisintoxikation
Elektrisch	Wechselstromreizung
	Programmierte elektrische Stimulation
Ischämie	Koronarligatur – Myokardinfarkt
	Koronarligatur – Reperfusion

* s. Fußnote [1]

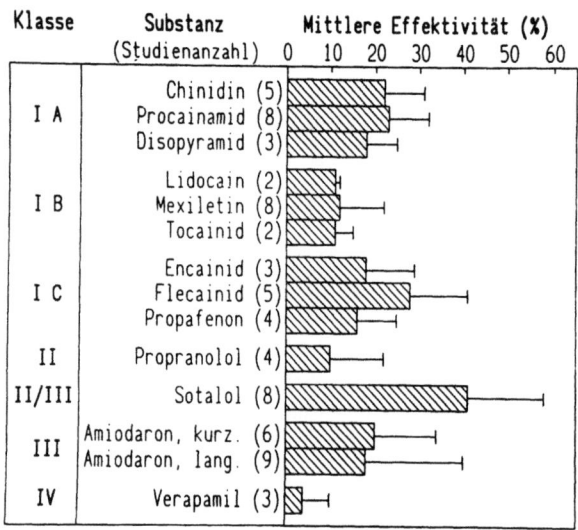

teil der Patienten, die auf die Therapie ansprachen, gemittelt und als mittlere Effektivität bezeichnet. Diese lag für Antiarrhythmika aller Klassen in einem Bereich zwischen 10% und 28% mit Ausnahme von Sotalol, welches mit einer mittleren Effektivität von 40% deutlich über dem Durchschnitt lag. Verapamil war dagegen gar nicht wirksam.

Abb. 7. Metaanalyse der Effektivität von Antiarrhythmika aus verschiedenen Wirkklassen bei ventrikulären Tachykardien. (Nach [24]). Die *Balken* stellen die mittlere Effektivität, die *Fehlerbalken* die Standardabweichung aus verschiedenen klinischen Studien dar. *Kurz* und *lang* kurzfristige bzw. langfristige Behandlung

Langfristiger Nutzen der Behandlung mit Antiarrhythmika

Der langfristige Nutzen einer antiarrhythmischen Therapie ist ausführlich bei Patienten nach Myokardinfarkt untersucht worden (Übersicht bei [24]). Selbst wenn es tatsächlich gelingt, ventrikuläre Extrasystolen nach einem Herzinfarkt durch Antiarrhythmika mit Klasse-I-Wirkung zu unterdrücken, nimmt weder die Inzidenz eines plötzlichen Herztods noch die Gesamtmortalität in der Gruppe der behandelten Patienten statistisch signifikant ab (s. Tab. 5). In der groß angelegten CAST-Studie war sogar das Gegenteil der Fall [4]. Lediglich mit β-Rezeptorenblockern konnte bislang ein langfristiger Nutzen dokumentiert werden. Die Ergebnisse mit Amiodaron sind vielversprechend, müssen aber in größer angelegten Studien verifiziert werden. Inwieweit die neueren Klasse-III-Antiarrhythmika die Mortalität günstig beeinflussen, kann noch nicht abschließend beurteilt werden [31]. Die in Tab. 4 zusammengefaßten Ergebnisse wurden in einer kürzlich erschienenen Aktualisierung dieser Metaanalyse – auch bei Einbeziehung von 138 klinischen Studien – voll bestätigt [33].

Zusammenfassung und Ausblick

Biophysikalische Methoden erlauben, die Interaktion zwischen antiarrhythmisch wirksamen Substanzen und ihren Zielstrukturen direkt auf molekularer Ebene zu untersuchen. Durch gezielte Manipulation der Makromoleküle mit Hilfe molekularbiologischer Methoden kann das Zusammenspiel einzelner funktioneller Gruppen geklärt werden. Wesentliche Fortschritte in Diagnostik und Therapiekontrolle sind durch die Entwicklung des Langzeit-EKG (Holter-Monitoring) bzw. die Provokation ventrikulärer Tachykardien durch programmierte elektrische Stimulation erzielt worden. Dennoch sind die elektrophysiologischen und ionalen Ursachen der Entstehung und Persistenz von Arrhythmien derzeit nur unvollständig aufgeklärt. Die Pharmakotherapie von Herzrhythmusstörungen ist dem grundlegenden Dilemma ausgesetzt, daß trotz umfangreicher Kenntnisse elektrophysiologischer Vorgänge auf der zellulären Ebene und trotz großer Detailkenntnis über die Interaktion zwischen Pharmakon und Zielmolekül weder eine antiarrhythmische Wirksamkeit in vivo noch eine verbesserte Prognose des behandelten Patienten vorhergesagt werden kann. Hier bedarf es weiterer Anstrengungen der experimentellen und klinischen Forschung.

Tabelle 5. Einfluß von Antiarrhythmika auf Mortalität und plötzlichen Herztod nach Myokardinfarkt. (Mod. nach [24])

Klasse	Pharmakon	Anzahl der Patienten	Mortalität (%) Kontrollen	Mortalität (%) Behandelt	Plötzlicher Herztod (%) Kontrollen	Plötzlicher Herztod (%) Behandelt	Literatur
IA	Procainamid	78	10,2	2,6	7,7	2,6	Kosowsky et al. [21]
IB	Phenytoin	150	18,4	24,3	10,5	9,5	Peter et al. [27]
		568	9,1	8,1	–	–	Collaborative Group [9]
	Mexiletin	630	4,8	7,6	1,3	2,2	IMPACT Research Group [18]
	Aprindin[a]	143	22,2	16,9	15,3	7,1	Gottlieb et al. [12]
IC	Flecainid Encainid[a]	1.455	3,0	7,7	1,2	4,5	CAST Investigators [3]
II	Timolol	1.884	16,2	10,4	4,0	1,2	Norwegian Multicentre Study Group [26]
	Alprenolol	230	13,0	6,6	10,7	2,8	Wilhelmson et al. [38]
	Propranolol	3.537	9,8	7,2	4,6	3,3	BHAT Research Group [1]
		369	13,1	9,0	8,2	4,0	Hansteen et al. [13]
II/III	Sotalol	1.456	8,9	7,3	2,4	2,9	Julian et al. [19]
III	Amiodaron	77	20,7	10,4	13,8	6,3	Cairns et al. [2]
IV	Verapamil	1.436	13,9	12,8	6,0	4,9	Danish Study Group on Verapamil in Myocardial Infarction [10]

[a] In Deutschland nicht im Handel.

Literatur

1. β-Blocker Heart Attack Trial (BHAT) (1982) A randomized trial of propranolol in patients with acute myocardial infarction. I. Mortality results. J Am Med Assoc 247: 1707–1714
2. Cairns JA, Connolly SJ, Gent M, Roberts R (1991) Postmyocardial infarction mortality in patients with ventricular premature depolarizations. Canadian Amiodarone Myocardial Infarction Arrhythmia Trial Pilot Study. Circulation 84: 550–557
3. CAST Investigators (1989) Preliminary report: effect of encainide and flecainide on mortality in a randomized trial of arrhythmia suppression after myocardial infarction. New Engl J Med 321: 406–412
4. – (1990) Preliminary report: Effect of encainide and flecainide on mortality in a randomized trial of arrhythmia suppression after myocardial infarction. New Engl J Med 321: 406–412
5. Catterall WA (1988) Structure and function of voltage-sensitive ion channels. Science 242: 50–61
6. – (1992) Cellular and molecular biology of voltage-gated sodium channels. Physiol Rev 72: S15–S48
7. Cohen SA, Barchi RL (1992) Cardiac sodium channel structure and function. Trends Cardiovasc Med 2: 133–140
8. Colatsky TJ, Follmer CH, Starmer CF (1990) Chanrel specificity in antiarrhythmic drug action: Mechanism of potassium channel block and its role in suppressing and aggravating cardiac arrhythmias. Circulation 82: 2235–2242
9. Collaborative Group (1971) Phenytoin after recovery from myocardial infarction: controlled trial in 568 patients. Lancet II: 1055–1057
10. Danish Study Group on Verapamil in Myocardial Infarction (1984) Verapamil in acute myocardial infarction. Eur Heart J 5: 516–528
11. DiFrancesco D, Ferroni A, Mazzanti M, Tromba C (1986) Properties of the hyperpolarizing-activated current (i_f) in cells isolated from the rabbit sinoatrial node. J Physiol (London) 377: 61–88
12. Gottlieb SH, Achuff SC, Mellits ED et al. (1987) Prophylactic antiarrhythmic therapy high-risk survivors of myocardial infarction: lower mortality at 1 month but not at 1 year. Circulation 75: 792–799
13. Hansteen V, Moinichen E, Lorentsen E et al. (1982) One year's treatment with propranolol after myocardial infarction: preliminary report of Norwegian multicenter trial. Br Med J 284: 155 160
14. Hondeghem LM, Katzung BG (1977) Time- and voltage-dependent interactions of antiarrhythmic drugs with cardiac sodium channels. Biochim Biophys Acta 472: 373–398
15. Hondeghem LM, Katzung BG (1984) Antiarrhythmic agents: The modulated receptor mechanism of action of sodium and calcium channel blocking drugs. Ann Rev Pharmacol 24: 387–423
16. Hondeghem LM, Snyders DJ (1990) Class III antiarrhythmic agents have a lot of potential, but a long way to go: reduced effectiveness and dangers of reversed use-dependence. Circulation 81: 686–690
17. Honerjäger P (1990) Neue Aspekte der molekularen Wirkung von Antiarrhythmika. Herz 15: 70–78
18. IMPACT Research Group (1984) International mexiletine and placebo antiarrhythmic coronary trial: I. Report on arrhythmia and other findings. J Am Coll Cardiol 4: 1148–1163

19. Julian DG, Jackson FS, Prescott RJ, Szekely P (1982) Controlled trial of sotalol for one year after myocardial infarction. Lancet I: 1142–1150
20. Kaufmann R, Theophile U (1967) Automatie-fördernde Dehnungseffekte an Purkinje-Fäden, Papillarmuskeln und Vorhoftrabekeln von Rhesus-Affen. Pflügers Arch 297: 174–189
21. Kosowsky BD, Taylor J, Lown B, Ritchie RF (1973) Long-term use of procain amide following acute myocardial infarction. Circulation 47: 1204–1210
22. Lynch JJ, Sanguinetti MC, Kimura S, Bassett AL (1992) Therapeutic potential of modulating potassium currents in the diseased myocardium. FASEB J 6: 2952–2960
23. Millar JS, Vaughan Williams EM (1981) Anion antagonism: A fifth class of antiarrhythmic action? Lancet I: 1291–1293
24. Nattel S (1991) Antiarrhythmic drug classifications. A critical appraisal of their history, present status, and clinical relevance. Drugs 41: 672–701
25. Nattel S, Singh BN (1994) Comparative mechanisms of action of antiarrhythmic drugs. In: Singh BN, Wellens HJJ, Hiraoka M (Hrsg) Electrophysiological Control of Cardiac Arrhythmias. Futura Publ Co, Mount Kisco, New York, pp 207–224
26. Norwegian Multicenter Study Group (1981) Timolol-induced reduction in mortality and reinfarction in patients surviving acute myocardial infarction. N Engl J Med 304: 801–807
27. Peter T, Ross D, Duffield A, Luxton M, Harper R et al. (1978) Effect on survival after myocardial infarction of long-term treatment with phenytoin. Br Heart J 40: 1356–1360
28. Roberds SL, Knoth KM, Po S, Blair TA, Bennett PB, Hartshorne RP, Snyders DJ, Tamkun MM (1993) Molecular biology of the voltage-gated potassium channels of the cardiovascular system. J Cardiovasc Electrophysiol 4: 68–80
29. Rosen MR, Schwartz PJ for Task Force of the Working Group on Arrhythmias of the European scciety of Cardiology (1991) The Sicilian Gambit. A new approach to the classification of antiarrhythmic drugs based on their actions on arrhythmogenic mechanisms. Circulation 84: 1831–1851
30. Sanguinetti MC, Jurkiewicz NK (1990) Two components of cardiac delayed rectifier K^+ current. Differential sensitivity to block by class III antiarrhythmic agents. J Gen Physiol 96: 195–215
31. Singh BN, Ahmed R (1994) Class III antiarrhythmic drugs. Current Opinion Cardiol 9: 12–22
32. Starmer CF, Grant AO, Strauss HC (1984) Mechanisms of use-dependent block of sodium channels in excitable membranes by local anesthetics. Biophys J 46: 15–27
33. Teo KK, Yusuf S, Furberg CD (1993) Effects of prophylactic antiarrhythmic drug therapy in acute myocardial infarction. J Am Med Ass 270: 1589–1595
34. Vaughan Williams EM (1975) Classification of antidysrhythmic drugs. Pharmacol Ther B 1: 115–138
35. – (1984) A classification of antiarrhythmic actions reassessed after a decade of new drugs. J Clin Pharmacol 24: 129–147
36. – (1992) Classifying antiarrhythmic actions: By facts or speculation. J Clin Pharmacol 32: 964–977
37. Weirich J, Antoni H (1991) Neue Aspekte zur frequenzabhängigen Wirkung von Klasse-1-Antiarrhythmika. Eine kritische Analyse der gebräuchlichen Subklassifikation. Z Kardiol 80: 177–186
38. Wilhelmsson C, Vedin JA, Wilhelmsen L, Tibblin G, Werko L (1974) Reduction of sudden deaths after myocardial infarction by treatment with alprenolol. Lancet II: 1157–1160
39. Wit AL (1990) Reentrant excitation in the ventricles. In: Rosen MR, Janse MJ, Wit AL (eds) Cardiac electrophysiology: A textbook. Futury Publ Co, Mount Kisco, New York, pp 603–622

6.2 Medikamentöse Intervention bei Herzrhythmusstörungen

D. Kalusche

Einleitung, allgemeine Überlegungen

Medikamentöse Interventionen bei Herzrhythmusstörungen sollen im folgenden unter 2 Aspekten besprochen werden:

- Akutinterventionen bei in der Regel tachykarden, hämodynamisch bedeutsamen Herzrhythmusstörungen. Bei den meisten dieser Arrhythmien ist die medikamentöse Intervention Therapie der ersten Wahl und absolut unbestritten;
- Chronische Interventionen zur dauerhaften Unterdrückung von Ektopien oder zur permanenten prophylaktischen Beeinflussung potentieller Reentrykreise, um das Auftreten bedrohlicher anhaltender Tachykardien zu verhindern.

Der Nutzen einer solchen antiarrhythmischen Langzeittherapie wird in den letzten Jahren sehr kontrovers diskutiert, wobei jedoch in erster Linie prognostische Gesichtspunkte im Mittelpunkt des Interesses stehen. Auf die Problematik wird weiter unten eingegangen.

Bevor auf die medikamentöse Therapie spezifischer Arrhythmien im einzelnen eingegangen wird, sollen die zur Verfügung stehenden Substanzen für die antiarrhythmische Intervention in alphabetischer Reihe vorgestellt werden, wobei die wichtigsten pharmakokinetischen und pharmakodynamischen Aspekte angesprochen werden. Es wird dabei Bezug genommen auf Kap. 9.1 (neuere Erkenntnisse zur Klassifikation und Wirkmechanismen), wobei jedoch häufig auch die traditionelle Einteilung nach Vaughan-Williams (1970) wegen ihrer Einfachheit Verwendung findet.

Antiarrhythmika im einzelnen

Im folgenden sollen die verschiedenen Antiarrhythmika kurz vorgestellt werden. Ausgenommen werden Digitalis und β-Rezeptorenblocker, die ausführlich an anderer Stelle abgehandelt werden.

Adenosin (Adrekar)

Adenosin ist eine in jeder Körperzelle vorkommende Substanz, die beim Abbau von ATP entsteht. Die physiologischen Aufgaben von Adenosin sind nach wie vor nicht vollständig geklärt. Im Herzmuskel dürfte ihm vor allem eine protektive Wirkung im Zusammenhang mit Ischämie bzw. Hypoxie zukommen. Schon Anfang der 30er Jahre wurden die pharmakologischen Wirkungen von intravenös gegebenem Adenosin entdeckt und beschrieben [49, 57]: Es kommt nach Bolusgabe zu einer Verlangsamung der Sinusknotenfrequenz und Verzögerung der AV-Knotenleitung. Ursache ist eine Stimulation des zeitabhängigen Kaliumausstroms aus atrialen Zellen, was mit einer Verkürzung der Aktionspotentialdauer und Hyperpolarisation der Zellmembran einhergeht. Schrittmacherzellen des Sinusknotens und der AV-Junktion erfahren gleichzeitig eine Abflachung der Phase-4-Depolarisation, was eine Abnahme der spontanen Frequenz dieser Zellen bedeutet. Schließlich kommt es noch an den N-Zellen des AV-Knotens zu einer Verlangsamung der Phase 0 des Aktionspotentials, d.h., die Aufstrichgeschwindigkeit nimmt ab. Insbesondere diese letzte Membranwirkung dürfte für den Effekt am AV-Knoten von wichtigster Bedeutung sein: Nach Bolusinjektion kommt es für kurze Zeit zu einer so starken Beeinträchtigung der AV-Knoten-Leitung, daß praktisch jede Reentrytachykardie, für die der AV-Knoten ein essentieller Bestandteil des Reentrykreises darstellt, terminiert wird. Vorhofarrhythmien hingegen werden nur kurzfristig im AV-Knoten blockiert, ohne jedoch beendet zu werden.

Die herausragende pharmakokinetische Eigenschaft von Adenosin ist die extrem kurze Plasma-Halbwertzeit von < 1,5 s, so daß länger anhaltende Nebenwirkungen nicht zu erwarten sind. Möglich sind jedoch kurz dauernde totale AV-Blockierungen nach Terminierung einer supraventrikulären Tachykardie trotz Sinusrhythmus (s. Abb. 12), Asystolie der Kammern bei totalem AV-Block ohne Beseitigung der Vorhofarrhythmie (z. B. Vorhofflattern). Häufig sind Angina pectoris-ähnliche Brustschmerzen auch bei Patienten ohne koronare Herzerkrankung sowie Atemnot und Kopfschmerzen. Während alle diese Symptome in der Regel innerhalb von 30 s wieder verschwunden sind, vermag Adenosin bei Patienten mit Asthma-Anamnese eine schwere Bronchialobstruktion hervorzurufen, die dann bis zu 30 min anhalten kann.

Indikation: Terminierung von AV-junktionalen und atrioventrikulären Reentrytachykardien ([7], s. unten) insbesondere wenn Verapamil intravenös kontraindiziert ist (s. unten). Es kann zur Differenzierung von supraventrikulären Tachykardien ähnlich einer Karotissinusmassage (s. unten) eingesetzt werden. Die von manchen Autoren diskutierte Anwendung zur Differenzierung von Tachykardien mit breitem QRS-Komplex wird vom Verfasser dieses Beitrages abgelehnt [14, 92].

Dosierung: Schon ein 3 mg-Bolus kann ausreichen, eine Reentrytachykardie durch Block im AV-Knoten zu terminieren. Etwa die Hälfte der Patienten braucht > 6 mg ([30, 50], so daß dies nach Auffassung des Autors bei Erwachsenen die Erstdosis sein sollte, um nicht unnötig Zeit bei der Behandlung zu verlieren. Kommt es nicht innerhalb von 60 bis maximal 90 s zur Tachykardieterminierung, können 9, 12 oder 18 mg injiziert werden.

Amiodaron (Cordarex)

Amiodaron nimmt in mehrfacher Hinsicht unter den Antiarrhythmika eine Sonderstellung ein. Neben Sotalol (s. unten) ist es derzeit der einzige Vertreter der Klasse III nach Vaughan-Williams, d. h., die antiarrhythmische Wirksamkeit beruht in erster Linie auf einer starken Verlängerung des Aktionspotentials [109]. Ferner besitzt die Substanz eine nichtkompetetive β-Rezeptoren- und α-Rezeptorenblockierende Wirkung, womit eine Erniedrigung des peripheren Widerstands einhergeht. Außergewöhnlich sind die entscheidenden pharmakokinetischen Eigenschaften der Substanz: Bei sehr geringer Bioverfügbarkeit (< 50%), sehr langsamer Absorptionsrate (maximale Plasmaserumkonzentrationen nach ca. 8 h) und einem sehr großen Verteilungsvolumen (5000 l) besteht eine Halbwertszeit von etwa 50 Tagen; für den Hauptmetaboliten, das Desethylamiodaron, ist die Halbwertszeit sogar noch länger [116, 134]. Vorteile der langen Halbwertszeit sind die daraus resultierenden konstanten Plasma- und Gewebespiegel unter Dauertherapie selbst bei einmaliger täglicher Einnahme. Die antiarrhythmische Wirksamkeit tritt auch bei Durchführung einer Aufsättigungsbehandlung mit 1,2–1,6 g täglich erst verzögert nach etwa 7–10 Tagen ein, was nicht ausschließt, daß sich im Einzelfall ein Therapieeffekt bereits nach Einnahme von 2–3 g nachweisen läßt. Eine so hoch dosierte Einnahme von bis zu 3 g am ersten Tag ist beschrieben worden und hat bereits frühzeitig zu einer deutlichen Suppression von ventrikulären Extrasystolen geführt [36]. Die Erhaltungsdosis nach Aufsättigung beträgt je nach Indikation 100–400 (600) mg täglich, wobei grundsätzlich versucht wird, die Dosis so niedrig wie möglich zu halten, um die z. T. gravierenden Nebenwirkungen (s. unten) zu verhindern oder wenigstens herauszuziehen.

Indikationen. Bei den supraventrikulären Herzrhythmusstörungen ist es heute eigentlich nur noch das Vorflimmern, insbesondere bei Patienten mit bedeutsamer myokardialer Schädigung (Konversionstherapie und Rezidivprophylaxe), wo Amiodaron Verwendung findet. Weitere Indikationen sind ventrikuläre Herzrhythmusstörungen, insbesondere symptomatische Kammertachykardien bei hypertropher und dilatativer Kardiomyopathie sowie bei Zustand nach Myokardinfarkt [42]. Derzeit wird in mehreren größeren Studien geprüft, ob auch Postinfarktpatienten mit asymptomatischen ventrikulären Herzrhythmusstörungen von einer generellen Therapie mit Amiodaron hinsichtlich der Prognose profitieren. Erste Untersuchungen an kleineren Patientenkollektiven legen einen positiven Effekt nahe [12, 19].

Nebenwirkungen. Amiodaron verlangsamt die Sinusknotenfrequenz und beeinträchtigt die AV-Überleitung: extreme Sinusbradykardie oder auch AV-Blockierung höheren Grades können bei entsprechender Vorschädigung oder bei Kombinationstherapie mit bradykardisierenden Calciumantagonisten, β-Blockern oder Digitalis vorkommen. Die negativ inotrope Potenz der Substanz ist gering und wird durch die Erniedrigung des peripheren Widerstandes weitgehend kompensiert, so daß es selbst bei Patienten mit deutlich beeinträchtigter linksventrikulärer Funktion nur selten zur Verschlechterung der Herzinsuffizienz kommt [43]. Die wichtigste, weil für den Patienten potentiell bedeutsamste Nebenwirkung ist die Entwicklung einer Lungenfibrose. Die Häufigkeit dieser Komplikation war Anfang der 80er Jahre mit bis zu 10 % der behandelten Patienten angegeben [124], wobei ein Zusammenhang zur Erhaltungsdosis und Dauer der Amiodaron-Therapie besteht. Möglicherweise durch die damals vor allem in den Vereinigten Staaten sehr hohen Erhaltungsdosen (400–600 mg/Tag als Standarddosis) lagen die angegebenen Komplikationsraten deutlich höher, als sie aus Europa mitgeteilt wurden. Im eigenen Patientengut beträgt die Häufigkeit gesicherter und auch nur vermuteter Lungenfibrosen unter Amiodaron-Therapie unter 2 %.

Amiodaron enthält Jod (75 mg pro 200 mg/Tabl.), eine Beeinflussung der Schilddrüsenfunktion kommt deshalb häufig vor, wobei sowohl Hypo- als auch Hyperthyreosen entstehen können. Welche Form der Schilddrüsenfunktionsstörung dominiert, ist sicher auch regional unterschiedlich. Veränderungen der Schilddrüsenparameter sind die Regel und sollten nicht zwangsläufig zur Therapie mit Thyroxin oder Thyreostatica führen [81].

Bei fast allen Patienten kommt es zu Cornea-Ablagerungen, die bei einem Teil der Patienten zu Symptomen wie verschwommenem Sehen, Fremdkörpergefühl und Lichtempfindlichkeit vor allem nachts führen können. Selten sind die Symptome so gravierend, daß ein Absetzen der Behandlung notwendig ist. Neurologische Nebenwirkungen wie Tremor, Ataxie, Alpträume, Schlafstörungen u. ä. kommen vor allem während der hochdosierten Aufsättigungsphase vor. Noch nicht eindeutig geklärt ist die Inzidenz einer schweren sensomotorischen peripheren Neuropathie unter chronischer Amiodaron-Therapie. Eine Lichtüberempfindlichkeit mit Neigung zu Sonnenbrand schon bei normaler Sonnenexposition ist ebenfalls häufig. Die Patienten müssen angehalten werden, Sonnenschutzcreme mit extrem hohem Lichtschutzfaktor zu benutzen. Bei Langzeittherapie kommt es nicht selten zu einer blau-grauen Pigmentierung der Haut.

Auf Grund des Nebenwirkungsprofils sollte die Indikation zur antiarrhythmischen Langzeittherapie mit Amiodaron sicherlich restriktiv gehandhabt werden, auf die Bedeutung einer möglichst niedrigen Erhaltungsdosis wurde hingewiesen. Berücksichtigt man Therapieversager und Drop-outs wegen schwerer Nebenwirkungen, so nehmen nach 2 Jahren noch ca. 60 %, nach 5 Jahren nur noch 40 % Amiodaron ein [129].

Medikamenteninteraktionen. Amiodaron interferiert mit dem Metabolismus verschiedener anderer Medikamente, wobei insbesondere zu erwähnen ist, daß die Wirkung oraler Antikoagulanzien verstärkt wird und auch der Serumdigoxinspiegel sowie die Spiegel von Chinidin, Aprindin und Procainamid ansteigen. Die Erhaltungsdosis von Marcumar muß ebenso reduziert werden wie die von Digoxin. Interaktionen bestehen auch zwischen Amiodaron und Verapamil sowie β-Blockern, so daß es vor allem unter solchen Kombinationen zu extremer Bradykardie und AV-Block kommen kann (Übersicht bei [73]).

Bretylium

Obwohl diese Substanz in Deutschland nicht zur Verfügung steht, soll sie erwähnt werden, da sie sowohl im europäischen Ausland als auch in den Vereinigten Staaten angewandt wird. Der Wirkungsmechanismus von Bretylium ist wahrscheinlich komplex: zum einen führt es ähnlich Amiodaron zu einer Verlängerung der Aktionspotentialdauer sowohl von Kammermuskulaturzellen als auch von Purkinjefasern (Klasse-III-Effekt) [9], zum anderen ist es eine starke antiadrenerge Substanz, indem es die präsynaptische Wiederaufnahme von Noradrenalin in den Nervenendigungen blockiert.

Die Substanz wird parenteral appliziert, wobei 5–10 mg/kg KG in einer Kurzinfusion über 15–30 min infundiert werden, anschließend kann eine Dauerinfusion von 3–30 mg pro Tag erfolgen [61]. Die Ausscheidung ist ausschließlich renal.

Hauptindikation ist Kammerflimmern oder rezidivierende Kammertachykardien, insbesondere wenn Lidocain wirkungslos ist. Der Einsatz beschränkt sich auf die Intensivstation.

Als Hauptnebenwirkung sind in erster Linie starke Blutdruckabfälle beim Aufrichten des Patienten zu erwähnen.

Chinidin und Chinidin/Verapamil-Kombination (Chinidin Duriles, Optichinidin, Cordichin)

Chinidin repräsentiert mit Disopyramid und Procainamid zusammen die Untergruppe der Klasse-Ia-Antiarrhythmika nach Vaughan-Williams. Chinidin

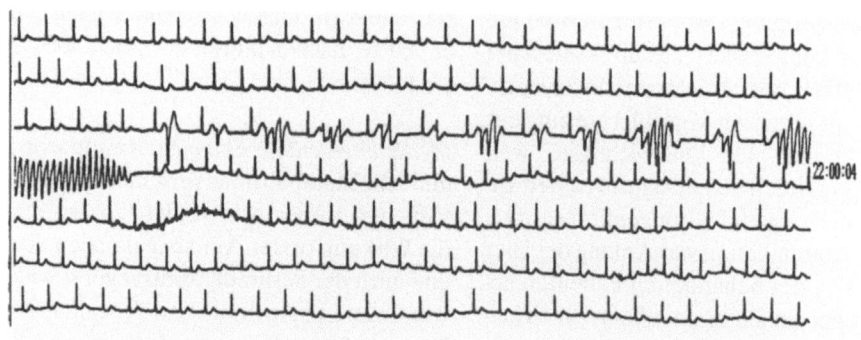
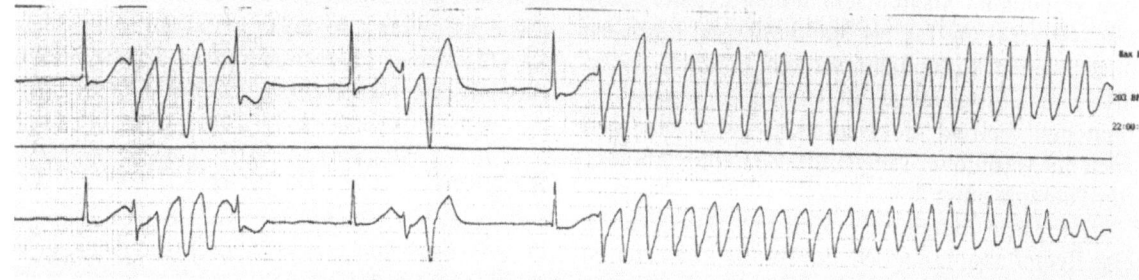

Abb. 1. Torsades-de-pointes-Kammertachykardie (Auszug aus einer Langzeit-EKG-Registrierung). Die Sequenz wird durch eine längere Pause im Anschluß an eine supraventrikuläre Extrasystole ausgelöst. Es kommt zu einem „bigeminiformen" Bild, welches in der Torsade mündet

wird nach oraler Gabe rasch bis zu 60–80 % resorbiert, die Eliminationshalbwertszeit beträgt bis zu 9 h. Je nach galenischer Zubereitung des Arzneimittels sind deshalb 2- bis 3malige Einnahmen ausreichend. Zirka 60 % der Substanz werden in der Leber metabolisiert, die Metaboliten sind z. T. ebenfalls antiarrhythmisch wirksam. Die Tagesdosis beträgt 0,8–2,0 g, wobei Plasmaspiegel unter „staedy-state"-Bedingungen zwischen 1,5 und 5 µg/ml erreicht werden (therapeutischer Bereich). Bei Konzentrationen über 5 µg/ml ist häufiger mit toxischen Effekten zu rechnen. Bei gleichzeitiger Gabe von Verapamil bzw. der fixen Kombination Chinidin/Verapamil (Cordichin) kann die Chinidin-Dosis deutlich niedriger gehalten werden.

Chinidin besitzt eine ausgeprägte vagolytische (atropinähnliche) Aktivität. Darauf ist die Verbesserung der AV-Knotenüberleitung zurückzuführen. Dies spielt insbesondere bei der Rhythmisierung von Vorhofflimmern und -flattern (s. unten) eine Rolle. Wird Chinidin zur Konversion von Vorhofflimmern eingesetzt, so sollte vorher eine Digitalisierung erfolgt sein, um den vagolytischen Effekt zu antagonisieren. Alternativ kann auch eine gleichzeitige Behandlung mit einem β-Rezeptorenblocker oder Verapamil durchgeführt werden. Wie die meisten Antiarrhythmika ist Chinidin negativ inotrop, wobei die gleichzeitige periphere Vasodilatation mit Senkung der Nachlast den negativ inotropen Effekt teilweise aufhebt.

Indikationen. Indikationsschwerpunkt für Chinidin – vor allem auch in Kombination mit Verapamil – ist unverändert Vorhofflimmern. Es wird sowohl zur Rhythmisierung als auch zur Rezidivprophylaxe eingesetzt.

Nebenwirkungen. Die Pharmakokinetik kann von Patient zu Patient variieren, wobei möglicherweise ein höheres Lebensalter einen besonderen Einfluß hat [54]. Zur Vermeidung von zu hohen Plasmaspiegeln (über 5 µg/ml) sind entsprechende Blutspiegelkontrollen wünschenswert und heute leicht durchführbar. Bei 30–50 % der Patienten kommt es unter Langzeittherapie zu stärkeren Nebenwirkungen, die zum Abbruch zwingen, wobei eine Korrelation zur verabreichten Chinidin-Tagesdosis besteht. Zu erwähnen sind in erster Linie Kopfschmerzen, Schwindel, Hörverlust (reversibel), verschwommenes Sehen sowie gastrointestinale Symptome wie Übelkeit, Durchfälle etc. Selten, aber potentiell gefährlich sind Veränderungen des Blutbildes wie Neutropenie, hämolytische Anämie und insbesondere auch eine Thrombozytopenie.

Schon seit langem sind Synkopen unter der Behandlung mit Chinidin bekannt, doch erst seit Anfang der 60er Jahre konnte eine Beziehung zu chinidininduzierten polymorphen ventrikulären Tachykardien hergestellt werden [105]. Im typischen Fall finden sich elektrokardiographisch Torsades-de-pointes-Kammertachykardien (Abb. 1). Plötzliche Todesfälle können vorkommen. Die genaue Inzidenz dieser Komplikation ist nach wie vor unklar. Entgegen früherer Auffassung wird heute kein Zusammenhang zu einer gleichzeitigen Digitalismedikation mehr gesehen. Die Plasma-Chinidin-Spiegel sind bei dieser Komplikation häufig im therapeutischen Bereich [53]. Prädisponierende Faktoren stellen Bradykardie und niedrige Kaliumwerte dar [95], wobei möglicherweise schon niedrig normale Werte (z. B. 3,6–4,1 mval/l) Komplikationen begünstigen können. Im Herzzentrum Bad Krozingen gilt deshalb als Grundregel, Kaliumwerte > 4,3, nach Möglichkeit > 4,5 mval/l bei gleichzeitiger Substitution von Magnesium anzustreben [58]. Sichere elektrokardiographische Zeichen einer drohenden arrhythmogenen Komplikation mit Auftreten von Torsades-de-pointes-Kammertachykardien gibt es nicht, obwohl QRS-Verbreiterungen > 25 % oder auch die Zunahme des QT-Intervalls häufig beobachtet werden. In typischer Weise kommt es zu Torsades-de-pointes-Tachykardien erst nach Konversion zu Sinusrhythmus, wenn die Herzfrequenz deutlich abnimmt und sich dadurch die Repolsarisationsphase verlängert.

Medikamenteninteraktion. Die klinisch bedeutsamste Interaktion betrifft die gleichzeitige Behandlung mit Digoxin, dessen Clearance reduziert wird, so daß die Digitalisspiegel ansteigen. Die Wirkung von Antikoagulanzien wird verstärkt, eine gleichzeitige Behandlung mit Phenobarbital und Phenytoin schwächt die Wirkung und Wirkungsdauer von Chinidin ab.

Diltiazem (Dilzem)

Diltiazem ist ein Ende der 70er Jahre in die Therapie kardiovaskulärer Erkrankungen eingeführter Calciumantagonist, dessen Hauptindikation wie bei anderen Calciumantagonisen die arterielle Hypertonie und die koronare Herzerkrankung mit dem Leitsymptom der Angina pectoris sind. Anfang der 80er Jahre wurde darüber hinaus klar, daß Diltiazem ähnlich dem Verapamil (s. unten) elektrophysiologische Effekte insbesondere auch im Bereich des AV-Knotens entfaltet. Neben Verapamil und Gallopamil gehört Diltiazem deshalb in die Gruppe der „bradykardisierenden Calciumantagonisten", weshalb es auch als Antiarrhythmikum eingesetzt werden kann. Einzige Indikation in diesem Zusammenhang ist die Frequenzkontrolle bei Tachyarrhythmia absoluta (s. unten).

Nach oraler Gabe wird Diltiazem rasch und vollständig resorbiert. Spitzenplasmawerte können im Mittel schon nach ca. 1½–2 h gemessen werden. Ein Teil der Patienten zeigt einen 2. Plasmaspiegelpeak nach ca. 4 h, was als Hinweis auf enterohepatische Rezirkulation zu werten ist [111]. Der therapeutische Bereich für die Indikation „Frequenzkontrolle bei Vorhofflimmern" dürfte nach Untersuchung von Dias et al. 80–300 ng/ml betragen [29]. Die terminale Eliminationshalbwertszeit wird mit 6–7 h angegeben, so daß 2- bis 3malige Dosierungen täglich ausreichen. Wichtig ist, daß es im Gegensatz zu Verapamil keinen Anstieg der Plasmadigoxinkonzentration unter der Therapie mit Diltiazem gibt.

Disopyramid (Diso-Duriles, Norpace, Rythmodul)

Disopyramid ist ein Vertreter der Klasse Ia. Die Resorption ist fast vollständig, jedoch etwas verzögert mit maximalen Serumkonzentrationen erst nach ca. 2–3 h. Die Elimination ist zu etwa 60 % unverändert renal, der Rest wird hepatisch metabolisiert, wobei die Metaboliten zur antiarrhythmischen Wirksamkeit beitragen. Bei einer Eliminisationshalbwertszeit von 5–6 h sind 3- bis 4malige Substanzapplikationen notwendig, um kontinuierliche Wirkspiegel zu erreichen. Durchgesetzt haben sich jedoch die Depot- und Retardformen, bei denen eine 2malige tägliche Einnahme genügt (Übersicht über die Pharmakokinetik bei [54]). Die Tagesdosis beträgt 400–900 (–1200) mg, wobei die Dosis bei eingeschränkter Nierenfunktion zu reduzieren ist. Bei Tagesdosen > 450 mg kommt die ausgeprägte anticholinerge, atropinähnliche Wirkung zum Tragen, wodurch eine weitere Dosissteigerung häufig limitiert ist. Bei gleichzeitiger Applikation von Pyridostigmin (Mestinon) läßt sich die periphere anticholinerge Wirkung antagonisieren und macht so eine Steigerung der Antiarrhytmikadosis möglich [118].

Indikation. Disopyramid ist sowohl bei supraventrikulären als auch ventrikulären Arrhythmien wirksam und kann als Alternativpräparat zu Chinidin bei proxymalem Vorhofflimmern und auch zur Konversionsbehandlung von Vorhofflimmern angewandt werden. Disopyramid ist ausgeprägt negativ inotrop und erhöht – im Gegensatz zu Chinidin – gleichzeitig den peripheren Widerstand, so daß es häufiger als bei anderen Antiarrhythmika zu einer Verschlechterung der Hämodynamik kommen kann, was bis zu akuter Dekompensation und kardiogenem Schock reichen kann [89]. Disopyramid sollte deshalb nicht oder nur mit äußerster Vorsicht bei Patienten mit eingeschränkter linksventrikulärer Funktion angewandt werden. Nach eigenen Erfahrungen sind Komplikationen insbesondere auch bei linksventrikulärer Hypertrophie mit einer entsprechenden linksventrikulären Compliancestörung häufig.

Nebenwirkungen. Sie sind in erster Linie durch die anticholinerge Eigenschaft bedingt. Regelmäßig kommt es zu Mundtrockenheit, Akkomodationsschwierigkeiten, Obstipation und Miktionsstörungen. Akute Harnverhaltung bei älteren männlichen Patienten mit vorbestehender Prostatahypertrophie sind nicht selten. Glaukom ist eine absolute Kontraindikation für Disopyramid.

Flecainid (Tambocor)

Bis zum Erscheinen der CAST-Studie (CAST-investigators 1989 [31]) hatte dieses 1982 in der BRD in den Handel gebrachte Klasse-Ic-Antiarrhythmikum eine weite Verbreitung gefunden. Es war das erste Antiarrhythmikum, für das das Bundesgesundheitsamt eine Einschränkung der Indikation vorschrieb und den akuten Herzinfarkt als auch den Zustand nach Herzinfarkt als strikte Kontraindikation formulierte. Es gibt jedoch unverändert gute Indikationen für Flecainid, weshalb die Substanz an dieser Stelle besprochen werden soll.

Aufgrund seiner pharmakokinetischen Eigenschaften ist Flecainid für die Langzeittherapie geeignet: Die Bioverfügbarkeit nach oraler Gabe ist nahezu 100%; bei einer Halbwertszeit von 14–20 h reichen 2mal tägliche Einnahmen aus. Bis zur Beurteilung eines Therapieeffektes sollte die Substanz 2–4 Tage gegeben worden sein. Flecainid wird zu 75% in der Leber zu inaktiven Metaboliten umgewandelt, 25% der Substanz werden unverändert renal eliminiert. Die effektive Tagesdosis beträgt meistens 150–300 mg; gelegentlich sind jedoch 2mal 50 mg ausreichend, weshalb eine einschleichende Dosierung und langsame Dosissteigerung empfehlenswert ist.

Indikationen. Flecainid ist ein „Breitspektrum-antiarrhythmikum" und sowohl bei ventrikulären als auch supraventrikulären Arrhythmien wirksam. Indikationsschwerpunkte sind heute jedoch paroxysmale supraventrikuläre Herzrhythmusstörungen wie rezidivierendes Vorhofflimmern und supraventrikuläre Tachykardien (AV-Knoten-Reentry, WPW-Syndrom) [21, 66]. Auch anhaltendes Vorhofflimmern kann in einem großen Prozentsatz in Sinusrhythmus konvertiert werden, wenn die Arrhythmie weniger als 4 Wochen besteht [10]. Ventrikuläre Extrasystolen können durch Flecainid in über 80% der Fälle wirksam unterdrückt werden, wobei die Wirksamkeit insbesondere bei Patienten ohne strukturelle Herzerkrankung groß ist. Bei diesen Patienten ist auch die Gefahr proarrhythmischer Wirkung klein. Patienten mit beeinträchtigter linksventrikulärer Funktion lassen sich mit Flecainid schlecht behandeln, wobei zum einen die negativ inotrope Wirkung der Substanz besonders zum Tragen kommt, zum anderen auch die Gefahr einer Aggravierung der zu behandelnden Herzrhythmusstörung besonders groß ist [28, 88]. Wie schon erwähnt, gilt der Zustand nach Herzinfarkt als strikte Kontraindikation.

Nebenwirkungen. An extrakardialen Nebenwirkungen werden selten Schwindel, Doppelsehen, verschwommenes Sehen und Kopfschmerzen beklagt. Als typische Komplikation hoher Flecainid-Konzentration im Serum (über 1000 ng/ml) gelten anhaltende, praktisch nicht beeinflußbare Kammertachykardien.

Lidocain (Xylocain)

Lidocain ist der Prototyp der Klasse Ib nach Vaughan-Williams, d. h., daß es neben der Verlangsamung der Aufstrichgeschwindigkeit des Aktionspotentials zu einer Aktionspotentialverkürzung kommt. Da es nach oraler Aufnahme einem praktisch vollständigen First-pass-Metabolismus unterliegt, kann es nur parenteral angewandt werden. Die bevorzugte Applikationsform ist intravenös (Bolusgabe und anschließende Dauerinfusion). Die in den 70er und 80er Jahren praktizierte intramuskuläre Applikation vor allem in der Prähospitalphase des akuten Myokardinfarkts, ist heute nicht mehr üblich. Die Eliminationshalbwertszeit von Lidocain beträgt im Regelfall 1,5–2 h, unterliegt jedoch einer großen Variabilität durch die Abhängigkeit von der Leberdurchblutung, so daß es bei schwerer Herzinsuffizienz oder im kardiogenen Schock zu einem Anstieg der Eliminationshalbwertszeit auf über 10 h kommen kann, wodurch bei nichtreduzierter Dosis Intoxikationen auftreten.

Die therapeutischen Plasmaspiegel liegen zwischen 2 und 5 µg/ml. Sie werden mit einer Initialdosis von 1–2 mg/kg KG, gefolgt von einer Dauerinfusion von 2–4 mg/min erreicht.

Indikationen. Lidocain gilt als Medikament erster Wahl, wenn es zu ventrikulären Herzrhythmusstörungen im Zusammenhang mit dem akuten Myokardinfarkt kommt. Die früher praktizierte generelle Lidocain-Prophylaxe ist heute nicht mehr üblich. Außerhalb eines akuten Myokardinfarkts ist die Lidocain-Wirksamkeit wahrscheinlich nicht so gut. Es gibt jedoch nur wenige Vergleichsuntersuchungen, z. B. mit Ajmalin [70–72], bei denen die letztere Substanz sich als deutlich überlegen erwies. Nebenwirkungen treten fast nur bei Überdosierung, d. h. bei Serumspiegeln über 5 µg/ml auf. Asystolie durch Sinusarrest, seltener durch hochgradige AV-Blockierung, aber auch Pumpversagen und schwere Blutdruckabfälle sind beschrieben [27, 86]. Zentralnervöse Nebenwirkungen können insbesondere auch bei älteren Patienten schon im therapeutischen Bereich vorkommen und äußern sich dann als Seh- und Sprachstörung. Verwirrtheit, zerebrale Krämpfe oder auch Koma können bei Intoxikation auftreten.

Mexiletin (Mexitil)

Mexiletin ist ein primäres Amin und dem Lidocain strukturverwandt. Mexiletin ist in Gruppe Ib nach Vaughan-Williams einzustufen und im Gegensatz zu Lidocain auch für die orale Langzeittherapie geeignet, da es nach Resorption überwiegend im Duodenum eine hohe Bioverfügbarkeit von etwa 90 % besitzt. Die in der Leber entstehenden Metaboliten sind antiarrhythmisch nicht wirksam; 10 % der Substanz werden im Urin unverändert ausgeschieden, wobei die renale Clearance jedoch vom Urin-pH abhängig ist und bei einem pH-Wert < 5 auf 50 % zunehmen, bei einem pH-Wert > 8 jedoch auf 1 % abnehmen kann. Die Eliminationshalbwertszeit liegt zwischen 6 und 12 h, sie kann jedoch bei Herzinsuffizienz, insbesondere auch beim akuten Myokardinfarkt verlängert sein. Die Resorptionsgeschwindigkeit der Substanz ist von der Magenentleerung abhängig, so daß sie nach Morphin, gleichzeitiger Einnahme eines Antacidums oder auch nach Atropin verzögert ist (Übersicht bei [54]). Beschleunigte Magenentleerung z. B. unter Metoclopramid-Gabe geht mit einer schnelleren Resorption einher.

Therapeutische Plasmakonzentrationen liegen zwischen 0,5 und 2,0 µg/ml, was in der Regel mit Tagesdosen zwischen 400 und 800 mg, aufgeteilt in 3 Einzeldosen, erreicht wird. Über Gaben bis zu 1200 mg täglich ist jedoch ebenfalls berichtet worden [26].

Indikation. Mexiletin ist nur bei ventrikulären Herzrhythmusstörungen wirksam. Ein gewisser Vorteil liegt in seiner fast fehlenden negativen Inotropie, so daß die Gefahr einer hämodynamischen Verschlechterung nicht besteht.

Nebenwirkungen. Bei 10–20 % der behandelten Patienten muß man mit gastrointestinalen (Übelkeit, Erbrechen) und zentralnervösen Nebenwirkungen (Gangunsicherheit, Schwindel, Gedächtnisstörung) rechnen. Die Nebenwirkungen sind dosisabhängig.

Prajmaliumbitartrat (Neo-Gilurytmal)

Das N-n-propyl-Derivat des Rauwolfiaalkaloids Ajmalin ist ein sehr starker Hemmstoff des schnellen Natriumkanals (Klasse I nach Vaughan-Williams, [48]). Auch die Muttersubstanz (Ajmalin) ist als Gilurytmal als Arzneimittelspezialität erhältlich und wird vor allem zur i. v.-Therapie genutzt (s. unten). Prajmalin besitzt nach oraler Gabe eine Bioverfügbarkeit von 50–80 %, wobei die Resorption rasch erfolgt und maximale Serumkonzentration bereits nach 1 h erreicht sind. Die Eliminationshalbwertszeit dürfte bei etwa 4 h liegen [99]. Die Elimination erfolgt in erster Linie durch Biotransformation in der Leber und biliäre Exkretion. Renal werden etwa 20–33 % der unveränderten Substanz und auch der Metaboliten ausgeschieden. 3- bis 4malige Gabe von 10–20 mg führen zu antiarrhythmisch wirksamen Serum- bzw. Gewebespiegeln [35].

Indikation. Prajmalin gehörte bis in die Mitte der 80er Jahre zu den am weitesten verbreiteten Antiarrhythmika zur Behandlung supraventrikulärer Tachykardien sowie ventrikulärer Extrasystolen. Seine Bedeutung hat in den letzten Jahren nachgelassen, wofür zum einen die Entwicklung neuer Antiarrhythmika (z. B. Propafenon), zum anderen auch die nicht seltene Cholestase bei der Langzeittherapie (s. unten) verantwortlich ist. Unverändert hat jedoch Ajmalin als Medikament für die akute Intervention bei supraventrikulären Reentrytachykardien als auch bei Kammertachykardien einen festen Stellenwert. Die Durchführung eines Ajmalin-Tests [131] bei Patienten mit antegrader Präexzitation (offenes WPW-Syndrom) gilt heute nicht mehr als probates Mittel, das individuelle Risiko eines Patienten mit WPW-Syndrom hinsichtlich seiner Gefährdung durch Vorhofflimmern abzuschätzen. Im elektrophysiologischen Labor wird gelegentlich eine Provokation mit Ajmalin hinsichtlich latenter HIS-Purkinje-Leitungsstörungen angewandt [44, 91].

Nebenwirkungen. Prajmalin wird in aller Regel gut vertragen, gastrointestinale oder neurologische Nebenwirkungen treten erst bei Überdosierung auf. Besondere Bedeutung hat jedoch die Entwicklung einer intrahepatischen Cholestase, wobei mit einer Häufigkeit von etwa 1:5000 gerechnet werden muß [128]. Nach einem Prodromal-Stadium mit Fieber, Juckreiz, gastrointestinalen Symptomen kommt es zu einem Ikterus, der ca. 3 Wochen anhält. Die Serumenzyme GOT, GPT, Gamma-GT und alkalische Phosphatase sind auch nach Absetzen der Substanz bis zu 6 Wochen erhöht.

Propafenon (Rytmonorm), Diprafenon

Während Propafenon schon seit 1978 in der BRD vermarktet wird, befindet sich das chemisch ähnliche und vom Wirkungsprofil identische Diprafenon noch im klinischen Versuchsstadium. Die Substanzen sind in die Klasse Ic nach Vaughan-Williams einzustufen, sie besitzen darüber hinaus jedoch noch β-blockierende Eigenschaften, bei Diprafenon stärker als bei Propafenon. Effekte auf die Repolarisation sind ebenfalls nachweisbar. Die elektrophysiologischen Wirkungen beider Substanzen beziehen sich auf alle Strukturen des Herzens (Sinusknoten, Vorhofmyokard, AV-Knoten, Reizleitungssystem, Ventrikelmyokard).

Propafenon wird nach oraler Gabe rasch resorbiert, Plasmaspitzenkonzentrationen werden nach ca. 2 h gemessen, wobei die Bioverfügbarkeit ca. 50% beträgt. Der Abbau findet ausschließlich in der Leber statt, der Hauptmetabolit ist das 5-Hydroxypropafenon, welches zur antiarrhythmischen Wirkung beiträgt. Die hepatische Abbaukapazität ist genetisch determiniert: 5–10% der Bevölkerung sind nicht oder nur unzureichend in der Lage, Propafenon und einige andere Medikamente wie Spartein oxydativ abzubauen („Spartein Phänotypus") [33]. Es resultieren entsprechende höhere Plasmakonzentrationen und verlängerte Eliminationshalbwertszeiten. Siddoway et al. [107] geben die Plasmahalbwertszeiten bei fehlendem oxydativem Abbau ("poor metabolizers") mit ca. 17 h gegenüber 5,5 h bei Patienten mit normaler hepatischer Enzymaktivität an. Die dosisbezogenen Plasmakonzentrationen für Propafenon liegen entsprechend um den Faktor 2,5 höher, während der Metabolit bei den "poor metabolizers" praktisch nicht nachweisbar ist. Folge der hohen Plasmakonzentration sind in erster Linie ausgeprägte extrakardiale Nebenwirkungen (s. unten) schon bei normaler Dosierung. Der therapeutische Bereich ist nicht genau definiert, wobei jedoch bei Serumspiegeln unter 250 ng/ml kaum eine antiarrhythmische Wirksamkeit zu erwarten ist und Nebenwirkungen bei Werten > 1000 ng/ml drastisch zunehmen. Solche Serumspiegel werden in der Regel mit Tagesdosen zwischen 450 und 900 mg – aufgeteilt in 3 Einzeldosen – erreicht. Dosissteigerungen sollten langsam in Schritten von etwa 150 mg täglich erfolgen, da eine nur 30%ige Dosiserhöhung mit einer Verdopplung des Plasmaspiegels einhergeht. Die Pharmakokinetik von Diprafenon ist noch nicht vollständig untersucht.

Indikationen. Ventrikuläre Extrasystolen und Tachykardien, supraventrikuläre Tachykardien (mit und ohne Beteiligung einer akzessorischen Leitung) können prinzipiell mit Propafenon behandelt werden. Bei paroxysmalem Vorhofflimmern ist es nach Untersuchungen von Coumel et al. [25] vor allem dann wirksam, wenn es adrenerg induziert ist. Anhaltendes Vorhofflimmern spricht in der Regel nur dann auf Propafenon an, wenn es nicht länger als seit 2 bis maximal 4 Wochen besteht. Für Diprafenon ist ein ähnliches Indikationsspektrum absehbar.

Nebenwirkungen. Propafenon beeinträchtigt die Erregungsleitung in allen kardialen Strukturen, was bei Vorschädigung zu verschiedensten Blockierungen führen kann: neben faszikulären oder branchialen Blockbildern sind atrioventrikuläre oder auch sinuatriale Blockierungen berichtet worden. Eine geringe QRS-Breitenzunahme in Ruhe ist die Regel, sie wird jedoch durch Frequenzanstieg z. B. bei Belastung akzentuiert (Hohnloser und Kalusche, unveröffentlichte Daten). Propafenon ist negativ inotrop, so daß bei Patienten mit beeinträchtigter Pumpfunktion auf eine hämodynamische Verschlechterung geachtet werden muß. Die extrakardialen Nebenwirkungen betreffen besonders den Gastrointestinaltrakt und das zentrale Nervensystem: Übelkeit, Erbrechen, Erschöpfung, Geschmacks- und Sehstörungen, Schwindel (Übersicht bei [100]).

Arzneimittelinterationen zwischen Propafenon und anderen Substanzen sind bisher noch wenig untersucht. Gleichzeitige Gabe von Metoprolol führt zu einem starken Anstieg der Plasmabetablocker-Konzentration [125], was sich in erster Linie durch Bradykardie und Hypotension bemerkbar macht.

Sotalol (u. a., Darob, Gilmor, Rentibloc, Sotalex)

Sotalol hebt sich aus der Gruppe der β-Rezeptorenblocker durch eine zusätzlich ausgeprägte Klasse-III-Wirkung nach Vaughan-Williams ab, d. h. die Substanz bewirkt eine Verzögerung der Repolarisation und eine Verlängerung der Aktionspotentialdauer. Sie ist darin dem Amiodaron vergleichbar (s. oben). Sotalol hat eine Bioverfügbarkeit von über 90 %, die Eliminationshalbwertszeit beträgt 10–16 h bei fast ausschließlich renaler Ausscheidung. Als therapeutische Plasmakonzentrationen gelten 1–3 µg/l, was durch Tagesdosen zwischen 160–480 (selten 640) mg erreicht wird [32]. Sotalol ist ein Racemat, wobei die β-blockierenden Eigenschaften auf das L-Sotalol, die Klasse-III-Wirkung auf das D-Isomer zu beziehen sind. D-Sotalol wird derzeit ebenfalls als Antiarrhythmikum klinisch erprobt.

Indikationen. Der Indikationsbereich reicht von Vorhofflimmern (paroxysmal, Konversionsversuch und Rezidivprophylaxe) über supraventrikuläre Tachykardien bis hin zu ventrikulären Herzrhythmusstörungen. Bei Patienten mit Zustand nach hämodynamisch wirksamer anhaltender Kammertachykardie oder Herz-Kreislauf-Stillstand wird es im Rahmen einer elektrophysiologischen Untersuchung getestet und eignet sich zur Rezidivprophylaxe (Übersicht bei [46, 74, 113]).

Nebenwirkungen. Schon geringe Dosen (z. B. 40 mg) können gelegentlich zu ausgeprägter Hypotonie und Bradykardie führen, weshalb eine einschleichende Dosierung empfehlenswert ist. Empfindlich reagieren unserer Erfahrung nach insbesondere ältere Patienten (über 65 Jahre), bei denen häufig eine latente Sinusknotenfunktionsstörung besteht. Nicht selten kann es jedoch auch unter Sotalol zum Auftreten von Torsades-de-pointes-Kammertachykardien kommen, wobei – ähnlich dem Chinidin – Bradykardie und Hypokaliämie wichtige Begleitumstände darstellen.

Die nichtkardialen Nebenwirkungen sind durch die nichtselektive β-Rezeptorenblockade bedingt: Bronchialobstruktion, periphere Durchblutungsstörungen, Schlafstörungen, Alpträume, allgemeine Müdigkeit, Leistungsschwäche.

Tocainid (Xylotocan)

Wie Mexiletin und Lidocain (s. oben) ist Tocainid ein primäres Amin und ebenfalls in die elektrophysiologische Gruppe Ib einzustufen. Aufgrund seiner hohen Bioverfügbarkeit nach oraler Applikation und einer Eliminationshalbwertszeit von ca. 14 h ist die Substanz relativ gut für die orale Langzeittherapie geeignet; ca. 35 % der Substanz werden unverändert über die Niere ausgeschieden, der Rest nach Abbau in der Leber. Die Metaboliten sind inaktiv. Eine therapeutische Plasmakonzentration (4–10 µg/ml) wird mit Tagesdosen von 1200–2400 mg – aufgeteilt in 2–3 Einzeldosen – erreicht. Bei Niereninsuffizienz oder auch schwerer Leberfunktionsstörung ist eine Dosisreduktion notwendig.

Indikation. Ventrikuläre Extrasystolie. Da wesentliche negativ inotrope Effekte fehlen, können auch Patienten mit myokardialer Schädigung behandelt werden.

Nebenwirkungen. Zentralnervöse und gastrointestinale Nebenwirkungen sind häufig und führen bei ca. 30 % der Patienten bei Langzeittherapie zum Abbruch. Zu erwähnen sind insbesondere Parästhesien, Tremor, Schwindel, Ataxie, Übelkeit und Erbrechen. Einzelne Fälle von Agranulozytose und Thrombopenie sowie Lungenfibrose sind berichtet worden [94].

Verapamil (u. a. Cardibeltin, Isoptin, Veramex), Gallopamil, (Procorum)

Gallopamil unterscheidet sich von Verapamil lediglich durch die Substitution einer Methoxylgruppe. Die elektrophysiologischen Befunde an isolierten Organen entsprechen einander, und so kann auch von einem identischen Wirkungsprofil ausgegangen werden. Beide Substanzen sind sog. Calciumantagonisten oder – korrekter – "Slow-channel-blocker" (Klasse IV nach Vaughan-Williams). Die elektrophysiologischen Effekte beschränken sich auf solche Zellen, deren Aktionspotential von einem niedrigen Ruhepotential (bzw. maximalem diastolischen Potential) ausgeht. Oberhalb von ca. 60 mV ist der schnelle Natriumkanal vollständig inaktiviert; der dann nachweisbare „langsame" Einwärtsstrom wird überwiegend durch Calciumionen getragen.

Verapamil steht zur intravenösen (Isoptin) und oralen Therapie (u. a. Cardibeltin, Isoptin, Veramex) zur Verfügung. Nach oraler Einnahme ist trotz vollständiger Resorption die Bioverfügbarkeit nur gering (ca. 30%), wofür ein ausgeprägter First-pass-Metabolismus in der Leber verantwortlich ist. Nur etwa 5% werden unverändert über die Niere eliminiert, der überwiegende Anteil wird in der Leber metabolisiert. Nach einmaliger Gabe beträgt die Eliminationshalbwertszeit ca. 6 h. Sie verdoppelt sich jedoch unter chronischer Therapie [104]. Die Ursache ist nicht eindeutig geklärt. Eine Abnahme des Leberblutflusses wird diskutiert. Orale Tagesdosen betragen 240–480 mg, in Einzelfällen werden auch bis zu 720 mg gegeben. Therapeutische Plasmaspiegel sind nicht eindeutig definiert, sie bewegen sich jedoch zwischen 50 und 300 µg/ml.

Indikationen. Für die i. v.-Gabe von Verapamil sind es supraventrikuläre Tachykardien sowie die Tachyarrhythmia absoluta bei Vorhofflimmern (s. unten). Bei einer spezifischen Form der Kammertachykardie, die mit Rechtsschenkelblockkonfiguration und überdrehter linker Haupt-QRS-Achse einhergeht und überwiegend bei männlichen, sonst herzgesunden jungen Patienten vorkommt, ist Verapamil ebenfalls wirksam [5]. Bei allen übrigen Formen einer Kammertachykardie sollte Verapamil unbedingt vermieden werden. Eine strikte Kontraindikation ist auch Vorhofflimmern in Gegenwart einer akzessorischen atrioventrikulären Verbindung (s. unten).

Die Indikation zur oralen Langzeittherapie beschränkt sich in erster Linie auf chronisches Vorhofflimmern und dient hierbei zur Kontrolle der Herzfrequenz. Dieselbe Indikation kann auch für Gallopamil ausgesprochen werden.

Nebenwirkungen. Wie andere Calciumantagonisten auch, führen Verapamil und Gallopamil zu peripherer Vasodilatation und damit zur Senkung des arteriellen Blutdrucks. Die Nachlastsenkung wirkt der direkten negativ inotropen Wirkung der Substanz entgegen. Wird Verapamil bei Sinusrhythmus gegeben, so kommt es meistens zu einer geringen Abnahme der Sinusknotenfrequenz und Zunahme der AV-Überleitungszeit. Besteht eine latente Sinusknoten- oder AV-Knotenerkrankung, kann es jedoch zu ausgeprägter Bradykardie durch SA- oder AV-Block bzw. Sinusarrest kommen. Die negativ chronotrope und dromotrope Wirkung ist vor allem bei gleichzeitiger Gabe eines β-Blockers ausgeprägt. Eine solche Kombinationstherapie muß mit großer Sorgfalt und Vorsicht erfolgen. Kontraindiziert ist in unseren Augen die i. v.-Injektion von Verapamil bei Patienten unter chronischer β-Blockertherapie.

An nichtkardialen Nebenwirkungen sind vor allen Dingen Obstipation, Übelkeit, Magen-Darm-Beschwerden, aber auch Kopfschmerzen und Ödemneigung zu erwähnen.

Arzneimittelinteraktion. Bei der kombinierten Anwendung von Verapamil mit Digoxin erhöhen sich die Serum-Digoxin-Spiegel.

Akute Interventionen bei tachykarden Herzrhythmusstörungen

Tachykarde Herzrhythmusstörungen stellen eine häufige Ursache für die notfallmäßige Inanspruchnahme von Ärzten dar. Die subjektiven Symptome reichen vom harmlosen Gefühl des schnellen Herzklopfens bzw. Herzrasens bis hin zur Synkope, anhaltender Bewußtseinstrübung und gar Kreislaufstillstand. Nicht selten stehen auch Symptome der Linksherzinsuffizienz (Atemnot) oder des kardiogenen Schocks mit Hypotonie, Kaltschweißigkeit etc. ganz im Vordergrund. Grundsätzlich gilt – dies klingt wie ein Gemeinplatz und ist trotzdem immer wieder Hintergrund für Fehleinschätzungen –, daß nicht vom klinischen Erscheinungsbild auf den Ursprung einer tachykarden Herzrhythmusstörung – supraventrikulär vs. ventrikulär – geschlossen werden darf. Insbesondere werden Kammertachykardien häufig als supraventrikulär mit aberranter Leitung fehlinterpretiert, „weil es dem Patienten so gut geht", was in der Regel vom Fehlen von Schock- bzw. Herzinsuffizienzzeichen abgeleitet wird (s. unten). Folge einer falschen Diagnose ist häufig eine nichtadäquate Therapie, die den Patienten u. U. erst in eine bedrohliche hämodynamische Situation bringt. Voraussetzung für eine korrekte Akutintervention ist die richtige Diagnose, die mit Hilfe des Standard-EKG (Extremitäten- und Brustwandableitungen) fast immer zu stellen ist. Nur in Fällen, in denen bereits Kreislaufstillstand eingetreten ist und so-

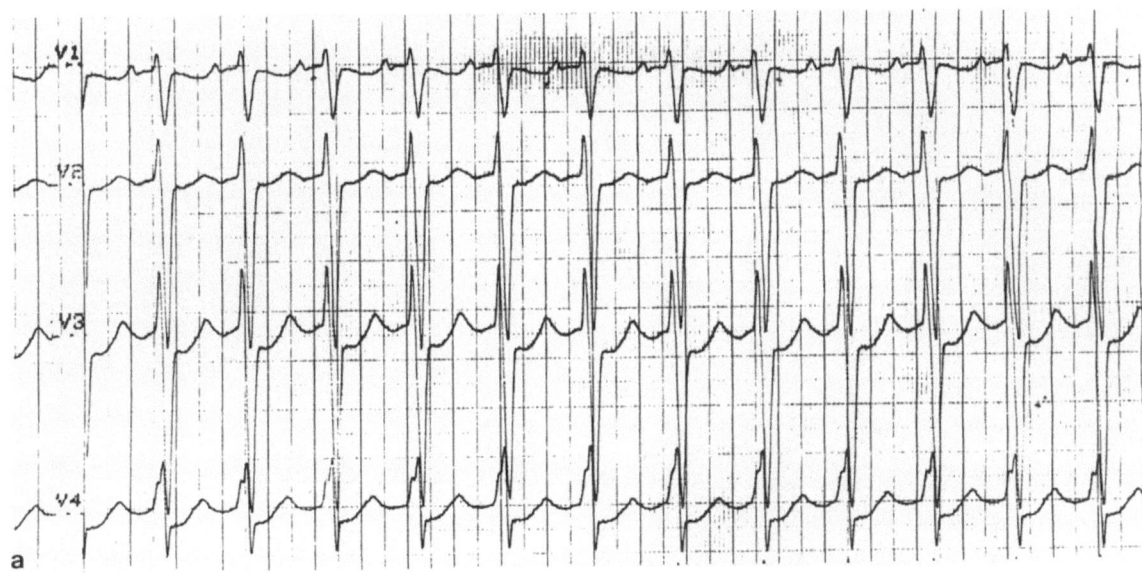

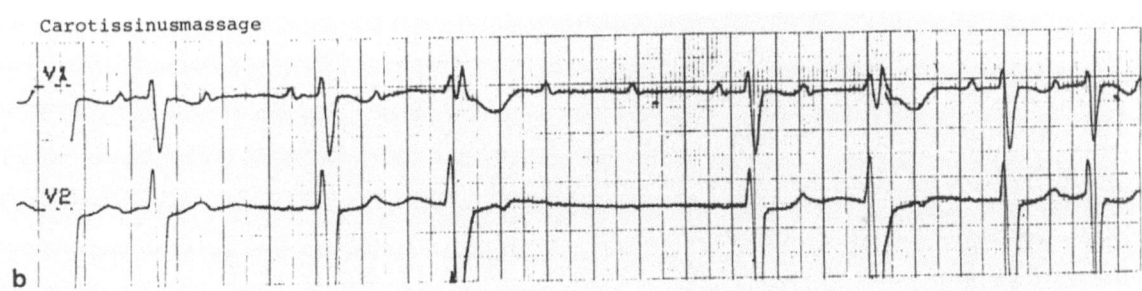

Abb. 2a, b. Bedeutung der Karotissinusmassage zur Differentialdiagnose supraventrikulärer Tachykardien. **a** Es findet sich eine regelmäßige Tachykardie mit einer Zykluslänge von 360 ms entsprechend einer Frequenz von etwa 170/min. Dargestellt sind die Brustwandableitungen V1 bis V6. Jedem QRS-Komplex geht eine etwas atypisch konfigurierte P-Welle voraus. Verdacht auf Vorhoftachykardie mit 1:1-Überleitung. **b** Durch Karotissinusmassage läßt sich ein höhergradiges AV-Blockierungsverhältnis induzieren. Die Tachykardie auf Vorhofebene bleibt dadurch praktisch unbeeinflußt, wodurch die Diagnose der Vorhoftachykardie bestätigt ist. Der 5. und 7. QRS-Komplex werden mit Rechtsschenkelblockaberration übergeleitet ("long-short-cycle-sequence"; „Ashman-Phänomen")

fortige Reanimationsmaßnahmen einschließlich der Defibrillation angezeigt sind, sollte vom Versuch der EKG-Dokumentation Abstand genommen werden.

Die Abhandlung der Akutinterventionen soll im folgenden deswegen auch diagnoseorientiert erfolgen.

Differentialdiagnose und Akutintervention bei Tachykardien mit schlankem QRS-Komplex

Beträgt die QRS-Breite während einer Tachykardie weniger als 110 ms, so ist die Rhythmusstörung eindeutig als supraventrikulär einzustufen, was nicht ausschließt, daß das spezifische Erregungsleitungssystem und Teile der Kammermuskulatur essentieller Bestandteil eines Reentrykreises sind, wie z. B. bei atrioventrikulären Reentrytachykardien (WPW-Syndrom). Einfache Fragen an das Anfalls-EKG betreffend Regelmäßigkeit und Frequenz der Kammeraktionen vermögen die zu begutachtende Tachykardie differentialdiagnostisch bereits einzugrenzen (s. Tab. 1). Eine weitere Differenzierung gelingt häufig durch den Karotisdruckversuch oder eine andere starke Vagusreizung: Die durch das Manöver bedingte Verlängerung der funktionellen Refraktärperiode des AV-Knotens führt bei Vorhofarrhythmien (Vorhofflimmern, -flattern, -Tachykardie) zu einer abrupten Zunahme des RR-Abstands, wodurch die zugrundeliegende Vorhofarrhythmie häufig erst

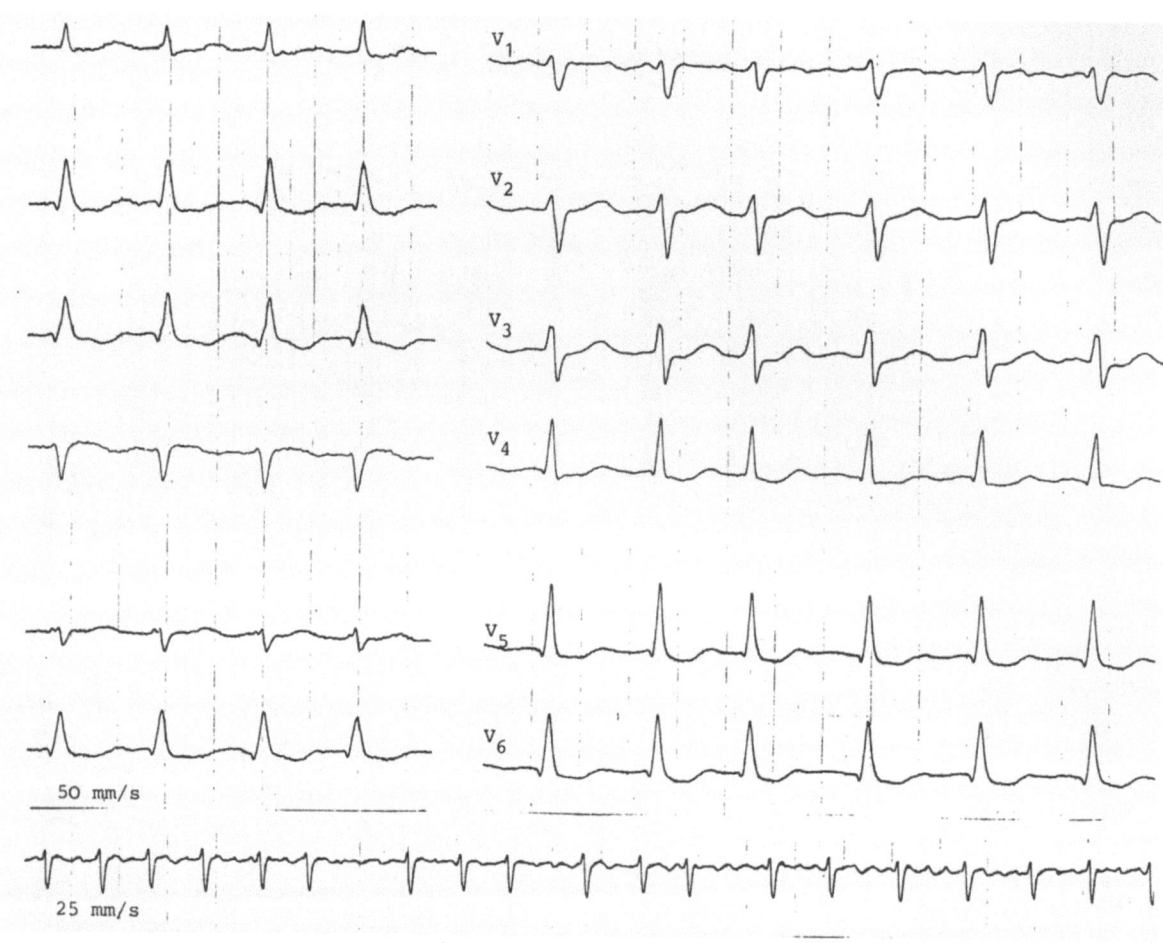

Abb. 3. Tachyarrhythmia absoluta bei Vorhofflimmern. Dargestellt sind die Standardextremitäten- und Brustwandableitungen, zusätzlich ein Rhythmusstreifen in 25 mm/s Schreibgeschwindigkeit, der die Ableitung V1 darstellt. Die mittlere Kammerfrequenz beträgt 140/min, wobei die Zykluslänge zwischen 370–440 ms variiert. P-Wellen sind keine erkennbar. Statt dessen können besonders gut in der Ableitung V1 Vorhofflimmerwellen identifiziert werden

sichtbar wird (Abb. 2). Handelt es sich hingegen um AV-Knoten-Reentry oder um eine atrioventrikuläre Reentrytachykardie, so wird die Tachykardie in einem Teil der Fälle auf diese Art und Weise terminiert, oder es kommt zu keinerlei Veränderung.

Vorhofflimmern mit schneller Überleitung auf die Kammer (Tachyarrhythmia absoluta)

Die Kammerfrequenz beträgt definitionsgemäß über 100/min, meistens zwischen 130 und 180/min, wobei die stark und ständig wechselnden RR-Abstände der diagnostisch wichtigste Befund sind (Abb. 3); einzelne aberrant geleitete QRS-Komplexe z. B. in Form des „Ashman-Phänomens", sind häufig [41].

Tabelle 1. Differentialdiagnose von Tachykardien mit schlankem QRS-Komplex: Bedeutung von Regelmäßigkeit und Kammerfrequenz (KF)

1. Ist die Tachykardie unregelmäßig? (stark wechselnde Zykluslänge bzw. RR-Abstand)
   – Vorhofflimmern mit Tachyarrhythmia absoluta

2. Bei regelmäßiger Tachykardie (Veränderung der Zykluslänge < 20 ms)
   KF 120–140 (150)/min
   – Vorhofflattern mit 2:1-Überleitung
   – seltener: Vorhoftachykardie mit 1:1-Überleitung, dann AV-Block I⁰
   – AV-Knotenreentrytachykardie
   KF (150) *170–220* (240)/min
   – AV-Knotenreentrytachykardie
   – atrioventrikuläre Reentrytachykardie (WPW-Syndrom)
   KF *120 (130)*/min
   – Vorhoftachykardie mit 1:1-Überleitung (meistens Sinusknotenreentrytachykardie)

Je höher die Kammerfrequenz ist, umso ausgeprägter ist in aller Regel das sog. periphere Pulsdefizit: Bei Auskultation des Herzens wird eine andere Herzfrequenz festgestellt als bei Palpation des Pulses. Ziel der Akutintervention ist nicht die Beseitigung des Vorhofflimmerns, sondern die Senkung der Kammerfrequenz. Dies führt zum einen zur Verminderung der Palpitationen des Patienten, zum anderen aber auch zur raschen Verbesserung der hämodynamischen Situation, insbesondere bei gleichzeitig vorhandener myokardialer Schädigung oder Klappenerkrankung. Auch bei einer vorliegenden koronaren Herzerkrankung ist der Rückgang der Kammerfrequenz der entscheidende Schritt zur Senkung des myokardialen Sauerstoffverbrauchs; gleichzeitig kommt es jedoch auch zur Besserung der Vorlast und auch der Wandspannung. Einfacher klinischer Parameter zur Abschätzung des medikamentösen Effekts ist der Rückgang des peripheren Pulsdefizits. Ziel sollte in jedem Fall sein, die Kammerfrequenz initial auf weniger als 100/min, besser auf unter 80/min zu senken. Eingesetzt werden Digitalisglykoside, β-Rezeptorenblocker und bradykardisierende Calciumantagonisten.

Digitalisglykoside

Seit dem zweiten Jahrzehnt dieses Jahrhunderts war der herzfrequenzsenkende Effekt von Digitalisglykosiden in Gegenwart von Vorhofflimmern gesichert und wurde in den damaligen Standardtextbüchern entsprechend gewürdigt [69]. Seine Bedeutung hat seitdem kaum nachgelassen. Für die Verlangsamung der Kammerfrequenz sind unterschiedliche Mechanismen verantwortlich: Zum einen gibt es sicherlich einen direkten elektrophysiologischen Effekt am AV-Knoten, der sich z. B. nach autonomer Blockade im Tierexperiment nachweisen läßt [2]. In die gleiche Richtung weisen Befunde von Ricci et al. [93], die bei Herztransplantierten unter oraler Dauertherapie mit Digoxin eine Zunahme des PQ-Intervalls nachweisen konnten. Hauptursache für die Leitungsverzögerung und Verlängerung der funktionellen und auch effektiven Refraktärperiode des AV-Knotens dürfte jedoch eine Zunahme vagalafferenter Impulse und auch eine Zunahme der Baroreflexsensitivität sein. Ferner lassen sich antiadrenerge Effekte nachweisen. Ein ebenfalls wichtiger elektrophysiologischer Effekt dürfte die Verkürzung der effektiven Refraktärperiode des Vorhofmyokards sein, so daß die Zykluslänge auf Vorhofebene abnimmt, d. h. die Vorhoffrequenz zunimmt. Je mehr Vorhofimpulse jedoch in die AV-Junktion eindringen, umso häufiger kommt es zu "concealed conduction" und Leitungsblock im AV-Knoten, was dann mit einer Senkung der Kammerfrequenz einhergeht.

Applikation und Dosierung. 1–1,5 mg Digoxin oder Acetyldigoxin und etwa 1 mg β-Methyl-Digoxin i. v., am besten als Kurzinfusion über ca. 15 min, führen mit einer Latenz von 15–30 min zu einer Senkung der Kammerfrequenz, die je nach Ausgangsfrequenz bis zu 30–40/min betragen kann. Besteht eine bekannte Niereninsuffizienz, so ist es vorteilhaft, von vornherein auf Digitoxin in einer äquipotenten Dosis auszuweichen, da die Weiterbehandlung mit Digitoxin (Digimerck), welches sowohl renal als auch biliär ausgeschieden wird, unproblematischer ist.

Calciumantagonisten

Die Aktionspotentiale großer Teile des AV-Knotens sind sog. "slow responses", d. h., daß die Depolarisation überwiegend durch einen transmembranösen Einstrom von Calciumionen bedingt ist. Medikamente, die diesen Einstrom vermindern („Calciumantagonisten", „Slow-channel-Blocker") führen zu einer Zunahme der Refraktärperioden des AV-Knotens und zu einer Verlangsamung der Leitungsgeschwindigkeit im AV-Knoten. Prototyp dieser Medikamentengruppe ist Verapamil, welches vor nunmehr 30 Jahren eingeführt wurde, wobei der Wirkmechanismus damals noch nicht bekannt war. Die Substanz wurde für einen β-Blocker gehalten. Erst Anfang der 70er Jahre wurde insbesondere durch die Arbeitsgruppe um Fleckenstein in Freiburg i. Br. der Calciumantagonismus als eigenständiges therapeutisches Prinzip beschrieben und später akzeptiert [38, 39]. Gallopamil unterscheidet sich von Verapamil nur durch die Substitution einer Methoxygruppe und ist – bezogen auf die notwendige Dosis – dadurch wirksamer, sonst jedoch nicht unterschiedlich.

Der Indikationsschwerpunkt für Diltiazem liegt im Bereich „Hypertonie" und „chronische koronare Herzerkrankung" (Angina pectoris), es kann jedoch durchaus als Alternative zu Verapamil zum Einsatz kommen. Vorteile der bradykardisierenden Calciumantagonisten ist im Vergleich zu Digitalis der prompte Wirkungseintritt bei i. v.-Gabe, Nachteil das eher rasche Nachlassen der Wirkung, so daß entweder eine Dauerinfusion (Perfusor) oder eine parallele perorale Therapie erfolgen muß.

Dosierung, praktisches Vorgehen. Bei ausgeprägter Tachyarrhythmie mit Kammerfrequenzen von > 140–150/min, ausgeprägtem Pulsdefizit und starker symptomatischer Beeinträchtigung empfiehlt sich unter Gabe von Digitalis (s. oben) die parallele Injektion von 5–10 mg Verapamil, wobei eine Wiederholung der Bolusinjektion in der Regel nach spätestens 30 min erforderlich ist, wobei dann meistens die Hälfte der Dosis reicht. Alternativ kann nach Bolusinjektion eine Perfusorinfusion mit 5–20 mg Verapamil pro Stunde begonnen werden, wobei sich die Dosierung an der erreichten Kammerfrequenz orientiert. Wird Diltiazem bevorzugt, so beträgt die Initialdosis 20 mg, anschließend Infusion von ca. 20 mg/h. Die Plasmahalbwertszeit ist im Vergleich zu Verapamil deutlich länger, so daß der Übergang auf eine orale Medikation erleichtert ist.

Gallopamil wird als i. v.-Arzneimittelspezialität nicht vermarktet. Nach früheren Untersuchungen u. a. von Neuss et al. [79] sind 4 mg Gallopamil etwa wirkungsgleich mit 5 mg Verapamil.

β-Rezeptorenblocker

Die Wirksamkeit von β-Rezeptorenblockern bei tachykarden Herzrhythmusstörungen ist vor allem dann ausgeprägt, wenn ein erhöhter Sympathikotonus mitverantwortlich oder gar Ursache für die Tachykardie ist. Es gibt Formen von paroxysmalem Vorhofflimmern, welche adrenerg induziert sind und so z. B. fast ausschließlich bei körperlichen oder seelischen Belastungssituationen auftreten. Häufig kommt es jedoch auch als Folge des Vorhofflimmerns zu starker adrenerger Stimulation, wodurch sich die Leitfähigkeit des AV-Knotens verbessert und die Frequenz der Kammer bei zugrundeliegendem Vorhofflimmern erhöht. Dies sind vor allem die Situationen, wo β-Rezeptorenblocker bei Tachyarrhythmia absoluta die Kammerfrequenz zu senken vermögen. Fehlt ein erhöhter adrenerger Tonus, so ist ihr Effekt im Sinne einer Verlängerung der funktionellen Refraktärperiode des AV-Knotens selbst in hoher akuter Dosis eher bescheiden, entsprechend gering ist die Senkung der Kammerfrequenz bei Tachyarrhythmie. Von einem erhöhten adrenergen Tonus ist z. B. dann auszugehen, wenn gleichzeitig eine Hyperthyreose besteht, eine bedeutsame Hypertonie oder ein extremer psychischer Ausnahmezustand mit starker Angst des Patienten vorhanden ist.

Nicht geeignet in diesem Zusammenhang sind β-Rezeptorenblocker mit intrinsischer sympathomimetischer Eigenaktivität (ISA) wie Pindolol (Visken). Angewandt werden sollte z. B. Metoprolol (Beloc, Lopresor), Propranolol (Dociton) oder auch Atenolol (Tenormin), wobei Dosen von 0,5–2 mg pro 10 kg KG in der Regel gegeben werden müssen, um einen deutlichen frequenzsenkenden Effekt zu erhalten.

Sotalol

Sotalol nimmt unter den β-Rezeptorenblockern insofern eine Sonderstellung ein, als daß seine Wirkung nicht nur auf der β-rezeptorenblockierenden Komponente beruht, sondern gleichzeitig ein ausgeprägter Klasse-III-Effekt nach Vaughan-Williams vorhanden ist; d. h., die Substanz bewirkt eine Verzögerung der Repolarisation und eine Verlängerung der Aktionspotentialdauer. Diese aktionspotentialverlängernde Wirkung beruht auf einer Hemmung des Kaliumausstroms und wirkt sich auch an den AV-Knotenzellen im Sinne einer Verlängerung der funktionellen und der effektiven Refraktärperiode aus. Diese Wirkung ist unabhängig vom adrenergen Tonus, so daß ein frequenzsenkender Effekt bei Vorhofflimmern in jedem Fall zu erwarten ist. Darüber hinaus kommt es zu einer starken Verlängerung der Refraktärperiode des Vorhofmyokards, wodurch die Flimmerfrequenz in vielen Fällen abnimmt, z. T. Vorhofflattern entsteht oder häufiger als bei anderen oben erwähnten akuten Interventionen Sinusrhythmus resultieren kann. Die Dosierung bei i. v.-Gabe sollte sich nach dem erzielten Effekt richten. Es ist empfehlenswert, initial nicht mehr als 0,5 mg pro kg KG zu injizieren. Die Dosis kann dann nach ca. 15 min wiederholt werden. Bei gleichzeitigem Beginn einer oralen Therapie ist der Übergang auf Grund der relativ langen Halbwertszeit auch nach i. v.-Injektion problemlos. Da Sotalol bereits 2 antiarrhythmische Prinzipien vereinigt (β-Blockade, Klasse-III-Effekt), ist vor einer zu „forschen" Kombinationstherapie mit Digitalis oder einem Klasse-I-Antiarrhythmikum zu warnen, da insbesondere beim Umspringen von Vorhofflimmern oder Vorhofflattern in Sinusrhythmus lange posttachykarde Pausen resultieren können, da zum einen die Sinusknotenfrequenz als jedoch auch potentielle Ersatzrhythmen durch die antiarrhythmische Kombinationstherapie supprimiert sein können (s. unten). Die Gefahr ist vor allem bei älteren Patienten groß, da dem Vorhofflimmern häufiger eine Sinusknotenerkrankung zugrunde liegt.

Amiodaron

Amiodaron ist neben dem gerade besprochenen Sotalol der derzeit einzige vermarktete Vertreter der Klasse-III-Antiarrhythmika. Aufgrund des hohen Nebenwirkungsprofils findet es nur bei ausgewählten Patienten Verwendung. Bei ausgeprägter Tachyarrhythmia absoluta und bekannter schwerer myokardialer Schädigung z. B. im Rahmen einer dilatativen Kardiomyopathie kann jedoch die Infusionstherapie mit Amiodaron die Therapie erster Wahl dar-

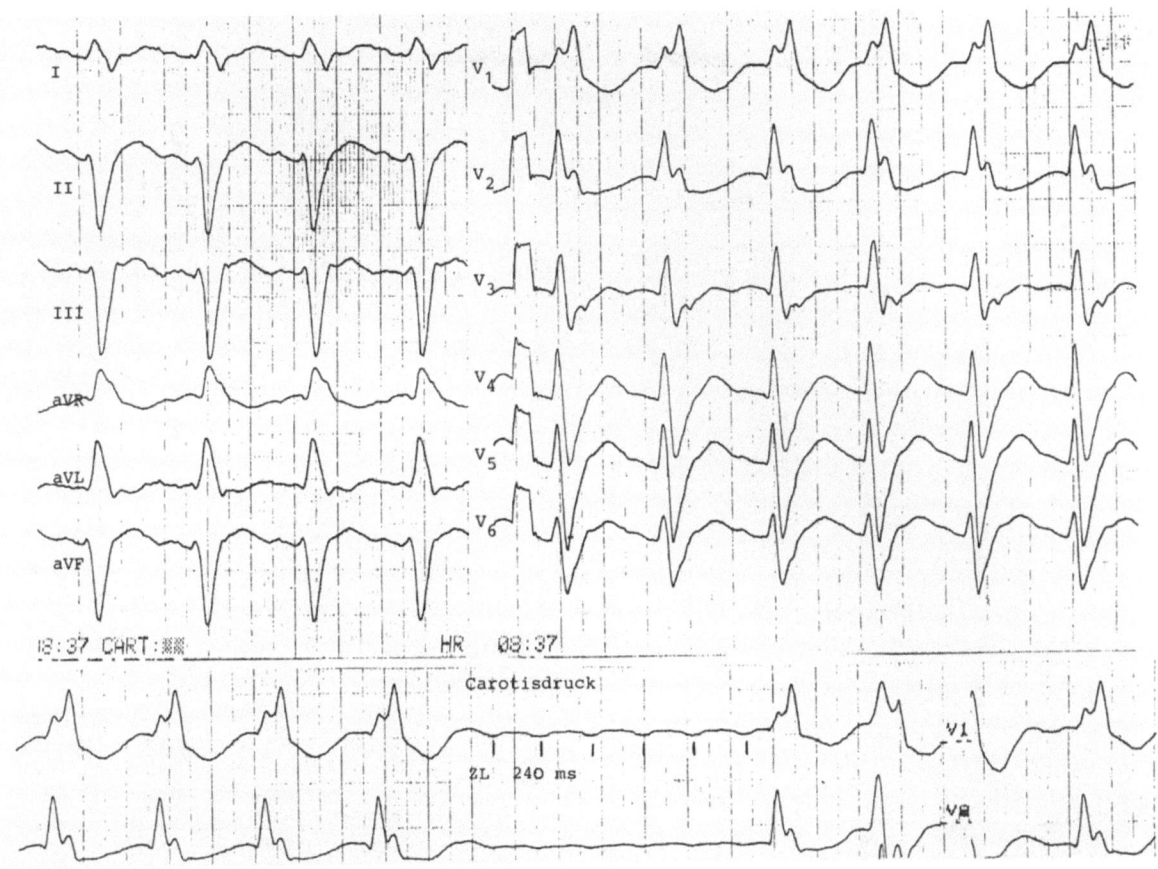

Abb. 4. Vorhofflattern mit 2:1-Überleitung auf die Kammer; Fehldiagnose: Sinustachykardie. In den Standardableitungen erkennt man eine Tachykardie mit breitem QRS-Komplex (Differentialdiagnose: Kammertachykardie), wobei es sich um einen Patienten mit Zustand nach Aortenklappenersatz und komplettem Rechtsschenkelblock und links-anteriorem Hemiblock handelt. Nur in den Extremitätenableitungen sind fragliche P-Wellen vor dem QRS-Komplex erkennbar. Durch Karotissinusmassage gelingt eine eindeutige Diagnose: Es kommt kurzzeitig zu hochgradigem Block im AV-Knoten, wodurch jetzt Flatterwellen mit einer Zykluslänge von 240 ms entsprechend einer Vorhoffrequenz von 230/min erkennbar werden. Es handelt sich also um eine konstante 2:1-Überleitung

stellen, wenn unter Digitalis alleine keine hinreichende Herzfrequenzsenkung gelungen ist und erhebliche Symptome des Patienten persistieren.

Dosierung. 2 Ampullen Cordarex (300 mg) über ca. 5 min, anschließend 600 mg über ca. 6 h bis zur gewünschten Herzfrequenzsenkung. Auf die klinisch bedeutsame pharmakologische Interaktion mit Digoxin (Anstieg des Digoxin-Spiegels bis zu 50 %) wurde oben bereits hingewiesen. Auch die Verstärkung der antikoagulativen Wirkung von Marcumar muß beachtet werden.

Kombinationstherapie

Zuerst Digitalisierung, insbesondere bei anamnestischer oder klinisch zu vermutender Linksherzinsuffizienz. Bei nicht ausreichender Wirksamkeit – zur Beurteilung sollten sicher 15–30 min gewartet werden – oder im Falle des Auftretens einer Tachyarrhythmia absoluta bei chronisch digitalisierten Patienten ist Verapamil oder Diltiazem indiziert. Alternativ β-Blocker, auch Sotalol.

Vorhofflattern mit schneller Überleitung auf die Kammer

Subjektive Symptome entstehen bei Auftreten von Vorhofflattern in der Regel nur dann, wenn bei guter AV-Knotenleitungseigenschaft eine schnelle Kammerfrequenz resultiert. In typischer Weise besteht eine 2:1-Überleitung der Vorhoferregung auf die Kammer – man sollte in diesem Zusammenhang nicht von einem AV-Block II. Grades sprechen –, so daß bei einer Vorhoffrequenz zwischen 240 und 280/

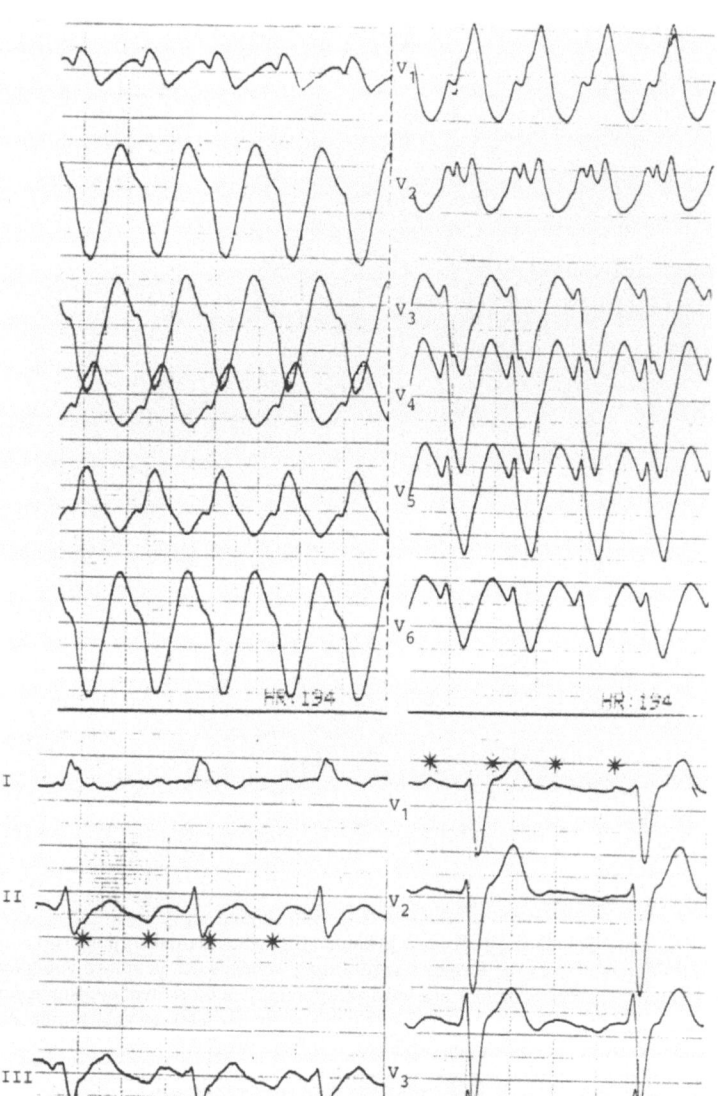

Abb. 5. Vorhofflattern mit 1:1-Überleitung auf die Kammer unter antiarrhythmischer Therapie (Klasse-Ic-Antiarrhythmikum Flecainid). Die Standardextremitäten- und Brustwandableitungen zeigen eine Tachykardie mit breitem QRS-Komplex, wobei formal eine Kammertachykardie durchaus möglich ist. Die Zykluslänge der Tachykardie beträgt 305 ms. Da rezidivierendes Vorhofflattern bekannt ist, erfolgt Therapie mit Digitalis und Isoptin, wodurch ein höhergradiges Blockierungsverhältnis im AV-Knoten erzielt wird. Die Vorhoferregungen mit der identischen Zykluslänge sind jetzt gut zu erkennen. Das ausgeprägte Blockbild (Rechtsschenkelblock + LAH) ist nach Senkung der Kammerfrequenz ebenfalls nicht mehr nachweisbar

min praktisch immer eine Kammerfrequenz von 120–140/min entsteht. Selten sind Kammerfrequenzen bis 160/min (Abb. 4).

Das EKG ist durch eine regelmäßige Kammerfrequenz gekennzeichnet, wobei dann die hochfrequente Vorhoferregung häufig nicht leicht erkennbar ist, was Grund für Fehlinterpretationen sein kann. Die häufigste Fehldiagnose lautet „Sinustachykardie". Durch Karotissinusmassage kann praktisch immer kurzzeitig ein höhergradiges Blockierungsverhältnis im AV-Knoten provoziert werden, wodurch der Charakter der zugrunde liegenden atrialen Rhythmusstörung eindeutig zu klären ist. Gelegentlich findet sich auch ein Wechsel zwischen 2:1- und 3:1-Überleitung, wodurch klinisch – z.B. bei der Auskultation – ein bigeminiformes Bild entsteht.

Intervention bei Vorhofflattern

Es sei vorangestellt, daß die medikamentöse Intervention bei Vorhofflattern längst nicht so erfolgversprechend ist wie beim oben beschriebenen Vorhofflimmern, häufiger sind elektrische Maßnahmen (Vorhofstimulation, Kardioversion) erforderlich. Die Akutintervention kann 3 Ziele verfolgen:

a) Terminierung des Vorhofflatterns durch Erzielen eines Leitungsblocks im Reentrykreis des Vorhofs;
b) Überführen des Vorhofflatterns in Vorhofflimmern; durch die Zunahme des atrialen Inputs in den AV-Knoten sinkt in der Regel die Kammer-

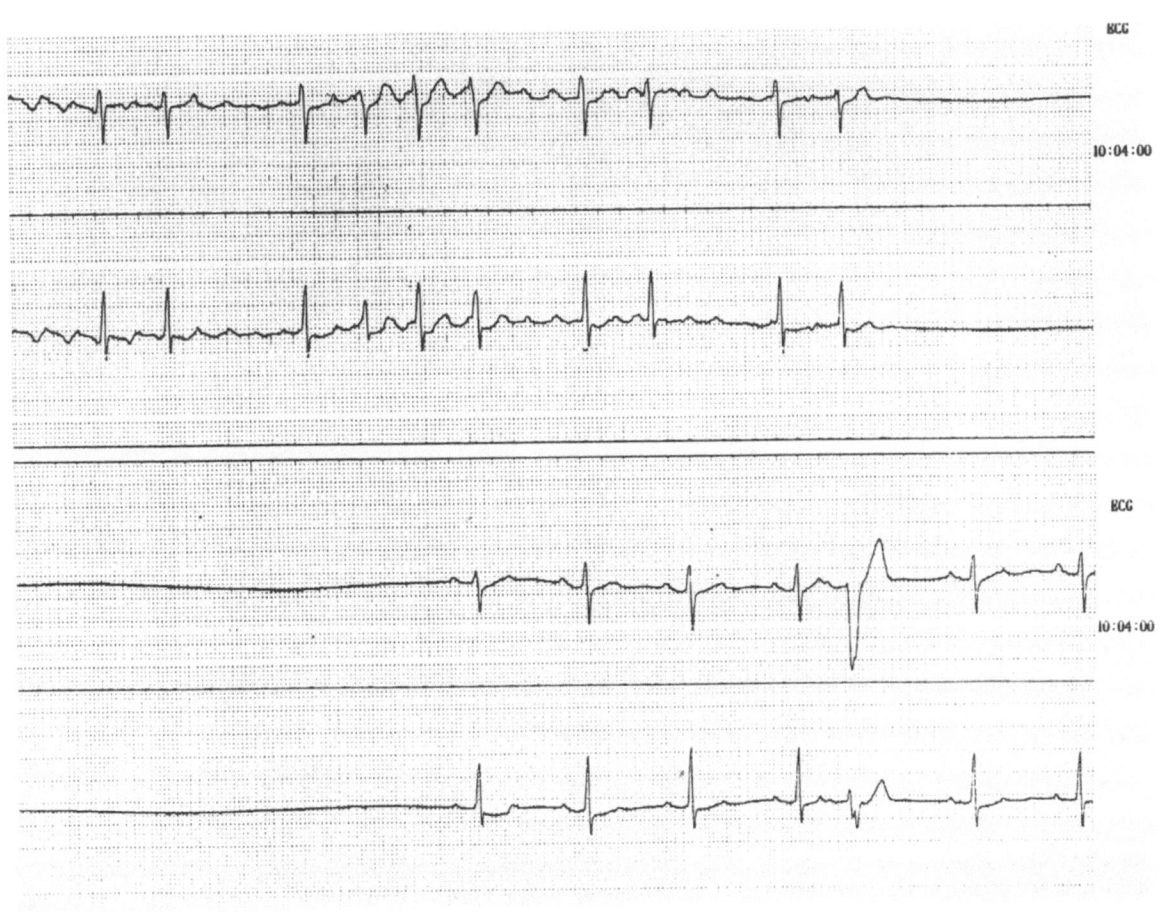

Abb. 6. Terminierung eines Vorhofflatterns unter antiarrhythmischer Kombinationstherapie mit Sotalol und Flecainid; Ausschnitt aus einer Langzeit-EKG-Registrierung. Zu Beginn besteht „unreines" Vorhofflattern mit wechselnder Morphologie der Flatterwellen und wechselnder Überleitung auf die Kammer. Es kommt zu einem abrupten Ende mit Asystolie von Vorhöfen und Kammern von ca. 7 s. Der anschließende normfrequente Sinusrhythmus zeigt kein „Warming-up", so daß die lange Pause am ehesten durch einen sinuatrialen Block hervorgerufen worden ist. Ein junktionaler Ersatzschlag tritt nicht auf. Beim 5. Schlag während Sinusrhythmus handelt es sich um eine aberrant geleitete Vorhofextrasystole

frequenz, die Symptomatik des Patienten als auch die Hämodynamik bessern sich;
c) Erhöhung des Blockierungsgrades im AV-Knoten und damit Senkung der Kammerfrequenz.

Ad a. Klasse-Ic-Antiarrhythmika wie Flecainid und Propafenon oder Klasse-Ia-Substanzen wie Disopyramid führen in einer Dosis von jeweils ca. 1–2 mg/kg KG regelmäßig zu einer Verlangsamung der Erregungsleitungsgeschwindigkeit im Reentrykreis und damit zu einer Zunahme der Zykluslänge des Vorhofflatterns von z. B. 260 auf ca. 300 ms, wodurch es – ein gleichbleibendes Überleitungsverhältnis vorausgesetzt – zu einer Abnahme der Kammerfrequenz kommen kann. Es besteht jedoch grundsätzlich die Gefahr, daß die Abnahme der Vorhoffrequenz mit einer Zunahme der Überleitung im AV-Knoten einhergeht, so daß die Kammerfrequenz zunimmt. Die Zunahme der Kammerfrequenz ist gering, wenn es z. B. von einer 2:1-Überleitung zu einer 3.2-Wenckebach-Periodizität kommt, jedoch u. U. dramatisch, wenn eine 5:4-Periodizität oder gar eine 1:1-Überleitung entsteht. Dies führt dann fast immer zu einer bedrohlichen klinischen Situation, da neben der hohen Kammerfrequenz nun auch die Nebenwirkung der antiarrhythmischen Therapie wie negative Inotropie, Erhöhung des peripheren Widerstands (im Falle von Disopyramid) zum Tragen kommen. Die Gefahr eines solchen unerwünschten Ausgangs der Akutintervention ist besonders dann groß, wenn das Antiarrhythmikum die AV-Leitung nicht wesentlich beeinflußt (z. B. bei Flecainid) oder gar verbessert (im Falle von Disopyramid aufrund eines starken vagolytischen Effekts) (Abb. 5). Es empfiehlt sich

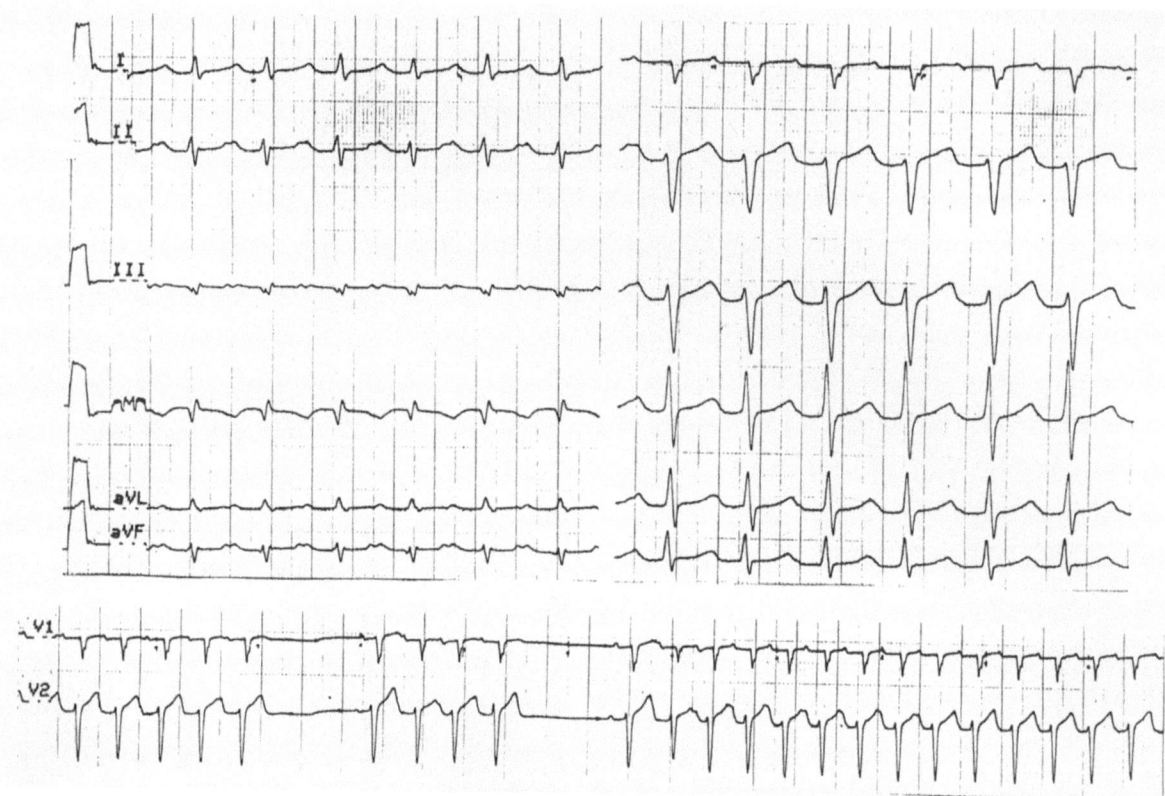

Abb. 7. Vorhoftachykardie mit 1:1-Leitung auf die Kammer. In den Extremitätenableitungen sind positive P-Wellen, die z. T. mit der T-Welle der vorangehenden Aktion verschmelzen, erkennbar. Auch in V1 ist die P-Welle abgrenzbar. Es erfolgt Überleitung auf die Kammer mit AV-Block I. Grades. Im Rhythmusstreifen ist 2mal ein abruptes Ende der Tachykardie dokumentiert. Im Anschluß an einen Sinusschlag tritt sie jedoch jeweils sofort wieder auf (repetitive rechtsatriale Vorhoftachykardie, am ehesten Sinusknoten-Reentry-Tachykardie)

deshalb immer, gleichzeitig Medikamente zu verabreichen, die am AV-Knoten bremsend wirken. Nur selten kommt es nach Akutgabe von Klasse-Ic-Antiarrhythmika zur Terminierung des Vorhofflatterns.

Klasse-III-Antiarrhythmika, insbesondere Sotalol, bewirken ebenfalls eine Abnahme der Vorhoffrequenz (Zunahme der Zykluslänge), jedoch genauso selten beenden sie die Arryhthmie. Durch die negative Beeinflussung der AV-Leitung besteht nicht die Gefahr der schnellen Überleitung auf die Kammer bei Abnahme der Vorhoffrequenz.

Eine besondere Gefahr besteht nach Meinung des Autors in der kombinierten Anwendung von Klasse-I- und Klasse-III-Antiarrhythmika (in der Regel Sotalol) bei Vorhofflattern. Kommt es unter der Kombinationstherapie zur Terminierung des Flatterns, so können extreme posttachykarde (präautomatische) Pausen bzw. Asystolien entstehen, da durch die antiarrhythmische Kombinationstherapie nicht nur die Automatie des Sinusknotens, sondern auch die untergeordneter potentieller Schrittmacherzentren in der AV-Junktion und im HIS-Purkinje-System unterdrückt sind (Abb. 6).

Ad b. Digitalisierung bei Vorhofflattern ist eine alte und bewährte Therapie. Die Verstärkung der Vaguswirkung am Vorhofmyokard führt zur Verkürzung der Aktionspotentialdauer und Refraktärperioden auf Vorhofebene und damit meistens zu einer Abnahme der Zykluslänge, d. h. zu einer Zunahme der Frequenz auf Vorhofebene; im optimalen Fall kann so das Vorhofflattern in Vorhofflimmern überführt werden. Da gleichzeitig die negativ dromotrope Eigenschaft von Digitalis am AV-Knoten wirksam wird, resultiert in aller Regel ein deutlicher Rückgang der Kammerfrequenz mit klinischer und hämodynamischer Verbesserung des Patienten.

Ad c. Zur Erhöhung des Blockierungsgrads im AV-Knoten sollten nur Substanzen verwandt werden, die weitgehend selektiv auf den AV-Knoten wirken oder die Refraktärperiode des Vorhofmyokards gleichzeitig verkürzen. Es sind dies neben Digatalis Verapamil und normale β-Blocker.

Wertung der medikamentösen Akutintervention bei Vorhofflattern mit schneller Überleitung

Nach Ansicht des Autors sind nichtmedikamentöse therapeutische Verfahren, insbesondere die hochfrequente und programmierte Vorhofstimulation, entweder direkt über eine transvenöse Sonde oder indirekt im Sinne der Ösophagusstimulation der pharmakologischen Intervention vorzuziehen. Sie sind effektiver und vor allem sicherer. Häufiger als bei Vorhofflimmern kommt es nach Terminierung des Vorhofflatterns zu langen präautomatischen Pausen, die dann leicht durch passagere Stimulation überbrückt werden können. Die oben skizzierten medikamentösen Maßnahmen kommen also vor allen Dingen dann zum Einsatz, wenn keine differenzierte Elektrotherapie möglich ist und eine Elektrokonversion in Kurznarkose z. B. deshalb kontraindiziert ist, weil der Patient erst kürzlich Nahrung zu sich genommen hat.

Vorhoftachykardien mit schneller Überleitung auf die Kammer

Es handelt sich überwiegend um rechtsatriale Tachykardien mit positiven P-Wellen in den Standardableitungen I–III. Nicht selten haben sie ihren Ursprung im Sinusknotengebiet (Sinusknotenreentry). Nur bei 1:1-Überleitung auf die Kammer kommt es zu Symptomen, wobei dann die Kammerfrequenz meistens 120–140/min beträgt. Häufig besteht ein AV-Block I° (Abb. 7). Wird eine Karotissinusmassage versucht, so kann sie im Falle von Sinusknotenreentry zur Terminierung der Tachykardie führen. Wichtig ist, daß es sich nicht um eine „echte" Sinustachykardie handelt, die ja immer eine akute Ursache hat, die es dann zu behandeln gelte: Hyperthyreose, Infektionskrankheiten mit Fieber, Herzinsuffizienz etc.

Nach Ausschalten einer akuten Ursache bzw. einer „normalen" Sinustachykardie ist durchaus eine Akutintervention im Sinne einer Akuttestung eines Antiarrhythmikums sinnvoll, auch wenn nur geringe subjektive oder hämodynamische Symptome des Patienten bestehen. Die Wahl eines oralen Antiarrhythmikums wird so erleichtert. Kommt es unter der Injektion zu einem Verschwinden der ektopen atrialen Tachykardie, so kann dies auch bei oraler Gabe erwartet werden. Bewährt haben sich insbesondere Propafenon und Flecainid in einer Dosierung von 0,5–2 mg/kg KG, injiziert über ca. 2–3 min.

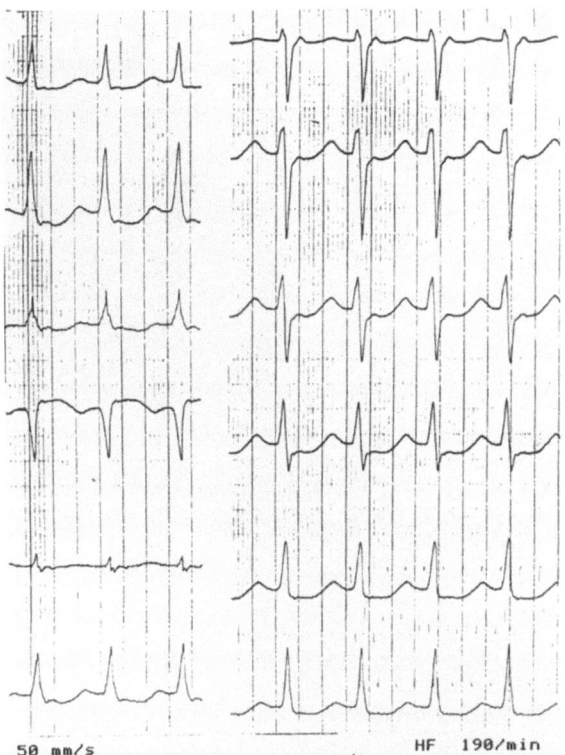

Abb. 8. Supraventrikuläre Tachykardie. Die Standardableitungen zeigen eine regelmäßige Tachykardie mit schlankem QRS-Komplex und einer Frequenz von 190/min. Im terminalen Anteil des QRS-Komplexes bzw. unmittelbar danach sind retrograde P-Wellen auszumachen. Aufgrund des kurzen Abstands vom Beginn der Kammerdepolarisation bis zum Erscheinen der retrograden P-Wellen handelt es sich am ehesten um eine AV-Knoten-Reentry-Tachykardie (durch elektrophysiologische Diagnostik bestätigt)

Supraventrikuläre Tachykardien

Es sollen an dieser Stelle AV-junktionale („AV-Knotentachykardien") und atrioventrikuläre Reentrytachykardien angesprochen werden, die von den oben abgehandelten Vorhofarrhythmien abzugrenzen sind. Es handelt sich um ganz regelmäßige Tachykardien mit einer Frequenz zwischen 170–220/min, wobei selten sowohl niedrigere als auch höhere Frequenzen vorkommen (Abb. 8). Frequenzen unter 170 finden sich vor allem auch bei älteren Patienten oder solchen, die bereits unter einer antiarrhythmischen Therapie stehen und dann ein Rezidiv bekommen. Der Kammerkomplex bei supraventrikulärer Tachykardie ist schlank (< 110 ms) oder durch Schenkelblockaberration verbreitert, wobei dann eine Kammertachykardie differentialdiagnostisch bedacht werden muß. Entspricht die QRS-Morphologie während der Tachykardie in allen Ableitungen

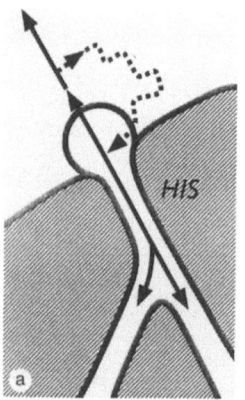 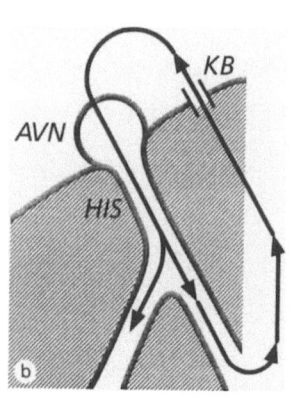 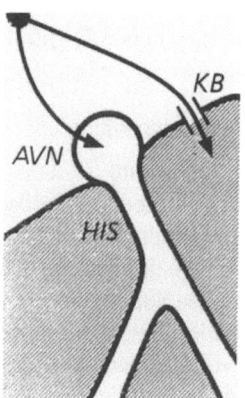 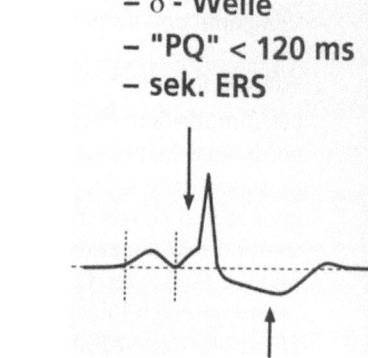

Abb. 9a, b. Schematische Darstellung des Erregungskreises bei orthodromer Reentrytachykardie. **a** Typische Form der AV-Knotenreentrytachykardie. **b** Reentrytachykardie mit retrograder Leitung über ein akzessorisches Bündel. (*AVN* AV-Knoten; *KB* Kent-Bündel)

Sinusrhythmus, so ist der supraventrikuläre Charakter der Rhythmusstörung gesichert. Gemeinsam ist den supraventrikulären Tachykardien in ihrer typischen Form (orthodrome Reentrytachykardien), daß sie das atrioventrikuläre Leitungssystem in antegrader Richtung durchlaufen (Abb. 9). Handelt es sich um eine atrioventrikuläre Reentrytachykardie, läuft die retrograde Leitung über eine akzessorische „Bahn" (akzessorisches „Bündel"). Zeigt das EKG betroffener Patienten während Sinusrhythmus eine Präexzitation (verkürzte PQ-Zeit, δ-Wellen, Abb. 10), so sprechen wir von einem „offenen", bei Fehlen der δ-Welle von einem „verborgenen" WPW-Syndrom. Bei einem Teil der Patienten ist aus dem Anfalls-EKG aufgrund des zeitlichen Abstands zwischen Beginn des QRS-Komplexes und der retrograden P-Welle die Differentialdiagnose AV-Knotentachykardie vs. orthodrome atrioventrikuläre Reentrytachykardie zu stellen. Für die Akutintervention ist dies jedoch von untergeordneter Bedeutung. Die kreisende Erregung kann grundsätzlich auf 2 verschiedene Arten unterbrochen werden:

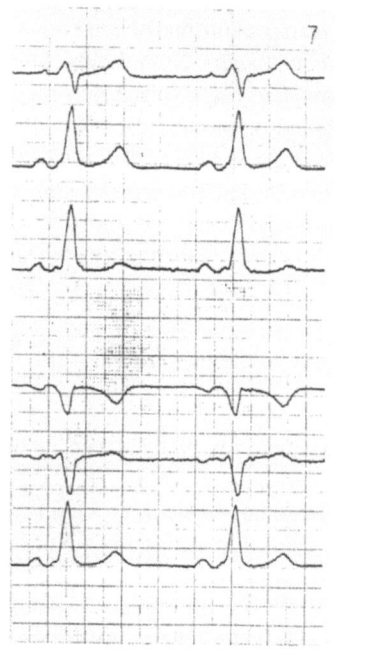 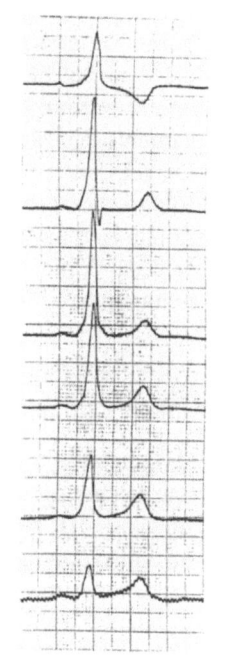

Abb. 10a, b. WPW-Syndrom. **a** Schematische Darstellung der Erregungsausbreitung bei Sinusrhythmus über das spezifische Reizleitungssystem und parallel über das Kent-Bündel. **b** Die Standardextremitäten- und Brustwandableitungen zeigen bei Sinusrhythmus die typischen Merkmale des Vorhandenseins einer akzessorischen Leitungsbahn: Die PQ-Zeit ist auf 100 ms verkürzt, der QRS-Komplex beginnt mit einer δ-Welle, die in diesem Beispiel in fast allen Ableitungen positiv ist. Nach der Nomenklatur von Rosenbaum handelt es sich um ein WPW-Syndrom Typ A

Induktion eines antegraden Blocks durch Verlängerung der funktionellen Refraktärperiode des AV-Knotens

- Vagusreizung durch Karotissinusmassage (Abb. 11), Valsalva-Manöver, Bulbusmassage, Trinken von eiskaltem Sprudel etc.
- Injektion von 5–10 mg Verapamil (Isoptin).

Die Wirksamkeit ist wissenschaftlich vielfach belegt, klinisch hat sich die Therapie tausendfach bewährt. Trotzdem ist die i.v.-Injektion von Isoptin auch heute nicht unumstritten und noch Anlaß zur Diskussion. Als häufigste Fehler und Ursachen für mögliche Komplikationen der Akuttherapie mit Isoptin seien erwähnt:

- Falsche Indikation, insbesondere Injektion von Isoptin bei Tachykardien mit breitem QRS-Komplex (Nichterkennen einer Kammertachykardie);

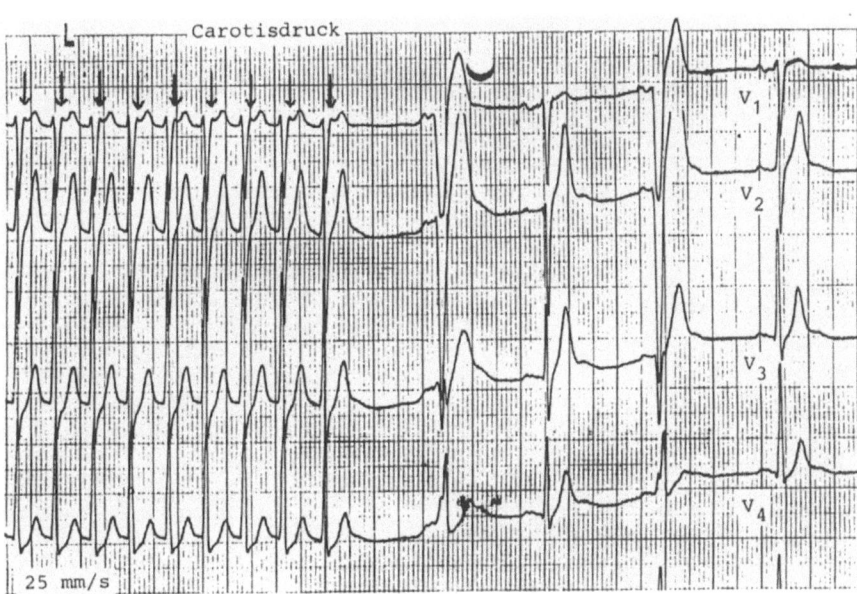

Abb. 11. Terminierung einer AV-Knotenreentrytachykardie durch Karotissinusmassage; Block im antegraden Schenkel des Erregungkreises. Dargestellt sind die Brustwandableitungen, Schreibgeschwindigkeit 25 mm/s. Zu Beginn erkennt man eine supraventrikuläre Tachykardie mit einer Frequenz um 200/min. Die retrograden P-Wellen sind als kleine r'-Zacken in V1 erkennbar (↓). Durch die Karotissinusmassage kommt es zur Terminierung der Tachykardie. Da es sich um einen anterograden Block handelt, endet die Tachykardie mit einer retrograden Vorhofdepolarisation (↓).

- Injektion von Isoptin bei Patienten unter chronischer Therapie mit β-Blockern;
- Injektion von Isoptin bei bekannter offener Präexzitation und bekannter Neigung zu Vorhofflimmern;
- Zu langsame Bolusinjektion. Die immer wieder beklagte „Unwirksamkeit" beruht meistens auf einer zu langsamen Injektionsgeschwindigkeit, wodurch die funktionelle Refraktärperiode des AV-Knotens nicht hinreichend stark verlängert wird.

- *Adenosin:* In Deutschland wird Adenosin seit Mitte 1994 unter dem Handelsnamen Adrekar vermarktet, wobei die Arzneimittelspezialität 6 mg pro Ampulle enthält. Obwohl bereits 3 mg als Bolus bei einigen Patienten supraventrikuläre Tachykardien zu beenden vermögen, können 6 mg als Initialdosis empfohlen werden [75]. Etwa die Hälfte der Patienten braucht jedoch eine höhere Dosis, so daß nach einer Wartezeit von 60–90 s 12 und dann 18 mg injiziert werden können. Häufig ist die Verlängerung der funktionellen Refraktärperiode so groß, daß nach Beendigung der Tachykardie der erste tachykarde Sinusschlag im AV-Knoten blockiert ist. Selten ist das Entstehen einer totalen AV-Blockierung über mehrere Sekunden (Abb. 12).

Im Gegensatz zu Verapamil i. v. ist Adenosin bei Patienten unter laufender β-Blockertherapie nicht kontraindiziert, obwohl posttachykarde Überleitungsstörungen bei solchen Patienten möglicherweise akzentuiert sind. Als Kontraindikation muß das Asthma bronchiale erwähnt werden, da Adenosin bei solchen Patienten eine langanhaltende Bronchialobstruktion hervorrufen kann.

- *β-Blocker und auch Sotalol* führen im Vergleich zu Verapamil oder Adenosin zu einer deutlich geringeren Verlängerung der Refraktärperioden und damit meistens nur zu einer Verlangsamung der Tachykardie, ohne sie zu terminieren. Sotalol kann jedoch dann in einer Dosis von 40–80 mg gegeben werden, wenn der Patient zur Prophylaxe paroxysmaler Tachykardien bereits unter einer oralen Dauertherapie mit β-Blockern steht. Lohnenswert ist auch eine erneute Karotissinusmassage oder ein anderes Vagusmanöver, wenn dieses vor Injektion nicht wirksam war.

Induktion eines Blocks im retrograden Schenkel des Reentrykreises

Sowohl das retrograd leitende Kent-Bündel als auch die retrograd leitenden Anteile bei AV-Knotentachykardie ("fast pathway") sind Strukturen, deren Aktionspotentiale in erster Linie durch schnelle Natriumkanäle gebildet werden. Klasse-I-Antiarrhythmika sind deshalb wirksam. Im klinischen Alltag haben sich vor allen Dingen Ajmalin (Gilurytmal), Flecainid (Tambocor) und Propafenon (Rytmonorm) be-

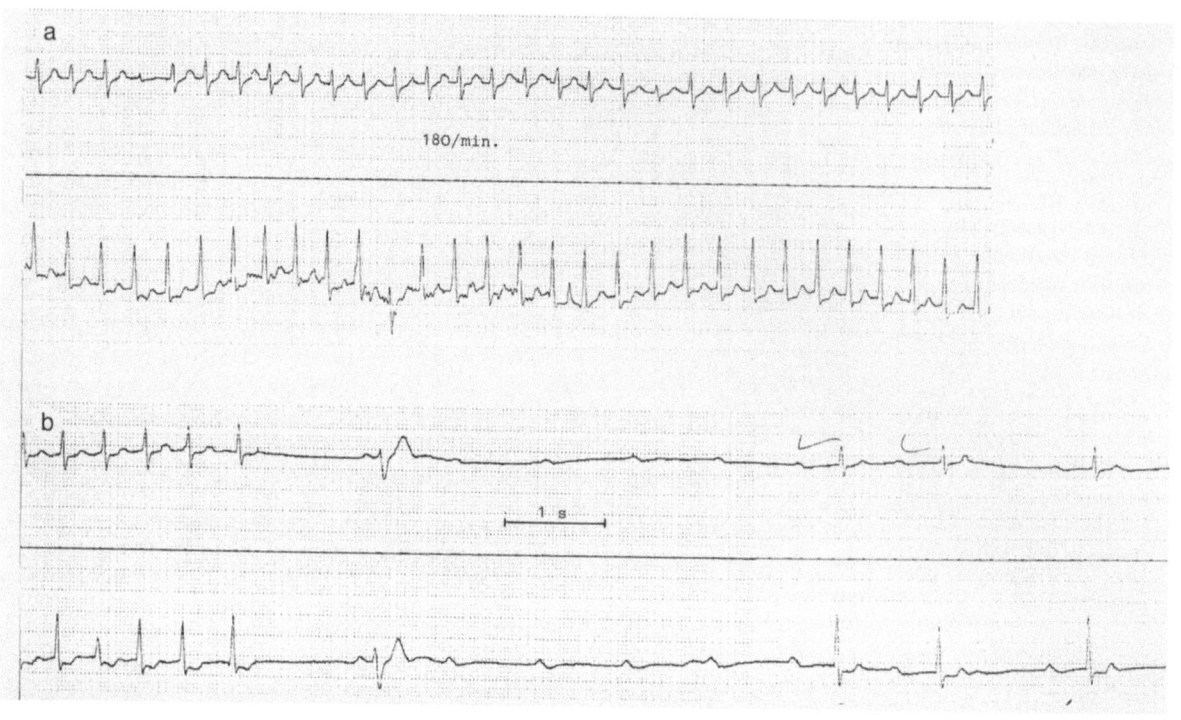

Abb. 12a, b. Terminierung einer supraventrikulären Tachykardie durch Adenosin. **a** Es handelt sich um eine Tachykardie mit schlankem QRS-Komplex, die Frequenz beträgt ca. 180/min. In der Langzeit-EKG-Registrierung sind einige Artefakte erkennbar. **b** 30 s nach Bolusinjektion von 6 mg Adenosin kommt es zu einem abrupten Ende der supraventrikulären Tachykardie durch antegraden Block im AV-Knoten. Unmittelbar vor Terminierung hat die Frequenz auf etwa 140/min abgenommen. Man erkennt bei einem Sinus-Grundrhythmus von 65/min einen totalen AV-Block von etwa 6 Sekunden, im Anschluß daran noch AV-Block II° Typ 1. Der erste QRS-Komplex nach Beendigung der Tachykardie ist nicht übergeleitet, es handelt sich um einen Ersatzschlag (Auszug aus einer Langzeit-EKG-Registrierung; Schreibgeschwindigkeit 25 mm/s).

währt. Ajmalin darf in diesem Zusammenhang als der Prototyp gelten und ist auch im europäischen Ausland weit verbreitet. Injiziert werden 25–50 mg – nur selten sind 75–100 mg erforderlich –, wobei die Injektionszeit 60 s nicht unterschreiten sollte. Häufig kommt es noch während der Injektion zur Tachykardieterminierung, so daß die Medikamentenapplikation vorzeitig abgebrochen werden kann (Abb. 13). Diffuse QRS-Verbreiterung, gelegentlich auch Auftreten von aberranter Leitung z. B. als Rechtsschenkelblock kommt unter der Injektion vor, bildet sich jedoch regelhaft rasch zurück, insbesondere, wenn die Kammerfrequenz nach Erzielen eines Sinusrhythmus drastisch zurückgegangen ist. Bedeutsame Nebenwirkungen sind bei der Einmalinjektion bei Patienten mit supraventrikulären Tachykardien selten; regelmäßig kommt es jedoch zu einem ausgeprägten Wärmegefühl, was auf die periphere Vasodilatation unter i. v.-Gabe zurückzuführen ist.

Alternativ können auch 70–140 mg Propafenon (Rytmonorm) oder 50–100 mg Flecainid (Tambocor) gespritzt werden. Auch hier gilt, daß schwere Nebenwirkungen kaum zu erwarten sind, solange es sich um sonst herzgesunde Patienten handelt. Hämodynamische Probleme können durch die negativ inotrope Wirkung dann auftreten, wenn die Tachykardie durch die Injektion nicht unterbrochen wird und doch eine begleitende myokardiale Schädigung vorliegt.

Vergleichende Untersuchungen zur Effektivität von Isoptin und Gilurytmal oder auch einem neueren Klasse-I-Antiarrhythmikum (Rytmonorm, Tambocor) gibt es nicht, so daß die Empfehlung zum Vorgehen mehr der persönlichen Empirie als wissenschaftlichen Veröffentlichungen entspringt. Die über 90%ige Wirksamkeit von Isoptin und Adenosin ist klinisch jedoch kaum zu überbieten, und bei richtiger Patientenauswahl (s. oben) ist die Intervention auch ungefährlich. Grundsätzlich ist die Injektion von Gilurytmal und einem anderen Klasse-I-Antiarrhythmikum dann vorzuziehen, wenn der Patient

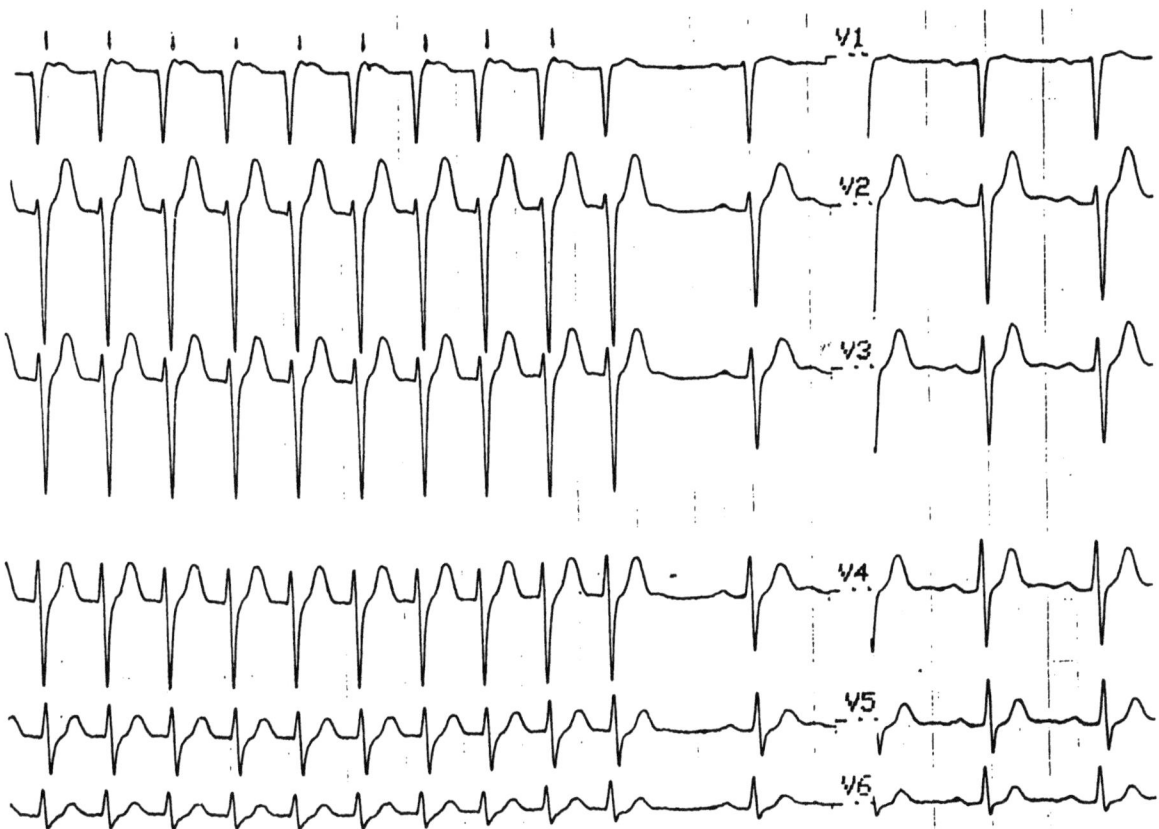

Abb. 13. Terminierung einer supraventrikulären Tachykardie durch Block im retrograden Schenkel. Dargestellt sind Brustwandableitungen V1 bis V6, die Schreibgeschwindigkeit beträgt 25 mm/s. Zu Beginn erkennt man eine supraventrikuläre Tachykardie mit der relativ niedrigen Frequenz von 145/min. Die retrograden P-Wellen sind im Anschluß an den QRS-Komplex vor allem in Ableitung V1 gut erkennbar. Die Tachykardie endet mit einem QRS-Komplex, dem keine retrograde P-Welle mehr folgt. Es handelt sich also um einen retrograden Block (Terminierung durch Injektion von 50 mg Flecainid).

mit β-Blockern und insbesondere Sotalol vorbehandelt ist oder wenn es bei bekannter offener Präexzitation früher bereits einmal zu Vorhofflimmern gekommen ist.

Vorhofflimmern in Gegenwart einer Präexzitation

Vorhofflimmern ist die potentiell bedrohlichste Rhythmusstörung, die bei Patienten mit akzessorischer atrioventrikulärer Verbindung (WPW-Syndrom) auftreten kann. Es kommt zu einer simultanen Erregungsausbreitung der Vorhoferregungen via AV-Knoten und über das Kent-Bündel auf die Kammern. Die resultierende Kammerfrequenz ist abhängig von den funktionellen Leitungseigenschaften beider Strukturen. Während die funktionelle Refraktärperiode des AV-Knotens nur selten < 280–300 ms beträgt, kann die des Kent-Bündels unter 200 ms betragen und sich der effektiven Refraktärperiode des Vorhofs angleichen. Insbesondere auch unter dem Einfluß von Katecholaminen kann sich die FRP drastisch verkürzen. Das klinische Bild ist in erster Linie von der resultierenden Kammerfrequenz abhängig, die häufig weit über 200/min beträgt (Abb. 14). Es reicht vom Herzrasen mit Hypotonie bis hin zum kardiogenen Schock, Synkope oder gar Herz-Kreislauf-Stillstand. Es kann sich um die Erstmanifestation eines Präexzitationssyndroms handeln. Wie häufig Vorhofflimmern aus einer laufenden Reentrytachykardie heraus entsteht, ist nicht genau bekannt; es dürfte jedoch eher die Regel als die Ausnahme sein. Als Hinweis in diese Richtung kann gelten, daß bei den meisten Patienten nach erfolgreich durchgeführter Hochfrequenzkatheterablationsbehandlung der akzessorischen Bahn nicht nur die Reentrytachykardien, sondern auch Episoden von Vorhofflimmern ausbleiben.

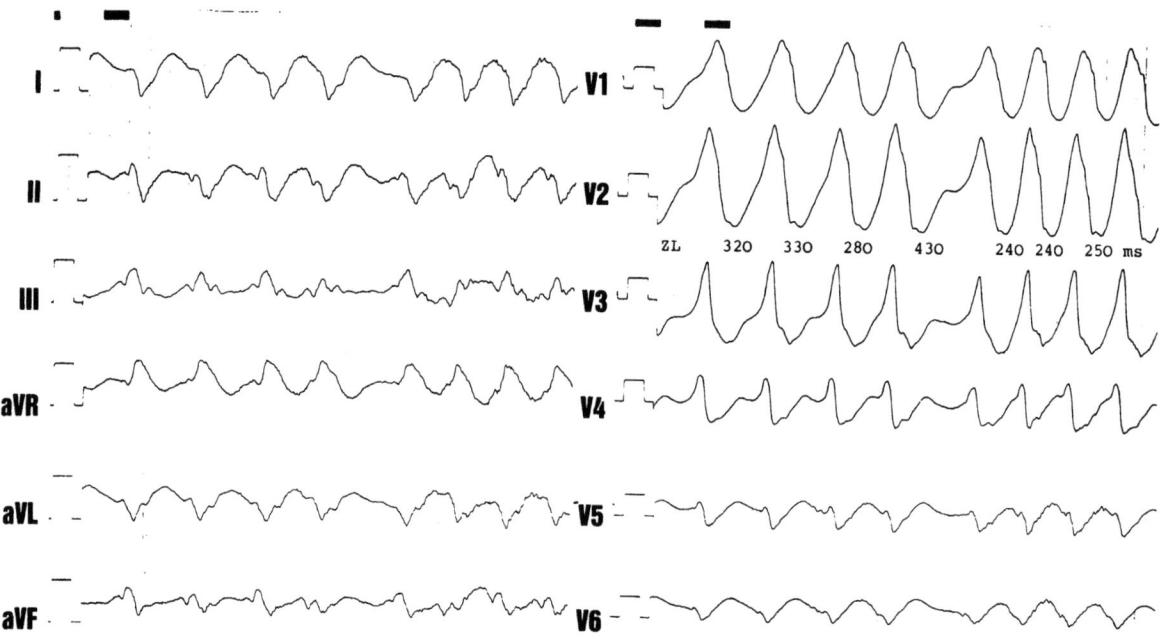

Abb. 14. Vorhofflimmern in Gegenwart einer antegraden Präexzitation (WPW-Syndrom). Dargestellt sind die Standardextremitäten- und Brustwandableitungen. Man erkennt eine sehr unregelmäßige Tachykardie mit einer mittleren Frequenz um 200/min, wobei die Zykluslängen zwischen 230 und 430 ms wechseln. Aufgrund dieser stark wechselnden Zykluslänge stellt sich nicht die Differentialdiagnose zur Kammertachykardie. Es muß sich um Vorhofflimmern mit antegrader Leitung über eine akzessorische Bahn (Kent-Bündel) handeln.

Akutintervention. Die Gabe von Isoptin ist hier absolut kontraindiziert und gefährdet den Patienten u. U. vital! Zum Einsatz dürfen nur Substanzen kommen, die die antegrade Leitung über das Kent-Bündel blockieren. Es sind dies in erster Linie die Klasse-I-Antiarrhythmika Gilurytmal [50–75 (100) mg], Tambocor (50–100 mg) und Rytmonorm (70–140 mg) i. v.

Unter der Injektion nehmen die über das Kent-Bündel geleiteten, stark verbreiterten QRS-Komplexe konsekutiv ab, Fusionsschläge und normal geleitete Aktionen dominieren zunehmend. Mit Übergang von Kent-Bündel auf AV-Knoten-Leitung geht die Kammerfrequenz zurück. Kommt es nicht zu Sinusrhythmus, so kehrt die Kent-Bündel-Leitung entsprechend den abfallenden Serumspiegeln wieder zurück. Es muß eine Dauerinfusion erfolgen oder rechtzeitig auf orale Therapie übergegangen werden. Persistiert das Vorhofflimmern, sollte nach entsprechender Nahrungskarenz (mindestens 6 h) in Kurznarkose elektiv kardiovertiert werden.

Differentialdiagnose und Akutintervention bei Tachykardien mit breitem QRS-Komplex

Differentialdiagnose monomorpher Tachykardien

Ist die Zykluslänge während der Tachykardie stark wechselnd, so handelt es sich um Vorhofflimmern mit aberranter Leitung (Linksschenkelblock-, Rechtsschenkelblockaberration oder Kent-Bündel-Leitung [s. oben]). Bei regelmäßiger Tachykardie (konstanter Zykluslänge) kann es sich um

a) eine Kammertachykardie (VT),
b) eine supraventrikuläre Tachykardie (orthodrome Reentrytachykardie) mit aberranter Leitung,
c) eine antidrome Reentrytachykardie bei WPW-Syndrom oder Mahaim-Präexzitation oder
d) um eine Vorhoftachykardie bzw. Vorhofflattern in Gegenwart einer akzessorischen atrioventrikulären Verbindung handeln.

Sowohl antidrome Reentrytachykardien bei WPW-Syndrom und Mahaim-Präexzitation als auch Vorhoftachykardien oder Vorhofflattern in Gegenwart eines WPW-Syndroms sind relativ selten. Bei der Differentialdiagnose Kammertachykardie vs. supra-

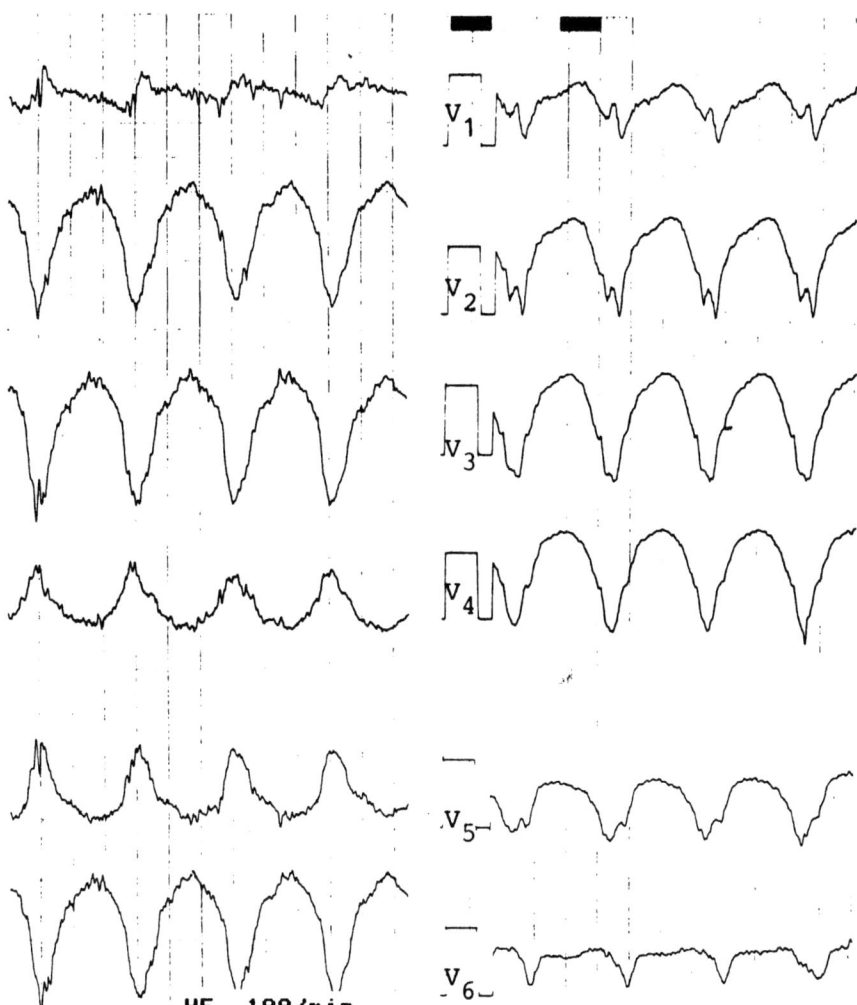

Abb. 15. Differentialdiagnose monomorpher Tachykardien mit breitem QRS-Komplex. In den Brustwandableitungen finden sich nur QS-Komplexe (negative Konkordanz) mit z. T. versenkten kleinen R-Zacken. Aufgrund des Fehlens eines R/S-Komplexes ist die Diagnose Kammertachykardie zu stellen.

ventrikuläre Tachykardie mit aberranter Leitung werden jedoch häufig gravierende Fehler gemacht, die dann auch Ursache für Behandlungsfehler sind [77, 115]. Die Beachtung einfacher klinischer Grundregeln und die Anfertigung eines Tachykardie-EKG führen bei entsprechenden elektrokardiographischen Kenntnissen zur richtigen Diagnose und Intervention.

Grundregel 1. Ein guter klinischer Zustand (z. B. normaler Blutdruck, Fehlen von Schock- oder Herzinsuffizienzzeichen) spricht weder gegen das Vorliegen einer Kammertachykardie noch für eine supraventrikuläre Tachykardie.

Grundregel 2. Ist eine organische Herzerkrankung bekannt, handelt es sich insbesondere um einen Zustand nach Myokardinfarkt, so handelt es sich bei einer Tachykardie mit breitem QRS-Komplex fast immer um eine Kammertachykardie.

Grundregel 3. Im Zweifelsfall immer „breit" therapieren. Es sollte also ein Medikament gewählt werden, welches sowohl bei supraventrikulären und ventrikulären Tachykardien wirksam ist (Gilurytmal, Rytmonorm, Tambocor) und nicht eines mit Wirksamkeit nur bei supraventrikulären Tachykardien (Isoptin) oder nur Kammertachykardien (Xylocain, Mexitil).

Vier einfache Fragen an das Tachykardie-EKG führen darüber hinaus fast immer zur korrekten Diagnose [11]:
- *Frage 1:* Fehlt ein RS-Komplex in allen Brustwandableitungen? Wenn ja, handelt es sich um eine Kammertachykardie (Abb. 15). Wenn nein, folgt
- *Frage 2:* Beträgt das R-/S-Intervall in irgendeiner

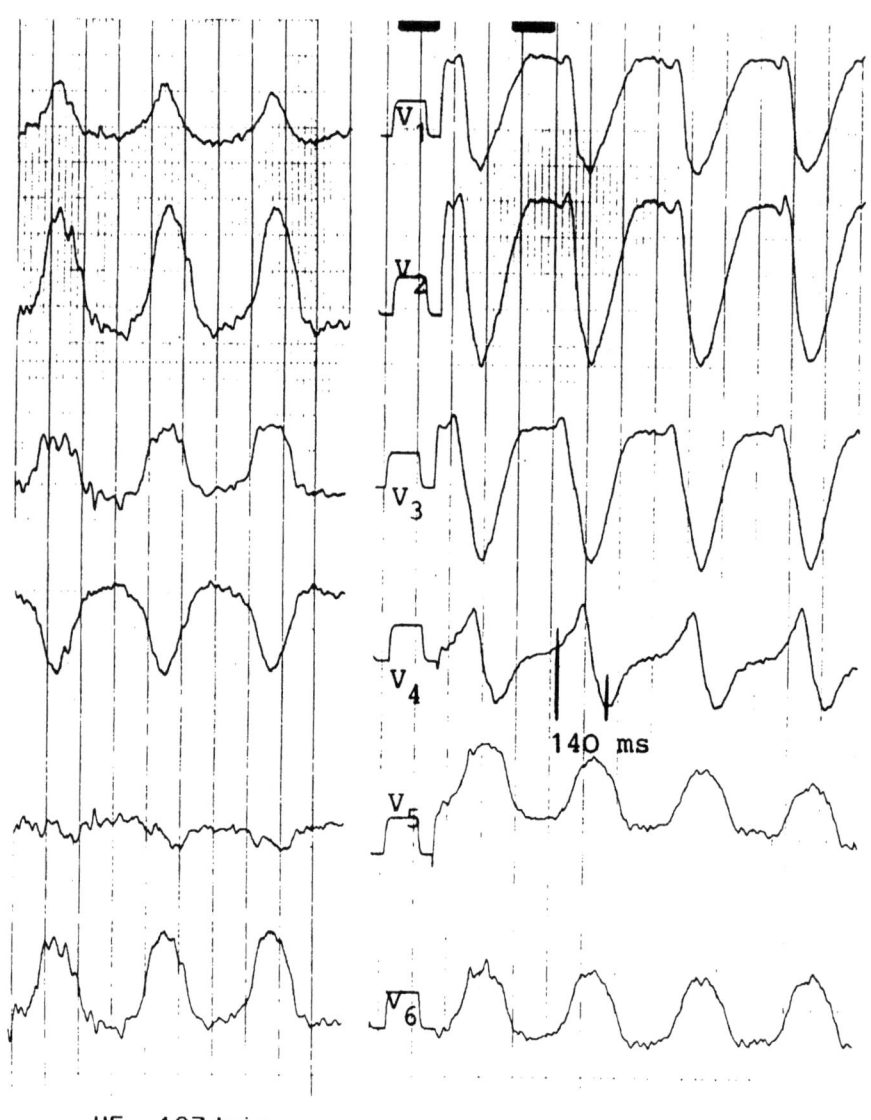

Abb. 16. Differentialdiagnose monomorpher Tachykardien mit QRS-Verbreiterung. Es handelt sich um eine „LSB-Tachykardie". Die Tachykardiefrequenz beträgt 187/min. Der R-zum-Scheitel-S-Abstand beträgt 140 ms in Ableitung V4. Es handelt sich somit um eine Kammertachykardie.

Brustwandableitung mehr als 100 ms? (Abb. 16). Wenn ja, handelt es sich um eine Kammertachykardie. Wenn nein, folgt

- *Frage 3:* Ist im EKG eine AV-Dissoziation nachweisbar? (Abb. 17). Wenn ja, handelt es sich um eine Kammertachykardie. Falls auch diese Frage verneint wird, folgt
- *Frage 4:* Sind morphologische Kriterien für eine Kammertachykardie sowohl in V1/V2 und V6 erfüllt? Wenn ja, so handelt es sich um eine Kammertachykardie (Abb. 18).

Nur wenn auch diese letzte Frage mit nein beantwortet wird, so darf die Diagnose einer supraventrikulären Tachykardie mit aberranter Leitung gestellt werden (Tab. 2). Über die QRS-morphologischen Kriterien in V1 und V6 orientiert Tabelle 2. Bei Anwendung dieses einfachen Algorithmus sind regelmäßige Tachykardien mit QRS-Verbreiterung in etwa 95% der Fälle korrekt einzuordnen (Abb. 19).

6.2 Medikamentöse Intervention bei Herzrhythmusstörungen

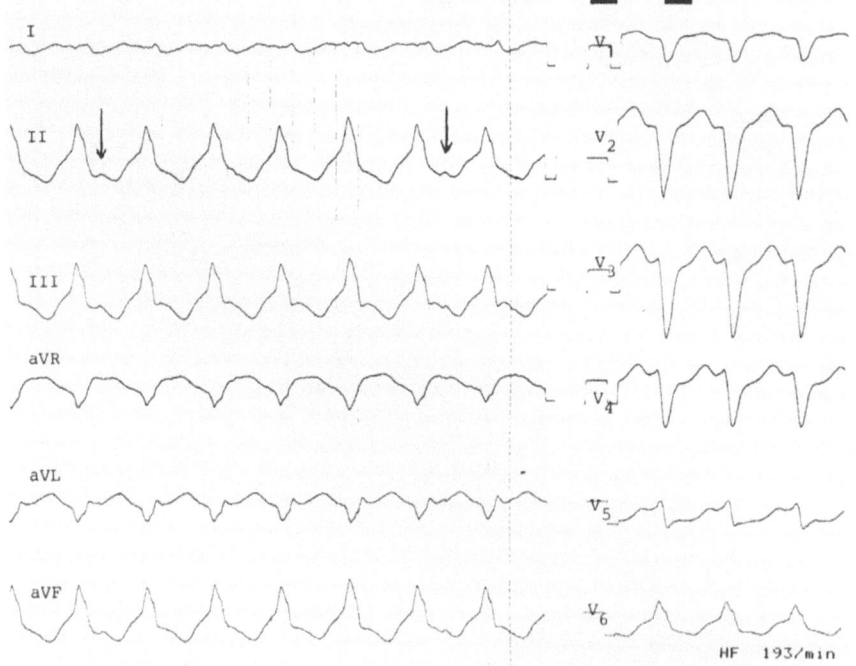

Abb. 17. Differentialdiagnose monomorpher Tachykardien mit QRS-Verbreiterung. Es handelt sich um eine regelmäßige Tachykardie mit einer Frequenz von 193/min. Vor allem in den Extremitätenableitungen ist eine AV-Dissoziation gut erkennbar. Es handelt sich somit um eine Kammertachykardie.

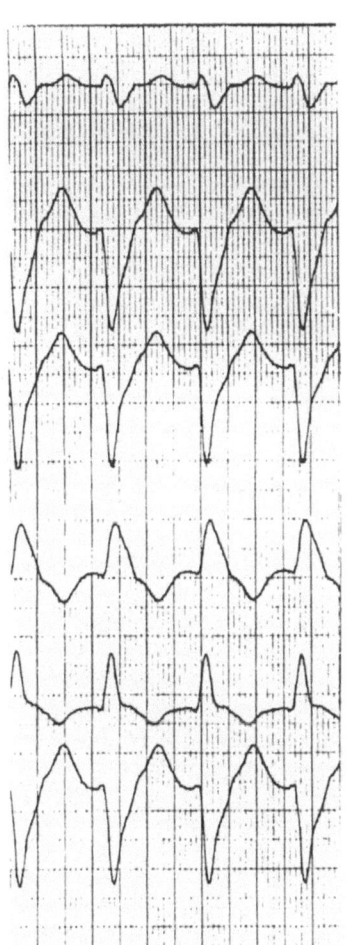
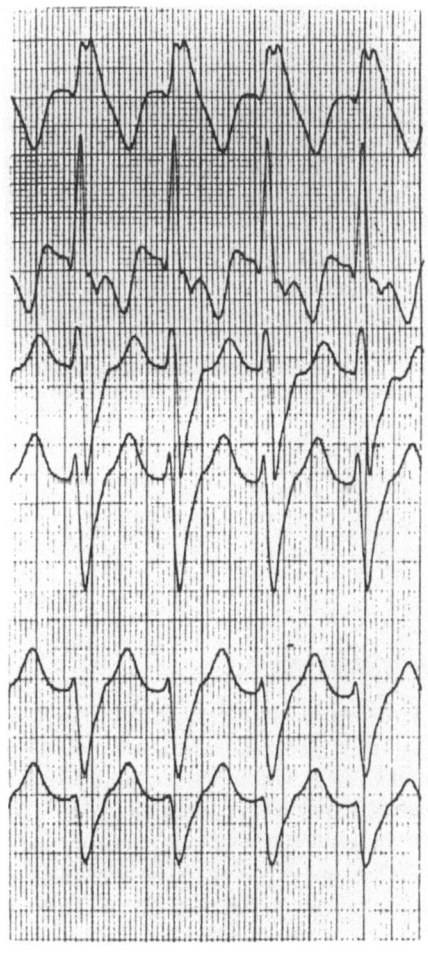

Abb. 18. Differentialdiagnose monomorpher Tachykardien mit QRS-Verbreiterung. Es handelt sich um eine „RSB-Tachykardie". In den Extremitätenableitungen findet sich ein überdrehter Linkstyp. Das Vorhandensein eines qR-Komplexes in V1 und eines rS-Komplexes in V6 spricht für eine Kammertachykardie („Verapamil-sensitive Kammertachykardie").

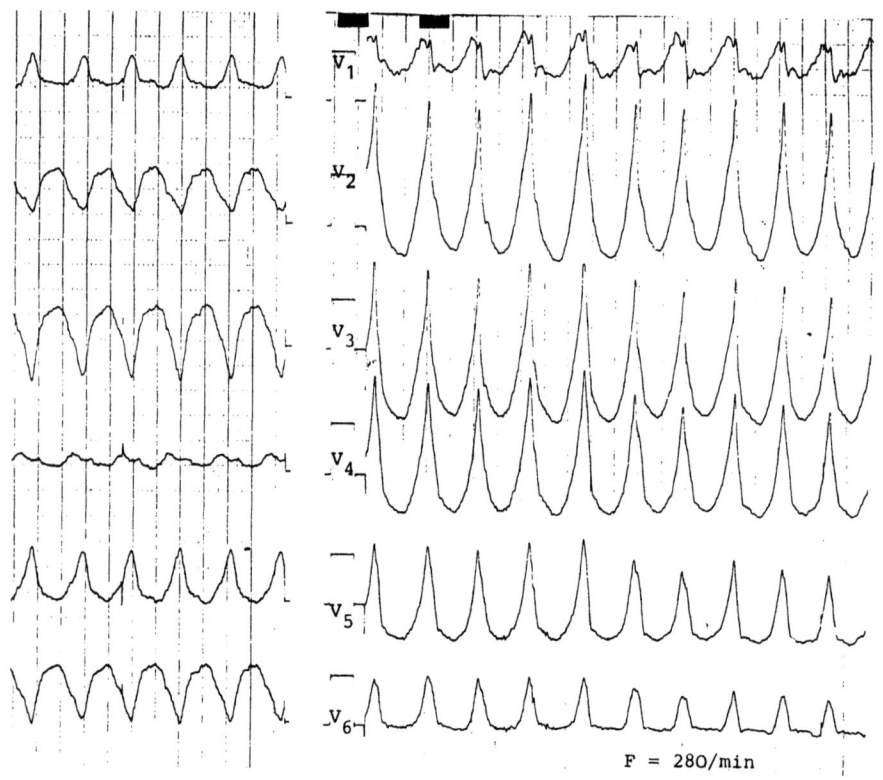

F = 280/min

Abb. 19. Kammertachykardie: positive Konkordanz

Tabelle 2. Differentialdiagnose von Tachykardien mit breitem QRS-Komplex [1, 64, 130, 132]

I. „RSB-Tachykardien" (überwiegend positiver Ausschlag in V1)
 – positive Konkordanz in allen Brustwandableitungen: VT

V1/V2		V6	
– monophasisches R	: VT	– R/S < 1	: VT
– QR oder RS	: VT	– QS oder QR	: VT
– triphasisch	: svT	– monophasisches R	: VT
		– triphasisch	: svT

II. „LBS-Tachykardien" (überwiegend negativer Ausschlag in V1)
 – negative Konkordanz in allen Brustwandableitungen: VT

V1/V2	V6	
– R < 30 ms	: – QR oder QS	: VT
– Beginn R bis Scheitel S > 60 ms	: – monophasisch	: svT oder VT

VT Kammertachykardie, *svT* supraventrikuläre Tachykardie mit aberranter Leitung

Akutintervention

Wird eine Kammertachykardie diagnostiziert, so gilt Xylocain (Bolusinjektion von 100 mg) als Medikament erster Wahl. Hierzu muß kritisch angemerkt werden, daß größere vergleichende Untersuchungen zu anderen Klasse-I-Antiarrhytmika fehlen und so keineswegs von einer Überlegenheit von Lidocain ausgegangen werden darf. Die Arbeitsgruppe um Manz u. Lüderitz [70, 72] verglich an einem Patientengut mit hämodynamisch tolerierten Kammertachykardien in einem randomisierten Ansatz die Wirksamkeit von Lidocain gegenüber Ajmalin und fand, daß die letztere Substanz signifikant häufiger die Tachykardie terminierte oder zu einer entscheidenden Frequenzverlangsamung führte. Die Wirksamkeit von Lidocain scheint insbesondere dann beschränkt zu sein, wenn es sich nicht um einen akuten Myokardinfarkt handelt. Vorteil von Lidocain ge-

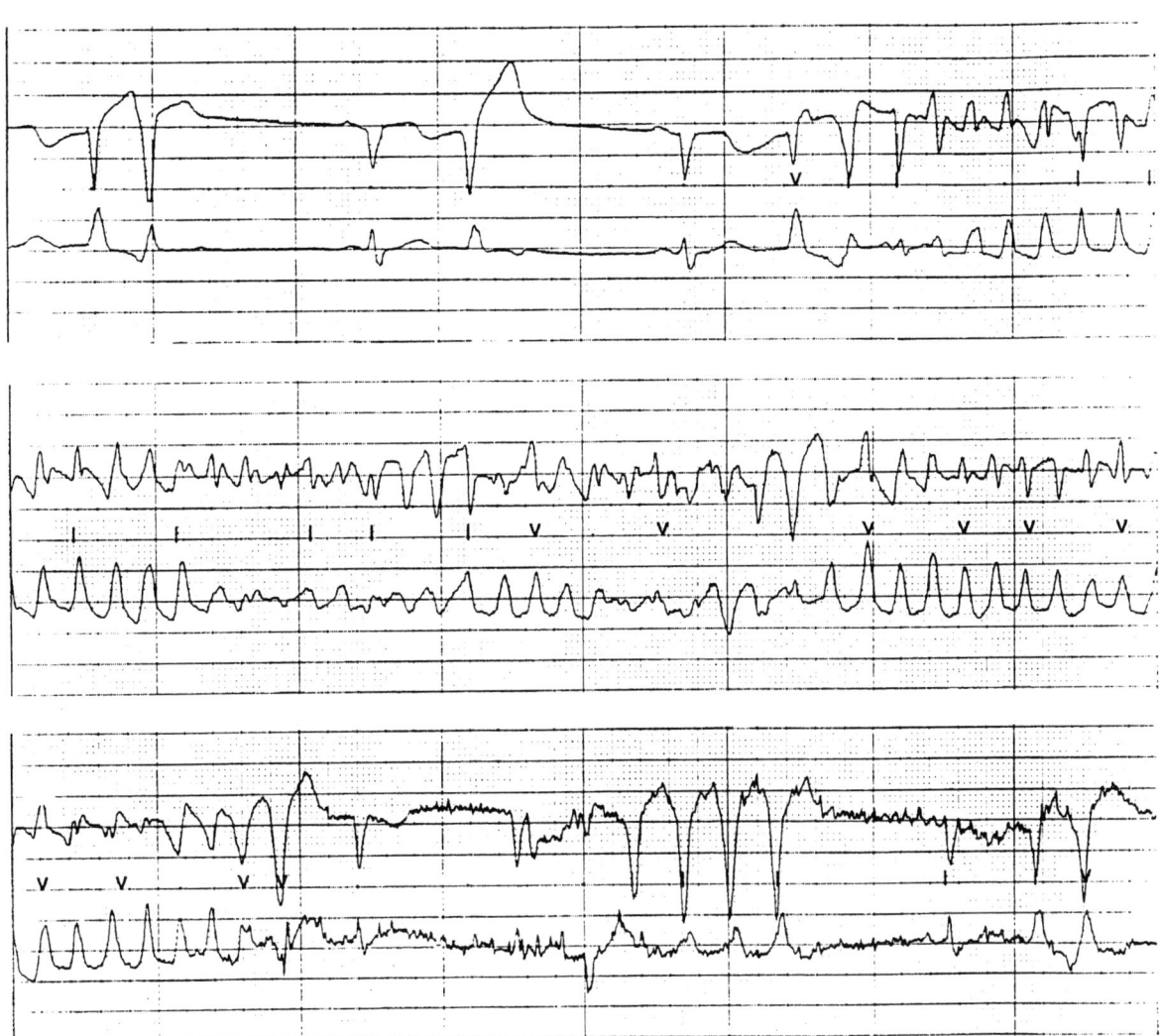

Abb. 20. Polymorphe Kammertachykardie. Es handelt sich um eine 2-Kanal-Aufzeichnung, Auszug aus einer Langzeit-EKG-Registrierung. Zu Beginn besteht Sinusrhythmus mit ventrikulären Extrasystolen. Nach dem dritten Sinusschlag folgt eine sehr hochfrequente, polymorphe und irreguläre Tachykardie, teilweise mit Torsades de-pointes-Charakter. Die Frequenz beträgt 250–300/min. Es handelt sich um einen proarrhythmischen Effekt unter einer Therapie mit 2 × 160 mg Sotalol wegen Vorhofflimmern.

genüber anderen Klasse-I-Substanzen ist die praktisch fehlende negativ inotrope Wirkung.

Als Sonderform einer monomorphen anhaltenden Tachykardie darf eine Rhythmusstörung angesprochen werden, die überwiegend bei sonst herzgesunden männlichen, bei Erstmanifestation häufig noch jugendlichen Patienten auftritt: Die Kammertachykardie hat „Rechtsschenkelblockmorphologie" in V1 und zeigt einen überdrehten Linkstyp in der Frontalebene [106]. Sie stellt praktisch die einzige Kammertachykardie dar, die auf Isoptin-Gabe (5–10 mg i. v.) anspricht und wird deshalb auch als solche bezeichnet: „Verapamil-sensitive Kammertachykardie" [6].

Polymorphe Kammertachykardien und Torsades de pointes

Polymorphe Kammertachykardien ändern ihre QRS-Morphologie in der Regel von Schlag zu Schlag, wobei die Veränderung nicht zwangsläufig in jeder Ableitung zu erkennen ist (s. Abb. 1, 20). Die gleichzeitige Analyse von verschiedenen Ableitungen ist deshalb für die Diagnose erforderlich [84]. Auch die Zykluslänge unterliegt größeren Variationen als es bei monomorphen Kammertachykardien der Fall ist. Eine Sonderform der polymorphen Kammertachykardie stellt die „Torsades de pointes" dar. Polymorphe Kammertachykardien sind in der

Regel selbstlimitierend, können jedoch auch in Kammerflimmern übergehen. Sie sind nicht selten Ursache für Synkopen. Polymorphe Kammertachykardien können in Gegenwart eines normalen QT-Intervalls auftreten, QT-Verlängerung ist jedoch häufiger. Dabei muß berücksichtigt werden, daß die QT-Zeit Schwankungen unterliegt und die Verlängerung deshalb häufig übersehen wird.

Polymorphe Tachykardien in Gegenwart einer langen QT-Zeit (Long-QT-Syndrom) können ein angeborenes oder erworbenes Krankheitsbild sein. Die Erstbeschreibung der angeborenen Form stammt von Jervell u. Lange-Nielson [56], die über eine norwegische Familie mit der Trias angeborene Taubheit, rezidivierende Synkopen und QT-Verlängerung im EKG berichteten. 3 der 4 betroffenen Familienmitglieder verstarben plötzlich. Anfang der 60er Jahre berichteten dann Romano et al. [96] sowie Ward [126] über ein ähnliches Krankheitsbild, bei dem jedoch angeborene Taubheit fehlte. Seit der Einführung eines großen internationalen Registers durch Moss u. Schwartz [79] hat unser Wissen über das Long-QT-Syndrom enorm zugenommen. Der Vererbungsmodus beim Jervell-Lange-Nielson-Syndrom ist autosomal rezessiv, im Fall des Romano-Ward-Syndroms autosomal dominant. Ursache ist ein Gendefekt, der zur fehlerhaften Kaliumkanalregulation und damit zur abnormalen Repolarisation führt [63].

Bei Patienten mit angeborenem Long-QT-Syndrom treten polymorphe Tachykardien oder Torsades de pointes in aller Regel im Anschluß an starke emotionale oder körperliche Belastung auf, dann also, wenn es zu einem starken Sympathikusantrieb gekommen ist. Therapie der Wahl ist deshalb bei der angeborenen Form die Gabe von β-Rezeptorenblockern. Darunter verschwinden beim Großteil der Betroffenen die Synkopen, die Prognose wird günstig [79, 80, 104]. Akut kann neben β-Blockern auch Magnesium i.v. gegeben werden. Kommt es während der Langzeittherapie mit β-Blockern zur Bradykardie, wird die zusätzliche Implantation eines Schrittmachers zur Anhebung der Herzfrequenz und damit Verkürzung der QT-Zeit empfohlen [34].

Häufiger und von klinisch größerer Bedeutung sind die erworbenen Formen des Long-QT-Syndroms. Sie sind nicht selten Folge einer medikamentösen Intervention oder Elektrolytstörung. Unter den Medikamenten, die Long-QT-Syndrome mit polymorphen Tachykardien und Synkopen hervorrufen können, sind zu nennen: Antiarrhythmika, insbesondere Chinidin, Procainamid, Disopyramid, Amiodaron, Sotalol, aber auch Propafenon und Flecainid, Psychopharmaka (Phenothiazine, zyklische Antidepressiva und Diazepame), Antibiotika und Virustatika (Amantadin, Chloroquin, Erythromycin), Insektizide und flüssige Proteindiäten. Bei den Elektrolytstörungen sind in erster Linie Hypokaliämie und Hypomagnesiämie, aber auch Hypokalziämie zu nennen. Polymorphe Tachykardien können jedoch auch bei Mitralsegelprolaps, im Rahmen einer Myokarditis, bei akuter Myokardischämie oder schwerer Herzinsuffizienz ohne zusätzliche prädisponierende Faktoren auftreten. Selten sind polymorphe Kammertachykardien und Torsades de pointes ohne Nachweis einer QT-Verlängerung und ohne Anhalt für Herzerkrankung („idiopathische Form"; [67]). Ein wichtiges Kennzeichen praktisch aller Kammertachykardien im Rahmen eines erworbenen Long-QT-Syndroms ist die Tatsache, daß den polymorphen Kammertachykardien bzw. Torsades de pointes größere Pausen vorausgehen (Abb. 20). Nicht selten besteht eine Bradykardie. Die Akuttherapie besteht deshalb immer in Anhebung der Herzfrequenz, z.B. durch Isoproterenol, oder auch temporäre Stimulation. Magnesiumgabe ist ebenfalls hilfreich [121]: Es müssen ca. 2 g über 5 min infundiert werden, anschließend weitere 2 g über 15 min. Falls erforderlich, folgt eine Dauerinfusion von 500 mg/h.

Chronische Interventionen mit Antiarrhythmika

Indikationen zur antiarrhythmischen Langzeittherapie

Die längerdauernde, u.U. lebenslange Gabe von Antiarrhythmika kann notwendig sein, wenn trotz optimaler Therapie der Grundkrankheit (z.B. einer Herzinsuffizienz oder auch einer Hyperthyreose) und Ausschaltung aller ungünstigen Begleitumstände und Noxen (z.B. Hypokaliämie, Alkoholabusus) die Arrhythmie persistiert und nichtpharmakologische symptomatische (z.B. Implantation eines AICD-Systems) oder gar kurative Verfahren (z.B Katheterablation) nicht möglich oder nicht erwünscht sind.

Es kann grundsätzlich unter 3 verschiedenen Gesichtspunkten eine „chronische Intervention" mit Antiarrhythmika eingeleitet werden:
– Der Patient ist durch die Arrhythmie subjektiv

stark beeinträchtigt: Palpitationen, Herzklopfen, Herzrasen, Schwindel und vieles andere mehr;
- Die Rhythmusstörung führt zu gravierenden hämodynamischen Folgen: Herzinsuffizienz, Schock, Angina pectoris, Synkope; und
- Die Langzeitprognose soll durch die Intervention verbessert werden.

Der symptomatische Aspekt

Sowohl ventrikuläre als auch supraventrikuläre Extrasysolen, ferner paroxysmale Tachykardien als auch anfallsartige Episoden von Vorhofflimmern können zu erheblicher symptomatischer Beeinträchtigung führen. Nicht selten – und dies gilt vor allem für Extrasystolen – ist die Beeinträchtigung durch die Extrasystolie in Ruhe ausgeprägter als während der aktiven Tagphasen. Einschlafstörungen mit zunehmendem Schlafmittelabusus kann die Folge sein. Es besteht eine inverse Beziehung zwischen dem Ausmaß einer organischen Herzerkrankung (insbesondere einer linksventrikulären Schädigung) und der subjektiven Beeinträchtigung durch Extrasystolen: Je schlechter der Ventrikelzustand ist, umso weniger werden Extrasystolen verspürt. Das Problem der subjektiven Beeinträchtigung ist also in erster Linie bei sonst Herzgesunden von Bedeutung. In jedem Fall ist es wichtig, das geschilderte Symptom (z. B. „Herzaussetzer") mit der Arrhythmie (Extrasystole) zu korrelieren. Nicht selten ist dann festzustellen, daß die Arrhythmie mal empfunden, mal gar nicht bemerkt wird und auf der anderen Seite die geklagten Beschwerden (z. B. „Herzstiche") auch bei unauffälligem Sinusrhythmus auftreten, also gar kein spezifisches Symptom einer Herzrhythmusstörung darstellen. Die Langzeit-EKG-Registrierung mit Anfertigung eines ausführlichen Patientenprotokolls oder auch die Benutzung eines „event-recorders" über einen Zeitraum von z. B. 3–7 Tagen sind geeignete Methoden, vor der Entscheidung zur Langzeittherapie die symptomatische Indikation zu überprüfen. Nicht selten vermag auch das beratende, aufklärerische Gespräch des Arztes über die Harmlosigkeit des „Herzstolperns" die Empfindung der Arrhythmie so zu modifizieren, daß sich eine medikamentöse Intervention erübrigt.

Im Falle paroxysmaler Tachykardien ist heute in vielen Fällen eine kurative Therapie durch Hochfrequenzkatheterablation möglich, so daß symptomatische Patienten mit AV-Knotentachykardien [53], atrioventrikulären Reentrytachykardien [13, 62] und auch ausgewählte Fälle von idiopathischen Kammertachykardien dieser Therapieform zugeführt werden

[63]. Bei paroxysmalen Vorhoftachykardien und Vorhofflattern hingegen sind die Erfahrungen eines kurativen Ansatzes (Zerstörung von Teilen des arrhythmogenen Substrats) noch klein und die Erfolgsaussichten geringer, so daß wie beim paroxysmalen Vorhofflimmern die medikamentöse Therapie durchaus noch ihren Stellenwert hat. Die HIS-Bündelablation mit Induktion eines AV-Blocks III. Grades zur Verhinderung einer schnellen Überleitung im Falle einer Tachykardie ist in unseren Augen nur eine Palliativmaßnahme, die am Ende der Behandlungsleiter zu stehen hat.

Der hämodynamische Aspekt

Die hämodynamischen Konsequenzen einer Arrhythmie sind von verschiedensten Faktoren abhängig, die in diesem Zusammenhang nur erwähnt und nicht etwa abgehandelt werden können.

Tachykardiefrequenz

Das Überschreiten – wie auch das Unterschreiten im Zusammenhang mit einer Bradykardie – einer bestimmten Grenzfrequenz führt zu einem Abfall des Herzzeitvolumens und damit zu verminderter Organperfusion. Dabei gibt es jedoch keine „fixe" Obergrenze: So kann z. B. die Herzförderleistung im Zusammenhang mit einer supraventrikulären Tachykardie trotz einer Frequenz von über 200/min noch normal sein, während ein Patient mit schwerer myokardialer Schädigung schon im Rahmen einer „langsamen" Kammertachykardie (z. B. 150/min) in einen kardiogenen Schock geraten kann.

Verlust der atrialen Transportfunktion

Der Beitrag der Vorhofkontraktion zur diastolischen Füllung der Ventrikel ist sehr unterschiedlich und reicht von unbedeutend bis entscheidend. Im letzteren Fall kann es bei Wegfall der Vorhofsystole (z. B. bei Neuauftreten von Vorhofflimmern) zu einer Reduktion des Schlagvolumens um bis zu 30% kommen. Der atriale Beitrag zur Ventrikelfüllung reduziert sich jedoch auch bei AV-Dissoziationen (z. B. bei Kammertachykardie) oder bei retrograder Vorhofdepolarisation (Kammertachykardie, supraventrikuläre Tachykardie).

Myokardzustand

Der systolische und auch der diastolische Funktionszustand des linken und auch des rechten Ventrikels sind entscheidende Variablen hinsichtlich der Toleranz einer Arrhythmie.

Als Beispiel für eine überwiegend diastolische

Funktionsstörung sei eine hypertrophe Kardiomyopathie, als Beispiel für eine überwiegend systolische Funktionsstörung eine dilatative Kardiomyopathie genannt.

Weitere wichtige kardiale Faktoren stellen das Vorhandensein oder Fehlen einer koronaren Herzerkrankung mit hämodynamisch wirksamen Koronarstenosen sowie Vitien dar. Darüber hinaus kann von entscheidender Bedeutung sein, wie periphere Adaptationsmechanismen funktionieren und durch Erhöhung des peripheren Widerstands den Abfall des Herz-Zeit-Volumens kompensieren. Die Kompensation kann vor allem auch dann gestört sein, wenn der Patient unter chronischer Therapie mit einem β-Rezeptorenblocker oder auch ACE-Inhibitor steht. Als Letztes sei erwähnt, daß insbesondere bei älteren Patienten eine begleitende zerebrovaskuläre Erkrankung die Toleranz für auch nur geringe Herzfrequenzschwankungen und damit bedingte Blutdruckveränderungen einschränken kann.

Dies alles ist zu berücksichtigen, wenn man die Indikation zur permanenten antiarrhythmischen Therapie überlegt. Eine ausführliche Darstellung der verschiedensten, die Hämodynamik einer Arrhythmie beeinflussenden Faktoren findet sich u. a. bei Thormann u. Schlepper [119].

Der prognostische Aspekt (Prävention des plötzlichen Herztodes)

Hochfrequente ventrikuläre Tachyarrhythmien sind die Hauptursache für den plötzlichen Herztod. Dieser Zusammenhang wurde klar, nachdem Ende der 50er, Anfang der 60er Jahre die Monitorüberwachung von herzkranken Patienten begann und im weiteren Verlauf durch die Einrichtung von mobilen „coronary care-units" (MCCU) die EKG-Überwachung und Dokumentation in den prähospitalen Bereich vorverlegt wurde [85]. Inzwischen liegen darüberhinaus Hunderte von Langzeit-EKG-Registrierungen vor, während derer Patienten akut und unerwartet verstarben, wodurch die Erfahrungen der Intensivstationen und Notarzteinsätze bestätigt und erweitert wurden [5]. Zahlreiche Untersuchungen zur Prognose nach überstandenem Myokardinfarkt, wie sie vor allem in den 70er Jahren erfolgten, zeigten, daß Patienten nach Myokardinfarkt vor allen in den ersten 6-12 Monaten gefährdet sind, einen plötzlichen Herztod zu erleiden. In vielen multivariaten Analysen konnte zweifelsfrei nachgewiesen werden, daß neben dem Ausmaß der infarktbedingten linksventrikulären Schädigung das Vorhandensein zahlreicher ventrikulärer Extrasystolen (je nach Studie mehr als 10 oder mehr als 30 pro h) und insbesondere auch der Nachweis repetitiver Formen (Kammertachykardien) den weiteren Verlauf vorhersagen und Risikofaktoren für das Auftreten eines plötzlichen Todes als auch für die Gesamtmortalität sind [8]. Folgerichtig gab es schon sehr früh klinische Studien, die mittels antiarrhythmischer Intervention versuchten, die Prognose von Postinfarktpatienten zu verbessern. Keine der frühen Untersuchungen mit Phenytoin [22, 87], Tocainid [4, 97], Mexiletin [20] und Aprindin [51] konnten einen positiven Einfluß der Intervention auf die Postmyokardinfarktsterblichkeit belegen. Während die oben genannten Studien noch alle Patienten einschlossen, beschränkte die Impactstudie [52] die Intervention mit Mexiletin erstmals auf Patienten mit ventrikulären Arrhythmien. Es kam jedoch auch hierbei nicht zu einer Mortalitätsabsenkung, es zeichnete sich im Gegenteil ein eindeutiger gegenläufiger Trend zuungunsten der Intervention ab. Da fast alle diese Studien große methodische Mängel aufwiesen, wurde Mitte der 80er Jahre die CAST-Studie geplant, die an einem großen Patientenkollektiv klären sollte, ob bei Postinfarktpatienten die Unterdrückung von ventrikulären Extrasystolen und insbesondere auch ventrikulären Salven zu einer Prognoseverbesserung führt.

Es wurden konsequenterweise nur solche Patienten randomisiert (Plazebotherapie vs. Flecainid/Encainid/Moricizin), bei denen zuvor in einer Vorphase die Suppression von ventrikulären Extrasystolen durch das Antiarrhythmikum belegt worden war. Die Ergebnisse der Untersuchung sind bekannt: Nach Auswertung von 1727 Patienten wurde die CAST-Studie vorzeitig abgebrochen, da sich bereits eine signifikante Übersterblichkeit in der Verumgruppe (Therapie mit Flecainid oder Encainid) ergeben hatte [18]: Die Zehnmonatsmortalität betrug zu diesem Zeitpunkt in der Plazebogruppe nur 3% gegenüber einer 7,7%igen Sterblichkeit in der Interventionsgruppe. Auch die CAST-II-Studie, die mit Moricizin noch 2 Jahre länger durchgeführt wurde, wurde 1991 bei klarem Trend zuungunsten von Moricizin gestoppt [16, 17].

Seit diesen Publikationen gilt als widerlegt, daß die Suppression von ventrikulären Extrasystolen mit einer Verbesserung der Prognose dieser als primär gefährdet eingestuften Patienten einhergeht. Es gilt sogar die Schlußfolgerung, daß die Therapie asymptomatischer ventrikulärer Extrasystolen unter dem Aspekt der Prognoseverbesserung eher das Gegenteil, also eine Prognoseverschlechterung bewirkt.

Im klinischen Alltag sind aus der CAST-Studie weitreichende Konsequenzen gezogen worden, deren Zulässigkeit zumindest z. T. diskussionswürdig ist [122]. Zu erwähnen sind insbesondere:

- Die Übertragung der Ergebnisse auf andere Patientenkollektive, z. B. solche mit anderen Herzerkrankungen wie Kardiomyopathien oder aber auch auf Herzgesunde;
- die Übertragung auf andere Arrhythmien bzw. Behandlungsindikationen (z. B. paroxysmales Vorhofflimmern, paroxysmale supraventrikuläre Tachykardien);
- die Übertragung auf andere Antiarrhythmika der Klasse I, z. B. Propafenon.

Als Ursache für die Übersterblichkeit wird immer wieder der Begriff „Proarrhythmie" in die Diskussion eingeführt. Nach Meinung des Autors wird das Problem damit jedoch nur unzureichend beschrieben. Substanzbezogene proarrhythmische Effekte sind in der Regel zu Beginn der Therapie sichtbar und wurden gerade in der CAST-Studie in der offenen Titrationsphase weitgehend ausgeschlossen. Die erhöhte Mortalität war dementsprechend auch nicht nur zu Beginn der Behandlung evident, sondern erstreckte sich über den gesamten Verlauf der Nachbeobachtungszeit. Es ist anzunehmen, daß die negativ inotrope Wirkung der geprüften Substanzen als auch ihre ungünstige Interaktion mit dem arrhythmogenen Substrat in Gegenwart von akuter Myokardischämie für den ungünstigen Ausgang der Studie mitverantwortlich waren [117].

Ob durch andere antiarrhythmische Substanzen, die vielleicht weniger negativ inotrop sind und antiischämische Potenz besitzen, eine Reduktion der Postinfarktsterblichkeit möglich ist, muß erst noch gezeigt werden. Für das Klasse-III-Antiarrhythmikum Amiodaron haben kleinere Pilotstudien einen positiven Einfluß auf die Einjahresmortalität nach Myokardinfarkt zeigen können [12, 19]. Man sollte jedoch in der Bewertung des Stellenwerts von Amiodaron bei der Sekundärprophylaxe nach Myokardinfarkt so lange Zurückhaltung üben, bis die Ergebnisse groß angelegter multizentrischer Studien in Kanada und Europa bekannt sind.

Zum jetzigen Zeitpunkt gilt folgende Schlußfolgerung: Eine Behandlung asymptomatischer ventrikulärer Herzrhythmusstörungen ist bei Patienten mit koronarer Herzerkrankung bzw. Zustand nach Myokardinfarkt nicht indiziert, wenn die Prognoseverbesserung das einzige Behandlungsziel ist.

Kardiale Nebenwirkungen einer antiarrhythmischen Langzeittherapie

Arrhythmogenität, Aggravierung von Herzrhythmusstörungen, Proarrhythmie

Diese Begriffe werden z. T. synonym verwandt und umschreiben die Tatsache, daß alle Antiarrhythmika in einem Teil der Fälle die zu behandelnde Rhythmusstörung nicht beseitigen, sondern verstärken, oder neue, bis dahin beim Patienten nicht bekannte Herzrhythmusstörungen provozieren. Es gibt diesbezüglich kein „ungefährliches" Antiarrhythmikum. Es hat unterschiedliche Versuche und Ansätze gegeben, das proarrhythmische Potential der verschiedenen antiarrhythmischen Substanzen zu quantifizieren und gewissermaßen eine Hierarchie des Risikos aufzustellen. Am häufigsten zitiert werden die Untersuchungen von Velebit et al. [123]. Diese Arbeitsgruppe hat vor allem auch unter Einschluß quantitativer Merkmale wie Zunahme der Extrasystolenhäufigkeit im Langzeit-EKG und standardisiertem Belastungstest eine Inzidenz proarrhythmischer Effekte von 6–20 % je nach Antiarrhythmikum beschrieben. Zu denken gibt, daß auch die β-Rezeptorenblocker Metoprolol und Propanolol bei ihren Untersuchungen mit einem proarrhythmischen Potential von 10 % der behandelten Fälle erwähnt werden.

Dies stimmt selbstverständlich mit den klinischen Erfahrungen, den Ergebnissen der β-Blocker-Langzeitstudien etc. nicht überein. Aufschlußreicher sind schon Ergebnisse der Arbeitsgruppe um Zipes [136], die den Begriff der Proarrhythmie strenger definierten und nur Torsades de pointes, anhaltende Kammertachykardien oder Kammerflimmern sowie Synkopen unter der antiarrhythmischen Therapie werteten. Es handelte sich im übrigen um über 400 Patienten, die wegen anhaltender Kammertachykardien oder Zustand nach Kammerflimmern in Gegenwart einer organischen Herzerkrankung antiarrhythmisch behandelt wurden. Nach ihren Ergebnissen reicht das Gefährdungspotential von über 10 % proarrhythmischer Ereignisse im Falle des Klasse-Ic-Antiarrhythmikums Encainid bis zu 0–2 % für β-Blocker oder die Klasse-Ib-Antiarrhythmika Mexiletin und Tocainid. Interessanterweise kam es auch nur bei einem von 167 mit Chinidin therapierten Patienten zu einem proarrhythmischen Ereignis [112].

Erkennung von Proarrhythmie und Aggravierung im Langzeit-EKG

Voraussetzung zur Erkennung schädlicher Medikamenteneinflüsse ist eine genaue quantitative Erfassung spontaner Arrhythmien vor der Medikamentenexposition. Nachdem Ende der 70er Jahre klar geworden war, daß das Auftreten ventrikulärer Herzrhythmusstörungen ausgeprägten spontanen Schwankungen unterliegt („Spontanvariabilität" [98, 135]), folgten bald Untersuchungen, die aufgrund biostatischer Verfahren Mindestwerte für die Reduktion von ventrikulären Extrasystolen, 2er-Ketten und ventrikulären Salven angaben, um einen Therapieeffekt annehmen zu dürfen [3, 78, 98, 127]. Auf der anderen Seite wurde dadurch auch Aggravierung als Ausdruck eines proarrhythmischen Effekts quantitativ meßbar. Die Grenzwerte für Therapieeffekte bzw. Aggravierung sind nicht fix, sondern abhängig von der Länge der primären Registrierung, der Prävalenz der Arrhythmien in der ersten Aufzeichnung und vom Abstand der 2 zu begutachtenden Langzeit-EKG-Aufzeichnungen voneinander (z. B. 5 Tage vs. 3 Monate). Einfache Berechnungen ergeben Werte von 60–80 % Reduktion für ventrikuläre Extrasystolen, 90%ige Reduktion für ventrikuläre 2er-Ketten und 95%ige Reduktion für Salven an, wenn 2 Langzeitspeicher-EKG-Registrierungen innerhalb einer Woche miteinander verglichen werden. Aggravierung bedeutet in einem solchen Fall eine Zunahme der Häufigkeit um den Faktor 3,7 für VES, 11,1 für 2er-Ketten und 22 für ventrikuläre Salven [102]. Bei komplexeren Modellen, bei denen singuläre VES und repetitive Formen zusammen analysiert werden, sind auch geringere Abweichungen vom Ausgangsbefund ausreichend, um einen Therapieeffekt oder Aggravierung anzunehmen [101].

Vielleicht noch entscheidender als die rein quantitativen Merkmale sind qualitative Veränderungen, auf die der behandelnde Arzt bei Langzeit-EKG-Kontrollen unter antiarrhythmischer Therapie achten muß, da sie auf Proarrhythmie durch ein Antiarrhythmikum hinweisen können. Hierzu gehören das Neuauftreten von polymorphen ventrikulären Extrasystolen, insbesondere in Form von polymorphen Salven, die häufig der Beginn von Torsades-de-pointes-Kammertachykardien sein können; das Neuauftreten von monomorphen Salven bei zuvor nur dokumentierten singulären Extrasystolen, eine dynamische Verlängerung der QT-Zeit, insbesondere bei Auftreten von Bigeminus.

Die Gefährdung durch ein Antiarrhythmikum ist nicht für jeden Patienten gleich. Gefährdet sind in erster Linie Patienten mit bereits beeinträchtigter linksventrikulärer Funktion und solche, die wegen Kammertachykardien oder Kammerflimmern behandelt werden [15, 76, 90, 110]. Hingegen ist das Risiko, einen proarrhythmischen Effekt unter einer antiarrhythmischen Therapie zu erleiden, für Patienten ohne strukturelle Herzerkrankung mit supraventrikulären Tachykardien fast null. Ein Teil der proarrhythmischen Nebenwirkungen unter antiarrhythmischer Therapie kann darüber hinaus vermieden werden, wenn optimale „Randbedingungen" eingehalten werden: Es kann nicht häufig genug betont werden, daß in Gegenwart von Antiarrhythmika hochnormale Kaliumwerte (nach Möglichkeit über 4,5 mval/l) anzustreben sind und man sich keineswegs mit Werten zwischen 3,5 und 4,0 zufriedengeben darf. Denkbar ist auch, daß regelmäßige Magnesiumsubstitution proarrhythmischen Nebenwirkungen entgegenwirken kann. Eine Begleittheraphie mit einem Kalium-/Magnesium-Präparat sollte m. E. eher die Regel als die Ausnahme sein.

Negative Inotropie

Alle Antiarrhythmika sind mehr oder weniger negativ inotrop. Die negative Inotropie ist direkt an die Membranwirkung der Antiarrhythmika gebunden: Die Abnahme der intrazellulären Natriumaktivität unter Klasse-I-Antiarrhythmika geht mit einer Abnahme der intrazellulären Calciumkonzentration und damit mit einer Abnahme der Kontraktionskraft einher. Ein Teil der Klasse-I-Antiarrhythmika wirkt darüber hinaus auch auf den langsamen Calciumkanal, was zur negativen Inotropie beiträgt. Die Verlängerung der Aktionspotentialdauer, die durch Klasse-III-Antiarrhythmika hervorgerufen wird, ist ein positiv inotropes Prinzip, d. h., die Verlängerung des Calciumeinstroms während der Plateauphase des Aktionspotentials kann eine Zunahme der Kontraktilität bewirken. Die positiv inotrope Wirkung wird z. T. durch gleichzeitig vorhandene natriumantagonistische Wirkungen (im Falle von Amiodaron) oder β-rezeptorenblockierende Wirkung (im Falle von Sotalol) antagonisiert. Trotzdem ist es aus diesen Zusammenhängen verständlich, daß sich Patienten mit schlechter linksventrikulärer Funktion noch am ehesten mit Amiodaron behandeln lassen. Zum Teil wird die negativ inotrope Wirkung durch günstige periphere Effekte im Sinne einer Nachlastsenkung (Erniedrigung des peripheren Widerstands) ausgeglichen. Disopyramid fällt hier insofern aus dem Rahmen, als daß es neben einer besonders stark ausgeprägten negativ inotropen Wirkung auch eine Erhöhung des peripheren Widerstands bewirkt, was bei seiner Anwendung besonders bedacht werden muß. Ob die negativ inotrope Wirkung klinisch jedoch eine Rolle spielt, hängt vor allem auch davon ab, ob das Antiarrhythmikum die Arrhythmie beseitigt und dadurch die Hämodynamik verbessert oder nicht. Kombinationen von Antiarrhythmika sind u. U. auch unter dem Aspekt der Kontraktilitätsverminderung besonders gefährlich.

Bradykardie durch Störung der Sinusknotenfunktion und Beeinträchtigung von SA- und AV-Leitung

In Gegenwart einer latenten Sinusknotendysfunktion können alle Antiarrhythmika zu Bradykardie durch Verlangsamung der Sinusknotenfrequenz oder SA-Block führen. Besondere Vorsicht muß also bei der Einstellung älterer Patienten, bei denen häufiger eine Sinusknotendysfunktion vorliegt, gelten. Besonders zu erwähnen sind hier β-Rezeptorenblocker, Sotalol, Amiodaron sowie die Klasse-Ic-Antiarrhythmika (Flecainid, Proprafenon) und bradykardisierende Calciumantagonisten (Verapamil, Diltiazem). Kombinierte Anwendung der oben genannten Substanzen bedarf besonders umsichtiger Kontrolle. Auf die besonderen Problematiken im Zusammenhang mit der Therapie supraventrikulärer Tachykardien wurde oben schon hingewiesen.

Langzeittherapie bei paroxysmalen Vorhofarrhythmien, insbesondere paroxysmalem Vorhofflimmern

Vorhofflimmern kann paroxysmal, d. h. anfallsartig auftreten. Voraussetzung dafür, daß es als paroxysmales Vorhofflimmern eingestuft wird, sollte die Tatsache sein, daß die Episoden auch ohne Intervention spontan enden. Die Anfälle reichen von Sekunden oder Minuten, dauern meistens einige Stunden und können gelegentlich jedoch auch mehrere Tage anhalten. Die subjektive Beeinträchtigung kann ganz erheblich sein, wobei dies nicht nur für Fälle mit Tachyarrhythmie gilt. Vegetative Begleitsymptome wie Kaltschweißigkeit und Hypotonie sind häufig. Aus der Symptomatik der Patienten leitet sich in erster Linie die Therapieindikation ab. Grundsätzlich sind 2 Wege begehbar:
a) man versucht eine Dauerprophylaxe oder
b) man beschränkt sich auf eine orale Intervention bei Auftreten der Tachyarrhythmie mit dem Ziel, sie abzukürzen und subjektiv besser zu vertragen.

Eine Dauerprophylaxe mit Antiarrhythmika ist nur bei häufigen Attacken sinnvoll. Meldet sich ein Patient beim – oder häufiger nach dem – ersten Fall beim Arzt, ist selbstverständlich noch nichts über die zu erwartende Anfallshäufigkeit bekannt. Vorhofflimmern – wie auch andere paroxysmale Tachykardien – können mehrfach täglich oder auch nur bis 1- bis 2mal im Jahr auftreten.

Als Sonderform sei das paroxysmale Vorhofflimmern erwähnt, welches im Anschluß an ein durchzechtes Wochende auftritt und als "Holiday-heart-Syndrom" Eingang in die Literatur gefunden hat [37].

Vor Einleitung einer medikamentösen Dauertherapie sollte nach Möglichkeit ein Anfallskalender über einen ausreichend langen Zeitraum geführt werden, in dem das Auftreten protokolliert wird. Neben der Dauer der Attacken spielen insbesondere die Zeit und die Umstände des Auftretens eine wichtige Rolle. Bei einem Teil der Fälle läßt sich eindeutig ein „vagales", bei anderen ein „adrenerges" Vorhofflimmern erkennen [24, 25]: Vagales Vorhofflimmern tritt meistens während der Nacht bzw. während der frühen Morgenstunden (4–6 Uhr) auf, so daß die betroffenen Patienten davon wach werden. Weitere bevorzugte Zeiträume sind postprandiale Ruhephasen oder auch die Zeit im Anschluß an starke körperliche Belastung.

Adrenerges Vorhofflimmern ist insgesamt seltener als vagales und tritt überwiegend bei körperlicher oder emotionaler Belastung auf. Gelingt auf dem Boden der Anamnese bzw. des Anfallskalenders eine solche pathophysiologische Einteilung, so hat dies durchaus differentialtherapeutische Konsequenzen:

Adrenerges Vorhofflimmern spricht gut auf β-Rezeptorenblocker, Sotalol und auf Propafenon an, während bei der vagalen Form eher Disopyramid, Chinidin oder Flecainid wirken.

Selbstverständlich läßt sich nur bei einem Teil der Patienten das Vorhofflimmern so eindeutig zuordnen. Es gibt auch Mischtypen, und nicht selten ist ein Durchprobieren verschiedener Antiarrhythmika erforderlich, um eine symptomatische Verbesserung zu erreichen. Das konsequente Fortführen eines Anfallskalenders hilft bei der Therapiekontrolle. Für die Dauerprophylaxe im Falle häufiger symptomatischer Attacken eignen sich folgende Medikamente:

Vagales Vorhofflimmern: Chinidin-Präparate wie Optochinin retard, Chinidin Duriles (je 800–1600 mg täglich) oder auch Cordichin (fixe Kombination mit Verapamil: 2 mal 1 bis 3 mal 2 Tabl.), Disopyramid (z. B. Rhytmodul retard, 2 mal 1), Diso-Duriles, (2 mal 1), Norpace Depot, (2 mal 1), Tambocor, (2 mal ½ bis 2 mal 1½ Tabl.), Cordarex (Erhaltungsdosis ½–1 Tabl. tägl.).

Adrenerges Vorhofflimmern: β-Rezeptorenblokker, Sotalol, 2 mal 80 mg bis 2 mal 240 mg, Rytmonorm, 2 mal 150 mg bis 3 mal 300 mg, Cordarex.

Digitalis hat entgegen älterer Vorstellungen in der Verhütung von paroxysmalem Vorhofflimmern keinen wesentlichen Stellenwert. Beispielhaft sei hier die Arbeit von Steinbeck et al. [113, 114] erwähnt, die die Kombination Digitalis/Flecainid gegen Flecainid-Monotherapie und Plazebo testeten.

Orale Therapie im Anfallsfall: Insbesondere bei nur sporadischem Auftreten von Episoden von Vorhofflimmern und nicht so gravierender Symptomatik ist eine Anfallstherapie durch den Patienten durchaus sinnvoll. Für viele ist es darüber hinaus von großem psychologischen Nutzen, im „Notfall" sich selbst helfen zu können. Ziel der Anfallsbehandlung ist es vor allem, die Kammerfrequenz bei Auftreten einer Tachyarrhythmia absoluta zu normalisieren und den Anfall abzukürzen. Geeignet sind hier vor allem Verapamil (160–240 mg als erste Dosis, dann 80 mg alle 6 h bis zum Anfallsende) und auch β-Blocker oder Sotalol (2mal 80 mg bis 2mal 160 mg). Die Anfallstherapie mit Klasse-Ic-Antiarrhythmika (Propafenon, Flecainid) oder auch Cordichin (Klasse Ia und Klasse IV) kann in ausgesuchten Fällen durchgeführt werden, birgt jedoch auch mehr Risiken (s. oben).

Medikamentöse Interventionen bei anhaltendem (chronischem) Vorhofflimmern

Bei einem Teil der Patienten mit paroxysmalem Vorhofflimmern (s. oben) geht dieses schließlich in eine anhaltende Verlaufsform über. Ein Teil der Patienten wird dadurch sogar asymptomatisch. Im eigenen Patientengut haben ca. 20% aller Patienten mit anhaltendem Vorhofflimmern eine entsprechende Anamnese einer paroxysmalen Verlaufsform.

Häufiger ist es jedoch, daß die erste Episode einer absoluten Arrhythmie in eine anhaltende chronische Verlaufsform übergeht. Während Patienten mit paroxysmalem Vorhofflimmern meistens keine wesentliche zugrundeliegende Herzerkrankung aufweisen, ist ein streng definiertes chronisches „idiopathisches Vorhofflimmern" ("lone atrial fibrillation") eher selten. Zur strengen Definition gehört, daß auch keine arterielle Hypertonie vorliegt. Die Tabelle 3 informiert über die relative Häufigkeit assoziierter Grunderkrankungen. Die früher dominierende rheumatische Herzerkrankung (Mitralstenose) spielt in Europa und Nordamerika nur noch eine untergeordnete Rolle.

Es würde den Rahmen dieses Kapitels sprengen, alle Aspekte zur Epidemiologie und Prognose von Vorhofflimmern zu diskutieren. Es sei an dieser Stelle nur ausgeführt,

– daß die Prävalenz von chronischem Vorhofflimmern altersabhängig ansteigt und im 8. Lebensjahrzehnt ca. 6% der Bevölkerung betroffen sind;
– daß Vorhofflimmern mit einer Zunahme von embolischen Ereignissen, insbesondere auch dem Auftreten von zerebrovaskulären Insulten verknüpft ist und
– daß auch die Sterblichkeit im Vergleich zu "matched controls" mit Sinusrhythmus signifikant höher liegt.

Zur Frage der Verhinderung thromboembolischer Komplikationen hat es in den letzten 10 Jahren große randomisierte Studien gegeben, die alle ein in die gleiche Richtung weisendes Ergebnis hatten: Durch eine Behandlung mit Antikoagulanzien (z.B. Marcumar) lassen sich zerebrovaskuläre Insulte drastisch reduzieren (um 50–90%), wobei dieser positive Effekt auch bei einer niedrig dosierten Antikoagulation mit INR-Werten um 2,0 zu erreichen ist (Übersicht bei Kalusche [60]). Bei einer so durchgeführten

Tabelle 3. Charakteristika von Patienten mit chronischem Vorhofflimmern

Mittleres Alter	69 Jahre
Männliches Geschlecht	60%
Rheumatische Herzerkrankung	5%
Anamnese:	
Hypertonie	50%
Herzinfarkt	14%
Angina pectoris	20%
Diabetes mellitus	12%
Nikotinabusus	30%
Herzinsuffizienz (auch anamnestisch)	40%
Hyperthyreose	5%
Stumme Hirninsulte (CT)	15%
ECHO-Parameter	
linksatrialer Diameter	45 mm
Mitralregurgitation ≥ 1 +	25%
MR-Verkalkung	25%
LV-Dysfunktion (2–3)	12%
"lone atrial fibrillation"*	3%

* Definition: Normale LV-Ejektionsfraktion, keine regionale Wandbewegungsstörung, keine linksventrikuläre Hypertrophie, keine Klappenerkrankung oder Mitralringverkalkung; anamestisch weder Hypertonie, Herzinfarkt, Angina pectoris, Herzinsuffizienz oder Diabetes mellitus

Antikoagulationstherapie ist das zerebrale Blutungsrisiko vergleichbar gering. Kein Nutzen hingegen konnte für eine niedrig dosierte Aspirin-Behandlung (80 mg tägl.) nachgewiesen werden. Hinsichtlich einer höherdosierten Therapie mit Acetylsalicylsäure sind die Befunde derzeit noch widersprüchlich.

Frequenzkontrolle vs. Rhythmisierung: Grundsätzliche Überlegungen

Die Verhinderung thromboembolischer Komplikationen ist sicherlich ein wichtiges Ziel bei der Betrachtung des Patienten mit chronischem Vorhofflimmern, ändert jedoch nichts an seiner subjektiven Symptomatik und den hämodynamischen Folgen, wie sie mit dem Verlust der atrialen Transportfunktion und der absoluten Irregularität des Herzzyklus verbunden sein können.

Während die Wiederherstellung des Sinusrhythmus kein großes Problem ist (s. unten), stellt seine anschließende Erhaltung ein Dilemma dar: Ohne antiarrhythmische Langzeittherapie beträgt die Rezidivquote etwa 75% in 6–12 Monaten, und auch unter antiarrhythmischer Langzeittherapie muß mit bis zu 50% Rezidiven im entsprechenden Zeitraum gerechnet werden. Darüber hinaus hat eine Metaanalyse älterer Studien, die die Wirksamkeit von Chinidin gegenüber Plazebo bei Patienten mit Vorhofflimmern prüfte, eine Übersterblichkeit bei den mit Chinidin therapierten Patienten ergeben [23]. Diese Untersuchung ist neben der CAST-Studie [31], die im Zusammenhang mit der medikamentösen antiarrhythmischen Langzeittherapie am häufigsten zitierte Untersuchung. Sie hat mit dazu beigetragen, daß grundsätzlich 2 Strategien bei chronischem und symptomatischem Vorhofflimmern diskutiert und derzeit auch prospektiv gegeneinander getestet werden:

- Beschränkung auf Optimierung der Herzfrequenz (Verhinderung von Tachy- und Bradyarrhythmie); oder
- Konversionsbehandlung (medikamentös, elektrisch) und anschließende medikamentöse Langzeittherapie, wobei über die Dauer der Nachbehandlung ebenfalls Uneinigkeit besteht.

Es gibt z. Z. noch keine schlüssigen Befunde, die zur Begründung des einen oder anderen Konzepts angeführt werden könnten. Der Autor praktiziert derzeit folgendes Vorgehen, welches sich an den Symptomen des Patienten und dem zu erwartenden hämodynamischen Nutzen einer Rhythmisierungsbehandlung orientiert. Danach spricht für eine Rhythmisierung

- eine starke subjektive Beeinträchtigung trotz guter Kontrolle der Herzfrequenz;
- eine im Belastungstest dokumentierte Abnahme der Leistungsfähigkeit seit Auftreten der absoluten Arrhythmie;
- das Vorhandensein einer myokardialen Schädigung (z. B. schlechte systolische Funktion im Echokardiogramm während absoluter Arrhythmie) und
- eine bedeutsame diastolische Funktionsstörung, z. B. in Gegenwart einer linksventrikulären Hypertrophie.

Auf der anderen Seite wird von einer Rhythmisierungsbehandlung abgesehen, wenn der betroffene Patient primär oder nach Herzfrequenzkontrolle beschwerdefrei ist, eine gute Leistungsfähigkeit aufweist und eine gute linksventrikuläre Funktion dokumentiert ist. Hier ist durch eine Rhythmisierungstherapie weder eine symptomatische Verbesserung noch eine Verbesserung der Hämodynamik zu erwarten.

Rhythmisierungstherapie

Voraussetzungen. Antikoagulation, Kontrolle der Tachyarrhythmie mit Digitalis, Calciumantagonisten, evtl. β-Blocker oder auch Amiodaron; Kalium-Magnesium-Begleittherapie zur Erzielung von Kaliumwerten über 4,5 mval/l.

Patienten ohne wesentlichen Myokardschaden, klinisch kein Hinweis auf bedeutsame koronare Herzerkrankung (Fehlen von Angina pectoris). Cordichin 2- bis 3mal 1 Tabl., Steigerung der Dosis um 1 Tabl. täglich ca. alle 2 Tage, Maximaldosis 3mal 2 Tabl. Die Therapie sollte maximal 7–10 Tage durchgeführt werden. Kommt es dann nicht zu Sinusrhythmus, ist eine Elektrokonversion unter der laufenden Behandlung angezeigt.

Medikamentöse Rhythmisierungsquote 60–70%.

Bei kurzer Anamnese (Dauer der absoluten Arrhythmie weniger als 4 Wochen) kann alternativ bei diesen Patienten auch Tambocor, 2 mal 50 bis 2 mal 150 mg, oder Rytmonorm, 3 mal 150 bis 3mal 300 mg, versucht werden. Bei kurzer Anamnese beträgt die Rhythmisierungsquote ebenfalls ca. 60–70%, bei längerer Vorgeschichte hingegen unter 20%.

Patienten mit bedeutsamer myokardialer Schädigung

Primär Cordarex-Therapie; entweder schnelle Aufsättigung mit täglich 1–1,4 g für 8–10 Tage, danach DC-Schock, wenn es noch nicht zu Sinusrhythmus gekommen ist; alternativ langsame Aufsättigung mit 600 mg täglich. Bei diesem Vorgehen sollte etwa 4 Wochen gewartet werden, bevor man sich zur Elektrokonversion entschließt. Medikamentöse Rhythmisierungsquote unter Cordarex ca. 60–70%.

Patienten mit Belastungskoronarinsuffizienz (Angina pectoris im Alltag) und Zustand nach Herzinfarkt: Sotalex, 2mal 80 mg bis 3mal 160 mg; da die Rhythmisierungsquote innerhalb von 8–10 Tagen unter 30% liegt, sollte bevorzugt nach kurzer Vorbehandlung eine Elektrokonversion durchgeführt werden [47, 58].

Nachbehandlung nach medikamentöser oder elektrischer Rhythmisierung

Wie oben schon erwähnt, kommt es ohne antiarrhythmische Langzeittherapie in mindestens 75% der Fälle zu einem Rezidiv innerhalb von 6–12 Monaten. Schaut man kontrollierte Studien an, so ist die Rezidivquote unter antiarrhythmischer Therapie signifikant niedriger, beträgt jedoch immer noch ca. 50%. Ein Großteil der Rezidive tritt in den ersten 4 Wochen nach initialer Rhythmisierung auf. Bei einem Teil dieser Patienten wird man einen zweiten Rhythmisierungsversuch unter einer neuen antiarrhythmischen Therapie anschließen. Verläßliche klinische oder auch echokardiographische Variablen, die einen langfristigen Rhythmisierungserfolg vorhersagen würden, gibt es praktisch nicht. Ungünstige Voraussetzungen bestehen jedoch bei rheumatischer Herzerkrankung sowie einer Dauer des persistierenden Vorhofflimmerns über 6–12 Monate hinaus. Eigene dopplerechokardiographische Untersuchungen bei Patienten innerhalb von 72 h nach Rhythmisierung konnten jedoch zeigen, daß das diastolische Flußprofil im Bereich der Trikuspidalklappe mit dem Langzeiterfolg der Rhythmisierungsbehandlung korreliert. So blieben 80% der Patienten im Sinusrhythmus, die früh nach Rhythmisierung eine spätdiastolische Flußgeschwindigkeit von über 0,27 m/s aufwiesen gegenüber 25% mit einer geringeren spätdiastolischen Flußgeschwindigkeit ($p < 0,001$) [59].

Auch über die Länge der Nachbehandlung besteht Uneinigkeit. Auch hier muß das klinische Problem sicherlich differenziert betrachtet werden, wobei die Anamnese und Symptomatik des Patienten sowie seine Grunderkrankung berücksichtigt werden müssen. Verkürzt läßt sich die Vorgehensweise des Autors wie folgt darstellen:

a) Es handelt sich um ein erstmals aufgetretenes anhaltendes Vorhofflimmern, wobei eine akute Ursache erkennbar ist (z.B. viraler Infekt, Hyperthyreose, Herzoperation etc.). Hier empfehlen wir eine antiarrhythmische Nachbehandlung für maximal 4 Wochen nach Beseitigung der auslösenden Ursache.

b) Es handelt sich um erstmals aufgetretenes anhaltendes Vorhofflimmern ohne erkennbare auslösende Ursache. Bei diesen Patienten sollte eine antiarrhythmische Nachbehandlung für ca. 6 Monate durchgeführt werden, dann kann eine Dosisreduktion und ein Auslaßversuch unternommen werden. Erfahrungsgemäß ist jedoch in diesem Kollektiv die Rezidivquote besonders groß.

c) Es handelt sich um Patienten mit einer zweiten anhaltenden Episode von Vorhofflimmern bzw. um solche nach bereits mehrfach durchgeführter Rhythmisierungsbehandlung. Hier muß grundsätzlich die Entscheidung gefällt werden, sich auf eine Optimierung der Herzfrequenz zu beschränken oder eine dauerhafte antiarrhythmische Therapie durchzuführen. Die Entscheidung ist in erster Linie abhängig von den subjektiven Symptomen, die Patienten während Vorhofflimmerns trotz guter Kontrolle der Herzfrequenz empfinden. Zum anderen gibt es auch immer wieder Patienten, deren objektive hämodynamische Befunde sich dramatisch verschlechtern, wenn es zu einem Verlust der Vorhofkontraktion gekommen ist.

Werden diese symptomatischen Gesichtspunkte in den Vordergrund gestellt, so ist die Langzeittherapie mit Antiarrhythmika nach Meinung des Autors gerechtfertigt.

Langzeittherapie bei paroxysmalen supraventrikulären Tachykardien

Prinzipiell besteht bei der Mehrzahl der Patienten mit symptomatischen AV-Knoten-Tachykardien oder Anfällen im Zusammenhang mit einem WPW-Syndrom die Möglichkeit einer kurativen Therapie durch Hochfrequenzkatheterablation. Einige Patienten wünschen jedoch lieber einen medikamentösen Behandlungsversuch, was ja durchaus zu rechtfertigen ist, insbesondere, wenn bei Fehlen einer offenen Präexitation keine vitale Gefährdung anzunehmen ist. Bei anderen Patienten gilt es nur, bei hoher Anfallsfrequenz die Zeit bis zur Katheterablation zu überbrücken.

Sotalol (Tagesdosis 160–480 mg) unterdrückt in geringem Ausmaß die auslösenden Trigger (Extrasystolen), beeinflußt aber die Leitungseigenschaften der am Erregungskreis beteiligten Strukturen (AV-Knoten, evtl. akzessorische Bahn) dermaßen, daß anhaltende Reentrytachykardien unwahrscheinlich werden.

Flecainid (Tagesdosis 100–300 mg) wirkt auf akzessorische Bahn und „fast path-way" und unterdrückt darüber hinaus zuverlässig die auslösenden Extrasystolen; ähnlich günstig einzustufen sind Propafenon (Tagesdosis 450–900 mg) und Prajmalin (Tagesdosis 60–120 mg). Von einer jahrelangen Therapie sollte Patienten mit supraventrikulären Tachykardien muß heute jedoch eher abgeraten werden.

Die orale Medikation im Anfall hilft vielen Patienten, wobei Plazeboeffekte durchaus dabeisein dürften. Man kann sie empfehlen, wenn supraventrikuläre Tachykardien sehr selten auftreten und anamnestisch nie zu hämodynamischen Problemen geführt haben. Geeignet sind dann β-Blocker oder auch Verapamil.

Langzeittherapie bei ventrikulären Herzrhythmusstörungen

Die Indikation zur antiarrhythmischen Langzeittherapie kann aus symptomatischen und prognostischen Gründen erfolgen. Häufig sind es Herzgesunde, bei denen die Mißempfindungen durch Extrasystolen sehr quälend sein können. Obwohl das Risiko einer medikamentös induzierten Proarrhythmie bei dieser Patientengruppe sehr klein ist, kann zuerst ein β-Blocker zur Therapie versucht werden, um kein unnötiges Risiko durch das Medikament einzugehen. Selten kommt es jedoch unter dem β-Blocker zu einem Verschwinden der ventrikulären Extrasystolen oder auch nur einer drastischen Reduktion, trotzdem fühlen sich viele Betroffene wohler, weil die VES weniger verspürt werden, was dann als Therapieziel akzeptiert werden kann. Verordnet werden z. B. Atenolol (Tagesdosis 50–200 mg), Bisoprolol (Tagesdosis 5–20 mg), Metoprolol (Tagesdosis 100–200 mg), Nadolol (Tagesdosis 40–160 mg) oder Sotalol (Tagesdosis 160–320 mg), wobei bei dieser Indikation die Wirksamkeit primär nicht höher liegen dürfte als für andere β-Blocker (Reduktion der VES-Häufigkeit um 30–60%).

Bei persistierenden schweren Symptomen können Klasse-I-, insbesondere Klasse-Ic-Antiarrhythmika eingesetzt werden, die bei den meisten Patienten einen drastischen Rückgang der VES-Rate bewirken („VES-Killer") und zur Beschwerdefreiheit führen: Flecainid, 2 mal 50 bis 2 mal 150 mg, Propafenon, 3 mal 150 bis 3 mal 300 mg. Grundsätzlich gilt: möglichst niedrige Dosis, Auslaßversuch nach einigen Monaten.

Aus prognostischen Gründen werden Patienten mit folgenden Indikationen langfristig antiarrhythmisch therapiert, wenn sie sich nicht einer nichtpharmakologischen Therapie (Implantation eines automatischen Kardioverters/Defibrillators, Ablation, Rhythmuschirurgie) unterziehen:

– Patienten nach Reanimation (Überlebende des „plötzlichen Herztodes");
– Patienten mit symptomatischen anhaltenden Kammertachykardien in der Anamnese;
– Patienten mit Synkopen bei organischer Herzerkrankung, insbesondere bei Zustand nach Herzinfarkt und induzierbaren monomorphen Kammertachykardien bei der elektrophysiologischen Untersuchung.

Für alle 3 Gruppen gilt, daß die Arrhythmieereignisse nicht im Zusammenhang mit einem akuten Myokardinfarkt, einer akuten Myokardischämie oder einer Hypokaliämie standen und auch nicht als proarrhythmisches Ereignis unter einer antiarrhythmischen Therapie zu werten waren.

Nach Meinung des Autors ist für dieses Patientengut eine antiarrhythmische Einstellung nur nach Speicher-EKG-Kriterien nicht zulässig, eine elektrophysiologische Untersuchung unter Einschluß der programmierten Kammerstimulation ist obligat. Die 1993 publizierte ESVEM-Studie [71] vergleicht in einem randomisierten Ansatz den nichtinvasiven Weg (Langzeit-EKG-Kontrolle) mit dem invasiven Procedere (programmierte Kammerstimulation) und kam zu dem Ergebnis, daß zum einen man nichtinvasiv häufiger zu einem positiven Therapieergebnis kommt und zum anderen die Prognose in beiden Therapiewegen gleich gut vorausgesagt wird (7% plötzliche Herztode in beiden Behandlungswegen nach 1 Jahr). Berücksichtigt man jedoch, daß nichteinstellbare Patienten heute einer nichtpharmakologischen Therapie zugeführt werden (insbesondere Implantation eines Defibrillators) und daß solche Patienten nur mit einer plötzlichen Todesrate in der Größenordnung von 1–2% pro Jahr zu rechnen haben [40, 83], muß festgestellt werden, daß bei Beschreiten des nichtinvasiven Wegs zu vielen Patienten die Defibrillatortherapie vorenthalten wird. Langzeit-EKG-Untersuchungen sind jedoch auch bei invasiver Therapiefindung zur Therapieüberwachung und Abwehr von Risiken auch bei diesem Patientengut unerläßlich.

Nach CAST [31] werden Klasse-I-Antiarrhythmika praktisch nicht mehr in die elektrophysiologische Akuttestung einbezogen. In fast allen elektrophysiologischen Zentren wird heute folgender Weg beschritten:
- Erstuntersuchung mittels programmierter Kammerstimulation ohne Antiarrhythmika. Ist eine monomorphe Kammertachykardie bei Patienten mit entsprechender Anamnese (s. oben) induzierbar, erfolgt Kontrollstimulation unter Sotalol (Tagesdosis 240–640 mg; Plasmaspiegel 1,5–3,0 µg/ml); persistiert die Induzierbarkeit, wird meistens die Indikation zur Implantation eines AICD-Systems gestellt. Seltener wird eine Kombinationsbehandlung (z. B. mit Mexiletin oder Tocainid) getestet [71, 72], oder es erfolgt noch eine Kontrollstimulation nach Aufsättigung mit Amiodaron;
- Bei sehr schlechter linksventrikulärer Funktion erfolgt primär die Austestung von Amiodaron, oder man entschließt sich zu einer Defibrillatorimplantation als Therapie erster Wahl.
- Handelt es sich um Patienten mit rezidivierenden Kammertachykardien ohne strukturelle Herzerkrankung, ist die Prognose quoad vitam gut [120, 133]. Hier können auch Klasse-I-Antiarrhythmika, häufig in Kombination mit β-Blockern, getestet werden.

Therapiekontrolle bei antiarrhythmischer Langzeittherapie

Die Risiken einer antiarrhythmischen Langzeittherapie können durch geeignete Maßnahmen kleingehalten werden. Vor Beginn und während der Behandlung müssen einige wichtige Faktoren beachtet werden, die hier schlagwortartig angesprochen werden sollen:
- Die optimale Therapie einer begleitenden oder gar ursächlichen kardialen Erkrankung hat Vorrang vor einer spezifischen antiarrhythmischen Therapie! Hier sind vor allem solche Substanzen zu berücksichtigen, für die eine Prognoseverbesserung belegt ist: ACE-Hemmer bei Herzinsuffizienz, β-Blocker bei koronarer Herzerkrankung etc. (aber auch PTCA und Bypassoperationen sind in diesem Kontext zu nennen. Die Kaliumwerte sollten bei Patienten mit Herzrhythmusstörungen und insbesondere unter antiarrhythmischer Therapie im hochnormalen Bereich sein (4,5–5,0 mmol/l), Magnesiumsubstitution ist möglicherweise ebenfalls von Nutzen.
- Kontrolle der Antiarrhythmikaserumspiegel helfen (toxische) Überdosierungen zu vermeiden. Auf der anderen Seite wird verhindert, daß ein Antiarrhythmikum als unwirksam eingestuft wird, nur weil es bis dahin unterdosiert war. Kontrolle von Leber- und insbesondere Nierenwerten dienen ebenfalls dazu, auf einen veränderten Metabolismus bzw. verzögerte Elimination der antiarrhythmischen Substanzen mit einer Dosisreduktion zu reagieren.
- Die Veränderung, d.h. insbesondere die Verschlechterung der kardialen Grundkrankheit, muß im Auge behalten werden.
- Vor Einleitung einer antiarrhythmischen Therapie ist durch mindestens 24-Stunden-Langzeit-EKG-Registrierung eine quantitative und qualitative Analyse von Rhythmusstörungen anzufertigen. Kontrollspeicher gleicher Zeitdauer sollten unter Steady-state-Bedingungen nach Therapiebeginn (meistens am 3. Behandlungstag) und nach jeder Dosiserhöhung erfolgen. Im weiteren Verlauf sind Kontrollen alle 3–6 Monate sinnvoll. Die Kontrollen dienen der Dokumentation einer anhaltenden Suppression der Rhythmustörungen (besonders im Falle von Extrasystolen) und dem Ausschluß proarrhythmischer Effekte; auch muß auf eine sich entwickelnde Sinusknotendysfunktion oder AV-Knotenleitungsstörung geachtet werden. Bradykardie begünstigt Proarrhythmie.

Literatur

1. Akhtar M, Shenasa M, Tchou PJ, Jazayeri M (1987) Role of electrophysiologic studies in supraventricular tachycardia. In: Brugada P, Wellens HJJ (eds) Cardiac arrhythmias: where to go from here? Mount Kisco, New York, Futura Publishing Co pp 233
2. Amlie JP, Storstein L (1980) Effects of autonomic blockade on the inotropic and electrophysiologic response to digitoxin in the intact dog. J Cardiovasc Pharmacol 2: 55
3. Andresen D, Tietze U, von Leitner ER, Lehmann HU, Thormann I, Wessel HJ, Schröder R (1980) Spontanvariabilität tachykarder Rhythmusstörungen, Z Kardiol 59: 214
4. Bastian BC, McFarland PW, McLauchlan JH et al. (1980) A prospective randomized trial of tocainide in patients following myocardial infarction. Am Heart J 100: 1017
5. Bayes de Luna A, Coumel P, Leclercq JF (1989) Ambulatory sudden cardiac death: mechanisms of production of fatal arrhythmia on the basis of data from 157 cases. Am Heart J 117: 151
6. Belhassen B, Horowitz LN (1984) Use of intravenous verapamil for ventricular tachycardia. Am J Cardiol 54: 1131
7. Belhassen B, Viskin S (1993) What is the drug of choice for the acute termination of paroxysmal supraventricular tachycardia: verapamil, adenosine, triphosphate, or adenosine? PACE 16: 1735
8. Bigger JT, Fleiss JL, Kleiger R, Miller JP, Rolnitzky LM, the Multicenter Post-Infarction Research Group (1984) The relationships among ventricular arrhythmias, left ventricular dysfunction, and mortality in the 2 years after myocardial infarction. Circulation 69: 250
9. Bigger JR, Jaffe C (1971) The effect of bretylium tosylate on the electrophysiological properties of ventricular muscle and Purkinje fibers. Am J Cardiol 27: 82
10. Borgeat A, Goy JJ, Maendly R, Kaufmann U, Grbic M, Sigwart U (1986) Flecainide versus quinidine for conversion of atrial fibrillation to sinus rhythm. Am J Cardiol 58: 496
11. Brugada P, Brugada J, Mont L, Smeets J, Andries E (1991) A new approach to the differential diagnosis of a regular tachycardia. Circulation 83: 1649
12. Burkart F, Pfisterer M, Kiowski W, Burckhardt P, Follath F (1990) Effect of antiarrhythmic therapy on mortality in survivors of myocardial infarction with asymptomatic complex ventricular arrhythmias: Basel antiarrhythmic study of infarct survival (BASIS), J Am Coll Cardiol 16: 1711
13. Calkins H, Sousa J, El-Atassi R, et al. (1991) Diagnosis and cure of the Wolff-Parkinson-White syndrome or paroxysmal supraventricular tachyardias during a single electrophysiologic test. Engl J Med 324: 1612
14. Camm AJ, Garratt CJ (1991) Adenosine and supraventricular tachycardia. N Engl J Med 325: 1621
15. Campbell TJ (1990) Proarrhythmic actions of antiarrhythmic drugs: a review. Aust NZ J Med 20: 275
16. The Cardiac Arrhythmia Suppression Trial II Investigators (1992) Effect of the antiarrhythmic agent moricizine on survival after myocardial infarction. N Engl J Med 327: 227
17. The Cardiac Arrhythmia Suppression Trial II Investigators (1992) Effect of the antiarrhythmic agent moricizine on survival after myocardial infarction. N Engl J Med 327: 227
18. CAST investigators (1989) Preliminary report: effect of encainide and flecainide on mortality in a randomized trial of arrhythmia suppression after myocardial infarction. N Engl J Med 321: 406
19. Ceremuzynski L, Kleczar E, Krzeminska-Pakula M et al. (1992) Effect of amiodarone on mortality after myocardial infarction: a double-blind, placebo-controlled, pilot study. J Am Coll Cardiol 20: 1056
20. Chamberlain DA, Jewitt DE, Julian DG, Campbell RW, Boyle DM, Shanks RG (1980) Oral mexiletine in high-risk patients after myocardial infarction. Lancet II: 1324
21. Clementy J, Dulhoste MN, Laiter C, Denjoy I, Dos Santos P (1992) Flecainide acetate in the prevention of paroxysmal atrial fibrillation: a nine-month follow-up of more than 500 patients. Am J Cardiol 70: 44A
22. Collaborative Group (1971) Phenytoin after recovery from myocardial infarction: Controlled trial in 568 patients. Lancet 2: 1055
23. Coplen SE, Antman EM, Berlin JA, Hewitt P, Chalmers TC (1990) Efficacy and safety of quinidine therapy for maintenance of sinus rhythm. Circulation 82: 1106
24. Coumel P, Leclercq JF, Attuel P, Lavallee JP, Flammang D (1979) Autonomic influences in the genesis of atrial arrhythmias: Atrial flutter and fibrillation of vagal origin. In: Narula OS (ed) Cardiac arrhythmic Electrophysiology, diagnosis and management. William & Wilkins, Baltimore London, p 243
25. Coumel P, Leclercq JF, Attuel P (1982) Paroxysmal atrial fibrillation. In: Kulbertus HE, Olsson SB, Schlepper M (eds) Atrial fibrillation. AB Hässle, Mölndal, p 158
26. Danilo P Jr. (1979) Mexiletine. Am Heart J 97: 399
27. Davison R, Parker M, Atkinson AJ (1982) Excessive serum lidocaine levels during maintainance infusions: mechanisms and prevention. Am Heart J 104: 203
28. De Paola AAV, Horowitz LN, Morganroth J, Senior S, Spielman SR, Greenspan AM, Kay HR (1987) Influence of left ventricular dysfunction on flecainide therapy. J Am Coll Cardiol 9: 163
29. Dias VC, Weir SJ, Ellenbogen KA (1992) Pharmacokinetics and pharmacodynamics of intravenous diltiazem in patients with atrial fibrillation or atrial flutter. Circulation 86: 1421
30. DiMarco JP, Sellers TD, Lerman BB, Greenberg ML, Berne RM, Belardinelli L (1985) Diagnostic and therapeutic use of adenosine in patients with supraventricular tachyarrhythmias. J Am Coll Cardiol 6: 417
31. Echt DS, Liebson PR, Mitchell LB et al. (1991) Mortality and morbity in patients receiving encainide, flecainide, or placebo. The cardiac arrhythmia suppression trial. N Engl J Med 324: 781
32. Edvardsson N, Olsson SB (1982) Outpatient electroconversion of chronic atrial fibrillation. In: Kulbertus HE, Olsson SB, Schlepper M (eds) Atrial fibrillation. AB Hässle, Mölndal, p 242
33. Eichelbaum M, Spannbrucker N, Dengler AJ (1979) Influence of the defective metabolism of sparteine on its pharmacokinetics. Europ J Clin Pharmacol 16: 189
34. Eldar M, Griffin JC, van Hare GF, Witherell C, Bhandari A, Benditt D, Scheinmann MM (1992) Combined use of beta-adrenergic agents and long-term cardiac pacing for patients with the long QT syndrome. J Am Coll Cardiol 20: 830
35. Elfner R, Kollmeier W, Lentz A et al. (1986) Dosis-Wirkungs-Beziehung von N-Prajmaliumbitartrat unter Plasmaspiegelkontrolle. Z Kardiol 75: 402
36. Escourbet B, Coumel P, Poirier JM et al. (1985) Suppression of arrhythmias within hours after a single oral dose of

amiodarone and relation to plasma and myocardial concentrations. Am J Cardiol 55: 696
37. Ettinger PO, Wu CF, De la Cruz C, Weisse AB, Ahmed SS, Regan TJ (1978) Arrhythmias and the „holiday heart": alcohol-associated cardiac rhythm disorders. Am Heart J 95: 555
38. Fleckenstein A (1970) Die Zügelung des Myocardstoffwechsels durch Verapamil: Angriffspunkte und Anwendungsmöglichkeiten. Arzneimittelforsch 20: 131
39. – (1975) Fundamentale Herz- und Gefäßwirkungen Ca – antagonistischer Koronartherapeutika. Med Klin 70: 1665
40. Fogoros RN (1993) The effect of the implantable cardioverter defibrillator on sudden death and on total survival. PACE 16: 506
41. Gouaux JL, Ashman B (1947) Auricular fibrillation with aberration simulating ventricular paroxysmal tachycardia. Am Heart J 34: 366
42. Greene HL (1989) The Efficacy of amiodarone in the treatment of ventricular tachycardia or ventricular fibrillation. Progress in Cardiovascular Diseases XXXI, 5: 319
43. Greene HL, Graham EL, Werner JA et al. (1983) Toxic and therapeutic effects of amiodarone in the treatment of cardiac arrhythmias. J Am Coll Cardiol 2: 1114
44. Guerot C, Coste A, Valere PE, Tricot R (1973) L'epreuve a l'Ajmaline dans le diagnostic du bloc auriculoventriculaire paroxystique. Arch Mal Coeur 66: 1241
45. Haverkamp W, Hördt M, Chen X, Hindricks G, Willems S, Kottkamp H, Rotman B, Brunn J, Borggrefe M, Breithardt G (1993) Torsades de pointes. Z Kardiol 82: 763
46. Hohnloser SH, Zabel M, van de Loo A, Klingenheben T, Just H (1992) Efficacy and safety of sotalol in patients with complex ventricular arrhythmias. Int J Cardiol 37: 283
47. Hohnloser SH, van de Loo A, Baedecker F, Hablawetz E, Just H (1994) Effektivität und Sicherheit von Sotalol versus Chinidin zur Konversionstherapie von persistierendem Vorhofflimmern: Ein prospektiver randomisierter Vergleich. Z Kardiol 83 (Suppl 1): 13
48. Homburger H, Antoni H (1974) Elektrophysiologische Effekte von N-Propyl-Ajmalinium-hydrogentartrat (NPAB) am isolierten Säugetiermyokard. In: Antoni H, Effert S (Hrsg) Herzrhythmusstörungen. Schattauer, Stuttgart New York, S 180–195
49. Hony RM, Ritchie WT, Thomson WAR (1930) The action of adenosine upon the human heart. Q J Med 23: 485
50. Hood MA, Smith WM (1992) Adenosine versus verapamil in the treatment of supraventricular tachycardia: a randomized double-cross-over trial. Am Heart J 123: 1543
51. Hugenholtz PG, Hagemeijer F, Lubsen J, Glazer B, van Durme JP, Bogaert MG (1978) One year follow-up in patients with persistent ventricular dysrhythmias after myocardial infarction treated with aprindine or placebo. Excerpta Med 572: 8
52. Impact Research Group (1984) International mexilltine and placebo antiarrhythmic coronary trial, a report on arrhythmia and other findings. J Am Coll Cardiol 4: 1148
53. Jackman, WM, Beckman KJ, McClelland JH et al. (1992) Treatment of supraventricular tachycardia due to atrioventricular nodal reentry by radiofrequency catheter ablation of slow-pathway conduction. N Engl J Med 327: 31
54. Jähnchen E, Trenk D (1983) Pharmakokinetische Prinzipien und spezielle Pharmakokinetik der Antiarrhythmika. In: Lüderitz B (Hrsg) Herzrhythmusstörungen. Handbuch der Inneren Medizin, Bd IX/1. Springer, Berlin Heidelberg New York Tokyo, S 167

55. Jenzer HR, Hagemeijer F (1976) Quinidine syncope: torsades de pointes with low quinidine plasma concentrations. Europ J Cardiol 4: 447
56. Jerwell A, Lange-Nielsen F (1957) Congenital deaf-mutism, functional heart disease with prolongation auf the Q-T interval and sudden death. Am Heart J 54: 59
57. Jezer A, Oppenheimer BS, Schwartz SP (1933) The effect of adenosine cardiac irregularities in man. Am Heart J 9: 252
58. Kalusche D, Stockinger J, Betz P, Roskamm H (1994) Sotalol und Chinidin/Verapamil (Cordichin) bei chronischem Vorhofflimmern – Konversion und 12-Monats-Follow-up – Ein randomisierter Vergleich. Z Kardiol 83 (Suppl 5): 109
59. Kalusche D, Behroz A, Betz P, Roskamm H (1991) Aussagekraft diastolischer Flußmessungen mittels PW-Doppler nach Konversion von Vorhofflimmern (AA) im Hinblick auf die Erhaltung des Sinusrhythmus (SR). Z Kardiol 80 (Suppl 3): 43
60. Kalusche D (im Druck) Antikoagulation und Aggregationshemmer bei Herzerkrankungen (3). In: Roskam H, Reindell H (Hrsg) Herzkrankheiten, 4. Aufl. Springer, Berlin Heidelberg New York Tokyo
61. Karagueuzian HS, Singh BN, Mandel WJ (1987) Antiarrhythmic drugs: mode of action, pharmacokinetic properties, and clinical application. In: Mandel WJ (ed) Cardiac arrhythmias. Lippincott JB, Philadelphia London, p 697
62. Kay GN, Epstein AE, Dailey SM, Plumb VJ (1993) Role of radiofrequency ablation in the management of supraventricular arrhythmias: experience in 760 consecutive patients. J Cardiovas Electrophysiol 4: 371
63. Keating M, Atkinson D, Dunn C, Timothy K, Vincent GM, Leppart M (1991) Linkage of cardiac arrhythmia, the long QT syndrome, and Harvey ras-1 gene. Science 252: 704
64. Kindwall KE, Brown J, Josephson ME (1988) Electrocardiographic criteria for ventricular tachycardia in wide complex left bundle branch block morphology tachycardias. Am J Cardiol 61: 1279
65. Klein, LS, Miles WM, Hackett FK, Zipes DP (1992) Catheter ablation of ventricular tachycardia using radiofrequency techniques in patients without structural heart disease. Herz 17: 179
66. Leclercq JF, Chouty F, Denjoy I, Coumel P, Slama R (1992) Flecainide in quinidine-resistant atrial fibrillation. Am J Cardiol 70: 6
67. Leenhardt A, Glaser E, Burguera M, Nürnberg M, Maison-Blanche P, Coumel P (1994) Short-coupled variant of torsade de pointes. Circulation 89: 206
68. Lindsay BD, Chung MK, Gamache MC, Luke RA, Schechtman KB, Osborn JL, Cain ME (1993) Therapeutic end points for the treatment of atrioventricular node reentrant tachycardia by catheter-guided radiofrequency current. J Am Coll Cardiol 22: 733
69. Mackenzie J (1914) Diseases of the heart, 3rd edn. Oxford Medical Publications, London, pp 211
70. Manz M, Mletzko R, Jung W, Lüderitz B (1992) Electrophysiologic and hemodynamic effects of lidocaine and ajmaline in the management of sustained ventricular tachycardia. Europ Heart J 13: 1123
71. Manz M, Wagner WL, Lüderitz B (1988) Combination of mexiletine and sotalol in complex ventricular arrhythmias. N Trends Arrhyt 6 (Suppl): 35
72. Manz M, Lüderitz B (1988) Vergleichende Untersuchung von Ajmalin und Lidocain bei ventrikulären Tachyarrhythmien. In: Lüderitz B, Antoni H (Hrsg) Perspektiven der

Arrhythmiebehandlung. Springer, Berlin Heidelberg New York Tokyo, S 3
73. Marcus FI (1983) Drug interactions with amiodarone. Am Heart J 106: 924
74. Mason JW (1993) A comparison of electrophysiologic testing with holter monitoring to predict antiarrhythmic-drug efficacy for ventricular tachyarrhythmias. N Engl J Med 329: 445
75. McIntosh-Yellin NL, Drew BJ, Scheinman MM (1993) Safety and efficacy of central intravenous bolus administration of adenosine for termination of supraventricular tachycardia. J Am Coll Cardiol 22: 741
76. Minardo JD, Heger JJ, Miles WM, Zipes DP, Prystowsky EN (1988) Clinical characteristics of patients with ventricular fibrillation during antiarrhythmic drug therapy. N Engl J Med 319 5: 257
77. Morady F, Baerman JM, DiCarlo LA, DeBuitleir M, Krol RB, Wahr DW (1985) A prevalent misconception regarding wide-complex tachycardias. JAMA 254: 2790
78. Morganroth J, Michelson EL, Horowitz LN, Josephson ME, Pearlmann AS, Dunkman B (1978) Limitations of routine long-term electrocardiographic monitoring to assess ventricular ectopic frequency. Circulation 58: 408
79. Moss AJ, Schwartz PJ (1982) Delayed repolarization (QT or QTU prolongation) and malignant ventricular arrhythmias. Mod Concepts Cardiovasc Dis 51: 85
80. Moss AJ, Schwartz PJ, Crampton RS, Tzivoni D, Locati EH, MacCluer J, Hall WJ (1991) The long QT syndrome. Prospective longitudinal study of 328 families. Circulation 84: 1136
81. Nademanee K, Piwonka RW, Singh BN, Hershman JM (1989) Amiodarone and thyroid function. Progr Cardiovasc Dis XXXI 6: 427
82. Neuss H, Horn HG, Mitrovic V, Schlepper M (1979) Die Wirkung des Calcium-Antagonisten D 600 bei Knotentachykardien. Z Kardiol 68: 643
83. Nisam S, Mower M, Moser S (1991) ICD clinical update: first decade, initial 10.000 patients. PACE 14: 255
84. Nguyen PT, Scheinman MM, Seger J (1986) Polymorphous ventricular tachycardia: clinical characterization, therapy, and the QT interval. Circulation 74: 340
85. Pantridge JF (1974) Prehospital coronary care. Br J Heart 36: 233
86. Pearl WR (1982) Massive lidocaine overdose. Am Heart J 103: 1083
87. Peters T, Ross D, Duffield A, Luxton M, Harper R, Hurt D, Sloman G (1978) Effect on survival after myocardial infarction of longterm treatment with phenytoine. Br Heart J 40: 1356
88. Platia EV, Estes NAM, Heine DL, Griffith L, Garan H, Ruskin JN, Reid PR (1985) Flecainide: electrophysiologic and antiarrhythmic properties in refractory ventricular tachycardia. Am J Cardiol 55: 956
89. Podrid PJ, Schoeneberger A, Lown B (1980) Congestive heart failure caused by oral disopyramide. N Engl J Med 302: 614
90. Pratt CM, Eaton T, Francis M, Woolbert S, Mahmarian J, Roberts R, Young JB (1989) The inverse relationship between baseline left ventricular ejection fraction and outcome of antiarrhythmic therapie: a dangerous imbalance in the risk-benefit ratio. Am Heart J 118: 433
91. Probst P (1975) Die Indikation zur prophylaktischen Schrittmacherimplantation bei hochgradigen atrioventrikulären Überleitungsstörungen. Z Kardiol 64: 926

92. Rankin AC, Oldroyd KG, Chong E, Rae AP, Cobbe SM (1989) Value and limitations of adenosine in the diagnosis and treatment of narrow and broad complex tachycardias. Br Heart J 62: 195
93. Ricci DR, Orlick AE, Reitz BA, Mason JW, Stinson EB, Harrison DC (1978) Depressant effect of digoxin on atrioventricular conduction in man. Circulation 57: 898
94. Rizzon P, de Biase M, Favale S, Visani L (1987) Class Ib agents lidocaine mexiletine, tocainide, phenytione. Europ Heart J 8 (Suppl A): 21
95. Roden DM, Woosley RL, Primm RK (1986) Incidence and clinical features of the quinidine-associated long QT syndrome: implications for patient care. Am Heart J 111: 1088
96. Romano C, Gemme G, Pongiglione R (1963) Aritmie cardiache rare dell'eta' pediatrica. La Clinica Pediatrica 45: 656
97. Ryden L, Arnman K, Conradson TB, Hofvendahl S, Mortensen O, Smedgard P (1980) Prophylaxis of ventricular tachyarrhythmias with intravenous and oral tocainide in patients with and recovering from acute myocardial infarction. Am Heart J 100: 10
98. Sami M, Kraemer H, Harrison DC, Houston N, Shimasaki C, de Busk RF (1980) A new method for evaluating antiarrhythmic drug efficacy. Circulation 62: 1172
99. Schaumlöffel E (1974) Pharmakokinetische Studien mit radioaktiv markiertem N-n-Propyl-Ajmalinium-Hydrogentartrat an Ratte und Mensch. In: Antoni H, Effert S (Hrsg) Herzrhythmusstörungen. Schattauer, Stuttgart New York, S 209
100. Schlepper M (1987) Propafenone, a review of its profile. Europ Heart J 8 (Suppl A): 27
101. Schmidt G, Barthel P, Ulm K, Herb H, Kreuzberg L, Goedel-Meinen L, Baedeker W, Blömer H (1991) Antiarrhythmische Therapiekontrolle mittels Holter-Monitoring. In: Schmidt G (Hrsg) Medikamentöse Behandlung des Postinfarktpatienten nach CAST. Steinkopff, Darmstadt, S 55
102. Schmidt G, Ulm K, Goedel-Meinen L et al. (1986) Kriterien zur Sicherung antiarrhythmischer Effekte im Langzeit-EKG unter Berücksichtigung des Kontrollintervalls. Z Kardiol 75 (Suppl 4): 62
103. Schwartz PJ, Periti M, Malliani A (1975) The long QT-syndrome. Am Heart J 89: 378
104. Schwartz JB, Keefe EL, Kirsten E, Kates RE, Harrison DC (1982) Prolongation of verapamil elminiation kinetics during chronic oral administration. Am Heart J 104: 198
105. Selzer A, Wray HW (1964) Quinidine syncope. Paroxysmal ventricular fibrillation during treatment of chronic atrial arrhythmias. Circulation 30: 17
106. Sethi KK, Manoharan S, Mohan JC, Gupta MP (1986) Verapamil in idiopathic ventricular tachycardia of right bundle branch block morphology: Observations during electrophysiologic and exercise testing. PACE 9: 8
107. Siddoway LA, Thompson KA, McAllister CB, Wang T, Wilkinson GR, Roden DM, Woosley RL (1987) Polymorphism of propafenone metabolism and disposition in man: clinical and pharmacokinetic consequences. Circulation 75: 755
108. Singh BN, Vaughan-Williams EM (1970) A third class of antiarrhythmic action. Effects on atrial and ventricular intracellular potentials, and other pharmacological actions on cardiac muscle of MJ 1999 and AH 3676. Brit J Pharmacol 39: 675
109. Singh BN, Vaughan Williams EM (1970) The effect of amiodarone, a new anti-anginal drug on cardiac muscle. Brit J Pharmacol 39: 657

110. Slater W, Lampert S, Podrid PJ, Lown B (1988) Clinical predictors of arrhythmia worsening by antiarrhythmic drugs. Am J Cardiol 61: 349
111. Smith MS, Verghese CP, Shand DG, Pritchett ELC (1983) Phamacokinetic and pharmocodynamic effects of diltiazem. Am J Cardiol 51: 1369
112. Stanton MS, Prystowsky EN, Fineberg NS, Miles WN, Zipes DP, Heger JJ (1987) Incidence of ventricular tachycardia and ventricular fibrillation as proarrhythmic effects during treatment of ventricular arrhythmia. J Am Coll Cardiol 9: 245A
113. Steinbeck G, Bach P, Haberl R (1986) Electrophysiologic and antiarrhythmic efficacy of oral sotalol for sustained ventricular tachyarrhythmias: evaluation by programmed stimulation and ambulatory electrocardiogram. J Am Coll Cardiol 8: 949
114. Steinbeck G, Dolwina R, Bach P (1986) Glykoside für paroxysmales Vorhofflimmern? Z Kardiol 75 (Suppl I): 24
115. Stewart RB, Bardy GH, Greene HL (1986) Wide complex tachycardia: misdiagnosis and outcome after emergent therapy. Ann Intern Med 104: 766
116. Storey GC, Holt DW (1982) High performance liquid chromatographic measurements of amiodarone and desethyl amiodarone in plasma or serum at concentrations obtained following a single 400 mg dose. J Chromatograph 245: 377
117. Task Force of the Working Group on Arrhythmias of the European Society of Cardiology (1990) CAST and beyond implications of the cardiac arrhythmia suppression trial. Eur Heart J 11: 194
118. Teichman SL, Ferrick A, Kim SG, Matos JA, Waspe LE, Fisher JD (1987) Disopyramide-pyridostigmine interaction: selective reversal of anticholinergic symptoms with preservation of antiarrhythmic effect. J Am Coll Cardiol 10: 633
119. Thormann J, Schlepper M (1983) Hämodynamische Auswirkungen kardialer Arrhythmien. In: Lüderitz B (Hrsg) Herzrhythmusstörungen. Handbuch der Inneren Medizin, Bd IX/1. Springer, Berlin Heidelberg New York Tokyo, S 355
120. Trappe HJ, Brugada P, Talajic M, Lezaun R, Wellens HJJ (1989) Herzrhythmusstörungen: Prognose und Verlauf von Patienten mit Kammertachykardien oder Kammerflimmern ohne koronare Herzkrankheit. Z Kardiol 78: 500
121. Tzivoni D, Banai S, Schuger C, Benhorin J, Keren A, Gottlieb S, Stern S (1988) Treatment of torsades de pointes with magnesium sulfate. Circulation 77: 392
122. Vaughan Williams EM (1991) Significance of classifying antiarrhythmic actions since the cardiac arrhythmia suppression trial. J Clin Pharmacol 31: 123
123. Velebit V, Podrid P, Lown B, Cohen BH, Graboys TB (1982) Aggravation and provocation of ventricular arrhythmias by antiarrhythmic drugs. Circulation 65: 886
124. Vrobel TR, Miller PE, Mostow ND, Rakita L (1989) A general overview of amiodarone toxicity: its prevention, detection, and management. Progr Cardiovasc Dis XXXI 6: 393
125. Wagner F, Kalusche D, Trenk D, Jähnchen E, Roskamm H (1986) Kumulation von Metoprolol im Plasma unter der Therapie mit Propafenon. Z Kardiol 75 (Suppl I): 25
126. Ward OC (1964) A new familial cardiac syndrom in children. J Irish Med Ass 54: 103
127. Wegscheider K, Andresen D, von Leitner ER, Schröder R (1982) Neue Methode zur Erfassung der Spontanvariabilität einfacher und komplexer Rhythmusstörungen in Abhängigkeit von der Häufigkeit ihres Auftretens. Z Kardiol 71: 179
128. Weidner A, Engels J (1979) Nebenwirkungen rhythmisierender Substanzen. In: Antoni H, Bender F, Gerlach E, Schlepper M (Hrsg) Herzrhythmusstörungen. Schattauer, Stuttgart New York, S 387
129. Weinberg BA, Miles Wm, Klein LS, Bolander JE, Dusman RE, Stanton MS, Heger JJ, Langefeld C, Zipes DP (1993) Five-year follow-up 589 patients treated with amiodarone. Am Heart J 125: 109
130. Wellens HJJ, Bar FW, Lie KI (1978) The value of the electrocardiogram in the differential diagnosis of a tachycardia with a widened QRS complex. Am J Med 64: 27
131. Wellens HJJ, Bar FW, Dassen WRM, Brugada P, Vanagt EJ, Farre J (1980) Effect of drugs in the Wolff-Parkinson-White syndrome. Am J Cardiol 46: 665
132. Wellens HJJ, Bar FW, Vanagt EJ, Brugada P, Farre J (1981) The differentiation between ventricular tachycardia and supraventricular tachycardia with aberrant conduction: The value of the 12-lead-electrocardiogram. In: Wellens HJJ, Kulbertus HE (eds) What's new in electrocardiography? Martinus Nijhoff Publishing, The Hague, pp 184
133. Wellens HJJ, Brugada P (1989) Treatment of cardiac arrhythmias: when, how and where? J Am Coll Cardiol 14: 1417
134. Wilkinson PR, Rees JR, Storey GC, Holt DW (1984) Amiodarone prolonged elimination following cessation of chronic therapy. Am Heart J 107: 787
135. Winkle RA (1978) Antiarrhythmic drug effect mimicked by spontaneous variability of ventricular ectopy. Circulation 57: 1116
136. Zipes DP (1988) Proarrhythmic events. Am J Cardiol 61: 70A

6.3 Pacemaker

F. Saborowski

Historischer Überblick

Die gezielte experimentelle und klinische Forschung über die Elektrotherapie des Herzens begann in den 20er Jahren und setzte sich intensiv in den folgenden Jahren fort. Sie ist an die Namen Hyman, Beck, Zoll und Lown gebunden. Erstmals gelang es 1958 Elmquist u. Senning [8], bei einem Patienten mit Adams-Stokes-Anfällen ein starrfrequentes Schrittmachersystem zu implantieren. Die Batterie mußte damals wöchentlich von außen aufgeladen werden. Der erste volltransistorisierte Herzschrittmacher wurde 1960 von Chardack u. Greatbatch entwickelt. Als Energiequelle wurden Zink-Quecksilber-Batterien verwendet, die eine Laufzeit von 2 Jahren ermöglichten.

Nathan u. Center stellten bereits 1963 ein vorhofgesteuertes ventrikelstimulierendes Herzschrittmachersystem vor, das bei Patienten mit totalem AV-Block benutzt wurde. Im gleichen Jahr hat die Arbeitsgruppe von Lagergreen vorgeschlagen, die Schrittmacherelektroden transvenös zu verlegen und das Aggregat subkutan zu plazieren. Auf diese Weise konnte eine belastende Thorakotomie vermieden werden. Den ersten Bedarfsschrittmacher im Einkammerbetrieb (VVI-Mode) gibt es seit 1964 und den ersten bifokalen Schrittmacher (DVI-Mode) seit 1969. Die von Berkovitz eingeführte AV-sequentielle Stimulation wurde von Funke (1978) weiterentwickelt. Der neue DDD-Schrittmacher konnte auf Vorhof- und Ventrikelebene sowohl wahrnehmen als auch stimulieren. Die technisch immer anspruchsvoller werdenden Schrittmacheraggregate erforderten einen höheren Energieverbrauch, so daß bessere Batterien bereitgestellt werden mußten. Seit 1972 lösten daher Lithium-Batterien die bis dahin üblichen Zink-Quecksilber-Batterien ab. Laufzeiten der Herzschrittmacher zwischen 5 und 15 Jahren wurden so möglich. Atomenergiebetriebene Schrittmachersysteme hatten Ende der 60er Jahre nur eine kurze Bedeutung.

In den 80er Jahren wurde die Mikroprozessortechnik bei der Herstellung von Herzschrittmachern eingeführt. Seit 1983 werden frequenzadaptive Systeme mit verschiedenen Sensoren angeboten, um einer physiologischen Stimulation des Herzens näher zu kommen. – Stand bis 1980 die Behandlung von bradykarden Herzrhythmusstörungen mit Herzschrittmachern ganz im Vordergrund, so leitete die Implantation eines automatischen Kardioverters/Defibrillators durch Mirowski et al. [15] eine neue Entwicklung ein. Lebensbedrohliche tachykarde Herzrhythmusstörungen können durch entsprechende Aggregate erfolgreich beseitigt werden.

Elektrotherapie bradykarder Herzrhythmusstörungen

Die elektrische Behandlung von Herzrhythmusstörungen kann akut, temporär und chronisch erfolgen. Sie umfaßt die Stimulation, die Ablation und die Defibrillation des Herzens. – Bei den verschiedenen Formen der Bradykardie hat sich die temporäre und permanente Stimulation mit Hilfe von künstlichen Herzschrittmacheraggregaten bewährt. Im folgenden wird die überarbeitete und aktualisierte Fassung der „Empfehlungen zur Herzschrittmachertherapie" der Arbeitsgruppe „Herzschrittmacher" der Deutschen Gesellschaft für Herz- und Kreislaufforschung (DGHKF) wiedergegeben.

Empfehlungen zur Herzschrittmachertherapie

Einleitung

Ziel dieser Ausführungen ist es, Grundlagen und Empfehlungen für die korrekte Indikationsstellung, die Wahl der adäquaten Schrittmacherbetriebsart sowie für die Verbesserung der Nachsorge darzulegen. Die Vorschläge sind bewußt auf die jeweils physiologisch beste Stimulationsform mit dem Ziel einer optimalen Hämodynamik ausgerichtet. Einschränkungen und Abstriche von diesem Konzept können sich

Tabelle 1. Schrittmachercode (NASPE/BPEG)

I Stimulationsort	II Detektionsort	III Betriebsart	IV Programmierbarkeit	V Antitachykardiefunktion
0 = keine	0 = keine	0 = keine	0 = nicht programmierbar	0 = keine
A = Vorhof	A = Vorhof	T = Triggerung	P = bis zwei Funktionen	P = antitachykarde Stimulation
V = Ventrikel	V = Ventrikel	I = Inhibition	M = multiprogrammierbar	S = Schock
D = Vorhof und Ventrikel	D = Vorhof und Ventrikel	D = Triggerung und Inhibition	C = kommunizierend R = Frequenzadaptiv	D = antitachykarde Stimulation und Schock
S = Vorhof oder Ventrikel ("single")	S = Vorhof oder Ventrikel ("single")			

Tabelle 2. AV-Synchronizität und Frequenzadaptation unter den verschiedenen Betriebsarten

Betriebsart	AV-Synchronität	Frequenzadaption
VVI	–	–
AAI	+	–
DVI	+	–
DDI	+	–
VAT, VDD, DDD	+	+
VVIR	–	+
AAIR	+	+
DDD (I) R	+	+

aus patientenbezogenen Faktoren ergeben wie terminale Erkrankungen, stark reduzierter Allgemeinzustand, Fehlen der Möglichkeit zu physischer Aktivität, hohes Alter etc. Hingegen entsprechen Einschränkungen ausschließlich aus Kostengründen oder aus Mangel an praktischer Erfahrung (z. B. mit Vorhofsonden) nicht den berechtigten Forderungen nach Qualität der Schrittmacherbehandlung.

Im folgenden wird zur Charakterisierung der Schrittmachermodi der von der North American Society of Pacing and Electrophysiology (NASPE) und der British Pacing and Electrophysiology Group (BPEG) entwickelte fünfstellige NASPE/BPEG-Code verwendet; er ist in Tab. 1 spezifiziert. Die Möglichkeit der einzelnen Modi, AV-Synchronizität und Frequenzadaptation als zentrale Faktoren physiologischer Stimulationsformen zu gewährleisten, ist in Tab. 2 gezeigt.

Schrittmacherbedürftige Rhythmusstörungen

Die Indikationsstellung zur Schrittmacherimplantation setzt eine sorgfältige Analyse der zugrundeliegenden Herzrhythmusstörung und der Grunderkrankung voraus. Vor allem ist die Frage zu klären, ob die Symptomatik wirklich in kausalem Zusammenhang mit der dokumentierten oder vermuteten Bradykardie steht. Weiter ist abzuklären, ob der Zustand nur durch permanente Elektrostimulation zu beheben ist. Dabei ist auszuschließen, daß der Zustand passager ist und durch temporäre Stimulation und/oder Absetzen einer negativ chronotropen/dromotropen Medikation beseitigt werden kann.

Die Indikation für eine Schrittmacherimplantation liegt dann vor, wenn im Zusammenhang mit einer dokumentierten, durch andere Maßnahmen nicht beeinflußbaren Bradykardie Synkopen, Herzinsuffizienz in Ruhe und/oder unter Belastung, allgemeine Leistungsschwäche mit Müdigkeit, zerebrale Minderperfusion und andere Zeichen einer verminderten kardialen Förderleistung auftreten.

Aus der Liste der klinischen Symptome wird klar, daß bei einigen die Notwendigkeit und der Nutzen der Schrittmachertherapie außer Frage stehen. Im folgenden werden diese als klare Indikationen bei den verschiedenen Bradyarrhythmien aufgeführt.

Bei bestimmten Bradyarrhythmien und/oder weniger ausgeprägten Symptomen mag der Nutzen einer Schrittmachertherapie Anlaß zur Diskussion geben; solche müssen als relative Indikationen klassifiziert werden. Es ist dabei evident, daß die Übergänge zwischen beiden Gruppen fließend sind. Relativ ist die Indikation auch dann, wenn zwar ein pathologischer EKG-Befund vorliegt, ein kausaler Zusammenhang mit der angegebenen Symptomatik jedoch nicht verifiziert werden kann. Im folgenden werden Gesichtspunkte zur Indikationsstellung bei therapiebedürftigen Krankheitsbildern aufgeführt und das Fehlen einer Indikation bei gewissen pathologischen EKG-Befunden ohne klinische Symptomatik hervorgehoben.

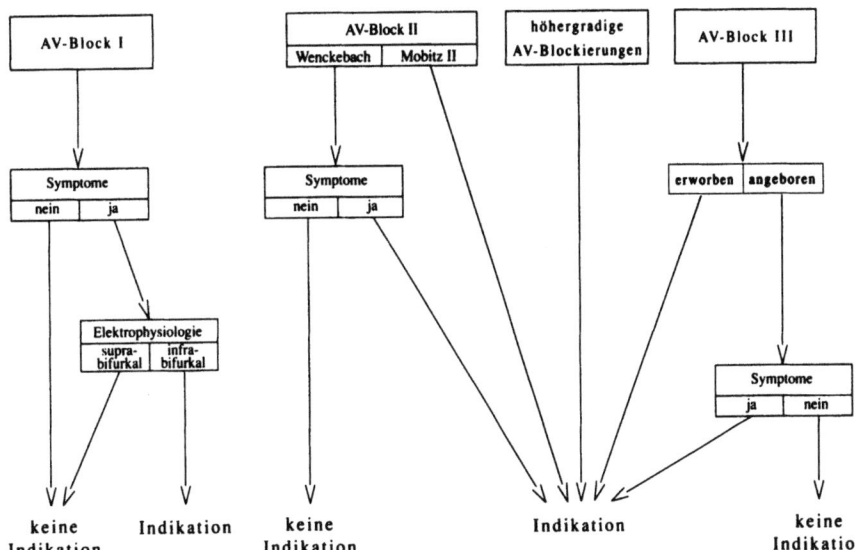

Abb. 1. Indikationen. Flußdiagramm bei AV-Leitungsstörungen

Sinusknotenerkrankung

Sinusknotenerkrankung (Synonyme: Sinusknotendysfunktion, Sinusknotensyndrom, Sick-Sinus-Syndrome, Bradykardie-Tachykardie-Syndrom). Eine klare Indikation liegt vor, wenn eine intermittierende oder anhaltende Sinusbradykardie, ein Sinusarrest und/oder sinuatriale Leitungsstörungen in eindeutiger Korrelation zur klinischen Symptomatik stehen.

Die Indikation ist ebenfalls gegeben bei symptomatischer Bradykardie, die durch eine absetzbare (z. B. antiarrhythmische) Medikation verursacht ist.

Eine relative Indikation liegt vor, wenn eine ausgeprägte Sinusbradykardie, ein Sinusarrest und/oder sinuatriale Leitungsstörungen entweder spontan oder als Folge einer erforderlichen Medikation auftreten, aber in fraglicher (undokumentierter) Korrelation zur klinischen Symptomatik stehen.

Jedem klinisch Tätigen ist dabei klar, daß bei Symptomen wie Schwindel oder Müdigkeit ohne dokumentierte Korrelation zur Bradykardie eine Klassifikation als (altersentsprechend) unspezifisch oder als bradykardiebedingt oftmals schwierig, wenn nicht unmöglich ist. Diese Grauzone zeichnet wohl für die meisten überflüssigen Schrittmacherimplantationen verantwortlich; aus diesem Grund ist eine Dokumentation des Zusammenhangs vor dem Entschluß zur Schrittmachertherapie unbedingt anzustreben.

Keine Indikation zur Schrittmacherimplantation ist gegeben bei Patienten mit Sinusbradykardien ohne Symptome, auch wenn Frequenzen unter 40/min beobachtet werden.

Atrioventrikuläre Leitungsstörungen

Flußdiagramme zur Indikationsstellung bei atrioventrikulären Leitungsstörungen sind in den Abb. 1 und 2 gezeigt. In diesem Kontext muß darauf hingewiesen werden, daß Schematisierungen oft eine Erleichterung bei der Entscheidungsfindung bedeuten. Sie können dabei naturgemäß nicht jedem Einzelfall gerecht werden, so daß Abweichungen bisweilen notwendig werden.

In Abhängigkeit von der klinischen Symptomatik ergeben sich bei Vorliegen atrioventrikulärer Leitungsstörungen im Oberflächen-EKG folgende Indikationen:

Bei symptomatischen Patienten (Synkopen, Bradykardie) stellen folgende Blockformen eine klare Indikation dar:

– AV-Block III. Grades (angeboren, erworben),
– höhergradige AV-Blockierungen,
– AV-Block II, Typ Mobitz II,
– AV-Block II, Typ Wenckebach,
– AV-Block I, infrabifurkal lokalisiert.

Bei asymptomatischen Patienten ist die anatomische Lokalisation der Blockierungsebene entscheidend. Diese ist gegebenenfalls durch elektrophysiologische Untersuchungen abzuklären. Grundsätzlich gilt, daß infrabifurkale Blockierungen eine weit schlechtere Prognose als suprabifurkale Blockierungen aufweisen. Deshalb besteht bei infrabifurkalen Blockierungen, die sich initial typischerweise passager als

– AV-Block II, Mobitz II,

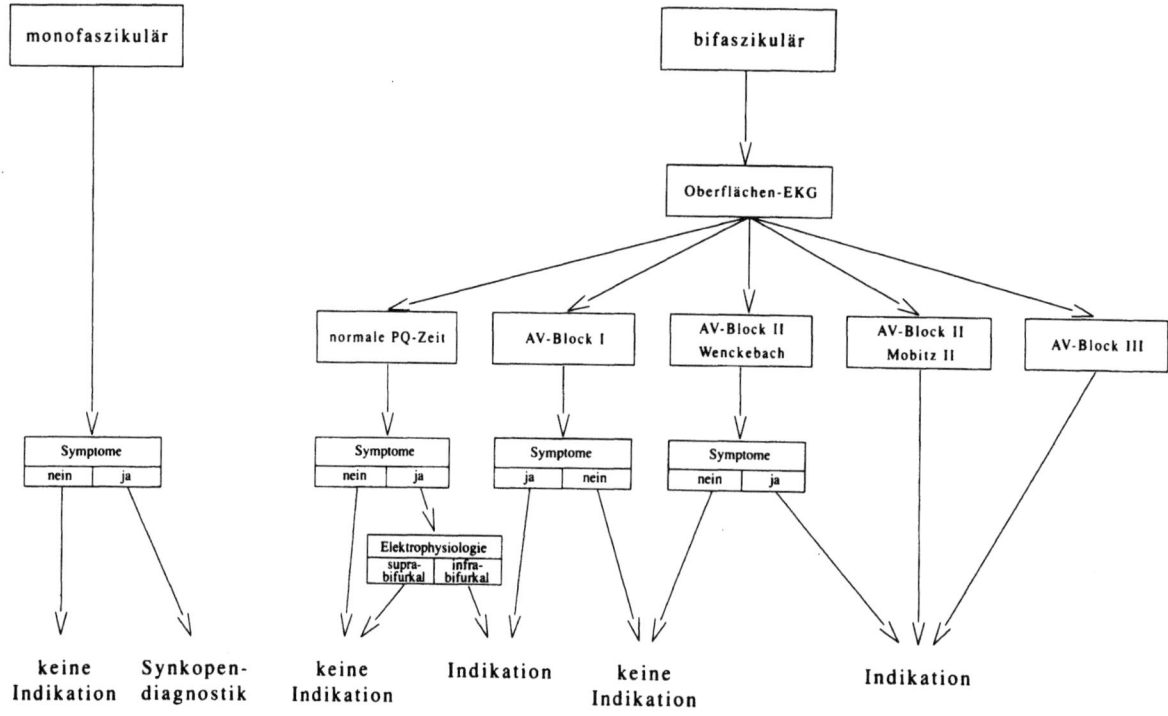

Abb. 2. Indikationen. Flußdiagramm bei intraventrikulären Leitungsstörungen

- höhergradige AV-Blockierungen oder als
- AV-Block III

manifestieren, auch bei asymptomatischen Patienten eine klare Indikation zur prophylaktischen Schrittmacherimplantation.

Für die einzelnen Blockformen empfiehlt sich somit folgendes Vorgehen:

AV-Block I. Der AV-Block I ist meist suprabifurkal lokalisiert, daher ist beim asymptomatischen Patienten ein Schrittmacher nicht indiziert. Beim symptomatischen Patienten (Synkopen, Schwindelanfälle) mit AV-Block I ist zunächst die Blockierungsebene abzuklären. Wird diese in der HIS-Bündel-Elektrographie durch ein verlängertes HV-Intervall (> 70 ms) infrabifurkal lokalisiert, stellt der Nachweis der trifaszikulären Leitungsstörung eine klare Indikation dar.

AV-Block II, Typ Wenckebach. Der AV-Block II, Typ Wenckebach, ist die häufigste Form der suprabifurkalen Leitungsstörung; bei ihm ist beim asymptomatischen Patienten auf Grund der guten Prognose eine prophylaktische Implantation nicht indiziert. Treten beim Wenckebach-Block Symptome auf, ist unabhängig von der Symptomatik eine klare Indikation zur Schrittmacherimplantation gegeben.

AV-Block II, Typ Mobitz II, höhergradige AV-Blockierungen. Diese Blockformen stellen aufgrund der überwiegend infrabifurkalen Lokalisation unabhängig von der Symptomatik eine klare Indikation dar.

AV-Block III (erworben). Beim AV-Block III ist in der Regel unabhängig von der Symptomatik eine klare Indikation gegeben. Ausnahmen liegen vor bei völlig symptomlosen, intermittierenden, vagotoniebedingten Blockierungen bei Herzgesunden in Ruhe (z. B. langzeitelektrokardiographischer Zufallsbefund bei Sportlern im Schlaf).

Angeborener AV-Block III. Grades
Für die angeborenen AV-Blöcke III. Grades ist die Symptomatik ausschlaggebend. Die klare Indikation besteht bei Auftreten von Symptomen (s. oben: AV-Block III mit Symptomen). Bei symptomlosen Patienten mit ausreichend schnellem Ersatzrhythmus empfiehlt sich abwartendes Verhalten.

Intraventrikuläre Leitungsstörungen
Die intraventrikulären Leitungsstörungen sind zwar schon teilweise bei den oben aufgeführten atrioventrikulären Leitungsstörungen abgehandelt; die häufigen Schwierigkeiten beim diagnostischen und therapeutischen Vorgehen bei Patienten mit Schenkel-

block und Synkopen oder Schwindel machen es jedoch notwendig, die intraventrikulären Leitungsstörungen nochmals gesondert aufzurufen und ein Entscheidungsdiagramm darzulegen (Abb. 2).

In diesem Kontext muß darauf hingewiesen werden, daß Tachyarrhythmien und andere Ursachen weit häufiger Gründe für Synkopen bei Patienten mit Schenkelblöcken sind als intermittierende Bradyarrhythmien; eine Schrittmacherimplantation ex juvantibus führt daher entsprechend oft nicht zur Beschwerdefreiheit. Eine sorgfältige allgemeine Synkopenabklärung und gegebenenfalls eine elektrophysiologische Untersuchung sind hier besonders notwendig.

Monofaszikuläre Blöcke. Monovaszikuläre Blöcke (z. B. RSB) sind keine Indikation zur Schrittmacherimplantation. Treten bei Patienten mit dem EKG-Bild eines monofaszikulären Blocks bradykardieverdächtige Symptome (Synkopen, Schwindel) auf, und ist die Diagnostik (allgemein, elektrophysiologische Untersuchung, EPU) unergiebig, ist eine Schrittmacherimplantation ex juvantibus nicht gerechtfertigt.

Bifaszikuläre Blöcke. Bei bifaszikulären Blöcken (z. B. RSB + LAH) entscheiden die Leitungsverhältnisse des verbleibenden Faszikels über die Indikation. Prognostisch ist die Kombination aus Rechtsschenkelblock (RSB) und linksposteriorem Hemiblock (LPH) ungünstiger als die aus Rechtsschenkelblock (RSB) und linksanteriorem Hemiblock (LAH).

Besteht ein bifaszikulärer Block bei sonst unauffälligen Leitungsverhältnissen im Oberflächen-EKG, liegt beim asymptomatischen Patienten keine Indikation vor.

Bei klinischer Symptomatik stellt ein verlängertes HV-Intervall als Ausdruck der trifaszikulären Blockierung eine klare Indikation dar.

Bifaszikulärer Block + AV-Block I. Zeigen sich im Oberflächen-EKG das Bild eines bifaszikulären Blocks sowie eine zusätzliche Verlängerung der PQ-Zeit, so ist beim asymptomatischen Patienten keine Indikation gegeben. Bestehen typische Symptome, liegt eine klare Indikation vor, insbesondere, wenn die HV-Zeit verlängert ist.

Bisfaszikulärer Block und AV-Block II, Typ Wenckebach. Besteht im Oberflächen-EKG das Bild eines bifaszikulären Blockes mit einem AV-Block II, Typ Wenckebach, so ist bei asymptomatischen Patienten ein Schrittmacher nicht indiziert. Treten Symptome auf, ist eine klare Indikation (s. oben: Wenckebach-Block mit Symptomen) gegeben.

Bifaszikulärer Block und AV-Block II, Typ Mobitz II. Liegt dieses EKG-Bild vor, ist die Schrittmacherimplantation, unabhängig von der Symptomatik, klar indiziert.

Kompletter trifaszikulärer Block. Aus der vollständigen Blockierung der 3 Faszikel resultiert der prognostisch sehr ungünstige distale komplette AV-Block; die klare Indikation steht hier außer Frage.

Permanente Schrittmacherimplantation in der Postinfarktphase

Für die im Zusammenhang mit akuten Myokardfarkten auftretenden atrioventrikulären Leitungsblockierungen empfiehlt sich folgendes Vorgehen: Bei bradykardiebedingter Verminderung der Förderleistung und/oder Synkopen ist zunächst die temporäre Stimulation angezeigt. Bestimmend für das weitere Vorgehen sind die Infarktlokalisation und, davon oft abhängig, der Blockierungsgrad und die Blockierungsebene.

Hinterwandinfarkt. Beim Hinterwandinfarkt sind Leitungsstörungen im AV-Knoten relativ häufig und auf Grund ihres meist passageren Charakters durch medikamentöse Therapie oder temporäre Stimulation gut zu beherrschen.

Persistieren schrittmacherbedürftige Blockierungen (s. oben), so besteht in der Postinfarktphase bis zu 8–10 Tagen nach Infarktbeginn keine Indikation zur permanenten Schrittmacherimplantation. Erst nach Ablauf dieser frühen Postinfarktphase sollte über die permanente Schrittmacherimplantation entschieden werden.

Vorderwandinfarkt. Im Gegensatz zum Hinterwandinfarkt handelt es sich bei im Rahmen eines Vorderwandinfarktes neu auftretenden Leitungsstörungen immer um intraventrikuläre Blockierungen, die sich i. allg. nicht zuverlässig zurückbilden und eine deutliche Gefahr durch Synkopen und plötzlichen Herztod darstellen.

Aus diesem Grund ist das Auftreten eines Blockbildes (z. B. LSB, RSB + LAH) in der akuten Infarktphase als ernst zu bewerten und die prophylaktische temporäre Stimulation indiziert.

Bilden sich in dieser Phase therapiebedürftige Blockierungen (s. oben) aus, braucht die beim Hinterwandinfarkt angegebene Zeitgrenze für die temporäre Stimulation nicht eingehalten zu werden, und die Schrittmacherimplantation kann früher erfolgen.

Bradyarrhythmie bei Vorhofflimmern

Eine klare Indikation liegt vor bei Vorhofflimmern mit langsamer Kammerfrequenz, das mit Symptomen einer zerebralen Minderdurchblutung oder einer Herzinsuffizienz in Ruhe und/oder unter Belastung einhergeht.

Eine Indikation ist die asymptomatische Bradyarrhythmie, auch wenn einzelne RR-Intervalle mit mehr als 1500 ms (< 40/min) auftreten.

Hypersensitives Karotissinus-Syndrom

Kardioinhibitorischer Typ. Eine klare Indikation ist gegeben bei synkopalen Zuständen, die in eindeutigem Zusammenhang mit einer Irritation des Karotissinus auftreten, wobei diese Irritation sowohl spontan wie auch bei vagalen Manövern auslösbar sein sollte. Eine relative Indikation besteht bei Patienten mit anderweitig nicht klärbaren Synkopen oder Schwindelzuständen, bei denen der Druck auf den Karotissinus eine Asystolie von mehr als 3 s verursacht, jedoch kein eindeutiger Zusammenhang mit einer spontanen Irritation des Karotissinus nachgewiesen werden kann. Gerade unter dem Aspekt der Vermeidung überflüssiger Schrittmacherimplantationen sollte bei dieser Konstellation langzeitelektrokardiographisch die Dokumentation eines Zusammenhangs zwischen bradykarden Phasen und Symptomen unbedingt angestrebt werden. Keine Indikation liegt vor, wenn ein pathologischer Karotissinusreflex ausgelöst werden kann, der Patient jedoch asymptomatisch ist.

Vasodepressorischer Typ. Der rein vasodepressorische Typ des Karotissinus-Syndroms stellt bei fehlender Bradykardie keine Indikation zur Schrittmacherimplantation dar.

Systemwahl

Der prinzipiellen Indikationsstellung zur Schrittmacherimplantation folgt die Auswahl des geeigneten Systems für den einzelnen Patienten. Diese steht am Ende eines Entscheidungsprozesses, der elekrophysiologischen, hämodynamischen und sozioökonomischen Faktoren sowie der individuellen Situation des Patienten Rechnung zu tragen hat. Die Wahl eines bestimmten Systems ist häufig Ausdruck eines Kompromisses zwischen der unter rein medizinischen Gesichtspunkten „optimalen" Lösung und den Vorgaben und Limitationen, die aus den finanziellen Rahmenbedingungen, chirurgischen Möglichkeiten und der personellen Ausstattung einer Klinik sowie der Nachsorge resultieren.

In den letzten Jahren hat die Entwicklung vorhofunabhängiger, frequenzvariabler Systeme zu einer deutlichen Erweiterung der therapeutischen Möglichkeiten in der Schrittmachertherapie geführt. Diese Verbesserungen bestehen darin, daß sie für Patienten, bei denen die Voraussetzungen für eine DDD-Stimulation nicht gegeben sind oder deren Vorhoffrequenz inadäquat ist, die Möglichkeit einer angemessenen Frequenzadaptation neu eröffnen. Die frequenzvariable Stimulation im Vorhof ermöglicht darüber hinaus als Einkammersystem (AAIR) und Zweikammersystem (DDDR, DDIR) in vielen Fällen die Kombination von AV-Synchronizität und Frequenzadaptation, während konventionelle DDD-Systeme bei inadäquater sinuatrialer Funktion nur die AV-Synchronizität ohne physiologische Frequenzanpassung vermitteln.

Die weitere Entwicklung frequenzadaptiver Systeme wird in dem Maße auch zu der entsprechenden Änderung der Indikationsstellung zugunsten dieser Systeme führen, je mehr die frequenzadaptive Betriebsart annähernd kostenneutral als Zusatzfunktion routinemäßig in Schrittmacher implementiert und nach Bedarf zu- oder abgeschaltet werden kann.

Unter besonderer Berücksichtigung dieser Neuentwicklungen ergeben sich für die häufigsten bradykarden Rhythmusstörungen mit klarer Indikation zur Schrittmachertherapie die folgenden Empfehlungen:

Sinusknotenerkrankung

Das Syndrom subsumiert Störungen der sinualen Automatiefunktion, Störungen der sinuatrialen Erregungsleitung und Kombinationen aus beiden. Entsprechend kann sich das Syndrom in Form von symptomatischer Bradykardie, inadäquatem Frequenzanstieg bei Belastung und konsekutiver Belastungsinsuffizienz, Schwindel, Müdigkeit etc. manifestieren. Ferner besteht bei einem Teil der Patienten wegen der bradykardiebedingten, mangelnden Suppression atrialer Zentren eine verstärkte Neigung zu atrialen Tachykardien (Bradykardie-Tachykardie-Syndrom). Bestehen isoliert sinuatriale Leitungsstörungen, so werden die Patienten gelegentlich in Form von Schwindel oder Synkopen symptomatisch.

In diesen Fällen ist das Ziel der Schrittmacherimplantation nur die Prävention von Synkopen, während bei anderen Gruppen zusätzlich oder aus-

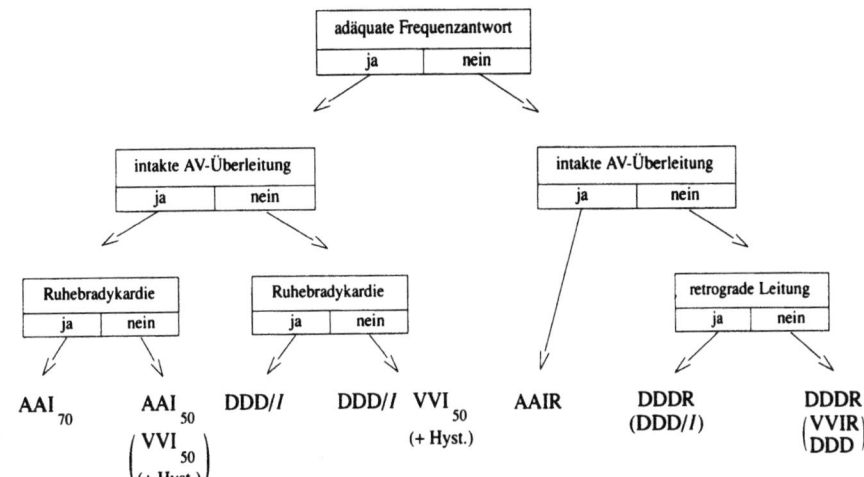

Abb. 3. Systemwahl. Flußdiagramm beim Sinusknotensyndrom

schließlich die hämodynamische Indikation besteht. Grundsätzlich muß dabei bedacht werden, daß eine hämodynamische Verbesserung nur durch vorhofbeteiligende Stimulationsformen (AAI, DDD, AAIR, DDDR, DDIR) erreicht werden kann.

Der Einsatz von VVI-Schrittmachern mit höheren Grundfrequenzen (z. B. 70/min) bei Vorhofbradyarrhythmien führt häufig zu retrograder Überleitung und konsekutiver Verschlechterung der hämodynamischen Verhältnisse. Vergleichsstudien von AAI/DDD vs. VVI in der Therapie des Sinusknotensyndroms ergeben eine niedrigere Inzidenz von permanentem Vorhofflimmern und dessen klinischen Konsequenzen. Der Nutzen der Vorhofstimulation und die Vorteile gegenüber der isolierten Kammerstimulation können heute nicht mehr in Frage gestellt werden.

Auch beim Bradykardie-Tachykardie-Syndrom kann ein antiarrhythmischer Effekt vorhofbeteiligender Stimulationsformen (AAI, DDI, DDD) dokumentiert werden, was eine zusätzliche Indikation darstellt. Abbildung 3 zeigt Vorschläge zur Wahl der Betriebsart und Indikationsstellung bei Sinusknotenfunktionsstörungen.

Liegt eine Bradyarrhythmie vor, sollte als erster Schritt die Frequenzantwort auf Belastungen geprüft werden. Ist diese adäquat, sind die Leitungsverhältnisse im AV-Knoten zu prüfen. In einem weiteren Schritt ist abzuklären, ob eine symptomatische Ruhebradykardie besteht.

Für Patienten mit adäquater Frequenzadaptation, die aufgrund intermittierender SA-Blockierungen und/oder langer posttachykarder präautomatischer Pausen nach Vorhofrhythmusstörungen synkopieren, steht die Prävention der Synkopen ganz im Vordergrund. Liegt eine intakte AV-Überleitung vor und besteht keine symptomatische Bradykardie in Ruhe, so sind konventionelle AAI-Systeme oder VVI-Systeme mit niedriger Interventionsfrequenz (40–50 Schläge/min) die Systeme der Wahl. Durch die Verwendung einer Hysterese, die Inhibierung auch bei niedrigem Ruhepuls ermöglicht, kann dabei die Schrittmachertätigkeit ohne Einbußen des therapeutischen Effekts minimiert werden.

Besteht eine symptomatische Ruhebradykardie, nicht zuletzt als Folge der pharmakologischen Therapie von atrialen Tachyarrhythmien, und ist davon auszugehen, daß der Schrittmacher die führende Frequenzgröße nach Implantation ist, sollte ein AAI-System mit höherer Stimulationsfrequenz (z. B. 70/min) und nicht ein VVI-System gewählt werden.

Ist eine intakte AV-Überleitung nicht gewährleistet, so kommen zur reinen Synkopenprophylaxe ein VVI-System mit niedriger Interventionsfrequenz evtl. in Kombination mit einer Hysterese oder ein DDD-System in Frage. Besteht eine zusätzliche Ruhebradykardie, so sollte ein DDD/I-System mit höherer Frequenz (70/min) gewählt werden.

Liegt eine Störung der sinualen Automatiefunktion vor mit inadäquater Frequenzanpassung mit oder ohne Synkopen, so besteht eine hämodynamische Indikation. Nachdem die hämodynamisch optimale Frequenz bei gegebener Belastung im Einzelfall in Abhängigkeit von der Myokardfunktion und/oder der Koronarmorphologie sehr unterschiedlich sein kann, ist der Begriff der „inadäquaten Frequenzanpassung" relativ und bedarf individueller Beurteilung. Auf den Versuch einer allgemein gültigen Quantifizierung muß daher verzichtet werden.

Bei hämodynamischen Indikationen, die mit einer hohen prozentualen Stimulation einhergehen, sind für die Wahl des Schrittmachersystems die atrioventrikulären Leistungsverhältnisse entscheidend. Eine intakte AV-Überleitung kann dann als gegeben angesehen werden, wenn sich in (mehreren) langzeitelektrokardiographischen Kontrollen und anamnestisch keine Hinweise auf Leitungsstörungen ergeben. Zusätzlich sollte eine elektrophysiologische Testung durch Vorhofstimulation und Prüfung der retrograden Leitung durchgeführt werden. Liegt der Wenkkebach-Punkt bei Vorhofstimulation über 120–130/min, so können intakte Leitungsverhältnisse angenommen werden. Dabei ist jedoch zu berücksichtigen, daß die AV-Leitung funktionellen Einflüssen und konsekutiven Schwankungen unterliegt. Vor der Systemwahl müssen außerdem Faktoren wie die kardiale Grunderkrankung mit möglicher Beeinträchtigung der AV-Leitung oder eine bereits bestehende oder zu erwartende Therapie mit negativ dromotropen Substanzen bedacht werden.

Besteht nach der Prüfung dieser Faktoren eine intakte AV-Leitung, so ist die frequenzadaptive AAI-Stimulation (AAIR) die Methode der Wahl. Sie stellt die einfachste Möglichkeit dar, Frequenzadaptation und AV-Synchronizität zu realisieren.

Bestehen Hinweise auf intermittierende AV-Leitungsstörungen oder liegen manifeste Störungen bereits vor, so entfällt die Möglichkeit der reinen AAI-Stimulation, und die Kammerstimulation wird obligat. Als nächster Schritt wird nun die Prüfung der retrograden AV-Leitung notwendig. Kommt es unter Ventrikelstimulation zur retrograden Vorhofaktivierung, so ist zur Vermeidung des Schrittmachersyndroms die bifokale Stimulation notwendig. Wenn zusätzlich zur Leitungsstörung eine mangelnde Frequenzadaptation vorliegt, ist ein frequenzadaptiver Zweikammerschrittmacher (DDDR) das System der Wahl. Das konventionelle DDD-System stellt eine Alternative dar, es ist jedoch nicht in der Lage, die mangelnde Frequenzadaptation zu kompensieren. Grundsätzlich muß bedacht werden, daß unter ventrikulärer Einkammerstimulatoin (VVI) keine hämodynamische Verbesserung zu erzielen ist, sondern daß es vielmehr regelmäßig zu einer hämodynamischen Verschlechterung kommt.

Besteht keine retrograde Vorhofaktivierung, so kann jedoch eine hämodynamische Verbesserung von einem frequenzadaptiven VVI-System (VVIR) erwartet werden. Dabei ist aber zu berücksichtigen, daß Leitungsverhältnisse funktionellen Einflüssen unterliegen und ein einmalig erhobener negativer elektrophysiologischer Befund eine intermittierend auftretende retrograde Leitung nicht ausschließt. Ein weiteres Argument gegen die ventrikuläre Einkammerstimulation stellt die suppressive Wirkung der vorhofbeteiligten Stimulation auf die atriale Ektopieneigung dar. Beim Bradykardie-Tachykardie-Syndrom empfiehlt sich das gleiche diagnostische Vorgehen (Abb. 3). Da die Vorhofsteuerung konventioneller DDD-Systeme beim Auftreten atrialer Tachykardien zu Kammertachykardien führen kann, ist neueren Systemen mit der Möglichkeit, die DDI-Betriebsart zu wählen, der Vorzug zu geben.

Atrioventrikuläre Leitungsstörungen

Bei den therapiebedürftigen atrioventrikulären Leitungsstörungen besteht die Aufgabe der Schrittmachertherapie primär in der Prävention der Adams-Stokes-Symptomatik, des weiteren in der Verbesserung der hämodynamischen Situation.

Ein Flußdiagramm für AV-Blockierungen ist in Abb. 4 gezeigt. Ist die sinuatriale Funktion intakt, so ist ein konventioneller DDD-Schrittmacher das System der ersten Wahl. Bisweilen schwierig gestaltet sich die Entscheidung bei Patienten, die bei totalem AV-Block mit einem festfrequenten VVI-System versorgt wurden und bei denen ein Impulsgeberwechsel indiziert ist. Für diese Gruppe bedeutet die Aufrüstung zum Zweikammersystem (DDD, DDDR) sicherlich die hämodynamisch optimale Lösung, jedoch sind – das Fehlen einer retrograden Leitung vorausgesetzt – auch bereits wesentliche hämodynamische Verbesserungen durch ein VVIR-System zu erwarten. Besteht zum AV-Block gleichzeitig eine Störung der Sinusknotenfunktion mit inadäquater Frequenzanpassung bei Belastung, so sind frequenzadaptive Zweikammersysteme (DDDR) die Systeme der Wahl. An zweiter Stelle stehen frequenzadaptive Einkammersysteme (VVIR) sowie konventionelle DDD-Systeme, in Abhängigkeit vom Grad der gleichzeitig bestehenden Dysfunktion des Sinusknotens müssen die Nachteile, die aus dem Verlust der AV-Synchronität (VVIR) oder der mangelnden Frequenzadaptation (DDD) resultieren, gegeneinander abgewogen werden.

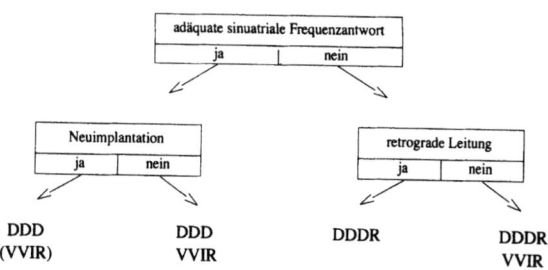

Abb. 4. Systemwahl. Flußdiagramm bei AV-Blockierungen

Bradyarrhythmie bei Vorhofflimmern

Zum Vorgehen bei Bradykardie bei Vorhofflimmern bietet Abb. 5 Vorschläge.

Die Indikation zur Schrittmachertherapie bei Bradyarrhythmie besteht zum einen darin, das Absinken der Ruhefrequenz unter einen kritischen Wert zu verhindern. Darüber hinaus ergibt sich mit dem Einsatz frequenzadaptiver Systeme bei der bradykarden Arrhythmie erstmals die Möglichkeit, eine bestehende inadäquate Frequenzadaptation zu kompensieren. Da die Bradyarrhythmie aus einer Kombination von chronischem Vorhofflimmern und höhergradiger AV-Blockierung resultiert, kommen nur Einkammersysteme im Ventrikel in Frage. Bei einem Teil der Patienten kommt es unter belastungsinduzierter Erhöhung der nervalen and humoralen Sympathikusaktivität zu einer deutlichen Verbesserung der Leitungsverhältnisse im AV-Knoten, die mit einer entsprechenden Steigerung der Kammerfrequenz einhergeht.

Für diese Gruppe stellt das festfrequente VVI-System mit einer Interventionsfrequenz von 60–70 Schlägen/min das System der Wahl dar.

Dagegen sind Patienten ohne adäquate Anpassung der Ventrikelfrequenz bei Belastung Kandidaten für ein frequenzadaptives VVI-System (VVIR).

Hypersensitiver Karotissinus

Beim kardioinhibitorischen Typ des Karotissinus-Syndroms liegt die Aufgabe der Schrittmachertherapie ganz überwiegend in der Prävention von Synkopen. Diese Patienten scheinen mit einem konventionellen VVI-System oder mit einem DDI-System mit angepaßter Interventionsfrequenz und Zuschaltung einer Hysterese adäquat versorgt (Abb. 5). Vor dem Einsatz eines AAI-Systems muß gewarnt werden, da neben der Sinushemmung häufig auch ein intermittierender AV-Block auftreten kann.

Schrittmachernachsorge

Die korrekte Indikationsstellung und adäquate Systemwahl garantieren noch keineswegs die Qualität der Schrittmacherbehandlung im weiteren Verlauf. Dafür bedarf es unbedingt einer sachkundigen Nachsorge. Die Erweiterung in den Indikationsstellungen setzt entsprechende Kenntnisse der zugrundeliegenden bradykarden Rhythmusstörungen und der hämodynamischen Konsequenzen der einzelnen Stimulationsformen voraus. Nachdem sich die antibradykarde Stimulation zu einer hochtechnisierten Therapieform mit großer Innovationsrate entwickelt hat, ist auch ihre Kontrolle mit zunehmender Komplexität belastet. Die Multiprogrammierbarkeit der verschiedenen Systeme, vom Einkammerschrittmacher bis zum frequenzadaptiven Zweikammersystem, hat zu einer exponentiellen Zunahme geführt. Darüber hinaus tragen wesentliche Unterschiede in den einzelnen Modellen und das große Produktangebot dazu bei, daß eine adäquate Schrittmacherkontrolle heute erhebliche Spezialkenntnisse erfordert. Neben kardiologischem Wissen und allgemeiner Schrittmachererfahrung bedarf es detaillierter Produktkenntnisse hinsichtlich der zu prüfenden Systeme sowie der spezifischen Programmiergeräte. Dies gilt insbesondere für Zweikammerschrittmacher und frequenzadaptive Systeme, deren hämodynamische Vorteile heute so gut dokumentiert sind, daß eine erweiterte Anwendung mit entsprechender Nachsorge gefordert werden muß.

Die obligatorischen Anforderungen an die Schrittmachernachsorge setzen eine enge Zusammenarbeit zwischen den Schrittmacherambulanzen der implantierenden Kliniken, den Hausärzten und den niedergelassenen Kardiologen voraus.

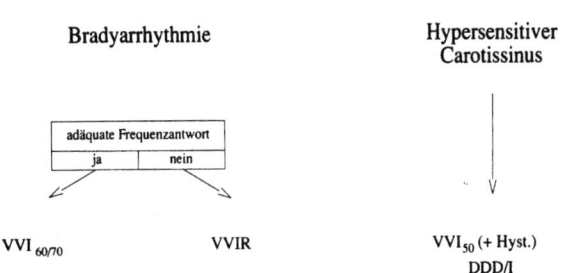

Abb. 5. Systemwahl. Flußdiagramm bei Bradyarrhythmie und hypersensitivem Karotissinus

Aufgaben der Schrittmacherkontrolle

Die Aufgaben dieser Nachsorge können definiert werden als
- Anpassung der Systeme an die aktuellen Vorgaben des Patienten, die aus seiner bradykarden Rhythmusstörung sowie seiner Hämodynamik resultieren.
- Funktionskontrollen, besonders im Hinblick auf den Sicherheitsabstand zwischen Ausgangsimpuls und Reizschwelle sowie die Batteriekapazität.
- Diagnostik und ggf. Behebung von Komplikationen biologischer und technischer Natur, die sich z. T. durch Umprogrammierung bewerkstelligen lassen, z. T. jedoch eine chirurgische Intervention erfordern.

Voraussetzungen

Die adäquate Schrittmacherkontrolle stellt spezifische Anforderungen an den ausführenden Arzt sowie die apparative Ausstattung.

Die Qualitätssicherung der Schrittmachertherapie erfordert folgende Voraussetzungen:

Personelle Voraussetzungen

Der die Herzschrittmacherkontrolle durchführende Arzt muß über ausreichende Kenntnisse verfügen im Hinblick auf
- die Diagnostik und Therapie bradykarder Herzrhythmusstörungen;
- die elektrophysiologischen und hämodynamischen Konsequenzen der unterschiedlichen Stimulationsformen;
- die allgemeinen technischen Grundlagen der Schrittmachersysteme und Programmiergeräte;
- die Daten der zu prüfenden Systeme und der dazugehörigen Programmiergeräte.

Apparative Voraussetzungen

An apparativen Voraussetzungen sind zu fordern:
- ein zur Schrittmacherkontrolle geeigneter EKG-Schreiber;
- ein Analysegerät zur Messung von Stimulationsintervall und Impulsdauer;
- das jeweils spezifische Programmiergerät;
- eine Notfallausrüstung in Form von Instrumenten zur kardiopulmonalen Wiederbelebung einschließlich eines Defibrillators.

Durchführung der Schrittmacherkontrolle

Basisuntersuchung (Tabelle 3)

Grundaufgabe jeder Kontrolle sind die Prüfung der Reizbeantwortung und Wahrnehmungsfunktion sowie die Beurteilung des Batteriezustandes. Es muß geprüft werden, ob die programmierte Schrittmacherfunktionsweise den aktuellen Erfordernissen des Patienten noch angepaßt ist.

In Abhängigkeit von Schrittmachertyp können zur Basiskontrolle auch weitere Untersuchungen vorgenommen werden, wie Reizschwellenmessungen oder die telemetrische Abfrage von speziellen Holterfunktionen.

Erweiterte Kontrolle (Tabelle 4)

In mindestens jährlichen Abständen müssen weitergehende Untersuchungen durchgeführt werden, damit eine optimale, d. h. den Möglichkeiten des jeweiligen Schrittmachertyps und den Erfordernissen des jeweiligen Patienten entsprechende Arbeitsweise des Schrittmachers garantiert werden kann. Einige Kontrollparameter haben nur bei Auftreten von Komplikationen Bedeutung, so etwa die postventrikuläre atriale Refraktärzeit bei schrittmachervermittelten Tachykardien.

Kontrollparameter

Reizschwelle von Vorhof und Kammer. Die Verfahren der Reizschwellenprüfung sind modellgebunden bzw. vorgegeben. Aufgrund des natürlichen Reizschwellenverlaufes mit einem wesentlichen passageren Anstieg der Reizschwelle innerhalb der ersten Wochen nach Implantation ist in diesem Zeitraum eine initial höhere Stimulationsenergie erforderlich. Die endgültige Einstellung mit dem Ziel der Energieeinsparung und konsekutiver Laufzeitverlängerung sollte nach 3, spätestens 6 Monaten angestrebt werden; dabei ist unbedingt ein Sicherheitsabstand von etwa 100 % einzuhalten. Im Einzelfall muß dem Herstellerhandbuch entnommen werden, welche Amplituden-Impulsdauer-Kombination den geringsten Stromverbrauch bewirkt.

Batteriezustand. Die Beurteilung des Batteriezustandes durch Magnetauflage hat bei jeder Kontrolle zu erfolgen. Leider fehlen einheitliche Austauschkriterien, was produktspezifische Kenntnisse für die Beurteilung voraussetzt (vgl. Herstellerhandbuch).

Tabelle 3. Basisuntersuchung

	Einkammer	Zweikammer	Frequenzadaptiv
Ruhe-EKG	+	+	+
Magnettest-EKG	+	+	+
Impulsanalyse	+	+	+
Reizschwelle	(+)	(+)	(+)
Speicherabfrage	(+)	(+)	(+)

+ obligat, (+) fakultativ

Tabelle 4. Erweiterte Kontrolle

	Einkammer atrial/ventr.	Zweikammer	Frequenzadaptiv atrial/ventr.
Ruhe-Magnettest-EKG	+	+	+
Reizschwelle	+	+	+
Wahrnehmungsschwelle	+	+	+
Wenckebach-Punkt		+	+
Refraktärzeiten	(+)	(+)	(+)
Langzeit-EKG	(+)	(+)	(+)
Belastungs-EKG	(+)	(+)	(+)

+ obligat, (+) fakultativ

Wahrnehmungsschwelle. Die korrekte Wahrnehmung des Systems setzt eine entsprechende Einstellung der Wahrnehmungsschwelle des Schrittmachers voraus.

Atriale Wahrnehmung. Biologische Schwankungen des P-Wellen-Signals im Einzelfall legen für Vorhofsysteme einen Sicherheitsabstand von mehr als 0,5 mV nahe. Dabei muß jedoch abgewogen bzw. getestet werden, daß bei hoher Empfindlichkeit, insbesondere bei unipolaren Systemen, die Wahrscheinlichkeit externer Störeinflüsse (z. B. Muskelsignale) entsprechend steigt.

Ventrikuläre Wahrnehmung. Die Wahrnehmung ist im Ventrikel aufgrund der höheren Signalamplituden weniger kritisch; nur selten werden Einstellungen der Empfindlichkeit unter 5 mV notwendig. Sofern empfindlichen Einstellungen gewählt werden müssen, sind Prüfungen von Störeinflüssen (z. B. Muskelsignale) geboten.

Elektrodenimpedanz. Die Elektrodenimpedanz ist in modernen Telemetrieschrittmachern abfragbar und liefert wertvolle Informationen über die Integrität der Elektroden.

Refraktärzeiten. Die Refraktärzeit ist auf Ventrikelebene mit der Normaleinstellung (300–350 ms) in den meisten Fällen adäquat; eine Verlängerung kann bei T-Wellen-Wahrnehmungen relevant werden. Auf Vorhofebene kann bei Wahrnehmung des ventrikulären Fernpotentials im AAI-Modus bei Auftreten von schrittmachervermittelten Tachykardien im DDD-Modus eine Verlängerung notwendig werden.

Diagnostische Funktionen. Moderne Telemetrieschrittmacher mit Speicherfunktionen ermöglichen die Abfrage diagnostischer Daten und können so u. a. wertvolle Hinweise für eine Optimierung der Grundfrequenz vermitteln und das Vorkommen von Funktionsstörungen und Arrhythmien dokumentieren.

Besonderheiten bei Zweikammersystemen
Funktionsprüfungen sind bei Zweikammersystemen im gleichen zeitlichen Rahmen durchzuführen. Der Reizschwellentest umfaßt Vorhof und Kammer; analog dazu ist die Wahrnehmung in Vorhof und Kammer zu prüfen, wobei der adäquaten atrialen Wahrnehmung entscheidende Aussagekraft hinsichtlich der Funktion des Systems zukommt. Zusätzlich ist bei Zweikammersystemen zu prüfen, ob

– die AV-Zeit,
– die höchste synchrone Frequenz,
– die postventrikuläre atriale Refraktärzeit

den klinischen Vorgaben des jeweiligen Patienten angepaßt sind.

Besonderheiten bei frequenzadaptiven Systemen
Bei frequenzadaptiven Systemen sind grundsätzlich die auf S. 356 aufgeführten Funktionen im gleichen Umfang zu prüfen. Die Einstellung der frequenzadaptiven Funktion setzt entsprechende Spezialkenntnisse voraus und kann zur Apassung an die adäquate Frequenz initial häufigere klinische, ergometrische und langzeitelektrokardiographische Kontrollen erforderlich machen.

Zeitplan der Schrittmacherkontrollen
Ein Zeitplan für die Kontrollen nach komplikationsloser Neuimplantation sowie nach Impulsgeberwechsel ist in Tabelle 5 dargestellt.

Komplikationslose Neuimplantation
Die erste Kontrolle erfolgt innerhalb der ersten postoperativen Woche und umfaßt neben der Basisuntersuchung mit obligater Reizschwellenmessung im Vorhof und Ventrikel die Beurteilung der Wundverhältnisse. Wichtig ist auch ein ausführliches Informationsgespräch mit dem Patienten.

Zur Dokumenation des Elektrodenverlaufs sollte eine radiologische Kontrolle erfolgen. Die Beurteilung der Interaktion von Eigen- und Schrittmacherrhythmus erfolgt am besten durch die Registrierung eines 24-h-Langzeit-EKG.

Bei frequenzadaptiven Systemen sind zur individuellen Anpassung initial zusätzliche Kontrollen und ergometrische Tests notwendig.

Die 2. Kontrolle erfolgt 4 Wochen nach Implantation und umfaßt die auf S. 356 aufgeführten Parameter sowie eine Prüfung der Wundverhältnisse.

Die 3. Kontrolle erfolgt 3 Monate nach Implantation und umfaßt die auf S. 356 aufgeführten Parame-

Tabelle 5. Nachsorge-Zeitplan

Monate nach Implantation	Neuimplantation	Impulsgeberwechsel
0	E	E
1	B	E + Endeinstellung
3	E + Endeinstellung	
6	B	B
12	E	E
18	B	B
24	E	E

B Basisuntersuchung, *E* Erweiterte Kontrolle

ter. Daneben kann jetzt die Endeinstellung mit Reduktion der Stimulationsenergie vorgenommen werden, da nach einem Zeitraum von 3 Monaten von einer Stabilisierung der Reizschwelle ausgegangen werden kann.

Die nächste Kontrolle erfolgt 6 Monate nach Implantation. Die weiteren Kontrollen sind in Abständen von jeweils einem halben Jahr vorzunehmen.

Komplikationsloser Impulsgeberwechsel
Bei Impulsgeberwechsel kann die endgültige Einstellung der Stimulationsenergie bereits unmittelbar postoperativ oder bei der ersten ambulanten Kontrolle nach vier Wochen erfolgen. Beim frequenzadaptiven System sind zur individuellen Anpassung initial zusätzliche Kontrollen und ergometrische Tests notwendig.

Komplikationen, Batterieerschöpfung
Bei chirurgischen oder technischen Komplikationen haben sich die Kontrollintervalle abweichend vom Zeitplan allein nach der klinischen Situation zu richten und müssen entsprechend kürzer angesetzt werden. Bei Hinweisen auf Batterieerschöpfung sind die Kontrollintervalle kürzer (z. B. dreimonatlich) zu wählen.

Neuentwicklungen in der Herzschrittmachertherapie

Herzschrittmacherelektroden

Eine ideale Elektrode ermöglicht eine energiesparende Stimulation und eine sichere Detektion von Herzsignalen. Bei diesen Vorgängen spielen der Übergang von der Elektrode zum Myokard, der Phasengrenze genannt wird, und das infolge entzündlicher Reaktionen entstandene fibrotische Material eine besondere Rolle. An der Phasengrenze können 2 Leitungsmechanismen nachgewiesen werden, die elektronische Leitung im Metall und die ionische Leitung im Elektrolyt. Die Adsorption von Wassermolekülen an der Elektrode und die Hydratisierung der Ionen der Lösung führen dazu, daß ein direkter Elektronenaustausch unmöglich wird. Herkömmliche Elektroden mit glatten Köpfen werden daher von Elektroden mit gesicherten Köpfen, fraktalen Beschichtungen oder Steroidelektroden ersetzt. Durch die neuentwickelten Elektroden werden entzündliche Reaktionen in der unmittelbaren Umgebung der Elektrode weitgehend verhindert und ein optimaler Ladungstransfer an der Phasengrenze durch Vergrößerung der elektrochemisch aktiven Oberfläche ermöglicht. Ein fraktaler Aufbau bedeutet eine Bedeckung des Elektrodenkopfes mit Halbkugeln, um die Oberfläche zu vergrößern (Faktor 2^n). Bei einer Steroidelektrode befindet sich hinter einem porösen Elektrodenkopf ein Reservoir mit Dexamethason-Natriumphosphat, das langsam in die Umgebung diffundieren kann. Im Hinblick auf die Detektionseigenschaften werden mit den fraktal beschichteten Elektroden die höchsten Vorhof- und Ventrikelpotentiale gemessen. Das Reizschwellenverhalten ist bei beiden Elektroden vergleichbar günstig. Tabelle 6 faßt die Stimulations- und Detektionseigenschaften von Steroid- und fraktalen Elektroden zusammen.

Die Zweikammerstimulation bietet deutliche hämodynamische Vorteile gegenüber dem VVI-Modus. Sie erfordert in der Regel die Implantation von einer Vorhof- und einer Ventrikelelektrode. Das Verfahren wird durch die Entwicklung eines Single-lead-VDD-Schrittmachersystems erheblich vereinfacht. Die spezielle „A-Track"-Elektrode ist triaxial mit 3 ineinander liegenden Leitern aufgebaut. Der innere

Tabelle 6. Zusammenhang der Stimulations- und Detektionseigenschaften von Steroid- und fraktalen Elektroden. (nach [9])

		Steroidelektroden	Fraktale Elektroden
Stimulationseigenschaften			
Reizschwelle	Initial	Sehr niedrig	Sehr niedrig
	Chronisch	Sehr niedrig	Sehr niedrig
	Verlauf	Konstant niedrig, im Spätverlauf (nach Erschöpfung des Steroidvorrates) geringfügiger Anstieg	Leichter Anstieg wenige Tage nach Implantation, darauffolgend kontinuierliche Abnahme
Detektionseigenschaften			
Amplitude der Herzsignale		Klein	Groß
Detektion nach Stimulus		Nicht praktikabel	Nachpotentialfrei möglich
Polarisation		Hoch	Niedrig
Weiteres		Nur für bestimmte Anwendungen verfügbar	Jegliche Elektrodenform läßt sich beschichten

Leiter ist mit der distalen unipolaren Elektrode verbunden. Hierüber erfolgen Stimulation und Sensing im Ventrikel. Die beiden äußeren Leiter sind mit 2 separaten diagonalen bipolaren Vorhofelektroden verbunden, die die atriale Aktivität „sensen", ohne festen Kontakt mit der Vorhofwand zu haben. Eine Stimulation im Vorhof ist mit diesem Schrittmachersystem nicht möglich.

Die Vorhofelektroden sind um 180° gegeneinander versetzt; jeder einzelne funktioniert als unipolare Elektrode gegen das Schrittmachergehäuse und ist mit einem Differentialverstärkerschaltkreis im Schrittmacher verbunden, um die P-Wellen zu verstärken und Störsignale zu erkennen. Die Amplitude der P-Wellen sollten bei der Implantation 0,5 mV erreichen, Amplituden bis zu 0,1 und 0,2 mV sind u. U. zu tolerieren. Der Abstand der Vorhof- von der Ventrikelelektrode beträgt in Abhängigkeit von der Herzgröße 11, 13 und 16 cm (A-Track-Elektrode, Modell AT-432 bis 1434, Fa. Cardiac Control Systems). Die Implantation von Single-lead-VDD-Systemen ist bei Patienten mit höhergradigen AV-Blockierungen und intakter Sinusknotenfunktion möglich. Abbildung 5 zeigt das Röntgenbild eines entsprechenden Schrittmachersystems. In der Multicenterstudie konnten Antonioli et al. [2] an 514 Patienten in einer Follow-up-Studie zeigen, daß 93,5 % im VDD-Mode stimuliert wurden. Der Anteil von Patienten, die ein Vorhofflimmern (2,1 %) oder eine Vorhof-Sensingstörung (2,9 %) entwickelten, war sehr gering.

Sensoren für die frequenzvariable Stimulation

Die normale Funktion des Sinusknotens ist die feste Bezugsgröße, mit der alle benutzten Sensoren verglichen werden. Jeder Sensor muß daher eine angepaßte Geschwindigkeit für die Zu- und Abnahme der Herzfrequenz garantieren. Die Änderung der Herzfrequenz muß außerdem proportional zur Belastung sein. Die Antwortkurven können bei den verschiedenen Sensoren unterschiedlich aussehen (linear, parabolisch bzw. hyperbolisch oder komplex). Der Aufbau eines frequenzvariablen Schrittmachersystems sieht 2 Möglichkeiten vor. Das „Open-loop"-Verfahren benutzt den Sensor zum Wahrnehmen von physiologischen oder körperlichen Änderungen. Ein entsprechender Algorithmus setzt die erkannten Änderungen in die verschiedenen Herzfrequenzen um. Beim „Closed-loop"-Verfahren werden Sensor und Algorithmus durch ein negatives Feedback automatisch gesteuert (z. B. zentral-venöse O_2-Sättigung).

Die verschiedenen Sensoren für die frequenzvariable Stimulation sind in folgender Übersicht zusammengefaßt. Neben Sensoren, die auf Vibration und Akzeleration ansprechen, werden zur Steuerung der Herzfrequenz die Atemfrequenz und das Atemminutenvolumen benutzt. Kardiale und metabolische Parameter ergänzen die Möglichkeiten.

Sensoren für die frequenzvariable Stimulation:
– Aktivität: Vibrationen, Akzeleration;
– Atemparameter: Atemfrequenz, Atemminutenvolumen;
– kardiale Parameter: QT, Schlagvolumen, systolische Zeitintervall, dp/dt;
– metabolische Parameter: zentralvenöse Temperatur, venöse O_2-Sättigung.

Die verschiedenen Sensoren unterscheiden sich deutlich in bezug auf ihre Antwortzeit und Sensitivität. Aktivitätssensoren zeichnen sich durch eine schnelle Antwortzeit, aber eine geringe Sensitivität aus. Das Atemminutenvolumen hat als Steuerungsgröße eine langsame Antwortzeit, jedoch eine gute Sensitivität. Bei den metabolischen Parametern ist die zentralvenöse O_2-Sättigung aufgrund der Antwortzeit und Sensitivität ein geeignetes Signal. Es ist aber die Implantation einer speziellen Elektrode erforderlich (Tab. 7).

Um die Vor- und Nachteile der verschiedenen Sensoren auszugleichen, sind inzwischen frequenzvariable Herzschrittmacher im Handel, die 2 Sensoren integrieren: der Legend plus (zentralvenöse Temperatur und Akzelerometer, Fa. Medtronic) und der Topaz (QT-Intervall und Aktivität, Fa. Vitatron). Klinische Erfahrungen liegen bisher nur im begrenzten Umfang zu diesen Schrittmachersystemen vor.

Tabelle 7. Vergleich der Sensoren für die frequenzvariable Stimulation. *VDG* = Ventrikulärer Depolarisationsgradient

Sensor	Elektrode	Antwortzeit	Sensitivität
Sinusknoten	Atrial	Schnell	Gut
Aktivität	A/V	Schnell	Schlecht
MV	Bipolar A/V	Langsam	Gut
QT	V	Langsam	Gut
VDG	V	Schnell	Gut
CVT	Spezial	Schnell	Schlecht
CVO_2	Spezial	Schnell	Gut
SV, dp/dt	Spezial	Langsam	Gut

Sonderfunktionen im DDD-Modus

Treten bei Zweikammerschrittmachern intermittierend atriale Tachyarrhythmien (Vorhofflimmern oder -flattern und supraventrikuläre Tachykardien) auf, so sind diese Aggregate in der Lage, eine automatisches Mode-Switching vorzunehmen. Der DDD-Modus wechselt in einen DDI-Modus. Letzterer unterscheidet sich von der Zweikammerstimulation dadurch, daß eine Triggerung der Ventrikelstimulation durch den Vorhof nicht erfolgt. Die tachykarde Vorhofrhythmusstörung wird nur als pathologisch erkannt, wenn ein sprunghafter Frequenzanstieg vorliegt und die maximale Trackingfrequenz überschritten wird. Eine Wiederaufnahme des DDD-Modus nach Beendigung der atrialen Tachyarrhythmie erfolgt ebenfalls automatisch.

Ein *gleitendes Escapeintervall* kann bei Ein- und Zweikammersystemen eingesetzt werden. Das Escapeintervall wird nicht durch eine fest vorgegebene Grundfrequenz bestimmt, sondern paßt sich jeweils an die vom Schrittmacher zuletzt erkannten Spontanintervalle an. Bei plötzlich einsetzenden Bradykardien kann so die Herzfrequenz annähernd auf dem Niveau bei Spontanrhythmus gehalten werden. Hält die Bradykardie länger an, wird die Stimulationsfrequenz über einen entsprechenden Algorithmus auf die programmierte untere Grenzfrequenz zurückgeführt.

Die Schrittmacherbehandlung von Patienten mit einem Karotissinus-Syndrom wird unterschiedlich durchgeführt. Viele Patienten bleiben auch nach einer Implantation symptomatisch, da normalerweise nur die kardioinhibitorische Seite dieses Syndroms mit einem Herzschrittmacher günstig beeinflußt wird. Inzwischen ist ein "acceleration slope" entwickelt worden, der die vasodepressorische Komponente durch Frequenzanhebung verbessern möchte. Der Frequenzanhebungswert ist von 0–188 ms programmierbar. Um den gewählten Betrag wird das Escapeintervall bei jedem Wechsel von spontanem zu stimuliertem Rhythmus vorübergehend verkürzt. Die auf diese Weise induzierte Herzfrequenzanhebung muß bei normaler linksventrikulärer Funktion und garantierter synchronisierter Vorhofkammertätigkeit (z.B. durch automatische AAI-/DDD-Umschaltung) zu einer Zunahme des Herzzeitvolumens führen. Erste klinische Erfahrungen mit diesen neuen Schrittmachersystemen bestätigen die theoretischen Annahmen.

Elektrotherapie tachykarder Herzrhythmusstörungen

Für die permanente Behandlung von tachykarden Herzrhythmusstörungen stehen heute antitachykarde Herzschrittmacher, die Ablation und implantierbare Kardioverter/Defibrillatoren (ICD) zur Verfügung. Die ausschließlich antitachykard arbeitenden Herzschrittmacher werden nur noch bei supraventrikulären Tachykardien eingesetzt. Die Ablation ist ein etabliertes Therapieverfahren bei den Präexitationssyndromen und bei therapierefraktärer Tachyarrhythmia absoluta infolge Vorhofflimmerns. Letzteres Krankheitsbild kann bereits durch eine Modulation am AV-Knoten günstig beeinflußt werden. Die Ablation von "arrhythmogenem" Gewebe im linken Ventrikel bei der Behandlung von ventrikulärer Tachyarrhythmien ist Gegenstand wissenschaftlicher Untersuchungen und nur wenigen spezialisierten kardiologischen Zentren vorbehalten.

Die schnelle technische Entwicklung von implantierbaren Kardiovertern/Defibrillatoren hat dazu geführt, daß der plötzliche Herztod, der in der BRD etwa 90.000 Menschen/Jahr sterben läßt, effektiv behandelt werden kann, da bei 80 % der Fälle ventrikuläre Tachyarrhythmien zugrunde liegen. Neben der Verhinderung des plötzlichen Herztodes sind die Lebensverlängerung und die Verbesserung der Lebensqualität eine klare Zielsetzung bei der ICD-Therapie.

Seit 1980, als Mirowski et al. erstmals beim Menschen einen implantierbaren Defibrillator einsetzten, sind bis heute weltweit etwa 50.000 dieser technisch hochentwickelten Systeme implantiert worden. Die weite Verbreitung dieses Therapieverfahrens wurde dadurch begünstigt, daß heute transvenöse Defibrillationselektroden zur Verfügung stehen, über die energiesparende, biphasische Impulsformen abgegeben werden können (Abb. 6). Bei der Mehrzahl der Patienten ist so eine rein transvenöse Defibrillation möglich. Die Anwendung epikardialer Elektroden erfordert stets einen herzchirurgischen Eingriff.

Die Speicherung von intrakardialen Elektrogrammen und die Anwendung von antitachykarden Stimulationsalgorithmen haben die Effektivität der ICD-Therapie deutlich verbessert. Neben dem antitachykarden ist bei den modernen Systemen ein antibradykardes Pacing möglich, das bisher im VVI-Modus erfolgt. In Zukunft wird es über Vorhofelektroden möglich sein, nicht nur ventrikuläre und supraventrikuläre Tachykardien sicher zu unterscheiden, vielmehr kann auch eine Zweikammerstimulation

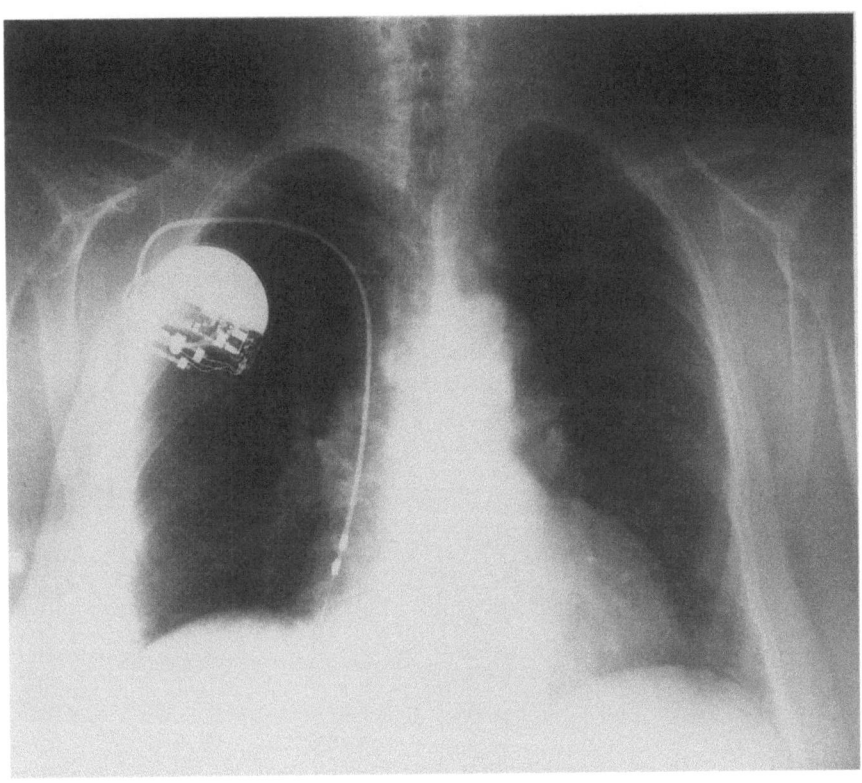

Abb. 6. Thoraxaufnahme eines 67jährigen Patienten mit einem Single-lead-Elektroden-System (A-Track-Elektrode AT 433, Fa. Cardiac Control Systems)

durchgeführt werden. Verschiedene Sensoren werden experimentell untersucht, um die hämodynamische Wertigkeit einer Tachykardie besser abschätzen zu können. Neben intrathorakalen Impedanzmessungen werden hierzu Messungen der zentralvenösen O_2-Sättigung und Temperatur und des pH-Wertes durchgeführt.

Im folgenden werden Auszüge aus den Empfehlungen zur Implantation von Defibrillatoren, die von der Kommission für klinische Kardiologie unter Mitwirkung der Arbeitsgruppe „Interventionelle Elektrophysiologie" der Deutschen Gesellschaft für Herz- und Kreislaufforschung erarbeitet worden sind, dargestellt, die sich auf Empfehlungen zur Indikation, zur Implantation, zur Programmierung und zur Nachsorge von implantierbaren Kardiovertern/Defibrillatoren beziehen.

Empfehlungen zur Indikation

Vor der Indikationsstellung zur ICD-Implantation sollten zunächst folgende Grundvoraussetzungen gegeben sein:
- Die ventrikuläre Tachyarrhythmie ist nicht durch einen akuten Myokardinfarkt (innerhalb von 48 h) bedingt.
- Die Ursache der ventrikulären Tachyarrhythmie ist nicht behebbar (z. B. medikamentöse Induktion, Elektrolytstörung, Myokardischämie).
- Der Patient ist nicht geeignet für die Durchführung eines gezielten rhythmisch-chirurgischen Eingriffs oder einer Katheterablation.

Derzeit akzeptierte Indikationen

Patienten mit primärem Kammerflimmern und konsekutivem Herz-Kreislauf-Stillstand oder mit hämodynamisch nicht tolerierten Kammertachykardien (Herz-Kreislauf-Stillstand, Synkope, Präsynkope, akute Herzinsuffizienz) und
- entweder die ventrikuläre Tachyarrhythmie in der elektrophysiologischen Untersuchung (ohne Antiarrhythmikum) induzierbar ist und mittels antiarrhythmischer Therapie nicht kontrolliert werden kann (medikamentöse Therapierefraktärität!)
- oder die ventrikuläre Tachyarrhythmie in der elektrophysiologischen Untersuchung (ohne Antiarrhythmikum) zwar nicht induzierbar ist, jedoch gleichzeitig eine eingeschränkte linksventrikuläre Auswurffraktion (< 40%) vorliegt
- oder die ventrikuläre Tachyarrhythmie mittels programmierter Ventrikelstimulation zwar antiarrhythmisch einstellbar war bzw. bei primärer

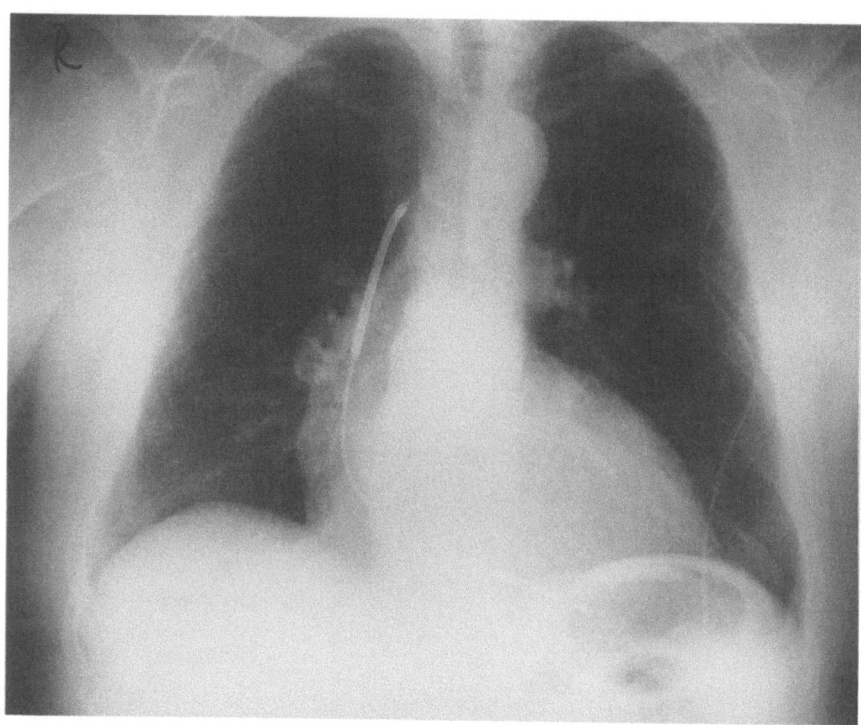

Abb. 7 Transvenös verlegte Defibrillationselektrode (Endotak C ==74, Fa. CPI). Das Gerät (PRx2, Fa. CPI) ist in der Rektusscheide implantiert

Nichtinduzierbarkeit eine gute Auswurffraktion vorlag, es dann aber im weiteren klinischen Verlauf zu einem Spontanrezidiv gekommen ist.

Mögliche Indikationen

a) Patienten, bei denen die ventrikuläre Tachyarrhythmie primär nicht indizierbar ist (elektrophysiologische Untersuchung ohne Antiarrhythmikum) und zusätzlich eine linksventrikuläre Auswurffraktion von über 40% vorliegt;
b) Patienten, nach antitachykarder Operation, bei denen weiterhin die klinisch dokumentierte Tachykardie induzierbar ist;
c) Patienten, bei denen ein Zusammenhang zwischen einer reversiblen myokardialen Ischämie und einer hämodynamisch nicht tolerierten ventrikulären Tachyarrhythmie zwar wahrscheinlich ist, die Ursache aber nicht zuverlässig behoben werden kann, oder die Arrythmie nach erfolgter Revaskularisation weiter induzierbar ist;
d) Patienten, die die ventrikuläre Tachyarrhythmie hämodynamisch gut tolerieren und bei denen eine zuverlässige Terminierung mittels antitachykarder Stimulation möglich ist;
e) Patienten, bei denen der Zusammenhang zwischen einer Synkope und einer ventrikulären Tachyarrhythmie zwar nicht gesichert wurde, aber das Vorliegen einer kardialen Grunderkrankung sowie die Induzierbarkeit einer monomorphen ventrikulären Tachykardie mit hämodynmischer Kreislaufdepression für diesen Zusammenhang sprechen.

Keine Indikation

Es besteht keine Indikation bei Patienten,
- deren ventrikuläre Tachyarrhythmie innerhalb der ersten 48 h eines akuten Myokardinfarkts aufgetreten ist;
- deren ventrikuläre Tachyarrhythmieursache behoben werden kann (z. B. bei medikamentös induzierter Tachykardie oder bei ischämieinduziertem Kammerflimmern mit hochgradiger Hauptstammstenose und normaler Ventrikelfunktion);
- bei denen eine antitachykarde Operation mit geringem operativem Risiko möglich ist (z. B. bei monomorpher Kammertachykardie und gut abgrenzbarem Aneurysma mit regelrechter Kontraktion des Restventrikels);
- mit einer unaufhörlichen (incessant) Kammertachykardie oder sehr häufigen Rezidiven einer ventrikulären Tachyarrhythmie;
- mit anhaltenden ventrikulären Tachykardien, die dabei keine oder eine nur geringe klinische Symptomatik haben und darüber hinaus medikamentös einstellbar sind;
- die ausschließlich nichtanhaltende hämodynamisch wirksame Kammertachykardien haben;

- mit Begleiterkrankungen, die deutlich die Prognose limitieren;
- mit beschleunigtem idioventrikulärem Rhythmus.

Medikamentöse Therapierefraktärität. Als medikamentöse Therapierefraktärität einer Tachyarrhythmie wird derzeit definiert, wenn es unter einer Therapie zu

- einem spontanen Rezidiv einer persistierenden Kammertachykardie/Kammerflimmern oder
- einer symptomatischen, nichtanhaltenden (über 10-s) Kammertachykardie (Monitor, Langzeit-EKG) oder
- einer fortbestehenden Induzierbarkeit der Rhythmusstörung unter oraler Therapie in adäquater Dosierung einschließlich eines Therapieversuchs mit einem Klasse-III-Antiarrhythmikum kommt.

Bezüglich der Durchführung der programmierten ventrikulären Stimulation wird auf die Literatur verwiesen.

Empfehlungen zur Implantation

Vor der Implantation sollten alle Antiarrythmika abgesetzt werden, deren postoperative Verwendung nicht zwingend erforderlich ist. Die Implantation sollte primär mit einem transvenösen (subkutanen) Elektrodensystem unter Verwendung biphasischer Defibrillationsimpulse versucht werden. Sollten Defibrillationsimpulse mit einer Energie von 10 Joule unterhalb der maximalen im ICD verfügbaren Energie keine zuverlässige Deribrillation ermöglichen, ist in zweiter Sitzung der Einsatz eines epikardialen Elektrodensystems zu erwägen. Zur Sicherung einer korrekten Funktion des Gesamtsystems wird nach Verbindung der Elektroden mit dem ICD nochmalig Kammerflimmern induziert werden, das dann vom System erkannt und defibrilliert werden soll. Da gerade unmittelbar nach der Implantation gehäuft ventrikuläre Tachyarrhythmien auftreten, sollte am Ende der Implantation der Patient den Operationssaal mit aktiviertem ICD verlassen. Üblicherweise beginnt unmittelbar präoperativ eine antibiotische Prophylaxe, die für 2–3 Tage fortgesetzt wird. Zur Notwendigkeit einer postoperativen Verwendung von Antikoagulanzien/Thrombozytenaggregationshemmern kann derzeit keine verbindliche Empfehlung gegeben werden.

Die üblicherweise vor Entlassung des Patienten stattfindende erneute Testung des Defibrillatorsystems sollte die Induktion, Erkennung und Beendigung von Kammerflimmern sowie die Überprüfung der antibradykarden und antitachykarden Funktion umfassen.

Empfehlung zur Programmierung

Die einzelnen ICD-Modelle unterscheiden sich in ihren Detektions- und Therapiealgorithmen sowie in den Zusatzfunktionen erheblich. Unabhängig von den modellspezifischen Eigenschaften der Systeme können daher nur einige allgemeine Empfehlungen gegeben werden:

a) Therapie von hämodynamisch nicht tolerierten ventrikulären Tachyarrhythmien:
   - keine Behandlung in einer gemeinsamen Therapiezone mit hämodynamisch tolerierten ventrikulären Tachyarrhythmien,
   - eine untere Grenzfrequenz für Detektion mindestens 20 pro Minute unterhalb der langsamsten hämodynamisch nicht tolerierten ventrikulären Tachyarrhythmie programmieren,
   - die erste uneingeschränkt zuverlässige Therapie (Schock mit einer Energie von 10 J oberhalb der Defibrillationsschwelle) muß so früh erfolgen, daß eine Synkope vermieden wird;

b) Therapie von hämodynamisch tolerierten ventrikulären Tachykardien:
   - keine Behandlung in einer gemeinsamen Therapiezone mit hämodynamisch nicht tolerierten Tachyarrhythmien,
   - untere Grenzfrequenz für Detektion zumindest 10 pro Minute unterhalb der langsamsten hämodynamisch tolerierten ventrikulären Tachyarrhythmie programmieren,
   - die primäre Therapie sollte stets eine antitachykarde Stimulation sein, falls nicht häufige Akzelerationen zu hämodynamisch nicht tolerierten ventrikulären Tachyarrhythmien beobachtet werden und Kardioversionen diese Akzelerationen gar nicht oder selten verursachen,
   - falls eine Frequenzüberschreitung der für die Erkennung der ventrikulären Tachykardie notwendigen Frequenz durch Sinustachykardien (Belastungs-EKG) oder schnell übergeleitetes Vorhofflimmern (Anamnese, Langzeit-EKG) erwartet wird, ist zur Vermeidung inadäquater Defibrillatorentladungen neben einer medikamentösen Therapie die Programmierung zusätzlicher Erkennungskriterien zu erwägen.

Empfehlungen zur Nachsorge

Bei der Nachsorge sind notfallmäßige, dringende und routinemäßige Wiedervorstellungen des ICD-Patienten zu unterscheiden:

Notfallmäßige Vorstellung

Eine notfallmäßige Vorstellung wird empfohlen, wenn eine der folgenden Situationen eintritt:
- häufige Schocks, die z. T. im Abstand von unter einer Minute erfolgen,
- anhaltende Tachykardie,
- neu aufgetretene oder Verschlimmerung einer bestehenden Herzinsuffizienz,
- erstmalige Synkope nach Defibrillatorimplantation.

Dringende Vorstellung

Eine dringende Vorstellung ist erforderlich, wenn eine der folgenden Situationen auftritt:
- Verdacht auf Infektion des Defibrillatorsystems,
- erster Schock,
- mehrere ICD-Interventionen in kürzerem Zeitraum,
- neu aufgetretener irregulärer Herzrhythmus,
- rezidivierende Synkopen,
- zunehmende psychische Belastung.

Routinemäßige Vorstellung

Die Intervalle für routinemäßige Vorstellungen hängen einerseits von dem klinischen Gesamtzustand des Patienten sowie dem jeweiligen Defibrillatormodell ab.

Literatur

1. Andresen D, Block M, Borggrefe M et al. (1993) Empfehlungen zur Implantation von Defibrillatoren. Z Kardiol 82: 242–246
2. Antonioli GE, Ansani L, Barbieri D, Guardigli G, Percoco GF, Toselli T (1992) Italian Multicenter Study on a single lead VDD pacing system using a narrow atrial dipole spacing. PACE 15 (part II): 1890–1893
3. Bernstein AD, Camm AJ, Fletcher RD, Gold RD, Richards AF, Smyth NPD, Spielman SR, Sutton R (1987) The NASPE/BPEG generic pacemaker code for antibradyarrhythmia and adaptive-rate pacing and antitachyarrhythmia devices. PACE 10 (part I): 794–799
4. Blanc JJ, Delay M, Victor J, Djiane P, Cazeau S, Ritter P, Girodo S, Limousin M (1992) What is the best dual chamber pacing mode in patients with carotid sinus syndrome. EUR JCPE 2: A30
5. Block M, Hammel D, Borggrefe M, Scheld HH, Breithardt G (1994) Transvenös-subkutane Implantationstechnik des Kardioverters/Defibrillators (ICD). Herz 19: 259–277
6. Brachmann J, Hilbel T, Schöls W et al. (1994) Der implantierbare Kardioverter/Defibrillator (ICD) – Entwicklungen bis heute und Zukunftsperspektiven. Herz 19: 246–250
7. Breithardt G, Lüderitz B, Schlepper M (1989) Empfehlungen für die Indikation zur permanenten Schrittmacherimplantation. Z Kardiol 78: 212–217
8. Elmquist R, Senning A (1960) An implantable pacemaker for the heart. In: Smyth CN (ed) Medical electronics, proceedings of the second international conference on medical electronics, Paris 1959. Iliffe & Sons, London
9. Fröhlich R, Bolz A, Schaldach M (1994) Stimulation und Detektion – Ein Vergleich unterschiedlicher Elektrodensysteme. Herz-Schrittmacher 14: 14–22
10. Jung W, Manz M, Lüderitz B (1994) Der Einfluß der Impulsform des Defibrillationsschocks auf Effektivität und Gerätetechnik des ICD. Herz 19: 251–258
11. Krämer LI (1993) Optimierte Stimulationsformen zur Therapie des Karotissinus-Syndroms. (Mündliche Mitteilung)
12. Lau CP (1992) The range of sensors and algorithms used in rate adaptive cardiac pacing. PACE 15: 1177–1211
13. Lüderitz B (1993) Therapie der Herzrhythmusstörungen. – Leitfaden für Klinik und Praxis. Springer, Berlin Heidelberg New York Tokyo
14. Lüderitz B (1993) Geschichte der Herzrhythmusstörungen. Springer, Berlin Heidelberg New York Tokyo
15. Mirowski M, Mower MM, Staeton WS, Tabatznik R, Mendeloff AL (1970) Standby automatic defibrillator: an approach to prevention of sudden coronary death. Arch Int Med 126: 158–161
16. Saborowski F, Blanc JJ, Delay M, Victor J, Djiane P, Sutton R (1992) Vergleich zwischen DDI und DDD mit automatischer Modusumschaltung in der Behandlung des Carotissinus-Syndroms (CSS). Herzschr Elektrophys 3: 182
17. Stangl K, Schüller H, Schulten HK (1991) Empfehlungen zur Herzschrittmachertherapie. Herzschr Elektrophys 2: 35–44

7 Herzinsuffizienz

Vorbemerkungen

Das Kapitel „Herzinsuffizienz" faßt die Herausforderung der Kardiologie zusammen. Es gibt therapeutische Ansätze in Hülle und Fülle und auch Überlegungen zu den "hibernating" und "stunned"-Myokards, wobei das PET einen entscheidenden Beitrag liefern wird. Wesentlich erscheint es aber, daß weitere Aufklärung in der Vielfalt der Symptomatik bei der stummen Ischämie gebracht werden muß. Ergänzend hat die Chirurgie belegt, daß man bei niedriger Auswurffraktion zwischen 10 und 20% doch gute Langzeitergebnisse erreicht, um letztlich bei genügendem Ausoperieren einen Herzersatz zu vermeiden. Vergleichende Studien zeigen, daß Patienten, die ausoperiert worden sind, eine um 23% günstigere Fünfjahresprognose haben als aus dieser Gruppe transplantierte Patienten. Die Prinzipien einer chirurgischen Therapie der Herzinsuffizienz werden davorn geleitet, die Pumpleistung des Herzens zu verbessern, den Blutstrom zu richten oder den Rhythmus zu sichern. Gelingt es aber nicht mehr, die Pumpleistung des Herzens zu verbessern, so ist eine Unterstützung bis zur Herztransplantation anzustreben. Die Herztransplantation ist eine gesicherte Methode. Dennoch wird die Herztransplantation im Laufe der Jahre immer wieder anders gesehen. Man darf nicht vergessen, daß Patienten nach einer Transplantation nicht mehr Herzkranke, sondern Transplantationskranke in aller sich daraus ergebender Morbidität sind.

Die assistierte Zirkulation hat in diesem Zusammenhang einen neuen Stellenwert bekommen. Die mechanischen Pumpen sind durchaus in der Lage, für längere Zeit implantiert zu werden. Noch komplizieren die künstlichen Oberflächen und die Klappen den Verlauf durch Mikroembolien. Dennoch sind die Entwicklungen günstig zu bewerten. Die Kunstventrikel können durchaus bis 2 Jahre implantiert werden. Weniger scheint der Weg der Kardiomyoplastie brauchbar zu sein sein. Die Kardiomyoplastie hat keineswegs den Beweis der Kreislaufwirksamkeit erbringen können. Alleine die Operation und Präparation des Muskels ist eine große Belastung des Patienten, die einmal zu tolerieren ist.

7.1 Pathophysiologie des "hibernating" und "stunned" Myokards

G. Heusch und R. Schulz

Einleitung

Die Myokardischämie wird traditionell als ein Ungleichgewicht zwischen Energieangebot und -bedarf charakterisiert. In den ersten Sekunden nach einer plötzlichen Reduktion der Koronardurchblutung übersteigt der myokardiale Energiebedarf sicherlich das reduzierte Energieangebot. Dieses kurzfristige Mißverhältnis ist jedoch eine grundsätzlich instabile Situation, weil sich rasch eine kontraktile Dysfunktion ausbildet. Die Mechanismen, die für die rasche Reduktion der kontraktilen Funktion im akut ischämischen Myokard verantwortlich sind, sind noch weitgehend unklar. Wenn eine gewisse Restdurchblutung vorhanden ist, stellt sich zumindest für einige Stunden ein neuer Zustand mit pari passu reduzierter Durchblutung und Funktion und ohne Entwicklung eines irreversiblen Schadens ein. Eine Situation anhaltender kontraktiler Dysfunktion in vitalem Myokard, die sich nach Reperfusion normalisiert, wird myokardiales "Hibernation" genannt. Der metabolische Zustand eines so minderperfundierten Myokards verbessert sich über die ersten Stunden, insofern die initial auftretende myokardiale Laktatproduktion mit der Zeit abgeschwächt ist und die Kreatinphosphatkonzentration nach einer kurzfristigen Reduktion bis auf Ausgangswerte zurückkehrt. Im Zustand des "Hibernation" kann das Myokard auf kurzfristige inotrope Stimulation durch Dobutamin mit gesteigerter kontraktiler Funktion reagieren. Diese Rekrutierung einer inotropen Reserve bedingt eine gesteigerte Energienutzung. In der Tat steigt die teilweise abgeschwächte Laktatproduktion wiederum an, und Kreatinphosphat wird wiederum reduziert. Offensichtlich wird durch die inotrope Stimulation erneut ein Ungleichgewicht zwischen Energieangebot und -bedarf ausgelöst, das zuvor zumindest teilweise durch die ischämische Reduktion der kontraktilen Funktion korrigiert worden war. Diese Steigerung der kontraktilen Funktion während kurzdauernder inotroper Stimulation auf Kosten der metabolischen Erholung kann zur Identifizierung des "hibernating" Myokards genutzt werden. Die sich ausbildende Balance von Energieangebot und -bedarf im "hibernating" Myokard bleibt empfindlich und kann leicht gestört werden. Wird nach den ersten 5 min einer Ischämie, die in ihrer Ausprägung die Entwicklung von myokardialem "Hibernation" erlauben würde, die Durchblutung weiter reduziert oder eine andauernde inotrope Stimulation mit Dobutamin durchgeführt, so wird die Entstehung des myokardialen "Hibernation" verhindert, und Infarkte treten auf. "Hibernation" in den ersten Stunden einer Myokardischämie ("Short-term-Hibernation") ist experimentell gut dokumentiert. "Hibernation" über Wochen und Monate ("Long-term-Hibernation") kann nur aus klinischen Studien vermutet werden. In Biopsien aus Myokardregionen mit chronischer kontraktiler Dysfunktion finden sich eine Abnahme und Desorganisation von Myofibrillen, eine Zunahme von Glykogengranula und eine Zunahme des kollagenen Bindegewebes. Nach Reperfusion chronisch dysfunktionalen Myokards kann sich auch bei Patienten die kontraktile Funktion erholen. Die vollständige Erholung der kontraktilen Funktion benötigt jedoch Wochen bis Monate.

Myokardiales "Stunning" ist durch eine reversible, postischämische kontraktile Dysfunktion trotz vollständiger Wiederherstellung der Durchblutung gekennzeichnet. Zwischen der aktuellen regionalen myokardialen Durchblutung und Funktion besteht im "stunned" Myokard keine Beziehung. Es besteht jedoch eine inverse Beziehung zwischen der Erholung der regionalen myokardialen Funktion während der Reperfusion und dem Schweregrad der Reduktion der regionalen myokardialen Durchblutung während der vorangehenden Ischämie. Die dem "stunned" Myokard zugrundeliegenden Mechanismen sind im Detail noch unklar. Eine unzureichende Energiebereitstellung und eine Störung der sympathischen Neurotransmission sind jedoch ausgeschlossen worden. Mögliche Mechanismen, die sich gegenseitig nicht ausschließen, können 1. eine Schädigung von Membranen und Enzymen durch freie Radikale, 2. ein Anstieg der freien zytosolischen Calciumkonzentration während Ischämie und Reperfusion, und 3. eine Abnahme der Calciumsensitivität der Myofibrillen sein. Die gleich stark ausgeprägten Steigerungen der regionalen kontraktilen Funktion im normalen und "stunned" Myokard während intrakoronarer Calciuminfusion, postextrasystolischer Potenzierung und der Infusion des Calciumsensitizers AR-L-57 legen jedoch eine unveränderte Calciumsensitivität des reperfundierten Myokards nahe. Interventionen, die die Bildung freier Radikale reduzieren oder ihre Elimination beschleunigen, schwächen das myokardiale "Stunning" ab. Ebenso schwächt die Behandlung mit Calciumantagonisten vor der Ischämie das myokardiale "Stunning" ab. Dieser Effekt kann vermutlich der verringerten myokardialen Calciumüberladung während der frühen Ischämie zugeschrieben werden. Der Nutzen einer Therapie mit Calciumantagonisten nach bereits erfolgter Reperfusion ist noch umstritten. Auch Vorbehandlung mit ACE-Hemmern beschleunigt die Erholung des "stunned" Myokards; hier ist eine Signalkaskade aus Bradykinin und Prostaglandinen, nicht aber NO wirksam.

Definition der Begriffe

"Hibernation" und "Stunning" sind suggestive Paradigmen, die bestimmte Zustände einer koronaren Herzkrankheit kennzeichnen sollen. Diese Begriffe beherrschen die aktuelle Diskussion der koronaren Herzkrankheit, werden jedoch oft leichtfertig und auch synonym verwandt. Hier soll deshalb zunächst dargestellt werden, was jeweils unter dem Begriff zu verstehen ist.

Eine Myokardischämie hinterläßt unterschiedliche Folgezustände. Wenn eine schwere Ischämie länger als 20 min andauert, entwickelt sich ein Myokardinfarkt und ein irreversibler Verlust der kontraktilen Funktion tritt ein [132]. Wenn die myokardiale Ischämie weniger schwer, aber dennoch lang anhaltend ist, kann das Myokard vital bleiben, seine kontraktile Funktion ist jedoch chronisch reduziert; die kontraktile Funktion normalisiert sich dann nach Reperfusion. Dieser Zustand ist als "hibernating" Myokard bezeichnet worden [130]. Der Begriff "Hibernation"/Winterschlaf wird für das Myokard in Analogie etwa zu einem Bären gebraucht, der im Winterschlaf seinen Energiebedarf reduziert und damit auch ohne Nahrungszufuhr den Winter überlebt [145]. Schließlich kann eine Myokardischämie durch Reperfusion beseitigt werden, die vollständige Erholung der kontraktilen Funktion reversibel geschädigten Myokards erfolgt jedoch nicht unmittelbar und kann erhebliche Zeit erfordern [68]. Dieses Phänomen einer postischämischen Dysfunktion wurde als myokardiales "Stunning" bezeichnet [20, 25]. Der Begriff "Stunning" wird für das Myokard in Analogie etwa zu einem Boxer gebraucht, der durch einen Schlag betäubt ("stunned") ist. Per definitionem sind also "hibernating" und "stunned" Myokard durch einen Zustand reversibler, kontraktiler Dysfunktion gekennzeichnet. Im "hibernating" Myokard ist die Durchblutung reduziert, im "stunned" Myokard ist die Durchblutung vollständig oder nahezu vollständig wiederhergestellt [64, 65]. Es ist noch unklar, ob die Mechanismen, die der kontraktilen Dysfunktion im "hibernating" und "stunned" Myokard zugrunde liegen, tatsächlich verschieden [109] sind oder nicht [143]. Der Prozeß des "Hibernation" mag nach Reperfusion nicht rasch reversibel sein und insofern als "Stunning" erscheinen. In entsprechender Weise kann "Stunning" schon durch die ersten Minuten einer Ischämie ausgelöst sein und dann während fortdauernder Ischämie als "Hibernation" erscheinen.

Frühischämische kontraktile Dysfunktion

Der eindrucksvolle und unmittelbare Effekt einer Ischämie auf die regionale kontraktile Funktion ist seit langem bekannt [160]. Die Mechanismen, die für die rasche kontraktile Dysfunktion im akut ischämischen Myokard verantwortlich sind, sind jedoch noch weitgehend unklar [58].

Potentielle Mechanismen der frühischämischen kontraktilen Dysfunktion:

- Abnahme der ATP-Konzentration [59]
- Reduktion der freien Energie aus der ATP-Hydrolyse [82]

7.1 Pathophysiologie des "hibernating" und "stunned" Myokards

- Anreicherung von anorganischem Phosphat [95, 96]
- Anreicherung von Protonen und Laktat [75]
- Störung des sarkoplasmatischen Calciumtransports [93, 95]
- Desensitivierung der Myofibrillen gegenüber Calcium [84]
- Kollaps des koronaren Gefäßsystems [91]

ATP ist letztlich die Energiequelle des kontraktilen Prozesses. Verständlicherweise wurde deshalb die ischämieinduzierte Reduktion der Konzentration von ATP als ein Mechanismus der akuten ischämischen kontraktilen Dysfunktion vorgeschlagen [59]. Experimentell konnte dieser Zusammenhang bisher jedoch nicht eindeutig bestätigt werden. Zwar nahm im Subendokard narkotisierter Schweine die ATP-Konzentration schon innerhalb von 15 Herzschlägen nach Beginn einer moderaten Durchblutungsreduktion signifikant ab; jedoch war auch hier zuerst eine kontraktile Dysfunktion nachweisbar [6]. Auch in Untersuchungen unter Verwendung der NMR-Spektroskopie wurde ein Verlust der kontraktilen Funktion vor wesentlichen Änderungen in der transmuralen Konzentration des myokardialen ATP beschrieben [57]. Ein wesentliches Argument gegen den Verlust von ATP als entscheidenden Mediator des akuten ischämischen Kontraktionsversagens besteht darin, daß die Folge eines ATP-Verlusts ein Rigor der Myofibrillen statt ein Verlust an systolischer Wandspannung sein sollte [83]. Dieser offensichtliche Widerspruch kann zumindest teilweise dahingehend aufgelöst werden, daß der frühe ATP-Verlust nicht primär als Energiedefizit wirksam wird, sondern durch einen modulatorischen Mechanismus, der die elektromechanische Kopplung beeinträchtigt [95]. So könnte etwa die Aktivierung ATP-abhängiger Kaliumkanäle über den vermehrten Auswärtsstrom von Kalium zu einer Verkürzung des Aktionspotentials und damit zu einem verminderten Einwärtsstrom von Calcium aus dem Extrazellularraum in die Zelle führen [119]. Die verminderte intrazelluläre Calciumkonzentration würde dann die kontraktile Funktion und damit den Energieverbrauch der Zelle reduzieren. Tatsächlich verhindert die Blockade ATP-abhängiger Kaliumkanäle eine Hypoxie-bedingte Reduktion der ventrikulären Funktion bei isolierten, salin perfundierten Rattenherzen [134]. Im Gegensatz zu diesen in-vitro-Befunden war jedoch bei narkotisierten Schweinen in situ die ischämische regionale kontraktile Dysfunktion nach Blockade ATP-abhängiger Kaliumkanäle unverändert [151].

Unabhängig von Änderungen in der absoluten Konzentration des ATP ist jedoch die freie Energie aus der Hydrolyse des ATP von entscheidender Bedeutung. Bei isolierten, salin perfundierten Herzen korrelierte zumindest quantitativ die Reduktion der freien Energie aus der ATP-Hydrolyse mit der Reduktion der kontraktilen Funktion [82].

Nach der Hypothese des Phosphokreatin Shuttles [72] wird die oxidative Phosphorylierung in den Mitochondrien über die mitochondriale Kreatinkinase zur Produktion von zytosolischem Kreatinphosphat genutzt. Kreatinphosphat stellt dann ein Energiereservoir innerhalb der Zelle dar, das anschließend an der Myofibrille durch Transfer der energiereichen Phosphatbindung auf ADP durch die myofibrilläre Kreatinkinase genutzt werden kann. In der Tat scheint das Einsetzen einer regionalen ischämischen Dysfunktion zeitlich besser zum raschen Verlust des myokardialen Kreatinphosphats zu passen [6, 28, 57, 58, 81]. Schließlich kann ein Defekt im Energietransfer statt in den tatsächlichen Konzentrationen der energiereichen Phosphate selbst für die Entwicklung des Kontraktionsversagens verantwortlich sein. Es ist z. Z. aber nicht möglich, zwischen einem primären ischämieinduzierten Defekt des Energietransfers, der den Verlust der kontraktilen Funktion verursacht, und anderen ischämieinduzierten Mechanismen zu unterscheiden, die zur kontraktilen Dysfunktion und sekundär zu einer Reduktion des Energietransfers aufgrund eines reduzierten Energiebedarfs führen.

Andere Mediatoren der regionalen kontraktilen Dysfunktion bei akuter Myokardischämie wurden vorgeschlagen, wie eine Akkumulation von Laktat [75], eine intrazelluläre Azidose [75] oder eine Störung des sarkoplasmatischen Calciumtransports [93, 95]. Auch ein Kollaps des koronaren Gefäßsystems könnte, i. S. eines umgekehrten „Gartenschlauchphänomens" [7], an der Reduktion der kontraktilen Funktion beteiligt sein [91].

Die Anreicherung von anorganischem Phosphat aus dem Abbau von ATP und Kreatinphosphat ist jedoch wohl am ehesten der zentrale Mediator des frühischämischen Funktionsverlusts [96]. Der Anstieg des anorganischen Phosphats könnte dabei die kontraktile Funktion über eine direkte Bindung an die kontraktilen Proteine [140], eine Entkopplung der ATPase-Aktivität [146] sowie eine Desensitivierung der Myofibrillen gegenüber dem freien Calcium reduzieren [84].

Der Übergang von einem Mißverhältnis zwischen Angebot und Bedarf zu myokardialem "Hibernation"

Die Myokardischämie wird traditionell als ein Mißverhältnis zwischen Energieangebot und -bedarf charakterisiert [26, 133]. In den ersten Sekunden nach einer akuten Reduktion der Koronardurchblutung übersteigt der Energiebedarf des Myokards sicherlich das reduzierte Energieangebot. Dieses kurzfristige Ungleichgewicht zwischen der regionalen kontraktilen Funktion (Energiebedarf) und der reduzierten Koronardurchblutung (Energieangebot) während der frühen Phase einer Myokardischämie wurde von Gallagher et al. [53] als relative Ischämie bezeichnet. Wie zuvor beschrieben, löst eine Ischämie jedoch Mechanismen aus, die zu einem raschen Verlust der regionalen kontraktilen Funktion führen [58]. Zumindest in den ersten Minuten bis Stunden einer Myokardischämie ist die Reduktion der Funktion in Proportion zur Reduktion der Durchblutung [52, 165]. Ross prägte hier den Begriff "perfusion-contraction-matching" [138, 139]. Ein solches "perfusion-contraction-matching" ist ein Charakteristikum des "short-term Hibernation".

Ein Zustand von "perfusion-contraction-matching" kann zumindest über 5 h anhalten. So konnte experimentell eine Reduktion der myokardialen Durchblutung, die die kontraktile Funktion um etwa 50 % einschränkte, für 5 h aufrechterhalten werden, ohne daß sich Nekrosen in diesem dysfunktionalen Myokard entwickelten; nach Reperfusion erholte sich die kontraktile Funktion vollständig [112].

Charakterisierung des "Short-term hibernating" Myokards

– Gleichgewicht zwischen der reduzierten regionalen myokardialen Durchblutung und der reduzierten kontraktilen Funktion (perfusion-contraction-matching) [112, 138, 139]
– Erholung der kontraktilen Funktion nach Reperfusion [39, 112]
– Erholung metabolischer Parameter (Kreatinphosphat, Laktat) während andauernder Ischämie [5, 38, 50, 120, 149]
– Rekrutierbare inotrope Reserve auf Kosten der metabolischen Erholung [149, 150]

Charakterisierung des "Long-term hibernating" Myokards

– Reduktion der Anzahl der Myofibrillen und Zunahme des kollagenen Gewebes [51, 152]
– Erholung der kontraktilen Funktion nach Reperfusion [130]

Metabolismus des "Short-term hibernating" Myokards

Der metabolische Zustand eines moderat minderperfundierten Myokards erholt sich, obwohl die regionale kontraktile Dysfunktion sowie die Reduktion der myokardialen Durchblutung und des Sauerstoffverbrauchs anhalten [5, 38, 50, 120, 149]. Nach 5 min einer Koronarstenosierung fand sich im Experiment eine signifikante Laktatproduktion, ein Anstieg des koronarvenösen pCO_2 und eine Abnahme des koronaren pH. Alle 3 Parameter erholten sich jedoch allmählich über 3 h, trotz anhaltender Reduktion der regionalen myokardialen Durchblutung und des Sauerstoffverbrauchs und bei unveränderter regionaler kontraktiler Dysfunktion [50]. In ähnlicher Weise erholte sich das myokardiale Kreatinphosphat, wenn eine akute Myokardischämie von 5 auf 60 [120] oder 90 min [146] verlängert wurde, während die regionale kontraktile Funktion unverändert reduziert war. Diese Ergebnisse weisen darauf hin, daß die Abnahme der regionalen kontraktilen Funktion nach moderater Minderdurchblutung über die Zeit hin eine partielle Normalisierung ischämieinduzierter metabolischer Veränderungen gestattet.

Rekrutierung einer inotropen Reserve auf Kosten der metabolischen Erholung als ein Beleg für "Short-term hibernating" Myokard

Obwohl die Basisfunktion des ischämischen Myokards reduziert ist und bleibt, behält das minderdurchblutete Myokard seine Ansprechbarkeit auf eine inotrope Stimulation mit Dobutamin [148, 149]. Adrenerge Rezeptoren sind also noch zugänglich, die elektromechanische Kopplung kann noch stimuliert werden, und schließlich können die Myofibrillen auch in angemessener Weise mit einer Steigerung der Funktion reagieren. Dieser Anstieg der kontraktilen Funktion bedingt selbstverständlich auch eine Steigerung der Energienutzung. Die Abnahme des

7.1 Pathophysiologie des "hibernating" und "stunned" Myokards

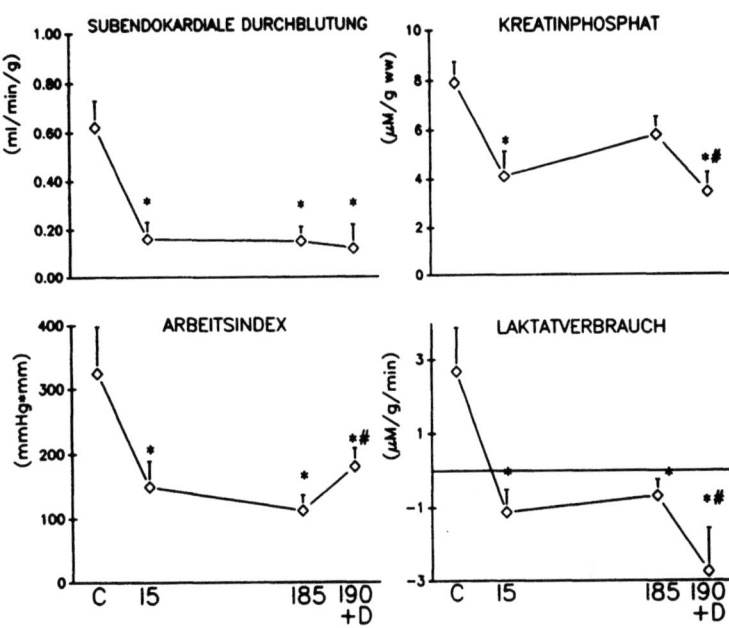

Abb. 1. Subendokardiale Durchblutung, regionale Herzarbeit, Kreatinphosphat und Laktatverbrauch während 90 min moderater Ischämie (*I*) mit anschließender intrakoronarer Dobutamin-Infusion (*D*).
Die subendokardiale Durchblutung der Vorderwand, die regionale kontraktile Funktion und der Kreatinphosphatgehalt waren nach 5 min Ischämie (*I5*) deutlich reduziert. Der Laktatverbrauch war zu einer Nettolaktatproduktion umgekehrt. Eine Verlängerung der Ischämie auf 85 min (*I85*) hatte keinen zusätzlichen Einfluß auf die subendokardiale Durchblutung oder die regionale kontraktile Funktion. Die myokardiale Laktatproduktion schwächte sich ab, während das Kreatinphosphat auf einen Wert zurückkehrte, der nicht mehr signifikant vom Kontrollwert verschieden war. Die Infusion von Dobutamin (+*D*) nach 90 min Ischämie steigerte die regionale myokardiale Funktion signifikant und verursachte wiederum einen Anstieg der Laktatproduktion und eine Abnahme des Kreatinphosphatgehalts. Daten sind Mittelwerte ± SD. (Aus [149])

myokardialen Glykogens und die erneute Zunahme der Laktatproduktion, die sich zuvor teilweise normalisiert hatte (Abb. 1), legen eine anaerobe Energiebereitstellung während der inotropen Stimulation nahe [149]. Der erneute Abfall des Kreatinphosphats bei Steigerung der regionalen myokardialen Funktion weist darauf hin, daß dieses Energiereservoir rascher genutzt als wiederaufgefüllt wird. Die inotrope Stimulation kann also offensichtlich wiederum ein Ungleichgewicht zwischen Angebot und Bedarf auslösen, das zuvor durch die ischämieinduzierte Abnahme der regionalen kontraktilen Funktion zumindest teilweise korrigiert worden war (Abb. 1).

Als eine Art "Angebots-Bedarfs-Barometer" wurde daher das Kreatinphosphat vorgeschlagen [57]. Akut ischämisches Myokard ist in diesem Sinne durch eine hochgradige Reduktion des Verhältnisses von Kreatinphosphat zu ATP gekennzeichnet, da Kreatinphosphat viel schneller als ATP reduziert ist [28, 57]. Von "hibernating" Myokard erwartet man dagegen ein normales oder übernormales Verhältnis von Kreatinphosphat zu ATP, da Kreatinphosphat über die Zeit hin bis auf Kontrollwerte zurückkehrt [5, 120, 149].

Grenzen des "Short-term hibernating" Myokards

Die sich ausbildende Balance von Energieangebot und -bedarf im "hibernating" Myokard kann leicht gestört werden. Wird nach den ersten 5 min einer Ischämie, die in ihrer Ausprägung myokardiales "Hibernation" erlaubt, das Energieangebot weiter reduziert und/oder der Energiebedarf durch anhaltende inotrope Stimulation gesteigert, so wird die Entstehung des myokardialen "Hibernation" verhindert, und das Myokard infarziert [150] (Abb. 2).

Experimentelle Identifizierung des "hibernating" Myokards

Im Gegensatz zu ebenfalls dysfunktionalem, aber irreversibel geschädigtem Myokard kann im "hibernating" Myokard eine inotrope Reserve rekrutiert werden. Die Rekrutierung der inotropen Reserve erfolgt im "hibernating" Myokard auf Kosten der metabolischen Erholung [149, 150].

Rein formal gestattet auch die Kontraktionsform, nämlich das Ausmaß einer postsystolischen Wandverdickung während Ischämie, die Unterscheidung zwischen irreversibel geschädigtem und vitalem, "hibernating"-Myokard [137].

Das Ausmaß der postsystolischen Wandverdickung zum Ende einer 90minütigen Ischämie korre-

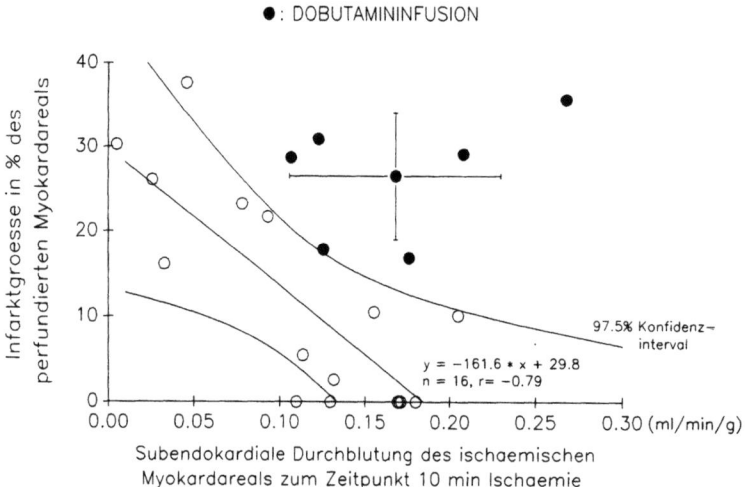

Abb. 2. Beziehung zwischen der subendokardialen Durchblutung und der Infarktgröße in Prozent des Perfusionsareals. Die offenen Kreise geben Daten aus einem Protokoll mit 90minütiger Ischämie ohne inotrope Stimulation an; die ausgefüllten Kreise geben Daten aus einem Protokoll mit 90minütiger Ischämie und 85minütiger Dobutamininfusion an. Die subendokardiale Durchblutung, die mit dem vollständigen Fehlen von Nekrosen und einer Erholung metabolischer Parameter vereinbar ist, beträgt 0,18 ml/min/g. Das Ausmaß von Myokardnekrosen war bei inotroper Stimulation mit Dobutamin stärker ausgeprägt, als durch die Durchblutungsreduktion allein zu erwarten war. (Mod. nach [150])

liert negativ mit dem Ausmaß an Nekrosen, positiv mit dem myokardialen Gehalt an Kreatinphosphat, dem Ausmaß der Steigerung der regionalen myokardialen Funktion während inotroper Stimulation und der Erholung in der Reperfusion.

Charakterisierung eines "Long-term hibernating" Myokards

Experimentelle Untersuchungen, die "Hibernation" über mehr als wenige Stunden [112] beschreiben und charakterisieren, liegen nicht vor. "Long-term Hibernation" oder "Hibernation" im engeren Sinne, so wie der Begriff erstmals von Rahimtoola geprägt wurde, ist z. Z. ein nur klinisch definierter Zustand chronisch andauernder, schmerzloser ischämischer Dysfunktion, der sich nach Reperfusion bessert [128, 129]. Ein solcher Zustand kann klinisch bei verschiedenen Ausprägungen der koronaren Herzkrankheit bestehen: bei Patienten mit instabiler Angina, bei Patienten mit chronisch stabiler Angina, bei Patienten mit Myokardinfarkt im nicht von dem Infarkt betroffenen Myokard und bei Patienten mit Herzinsuffizienz.

Klinische Szenarios mit "hibernating" Myokard:
- Instabile und stabile Angina [24, 29, 128]
- Akuter Myokardinfarkt [114, 128]
- Herzinsuffizienz und/oder linksventrikuläre Dysfunktion [3, 106]

"Long-term Hibernation" geht mit erheblichen morphologischen Veränderungen einher. In Biopsien aus dem Myokard von Patienten mit nach Bypassoperation reversibler Dysfunktion wurden insbesondere ein Verlust an Myofibrillen, eine Desorganisation von Sarkomeren und ein Verschwinden des sarkoplasmatischen Retikulums manifest [51, 152]. Selbst wenn also das Myokard trotz chronischer Minderperfusion vital bleibt und grundsätzlich eine Reversibilität gegeben ist [130], bestehen schwere morphologische Veränderungen. Verständlicherweise kann dann die vollständige Erholung der Funktion Monate brauchen [130].

"Hibernation" oder "Stunning" als Ursache der persistierenden kontraktilen Dysfunktion

Die Reduktion der kontraktilen Funktion könnte einerseits Folge einer persistierenden Ischämie sein, also einem wirklichen "Hibernation" entsprechen. Andererseits könnte die Reduktion der kontraktilen Funktion Folge rezidivierender kurzer Ischämieepisoden mit nachfolgender Dysfunktion im Sinne eines "repetitiven Stunning" sein. In der Tat war in einer neueren Untersuchung bei Patienten mit vollständigem Verschluß einer Koronararterie, aber guter Kollateralisierung eine chronische kontraktile Dysfunktion bei nahezu normaler Myokarddurchblutung zu finden. Allerdings war die Zunahme der Durchblutung während Dipyridamolinfusion deutlich reduziert. Es wäre daher denkbar, daß bei diesen Patienten mit nahezu normaler Ruhedurchblutung, aber eingeschränkter Koronarreserve wiederholte Episoden einer belastungsinduzierten Ischämie auftreten und als Folgezustand eines "repetitiven Stunning" eine chronische kontraktile Dysfunktion hinterlassen [10]. Diese Untersuchung schließt jedoch die Existenz eines echten "Long-term Hibernation" mit chronischer kontraktiler Dysfunktion aufgrund einer persistierenden Ischämie nicht aus.

Wichtige Fragen zum Phänomen des myokardialen "Hibernation" bleiben noch zu lösen:
1. Für wie lange kann das ischämische Myokard seine metabolische und strukturelle Integrität aufrechterhalten? Es ist möglich, daß der metabolische Zustand sich über die Zeit hinweg wieder verschlechtert. In diesem Szenario wäre der frühzeitige Verlust der kontraktilen Funktion während moderater Ischämie nur ein zeitlich begrenzter Mechanismus zur Verlängerung der myokardialen Vitalität, grundsätzlich aber befristet. Auf der anderen Seite wäre es auch denkbar, daß das Myokard einen solchen Zustand unbeschränkt aufrechterhalten kann. Geht der Zustand des "Short-term Hibernation" kontinuierlich in "Long-term Hibernation" über?
2. Welche Mechanismen sind für den Übergang von dem initialen Mißverhältnis von Energieangebot und -bedarf zu einem Zustand mit pari passu reduzierter Durchblutung und Funktion verantwortlich? Auszuschließen ist, daß eine Veränderung der β-Adrenozeptoren für diesen adaptiven Prozeß verantwortlich ist [150]. Auch die Aktivierung ATP-abhängiger Kaliumkanäle ist für die Entstehung des myokardialen "Hibernation" ohne Bedeutung, da die vollständige Blockade der ATP-abhängigen Kaliumkanäle mit Glibenclamid Funktion und Stoffwechsel des "hibernating" Myokard nicht verändert [151].
3. Für wie lange kann das ischämische Myokard seine Reagibilität auf eine inotrope Provokation aufrechterhalten? Ein progressiver Verlust der Myofibrillen ist unweigerlich von einer verminderten, und letztendlich einer aufgehobenen Ansprechbarkeit des Myokards auf eine inotrope Stimulation gefolgt. Somit kann die Identifizierung von vitalem ("hibernating") Myokard durch inotrope Stimulation im Laufe der Zeit verlorengehen.
4. Stellt die chronische kontraktile Dysfunktion beim Patienten echtes "Hibernation" im Sinne einer chronisch anhaltenden Ischämie oder die Reaktion auf wiederholte Episoden von Ischämie mit Reperfusion ("repetitives Stunning") dar?
5. Läßt sich schließlich nach besserer Kenntnis der dem myokardialen "Hibernation" zugrundeliegenden Mechanismen solches "Hibernation" therapeutisch induzieren oder verstärken? Damit wäre vielleicht der zeitliche Spielraum zwischen dem Beginn ischämischer Symptome und dem Einsatz von Reperfusionsmaßnahmen zu vergrößern.

"Stunned" Myokard

"Stunning" kann in verschiedenen experimentellen und klinischen Situationen auftreten, so etwa während Reperfusion nach kompletten Koronarverschlüssen von kurzer Dauer, in noch vitalen subepikardialen Myokardschichten nach einem nicht-transmuralen Myokardinfarkt, während Reperfusion nach belastungsinduzierter Ischämie distal hochgradiger Koronarstenosen oder schließlich während Reperfusion nach globaler vollständiger Ischämie (Tab 1). Die reversible Funktionsstörung reperfundierten Myokards betrifft dabei nicht nur die Systole, sondern auch die isovolumetrische Relaxation [30, 44, 122] und die diastolische Füllung [30, 44]. Dabei korreliert das Ausmaß der diastolischen Dysfunktion mit dem der systolischen Dysfunktion [44].

Die enge Beziehung zwischen der regionalen myokardialen Durchblutung und Funktion während Ischämie ist nach Reperfusion aufgehoben, insofern die regionale myokardiale Durchblutung vollständig wiederhergestellt ist, die regionale myokardiale Funktion jedoch langanhaltend reduziert ist. Während zwischen der aktuellen regionalen myokardialen Durchblutung und Funktion im "stunned" Myokard also keine Beziehung besteht [1, 64, 68], existiert jedoch eine inverse Beziehung zwischen der Erholung der regionalen myokardialen Funktion

Tabelle 1. "Stunned" Myokard

Experimentelle Situation	Klinische Situation
	Regionale Ischämie
Akute Koronarokklusion (< 20 min) [18, 25, 69]	PTCA [154, 167]
	Instabile Angina [36, 188]
Akute Koronarokklusion (> 20 min < 2 h) [27, 88, 100, 162]	Akuter nicht-transmurale Myokardinfarkt mit früher Reperfusion [2, 9, 31, 130, 155]
Belastungsinduzierte Ischämie [71]	Belastungsinduzierte Ischämie [89, 135]
	Globale Ischämie
Stop-flow-Ischämie in isolierten Herzen [73, 79]	Kardioplegischer Herzstillstand [108, 136]

während der Reperfusion und dem Schweregrad der Reduktion der regionalen myokardialen Durchblutung während der vorangehenden Ischämie [18, 61, 64]. Die Myokardfunktion in den inneren Myokardschichten, in denen die Ischämie stärker ausgeprägt ist, erholt sich während Reperfusion langsamer als die in äußeren, zuvor weniger ischämischen Myokardschichten [18a]. Eine Abhängigkeit der postischämischen Dysfunktion vom Schweregrad der vorherigen Durchblutungsreduktion wurde auch während der Erholung von einer Belastungsinduzierten Ischämie belegt [61].

Charakterisierung des "stunned" Myokards:
– Fehlende Beziehung zwischen der normalisierten regionalen myokardialen Durchblutung und der anhaltend reduzierten kontraktilen Funktion [64, 68, 161]
– Spontane Erholung der kontraktilen Funktion während Reperfusion [18, 45, 61, 62, 68, 69, 87, 121]
– Rekrutierbare inotrope Reserve [4, 8, 11, 13, 41, 46, 54, 63, 74, 85, 92, 98, 113, 141, 142] ohne Verschlechterung des Metabolismus [4, 8, 54]

Die Mechanismen, die dem myokardialen "Stunning" zugrunde liegen, werden noch diskutiert [20]. Mögliche Mechanismen sind ein ischämieinduzierter Anstieg der zytosolischen Calciumkonzentration mit einer daraus folgenden Abnahme der myofibrillären Calciumsensitivität [97, 109], eine Schädigung von Membranen und Enzymen durch freie Radikale [16, 19, 20, 22, 60, 105, 153] und eine Dysfunktion des sarkoplasmatischen Retikulums [94]. Diese potentiellen Mechanismen schließen einander keineswegs aus: So könnten freie Radikale das sarkoplasmatische Retikulum schädigen, das dann seine Kapazität zur Calciumsequestration verliert, so daß schließlich ein Anstieg der freien zytosolischen Calciumkonzentration die Calciumsensitivität der Myofibrillen beeinträchtigt.

Energetik des "stunned" Myokards und die Rekrutierung einer inotropen Reserve

Eine Abnahme der Konzentration myokardialer energiereicher Phosphate während Ischämie mit nur langsamer Wiederauffüllung des ATP während Reperfusion wurde mehrfach belegt und in Beziehung zur andauernden myokardialen Dysfunktion gesetzt [35, 37, 157]. Eine beschleunigte Wiederauffüllung des myokardialen ATP durch Infusion von Nukleotidvorläufern steigerte jedoch die regionale myokardiale Funktion während Reperfusion nicht [70]. Obwohl die Basisfunktion des reperfundierten Myokards reduziert war, behielt das reperfundierte Myokard die Fähigkeit, auf verschiedene inotrope Interventionen zu reagieren, wie etwa extrazelluläre Calciumgabe [74, 98], postextrasystolische Potenzierung [11, 41, 142] oder die Infusion inotroper Substanzen [4, 8, 13, 46, 54, 63, 85, 92, 113, 141]. Die Dysfunktion reperfundierten Myokards scheint daher eher auf einem Defekt der Energienutzung als auf inadäquater Energiebereitstellung zu beruhen. Im Gegensatz zum "hibernating" Myokard ist deshalb die Rekrutierung einer inotropen Reserve im "stunned" Myokard auch nicht von einer erneuten Verschlechterung des Stoffwechsels begleitet [4, 8, 54]. Vielmehr wird bei Rekrutierung einer inotropen Reserve im "stunned" Myokard auch die Fettsäureoxidation stimuliert [54]. Myokardiale Ischämie kann nicht nur Kardiomyozyten, sondern auch sympathische Herznerven schädigen [34]. Eine Störung der sympathischen Neurotransmission wurde daher als ein Mechanismus der kontraktilen Dysfunktion im reperfundierten Myokard vorgeschlagen [32]. Die Steigerung der kontraktilen Funktion im reperfundierten Myokard sowohl bei elektrischer Reizung sympathischer Herznerven als auch bei intravenöser Noradrenalin-Infusion ist jedoch während des gesamten Reperfusionszeitraums unverändert und nicht von der Antwort des Kontrollmyokards verschieden [62]. Daher scheidet eine Störung der sympathischen Neurotransmission als ein wesentlicher Mechanismus der postischämischen kontraktilen Dysfunktion aus.

Bedeutung freier Radikale für die Pathogenese von "Stunning"

Ohne Zweifel sind freie Radikale bei der Ausbildung von "Stunning" kausal beteiligt [16, 19, 20, 22, 60, 105, 153]. Freie Radikale werden in geringem Ausmaß bereits während der Ischämie gebildet, mit Beginn der Reperfusion nimmt die Bildung freier Radikale rapide und drastisch zu und klingt dann über etwa 3 h ab [16, 17, 19]. Eine Reduktion der Bildung freier Radikale [14, 21] und ihre beschleunigte Elimination durch niedermolekulare Antioxidantien [13, 17, 115] oder enzymatischen Abbau [17, 55, 78, 163] schwächen "Stunning" ab und beschleunigen die Erholung der kontraktilen Funktion. Auf anti-oxidativen Effekten beruht wohl auch die therapeutische Wirkung des Prostazyklin-Analogs Iloprost [49] und mancher ACE-Hemmer [126], die die postischämische Dysfunktion abschwächen. Auf welchem Wege und an welchem Ort freie Radikale gebildet werden (Xanthinoxidase, Leukozyten, Katecholamine, Mitochondrien), welches Radikal spezifisch pathogenetisch wirksam ist (Superoxidradikal, Wasserstoffperoxidradikal, Hydroxylradikal) und welche zelluläre Struktur durch freie Radikale geschädigt wird und dann für das kontraktile Versagen verantwortlich ist (Denaturierung von Enzymen und Myofibrillen, Lipidperoxidation von Membranen des sarkoplasmatischen Retikulums oder der Mitochondrien), ist noch umstritten [15, 20, 60]. Eine kausale Beteiligung von Leukozyten an der Entstehung des myokardialen "Stunning" wurde lange Zeit postuliert [47], jedoch wurde diese Hypothese kürzlich widerlegt [23, 80]. Kausale Bedeutung für die Ausbildung von "Stunning" haben nur die freien Radikale, die unmittelbar mit Beginn der Reperfusion gebildet werden, denn nur bei Einsatz einer antioxidativen Therapie unmittelbar mit Beginn der Reperfusion ist eine beschleunigte Erholung der kontraktilen Funktion zu erzielen [17]. Schließlich bleibt unklar, wie groß der quantitative Anteil freier Radikale an der Ausbildung von "Stunning" ist, denn auch rechtzeitige und kombinierte antioxidative Therapie verhindert "Stunning" nicht vollständig [60].

Ambivalente Rolle der Calciumionen im "stunned" Myokard

Ein offensichtliches Paradoxon, das das "stunned" Myokard kennzeichnet, ist die Rolle der Calciumionen. Auf der einen Seite soll ein Anstieg der zytosolischen Calciumkonzentration kausal an der Entwicklung der postischämischen kontraktilen Dysfunktion beteiligt sein. Auf der anderen Seite steigert eine Reihe von inotropen Interventionen, die letztlich durch einen Anstieg des zytosolischen Calciums wirken, die kontraktile Funktion des "stunned" Myokards. In umgekehrter Weise gilt dasselbe Paradoxon auch für die Wirkung von Calciumantagonisten im "stunned" Myokard.

Ein Anstieg der freien zytosolischen Calciumkonzentration während Ischämie [93, 101, 156] und während der frühen Reperfusion [98, 158] wurde an isolierten Herzen belegt. Diesem Anstieg der freien zytosolischen Calciumkonzentration mag eine Störung der Calciumsequestration durch das sarkoplasmatische Retikulum zugrunde liegen [93], die dann letztlich zu einer herabgesetzten Calciumsensitivität der Myofibrillen führt [98]. Kurzfristige Erhöhung der Calciumkonzentration kann in diesem Sinne sogar bei isolierten Herzen auch ohne Ischämie zu einer lang anhaltenden Reduktion der Ventrikelfunktion führen [86]. Dieser Befund unterstützt die Vorstellung von einer durch eine Calciumüberlastung induzierten Abnahme der myofibrillären Calciumsensitivität. Untersuchungen am Herzen in situ unterstützen dagegen die Vorstellung von einer reduzierten Calciumsensitivität der Myofibrillen nicht. Dosis-Wirkungs-Beziehungen zwischen der regionalen kontraktilen Funktion und der Konzentration von intrakoronarem Kalzium [74] sowie auch die inotropen Antworten auf postextrasystolische Potenzierung [41, 142] und auf den mutmaßlichen Calciumsensitizer AR-L-57 [63] sind im normalen und "stunned" Myokard nicht voneinander verschieden.

Calciumantagonisten im "stunned" Myokard

Sowohl aus In-vitro- als auch In-vivo-Untersuchungen ist klar, daß eine Vorbehandlung mit Calciumantagonisten vor der Ischämie die Erholung der kontraktilen Funktion während Reperfusion beschleunigt, d. h. ein myokardiales "Stunning" abschwächt [42, 66] (Abb. 3). Der potentielle Nutzen von Calciumantagonisten bei Verabreichung nach etablierter Reperfusion bleibt jedoch widersprüchlich [40, 42, 124, 125].

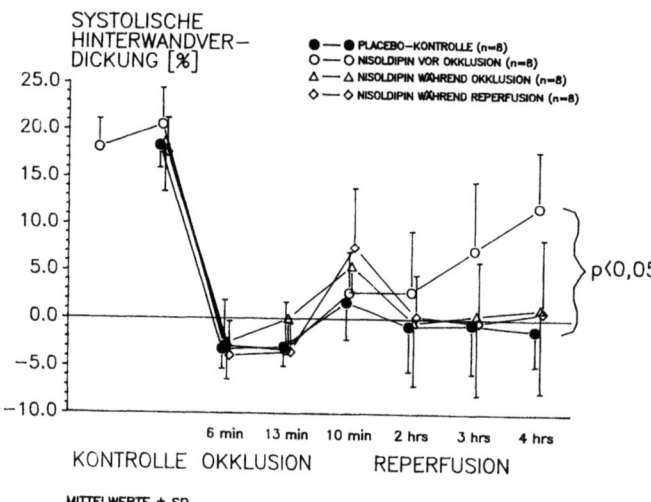

Abb. 3. Dargestellt ist die systolische Hinterwandverdickung während Kontrollbedingungen, der Okklusion des R. circumflexus der linken Koronararterie und nach 10 min, 2 h, 3 h und 4 h Reperfusion. In der Plazebogruppe sowie in den Gruppen, die Nisoldipin während der Koronarokklusion oder in Anschluß an die Koronarokklusion bekamen, erholte sich die systolische Hinterwandverdickung während Reperfusion nicht. Nur in der Gruppe, die Nisoldipin vor der Koronarokklusion erhielt, erholte sich die systolische Hinterwandverdickung signifikant während Reperfusion. (Mod. nach [42])

Dabei ist die verbesserte Erholung der kontraktilen Funktion während Reperfusion nicht einfach Folge einer verbesserten Durchblutung während der Ischämie [42] und/oder der Reperfusion [99, 125, 159] oder Folge einer hämodynamischen Entlastung des Myokards [42].

Eine Abschwächung des frühischämischen Anstiegs der zytosolischen Calciumkonzentration [117] kann am ehesten erklären, warum Calciumantagonisten bei Einsatz vor der Ischämie am effektivsten sind [42, 127]. In welchem Ausmaß die Abschwächung des frühischämischen Anstiegs in der zytosolischen Calciumkonzentration ihrerseits auf einem Schutz von Membranen beruht [76, 90, 107], ist z. Z. unklar. Eine alternative, aber ebenso spekulative Erklärung für die Abschwächung des Anstiegs der zytosolischen Calciumkonzentration während der Ischämie könnte eine Verringerung der intrazellulären Azidose mit einer sekundären Verringerung des Natriumprotonen- und schließlich einer Verringerung des Calcium-Natrium-Austausches sein [158]. Die Bedeutung des zusätzlichen Anstiegs in der zytosolischen Calciumkonzentration bei Beginn der Reperfusion [56, 98, 158] und seine Verhinderung durch Calciumantagonisten ist noch nicht ausreichend analysiert [66].

Damit ist der potentielle klinische Nutzen einer Behandlung mit Calciumantagonisten, um myokardiales "Stunning" zu reduzieren, auf kontrollierte klinische Interventionen einer Ischämie-Reperfusion beschränkt, wie etwa die PTCA. Andererseits werden Patienten, die ohnehin unter Behandlung mit Calciumantagonisten stehen, nicht nur eine Reduktion im Schweregrad ihrer Ischämie, sondern auch eine bessere Erholung der kontraktilen Funktion nach Beendigung dieser Ischämie erfahren.

ACE-Inhibitoren im "stunned" Myokard

Die Abschwächung des myokardialen "Stunning" mit verschiedenen Angiotensin-Converting-Enzyme-(ACE-)Inhibitoren wurde in zahlreichen experimentellen Studien in vitro [102–104, 147, 164] und in vivo [123, 126] belegt. Der zugrundeliegende Mechanismus dieser kardioprotektiven Wirkung von ACE-Inhibitoren ist nicht vollständig klar [168]. Ein möglicher Mechanismus, über den ACE-Inhibitoren kardioprotektiv wirken, kann der verminderte Abbau von Bradykinin während Ischämie und Reperfusion sein, da ACE nicht nur für die Konversion von Angiotensin I zu Angiotensin II, sondern auch den Abbau von Bradykinin verantwortlich ist [168]. In isolierten, salin-perfundierten Herzen war daher die Reduktion von Arrhythmien und die Verbesserung der ventrikulären Funktion in der Reperfusion durch den ACE-Inhibitor Ramiprilat vergleichbar mit der Wirkung einer Bradykinin-Infusion [103, 147]. Ebenso war der kardioprotektive Effekt von Ramipril oder Ramiprilat und Bradykinin durch einen Bradykinin-B_2-Rezeptor-Antagonisten vollständig blockierbar [104, 157]. Die Aktivierung von Bradykinin-B_2-Rezeptoren stimuliert in kultivierten Endothelzellen [104, 166] die Bildung von Prostacyclin und NO. Ramiprilat induziert einen vergleichbaren Anstieg der Prostacyclin- und NO-Bildung [104, 166], der auch durch den Bradykinin-B_2-Rezeptor Antagonisten HOE 140 verhindert wird. Somit könnte die Stimulation sowohl der Prostaglandin- als auch der NO-Bildung potentiell den kardioprotektiven Effekt von ACE-Inhibitoren erklären. Während am isolierten Herzen die kardioprotektive Wirkung von Ramiprilat überwiegend durch NO vermittelt erscheint [111], ist am Herzen in situ ausschließlich eine Signalkaskade aus Bradykinin und Prostaglandinen, nicht aber NO wirksam [43].

Wichtige Fragen zum Phänomen des myokardialen "Stunning" bleiben noch zu lösen:

1. Welche Rolle spielen die verschiedenen Radikale Superoxidradikal, Wasserstoffperoxidradikal, Hydroxylradikal) in der Entstehung des myokardialen "Stunning"?
2. Welche Rolle spielt die erhöhte zytosolische Calciumkonzentration für die Entstehung des myokardialen "Stunning"?
3. Sind diese potentiellen Mechanismen miteinander verbunden? Schädigen freie Radikale möglicherweise das sarkoplasmatische Retikulum, das dann seine Kapazität zur Calciumsequestration verliert, so daß schließlich ein Anstieg der freien zytosolischen Calciumkonzentration resultiert?

Identifizierung von "short-term hibernating" und "stunned" Myokard

Im Gegensatz zu ebenfalls dysfunktionalem, aber irreversibel geschädigtem Myokard kann in "hibernating" und "stunned" Myokard eine inotrope Reserve rekrutiert werden. Zur weiteren Unterscheidung zwischen "hibernating" und "stunned" Myokard muß die Myokarddurchblutung oder die Veränderung des Myokardstoffwechsels während inotroper Stimulation gemessen werden. Im "hibernating" Myokard erfolgt die Rekrutierung der inotropen Reserve auf Kosten der metabolischen Erholung, im "stunned" Myokard nicht.

Diagnose des "hibernating" Myokards
Nachweis eines "perfusion-contraction matching" (reduzierte kontraktile Funktion bei reduzierter Durchblutung):
- Positronenemissionstomographie (^{13}N, ^{15}O)
- ^{201}Tl-Szintigraphie, insbesondere nach Redistribution oder Reinjektion
- ^{99m}-Tc-Sestamibi-Szintigraphie, insbesondere nach Redistribution oder Reinjektion

(Techniken, die die gleichzeitige Erfassung der regionalen myokardialen Funktion erfordern: z. B. durch Ventrikulographie, Echokardiographie)

Nachweis eines "perfusion-metabolism mismatch" (erhöhte glykolytische Aktivität bei reduzierter Durchblutung):
- Positronenemissionstomographie (^{18}FDG)

Rekrutierung einer inotropen Reserve auf Kosten einer Verschlechterung der metabolischen Situation:
- Streß-Echokardiographie
- Postextrasystolische Potenzierung während Ventrikulographie oder Echokardiographie

(Techniken, die die gleichzeitige Erfassung metabolischer Parameter erfordern: z. B. durch Positronenemissionstomographie, Laktatbestimmung aus dem Koronarsinus)

Diagnose des "stunned" Myokards
Nachweis eines "perfusion-contraction mismatch" (reduzierte kontraktile Funktion bei normaler Durchblutung):
- Positronenemissionstomographie (^{13}N, ^{15}O)
- ^{201}Tl-Szintigraphie, insbesondere nach Redistribution oder Reinjektion
- ^{99m}-Tc-Sestamibi-Szintigraphie, insbesondere nach Redistribution oder Reinjektion

(Techniken, die die gleichzeitige Erfassung der regionalen myokardialen Funktion erfordern: z. B. durch Ventrikulographie, Echokardiographie)

Rekrutierung einer inotropen Reserve ohne Verschlechterung der metabolischen Situation:
- Streß-Echokardiographie
- Postextrasystolische Potenzierung während Ventrikulographie oder Echokardiographie

(Techniken, die die gleichzeitige Erfassung metabolischer Parameter erfordern: z. B. durch Positronenemissionstomographie, Laktatbestimmung aus dem Koronarsinus)

Klinisch kann so durch Einsatz von PET-Techniken [110, 144] eine Unterscheidung zwischen dysfunktionalem nekrotischem und dysfunktionalem, reversibel geschädigtem Myokard getroffen werden. Die Rekrutierung einer inotropen Reserve im Zusammenhang mit PET-Untersuchungen kann zur weiteren Differenzierung von vitalem, dysfunktionalem Myokard in "hibernating" oder "stunned" Myokard dienen. Diese Unterscheidung ist von zentraler Bedeutung für die Indikationsstellung zu Reperfusionsmaßnahmen [33, 37, 48].

Therapie des myokardialen "Hibernation" oder "Stunning"

Die einzige kausale Therapie des "hibernating" Myokard ist die Wiederherstellung der Durchblutung des minderperfundierten Myokards. Das "stunned" Myokard benötigt primär keine Therapie, da per definitionem die Durchblutung des Myokards normal ist und die kontraktile Funktion sich spontan erholt. Wenn das myokardiale "Stunning" jedoch große Teile des linken Ventrikels umfaßt und damit die globalventrikuläre Funktion beeinträchtigt, kann das Ausmaß der kontraktilen Dysfunktion durch inotrope Stimulation vermindert werden, ohne das "stunned" Myokard zu schädigen. Da die Erhöhung der zytosolischen Calciumkonzentration an der Entstehung des myokardialen "Stunning" offensichtlich beteiligt ist, liegt die Verbesserung der kontraktilen Funktion während Reperfusion durch Gabe eines Calciumantagonisten nahe. Ebenso wie bei einer antioxidativen Therapie ist die Reduktion des myokardialen "Stunning" am deutlichsten ausgeprägt, wenn die Behandlung vor der Ischämie beginnt.

"Hibernation, Stunning" versus "Ischemic Preconditioning"

Während sowohl "Hibernation" als auch "Stunning" wesentlich über die Einschränkung der kontraktilen Funktion definiert sind, ist das "Ischemic Preconditioning" über sein morphologisches Resultat definiert. "Ischemic Preconditioning" bezeichnet die Reduktion der Infarktgröße infolge eines längeren Koronarverschlusses durch einen oder mehrere vorangehende, kurzdauernde Koronarverschlüsse mit Reperfusion [77, 116]. Sowohl "Hibernation" als auch "Ischemic Preconditioning" haben gemeinsame Merkmale, nämlich die Erhaltung der zellulären Integrität sowie eine verbesserte Stoffwechselsituation während Ischämie. Damit weisen sowohl das "Hibernation" als auch "Ischemic Preconditioning" auf die Existenz endogener kardioprotektiver Mechanismen hin, die möglicherweise für beide Phänomene identisch sind [67]. Ob die pharmakologische Induktion nicht nur von "Ischemic Preconditioning", sondern auch "Hibernation" das Herz vor den Folgen einer akuten Ischämie schützen und die Entstehung von Nekrosen und Arrhythmien verzögern kann, bedarf weiterer Untersuchungen.

Literatur

1. Akaishi M, Weintraub WS, Mercier RJ, Agarwal JB, Schneider RM, Helfant RH (1986) The significance of underlying coronary stenosis for recovery of myocardial function after transient ischemia in the dog. Am Heart J 112: 1226–1231
2. Anderson JL, Marshall HW, Bray BE et al. (1983) A randomized trial of intracoronary streptokinase in the treatment of acute myocardial infarction. N Engl J Med 308: 1312–1318
3. Akins CW, Pohost GM, Desanctis RW, Block PC (1980) Selection of angina-free patients with severe left ventricular dysfunction for myocardial revascularization. Am J Cardiol 46: 695–700
4. Ambrosio G, Jacobus WE, Bergmann CA, Weisman HF, Becker LC (1987) Preserved high energy phosphate metabolic reserve in globally stunned hearts despite reduction of basal ATP content and contractility. J Mol Cell Cardiol 19: 953–964
5. Arai AE, Pantely GA, Anselone CG, Bristow J, Bristow JD (1991) Active downregulation of myocardial energy requirements during prolonged moderate ischemia in swine. Circ Res 69: 1458–1469
6. Arai AE, Pantely GA, Thoma WJ, Anselone CG, Bristow JD (1992) Energy metabolism and contractile function after 15 beats of moderate myocardial ischemia. Circ Res 70: 1137–1145
7. Arnold G, Kosche F, Miessner E, Neitzert A, Lochner W (1968) The importance of the perfusion pressure in the coronary arteries for the contractility and the oxygen consumption of the heart. Pfluegers Arch 299: 339–356
8. Arnold JMO, Braunwald E, Sandor T, Kloner RA (1985) Inotropic stimulation of reperfused myocardium with dopamine: effects on infarct size and myocardial function. J Am Coll Cardiol 6: 1036–1044

9. Bateman TM, Czer LSC, Gray RJ et al. (1983) Transient pathologic Q wave during acute ischemic events: a electrocardiographic correlate of stunned but viable myocardium. Am Heart J 106: 1421–1426
10. Baumgarten CR, Linz WL, Kunkel G, Schölkens BA, Wiemer G (1993) Ramiprilat increases bradykinin outflow from isolated hearts of rat. Br J Pharmacol 108: 293–295
11. Becker LC, Levine JH, DiPaula AF, Guarnieri T, Aversano T (1986) Reversal of dysfunction in postischemic stunned myocardium by epinephrine and postextrasystolic potentiation. J Am Coll Cardiol 7: 580–589
12. Bolli R, Zhu W-X, Myers ML, Hartley CJ, Roberts R (1985) Beta-adrenergic stimulation reverses postischemic myocardial dysfunction without producing subsequent deterioration. Am J Cardiol 56: 964–968
13. Bolli R, Zhu W-X, Hartley CJ et al. (1987) Attenuation of dysfunction in the postischemic "stunned" myocardium by dimethylthiourea. Circulation 76: 458–468
14. Bolli R, Patel BS, Zhu W-X, O'Neill PG, Hartley CJ, Charlat ML, Roberts R (1987) The iron chelator desferrioxamine attenuates postischemic ventricular dysfunction. Am J Physiol 253: 1372–1380
15. Bolli R (1988) Oxygen-derived free radicals and postischemic myocardial dysfunction ("stunned myocardium"). J Am Coll Cardiol 12: 239–249
16. Bolli R, Patel BS, Jeroudi MO, Lai EK, McCay PB (1988) Demonstration of free radical generation in "stunned" myocardium of intact dogs with the use of the spin trap α-phenyl N-tert-butyl nitrone. J Clin Invest 82: 476–485
17. Bolli R, Jeroudi MO, Patel BS, Aruoma OI, Halliwell B, Lai EK, McCay PB (1989) Marked reduction of free radical generation and contractile dysfunction by antioxidant therapy begun at the time of reperfusion. Evidence that myocardial "stunning" is a manifestation of reperfusion injury. Circ Res 65: 607–622
18. Bolli R, Zhu W-X, Thornby JI, O'Neill PG, Roberts R (1988) Time course and determinants of recovery of function after reversible ischemia in conscious dogs. Am J Physiol 254: 102–114
18a. Bolli R, Patel BS, Hartley CJ, Thornby JI, Jeroudi MO, Roberts R (1989) Nonuniform transmural recovery of contractile function in stunned myocardium. Am J Physiol 257: 375–385
19. Bolli R, Jeroudi MO, Patel BS, DuBose CM, Lai EK, Roberts R, McCay PB (1989) Direct evidence that oxygen-derived free radicals contribute to postischemic myocardial dysfunction in the intact dog. Proc Natl Acad Sci USA 86: 4695–4699
20. Bolli R (1990) Mechanism of myocardial "stunning". Circulation 82: 723–738
21. Bolli R, Patel BS, Jeroudi MO, Li X-Y, Triana JF, Lai EK, McCay PB (1990) Iron-mediated reactions upon reperfusion contribute to myocardial "stunning". Am J Physiol 259: 1901–1911
22. Bolli R (1991) Oxygen-derived free radicals and myocardial reperfusion injury: An overview. Cardiovasc Drugs Ther 5: 249–268
23. Boili R (1993) Role of neutrophils in myocardial stunning after brief ischemia: the end of a six year old controversy (1987–1993). Cardiovasc Res 27: 728–730
24. Bonow RO, Dilsizian V, Cuocolo A, Bacharach SL (1991) Identification of viable myocardium in patients with chronic coronary artery disease and left ventricular dysfunction. Circulation 83: 26–37
25. Braunwald E, Kloner RA (1982) The stunned myocardium: prolonged, postischemic ventricular dysfunction. Circulation 66: 1146–1149
26. Büchner F (1939) Die Koronarinsuffizienz. Steinkopff, Dresden Leipzig, S 1–92
27. Bush LR, Buja LM, Samowitz W, Rude RE, Wathem M, Tilton GD, Willerson JT (1983) Recovery of left ventricular segmental function after long-term reperfusion following temporary coronary occlusion in conscious dogs. Comparison of 2- and 4-hour occlusion. Circ Res 53: 248–263
28. Camacho SA, Lanzer P, Toy BJ, Gober J, Velenza M, Botvinick EH, Weiner MW (1988) In vivo alterations of high-energy phosphates and intracellular pH during reversible ischemia in pigs: a 31P magnetic resonance spectroscopy study. Am Heart J 116: 701–708
29. Carlson EB, Cowley MJ, Wolfgang TC, Vetrovec GW (1989) Acute changes in global and regional rest left ventricular function after coronary angioplasty: comparative results in stable and unstable angina. J Am Coll Cardiol 13: 1262–1269
30. Charlat ML, O'Neill PG, Hartley CJ, Roberts R, Bolli R (1989) Prolonged abnormalities of left ventricular diastolic wall thinning in the "stunned" myocardium in conscious dogs: time course and relation to systolic function. J Am Coll Cardiol 13: 185–194
31. Charuzi Y, Beeder C, Marshall LA, Sasaki H, Pack NB, Geft I, Ganz W (1984) Improvement in regional and global left ventricular function after intracoronary thrombolysis: assessment with two-dimensional echocardiography. Am J Cardiol 53: 662–665
32. Ciuffo AA, Ouyang P, Becker LC, Levin L, Weisfeldt ML (1985) Reduction of sympathetic inotropic response after ischemia in dogs. Contributor to stunned myocardium. J Clin Invest 75: 1504–1509
33. Conversano A, Herrero P, Geltman EM, Pérez JE, Bergmann SR, Gropler RJ (1992) Differentiation of stunned from hibernating myocardium by positron emission tomography. Circulation 86 (Suppl I): I–107 (Abstr)
34. Dart AM, Schömig A, Dietz R, Mayer E, Kübler W (1984) Release of endogenous catecholamines in the ischemic myocardium of the rat, part B: Effect of sympathetic nerve stimulation. Circ Res 55: 702–706
35. DeBoer LWV, Ingwall JS, Kloner RA, Braunwald E (1980) Prolonged derangements of canine myocardial purine metabolism after a brief coronary artery occlusion not associated with anatomic evidence of necrosis. Proc Natl Acad Sci USA 77: 5471–5475
36. De Feyter PJ, Suryapranata H, Serruys PW, Beatt K, van den Brand M, Hugenholtz PG (1987) Effect of successful percutaneous transluminal coronary angioplasty on global and regional left ventricular unstable angina pectoris. Am J Cardiol 60: 993–997
37. Dilsizian V, Bonow RO (1993) Current diagnostic techniques of assessing myocardial viability in patients with hibernating and stunned myocardium. Circulation 87: 1–20
38. Downing SE, Chen V (1990) Myocardial hibernation in the ischemic neonatal heart. Circ Res 66: 763–772
39. Downing SE, Chen V (1992) Acute hibernation and reperfusion of the ischemic heart. Circulation 85: 699–707
40. Du Toit EF, Opie LH (1992) Modulation of severity of reperfusion stunning in the isolated rat heart by agents altering calcium flux at the onset of reperfusion. Circ Res 70: 960–967

41. Ehring T, Heusch G (1991) Postextrasystolic potentiation does not distinguish ischaemic from stunned myocardium. Pfluegers Arch 418: 453–461
42. Ehring T, Böhm M, Heusch G (1992) The calcium antagonist nisoldipine improves the functional recovery of reperfused myocardium only when given before ischemia. J Cardiovasc Pharmacol 20: 63–74
43. Ehring T, Baumgart D, Krajcar M, Hümmelgen M, Kompa S, and Heusch G (1994). Attenuation of myocardial stunning by the ACE-inhibitor ramiprilat through a signal cascade of bradykinin and prostaglandins, but not nitric oxide. Circulation 90: 1368–1395
44. Ehring T, Schulz R, Schipke JD, Heusch G (1993) Diastolic dysfunction of stunned myocardium. Am J Cardiovasc Pathol 4: 358–366
45. Ellis SG, Henschke CL, Sandor Jr T, Wynne J, Braunwald E, Kloner RA (1983) Time course of functional and biochemical recovery of myocardium salvaged by reperfusion. J Am Coll Cardiol 1: 1047–1055
46. Ellis SG, Wynne J, Braunwald E, Henschke Cl, Sando T, Kloner RA (1984) Response of reperfusion-salvaged, stunned myocardium to inotropic stimulation. Am Heart J 107: 13–19
47. Engler RL, Covell JW (1987) Granulocytes cause reperfusion ventricular dysfunction after 15 minute ischemia in the dog. Circ Res 61: 20–28
48. Erdmann E, Kirsch C-M (1993) "Stunned" und "Hibernating Myocardium"-Diagnostik und klinische Implikationen. Z Kardiol 82 (Suppl 5): 143–147
49. Farber NE, Pieper GM, Thomas JP, Gross GJ (1988) Beneficial effects of iloprost in the stunned canine myocardium. Circ Res 62: 204–215
50. Fedele FA, Gewirtz H, Capone RJ, Sharaf B, Most AS (1988) Metabolic response to prolonged reduction of myocardial blood flow distal to a severe coronary artery stenosis. Circulation 78: 729–735
51. Flameng W, Suy R, Schwarz F et al. (1981) Ultrastructural correlates of left ventricular contraction abnormalities in patients with chronic ischemic heart disease: Determinants of reversible segmental asynergy postrevascularization surgery. Am Heart J 102: 846–857
52. Gallagher KP, Kumada T, Koziol JA, McKown MD, Kemper WS, Ross Jr. J (1980) Significance of regional wall thickening abnormalities relative to transmural myocardial perfusion in anesthetized dogs. Circulation 62: 1266–1274
53. Gallagher KP, Matsuzaki M, Osakada G, Kemper WS, Ross Jr J (1983) Effect of exercise on the relationship between myocardial blood flow and systolic wall thickening in dogs with acute coronary stenosis. Circ Res 52: 716–729
54. Görge G, Papageorgiou I, Lerch R (1990) Epinephrine-stimulated contractile and metabolic reserve in postischemic rat myocardium. Basic Res Cardiol 85: 595–605
55. Gross GJ, Farber NE, Hardman HF, Warltier DC (1986) Beneficial actions of superoxide dismutase and catalase in stunned myocardium of dogs. Am J Physiol 50: 372–377
56. Guarnieri T (1989) Direct measurement of $[Ca^{2+}]i$ in early and late reperfused myocardium. Circulation 80 (Suppl II): II-241 (Abstr)
57. Guth BD, Martin JF, Heusch G, Ross Jr J (1987) Regional myocardial blood flow, function and metabolism using phosphorus – 31 nuclear magnetic resonance spectroscopy during ischemia and reperfusion. J Am Coll Cardiol 10: 673–681
58. Guth BD, Schulz R, Heusch G (1993) Time course and mechanisms of contractile dysfunction during acute myocardial ischemia. Circulation 87 (Suppl IV): 35–42
59. Hearse DJ (1979) Oxygen deprivation and early myocardial contractile failure: a reassessment of the possible role of adenosine triphosphate. Am J Cardiol 44: 1115–1121
60. Hearse DJ (1991) Stunning: a radical re-view. Cardiovasc Drugs Ther 5: 853–876
61. Heusch G, Guth BD, Gilpin E, Oudiz R, Matsuzaki M, Ross Jr J (1987) Determinants of recovery of regional contractile function after exercise-induced ischemia in conscious dogs. Fed Proc 46: 834
62. Heusch G, Frehen D, Kröger K, Schulz R, Thämer V (1988) Integrity of sympathetic neurotransmission in stunned myocardium. J Appl Cardiol 3: 259–272
63. Heusch G, Schäfer S, Kröger K (1988) Recruitment of inotropic reserve in "stunned" myocardium by the cardiotonic agent AR-L 57. Basic Res Cardiol 83: 602–610
64. Heusch G (1991) The relationship between regional blood flow and contractile function in normal, ischemic, and reperfused myocardium. Basic Res Cardiol 86: 197–218
65. Heusch G (1992) Hibernation, Stunning Ischemic preconditioning – neue Paradigmen der koronaren Herzkrankheit? Z Kardiol 81: 596–609
66. Heusch G (1992) Myocardial stunning: a role for calcium antagonists during ischaemia? Cardiovasc Res 26: 14–19
67. Heusch G, Schulz R (1994) Endogenous protective mechanisms in myocardial ischaemia: hibernation and ischaemic preconditioning. Curr Opin Anaesthesiol 7: 18–25
68. Heyndrickx GR, Millard RW, McRitchie RJ, Maroko PR, Vatner SF (1975) Regional myocardial functional and electrophysiological alterations after brief coronary artery occlusion in conscious dogs. J Clin Invest 56: 978–985
69. Heyndrickx GR, Baig H, Nellens P, Leusen I, Fishbein MC, Vatner SF (1978) Depression of regional blood flow and wall thickening after brief coronary occlusions. Am J Physiol 234: 653–659
70. Hoffmeister HM, Mauser M, Schaper W (1985) Effect of adenosine and AICAR on ATP content and regional contractile function in reperfused canine myocardium. Basic Res Cardiol 80: 445–458
71. Homans DC, Sublett E, Dai X-Z, Bache RJ (1986) Persistence of regional left ventricular dysfunction after exercise-induced myocardial ischemia. J Clin Invest 77: 66–73
72. Ingwall JS, Bittl JA (1987) Regulation of heart creatine kinase. Basic Res Cardiol 82 (Suppl 1): 93–101
73. Illes RW, Silverman NA, Krukenkamp IB, del Nido PJ, Levitsky S (1989) Amelioration of postischemic stunning by deferoxamine-blood cardioplegia. Circulation 80 (Suppl III): 30–35
74. Ito BR, Tate H, Kobayashi M, Schaper W (1987) Reversibly injured, postischemic canine myocardium retains normal contractile reserve. Circ Res 61: 834–846
75. Jacobus WE, Pores IH, Lucas SK, Weisfeldt ML, Flaherty JT (1982) Intracellular acidosis and contractility in normal and ischemic hearts examined by 31p NMR. J Mol Cell Cardiol 14: 13–20
76. Janero DR, Burghardt B (1989) Antiperoxidant effects of dihydropyridine calcium antagonists. Biochem Pharmacol 38: 4344–4348
77. Jennings RB, Murry CE, Reimer K A (1991) Preconditioning myocardium with ischemia. Cardiovasc Drugs Ther 5: 933–938
78. Jeroudi MO, Triana FJ, Patel BS, Bolli R (1990) Effects of superoxide dismutase and catalase, given separately, on myocardial stunning. Am J Physiol 259: 889–901

79. Johnson DL, Horneffer PJ, Dinatale M, Gott VL, Gardner TJ (1987) Free radical scavengers improve functional recovery of stunned myocardium in a model of surgical coronary revascularization. Surgery 102: 334–340
80. Juneau CF, Ito BR, Del Balzo U, Engler RL (1993) Severe neutrophil depletion by leucocyte filters or cytotoxic drug does not improve recovery of contractile function in stunned porcine myocardium. Cardiovasc Res 27: 720–727
81. Kammermeier H (1963) Verhalten von Adenin-Nukleotiden und Kreatininphosphat im Herzmuskel bei funktioneller Erholung nach länger dauernder Asphyxie. Verh Dtsch Ges Kreislaufforsch 30: 206–211
82. Kammermeier H, Schmidt P, Jüngling E (1982) Free energy change of ATP-hydrolysis: a causal factor of early hypoxic failure of the myocardium? J Mol Cell Cardiol 14: 267–277
83. Katz AM (1973) Effects of ischemia on the contractile processes of heart muscle. Am J Cardiol 32: 456–460
84. Kentish JC (1986) The effects of inorganic phosphate and creatine phosphate on the force production in skinned muscle from rat vesicle. J Physiol 370: 585–604
85. Kida M, Fujiwara H, Uegaito T, Miyamae M, Ohura M, Miura I, Yabuuchi Y (1993) Dobutamine prevents both myocardial stunning and phosphocreatine overshoot without affecting ATP level. J Mol Cell Cardiol 25: 875–885
86. Kitakaze M, Weisman HF, Marban E (1988) Contractile dysfunction and ATP depletion after transient calcium overload in perfused ferret hearts. Circulation 77: 685–695
87. Kloner RA, DeBoer LWV, Darsee JR, Ingwall JS, Braunwald E (1981) Recovery from prolonged abnormalities of canine myocardium salvaged from ischemic necrosis by coronary reperfusion. Proc Natl Acad Sci 78: 7152–7156
88. Kloner RA, Ellis SG, Lange R, Braunwald E (1983) Studies of experimental coronary artery reperfusion. Effects on infarct size, myocardial function, biochemistry, ultrastructure and microvascular damage. Circulation 68 (Suppl I): 8–15
89. Kloner RA, Allen J, Zheng Y, Ruiz C (1990) Myocardial stunning following exercise treadmill testing in man. J Am Coll Cardiol 15: 203
90. Koller PT, Bergmann SR (1989) Reduction of lipid peroxidation in reperfused isolated rabbit hearts by diltiazem. Circ Res 65: 838–846
91. Koretsune Y, Corretti MC, Kusuoka H, Marban E (1991) Mechanism of early ischemic contractile failure. Circ Res 68: 255–262
92. Krams R, Duncker DJ, McFalls EO, Hogendoorn A, Verdouw PD (1993) Dobutamine restores the reduced efficiency of energy transfer from total mechanical work to external mechanical work in stunned porcine myocardium. Cardiovasc Res 27: 740–747
93. Krause S, Hess ML (1984) Characterization of cardiac sarcoplasmic reticulum dysfunction during short-term, normothermic, global ischemia. Circ Res 55: 176–184
94. Krause SM, Jacobus WE, Becker LC (1989) Alterations in cardiac sarcoplasmic reticulum calcium transport in the postischemic "stunned" myocardium. Circ Res 65: 526–530
95. Kübler W, Katz AM (1977) Mechanism of early "pump" failure of the ischemic heart: possible role of adenosine triphosphate depletion and inorganic phosphate accumulation. Am J Cardiol 40: 467–471
96. Kusuoka H, Weisfeldt ML, Zweier JL, Jacobus WE, Marban E (1986) Mechanism of early contractile failure during hypoxia in intact ferret heart: Evidence for modulation of maximal Ca-activated force by inorganic phosphate. Circ Res 59: 270–282
97. Kusuoka H, Koretsune Y, Chacko VP, Weisfeldt ML, Marban E (1990) Excitation-contraction coupling in postischemic myocardium. Does failure of activator Ca++ transients underlie stunning? Circ Res 66: 1268–1276
98. Kusuoka H, Porterfield JK, Weisman HF, Weisfeldt ML, Marban E (1987) Pathophysiology and pathogenesis of stunned myocardium: Depressed Ca^{2+} activation of contraction as a consequence of reperfusion-induced cellular calcium overload in ferret hearts. J Clin Invest 79: 950–961
99. Lamping KA, Gross GJ (1985) Improved recovery of myocardial segment function following a short coronary occlusion in dogs by nicorandil, a potential new antianginal agent, and nifedipine. J Cardiovasc Pharmacol 7: 158–166
100. Lavallee M, Cox D, Patrick TA, Vatner SF (1983) Salvage of myocardial function by coronary artery reperfusion 1, 2 and 3 hours after occlusion in conscious dogs. Circ Res 53: 235–247
101. Lee H-C, Smith N, Mohabir R, Clusin WT (1987) Cytosolic calcium transients from the beating mammalian heart. Proc Natl Acad Sci 84: 7793–7797
102. Linz W, Schölkens BA, Han Y-F (1986) Beneficial effects of the converting enzyme inhibitor, ramipril, in ischemic rat hearts. J Cardiovasc Pharmacol 8 (Suppl 10): 91–99
103. Linz W, Schölkens BA (1987) Influence of local converting enzyme inhibition on angiotensin and bradykinin effects in ischemic rat hearts. J Cardiovasc Pharmacol 10 (Suppl 7): 75–82
104. Linz W, Wiemer G, Schölkens BA (1992) ACE-inhibition induces NO-formation in cultured bovine endothelial cells and protects isolated ischemic rat hearts. J Mol Cell Cardiol 24: 909–919
105. Li XY, McCay PB, Zughaib M, Jeroudi MO, Triana JF, Bolli R (1993) Demonstration of free radical generation in the "stunned" myocardium in the conscious dog and identification of major differences between conscious and open-chest dogs. J Clin Invest 92: 1025–1041
106. Louie HW, Laks H, Milgalter E, Drinkwater Jr DC, Hamilton MA, Brunken RC, Stevenson LW (1991) Ischemic cardiomyopathy criteria for coronary revascularization and cardiac transplantation. Circulation 84 (Suppl III): 290–295
107. Mak IT, Weglicki WB (1990) Comparative antioxidant activities of propranolol, nifedipine, verapamil, and diltiazem against sarcolemmal membrane lipid peroxidation. Circ Res 66: 1449–1452
108. Mangano DT (1985) Biventricular function after myocardial revascularization in humans: deterioration and recovery patterns during the first 24 hours. Anesthesiology 62: 571–577
109. Marban E (1991) Myocardial stunning and hibernation. The physiology behind the colloquialisms. Circulation 83: 681–688
110. Marwick TH, MacIntyre WJ, Lafont A, Nemec JJ, Salcedo EE (1992) Metabolic response of hibernating and infarcted myocardium to revascularization. A follow-up study of regional perfusion, function, and metabolism. Circulation 85: 1347–1353
111. Massoudy P, Becker BF, Gerlach E (1993) Stickoxid ist verantwortlich für die postischämische Kardioprotektion durch Ramiprilat. Z Kardiol 82 (Suppl 3): 36 (Abstr)
112. Matsuzaki M, Gallagher KP, Kemper WS, White F, Ross Jr J (1983) Sustained regional dysfunction produced by prolonged coronary stenosis: gradual recovery after reperfusion. Circulation 68: 170–182

113. Mercier JC, Lando U, Kanmatsuse K et al. (1982) Divergent effects of inotropic stimulation on the ischemic and severely depressed reperfused myocardium. Circulation 66: 397–400
114. Montalescot G, Faraggi M, Drobinski G, Messian O, Evans J, Grosgogeat Y, Thomas D (1992) Myocardial viability in patients with Q wave myocardial infarction and no residual ischemia. Circulation 86: 47–55
115. Myers ML, Bolli R, Lekich RF, Hartley CJ, Roberts R (1986) N-2-mercaptopropionylglycine improves recovery of myocardial function after reversible regional ischemia. J Am Coll Cardiol 8: 1161–1168
116. Murry CE, Jennings RB, Reimer KA (1986) Preconditioning with ischemia: a delay of lethal cell injury in ischemic myocardium. Circulation 74: 1124–1136
117. Nayler WG (1991) Second Generation of Calcium Antagonists. Springer, Berlin Heidelberg New York, pp 1–226
118. Nixon JV, Brown CN, Smitherman TC (1982) Identification of transient and persistant segmental wall motion abnormalities in patients with unstable angina by two-dimensional echocardiography. Circulation 658: 1497–1503
119. Noma A (1983) ATP-regulated K+ channels in cardiac muscle. Nature 305: 147–148
120. Pantely GA, Malone SA, Rhen WS, Anselone CG, Arai A, Bristow J, Bristow JD (1990) Regeneration of myocardial phosphocreatine in pigs despite continued moderate ischemia. Circ Res 67: 1481–1493
121. Preuss KC, Gross GJ, Brooks HL, Warltier DC (1987) Time course of recovery of "stunned" myocardium following variable periods of ischemia in conscious and anesthetized dogs. Am Heart J 114: 696–703
122. Przyklenk K, Patel B, Kloner RA (1987) Diastolic abnormalities of postischemic "stunned" myocardium. Am J Cardiol 60: 1211–1213
123. Przyklenk K, Kloner RA (1987) Acute effects of hydralazine and enalapril on contractile function of postischemic "stunned" myocardium. Am J Cardiol 60: 934–936
124. Przyklenk K, Kloner RA (1988) Effect of verapamil on postischemic "stunned" myocardium: importance of the timing of treatment. J Am Coll Cardiol 11: 614–623
125. Przyklenk K, Ghafari GB, Eitzman DT, Kloner RA (1989) Nifedipine administered after reperfusion ablates systolic contractile dysfunction of postischemic "stunned" myocardium. J Am Coll Cardiol 13: 1176–1183
126. Przyklenk K, Kloner RA (1991) Angiotensin converting enzyme inhibitors improve contractile function of stunned myocardium by different mechanisms of action. Am Heart J 121: 1319–1330
127. Przyklenk K, Kloner RA (1992) Letter to the editor: Calcium antagonists and the stunned myocardium: a role during ischemia? A role during reperfusion? Cardiovasc Res 26: 82–84
128. Rahimtoola SH (1989) The hibernating myocardium. Am Heart J 117: 211–221
129. Rahimtoola SH (1982) Coronary bypass surgery for chronic angina – 1981. Circulation 65: 225–241
130. Rahimtoola SH (1985) A perspective on the three large multicenter randomized clinical trials of coronary bypass surgery for chronic stable angina. Circulation 72 (Suppl V): 123–135
131. Reduto LA, Smalling RW, Freund GC, Gould KL (1981) Intracoronary infusion of streptokinase in patients with acute myocardial infarction: effects of reperfusion on left ventricular performance. Am J Cardiol 48: 403–409
132. Reimer KA, Lowe JE, Rasmussen MM, Jennings RB (1977) The wavefront phenomenon of ischemic cell death. 1. Myocardial infarct size vs duration of coronary occlusion in dogs. Circulation 56: 786–794
133. Rein H (1931) Die Physiologie der Koronardurchblutung. Untersuchungen des Koronarkreislaufes am intakten Organismus. Verh Dtsch Ges Inn Med 43: 247–262
134. Reffelmann T, Kammermeier H (1992) Auswirkungen der Modulation des K+ATP-Kanals auf das elektrische und mechanische Verhalten hypoxischer isolierter Rattenherzen. Z Kardiol 81: 168 (Abstr)
135. Robertson WS, Feigenbaum H, Armstrong WF, Dillon JC, O'Donnell J, McHenry PW (1983) Exercise echocardiography: a clinically practical addition in the evaluation of coronary artery disease. J Am Coll Cardiol 2: 1085–1091
136. Roberts AJ, Spies SM, Meyers SN, Moran JM, Sanders JH, Lichtental PR, Michaelis LL (1980) Early and long-term improvement in left ventricular performance following coronary bypass surgery. Surgery 88: 467–475
137. Rose J, Schulz R, Martin C, Heusch G (1993) Post-ejection wall thickening as a marker of successful short term hibernation. Cardiovasc Res 27: 1306–1311
138. Ross Jr J (1989) Mechanisms of regional ischemia and antianginal drug action exercise. Prog Cardiovasc Dis 31: 455–466
139. Ross Jr J (1991) Myocardial perfusion-contraction matching. Implications for coronary heart disease and hibernation. Circulation 83: 1076–1083
140. Rüegg JC, Schädler M, Steiger GJ, Müller G (1971) Effect of inorganic phosphate on the contractile mechanism. Pflügers Arch 325: 359–364
141. Schäfer S, Linder C, Heusch G (1990) Xamoterol recruits an inotropic reserve in the acutely failing, reperfused canine myocardium without detrimental effects on its subsequent recovery. Naunyn Schmiedebergs Arch Pharmacol 342: 206–213
142. Schäfer S, Heusch G (1990) Recruitment of a time-dependent inotropic reserve by postextrasystolic potentiation in normal and reperfused myocardium. Basic Res Cardiol 85: 257–269
143. Schaper W (1991) "Hibernating myocardium". Zeit für einen Paradigmenwechsel? Z Kardiol 80: 712–715
144. Schelbert HR (1991) Positron emission tomography for the assessment of myocardial viability. Circulation 84 (Suppl I): 122–131
145. Schipke JD (1991) Down-Regulation und hibernierendes Myokard. Z Kardiol 80: 703–711
146. Schmidt-Ott SC, Bletz C, Vahl C, Saggau W, Hagl S, Rüegg JC (1990) Inorganic phosphate inhibits contractility and ATPase activity in skinned fibers from human myocardium. Basic Res Cardiol 85: 358–366
147. Schölkens BA, Linz W, König W (1988) Effects of the angiotensin converting enzyme inhibitor, ramipril, in isolated ischaemic rat heart are abolished by a bradykinin antagonist. J Hypertension 6: 25–28
148. Schulz R, Miyazaki S, Miller M, Thaulow E, Heusch G, Ross Jr J, Guth BD (1989) Consequences of regional inotropic stimulation of ischemic myocardium on regional myocardial blood flow and function in anesthetized swine. Circ Res 64: 1116–1126
149. Schulz R, Guth BD, Pieper K, Martin C, Heusch G (1992) Recruitment of an inotropic reserve in moderately ischemic myocardium at the expense of metabolic recovery: a model of short-term hibernation. Circ Res 70: 1282–1295
150. Schulz R, Rose J, Martin C, Brodde OE, Heusch G (1993) Revelopment of short-term myocardial hibernation: its li-

mitation by the severity of ischemia and inotropic stimulation. Circulation 88: 684–695
151. Schulz R, Rose J, Post H, Heusch G (1995) No involvement of endogenous adenosine or ATP-dependent potassium channels in regional short-term myocardial hibernation. Am J Physiol in press
152. Schwartz ER, Schaper J, vom Dahl J et al. (1993) Gibt es bei der chronischen Ischämie eine Korrelation zwischen regionaler Ventrikelfunktion, Glukosemetabolismus und ultrastrukturellen Veränderungen im Myokard? Z Kardiol 82 (Suppl): 212 (Abstr)
153. Sekili S, McCay PB, Li X-Y et al. (1993) Direct evidence that the hydroxyl radical plays a pathogenetic role in myocardial "stunning" in the conscious dog and demonstration that stunning can be markedly attenuated without subsequent adverse effects. Circ Res 73: 705–723
154. Serruys PW, Wijns W, van den Brand M et al. (1984) Left ventricular performance, regional blood flow, wall motion, and lactate metabolism during transluminal angioplasty. Circulation 70: 25–36
155. Stack RS, Phillips III HR, Grierson DS et al. (1983) Functional improvement of jeopardized myocardium following intracoronary streptokinase infusion in acute myocardial infarction. J Clin Invest 72: 84–95
156. Steenbergen C, Murphy E, Levy L, London RE (1987) Elevation in cytosolic free calcium concentration early in myocardial ischemia in perfused rat heart. Circ Res 60: 700–707
157. Swain JL, Sabina RL, McHale PA, Greenfield JC, Holmes EW (1982) Prolonged myocardial nucleotide depletion after brief ischemia in the open-chest dog. Am J Physiol 242: 818–826
158. Tani M, Neely JR (1989) Role of intracellular Na+ in Ca^{2+} overload and depressed recovery of ventricular function of reperfused ischemic rat hearts. Circ Res 65: 1045–1056
159. Taylor AL, Golino P, Eckels R, Pastor P, Buja M, Willerson JT (1990) Differential enhancement of postischemic segmental systolic thickening by diltiazem. J Am Coll Cardiol 15: 737–747
160. Tennant R, Wiggers CJ (1935) The effect of coronary occlusion on myocardial contraction. Am J Physiol 112: 351–361
161. Thaulow E, Guth BD, Heusch G, Gilpin E, Schulz R, Kröger K, Ross Jr J (1989) Characteristics of regional myocardial stunning after exercise in dogs with chronic coronary stenosis. Am J Physiol 257: 113–119
162. Theroux P, Ross Jr J, Franklin D, Kemper WS, Sasayama S (1976) Coronary arterial reperfusion. III. Early and late effects on regional myocardial function and dimensions in conscious dogs. Am J Cardiol 38: 599–606
163. Triana JF, Li X-Y, Jamaluddin U, Thornby JI, Bolli R (1991) Postischemic myocardial "stunning": Identification of major differences between the open-chest and the conscious dog and evaluation of the oxygen radical hypothesis in the conscious dog. Circ Res 69: 731–747
164. Van Gilst WH, de Graeff PA, Wesseling H, de Langen CD (1986) Reduction of reperfusion arrhythmias in the ischemic isolated rat heart by angiotensin converting enzyme inhibitors: a comparison of captopril, enalapril, and HOE 498. J Cardiovasc Pharmacol 8: 722–728
165. Vatner SF (1980) Correlation between acute reductions in myocardial blood flow and function in conscious dogs. Circ Res 47: 201–207
166. Wiemer G, Schölkens BA, Becker RHA, Busse R (1991) Ramiprilat enhances endothelial autacoid formation by inhibiting breakdown of endothelium-derived bradykinin. Hypertension 18: 558–563
167. Wijns W, Serruys PW, Slager CJ, Grimm J, Krayenbuehl HP, Hugenholtz PG, Hess OM (1986) Effect of coronary occlusion during percutaneous transluminal angioplasty in humans on left ventricular chamber stiffness and regional diastolic pressure-radius relations. J Am Coll Cardiol 7: 455–463
168. Yang HYT, Erdos EG, Levin YA (1970) A dipeptidyl carboxypeptidase that converts angiotensin I and inactivates bradykinin. Biochim Biophys Acta 214: 374–376
169. Westlin W, Mullone K: Does captopril attenuate repefusion-induced myocardial disfunction by scavenging free radicals? Circulation 77 (suppl. I) 30–39
170. Zughaib ME, Sun J-Z, Bolli R (1993) Effect of angiotensin-converting enzyme inhibitors on myocardial ischemia/reperfusion injury: an overview. Basic Res Cardiol 88 (Suppl 1): 155–167

7.2 Bedeutung der Inotropiemessungen in der Klinik

J. Thormann

Einleitung

Die klinisch-kardiologische Routine profitiert von möglichst vollständigen Einsichten in den Wirkungsmechanismus der Medikamente auf die Ventrikelfunktion. Der Nachweis von Änderungen der myokardialen Inotropie aber gerät oft nur fehlerhaft und unzuverlässig wegen des Aufwandes und der technischen Unzulänglichkeiten der damit verbundenen methodischen Bedingungen [75, 76]. An den folgenden 4 klinischen Untersuchungen kardiovaskulärer Interventionen soll die Bedeutung des Problems vorgestellt werden, nicht nur die konventionelle Hämodynamik mit ihren Änderungen, sondern auch die der Kontraktilität unter den Bedingungen der klinisch-diagnostischen Routine korrekt nachzuweisen. Anhand der Untersuchungsergebnisse soll eine praktikable Lösungsmöglichkeit für die Inotropiemessung unter klinischen Bedingungen erläutert werden.

Untersuchung 1. In der letzten Dekade wurden, zum Digitalis alternative, kardiotonisch wirksame Medikamente (wie Enoximon oder Amrinon) für die Therapie der dilatativen Kardiomyopathie entwickelt. Wird die durch diese Medikamente induzierte Funktionsverbesserung des linken Ventrikels aufgrund reiner Laständerung erreicht? Ist wahre Kontraktilitätsverbesserung beteiligt? Dies sind kontrovers diskutierte Fragen, seit dieser Medikamententyp (Phosphodiesterase[PDE-]Hemmer) mit Amrinon (Wincoram) für die Klinik zugelassen wurde [108]. Allerdings ergibt sich ein klinisches Problem in diesem Zusammenhang: PDE-Hemmerinduzierte Inotropiezunahme könnte bei Patienten mit Herzinsuffizienz und koronarer Gefäßkrankheit über die begleitende Erhöhung des myokardialen Sauerstoffverbrauches das unerwünschte zusätzliche Risiko einer Myokardischämie (Angina pectoris) einbringen.

Untersuchung 2. Die Zahl antiarrhythmisch wirksamer Substanzen in der heutigen klinischen Praxis ist groß und steigt ständig weiter; ihre Effekte aber können Kardiodepression als unerwünschte Nebenwirkung beinhalten. Dieses Risiko ist theoretisch wohlbekannt, klinisch aber schlecht definiert, und das betrifft in erster Linie die potentiell die Kontraktilität beeinträchtigende Komponente der Antiarrhythmika [95].

Untersuchung 3. Tedisamil (Kali-Chemie Pharma AG, Hannover, FRG) ist ein Vertreter der spezifischen bradykardisierenden Substanzen des neuen antianginösen Prinzips [55], das durch gezielte Frequenzsenkung die gewünschte Herabsetzung eines wichtigen Parameters des myokardialen Sauerstoffverbrauchs erzielt, also einen antiischämischen Effekt. Da koronare Gefäßkrankheit bekanntlich mit unterschiedlichen Graden von Herzinsuffizienz einhergehen kann, ist es von klinischem Interesse, verläßlich nachzuweisen, ob potentieller negativer Inotropie im Wirkungsmechanismus von Tedisamil klinische Bedeutung zukommt. Dies wäre denkbar durch Wirkung auf zellulärer bzw. Rezeptoren-Basis oder durch die Frequenzwirkung selbst [16, 22, 66, 70].

Untersuchung 4. Der Kliniker, herkömmlich mit der Myokardischämie nur diagnostisch beschäftigt, wird zunehmend auch bei therapeutischen Eingriffen damit konfrontiert, wie etwa in der Kardiochirurgie und bei der Koronardilatation (PTCA); verbesserte Ischämieprotektion gewinnt an Bedeutung: die Optimierung und Weiterentwicklung der Kardioplegie in der Kardiochirurgie bzw. die Möglichkeit verbesserter Ischämietoleranz, falls beispielsweise verlängerte Balloninflationszeiten während der PTCA technisch erforderlich werden [40].

Die Problemstellungen im Zusammenhang mit diesen 4 exemplarischen Untersuchungen kardialer Interventionen belegen, daß heute auch in der Klinik akkurate Bestimmungen der Änderungen kardialen Pumpfunktionsparameter und der Kontraktilität gefragt sind. Wir haben daher zur hämodynamischen Untersuchung neben der Bestimmung konventioneller hämodynamischer Parameter auch die Analyse der endsystolischen Druck-Volumen-Beziehungen (ESPVR) anhand von Druck-Volumen-Diagram-

7.2 Bedeutung der Inotropiemessungen in der Klinik

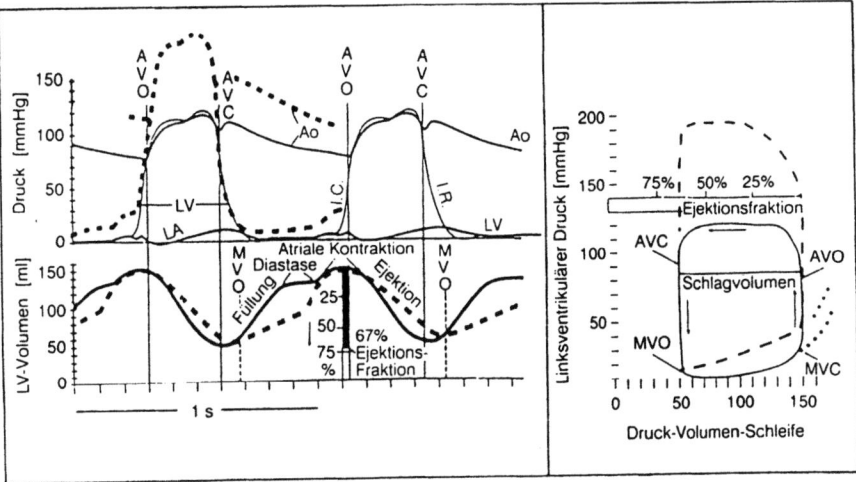

Abb. 1. Die Druck-Volumen-Schleife entsteht durch Synchronisation von Druck- und Volumenkurve des kardialen Zyklus. Die Schleife repräsentiert, gegen den Uhrzeigersinn betrachtet und beginnend mit der Mitralklappenöffnung (*MVO*), die folgenden Herzzyklusphasen: die Ventrikelfüllung, den Schluß der Mitralklappe (*MVC*), die isovolumetrische Kontraktion bis zur Aortenklappenöffnung (*AVO*), die Ejektion bis zum Aortenklappenschluß (*AVC*) und die Relaxation des linken Ventrikels bis zur erneuten Füllung der Herzkammer durch Öffnen der Mitralklappe (*MVO*).

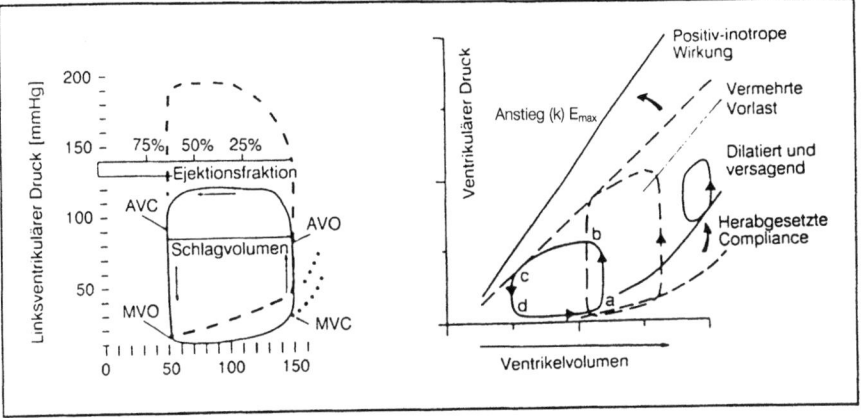

Abb. 2. Die Druck-Volumen-Schleife erlaubt die Beurteilung des funktionellen Status eines kardialen Zyklus, gewissermaßen „auf einen Blick": Enddiastolisches und endsystolisches Volumen, die Ventrikelarbeit als Fläche unter der Schleife, das Schlagvolumen repräsentiert durch die horizontale Dimension des Loops, Aspekte der diastolischen Funktion durch den unteren Schleifenanteil und endsystolische Druck-Volumen-Beziehung (*ESPVR*) am *linken oberen* Schleifenscheitel: Dieser Punkt charakterisiert das isovolumetrische Maximum (E_{max}) eines kardialen Zyklus, von denen mehrere für die Konstruktion der Linie der ESPVR derjenigen Geraden benötigt werden, durch deren Anstieg E_{max} [mmHg/ml] der ESPVR-Änderung der jeweilige Status der Kontraktilität ausgedrückt wird. Entsprechend zeigt die Schleife der ESPVR, wenn sie sich nach links bewegt, einen positiv inotropen Effekt an und bei der Bewegung nach rechts negative Inotropie.

men (Abb. 1, 2) einbezogen [75, 76] und zu ihrer Erfassung die Conductance-(Volumen-)Kathetertechnik (Abb. 3, 4) angewendet [5]. Diese Methodik hat sich im Rahmen der Routine unseres Herzkatheterlabors in den vergangenen 9 Jahren als praktikabel, verläßlich und sicher erwiesen [89, 100].

Methodik

Druck-Volumen-Schleifendiagramme

Die Analyse der Druck-Volumen-Beziehungen anhand der Druck-Volumen-Schleifendiagramme erlaubt eine hämodynamische Ventrikelstatusbeurteilung je Einzelherzzyklus, eine Funktionsdiagnostik sozusagen „auf einen Blick". Die endsystolische Druck-Volumen-Beziehung gilt wegen ihrer weitgehenden Lastunabhängigkeit als der sensitivste Index für die Beurteilung der linksventrikulären Kontraktilität [75, 76, 87]. Die Druck-Volumen-Schleife entsteht durch Synchronisation von Druck- und Volumenkurve des kardialen Zyklus (Abb. 1). Die Schleife repräsentiert, gegen den Uhrzeigersinn be-

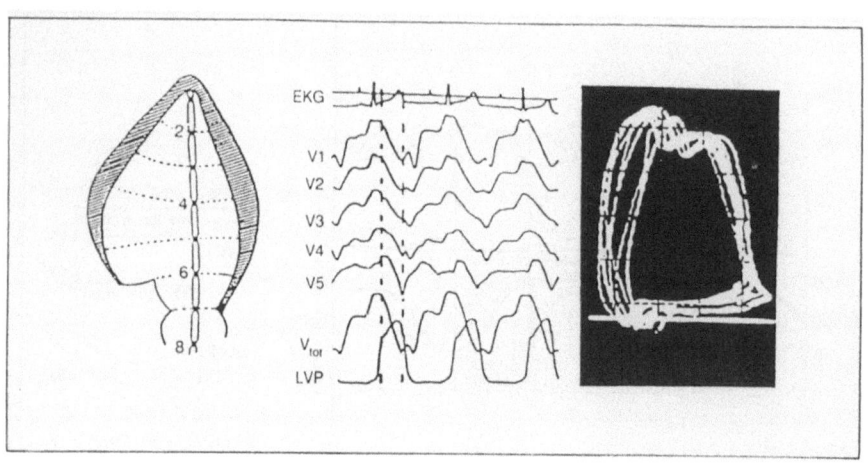

Abb. 3. Das Schema zeigt den Conductancekatheter mit seinen beiden Sendeelektroden: No. 1 in der Herzspitze und No. 8, gerade außerhalb der Aortenklappe. Die 5 kontinuierlichen Volumensignale der intrakavitären Elektroden sind in der Mitte für 3 Zyklen aufgezeichnet ($V1-V5$); die Kurve des aus den Sektorenvolumenkurven aufsummierten Gesamtvolumens erscheinen unten (V_{tot}); die arterielle Druckkurve (*LVP*) und das EKG synchron. Der Computerausdruck (*rechts*) zeigt Druck-Volumen-Schleifen, Schlag-zu-Schlag, von 6 aufeinander folgenden kardialen Zyklen.

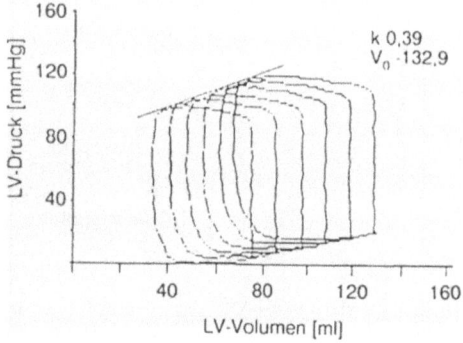

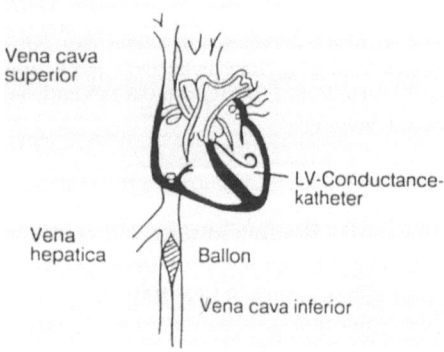

Abb. 4. Dargestellt ist das Prinzip der temporären Ballonokklusion der V. cava inferior zur schnellen Laständerung, wie sie für die Bestimmung der ESPVR benötigt wird. Das *untere* Schema zeigt den Conductancekatheter im Kavum des linken Ventrikels und den Ballonkatheter in inflatiertem Zustand in der V. cava inferior. Mit jeder einzelnen der oberen 6 Zyklusschleifen, gewonnen durch „unloading", d. h. durch temporäre Drosselung des Blutflusses zum Herzen, wird ein zusätzlicher Punkt der isovolumetrischen Maxima (slope E_{max} der ESPVR) gewonnen, die dann alle für die Konstruktion der Linie der isovolumetrischen Maxima Verwendung finden. Ihr Anstieg mißt hier k=0,39 mmHg/ml.

trachtet und beginnend mit der Mitralklappenöffnung, die folgenden Herzzyklusphasen: die Ventrikelfüllung, den Schluß der Mitralklappe, die isovolumetrische Kontraktion, die Ejektion und die Relaxation des linken Ventrikels.

Mit Hilfe der Druck-Volumen-Schleife kann man den funktionellen Status eines einzelnen kardialen Zyklus in seiner Gesamtheit beurteilen: enddiastolisches und endsystolisches Volumen; die Ventrikelarbeit als die Fläche unter der Schleife; das Schlagvolumen, repräsentiert durch die horizontale Dimension des Loops; Aspekte der diastolischen Funktion durch den unteren Schleifenanteil, und die endsystolische Druck-Volumen-Beziehung (ESPVR) am linken oberen Schleifenscheitel (Abb. 1, 2): dieser Punkt charakterisiert das isovolumetrische Maximum eines kardialen Zyklus. Es bedarf einer Reihe solcher Punkte für die Konstruktion der Linie der ESPVR, der Geraden, durch deren Anstiegs-Änderung der jeweilige Status der Kontraktilität ausgedrückt wird (slope E_{max}). Entsprechend zeigt die Schleife der ESPVR, wenn sie sich nach links bewegt, einen positiv inotropen Effekt an und bei der Bewegung nach rechts negative Inotropie (Abb. 2). Danach kann z. B. Medikamenten-induzierte verbesserte Kontraktilität zweifach repräsentiert werden: 1) als Loop-Bewegung nach links und 2) als eine Zunahme des Anstiegs, slope E_{max} k[mmHg/ml] der isovolumetrischen Maximalinie. Und das Gegenteil wäre zu erwarten (also Loop-Bewegung nach rechts und Abnahme des Anstiegs der ESPVR), wenn z. B. die Ischämie unter PTCA eine Funktionsverminderung Ventrikelfunktion bzw. der Kontraktilität erzeugen würde.

Diagnostische Herzkatheteruntersuchung

Die Herzkatheterdiagnostik wurde nach Standardmethoden durchgeführt. Die Druckregistrierung erfolgte vor Angiographie mit einem Siemens-Tintenschreibersystem und einer Registriergeschwindigkeit von 50 mm/s und dann kontinuierlich (25 mm/s) zusammen mit der EKG-Ableitung II. Die Koronarangiographie (Judkins-Technik) und die Ventrikulographie wurden mit dem nicht-ionisierenden Kontrastmedium Ultravist (Iopromid; Fa. Schering Berlin) durchgeführt. Nach der kompletten Herzkatheteruntersuchung erfolgte jeweils die zusätzliche spezifische Druck-Volumen-Analyse.

Das Conductance-(Volumen-)Kathetersystem

Für die Analyse der endsystolischen Druck-Volumen-Beziehung (ESPVR) wurde die Conductance-Kathetertechnik angewendet [5, 51, 57, 90, 98]. Die Abb. 3 zeigt ein Schema des Spezialkatheters in situ. Von den 2 Sendeelektroden liegt die eine in der Herzspitze (E1) und die andere unmittelbar außerhalb der Aortenklappe (E8). Zwischen den beiden Polelektroden E1 und E8 wird ein elektrisches Feld von 20 kHz und 40 µA Stromstärke aufgebaut. Die restlichen dazwischenliegenden Elektroden messen fortlaufend die sektorielle Blutleitfähigkeit des linken Ventrikels. Die arteriellen Drücke wurden gemessen 1) über die zentrale Flüssigkeitssäule des Conductancekatheters (über einen "low volume pressure transducer": P50 Micron Stetham Instruments) und der dP/dt-Kurvenverlauf über den angekoppelten Differentiator registriert. Durch vorausgehende Testmessungen [54] war sichergestellt worden, daß das Frequenzverhalten des Druckaufnahmesystems adäquat war (Abtastrate 100 Hz), also die Mindestgrenze von 30 Hz überschritt; eine Voraussetzung für verläßliche dP/dt-Erfassung derjenigen Messungen, die ohne Tipmanometer durchgeführt wurden [35, 41, 110]. Die arteriellen Drücke wurden 2) alternativ über einen 3F „Micromanometer-Tipped Catheter" (SPC-330A Millar, Houston, Texas) gemessen, dessen Meßspitze in die Spezialvolumenkatheterspitze vorgeschoben wird. In dem mittleren Anteil der Abbildung erscheinen kontinuierliche sektorielle Volumensignale (V1–V5) der intrakavitären Elektroden für 3 Herzzyklen, simultan mit dem EKG und mit der linksventrikulären Druckkurve sowie dem aus V1–V5 Computer-assistiert gewonnenen totalen Herzvolumen (V tot). Der Computerausdruck (Abb. 3, rechts) zeigt die synchronisierten Druck-Volumen-Diagramme (die loops der ESPVR) von 6 einzelnen kontinuierlichen Herzzyklen; sie wurden direkt vom mitregistrierenden Oszilloskop abfotografiert.

Kavale Ballonokklusion zur schnellen Laständerung

Die zur Konstruktion der Lastgeraden (Linie der isometrischen Maxima) erforderliche Laständerung (Abb. 4) wurde durch die temporäre Ballonokklusion in der V. cava inferior erzielt [11, 62, 90]. Die durch diese plötzliche Vorlastsenkung induzierte Schleifenwanderung der initialen Zyklen legt den Verlauf der isometrischen Maximalinie für den betreffenden jeweiligen Interventionszustand fest. Die Änderung des slope k, des Anstiegs Emax [mmHg/ml], der Linie der isometrischen Maxima für einen bestimmten Interventionszustand, gilt als dessen spezifische Kontraktilitätsgröße [76, 87]. Diese Methode der schnellen Laständerung hat den Vorteil, eine beliebige Anzahl wiederholbarer, gleichartiger Laständerungsbestimmungen zu ermöglichen. Dazu wird der Ballon transvenös via Schleuse (V. femoralis) in die V. cava inferior vorgeschoben und ca. 10 cm unterhalb des Diaphragmas plaziert. Zur Messung wird der Ballon unter Röntgenkontrolle mit 20 ml kontrastreich gefüllt, und Ballonposition und -füllung werden 15 s konstant gehalten; darüber hinaus ist gegenregulatorisch mit einer unerwünschten Herzfrequenzerhöhung zu rechnen, ebenso wenn der induzierte arterielle Druckabfall 30 mmHg übersteigen sollte. Alternativ kann die Balloninflation im unteren rechten Vorhof vorgenommen werden, und der atriale Zugang verschließt sich temporär durch Zug am Ballonkatheter; ein Manöver, das sich schnell und sicher durchführen und rückgängig machen läßt.

Untersuchungsgang

Die Untersuchungen zur Analyse der hämodynamischen Effekte der oben erwähnten 4 Interventionen bestanden aus der Computer-assistierten Bestimmung serieller Phasen von Druck-Volumen-Diagrammen vor und nach der jeweiligen akuten Intervention bei jedem Patienten. Im Anschluß an die routinemäßige Herzkatheteruntersuchung (mindestens 10 min nach der letzten Kontrastmittelgabe) wurde ein 8F-Conductance-Katheter perkutan via A. femoralis über eine 8F-Schleuse (mit Seitenanschluß zur Registrierung arterieller Drücke) mit seiner Spitze in den Apex des linken Ventrikels plaziert. Zum Erhalt der optimalen Meßposition des Conductancekatheters wurde jeweils die Lage der Aortenklappe zu den Elektroden 7 und 8 durch Echokardiographiekontrolle aufeinander abgestimmt (Abb. 3). Vor Beginn der kombinierten Druck-Volumen-Messungen wurde via Katheter unverdünntes Blut zur Kontrollkalibration der individuellen Blutleitfähigkeit abgenommen. Von der V. cubitalis wurde eine Schrittmacherelektrode vorgeschoben und im rechten Vorhof stabilisiert, so daß durch Vorhofstimulation die für eine korrekte Druck-Volumen-Analyse erforderliche konstante Herzfrequenz aufrechterhalten und Perioden einer Tachykardie kontrolliert simuliert werden konnten.

Durch die zusätzliche wissenschaftliche Analyse wurde die diagnostische Katheteruntersuchung (Laborzeit) um ca. 20 min verlängert, im einzelnen: die Durchleuchtungszeit um 2,5 min im Mittel (maximaler Grenzwert und Abbruchkriterium: 4 min) für das Plazieren des Conductancekatheters in den linken Ventrikel, des Ballonkatheters in die V. cava und der Pacerelektrode ins rechte Atrium. Bei den in unserem Katheterlabor üblichen besonders kurzen Durchleuchtungszeiten entspricht dies einer Strahlenbelastung, die das für eine Routineherzkatheteruntersuchung anzusetzende Maß nicht wesentlich übersteigt.

Untersuchungsprotokolle

Neben hämodynamischen Daten wurden im Rahmen der Analyse der endsystolischen Druck-Volumen-Verhältnisse (ESPVR) die folgenden repräsentativen Meßphasen der Druck-Volumen-Werte erstellt, registriert und in den Computer gespeist:

1) Kontrolle unter Ruhebedingungen; 2) Kontrolle unter atrialem Pacing mit der Frequenz 90/min; 3) temporäre Ballonokklusion der V. cava inferior (BOVCI) ohne eine Intervention; 4) Tachykardiephase ohne eine Intervention (pacer-stimulierte Tachykardie); 5) temporäre BOVCI unter stimulierter Tachykardie ohne eine Intervention; 6) Rückkehr zu Kontrollwerten unter pacing mit der Frequenz 90/min: 7) Meßwerte unter pacing 90/min und dem maximalem Einfluß jeweils einer von den vier hier vorgestellten Interventionen (i. e. von Medikamenten: verschiedenen Phosphodiesteraseinhibitoren und verschiedenen Klasse-1-Antiarrhythmika, sowie von der bradykardisierenden Substanz Tedisamil; und von myokardialer Ischämie: PTCA-induziert (und Koronarangiographie-[Kontrastmittel-] induziert); 8) temporäre BOVCI unter dem Einfluß einer Intervention und Pacing mit der Frequenz 90/min; 9) stimulierte Tachykardie unter dem Einfluß einer Intervention (ausgenommen unter PTCA-induzierter Ischämie); 10) temporäre BOVCI bei stimulierter Tachykardie mit der Frequenz 160/min unter Einfluß einer Intervention (ausgenommen unter PTCA-induzierter Ischämie). – Die Endperioden (steady-state-Bedingungen) einzelner Phasen wurden unter temporärer mittlerer Exspirationsapnoe für die Parameterregistrierung verwendet.

Datenerfassung und -verarbeitung

Simultane Aufzeichnungen von Druck-, Volumen- und EKG-Signalen während der gesamten Untersuchungsperiode wurden durchgeführt: 1) auf Papier mit einem Siemens-Tintenschreibersystem; 2) mit Bandaufzeichnung und 3) in den Computer gespeist. Dynamische Druck-Volumen-Diagramme wurden durch Computerprogramm erstellt und ausgedruckt; dabei blieben ektope und postextrasystolische Schläge für die Analyse unberücksichtigt. Die Punkte der ESPVR für die einzelnen Herzzyklen wurden definiert als zugehöriger maximaler Quotient Druck vs. Volumen. Slope k, E_{max} [mmHg/ml] wurde als Anstieg der ESPVR definiert [87] und durch lineare Regression mehrerer dieser Punkte als Linie (der isometrischen Maxima) zugeordnet.

Konventionelle hämodynamische Parameter

Hämodynamische Indizes wurden von Druck- und Auswurfdaten nach Standardformeln berechnet [38]. Der myokardiale Sauerstoffverbrauch (MVO_2) wurde als MVO_2-ET nach Bretschneider indirekt ermittelt [9, 91] durch additive Berechnung empirischer Konstanten und der folgenden, von Druckaufzeichnungen gewonnenen Parameter [79]: Herzfrequenz, linksventrikulärer (LV) Spitzendruck, dP/dtmax, LV-Ejektionsperiode und LV-Systolenzeit. Über die Ableitung und Validität dieses indirekten Parameters der MVO_2-Bestimmung wird an anderer Stelle ausführlich berichtet [91].

Anwendung der Conductance Kathetertechnik zur Beurteilung hämodynamischer und inotroper Wirkungen der neuen positiv inotropen Medikamente

Die neuen non-glycosidischen, positiv-inotropen Substanzen, wie die Phosphodieseterase-(PDE-)Inhibitoren, die auch oral verabreicht werden können, verbessern die Hämodynamik bei Herzinsuffizienz [52, 101]. Kontrovers aber ist, seit der Einführung des ersten kardiotonen PDE-Inhibitor Medikamentes Amrinon im Jahre 1979 [1], ob die so verbesserte Ventrikelfunktion nur durch Lastveränderungen oder auch durch Kontraktilitätszuwachs zustande kommt. Dies ist von klinischer Bedeutung, da durch den inotropiebedingten Anstieg des myokardialen Sauerstoffverbrauches das Risiko einer Ischämie für den Fall droht, daß eines dieser Kardiotonika bei koronarkranken Patienten mit Herzinsuffizienz angewendet werden sollte. Andererseits ist eine positiv inotrope Wirkung von PDE-Inhibitoren ganz in Frage gestellt worden [43, 107, 108]. Daher war es das Ziel der folgenden Untersuchungen, die positiv inotropen Wirkungen einiger dieser PDE-Inhibitoren (unter Anwendung adäquater Methodik) zu identifizieren und sie gegen die vasodilatatorischen Effekte abzugrenzen.

Amrinone

Es wurden endsystolische Druck-Volumen-Beziehungen (ESPVR) und linksventrikuläre Funktion (LVF) bei 19 Patienten (Studie I) mit nicht wesentlich funktionseingeschränkten Ventrikeln analysiert [81, 90]. Die Gabe von Amrinon, 1,5 mg/kg, bewirkte keine Änderungen der ESPVR; dagegen aber kam es zu Laständerungen, ähnlich den Wirkungen, die mit Natriumnitroprussid gefunden werden. Unter konstant stimulierter Herzfrequenz (pacing, 90/min) wurden ausschließlich in dieser Studie I durch Kurzinfusionen mit 1) Natriumnitroprussid und 2) Phenylephrine die zur ESPVR-Analyse benötigten Laständerungen bewirkt und nicht, wie in allen anderen, durch Ballonokklusion in der V. cava inferior.

Die Analyse der ESPVR und der LVF bei 11 Patienten (Studie II) mit bereits eingeschränkter LVF [90] ergab die folgenden Änderungen: Amrinone, 2,5 mg/kg i.v. bewirkte erhöhte Kontraktilität, die durch die zusätzliche Gabe von Dobutamin, 10 µg/kg/min noch weiter verstärkt wurde: Slope k der ESPVR stieg von 0,52 auf 0,8 mmHg/ml an, und der Loop der ESPVR verschob sich nach links, beides Hinweise für die Zunahme positiv inotroper Wirkungen. DP/dtmax stieg um 39% nach Amrinon und um 57% nach Amrinon plus zusätzlich appliziertem Dobutamin. Temporäre Ballonokklusion bewirkte die für diese Untersuchung erforderlichen schnellen Laständerungen.

Damit wurden kontraktilitätserhöhende Wirkungen von Amrinon nachgewiesen, die offenbar dosisabhängig sind (anteilige Wirkung durch erhöhte Herzfrequenz ist hier nicht ganz auszuschließen). Die inotrope Wirkung verstärkte sich nach Dobutamingabe noch weiter. In Abb. 5 werden die von 11 Patienten aufsummierten Druck-Volumen-Diagramme demonstriert, vor und nach der Gabe von Amrinon plus Dobutamin. Die Schleife der ESPVR

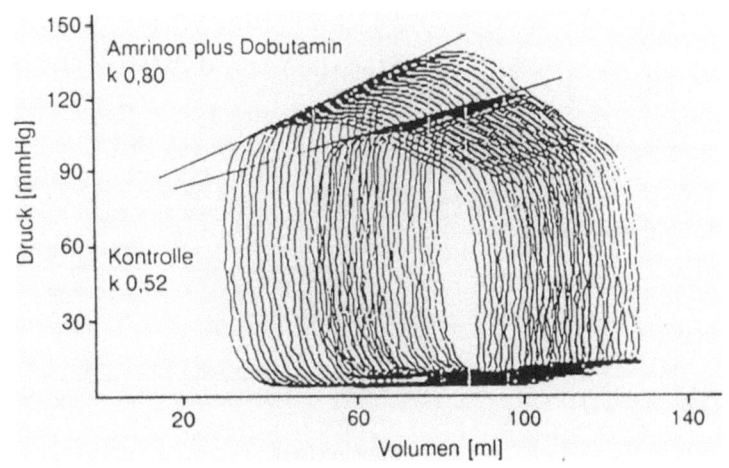

Abb. 5. Aufsummierte Druck-Volumen-Diagrammserie aller Patienten der Studie II vor und nach Gabe von Amrinon plus Dobutamin. Die Schleifen der ESPVR werden nach links verschoben, wobei der mittlere Anstiegswinkel k von 0,52 auf 0,8 mmHg/ml ansteigt. Damit wird ein Inotropiezuwachs nach Amrinongabe angezeigt, der sich durch zusätzliche Dobutamingabe noch weiter verstärken läßt.

wird durch die Medikamentenwirkung nach links verschoben, wobei slope k von 0,52 auf 0,8 mmHg/ml ansteigt; beides zeigt positiv inotrope Wirkung an.

Enoximon

Wir analysierten ESPVR und LVF bei 12 von 18 koronarkranken Patienten Enoximon, 0,75 mg/kg i. v. [94]. Slope k erhöhte sich (7 Patienten), und die Loops der ESPVR (12 Patienten) verschoben sich unter Enoximon im Durchschnitt um 32% nach links und die diastolische Portion um 19% nach unten. Die Deltaprozentänderungen Enoximon versus Kontrolle (18 Patienten) zeigten eine verbesserte linksventrikuläre Funktion via Laständerungen: Der LV-Füllungsdruck fiel um 50% und das endsystolische Volumen um 28%, während dP/dtmax um 25% anstieg, LV-Arbeit um 10% und Ejektionsfraktion um 11%. Außerdem erhöhte sich unter Enoximon die Pacing-induzierte Anginaschwelle von 58±18 s auf 89±18 s, während sich der ischämische Post-pacing-LV-Füllungsdruck und ST-T-Segmentänderun-

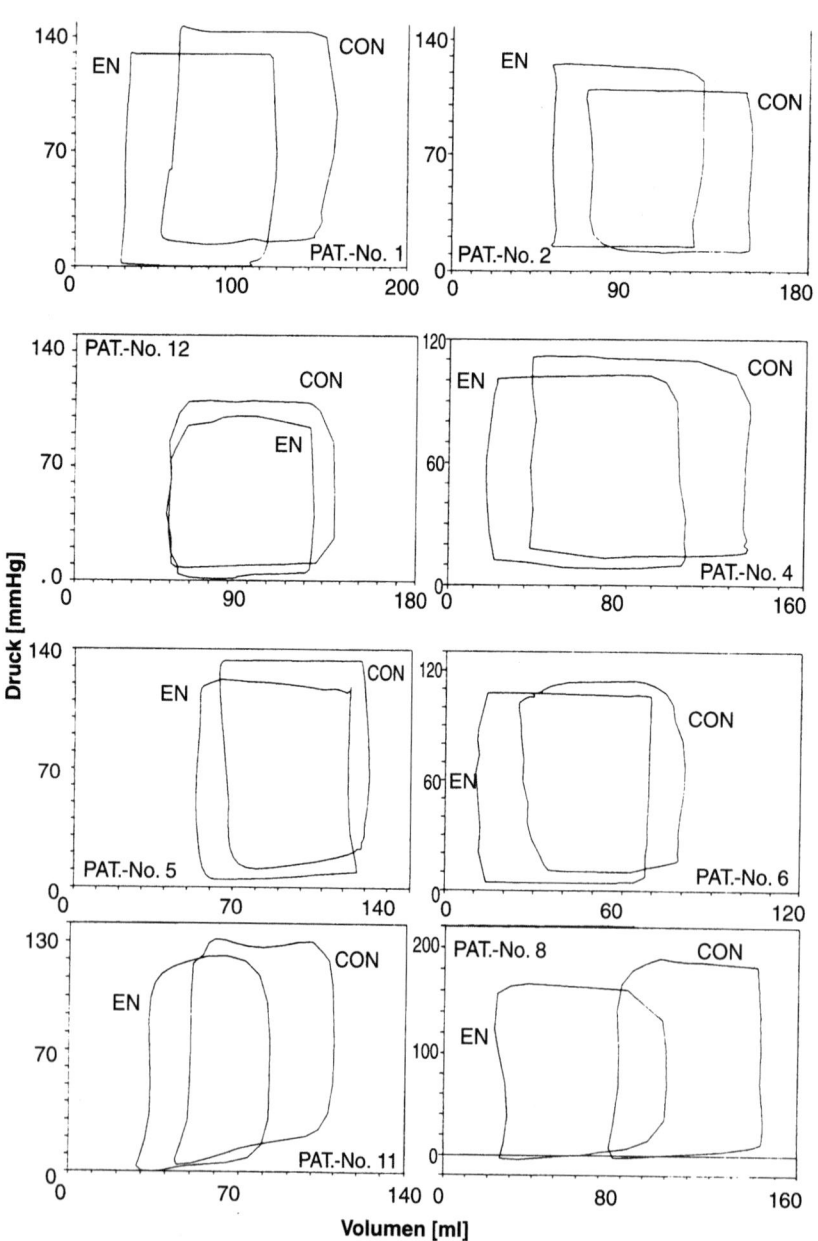

Abb. 6. Das potentielle Spektrum Enoximon-induzierter hämodynamischer Reaktionen: Bei allen Patienten (außer Nr. 12) zeigt sich Linksbewegung der Druck-Volumen-Schleifen als Ausdruck eines positiv-inotropen Effekts, die Volumengröße vermindert sich und der Füllungsdruck fällt ab. Bei Patient Nr. 12 kommt es lediglich zu einer Druckreduktion; es sind keine inotropen Effekte nachzuweisen.

gen der Kontrolle sich unter dem Einfluß des Medikamentes normalisierten.

Danach ist erwiesen, daß Enoximon die linksventrikuläre Funktion verbessert, und zwar sowohl durch „unloading" als auch durch positiv inotrope Wirkungen. Der Nachweis, daß unter Enoximon Angina (myokardiale Ischämie) nicht nur ausblieb, sondern die Anginaschwelle sogar erhöht wurde, lassen das Medikament auch für die Therapie koronarkranker Patienten als risikolos geeignet erscheinen. Dies bestätigt früher erhobene Befunde mit Enoximon [91]. Die Abb. 6 charakterisiert die potentielle Dimension Enoximon-induzierter hämodynamischer Reaktionen: Bei allen Patienten, abgesehen von Nr. 12, zeigte sich die erwartete kardiotone Reaktion dadurch an, daß die Medikamentenwirkung zu einer Linksbewegung der Druck-Volumen-Schleifen führt, wodurch positiv inotroper Effekt angezeigt wird. Außerdem vermindert sich die Volumengröße, und der ventrikuläre Füllungsdruck fällt ab. Bei dem Patienten Nr. 12 führt die Medikamentenwirkung lediglich zu einer geringgradigen Reduktion des arteriellen Druckes; es lassen sich keine inotropen Effekte nachweisen. Für die Patientengruppe mit signifikanter ischämischer koronarer Gefäßkrankheit gilt, daß Enoximon die Ventrikelfunktion durch 2 Komponenten verbessert: durch Laständerung und durch positiv inotrope Wirkungen, ohne dabei Ischämie zu induzieren. – In Abb. 7 wird der Enoximon-induzierte Anstieg der Kontraktilität bei Patient Nr. 2 demonstriert, und zwar unter Ruhebedingungen und unter stimulierter Tachykardie. Dies wird angezeigt durch Linksverschiebung der Druck-Volumen-Schleife und die Zunahme des Anstiegswinkels k der ESPVR unter Ruhebedingungen und weniger ausgeprägt unter Tachykardie.

Piroximon

Piroximon (Merell Dow Pharma, Rüsselsheim, FRG) ist ein neuer PDE-III-Inhibitor, mit welchem man bei schwerer Herzinsuffizienz günstige hämodynamische Wirkungen erzielt hat [4, 69], wahrscheinlich über ein kombiniertes Wirkungsmuster aus direkten positiv inotropen und vasodilatatorischen Effekten. Wir analysierten Ventrikelfunktion und ESPVR nach Piroximon, 0,5 mg/kg i. v. bei einer Patientengruppe mit stabiler ischämischer Koronarkrankheit und noch normaler Ejektionsfraktion unter Ruhebedingungen [96]. Der Anstiegswinkel k der ESPVR nahm zu, und die Druck-Volumen-Schleifen wurden durch die Medikamentenwirkung

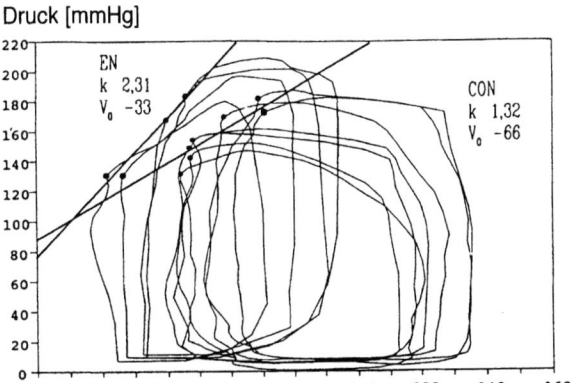
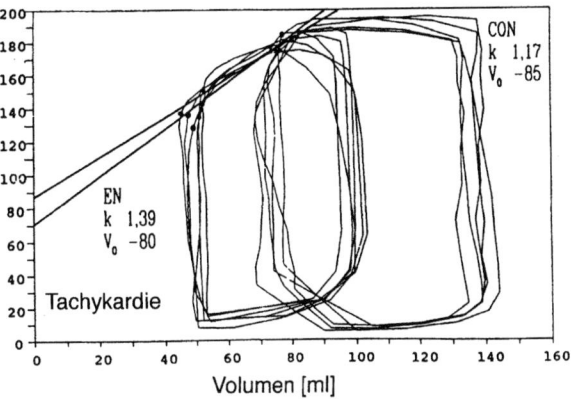

Abb. 7. Enoximon-induzierter Anstieg der Kontraktilität bei Patient Nr. 2, unter Ruhebedingungen und unter stimulierter Tachykardie. Dies wird angezeigt durch Linksverschiebung der Druck-Volumen-Schleife und die Zunahme des Anstiegs E_{max} [mmHg/ml] der ESPVR unter Ruhebedingungen, und dies ist weniger ausgeprägt als der Fall unter Tachykardie.

nach links verschoben, als Zeichen für induzierte Kontraktilitätszunahme. Die Deltaprozentänderungen Piroximon versus Kontrolle sind ein Indiz für verbesserte Ventrikelfunktion via "unloading": Ventrikelvolumina nahmen ab, (das endsystolische Volumen um 43%, das enddiastolische Volumen um 22%), der Füllungsdruck um 35% und der periphere Gefäßwiderstand um 10%; dP/dtmax stieg um 24% an, die Ejektionsfraktion um 18%, während MVO_2 unverändert blieb.

Die Voruntersuchungen der Patientengruppe hatten ergeben, daß die pacing-induzierte Angina-pectoris-Schwelle nach Piroximon erhöht war und während der Analyse der ESPVR unter Medikamenteneinfluß bei keinem Patienten Angina pectoris auftrat. Nach den Resultaten dieser Studie verbessert Piroximon die Ventrikelfunktion akut, sowohl durch Lastveränderung als auch durch Kontraktilitätszunahme, ohne dabei Myokardischämie zu induzieren. Damit wurde nachgewiesen, daß die günstigen hä-

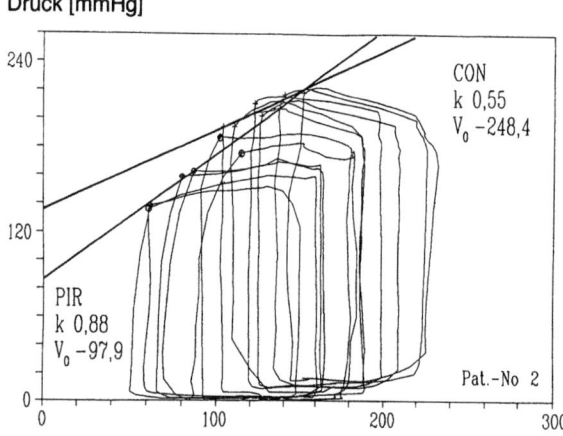

Abb. 8. In dem Beispiel des Patienten Nr. 2 wird die Piroximon-induzierte positiv inotrope Wirkung durch Linksverschiebung der Druck-Volumen-Schleife angezeigt und durch eine Zunahme des Anstiegs der ESPVR von k=0,55 auf k=0,88 mmHg/ml.

modynamischen Wirkungen des Medikaments ohne Risiko auch bei koronarkranken Patienten angewendet werden können [96]. – In dem Beispiel Patient Nr. 2 (Abb. 8) wird die Piroximon-induzierte positiv inotrope Wirkung durch Linksverschiebung des Loops angezeigt und durch eine Vergrößerung des Anstiegwinkels k der ESPVR von 0,55 auf 0,88 mmHg/ml.

Synopsis der hämodynamischen Wirkungen von Phosphodiesterase-(PDE-)Inhibitoren

Kontraktilitätsverbessernde Komponenten der Phosphodiesterase-(PDE-)Inhibitoren

Die Annahme eines Kontraktilitätszuwachses durch PDE-Inhibitorenwirkung beruht in der Regel auf methodisch insuffizienten Nachweisen, und die Resultate sind kontrovers. Es gibt überzeugende Hinweise dafür, daß Medikamente, wie die 3 von uns untersuchten PDE-Inhibitoren [90, 91, 94, 96], bei Herzinsuffizienten Ejektionsfraktion und Herzindex erhöhen und dabei den Füllungsdruck senken [52], aber solche Wirkungen können auch allein durch reine Vasodilatatoren hervorgerufen werden [88].

Die mit PDE-Inhibitoren erzielten Anstiege des dP/dtmax von 15–42% [6, 12, 27, 46, 86] könnten auch durch Frequenzanstieg oder Änderungen von Vor- und Nachlast hervorgerufen worden sein [60, 72]. In einer Untersuchung von 14 Patienten mit Herzinsuffizienz bei Kardiomyopathie konnte durch Gabe von Amrinon kein Anstieg des dP/dtmax nachgewiesen werden, und alle anderen günstigen hämodynamischen Wirkungen wurden allein vasodilatatorischen Effekten zugeschrieben [108]. Bei einer anderen Gruppe Herzinsuffizienter wurden Anstieg des dP/dtmax und Schlagvolumen durch intrakoronar appliziertes Milrinon erzielt, das in der gewählten Dosierung kaum systemische Effekte induzierte [59]. Danach wurde vermutet, hier zwar auch positiv inotrope Wirkungen vorlagen, daß andererseits hämodynamisch günstige Wirkungen sicher nicht allein durch diesen Inotropiezuwachs erzielt worden waren.

Der Nachweis positiv inotroper Wirkungen bei PDE-Inhibitoren ist aus noch anderen Gründen schwer zu führen: Da diese Medikamente potentiell den Katecholaminspiegel zu erhöhen vermögen [26], könnten Anstieg der Herzfrequenz und Erhöhung der Kontraktilität auch indirekt durch Änderung des Sympathotonus zustande gekommen sein. Bei unseren hier vorgestellten 3 Untersuchungen aber wurden ventrikuläre Pumpfunktion und Inotropie verbessert, während die Herzfrequenz durch Pacing konstant gehalten wurde, die methodische Voraussetzung für eine korrekte Analyse der ESPVR [76, 87].

Außerdem gibt es Hinweise dafür, daß das Myokard bei Patienten mit fortgeschrittener Herzinsuffizienz eine verminderte inotrope Reaktion auf PDE-Inhibitoren oder betaadrenerge Agonisten zeigt [18]. Für die vorgestellten Einzelfälle gilt das Argument „non-responder" jedoch nicht, da in den Voruntersuchungen bei allen Patienten die Angina-pectoris-Schwelle durch Enoximon erhöht worden war. In den Untersuchungen zu Enoximon und Piroximon hatten alle Patienten ischämische koronare Gefäßkrankheit, allerdings ohne symptomatische Herzinsuffizienz.

Effekte der PDE-Inhibitoren auf Inotropie und ventrikuläre Pumpfunktion

Obwohl zahlreiche Studien bei Herzinsuffizienz nach akuter PDE-Inhibitorgabe verbesserte Hämodynamik belegen [2, 27, 52, 86], ist es schwierig, positiv inotrope Effekte zu demonstrieren, und zwar vorwiegend aus methodischen Gründen, weil gleichzeitig bei diesen Medikamenten auch vasodilatatorische Wirkkomponenten vorliegen. Werden nur die konventionellen hämodynamischen Funktionsparameter der Ventrikelfunktion angewendet, können die Einflüsse von Vorlast (Ventrikelfüllung), Nachlast (wall stress und arterieller Druck) und Herzfrequenz nicht separat betrachtet werden. Die ventrikulären Auswurfparameter, wie Ejektionfraktion und Herzindex, eignen sich nicht zur Beurteilung inotroper Medikamentenwirkungen, da sie erheblich durch Nachlaständerungen beeinflußt werden und daher unzuverlässig sind [76].

Kürzlich wurde in einer vergleichbaren Untersuchung [42] die positiv inotrope Wirkung von Enoximon mit Hilfe medikamenteninduzierter Druck-Volumen-Bewegungen nachgewiesen (allerdings ohne Analyse von Emax der ESPVR). In anderen Studien basierte die Erfassung kontraktiler Ventrikelfunktion allein auf der Messung von dP/dtmax, das nach intravenöser Gabe von Enoximon bei Herzinsuffizienten um etwa 30% anstieg [27, 42, 86]. Obwohl nach diesen Ergebnissen verbesserte Kontraktilität angenommen wurde, könnte es sich hier auch um die Auswirkung der erhöhten Herzfrequenz oder Änderungen der Vorlast bzw. der Nachlast handeln [60, 72].

PDE-Inhibitor-Wirkungen auf myokardiale Ischämie

In einer Untersuchung jüngeren Datums entwickelten 2 von 9 Koronarkranken Angina pectoris nach Enoximon, wobei in diesen Fällen der myokardiale Sauerstoffverbrauch um 30% anstieg [42]. Die Ischämie bei diesen Patienten könnte sich also durch erhöhte Herzfrequenz und Druckanstieg entwickelt haben, zusammen mit der verbesserten Kontraktilität (der übliche Ausgleich durch Abfall der Wandspannung aufgrund des sich vermindernden Ventrikelvolumens blieb hier möglicherweise aus). Dagegen führte Enoximon in unserer Untersuchung zu einer Erhöhung der pacing-induzierten Anginaschwelle, während sich die Ventrikelfunktion verbesserte. Der Mechanismus, der zu den obigen Resultaten führte, muß vielfältig sein und könnte (aufgrund der Analyse der eigenen Meßdaten) folgendes beinhalten: den Abfall der Vorlast (der enddiastolische Druck fiel um 50%, das endsystolische Volumen um 28%), inotrope Aktivitäten (Anstieg des dP/dtmax und des slope k der ESPVR sowie die Linksbewegung der PV-Schleifen), das Ausbleiben eines signifikanten Anstiegs des myokardialen Sauerstoffverbrauchs und ausgleichende metabolische Balance (wahrscheinlich z.B. durch verminderte Wandspannung).

Also verbesserte Enoximone die Ventrikelfunktion in dieser Untersuchung durch "unloading" und durch wahre positiv inotrope Wirkung. Das Ausbleiben von Angina pectoris nach PDE-Inhibitor-Gabe sowie die medikamenteninduzierte Anhebung der Anginaschwelle erbrachten den Nachweis, daß diese PDE-Inhibitoren ihre hämodynamisch vorteilhaften Wirkungen sicher und ohne Ischämierisiko auch bei Koronarkranken entfalten können.

Anwendung der Conductance-Meßmethode für die Beurteilung hämodynamischer und inotroper Effekte von Klasse-1-Antiarrhythmika

Die Zahl klinisch einsetzbarer Antiarrhythmika nimmt weiter zu, obwohl eine steigende Effizienz der antiarrhythmisch wirksamen Elektrotherapie zu verzeichnen ist. Die Wirkung solcher Medikamente aber kann Kardiodepression beinhalten, also eine klinisch unerwünschte Nebenerscheinung. Dieses Risiko ist theoretisch wohlbekannt, aber klinisch bisher schlecht definiert, besonders, was die Inotropieeinschränkende Komponente angeht. Um das Risiko der antiarrhythmischen Medikamententherapie zu bestimmen und die Wirkung ihrer potentiellen Kontraktilitätsbeeinträchtigung möglichst korrekt bestimmen zu können, registrierten wir hämodynamische Parameter und endsystolische Druck-Volumen-Beziehungen (ESPVR) unter Antiarrhythmikaeinfluß. Im folgenden Bericht werden die Resultate der Untersuchungen unter dem Einfluß von 6 Klasse-1-Antiarrhythmika vorgestellt. Sie wurden bei 6 Patientengruppen gewonnen, die noch normale Ventrikelfunktion aufwiesen, ausgenommen die Gruppe-B-Patienten unter Diprafenon [95].

Propafenon

Nach Untersuchungen mit systolischen Zeitintervallen und echokardiographischen Parametern vermindert dieses Antiarrhythmikum die ventrikuläre Pumpfunktion des primär eingeschränkten Ventrikels [7, 77, 105] und induziert Hypotension und mäßiggradige Ventrikelfunktionsminderung auch bei normaler Ventrikelfunktion [8, 25, 80]. In eigenen Befunden [95, 98], unter Propafenon, 1,5 mg/kg i.v. (Abb. 9), wurden Änderungen folgender Parameter induziert (Ruhebedingungen vs. Tachykardie): ein Anstieg des enddiastolischen Volumens um 12% vs.

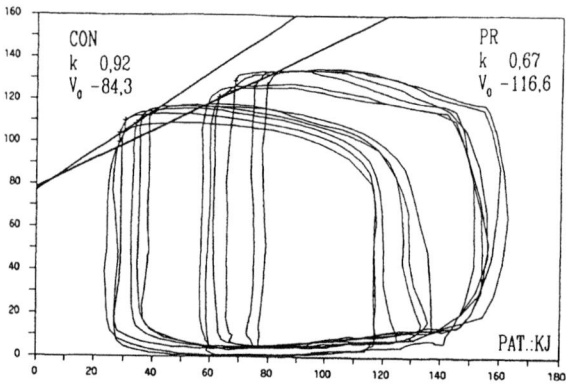

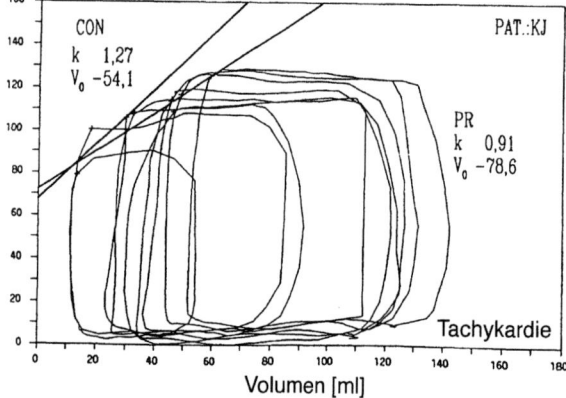

Abb. 9. Beispiel einer Propafenon-induzierten Kontraktilitätsminderung unter Ruhebedingungen (*oben*) und Tachykardie. Dies wird demonstriert durch Rechtsverschiebung des Loops ESPVR wie auch durch Reduktion des Anstiegswinkels von k=0,92 auf k=0,67 mmHg/ml bzw. von k=1,27 auf k=0,91 mmHg/ml.

24%; ein Abfall des dP/dtmax um 15% vs.16%, der Ejektionsfraktion um 14% vs. 19% und des slope k um 37% vs. 28%.

Diprafenon

Diesem Klasse-IC-Antiarrhythmikum, dem Propafenon [80] chemisch verwandt und noch nicht im Handel, wird eine doppelt so starke spezifische Wirksamkeit zugesprochen [39]. In unserer Untersuchung bei 13 Patienten [92] vergrößerten sich die linksventrikulären Volumina unter dem Einfluß von Diprafenon (1,5 mg/kg i. v.) sowie unter Ruhebedingungen (enddiastolisches Volumen im Mittel um 12%, endsystolisches Volumen um 21%) als auch unter 160/min stimulierter Tachykardie (um 15% bzw. 47%). Das Antiarrhythmikum induzierte eine Herabsetzung der ventrikulären Pumpfunktion nur unter den Bedingungen der Tachykardie: Die Ejektionsfraktion fiel im Mittel um 25%, die Schlagarbeit um 19%, während der Füllungsdruck um 28% anstieg und der periphere Gefäßwiderstand um 34%. – Bei den seriellen Druck-Volumen-Diagrammen, aufsummiert von allen 7 Gruppe-A-Patienten (normale Ventrikelfunktion) und allen 6 Gruppe-B-Patienten (eingeschränkte Ventrikelfunktion), bewirkte Diprafenon eine Rechtsbewegung der Schleifen der endsystolischen Druck-Volumen-Beziehung und verminderte deren Anstiegsgröße k (um 14% für Gruppe-A-Patienten und um 37% für Gruppe-B-Patienten mit eingeschränkter Ventrikelfunktion), was einen negativ inotropen Effekt anzeigt.

Ajmalin

Dieses Antiarrhythmikum hat sympatholytische Eigenschaften [53, 82], dessen Einfluß auf die Kontraktilität widersprüchlich diskutiert wird: Positiv inotrope Effekte [53] und auch negativ inotrope Wirkungen sind unter Einfluß von Ajmalin beschrieben worden [82], das betrifft aber ausnahmslos Messungen nur konventioneller Parameter der ventrikulären Pumpfunktion.

Wir analysierten bei 12 Patienten mit koronarer Herzkrankheit (ohne Ischämie, normale Ventrikelfunktion) konventionelle Hämodynamik und endsystolische Druck-Volumen-Verhältnisse mit und ohne Ajmalin, 1 mg/kg i. v. [93, 98]. Unter Ajmalineinfluß, bei 1) Pacingfrequenz 90/min und 2) 160/min stimulierter Tachykardie verminderten sich die ventrikulären Pumpfunktionsparameter geringgradig: die Ejektionsfraktion um 23% vs. 10%, das Schlagvolumen um 10% vs. 0%, die Herzarbeit um 5% vs. 16% und dP/dtmax um 14% vs. 19%. Während die Vorlast unter Ajmalin anstieg (Füllungsdruck: um 17% vs. 30%), die Ventrikelvolumina zunahmen (EDV: um 18% vs. 12%; ESV: um 58% vs. 21%), blieb die Nachlast unverändert. Die Schleifen der endsystolischen Druck-Volumen-Beziehung bewegten sich nach rechts, und der Anstieg slope k der ESPVR verminderte sich. Also wurden bei den NYHA-II-Patienten unter akuter Ajmalin-Gabe Tendenzen zur Kardiodepression, in Einzelfällen auch Kontraktilitätseinbußen gemessen, die klinisch aber ohne Wirkung blieben. Im Beispiel des Patienten 12 (Abb. 10) induzierte Ajmalin einen Abfall der Kontraktilität, sowohl unter Ruhebedingungen als auch unter Tachykardie. Dies wird demonstriert durch Rechtsbewegung der Druck-Volumen-

7.2 Bedeutung der Inotropiemessungen in der Klinik

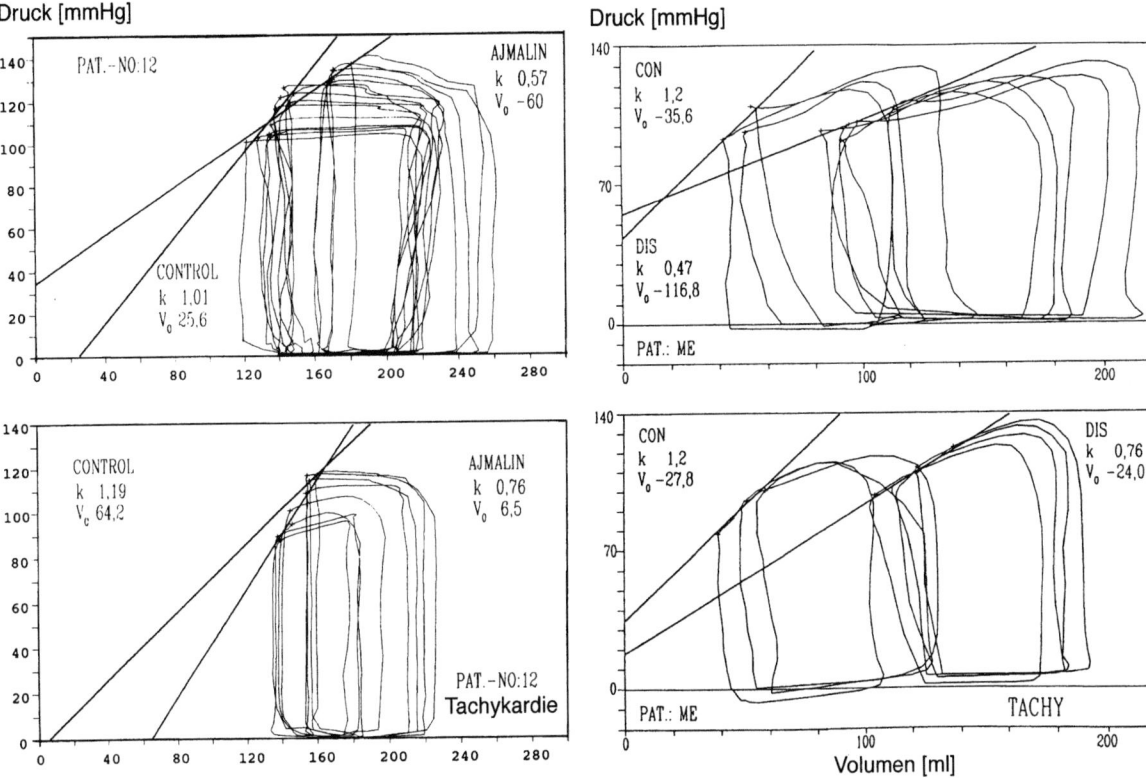

Abb. 10. Im Beispiel des Patienten Nr. 12 induzierte Ajmalin eine Reduktion der Kontraktilität, sowohl unter Ruhebedingungen als auch unter Tachykardie. Dies wird demonstriert durch Rechtsbewegung der Druck-Volumen-Schleife als auch durch den Abfall des slope k um 44 % in Ruhe und nur etwas weniger unter Tachykardie.

Abb. 11. In dem Beispiel wird die Disopyramid-induzierte Kontraktilitätsverminderung durch Rechtswanderung der Druck-Volumen-Schleifen demonstriert und durch den Abfall des slope k der ESPVR von k=1,2 mmHg/ml auf k=0,47 mmHg/ml unter Ruhebedingungen, und von k=1,2 mmHg/ml auf k=0,76 mmHg/ml unter Tachykardie.

Schleife als auch durch den Abfall des slope k um 44 % in Ruhe und nur etwas weniger unter Tachykardie.

Die vollständige Analyse der ESPVR unter dem Einfluß von Ajmalin konnte nur bei 6/12 Patienten erfaßt werden (aufgrund der selbstauferlegten zeitlichen Begrenzung bei der Durchführung der Untersuchung). Die relevanten Resultate dieser Untergruppe sind in der Tab. 1 aufgelistet. Die Korrelationskoeffizienten (r) der endsystolischen Maximapunkte für die Kalkulation der slopes k erwiesen sich als ausreichend.

Disopyramid

Disopyramid gilt als notorisch für kardiodepressive Wirkung. Die Literatur aber weist diskrepante Befunde auf: Das Medikament wird einerseits als ausgeprägt kardiodepressiv beschrieben [23, 61, 71] und andererseits als nahezu hämodynamisch neutral [31].

Disopyramid-induzierte Änderungen, die wir für eine Patientengruppe analysierten (Ruhe vs. Tachykardie) [95], ergaben folgendes: einen Anstieg der enddiastolischen Ventrikel-Volumen-Größe um 35 % vs. 24 %, einen Abfall der Ejektionsfraktion um 30 % vs. 27 %, des dP/dtmax um 13 % vs. 6 % und des slope k um 43 % vs. 32 %. – In dem Beispiel in Abb. 11 wird die medikamenteninduzierte Kontraktilitätsverminderung durch Rechtswanderung der Druck-Volumen-Schleifen demonstriert und durch den Abfall des slope k der ESPVR von 1,2 mmHg/ml auf 0,47 mmHg/ml unter Ruhebedingungen und von 1,2 mmHg/ml auf 0,76 mmHg/ml unter Tachykardie.

Die kardiodepressive Wirkung von Disopyramid läßt sich also sowohl für die Pumpfunktion des linken Ventrikels (konventionelle Funktionsparameter) als auch für die reine Inotropie (endsystolische Druck-Volumen-Analyse) nachweisen [98]. Die Kardiodepression bei diesem Antiarrhythmikum unterscheidet sich jedenfalls primär nicht wesentlich von der

Tabelle 1. Komplette Analysen der endsystolischen Druck-Volumen-Beziehungen (ESPVR) unter Ajmalin-Einfluß (s. Abb. 10) gelangten in nur 6/12 Patienten (aufgrund selbstauferlegter zeitlicher Begrenzungen bei der Durchführung der Untersuchung). Die relevanten Resultate dieser Untergruppe sind hier aufgelistet. Die Korrelationskoeffizienten (r) der endsystolischen Maximapunkte für die Kalkulation der slopes k (Emax) erweisen sich als ausreichend.

Ruhe ohne Ajmalin

Patient Nr.	LVEDP mmHg	dP/dt mmHg/s	[Anstieg der ESPVR] slope E_{max} mmHg/ml	-Vo-	-r-	EF (%)	EDV (ml)		Tachykardie ohne Ajmalin LVEDP mmHg	dP/dt mmHg/s	[Anstieg der ESPVR] slope E_{max} mmHg/ml	-Vo-	-r-	EF (%)	EDV (ml)
2.	10	1900	0,52	−100,70	0,92	62	231		7	1950	0,56	−16,74	0,86	53	188
3.	12	1800	1,27	−0,70	0,99	57	219		7	1600	1,39	−6,98	0,81	37	161
8.	10	1800	2,30	16,30	0,98	62	151		3	1800	1,80	−0,02	0,96	52	106
10.	12	2000	0,59	−141,00	0,97	58	181		8	2050	0,63	−8,98	0,94	53	146
11.	9	1900	1,98	−77,90	0,88	60	219		8	2000	0,87	−15,35	0,89	41	210
12.	7	2000	1,01	25,60	0,86	52	245		4	2000	1,19	64,20	0,83	37	206
Durchschnitt	10	1900	1,26			59	208		7	1900	1,07			47	170
± SD	2	89	0,71			4	34		2	170	0,48			9	40

Ruhe mit Ajmalin

Patient Nr.	LVEDP mmHg	dP/dt mmHg/s	[Anstieg der ESPVR] slope E_{max} mmHg/ml	-Vo-	-r-	EF (%)	EDV (ml)		Tachykardie ohne Ajmalin LVEDP mmHg	dP/dt mmHg/s	[Anstieg der ESPVR] slope E_{max} mmHg/ml	-Vo-	-r-	EF (%)	EDV (ml)
2.	14	1500	0,35	−225,50	0,99	49	240		6	1550	0,41	−12,10	0,83	43	214
3.	10	1000	0,51	−94,00	0,99	48	300		12	950	0,97	−5,04	0,85	36	141
8.	12	2000	0,87	−31,40	0,98	47	189		4	1400	0,94	−17,90	0,96	43	126
10.	17	1800	0,55	−121,00	0,91	49	239		11	1650	0,49	−6,48	0,91	41	167
11.	10	1500	0,46	−206,79	0,90	48	273		12	1600	0,61	−11,08	0,95	30	273
12.	10	1600	0,57	−60,00	0,80	43	299		1	1600	0,76	6,50	0,76	41	252
Durchschnitt	12	1567	0,55			47	257		8	1458	0,70			43	196
± SD	3	339	0,17			3	43		5	264	0,23			8	60

7.2 Bedeutung der Inotropiemessungen in der Klinik

anderer in dieser Klasse, wie wir oben dargestellt haben (s. Tab. 2). Daran ändert auch die hämodynamische Besonderheit des Disopyramid nichts, nämlich die Tendenz zu einem unter seiner Wirkung erhöht gefundenen peripheren Gefäßwiderstand.

Flecainid

Dieses Klasse-IC-Antiarrhythmikum wird in der Literaur wohl eher als proarrhythmisch denn als kardiodepressiv charakterisiert, obwohl auch über funktionelle Einbußen der Ventrikelfunktion berichtet worden ist [30, 47, 58]. In eigenen Untersuchungen unter Flecainid (1 mg/kg i. v.) wurde folgendes gemessen [95, 98]: Ruhe vs. Tachykardie: Ein Anstieg des diastolischen Volumens um 18% vs. 16%; ein Abfall des dP/dtmax um 10% vs. 16%, der Ejektionsfraktion um 21% vs. 24% und des slope k der ESPVR um 32% vs. 22%. Die Flecainid-induzierte Kontraktilitätsminderung wurde nur durch Rechtsbewegung der Druck-Volumen-Schleifen demonstriert [95, 98]. – Abgesehen von den kürzlich verhängten Anwendungseinschränkungen für das Medikament aufgrund der Ergebnisse einer Akutstudie nach Myokardinfarkt [74] und wegen potentieller proarrhythmischer Wirkungen [103], läßt sich aus den hier vorgestellten Ergebnissen insgesamt folgern, daß Flecainid, wie alle anderen Klasse-1-Antiarrhythmika auch, bei fortgeschrittener Herzinsuffizienz nur mit limitierter Indikationsstellung Anwendung finden sollte.

Mexiletin

Das Klasse-1B-Antiarrhythmikum Mexiletin hat nach klinischen Befunderhebungen nur sehr geringgradige kardiodepressive Nebenwirkungen [10, 13, 24, 63, 78]. Eigene hämodynamische Befunde unter Mexiletineinwirkung (1,5 mg/kg) an einem kleinen Kollektiv [95, 98] ergaben folgende Parameteränderungen unter Ruhebedingungen vs. Tachykardie: einen Anstieg des enddiastolischen Volumens um 39% vs. 26%, einen Abfall von dP/dtmax um 7% vs. 12%, der Ejektionsfraktion um 32% vs. 14% und des slope k um 35% vs. 24%. – Die Mexiletin-induzierte Kontraktilitätsminderung wurde nur durch überwiegende Rechtsverschiebung der Druck-Volumen-Schleifen demonstriert [95, 98].

Synopsis hämodynamischer Parameteränderungen durch Klasse-1-antiarrhythmische Medikamente

Das Studiendesign der eigenen hier eingebrachten Untersuchungen hämodynamischer Nebenwirkungen sah vor, Parameteränderungen nicht nur unter Ruhebedingungen, sondern auch unter laufender Tachykardie zu untersuchen, was der klinischen Situation beim Akuteinsatz von Antiarrhythmika eher entspricht. Es zeigte sich, daß die prozentualen Parameteränderungen unter Tachykardien denen unter Ruhebedingungen etwa entsprachen. Das bedeutet,

Tabelle 2. Demonstriert wird eine Art Trendanalyse für Antiarrhythmika-induzierte Parameteränderungen. Diese Übersichtsliste berücksichtigt 37 Untersuchungsergebnisse der Literatur, kombiniert mit den eigenen bei 6 Antiarrhythmika. Eine solche Darstellung muß zwar Kriterien der statistischen Kalkulation verletzen, hat aber didaktische Vorteile und mag dennoch dem Zweck eines synoptischen Überblicks dienlich sein.

(Ruhe) in [%]	Propafenon	Diprafenon	Ajmalin	Disopyramid	Flecainid	Mexiletin
LV-Spitzendruck	−9	−6	−8	−12	0	−10
LV-Füllungsdruck	−10	−9	34	14	24	−9
dP/dtmax	−15	−5	13	−13	−10	−7
Enddiastolisches Volumen	12	12	18	35	18	39
Ejektionsfraktion	−14	−8	−17	−30	−21	−32
Systemwiderstand	6	0	0	0 (6)	15	23
Slope k (Emax)	−37	(−14) (−37)[a]	−39	−43	−32	−35
(Tachykardie) in [%]						
LV-Spitzendruck	0	0	−7	0	17	−14
LV-Füllungsdruck	42	28	30	−14	14	29
dP/dtmax	−16	−6	−19	6	6	−12
Enddiastolisches Volumen	23	15	12	24	16	26
Ejektionsfraktion	−10	−25	−10	−37	−24	−14
Systemwiderstand	10	34	0	8	14	22
Slope k (Emax)	−28	−5	−35	−32	−22	−24

a Angaben für Gruppe A (normale LV-Funktion: −14%) und für Gruppe B (reduzierte LV-Funktion: −37%)
slope k Anstieg k der endsystolischen Druck-Volumen-Beziehung [Kontraktilitätsparameter]

nach Antiarrhythmikagabe unter Tachykardie braucht man (im Vergleich zu Ruhebedingungen) nicht mit einem noch größeren Parametergefälle (ventrikuläre Funktionseinbuße) zu rechnen.

Tab. 2 gibt eine Art Trendanalyse für Antiarrhythmika-induzierte Parameteränderungen. Diese Übersichtsliste berücksichtigt 37 Untersuchungergebnisse der Literatur, kombiniert mit den eigenen bei 6 Antiarrhythmika. Eine solche Darstellung muß zwar Kriterien der statistischen Kalkulation verletzen, hat aber didaktische Vorteile und mag daher dem Zweck eines synoptischen Überblicks dienlich sein. Die Depression allgemeiner LV-Funktionsparameter war quantitativ nicht ausgeprägt (zwischen 8% und 30%), aber erwartungsgemäß variabel und statistisch nicht auswertbar; die Kontraktilitätseinbuße betrug ca. 34% in Ruhe und ca. 24% unter stimulierter Tachykardie ohne faßbare quantitative Unterschiede zwischen den Medikamentwirkungen. Für die bei den 6 Klasse-1-Antiarrhythmika erstmalig lastunabhängig identifizierte Kontraktilitätsminderung wurde humoral offenbar ausreichend kompensiert: Sie führte in keinem Falle zu klinischer Symptomatik; bei Patienten mit primär eingeschränkter Ventrikelfunktion jenseits NYHA-Klasse III muß wohl verstärkt mit Auswirkungen gerechnet werden.

Anwendung der Conductance-Meßmethode für die Beurteilung hämodynamischer und inotroper Effekte unter antiischämischer Therapie mit neuen bradykardisierenden Substanzen

Die konservative antianginöse Therapie hat sich zur Senkung der Herzfrequenz bisher wesentlich auf β-Rezeptoren blockierende Substanzen verlassen und damit die gewünschte Herabsetzung eines wichtigen Parameters des myokardialen Sauerstoffverbrauches erzielt [104], also einen antiischämischen Effekt. Unerwünschte klinische Nebenerscheinungen der β-Blockertherapie haben die Suche nach alternativen bradykardisierenden Substanzen stimuliert. Tedisamil wurde unter diesem Aspekt eingeführt [55]. Da koronare Gefäßkrankheit bekanntlich mit unterschiedlichen Graden von Herzinsuffizienz einhergehen kann, ist es von klinischem Interesse, verläßlich nachzuweisen, ob negativer Inotropie im Wirkungsmechanismus von Tedisamil klinische Bedeutung zukommt. Dies wäre denkbar durch Wirkung auf den zellulären bzw. Rezeptorenlevel [33, 34] und durch die Frequenzwirkung selbst [16, 22, 66, 70]. Es war daher das Ziel dieser Untersuchung, mittels tauglicher Methodik potentielle Inotropieeffekte des Medikamentes zu identifizieren und sie gegen mögliche vasoaktive Wirkungen (Laständerungen; Frank-Starling-Mechanismus) abzugrenzen. Diese Wirkungen müssen bei der Analyse berücksichtigt werden, da sie bekanntlich selbst, und zwar ohne Inotropiewirkung, den Ventrikelfunktionsstatus beeinflussen können. Bekanntlich verbessert der reine Vasodilatationseffekt ("unloading"), nach Nitroglycerin- oder Nitroprussidgabe die Parameter der linksventrikulären Pumpfunktion [88].

Tedisamil

Tedisamil-dihydrochlorid ist eine neue spezifische bradykardisierende Substanz, für die sowohl antiarrhythmische [45] als auch antiischämische [32, 45, 55] nachgewiesen wurden. Wir analysierten Hämodynamik und zusätzlich endsystolische Druck-Volumen-Beziehungen (ESPVR) bei 13 Patienten mit koronarer Herzkrankheit nach Gabe von Tedisamil, 0,3 mg/kg i. v., unter Ruhebedingungen und unter vorhofstimulierter Tachykardie [99]. Slope Emax [mmHg/ml] der ESPVR verminderte sich unter Ruhebedingungen (13 Patienten) um 14% und unter stimulierter Tachykardie (6/13 Patienten) um 10%, während die Druck-Volumen-Schleifen der ESPVR in der Tendenz nach rechts verschoben wurden (zu größeren Volumina hin; $p > 0,05$); also ist für die Tedisamilwirkung eine relevante Inotropiebeeinträchtigung nicht nachzuweisen. Während unter Medikamenteneinfluß die mittlere Herzfrequenz von 77,5/min auf 64,7/min abfiel und die QTc-Dauer sich um 14% verlängerte ($p < 0,05$), blieben Füllungsdruck und dP/dtmin unverändert, und der Gefäßwiderstand stieg um 30% an. Die Parameter der ventrikulären Pumpfunktion (Ejektionsfraktion, Schlagvolumen) fielen leicht ab (zwischen 3–13%), während die Ventrikelvolumina zunahmen (enddiastolisch um 6%, endsystolisch um 23%). Die entsprechenden Parameteränderungen unter stimulierter Tachykardie zeigten vergleichbare Tendenzen.

In diesen Untersuchungen wurde demnach belegt, daß Tedisamils bradykardisierende Effekte selektiv

7.2 Bedeutung der Inotropiemessungen in der Klinik

Tabelle 3. Parameter Kontrolle und Tedisamil unter konstanter atrialer Frequenzstimulation von 90/min, ausgenommen die spontanen Sinusknotenfrequenzen (HF). Die Parameter unter atrialer Stimulation waren von denen unter spontaner Sinusknotenfrequenz nicht signifikant verschieden (p>0,05)

Kontrolle

Pat. Nr.	HF [1/min]	LVEDP [mmHg]	LVP [mmHg]	dP/dtmax [mmHg/s]	dP/dtmin [mmHg/s]	EDV [ml]	ESV [ml]	SV [ml]	EF [%]	LVW [kg*m]	SVR dyne*s*cm-5	slope der ESPVR Emax [ml/mmHg]	Vo Intercept	r
1	70	19	165	2300	2300	208	62	146	70	156	1022	0,71	−36,67	0,89
2	75	16	166	2200	2200	131	35	96	73	106	1378	0,92	−40,91	0,86
3	70	12	160	1400	1500	99	47	52	53	54	2659	0,58	−73,03	0,92
4	80	12	140	1600	1800	126	35	91	72	97	1209	0,93	−41,57	0,87
5	105	12	154	1600	1400	83	26	57	69	88	1604	0,59	−37,51	0,96
6	80	11	136	1500	1700	131	33	98	75	98	1051	0,15	−357,45	0,91
7	73	8	134	1900	1900	113	37	76	67	71	1471	0,29	−143,33	0,86
8	62	9	130	1700	1600	172	64	108	63	85	1219	0,41	−109,37	0,94
9	96	14	144	2200	1800	217	119	98	45	128	969	0,36	−87,97	0,89
10	75	15	150	1500	1600	140	45	95	68	104	1370	0,78	−21,57	0,99
11	63	18	186	1300	2000	254	99	155	61	153	1090	1,05	−36,09	0,88
12	82	13	134	2400	2200	121	43	78	64	76	1288	0,36	−42,81	0,92
13	76	13	154	1700	1800	227	77	150	66	169	856	0,15	−362,72	0,91
Mittel	77,46	13,23	150	1815	1831	156	56	100	65	107	1322	0,56		
±sd	11,53	3,07	16	277	270	52	27	32	8	34	437	0,29		

Tedisamil

Pat. Nr.	HF [1/min]	LVEDP [mmHg]	LVP [mmHg]	dP/dtmax [mmHg/s]	dP/dtmin [mmHg/s]	EDV [ml]	ESV [ml]	SV [ml]	EF [%]	LVW [kg*m]	SVR dyne*s*cm-5	slope der ESPVR Emax [ml/mmHg]	Vo Intercept	r
1	65	23	185	2400	2400	185	44	141	76	145	1218	0,25	−132,2	0,91
2	63	17	180	2100	2200	151	41	110	73	108	1512	1,07	−30,68	0,92
3	65	13	150	1400	1400	100	54	46	46	42	3077	0,32	−132,74	0,91
4	66	11	126	1700	1550	120	32	88	73	70	1364	1,11	−32,58	0,91
5	91	14	166	1800	1700	105	50	55	52	78	2045	0,32	−97,79	0,84
6	56	15	160	1600	1700	144	54	90	63	74	1960	0,19	−325,43	0,86
7	57	5	160	1800	2000	136	49	87	64	74	1855	0,34	−111,14	0,97
8	53	14	140	1600	1800	198	117	81	41	54	1975	0,57	−92,55	0,91
9	75	14	147	1800	1800	209	126	83	40	84	1446	0,41	−55,18	0,96
10	56	13	144	1800	1700	160	55	105	66	77	1490	0,58	−62,47	0,99
11	54	17	180	2000	2100	273	122	151	55	114	1515	0,51	−153,69	0,94
12	76	10	152	2600	2200	129	51	78	60	84	1541	0,34	−29,61	0,87
13	64	14	174	1600	1700	238	101	137	58	155	1309	0,19	−322,82	0,96
Mittel	64,69	13,85	159	1862	1865	165	69	96	59	89	1716	0,48		
±sd	10,35	4,00	17	325	280	50	33	30	11	32	471	0,29		
p	0,001	n.s.	0,05	n.s.	n.s.	0,05	0,05	n.s.	0,05	0,01	0,001	n.s.		

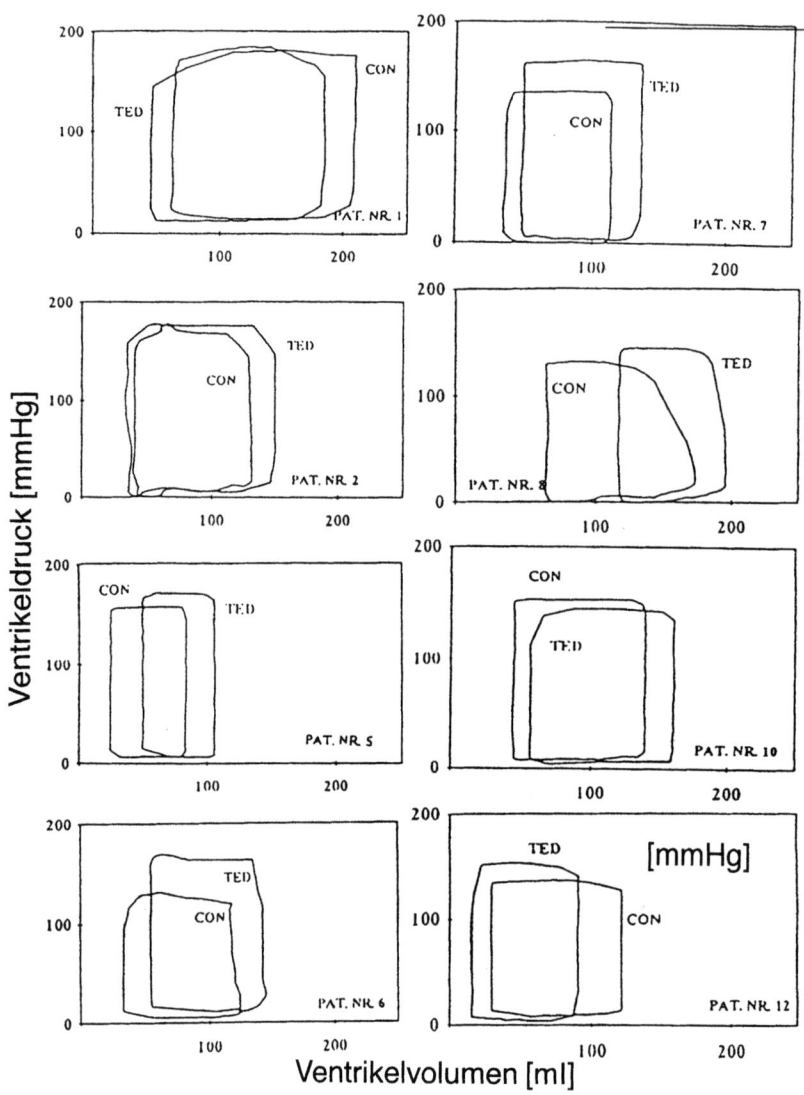

Abb. 12. Endpositionen Tedisamil-induzierter Schleifenbewegungen der ESPVR demonstrieren das Spektrum der hämodynamischen Änderungen. Bei allen Patienten, ausgenommen Nr. 1 und Nr. 12, bewirkt das Medikament eine rechtsgerichtete Bewegungstendenz der Loops (zu größeren Volumina), während slope Emax der gesamten Gruppe um 14% abfiel (p > 0,05); beide Parameteränderungen zeigen also einen geringgradigen Inotropieverlust an

wirksam werden, ohne Ventrikelfunktion oder myokardiale Kontraktilität in klinisch relevanter Form zu beeinträchtigen. Also kann Tedisamil bei koronarer Herzkrankheit ohne Risiko angewendet werden.

Ein exemplarisches Spektrum des möglichen Ausmaßes Tedisamil-induzierter Endpositionen der Schleifenbewegungen unter Ruhebedingungen erscheint in Abb. 12. Die Änderungen des slope Emax

Tabelle 4. Kontrolle und Tedisamil unter konstanter atrialer Frequenzstimulation zwischen 140–160/min

Parameter	Abkürzung	Dimension	Kontrolle Tachy	Tedisamil Tachy	p-Wert
LV-Füllungsdruck	LVEDP	[mmHg]	8,3±2,1	9,1±3,1	n.s.
LV systolischer Druck	LVP	[mmHg]	132±11	137±12	n.s.
dP/dtmax	dP/dtmax	[mmHg/s]	1923±281	1854±332	n.s.
dP/dtmin	dP/dtmin	[mmHg/s]	1742±322	1638±247	n.s.
Enddiastolisches Volumen	EDV	[ml]	128±37	135±49	n.s.
Endsystolisches Volumen	ESV	[ml]	42±25	56±32	0,01
Schlagvolumen	SV	[ml]	87±28	78±32	0,05
Ejektionsfraktion	EF	[%]	68±15	60±14	0,01
LV-Arbeit	LVW	[kg*m]	172±71	158±73	0,05
Gefäßwiderstand	SVR	[dyne*s*cm-5]	821±352	952±387	0,01
Slope der ESPVR	slope Emax	[ml/mmHg]	0,80±0,42	0,72±0,32 (n=6)	n.s.

7.2 Bedeutung der Inotropiemessungen in der Klinik

der ESPVR sind in den Tab. 3 und 4 aufgelistet. Bei der Mehrzahl der Patienten wurde durch das Medikament eine Tendenz zur Rechtsbewegung der ESPVR-loops ausgelöst (p > 0,05), was einen Inotropieverlust anzeigt; im einzelnen wiesen die Loop-Bewegungen die folgenden Richtungen auf: In 7 von 13 Fällen nach rechts: Pat. Nr. 5–8, 10, 11, 13; in 2 von 13 Fällen nach links: Pat. Nr.1 und 12; in 4 von 13 Fällen neutral: Pat. Nr. 2–4, 9. Die induzierten Loop-Verschiebungen waren mit einer im Mittel geringgradigen Volumenzunahme verbunden (enddiastolisch um 6% und endsystolisch um 23%). LV-Größen-Änderungen sind also nicht gerichtet nach Tedisamil; außer an ausgebliebener Inotropiewirkung könnte daher spekulativ auch an den Einfluß induzierter diastolischer Complianceänderungen gedacht werden.

Die Abb. 13 und 14 sowie die Tab. 3 und 4 zeigen, daß die medikamenteninduzierten Verminderungen

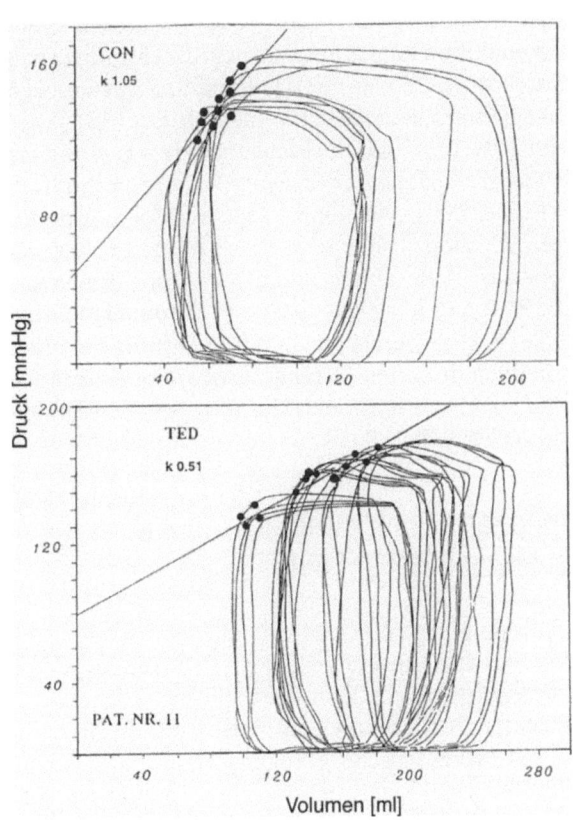

Abb. 13. Beispiel für eine eindeutige Tedisamil-induzierte Reduktion des Slope Emax (k) der ESPVR von 1,05 mmHg/ml (r=0,88) auf 0,51 mmHg/ml (r=0,94) unter Ruhebedingung

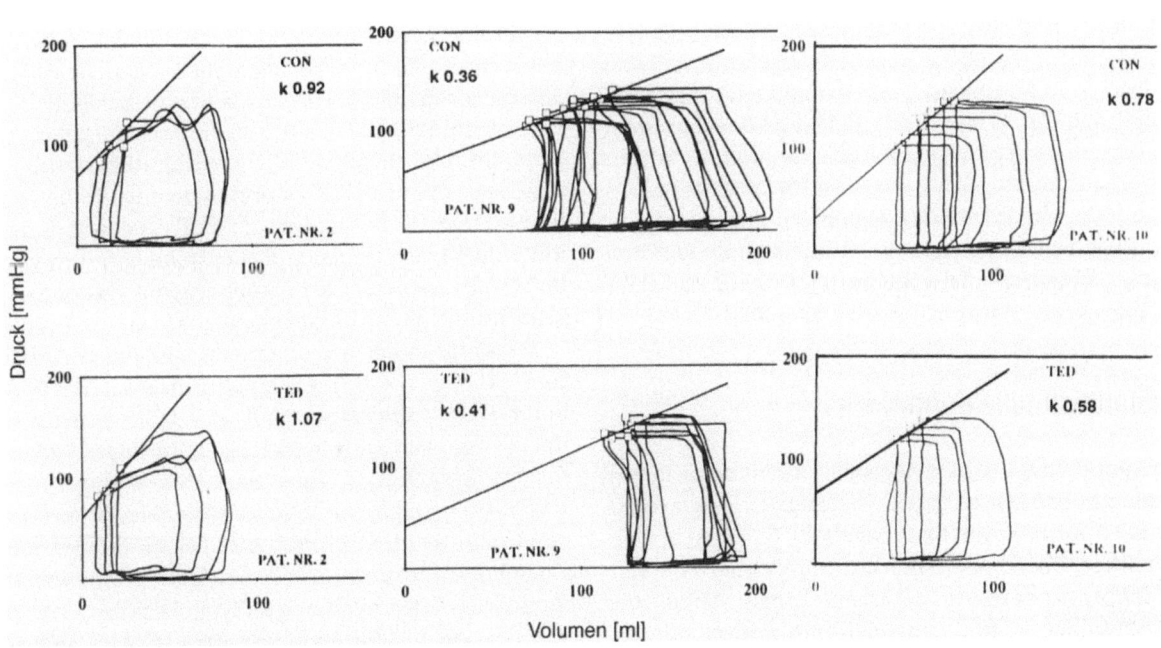

Abb. 14. Die Tedisamil-induzierten Änderungen in Slope Emax der 3 Beispiele sind weder unidirektional, noach sind sie signifikant in der Quantität der Steilheitsänderung (p > 0,05). Dies stützt den Eindruck, daß ventrikuläre Kontraktilität und Hämodynamik von Tedisamil in nicht klinisch relevanter Form beeinträchtigt werden.

des slopes Emax der ESPVR deutlich differierten; dadurch wird für das untersuchte Kollektiv die wenig ausgeprägte Tendenz der Tedisamil-bedingten negativen Inotropie angezeigt, eine mittlere Reduktion um 14% ($p > 0{,}05$) bei Ruhebedingungen und um 10% ($p > 0{,}05$) unter Tachykardie. Dieser Eindruck wird bekräftigt, wenn man exemplarische Änderungen von slope Emax betrachtet: Während beispielsweise in Abb. 13 ein Abfall des slope Emax der ESPVR zu verzeichnen ist: von 1,05 mmHg/ml ($r = 0{,}88$) auf 0,51 mmHg/ml ($r = 0{,}94$), sind die medikamenteninduzierten Veränderungen slope Emax in den 3 anderen Beispielen der Abb. 14 nicht eindeutig gerichtet ($p > 0{,}05$).

Induzierte Bradykardie als antiischämischer Effekt

Tedisamil-induzierte und via bradykardisierende Effekte reduzierte ischämische ST-T-Senkungen [65] korrelieren gut mit der in der vorliegenden Studie gemachten Beobachtung, daß in den 7 Fällen die zuvor durch Pacing ausgelöste Angina pectoris nach Pacing mit Tedisamil nicht mehr auftrat. Theoretisch sind unterschiedliche Mechanismen für die Bradykardie-induzierten günstigen Änderungen der subendokardialen Perfusion ischämischer Zonen verantwortlich gemacht worden [67]. Experimentell wurde, z. B. für β-Rezeptoren-blockierende Substanzen, Redistribution des Blutflusses in ischämischen Zonen nachgewiesen [55]. Ähnliche Resultate liegen für bradykardisierende Substanzen, wie Alinidine, AQ-AH 208 und UL-FS 49 vor [29]. Folgende Mechanismen könnten für die günstigen Redistributionen wirksam werden: Verlängerung der diastolischen Perfusionsperiode, Änderung der regionalen Autoregulation infolge Sauerstoffmangels bei Ischämie und/oder direkte Einflüsse auf den kollateralen Koronarblutfluß [19].

Einfluß auf die Kontraktilität

Experimentell wirkt Tedisamil bradykardisierend und antiischämisch, ohne Änderungen der myokardialen Kontraktilität zu induzieren [22, 68]; die Befundergebnisse aber sind nicht eindeutig. Am Rattenherzen bewirkte Tedisamil einen Abfall der Herzfrequenz, eine Zunahme der Kontraktilität (dP/dtmax um 16%) und der Sauerstoffaufnahme mit vermehrter Arbeitseffizienz des Ventrikels [32]. Ein derartig einzigartiges kardiales Wirkungsprofil war der Grund dafür, daß man Tedisamil zunächst für den Vertreter einer neuen Medikamentenklasse hielt, der „brady-inotropen Substanzen". Andere „spezifische bradykardisierende Substanzen" oder „selektive Sinusknoten-Inhibitoren" wurden entwickelt, die die Herzfrequenz senkten, ohne andere hämodynamische Wirkungen auszuüben [32, 73]. Am ischämischen Hundeherzen induzierte Tedisamil eine Senkung der Herzfrequenz und eine Reduktion des dP/dtmax sowie des myokardialen Sauerstoffverbrauchs, sowohl unter Ruhebedingungen als auch während Belastung [37]. Da jedoch positive dP/dtmax-Meßwerte bei einer vorgegebenen Herzfrequenz durch Medikamenteneinfluß unverändert blieben, wurde angenommen, daß sich die Myokardfunktion vornehmlich durch den Abfall der Herzfrequenz restauriert hatte. Die bradykardisierende Substanz, UL-FS49, wurde als eines der effektivsten und selektivsten Medikamente herausgestellt [73]; und auch hier sind die Berichte über die Kontraktilitätswirkung kontrovers: Einerseits reduzierte das Medikament die Herzfrequenz, ohne die Kontraktilität zu vermindern [67], nach anderen Autoren aber nahm sie ab [29]. Da aber diese Effekte durch Vorhofstimulation verhindert werden konnten, wurde angenommen, daß der dP/dtmax-Abfall allein durch die negativ inotrope Wirkung der reduzierten Kontraktionsrate des normalen Myokards, via Herzfrequenzsenkung, zustande gekommen war [44]. Kontroverse Ergebnisse aber können methodisch bedingt sein: So wird der Parameter des globalen dP/dt bei ventrikulären experimentellen Modellen der ischämischen KHK mit regional unterschiedlicher Myokardfunktion, als nur bedingt brauchbar eingestuft [44]. Um die potentielle Kontraktilitätswirkung von Tedisamil bei KHK zu prüfen, wurde für die vorliegende Studie die Analyse der ESPVR gewählt, die mit dem Parameter slope Emax [mmHg/mi] wegen ihrer weitgehenden Lastunabhängigkeit als der z. Z. sensitivste Kontraktilitätsindex gilt [51].

Tedisamil induzierte einen geringgradigen Abfall (um 14%; $p > 0{,}05$) des slope Emax der ESPVR unter Ruhebedingungen und um 10% ($p > 0{,}05$) unter Tachykardie. Medikamentenbedingte, generell rechtsgerichtete Bewegungen der loops der ESPVR hin zu größeren Volumina erwiesen sich als nicht signifikant. Obwohl die Tedisamil-induzierten Zunahmen der Ventrikelvolumengröße gering waren (enddiastolisch um 6% und endsystolisch um 23%; $p < 0.05$), blieb dP/dtmax unverändert. Also zeigen unsere Resultate einen geringgradigen Trend in Richtung Inotropieverlust an und die LV-Größenveränderungen sind nicht gerichtet. Außer der ausgebliebenen Inotropiewirkung könnte hier spekulativ auch der Einfluß induzierter diastolischer Complianceänderungen zum Zuge kommen.

Der Eindruck, wonach Tedisamils bradykardisierender Effekt weitgehend hämodynamisch neutral vermittelt wird, erfährt Unterstützung durch die Tatsache, daß wir nach Medikamentengabe Verminderung der Pumpfunktionsparameter zwischen 3 % und 17 % fanden, die sich klinisch nicht auswirkten. Füllungsdrücke blieben unverändert, der arterielle Druck stieg um 6 % an und der systemische Gefäßwiderstand um 30 % ($p < 0,05$). Verglichen mit der einzigen anderen Studie [65], die die hämodynamischen Einflüsse untersucht, fanden sich dort auch Tendenzen zum Anstieg des arteriellen Druckes und des systemischen Gefäßwiderstandes, die zudem mit einem Abfall der Plasmakatecholamine einhergingen. Die Reduktion der zirkulierenden Katecholamine korreliert offenbar mit diesen Parameteränderungen, was bei Patienten mit KHK therapeutische Vorteile vermitteln könnte. Allerdings kann bei ischämischer KHK das stenotische Gefäßsegment durch adrenerge Vasokonstriktion gefährdet werden, weil sie noch weiter eingeengt werden. Man kann, angesichts der Tedisamil-induzierten antianginösen Wirkungen in beiden Studien, annehmen, daß eine solche Vasokonstriktion in der vorliegenden Studie nicht wirksam (oder erfolgreich neutralisiert) wurde. Andererseits war die induzierte Größenzunahme der Volumina unter Tachykardie ausgeprägter als unter Ruhebedingungen (enddiastolisch um 5 % und endsystolisch um 33 %), aber der Anstieg des Gefäßwiderstandes um 16 % vergleichsweise geringer. Dies spricht wiederum für Tedisamils größere antiischämische Effizienz gegenüber β-Rezeptorblockierenden Substanzen, auch unter Tachykardiebedingungen.

Einwirkungen auf das QTc-Intervall

Die Tedisamil-induzierte Verminderung der Herzfrequenz um 17 % ($p < 0,05$) wurde von einer Verlängerung des QTc-Intervalls begleitet, ausgehend von im Mittel $0,42 \pm 0,03$ s auf $0,48 \pm 0,03$ s (um 14 %; $p < 0,05$). Dies übersteigt die reine frequenzbezogene QTc-Verlängerung (QTc: $0,39 \pm 0,01$), also eine ausschließlich medikamenteninduzierte Verlängerung (entsprechend 23 %); sie ging ohne relevante Änderungen von PQ- oder QRS-Intervallen einher. In der anderen klinischen Untersuchung [65] bewirkte Tedisamil eine Verlängerung der QTc-Dauer, die dosisabhängig gut mit der von uns gefundenen korreliert. Ähnlich wie im Falle der bradykardisierenden Wirkungen kann unterschiedlich ausfallendes medikamenteninduziertes QTc-Verhalten wahrscheinlich mit der Abhängigkeit von der Ausgangsherzfrequenz erklärt werden.

Klinische Implikationen

Aus den Resultaten der vorliegenden Studie [99] schließen wir: Bei Patienten mit ischämischer KHK wirkt Tedisamil, 0,3 mg/kg i. v., selektiv bradykardisierend, ohne daß dabei ventrikuläre Pumpfunktion oder Kontraktilität in klinisch relevanter Form beeinträchtigt wurden. Tedisamil wurde gut toleriert und war ohne unerwünschte Nebenwirkungen (außer der mäßiggradigen Verlängerung des QTc-Intervalls und ohne Arrhythmogenität). Daher kann das Medikament bei KHK ohne Risiko eingesetzt werden. Das demonstrierte günstige hämodynamische Profil von Tedisamil läßt diese bradykardisierende Substanz für das zukünftige Arsenal antiischämischer Therapeutika aussichtsreich erscheinen.

Anwendung der Conductance-Meßmethode für die Beurteilung hämodynamischer und inotroper Effekte unter PTCA-induzierter myokardialer Ischämie

Jede routinemäßig durchgeführte PTCA stellt ein uns zugängliches Modell regionaler Ischämie dar, das uns potentiell in die Lage versetzen kann, direkt und unter kontrollierten Bedingungen eine Bewertung ventrikulärer Funktionsänderungen vorzunehmen. Dies ist nicht nur von pathophysiologischem, sondern auch von klinischem Interesse. Es ist vorstellbar, daß hier Erkenntnisse gewonnen werden können, die etwa die Verbesserung der Ischämieprotektion betreffen oder der Beurteilung der Wertigkeit von Koronarläsionen und die Reperfusion. Die Erkennung solcher Möglichkeiten geht auf 1982 zurück, als Sigwart et al. [84] Hämodynamik und Wandbeweglichkeit unter PTCA-Ischämie untersuchten, und andere Untersuchungen folgten [14, 17, 36, 56, 83, 106, 109]. Dabei kamen transseptal geführte Tipmanometermessungen (simultan in Vorhof und Ventrikel) zur Anwendung, die Erfassung epi-

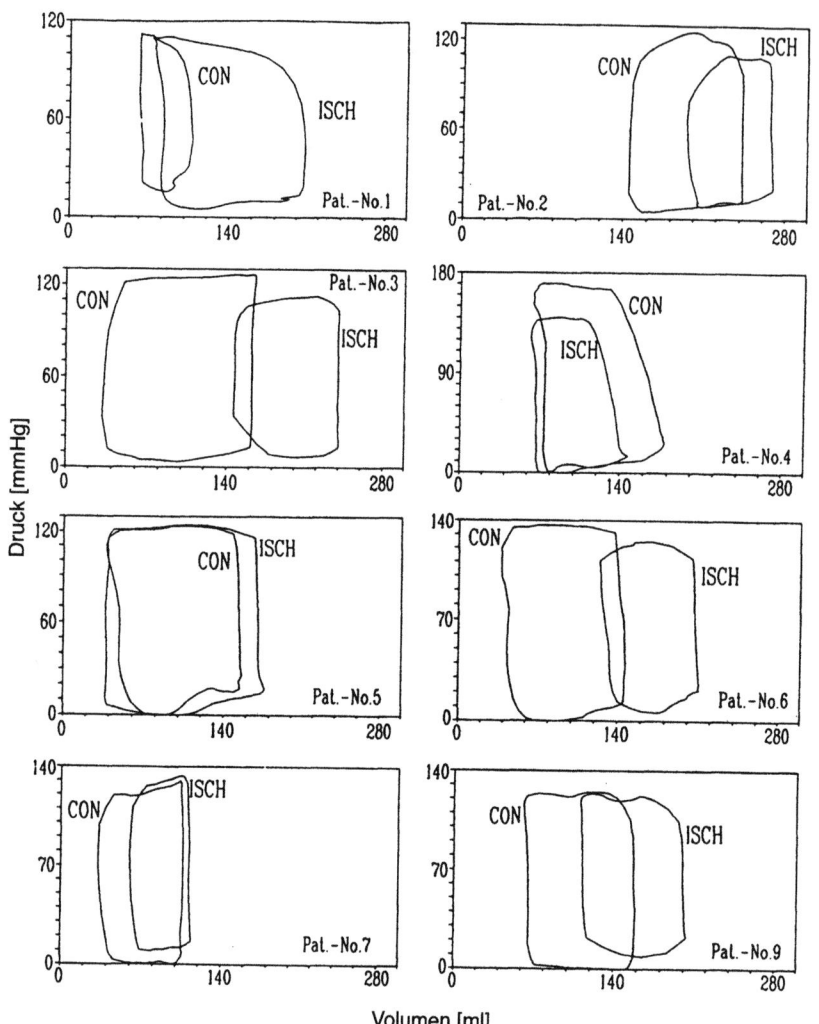

Abb. 15. Dargestellt sind die Endpunkte der Schleifenbewegungen unter PTCA-induzierter Ischämie bei 8 Patienten. Die Rechtswanderung (also Volumenänderung) ist allgemein am ausgeprägtesten im endsystolischen Bereich, das Schlagvolumen nimmt ab und der Füllungsdruck steigt an, wahrscheinlich auch als Ausdruck der veränderten Wandsteifigkeit unter Ischämie.

kardial fixierter Metallmarkerbewegungen, Koronarsinusmessungen und Echokardiographie. Wir wendeten, wie Kass et al. [50], die Conductance-(Volumen-)Kathetertechnik an. Änderungen der Hämodynamik und Druck-Volumen-Verhältnisse wurden bei einer Patientengruppe mit Eingefäßerkrankung registriert, und zwar unter den folgenden 3 Interventionen, die zu jeder PTCA-Routine gehören: 1) ab der 45 s PTCA-induzierter Ischämie; 2) unter Koronarographie und 3) unter intrakoronarer Nitroglyceringabe [97, 98].

Die maximalen mittleren Parameteränderungen, PTCA-induzierte Ischämie und Koronarographie-induzierte Ischämie vs. Kontrolle, waren wie folgt: arterieller Druck verringerte sich um 12% und 13%, dP/dtmax um 11% und 10%, Ejektionsfraktion um 30% und 16% und linksventrikulärer Schlagarbeitsindex um 41% und 32%; der ventrikuläre Füllungsdruck erhöhte sich um 43% und 6%, das enddiastolische Volumen um 34% und 17%, während die Loops der endsystolischen Druck-Volumen-Beziehung (ESPVR) nach rechts verschoben wurden und der Anstiegswinkel k der ESPVR im Mittel um 17% und 12% absank. Die Parameteränderungen, die verminderte ventrikuläre Funktion vs. Kontrolle anzeigten, erwiesen sich unter Koronarographie als quantitativ geringer im Vergleich zu denen unter PTCA-induzierter Ischämie. Alle Änderungen waren reversibel, im Mittel 90 s nach PTCA und 20 s nach Koronarographie.

In Abb. 15 erscheinen die Endpunkte der Schleifenbewegungen unter PTCA-induzierter Ischämie bei 4 Patienten. Die Rechtswanderung (also Volumenänderung) ist allgemein am ausgeprägtesten im endsystolischen Bereich, das Schlagvolumen nimmt ab und der Füllungsdruck steigt an, wahrscheinlich auch als Ausdruck der veränderten Wandsteifigkeit unter Ischämie.

7.2 Bedeutung der Inotropiemessungen in der Klinik

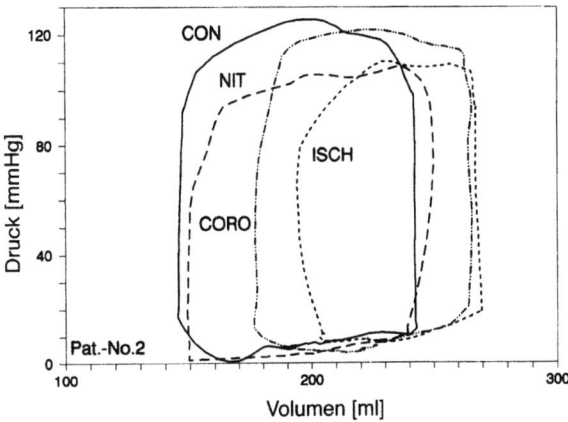

Abb. 16. Es werden die Endpunkte der Schleifenbewegungen aller 3 Interventionen vs. Kontrolle am Einzelfall demonstriert: Der durch Kontrastmittel (*CORO*) temporär induzierte Ischämieeffekt erweist sich als weniger ausgeprägt gegenüber demjenigen unter PTCA-Okklusion (*ISCH*). Die intrakoronare Nitroglyceringabe (*NITRO*) verändert die Volumina im Vergleich zur Kontrolle (*KON*) praktisch nicht, senkt aber den ventrikulären Druck.

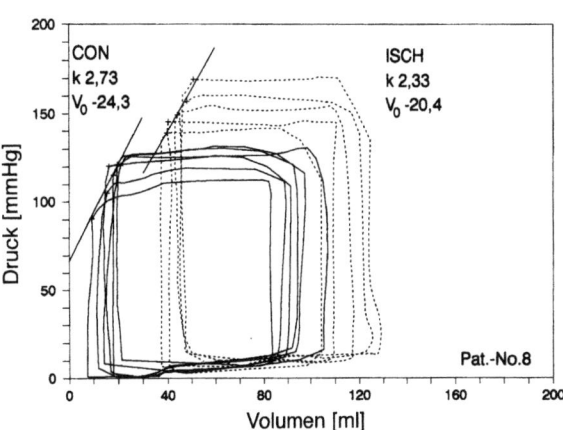

Abb. 17. Es wird am Beispiel des Patienten Nr. 8 eine ischämieinduzierte Inotropieverminderung angezeigt: 1) durch Rechtsverschiebung der Druck-Volumen-Schleife (*gestrichelte Loops*), und 2) durch Reduktion des Anstiegs k des ESPVR. Die Inotropieverminderung ist offensichtlich sehr gering: der Anstieg k fällt unter 15% ab; der ungewöhnliche Druckanstieg ist wahrscheinlich durch die in diesem besonderen Fall registrierte Frequenzzunahme bedingt.

In Abb. 16 werden für den Einzelfall die Endpunkte der Schleifenbewegungen aller 3 Interventionen vs. Kontrolle demonstriert: Der durch Kontrastmittel induzierte Ischämieeffekt erweist sich als weniger ausgeprägt gegenüber demjenigen unter PTCA-Okklusion. Die intrakoronare Nitroglyceringabe verändert die Volumina (im Vergleich zur Kontrolle) praktisch nicht, senkt aber die ventrikulären Drücke.

In Abb. 17 wird am Beispiel des Patienten Nr. 8 eine ischämieinduzierte Inotropievermehrung angezeigt: 1. durch Rechtsverschiebung der Druck-Volumenschleife und 2. durch Reduktion des Anstiegwinkels k der ESPVR. Die Inotropieverminderung ist offensichtlich sehr gering: der Anstieg k fällt um 15% ab; der ungewöhnliche Druckanstieg ist wahrscheinlich durch die in diesem besonderen Falle registrierte Frequenzzunahme bedingt.

In der Untersuchung wurden ischämieinduzierte Einschränkung der ventrikulären Funktion und Inotropie reproduzierbar erfaßt unter Nutzung des Modells myokardialer Ischämie in der täglichen Routine des Herzkatheterlabors und Anwendung der Conductancekathetertechnik. Die Ergebnisse der vorgestellten Studie wurden nicht an einem homogenen Krankengut erhoben; sie zeigen also höchstens Tendenzen an. Solche Untersuchungsmuster aber könnten vielleicht weitere gezielte Forschung stimulieren in Richtung auf relevante klinische Probleme, wie die Verbesserung der Ischämieprotektion oder der Beurteilung der Wertigkeit von Koronarläsionen, der Kollateralen und der Reperfusion.

Diskussion

Aspekte der Methodik

Die vorgestellten Studien hatten das Ziel, potentiell negativ oder positiv inotrope Effekte der Wirkungsmechanismen der 4 folgenden unterschiedlichen Interventionen zu identifizieren: 1. PDE-Inhibitoren, 2. Klasse-1-Antiaryhthmika, 3. Tedisamil als bradykardisierende Substanz und 4. PTCA-induzierte Ischämie. Als zweckdienliche und adäquate Methodik wurde die Analyse der Druck-Volumen-Beziehung (ESPVR) angewendet, wobei wir uns auf frühere Erfahrungen mit dieser Methode stützen konnten [89, 90]. Die Analyse der ESPVR gilt als der zur Zeit sensitivste Index der ventrikulären Kontraktilität, da er nahezu lastunabhängig ist [75, 76, 87].

Die Volumenmessung mit dem Conductancesystem stellt gegenüber anderen Methoden eine entscheidende Verbesserung der ESPVR-Analyse dar. Sie bietet die Möglichkeit, „Schlag-für-Schlag" Druck-Volumen-Diagramme in unbegrenzter Zahl und über einen weiten Bereich von Lastveränderungen zu erzeugen, und zwar in Verbindung mit der Methode der temporären Ballonokklusion in der V. cava inferior [11, 48, 90]. Untersuchungen mit dieser kombinierten Technik erscheinen experimentell weitgehend ausgereift [48, 62]. Diese zwar aufwendige Methodik bewährt sich seit über 9 Jahren in unserem Herzkatheterlabor und hat sich als unschädlich, praktikabel und verläßlich erwiesen [90, 99].

Kritik und Limitationen der Untersuchungen

Patienten mit ischämischer KHK

Die unter Ruhebedingungen noch normale mittlere Ejektionsfraktion der Patientenkollektive mit Koronarkrankheit fiel unter Pacing um 23 % ab. Gegen die Vermutung, die Rechtsverschiebung der Druck-Volumen-Schleifen der ESPVR könne anteilig durch Pacing-induzierte Ischämie zustande gekommen sein und nicht durch Medikamentenwirkung (z. B. des Antiarrhythmikums Ajmalin), sprechen 1. die Voruntersuchungsergebnisse ohne Ischämienachweis, und 2. daß Ajmalingabe in der betreffenden Untersuchung Kardiodepression auch unter Ruhebedingungen bewirkte. Die 23 %ige Verminderung der Ejektionsfraktion durch tachykardes atriales Pacing (ohne Medikament) könnte als Ausdruck einer latenten Herzinsuffizienz angesehen werden.

Volumenmessung

Volumenmessungen der Conductancekathetertechnik korrelieren ausreichend mit dem Schlagvolumen (Thermodilution, Angiographie) des menschlichen [5] und des isolierten Herzens [20]. Dem Anspruch auf absolute Volumenmessung mit dieser Methode aber steht das nicht akkurat quantifizierbare „parallel conductance volume" [15] entgegen, d. i. das Volumen von Strukturen außerhalb des blutgefüllten Ventrikelkavums, das von dem Conductancemeßvorgang automatisch miterfaßt wird und daher den eigentlichen Ventrikelvolumenmeßwert verfälscht. Speziell entwickelte Korrekturmethoden [5] für die Erfassung des „parallel conductance volume" haben sich kürzlich als zu variabel in Abhängigkeit von der aktuellen Volumengröße erwiesen [15], also als um so unzuverlässiger, je größer der Ventrikel ist. Die Brauchbarkeit der Methode für die relative Volumenbestimmung aber wird dadurch nicht in Frage gestellt [15]. In früheren Untersuchungen [89, 90, 94] wie auch in der vorliegenden haben wir diese Korrekturmethode für das „parallel conductane volume" nicht angewendet, sondern wie andere Untersucher [57, 62] akzeptiert, daß mit der Methode relative und nicht absolute Volumina bestimmt werden, und zwar in unserem Falle bezogen auf das angiographische Volumen der Kontrollphase, das jeweils als Referenz für alle weiteren Volumenmessungen durch das Conductancesystem diente.

Endsystolische Druck-Volumen-Beziehung (ESPVR)

Bei allen Patienten wurden die induzierten Loop-Bewegungen registriert; aber nicht bei allen gelang die Erfassung der Änderung des Anstiegs k der ESPVR durch Medikamentenwirkung. Bei der Mehrzahl der Patienten in den jeweiligen Gruppen verursachte Medikamentenwirkung Loop-Bewegung nach rechts und oben (Antiarrhythmika) bzw. nach links und unten (PDE-Inhibitoren). Dies wird in der vorliegenden Untersuchung, in Analogie zu anderen Studienergebnissen [3, 42, 49], primär als Ausdruck negativer bzw. positiver Inotropiewirkung des Medikamentes gewertet. Die Veränderungen des Anstiegs k der ESPVR durch Ajmalin z. B. konnten nur bei 6/12 Patienten erfaßt werden (aufgrund der Einhaltung der selbstgewählten zeitlichen Begrenzung bei der Durchführung der Untersuchung). Außer dem vorlastabhängigen dP/dtmax stand für einen adäquaten Vergleich der Kontraktilitätswirkung kein weiterer Parameter zur Verfügung. Andererseits induzierte die Ajmalinwirkung bei den 6 Patienten eine deutliche Verminderung des Anstieges k der ESPVR, also eindeutige negative Inotropiewirkung bei dieser Teilgruppe. Allerdings sind vergleichende oder quantifizierende Aussagen nicht möglich.

Der Anstieg k der ESPVR korrelierte mit anderen Parametern der LV-systolischen Funktion nur schwach (z. B. der Quotient aus Druck und endsystolischem Volumen: $r=0,67$). Dabei sollte berücksichtigt werden, daß inotrope Interventionen selbst unter experimentellen Bedingungen variable Effekte auf den Anstieg k und das Intercept der ESPVR haben können [28]. Diese Diskrepanz wird u. a. auch dadurch begründet, daß theoretische [64] und experimentell belegte Argumente [21, 49] die Linearität der ESPVR in Zweifel stellen. Die exakte ESPVR-Analyse hängt ab von der Verläßlichkeit der durch Laständerung gewonnenen Daten, die für die Konstruktion der Linie der isometrischen Maxima notwendig sind; entscheidend sind die Anzahl der unter Laständerung gewonnenen Punkte und die

Qualität ihrer linearen Korrelation. Aber selbst für den Fall, daß diese Voraussetzungen erfüllt sind (wie in der vorliegenden Studie), wird die statistische Zuverlässigkeit der Werte für slope k und Vo (intercept) der ESPVR von einigen Autoren als ungenügend angesehen [21, 85]. Man ist daher in einigen Fällen bei der Anwendung der ESPVR für die klinische Analyse inotroper Einflüsse dazu übergegangen, sich primär auf Form und Bewegung des Loops der ESPVR zu stützen und die Änderungen des slope k eher als Hilfsgröße zu betrachten [3, 42, 49]. Unter Berücksichtigung der genannten methodischen Einschränkungen konnten dennoch die Anforderungen der Studie ausreichend erfüllt werden, nämlich Änderungen der Kontraktilität zu bestimmen, ohne dabei den absoluten Kontraktilitätsstatus zu erfassen. Negativ- bzw. positiv-inotrope Wirkungskomponenten verschiedener Interventionen wurden definiert. Die Conductancemethode ist also gut geeignet und ausreichend sensitiv zur Erfassung und Überwachung von Inotropieeffekten im physiologischen Bereich.

Literatur

1. Alousi AA, Farah AE, Lesher CY, Opalka CJ (1979) Cardiotonic activity of amrinone WIN 40680, 5-amino-3,4'bipyridine-6(1 H)-one. Circ Res 45: 666–677
2. Amin DK, Schah PK, Hulse S, Shellock F (1985) Comparative acute hemodynamic effects of intravenous sodium nitroprusside and MDL 17043, a new inotropic drug with vasodilator effects, in refractory congestive heart failure. Am Heart J 109: 1006–1012
3. Aroney CN, Semigran MJ, Dec GW, Boucher CA, Fifer MA (1989) Inotropic effect of nicardipine in patients with heart failure: Assessment by left ventricular end-systolic pressure-volume analysis. J Am Coll Cardiol 14: 127–134
4. Axelrod RJ, DeMarco T, Dae M, Botvinick EH, Chatterjee K (1987) Hemodynamic and clinical evaluation of piroximone, a new inotrope-vasodilator agent, in severe congestive heart failure. J Am Coll Cardiol 9: 1124–1130
5. Baan J, Van de Velde ET, DeBruin HG et al. (1984) Continuous measurement of left ventricular volume in animals and humans by conductance catheter. Circulation 70: 812–823
6. Baim DS, McDowell AV, Cherniles J (1983) Evaluation of a new bipyridine inotropic agent – milrinone – in patients with severe congestive heart failure. N Engl J Med 309: 748–756
7. Baker BJ, deSoyza N, Boyd CM, Murphy ML (1982) Effects of propafenone on left ventricular function. Circulation 66 (Suppl I): II–67
8. Baker BJ, Dinh H, Kroskey D, de Soyza NDB, Murphy ML, Franciosa JA (1984) Effect of propafenone on left ventricular ejection fraction. Am J Cardiol 54: 20D–22D
9. Baller D, Bretschneider HJ, Hellige G (1981) A critical look at currently used indirect indices of myocardial oxygen consumption. Basic Res Cardiol 76: 163–181
10. Banim SO, DaSilva A, Stone D, Balcon R (1977) Observations of the hemodynamics of mexiletine. Postgrad Med J 53 (Suppl 1): 74
11. Bashore TM, Walker S, Fossen DV, Fontana ME, Magorien RD (1985) Use of inferior vena caval occlusion to acutely alter preload in man. Circulation 72 (Suppl III): III–43
12. Benotti JR, Grossman W, Braunwald E et al. (1978) Hemodynamic assessment of amrinone: A new inotropic agent. N Engl J Med 299: 1373–1377
13. Bernard R, deHemptinne J, Gillet JM, Bernard M, Englert M (1978) Mexiletine in acute myocardial infarction-tolerance and hemodynamic effects. In: Sandoe E, Julian DG, Bell JW (eds) Management of ventricular tachycardia-Role of mexiletine. Proceedings of a symposium, Copenhagen. Excerpta medica, Amsterdam Oxford, p 324
14. Bertrand ME, Lablanche JM, Fourrier JL, Traisnel G, Mirsky I (1988) Left ventricular systolic and diastolic function during acute coronary balloon occlusion in humans. J Am Coll Cardiol 12: 341–347
15. Boltwood CM, Appleyard RF, Glantz SA (1989) Left ventricular volume measurement by conductance catheter in intact dogs. Parallel conductance volume depends on left ventricular size. Circulation 80: 1360–1377
16. Bowditch HP (1871) Über die Eigentümlichkeiten der Reizbarkeit, welche die Muskelfasern des Herzens zeigen. Sächs Ges Wiss 23: 652–689
17. Bowmann LK, Cleman MW, Cabin HC, Zaret BL, Jaffe CC (1988) Dynamics of early and late left ventricular filling determined by doppler two-dimensional echocardiography during percutaneous transluminal coronary angioplasty. Am J Cardiol 61: 541–545
18. Bristow MR, Ginsberg R, Minobe W (1982) Decreased catecholamine sensitivity and beta-adrenergic receptor density in failing human hearts. N Engl J Med 397: 205–211
19. Brown BG, Gundel WD, Gott VL, Covell JW (1974) Coronary collateral flowfollowing acute coronary occlusion: a diastolic phenomenon. Cardiovasc Res 8: 621–631
20. Burkhoff D, Van der Velde E, Kass D, Baan J, Maughan WL, Sagawa K (1985) Accuracy of volume measurement by conductance catheter in isolated, ejecting canine hearts. Circulation 72: 440–447
21. Burkhoff D, Sugiura S, Yue DT, Sagawa K (1987) Contractility-dependent curvilinearity of end-systolic pressure-volume relations. Am J Physiol 252H: 1218–1227
22. Buschmann G, Kühl UG, Vaichmin G, Ziegler D (1988) In vitro and in-vivo bradycardic activities of KC 8857 (abstract). Naunyn-Schmiedebergs Arch Pharmacol 338 (Suppl): R49
23. Cameron J, Stafford W, Pritchard D, Norris R, Ravenscroft P (1984) Intravenous disopyramide in acute myocardial infarction: a haemodynamic and pharmacokinetic study. J Cardiovasc Pharm 6: 126–131
24. Campbell NPS, Zaidi SA, Adgey AA, Patterson GC, Pantridge JF (1979) Observations on hemodynamic effects of mexiletine. Br Heart J 41: 182
25. Chilson DA, Zipes DP, Heger JJ (1982) Propafenone, clinical and electrophysiological effects in patients with ventricular tachycardia. Clin Res 30: 706A
26. Cody RJ, Kubo SH, Covit AB (1984) Regional blood flow and neurohumoral response to chronic milrinone in CHF. Circulation 70: II–192

27. Crawford MH, Richards KL, Sodums MT, Kennedy GT (1984) Positive inotropic and vasodilator effects of MDL 17043 in patients with reduced left ventricular performance. Am J Cardiol 53: 1051–1053
28. Crottogini AJ, Wilishaw P, Barra JG, Armientano R, Fischer EIC, Pichel RH (1987) Inconsistency of the slope and the volume intercept of the end-systolic pressure-volume relationships as individual indexes of inotropic state in conscious dogs: presentation of an index combining both variables. Circulation 76: 1115–1126
29. Dammgen JW, Lamping KA, Gross GJ (1985) Actions of two new bradycardic agents, AQ-AH208 and UL-FS 49, on ischemic myocardial perfusion and function. J Cardiovasc Pharmacol 7: 71–79
30. DePaola AAV, Horowitz LN, Morganroth J et al. (1987) Influence of left ventricular dysfunction on flecainide therapy. J Am Coll Cardiol 9: 163–168
31. DiBianco R, Gottdiener JS, Singh SN, Fletcher RD (1987) A review of the effects of disopyramide phosphate on left ventricular function and the peripheral circulation. Angiology 38: 174–183
32. Duchosal F, Opie LH (1987) KC 8857, a new compound with combined bradycardic and positive inotropic effects (abstracts). J Mol Cell Cardiol 19 (Suppl III): 19
33. Dukes ID, Morad M (1989) Tedisamil inactivates transient outward K^+ current in rat ventricular myocytes. Am J Physiol 257: H1746–H1749
34. – (1989) Tedisamil modulates outward K^+channels in rat and guinea pig ventricular myocytes (abstract). Circulation 80 (Suppl II): 517
35. Falsetti HL, Mates RE, Greene DG (1971) Vmax as an index of contractile state in man. Circulation 43: 467–479
36. Grbic M, Sigwart U (1990) Left ventricular filling during acute ischemia. In: Serruys PW, Simon R, Beatt KJ (eds) PTCA, an investigational tool and a non-operative treatment of acute ischemia vol 1. Kluwer, Lancaster (Developments in Cardiovascular Medicine, pp 167–174)
37. Grohs JG, Fischer G, Raberger G (1988) Cardiac and hemodynamic effects of the selective bradycardic agent KC 8857 during exercise-induced myocardial ischemia. Eur J Pharmacol 161: 53–60
38. Grossman W (ed) (1980) Cardiac catheterization and angiography. Lea & Febiger, Philadelphia, pp 87–131, 213–283
39. Gülker H, Thale J, Olbing B, Heuer H, Frenking B, Bender F (1985) Assessment of the antiarrhythmic profile of the antiarrhythmic profile of the new class I agent diprafenone. Arzneimittelforschung 35 (Suppl II): 1387
40. Halpern M, Sigwart U (1990) Does Diltiazem protect the ischemic myocardium during PTCA? In: Serruys PW, Simon R, Beatt KJ (eds) PTCA, an investigational tool and a non-operative treatment of acute ischemia vol 101. Kluwer, Lancaster (Developments in Cardiovascular Medicine, pp 283–304)
41. Herman HJ, Singh R, Damman JF (1969) Evaluation of myocardial contractility in man. Amer Heart J 77: 755–766
42. Hermann HC, Ruddy TD, Dec W, Strauss HW, Boucher CA (1987) Inotropic effect of enoximone in patients with severe heart failure: Demonstration by left ventricular endsystolic pressure-volume analysis. J Am Coll Cardiol 9: 1117–1123
43. Hermiller JB, Leithe ME, Magorien RD et al. (1984) Amrinone insevere congestive heart failure: Another look at an intriguing new cardioactive drug. J Pharm Exp Ther 228: 319–326
44. Higgins CB, Vatner SF, Franklin D, Braunwald E (1973) Extent of regulation of heart's contractile state in conscious dogs by alteration in frequency of contraction. J Clin Invest 52: 1187–1194
45. Howard PG, Abraham S, Courtice ID, Walker MJA (1989) Further studies into the ECG effects of tedisamil (KC 8857) in rats (abstract). Proc West Pharm Soc 32: 183
46. Jaski BE, Fifer MA, Wright RF et al. (1985) Positive inotropicand vasodilator actions of milrinone in patients with sereve congestive heart failure. J Clin Invest 75: 643–649
47. Josephson MA, Ikeda N, Singh BN (1984) Effects of flecainide on ventricular function: Clinical and experimental correlations. Am J Cardiol 53: 95B–100B
48. Kass DA, Yamazaki T, Burckhoff D, Maughan WL, Sagawa K (1986) Determination of left ventricular endsystolic pressure-volume relationships by the conductance (volume) catheter technique. Circulation 73: 586–595
49. Kass DA, Maughan WL (1988) From "Emax" to pressure-volume relations: a broader view. Circulation 77: 1203–1212
50. Kass DA, Midei M, Brinker J, Maugham WL (1990) Influence of coronary occlusion during PTCA on end-systolic and end-diastolic pressure-volume relations in humans. Circulation 81: 447–460
51. Kass DA (1992) Clinical evaluation of left heart function by conductance catheter technique. Eur Heart J 13 (Suppl E): 57–64
52. Kereiakes D, Chatterjee K, Parmley WW-et al. (1984) Intravenous and oral MDL 17043 (a new inotropic-vasodilatoragent) in congestive heart failure: Hemodynamic and clinical evaluation in 38 patients. Am J Coll Cardiol 4: 884–889
53. Kleinsorge H, Straubing S (1960) Vergleichende Untersuchungen der inotropen Herzwirkung von Ajmalin und Procainamid. Klin Wochenschr 38: 290–298
54. Kurz R (1984) Medizinische Meßtechnik und Biosignalverarbeitung in der kardiologischen Diagnostik. Grundlagen und Anwendung. In: Kindler M (Hrsg) Reihe Biomedizinische Technik Bd 1. Schmitz, Giessen
55. Kobinger W (1985) Specific bradycardic agents, a new approach to therapy in angina pectoris. Prog Pharmakol 54: 89–100
56. Labovitz AJ, Lewen MK, Kern DM, Vandormael M, Deligonal U, Kennedy HL (1987) Evaluation of left ventricular systolic and diastolic dysfunction during transient myocardial ischemia produced by angioplasty. J Am Coll Cardiol 10: 748–755
57. Leatherman GF, Shook TL, Leatherman SM, Colucci WS (1989) Use of a conductance catheter to detect increased left ventricular inotropic state by end-systolic pressure–Volume analysis. Basic Res Cardiol 84 (Suppl 1): 247–256
58. Legrand V, Vandormael M, Collignon P, Kulbertus HE (1983) Hemodynamic effects of a new antiarrhythmic agent, flecainide (R-818), in coronary heart disease. Am J Cardiol 51: 422–426
59. Ludmer PL, Wright RF, Arnold MO et al. (1986) Separation of the direct myocardial and vasodilator actions and milrinone administered by an intracoronary infusion technique. Circulation 73: 130–137
60. Mason DT (1969) Usefulness and limitations of the rate of rise of intraventricular pressure (dP/dt) in the evaluation of myocardial contractility in man. Am J Cardiol 23: 516–527
61. Mathur PP (1972) Cardiovasc effects of a new antiarrhythmic agent, disopyramide phosphate. Am Heart J 84: 764–770

62. McKay RG, Miller MJ, Ferguson JJ, Momomura SL, Shahagian B, Grossman W, Pasternak RC (1986) Assessment of left ventricular end-systolic pressure-volume relations with an impedance catheter and transient inferior vena cava occlusion: Use of this system in the evaluation of the cardiotonic effects of dobutamine, milrinone. Am J Coll Cardiol 8: 1152–1160
63. Merx W (1981) Mexiletin beim akuten Myokardinfarkt. In: Lüderitz B (Hrsg) Ventrikuläre Herzrhythmusstörungen, Pathophysiologie, Klinik, Therapie. Springer, Berlin Heidelberg New York, S 263–267
64. Mirsky I, Tajimi T, Peterson KL (1987) The development of the entire end-systolic pressure-volume and ejection fraction-afterload relation: a new concept of systolic myocardial stiffness. Circulation 76: 343–356
65. Mitrovic V, Oehm E, Liebrich A, Thormann J, Schlepper M (1992) Hemodynamic and antiischemic effects of tedisamil in humans. Cardiovasc Drugs Ther 6: 353–360
66. Mulierei LA, Leavitt BJ, Hasenfuss G, Allen PD, Alpert NR (1992) Contraction frequency dependence of twitch and diastolic tension in human dilated cardiomyopathy (tension-frequency relation in cardiomyopathy). Basic Res Cardiol 87 (Suppl 1): 199–212
67. O'Brien P, Drage D, Kooroush S, Brooks HL, Wartier DC (1992) Regional distribution of myocardial perfusion by UL-FS49, a selective bradycardic agent. Am Heart J 123: 566–574
68. Oexle B, Weirich J, Antoni H (1987) Electrophysiological profile of KC 8857, a new bradycardic agent (abstract). J Mol Cell Cardiol 19 (Suppl III): 65
69. Petein M, Levine TB, Cohn JN (1984) Hemodynamic effects of a new inotropic agent, piroximone (MDL 19205), in patients with chronic heart failure. J Am Coll Cardiol 4: 364–371
70. Pieske B, Hasenfuss G, Holubarsch Ch, Schwinger R, Böhm M, Just H (1992) Alterations of the force-frequency relationship in the failing human heart depend on the underlying cardiac disease. Basic Res Cardiol 87 (Suppl 1): 213–221
71. Podrid PJ, Schoeneberger A, Lown B (1980) Congestive heart failure caused by oral disopyramide. N Engl J Med 302: 614–617
72. Quinones MA, Gaasch WH, Alexander JK (1976) Influence of acute changes in preload, afterload, contractile state and heart rate on ejection and isovolumetric indices of myocardial contractility in man. Circulation 53: 293–302
73. Reiffen M, Eberlein W, Mueller P et al. (1990) Specific bradycardic agents I. Chemistry, pharmacology, and structure activity relationships of substituted benzazepinones, a new class of compounds exerting antiischemic properties. J Med Chem 33: 1496–1507
74. Ruskin JN (1989) The cardiac arrhythmia suppression trial (CAST); Special report: Effect of encainide and flecainide om mortality in a randomized trial of arrhythmia suppression after myocardial infarction. N Engl J Med 321: 386–388, 406–412
75. Sagawa K (1984) Endsystolic pressure-volume relationship in retrospect and prospect. Fed Proc 43: 2399–2409
76. – (1978) The ventricular pressure-volume diagram revisited. Circ Res 43: 677–6874
77. Salerno DM, Granrud G, Sharkey P, Asinger R, Hodges M (1984) A controlled trial of propafenone for treatment of frequent and repetitive ventricular premature complexes. Am J Cardiol 53: 77–83
78. Saunamäki KI (1975) Hemodynamic effects of a new antiarrhythmic agent, mexiletine (Kö1173) in ischemic heart disease. Cardiovasc Res 9: 788
79. Schaper W (ed) (1979) Determinants of myocardial oxygen consumption and coronary blood flow. In: The pathophysiology of myocardial perfusion. Elsevier/North-Holland Biomedical Press, Amsterdam, pp 173–176
80. Schlepper M, Neuss H (1983) Effects of propafenone on hemodynamics and cardiac inotropy. In: Schlepper M, Olsson B (eds) Cardiac arrhythmias, diagnosis, prognosis, therapy. Proceedings, First International Rytmonorm-Congress. Springer, New York, pp 133–139
81. Schlepper M, Thormann J, Mitrovic V (1989) Cardiovascular effects of forskolin and phosphodiesterase-III inhibitors. Basic Res Cardiol 84 (Suppl 1): 197–222
82. Schmitt H, Schmitt I (1960) Sur a pharmacologie de l'ajmaline. Arch Int Pharmacodyn 127: 163–166
83. Serruys PW, Wijns W, van den Brand M et al. (1984) Left ventricular performance, regional blood flow, wall motion, and lactate metabolism during transluminal angioplasty. Circulation 70: 25–36
84. Sigwart U, Grbic M, Essinger A, Fischer A, Morin D, Sadeghi H (1982) Myocardial function in man during acute coronary balloon occlusion. Circulation 66 (Suppl II): 86
85. Spratt JA, Tyson GS, Glower DD, David JW, Muhlbaier LH, Olsen CO, Rankin JS (1987) The end-systolic pressure-volume relationship in conscious dogs. Circulation 75: 1295–1302
86. Strain J, Grose R, Maskin CS, LeJemtel TH (1985) Effects of a new cardiotonic agent, MDL 17043 on myocardial contractility and left ventricular performance in congestive heart failure. Am Heart J 110: 91–96
87. Suga H, Sagawa K (1974) Instantaneous pressure volume relationships and their ratio in the excised, supported canine left ventricle. Circ Res 35: 117–123
88. Thompson DS, Juul SM, Wilmshurst P (1981) Effects of sodium nitroprusside upon cardiac work, efficiency and substrate extraction in severe left ventricular failure. Br Heart J 46: 394–400
89. Thormann J, Kramer W, Kindler M, Neuss H, Schlepper M (1985) Linksventrikuläre Funktionsdiagnostik mit Analyse serieller Druck-Volumen-Beziehungen: Erster Einsatz der Conductance-(Volumen-)Kathetertechnik. Z Kardiol 74 (Suppl 5) 5: 124
90. Thormann J, Kramer W, Kindler M, Kremer P, Schlepper M (1987) Bestimmung der Wirkkomponenten von Amrinon durch kontinuierliche Analyse der Druck-Volumen-Beziehung; Anwendung der Conductance-(Volumen-)Kathetertechnik und der schnellen Laständerung durch Ballonokklusion der Vena cava inferior. Z Kardiol 76: 530–540
91. Thormann J, Kremer P, Mitrovic V, Neuzner J, Bahawar H, Schlepper M (1989) Effects of enoximone in coronary artery disease: Increased pump function, improved ventricular wall motion, and abolition of pacing-induced myocardial ischemia. J Appl Cardiol 4: 31–45
92. Thormann J, Kramer W, Kremer P, Schlepper M (1989) Influence of the new class I antiarrhythmic agent diprafenone on the endsystolic pressure-volume relationship (conductance technique). Cardiovasc Drugs Ther 3: 145–154
93. Thormann J, Hüting P, Kremer P, Mitrovic V, Wissemann J, Bahawar H, Schlepper M (1990) Einfluß des Klasse-IA-Antiarrhythmikums Ajmalin auf die end-systolische Druck-Volumen-Beziehung (Conductance-Technik). Z Kardiol 79: 706–716

94. Thormann J, Hüting J, Kremer P, Wissemann J, Mitrovic V, Dietrich HA, Schlepper M (1990) Enoximone: True inotropic effects? Do they cause ischemia? Analysis of endsystolic pressure-volume relations using the conductance(volume) catheter technique. Cardiovasc Drugs Ther 4: 1403–1416
95. Thormann J (1991) Kardiodepression durch Klasse-1-Antiarrhythmika? Nachweis der hämodynamisch wirksamen Komponenten. Herz/Kreisl 23: 305–311
96. Thormann J, Liebrich A, Mitrovic V, Strasser R, Dieterich HA, Schlepper M (1992) Proof for piroximone's inotropic influence; can it safely be used in coronary artery disease? Analysis of end-systolic pressure-volume relations (conductance technique). J Cardiovasc Pharmacol 20: 50–62
97. Thormann J, Kremer P, Strasser R, Wissemann J, Bahavar H, Schlepper M (1992) Auswirkungen PTCA-induzierter Ischämie auf Hämodynamik und die Druck-Volumen-Beziehung; Conductance-(Volumen-)Kathetertechnik. Herz/Kreisl 24: 119–126
98. Thormann J (1992) The influence on clinical intervention on pressure-volume relationships – the conductance (volume) technique. Eur Heart J 13 (Suppl E): 69–79
99. Thormann J, Mitrovic V, Strasser R, Pitschner HF, Riedel H, Bahavar H, Schlepper M (1993) Wird die bradykardisierende Wirkung von Tedisamil mit Inotropie-Einbuße erkauft? Eine Druck-Volumen-Analyse mit der Conductance-(Volumen-)Kathetertechnik bei Patienten mit koronarer Gefäßkrankheit. Z Kardiol 82: 211–221
100. Thormann J (1993) Clinical aspects of drugs affecting contractile proteins and myosin Ca^{2+} sensitivity of the β-stimulator denopamine (TA-064), and of the recent phosphodiesterase inhibitor drugs amrinone, enoximone, and piroximone. In: Gwathmey JK, Briggs GM, Allen PD (eds) Heart failure, basic science and clinical aspects, chapt 23. Dekker, New York HongKong, pp 475–518
101. Uretzky BF, Generalovich T, Reddy PS et al. (1983) The acute hemodynamic effects of a new agent, MDL 17043, in the treatment of congestive heart failure. Circulation 67: 823–828
102. Van Fossen D, Fontana ME, Unverferth DV, Walker S, Kolibash AJ, Bashore TM (1987) Safety and efficacy of inferior vena caval occlusion to rapidly alter ventricular loading conditions in idiopathic dilated cardiomyopathy. Am J Cardiol 59: 937–942
103. Velebit V, Podrid P, Lown B (1982) Aggravation and provocation of ventricular arrhythmias by antiarrhythmic drugs. Circulation 65: 886–894
104. Weber KT, Janicki JS (1979) The metabolic demand and oxygen supply of the heart. Physiologic and clinical considerations. Am J Cardiol 44: 722–729
105. Wester HA, Mouselimis N (1982) Einfluß von Antiarrhythmika auf die Myokardfunktion. Dtsch Med Wochenschr 107: 1262–1266
106. Wijns W, Serruys PW, Slager CJ, Grimm J, Krayenbuehl HP, Hugenholtz PG, Hess OM (1986) Effect of coronary occlusion during percutaneous transluminal angioplasty in humans on left ventricular chamber stiffness and regional diastolic pressure-radius relations. J Am Coll Cardiol 7: 455–463
107. Wilmshurst PT, Thompson DS, Jenkins BS et al. (1983) Hemodynamic effects of intravenous amrinone in patients with impaired left ventricular function. Br Heart J 49: 77–82
108. Wilmshurst PT, Thompson DS, Suhl SM et al. (1983) Comparison of the effects of amrinone and sodium nitroprusside on hemodynamics, contractility, and myocardial metabolism in patients with cardiac failure due to coronary artery disease and dilated cardiomyopathy. Br Heart J 52: 38–48
109. Wiske PS, Palacios I, Block PC, O'Gara P, Strauss HW, Okada RD, Boucher CA (1986) Assessment of regional myocardial perfusion with thallium imaging during transient left anterior descending coronary arterial occlusion during angioplasty. Am J Cardiol 57: 1083–1087
110. Yang SS, Bentivoglio LG, Maranhao V, Goldberg H (1978) From cardiac catheterization data to hemodynamic parameters, 2nd ed. Davis, Philadelphia Pennsylvania, pp 280–297

7.3 Interventionen auf der Intensivstation

S. Probst und V. Lischke

Risikoeinstufung und Schweregrad

Obwohl es im Einzelfall schwierig und ethisch bedenklich erscheint, auf Punktezahlen basierende Schweregradeinteilungen zur Entscheidungsfindung für die Weiterführung oder den Abbruch einer Therapie heranzuziehen, können Scoresysteme bestimmte Kriterien gut erfassen.

Das Dilemma zwischen dem Machbaren und dem finanziell nicht Verkraftbaren tut sich zunehmend mehr auf, so daß immer wieder und gerade auch im Einzelfall über Sinn und Umfang der Intensivmedizin nachgedacht werden muß. Es ist verständlich, daß die Bemühungen mehr und mehr dahin gehen, prognostische Parameter an die Hand zu bekommen, die es gestatten, bereits in der Frühphase einer Krankheit die Überlebenschancen eines Patienten statistisch zu ergründen, um die vorhandenen Ressourcen sinnvoll einsetzen zu können (Tab. 1, 2) [12, 13, 18, 28, 33, 34].

Tabelle 1. Möglichkeiten von Risikoschemata

Geeignet	Ungeeignet
Selektion für die Aufnahme verbessern	Einflüsse von Komplikationen, Therapie und personellem Einsatz auf die Mortalität vorausbestimmen
Stufengerechte Versorgung	
Statistische Überlebenschance (24 h)	Bestimmen der Überlebenschance im mittleren Punktbereich, Trennung Überlebende – Versterbende
Optimales Verhältnis Pflegekraft/Patient	
Sinnvolle Nutzung der Bettenkapazität	Möglichkeit des Überlebens einzelner Patienten mit infauster Prognose
Transparenz Kosten-Nutzen-Verhältnis	
Vergleich der Effizenz von Therapien	
Kontrolle und Selbsteinschätzung	
Relativierung von Therapieentscheidungen und Kriterien	

Tabelle 2. Klinische Klassifizierung von Intensivpatienten

Intensivpflegekategorien	Punktzahl (TISS)	Optimales Verhältnis Schwester/Patient	Pflegerischer Aufwand Personeller	Technischer
I Intensivtherapie nicht obligatorisch	< 10	1:4	Grundpflege	Gering
II Intensivüberwachung erforderlich	10–19	1:2	Standard-Intensivpflege	Groß
III Intensivtherapie bei Patienten mit stabilen Vitalfunktionen	20–39	1:2 bis 1:1	Standard-Intensivtherapie/-pflege	Groß
IV Intensivpatienten mit vitalen Funktionsstörungen, Organversagen und Sepsis	> 40	Mindestens 1:1	Maximal	Maximal

Kreislaufentlastungsverfahren

Anforderungen an ein ideales Kreislaufassistenzverfahren [35]

- Blutfluß von ca. 5 l
- Entlastung des Herzens durch Drainage des linken Vorhofs oder der linken Kammer
- Minimale Schädigung von Blutelementen und Myokard
- Kein Auslösen von Thromboembolien
- Minimale oder keine Heparinisierung
- Einfache Installation, einfache Handhabung, hohe Sicherheit
- Funktionstüchtigkeit über mindestens 7 Tage
- Tragbarkeit
- Kostengünstig

Kreislaufentlastungsverfahren

IABP – Intraaortale Ballongegenpulsation
ICBP – Intracavale Ballongegenpulsation
ECP – Externe Gegenpulsation
LVAD – Linksherzbypassverfahren (Left ventricular assist devices)
Kunstherz
PEEP – Beatmung mit positiv endexspiratorischem Druck
(Literatur s. [7, 9, 11, 26, 30, 36]).

IABP – Intraaortale Gegenpulsation

Tabelle 3. Indikationen und Kontraindikationen für die intraaortale Gegenpulsation

Indikationen	Kontraindikationen
Schwere, instabile, medikamentenrefraktäre AP	Aortenklappeninsuffizienz
Akuter Myokardinfarkt, kompliziert durch	Dissezierendes Aneurysma der Aorta thoracalis oder abdominalis
a) medikamentenrefraktäre AP	
b) Stauungsherzinsuffizienz	
c) und/oder kardiogenen Schock	
"Low Output Syndrome"	Schwere, obliterierende generalisierte Angiopathie, die das Einführen des Katheters erschwert
Erfolgloses Weaning nach EKZ	Inkurables, nicht kardiogenes Grundleiden
Hypotensionszustände mit medikamentenrefraktären, rekurrierenden, malignen Rhythmusstörungen	Herzfrequenzen > 150 p.m. oder schwere Herzrhythmusstörungen (z. B. tachykardes Vorhofflimmern mit unregelmäßiger Überleitung)
Präoperative Kreislaufunterstützung vor Herztransplantation	

Intrakavale Ballongegenpulsation (ICBP)

Bei Patienten mit inferiorem Myokardinfarkt und konsekutivem Rechtsherzversagen erweist sich die IABP vielfach als unzureichend wirksam.

Statt der invasiveren und riskanteren diastolischen Augmentation in der Pulmonalarterie kann hier die perkutane ICBP eingesetzt werden.

Der Ballon des über die V. femoralis vorgeschobenen Katheters wird dann parallel und synchron zu dem bereits liegenden intraaortalen über dieselbe Konsole mittels Dreiwegehahn gesteuert (Ventrikeldiastole: Entfaltung, Ventrikelsystole: Entlastung).

Externe Gegenpulsation (ECP) [44, 53]

Nichtinvasive Methodik zur Kreislaufassistenz, bei der durch EKG-getriggerte Drucktransmission auf die unteren Extremitäten ein Anstieg des diastolischen Blutdruckes induziert wird.
Technische Verfeinerung der Methodik durch:
1. Einbeziehung des Gefäßbettes bis zum Gesäß bei der externen Kompression,
2. Ausüben eines negativen Druckes während der Systole

soll eine Verbesserung gegenüber den anfänglich enttäuschenden Ergebnissen gebracht haben. Insgesamt ist diese Methodik zum gegenwärtigen Zeitpunkt eher als experimentell zu bezeichnen, zumal die Effektivität der IABP unterlegen ist.

Linksherzbypassverfahren (LVAD – Left ventricular assist devices) [47]

Linksherzbypassverfahren stellen durch partielle oder totale Übernahme der linksventrikulären Pumpfunktion die effektivste Maßnahme zur Entlastung und damit zur Senkung des myokardialen Sauerstoffverbrauches dar.

Während die IABP auf eine linksventrikuläre (Rest-)Pumpfunktion angewiesen ist, können die LVAD eine funktionelle Ruhigstellung des linken Ventrikels erzielen und damit optimal zur Regeneration des Myokards beitragen.

Ein zusätzlicher Rechtsherzbypass kann im Falle eines Rechtsherzversagens (Rechtsherzinfarkt) nützlich sein, da er durch Reduzierung paradoxer Septumbewegungen die globale linksventrikuläre Funktion verbessert. In der letzten Zeit wurden perkutane Verfahren für den Linksherzbypass vorgestellt, die zukünftig eine schnell einsatzbereite Technik für entsprechende Patienten (fortschreitende Infarzierung größerer Muskelareale) erwarten lassen.

Eine weitere interessante Entwicklung ist die Hämopumpe, die nach dem Prinzip der Archimedesschen Schraube arbeitet und in einer 21-F-Kanüle untergebracht ist. Auch bei dieser Technologie scheint sich durch Verkleinerung auf etwa 14-F eine Lösung anzubahnen, die dann eine perkutane Applikation erlauben würde.

Kunstherz [58]

Die heute verfügbaren mechanischen Blutpumpen eignen sich nicht für den dauerhaften Herzersatz. Allerdings können sie bei terminalem Herzversagen als Überbrückungsmaßnahme bis zur Transplantation eingesetzt werden.

PEEP – Beatmung mit positiv endexspiratorischem Druck [2, 14]

Durch die Anwendung von positiv endexspiratorischem Druck (PEEP) können zuvor verschlossene oder minderbelüftete Lungenbezirke wieder am Gasaustausch teilnehmen. Allerdings muß aufgrund des erhöhten intrathorakalen Druckes mit einer Abnahme des Herzzeitvolumens gerechnet werden. So ist das Ausmaß der hämodynamischen Effekte einer Beatmung mit PEEP neben der Höhe des endexspiratorischen Druckes abhängig vom intravasalen Volumen, von der Herzfunktion und von der Elastizität der Lunge.

Die Höhe des eingestellten PEEP muß individuell gewählt werden und orientiert sich an den Daten von HZV, arteriellem Druck, Diurese, Shuntfraktion und arteriellem O_2-Gehalt.

Häufig kann mit der Anwendung von PEEP der FiO_2 unter 0,6 gesenkt werden. Unterhalb dieser Grenze sind bisher keine negativen Auswirkungen von Sauerstoff auf die Lunge dokumentiert worden. Sind für die Aufrechterhaltung einer befriedigenden Oxygenierung hohe PEEP-Werte erforderlich, kann durch Volumengabe und/oder die Applikation von Dopamin einer stärkeren Abnahme des Herzzeitvolumens sowie den renalen Nebenwirkungen entgegengewirkt werden.

Auch die Lagerung des Patienten kann einen erheblichen Einfluß auf die Oxygenierung des Blutes haben. Wird ein Patient so gelagert, daß atelektatische oder dystelektatische Lungenbezirke oben liegen, sind Ventilation und Perfusion homogener verteilt als bei einer Nichtberücksichtigung dieser Befunde. Die Folge ist eine Erniedrigung des Shuntvolumens und eine Verbesserung der arteriellen Sauerstoffspannung.

Es konnte weiter gezeigt werden, daß Beatmung mit optimalem PEEP bei Patienten mit schwerem Pumpversagen nach akutem Myokardinfarkt zur Verbesserung der Oxygenierung des Blutes, Anstieg der Schlagarbeitsindices und damit zur Erhöhung des Sauerstofftransportes führt. Dabei sind mehrere Mechanismen beteiligt:

Senkung der Nachlast:

a) Partielle Entleerung der Aorta bei Erhöhung des intrathorakalen Drucks kurz vor der Systole

b) Anhebung des absoluten linksventrikulären Druckes relativ zum extrathorakalen Arteriendruck

Senkung der Vorlast:
Verminderung des venösen Rückstroms als Folge der intrathorakalen Druckerhöhung

Steigerung der LV-EF:
Senkung des myokardialen Sauerstoffverbrauchs. Verbesserung der Durchblutung ischämischer Myokardbezirke. Abnahme der Nachlast.

Eine wesentliche Determinante der hämodynamischen Veränderungen durch PEEP ist die Funktion des rechten Ventrikels. Bei Rechtsherzinfarkt reduziert PEEP signifikant die rechtsventrikuläre Auswurffraktion sowohl durch Änderungen der Vorlast (intrathorakale Drucksteigerung) als auch der Nachlast (Lungenkapillarebene) [3, 5, 6, 16, 31, 32].

Atmung, Beatmung, Entwöhnung

In den letzten Jahren zeichnet sich eine Tendenz zum vermehrten Einsatz der intermittierenden maschinellen Ventilation (IMV) im Gegensatz zur intermittierenden Überdruckbeatmung mit mehr oder weniger hohem PEEP ab. Die Tab. 4 und 5 und Werte können im Einzelfall nicht die klinische Wertung aller Begleitumstände entbehren, die unter anderem auch den Bewußtseinszustand, die Atemmechanik, die ausreichende Expektoration und eine eventuelle Kreislaufinsuffizienz umfassen [41, 51, 52, 54, 55, 61, 63].

Tabelle 4. Indikationen zu den wichtigsten Formen der Beatmungstherapie

	Normwerte ohne Behandlung	Therapieform Atemgymnastik + O_2	Intubation + Beatmung
Mechanik			
Atemfrequenz	12–25	25–35	> 35
Vitalkapazität (ml/kgKG)	30–70	15–30	< 15
Inspir. Kraft (Sog in cm H_2O)	50–100	25–50	< 25
FeV_1 (ml/kgKG)	50–60	10–50	< 10
Compliance (ml/cm H_2O)	50–100	–	–
Oxygenation			
P_aO_2 (mmHg) bei $FIO_2=1,0$	75–100	< 75	< 60 bei $FIO_2=0,6$ (über Maske)
A_aDO_2 (mmHg) bei $FIO_2=1,0$	50–200	200–350	> 350
Q_s/Q_T (%)	5		> 20
Ventilation			
$PaCO_2$ (mmHg)	35–45	45–55	> 55
V_D/V_T	0,25–0,4	0,4–0,6	> 0,6

7.3 Interventionen auf der Intensivstation

Tabelle 5. Kriterien für die Entwöhnung vom Respirator

Funktionsparameter	Kriterien Beginn der Entwöhnung	Extubation
P_aCO_2 (mmHg)	≥ 60 ($FIO_2=0,4$)	≥ 60 ($FIO_2=0,4$)
$P(A-a)O_2$ (mmHg)	300–450 ($FIO_2=1,0$)	
P_aCO_2 (mmHg)		35–55 (Patienten ohne COPD)
Vitalkapazität (ml/kgKG)		$\geq 10-15$
Insp. Sogkraft (cm H_2O)	≥ -10	≥ -25
V_D/V_T	$\leq 0,55-0,6$	
Q_S/Q_T (% des HZV)	$< 10-20$	
pH	$\geq 7,30$	$> 7,35$
Atemfrequenz/min	< 45	$< 32-35$
Compliance (ml/cm H_2O)	> 30	
Erforderlicher PEEP/CPAP	≤ 15	≤ 5

Hinweise für Ermüdung und drohende respiratorische Insuffizienz

- Anstieg der Atemfrequenz
- Psychomotorische Unruhe
- Tachykardie
- Blutdruckanstieg
- Sekretretention, unproduktiver Husten
- Verlust der spontanen Seufzeratmung
- Abfall der Vitalkapazität
- Anstieg der $AaDO_2$

Allgemeine Faktoren, die einer Korrektur bedürfen

- Anämie
- Reduziertes HZV
- Störungen des WELH
- Störungen des SBH
- Schock
- Nierenfunktionsstörungen

- Arrhythmien
- Fieber
- Infektion und vermehrte Sekretion
- Stark erhöhter Katabolismus
- Koma
- Hyperglykämie/endokrine Krisen

Kontraindikationen für einen primären Entwöhnungsversuch mit T-Stück

- Koma
- Arrhythmien (hämodynamische Relevanz)
- Manifeste Herzinsuffizienz
- Vitalkapazität < 8 ml/kg KG
- $P_aO_2 < 80$ (bei $FIO_2=0,6$) bzw. < 70 bei Patienten > 70 Jahre
- AMV > 180 ml/kg KG erforderlich, um P_aCO_2 im Normbereich zu halten

(Literatur s. [10, 16, 17, 20, 23, 24, 27, 29, 37, 40])

Akutes Nierenversagen (Frühzeichen, Prophylaxe) (Tab. 6–8)

Tabelle 6. „High-risk"-Nierenversagen (Mortalität 40–80%)

Primär oligurisches Nierenversagen	ANV + ARDS (Mortalität ca. 97%)
ANV + Verbrennung/Polytrauma/postoperative Sepsis/Leberversagen/katecholaminpflichtiges Pumpversagen	ANV + ARDS + DIG
	ATN + 2 weitere Organversagen: Mortalität bis 100%

ANV: Akutes Nierenversagen; DIG: Disseminierte intravasale Gerinnung
ATN: Akute Tubulusnekrose

Tabelle 7. „Good-risk"-Nierenversagen (Mortalität $< 30\%$)

Primär polyurisches Nierenversagen	
Nephrotoxin induziertes ANV	Mortalität ca. 30%
Postpuerperales Nierenversagen	EPH-Gestose: Mortalität ca. 10–15%

Tabelle 8. Wertigkeit von Nierenfunktionsparametern zur Vorhersage des ANV

Parameter	−4. Tag	−3. Tag	−2. Tag	−1. Tag	ANV
Nierenversagen-Index	35	55	58	71	97
Frakt. Na-Ausscheidung	35	30	50	50	85
Kreatinin-Clearance	19	25	38	38	79
Kreatinin-Quotient	0	10	8	25	88
Harnkreatinin	6	5	4	9	61
Harnvolumen	0	0	4	13	52
Serumkreatinin	0	5	0	9	27

Nierenversagen-Index (NVI): $\dfrac{U_{Na}\text{-Konz.}}{U_{Krea}\text{-Konz.}/P_{Krea}\text{-Konz}}$

Kreatinin-Quotient: H-Krea/S-Krea

(Literatur s. [4, 8])

Prophylaxe des ANV (Maßnahmen zum Schutz der Niere)

Klinisch verwendete Maßnahmen

1. Korrektur von: Schock, Dehydratation, Salzmangel und Beseitigung von Sepsisherden.
2. Ausschaltung von nephrotoxischen Noxen
   - Medikamente
   - Dosierungsanpassung an den jeweiligen Plasma-Kreatininspiegel
   - Förderung der Ausscheidung von Chromoproteinen nach Hämolyse oder Myoglobinurie
3. Diuretika
   - Mannit (Zum Schutz der Niere perioperativ, Stundenharnvolumen soll mindestens 100 ml betragen bei Z. n. Aortenclamping, Oligurie nach Kontrastmittelgabe, „crush"-Syndrom/Polytrauma, Pigmentnephropathien
   - Furosemid (besonders bei langanhaltender Hypotension, nach extrakorporaler Zirkulation oder zur Überführung eines oligurischen Nierenversagens in ein polyurisches.
   - Etacrynsäure (bei Versagen von Furosemid besonders bei Patienten mit eingeschränkter Nierenfunktion)
4. Dopamin (allein oder in Kombination mit Furosemid oder Etacrynsäure) Fenoldopam (neuer selektiver DA_1-Agonist, soll stärker wirksam sein als Dopamin).

Schutzmaßnahmen im experimentellen Stadium

Schilddrüsenhormone (L-Thyroxin, L-Trijodthyronin)

Prostacyclin als Zytoprotektion (vor allem durch Vasodilatation)

Phosphatester (ATP)

Calciumantagonisten (Diltiazem, Verapamil)

(Literatur s. [22, 25, 49, 57, 59, 62])

Sedierung, Analgosedierung

Patienten auf Intensivstationen, müssen aus verschiedenen Gründen (analgo-)sediert werden, d.h. aus Streß, Angst, Schmerzen, Respiratortherapie und Krampfprophylaxe.

Es gibt derzeit noch kein Medikament, das allein oder in Kombination alle oben genannten Forderungen in idealer Weise erfüllen könnte (Tab. 9).

Tabelle 9. Häufig in der Intensivmedizin für eine Analgosedierung verwendete Pharmaka

	Analgesie Morphin = 1	Allgemeine Probleme	Spezielle Probleme
Analgetika			
Fentanyl	100–300	Gewöhnung	Atemdepression
Sufentanil	bis 1000	Gewöhnung	Atemdepression
Morphin	1	Gewöhnung	Histaminfreisetzung, Übelkeit, Obstipation
Tramadol	0,2	Gewöhnung	Übelkeit
Ketamin	0,8		Blutdruck-Herzfrequenz-Anstieg, ICP-Anstieg
Hypnotika			
Methohexital	∅	Gewöhnung	Enzyminduktion
Propofol	∅	Gewöhnung	Fettbelastung
GHB	∅	Gewöhnung	Natriumbelastung
Benzodiazepine			
Midazolam	∅	Gewöhnung, Überhang	Lange Eliminationszeit
Diazepam	∅	Gewöhnung, Überhang	Lange Eliminationszeit
Neuroleptika			
DHBP	∅	Gewöhnung	Extrapyramidale Störung

GHB Gammahydroxybuttersäure, *DHBP* Dehydrobenzperidolase

(Literatur s. [1, 19, 21, 39, 42, 43, 48, 50, 60])

Kombination von Analgosedierung und Muskelrelaxierung [46]

Trotz der insgesamt rückläufigen Tendenz der zusätzlichen Muskelrelaxierung zur Analgosedierung bei beatmeten Patienten gibt es auch heute noch anerkannte Indikationen zur Relaxierung:
– Erhöhung der Gesamtcompliance des Beatmungspatienten bei Einsatz spezieller Beatmungstechniken, wie z. B. Inversed-Ratio-Ventilation
– Intoleranz der Beatmung trotz tiefer Analgosedierung mit der Gefahr von Barotrauma, Erhöhung des O₂-Bedarfs, Wunddehiszenz nach ausgedehnten Laparotomien
– Senkung des Metabolismus bei Muskelzittern, Krämpfen (Tetanus)
– Vermeiden von Fluktuationen des ICP nach SHT
– Untersuchungen wie CT, NMR, Bronchoskopie
– Zwerchfellhernie, bronchopleurale Fisteln

Literatur

1. Ahnefeld FW, Pfenninger E (Hrsg) (1989) Ketamin in der Intensiv- und Notfallmedizin. Springer, Berlin Heidelberg New York Tokyo (Anästhesiologie und Intensivmedizin, Bd 208, S 80)
2. Albert RK (1985) Least PEEP: Primum non nocere. Chest 87: 2
3. Aldrich TK, Karperl JP, Uhrlass RM et al. (1989) Weaning from mechanical ventilation: Adjunctive use of inspiratory muscle resistive training. Crit Care Med 17: 143
4. Arbeit L, Weinstein SW (1981) Acute tubular necrosis. Med Clin North Am 65: 146
5. Aubier M (1987) Role of respiratory muscles in weaning. In: Vincent JL (ed) Update in intensive care and emergency care medicine. Springer, Berlin Heidelberg New York Tokyo, p 240
6. Benotti PN, Bistrian BB (1989) Metabolic and nutritional aspects of weaning from mechanical ventilation. Crit Care Med 17: 181–185
7. Bergmann D, Kaskel P (1986) Advances in percutaneous intra-aortic balloon pumping. Crit Care Clin 2/2: 221 ff
8. Bihari D, Neild G (eds) (1990) Acute renal failure in the intensive therapy unit. Springer, Berlin Heidelberg New York Tokyo
9. Bolooki H (1984) Clinical application of intra-aortic balloon pump, 2nd ed. Futura, Mount Kisco New York

10. Boysen PhG (1982) Hemodynamic monitoring in the adult respiratory syndrome. In: Bone RC (ed) Adult respiratory distress syndrome. Saunders, Philadelphia, pp 157–169
11. Bregman D (ed) (1986) New techniques in mechanical cardiac support. Crit Care Clin 2/2: 191–375
12. Chang RWS (1989) Individual outcome prediction models for intensive care patients. Lancet II: 143
13. Chang RWS, Lee B, Jacobs S et al. (1989) Accuracy of decision to withdraw therapy in critically ill patients: Clinical judgement versus a computer model. Crit Care Med 17: 1091
14. Down JB, Klein EF, Modell JA (1973) The effect of incremental PEEP on P_aO_2 in patients with respiratory failure. Anesth Analg 52: 210
15. Downs JB, Klein EF Jr, Desautels D et al. (1973) Intermittent mandatory ventilation (IMV): A new approach to weaning patients from mechanical ventilators. Chest 64: 331
16. Falke KJ (1980) Do changes in lung compliance allow the determination of "optimal PEEP"? Anaesthesists 29: 165
17. Fiastro J (1984) Comparison of standard weaning parameters and the mechanical work of breathing in mechanically ventilated patients. Chest 94: 232–241
18. French Multicenter Group of ICU Research (1989) Factors related to outcome in intensive care. Crit Care Med 17: 305
19. Freye E (Hrsg) (1991) Opioide in der Medizin. Springer, Berlin Heidelberg New York Tokyo, S 150
20. Gill W, Long WB (1979) Shock trauma manual. Williams & Wilkins, Baltimore
21. Gilman AG, Rall TW, Nies AS, Taylor P (eds) (1990) Goodman and Gilman's the pharmacological basis of therapeutics, 8th edn. Pergamon, New York, p 1812
22. Habermann M (1984) Renal protection. In: Shoemaker WC, Thompson WL, Holbrook PR (eds) Textbook of critical care. Saunders, Philadelphia
23. Hall JG, Wood LDH (1987) Liberation of the patients from mechanical ventilation. JAMA 257: 1621
24. Hedley-Whyte J, Burgess GE, Feeley ThW, Miller MG (1976) Applied physiology of respiratory care. Little, Brown, Boston
25. Heinze V (1985) Akutes Nierenversagen. In: Franz HE (Hrsg) Blutreinigungsverfahren. Technik und Klinik. Thieme, Stuttgart, S 361–383
26. Henning RJ (1989) Diagnosis and treatment of patients with acute myocardial infarction. In: Henning RJ, Grevnik A (eds) Critical care cardiology. Churchill Livingstone, New York Edinburgh London Melbourne, pp 379 ff
27. Hodgkin JE, Bowser AA, Burton GG (1974) Respiratory weaning. Crit Care Med 2: 96
28. Keene AR, Cullen DJ (1983) Therapeutic intervention scoring system: Update 1983. Crit Care Med 11: 1
29. Keller R, Hubler R, Wossidlo H (1985) Aktuelle Probleme bei der Entwöhnung vom Respirator. Schweiz Med Wochenschr 115: 182
30. Kesselbrenner MB, Cohen SS, Bregmann D (1988) Intraaortic balloon counterpulsation. In: Perret C, Vincent JL (eds) Acute heart failure vol 6. Springer, Berlin Heidelberg New York Tokyo, pp 375 ff (Update in Intensive Care and Emergency Medicine)
31. Kirby RR (1975) Is intermittent mandatory ventilation a satisfactory alternative to assisted and controlled ventilation? Refresh Cours Anesth 4: 207
32. Kirby RR, Downs JB, Civetta JM et al. (1975) High level positive end-expiratory pressure (PEEP) in acute respiratory insufficiency. Chest 67: 156
33. Knaus WA, Draper EA, Wagner DP et al. (1985) APACHE II: A severity of disease classification system. Crit Care Med 13: 818
34. Knaus WA, Draper EA, Wagner DP et al. (1986) Evaluation of outcome from intensive care in major medical centers. Ann Intern Med 104: 410
35. Kormos RL (1988) Mechanical of the failing heart. In: Perret C, Vincent JL (eds) Acute heart failure vol 6. Springer, Berlin Heidelberg New York Tokyo, pp 392–416 (Update in Intensive Care and Emergency Medicine)
36. Kow W, Marshall C (1987) Intra-aortic balloon counterpulsation: design, indications and patient selection. Intens Care World 4/3: 90
37. Krieger BP, Ershowsky PF, Becker DA et al. (1989) Evaluation of conventional criteria for predicting support in elderly patients. Crit Care Med 17: 858
38. Lecky JH, Ominsky AJ (1972) Postoperative respiratory management. Chest 62: 50
39. Lehmann KA (Hrsg) (1990) Der postoperative Schmerz. Springer, Berlin Heidelberg New York Tokyo, S 551
40. Lemaire F (1987) Weaning from prolonged mechanical ventilation. 7th International Symposium on Intensive Care and Emergency Medicine, Brussels, 3.–6.3.1987
41. Lemaire F, Teboul J-L, Cinotti L et al. (1988) Acute left ventricular dysfunction during unsuccessful weaning from mechanical ventilation. Anesthesiology 69: 171–179
42. Link J, Eyrich K (Hrsg) (1990) Analgesie und Sedierung in der Intensivmedizin. Springer, Berlin Heidelberg New York Tokyo (Anaesthesiologie und Intensivmedizin, Bd 212, S 227)
43. Lumb PD (1989) Sedatives and muscle relaxants in the intensive care unit. In: Fuhrmann BP, Shoemaker WC (eds) Critical care – state of the art, vol 10. Fullerton, California 92635, 251 East Imperial Highway, Suite 480, p 145
44. Mueller H, Ayres S, Grace W et al. (1972) External counterpulsation: a non-invasive method to protect ischemic myocardium in men (Abstr). Circulation 46 II: 92
45. Philips SJ (1986) Percutaneous cardiopulmonary bypass and innovations in clinical counterpulsation. Crit Care Clin 2/2: 297 ff
46. Pollard BJ (1990) The use of neuromuscular blocking agents in intensive care. In: Vincent JL (ed) Update in intensive care and emergency medicine, vol 10. Springer, Berlin Heidelberg New York Tokyo, p 749
47. Rose DM, Grossi E, Laschinger J et al. (1986) Strategy for treatment of acute evolving myocardial infarction with pulsatile left heart assist device. Crit Care Clin 2/2: 251 ff
48. Schulte am Esch J, Benzer H (Hrsg) (1988) Analgosedierung des Intensivpatienten. Springer, Berlin Heidelberg New York Tokyo (Anaesthesiologie und Intensivmedizin, Bd 200, S 103)
49. Schuster HP (1982) Prognose des akuten Nierenversagens bei Mehrfach-Vitalfunktionsstörungen. Symposium: Niereninsuffizienz – aktuelle klinische und therapeutische Probleme, Nürnberg, 19.–20.2.1982
50. Schüttler J (1990) Pharmakokinetik u. -dynamik des intravenösen Anaesthetikums Propofol. Springer, Berlin Heidelberg New York Tokyo (Anaesthesiologie und Intensivmedizin, Bd 202, S 69)
51. Segal BJ, Johnston RP, Donovan DJ, Macdonell KF (1987) Mechanical ventilation. In: MacDonnel KF, Fahey PJ, Segal MS (eds) Respiratory intensive care. Little, Brown, Boston, pp 148–170
52. Sjöstrand U (1980) High-Frequency Positive-Pressure Ventilation: A Review. Crit Care Med 8: 345

53. Soroff HS, Hui J, Giron F (1986) Current status of external counterpulsation. Crit Care Clin 2/2: 277 ff
54. Suter PM, Fairley HB, Isenberg MD (1975) Optimum end-expiratory airway pressure in patients with acute pulmonary failure. N Engl J Med 292: 284
55. Synder JV (1987) The development of supported ventilation: A critical summary. In: Synder JV, Pinsky MR (eds) Oxygen transport in the critically III. Year Book Med, Chicago London pp 283–294
56. Thomas SJ (1986) Circulatory assist devices. ASA Refresh Course Lect 213
57. Torrenté de A (1984) Can acute renal failure ("acute tubular necrosis") be prevented? In: Vincent JL (ed) Intensive care and emergency medicine. Springer, Berlin Heidelberg New York (Anaesthesiologie und Intensivmedizin, Bd 167)
58. Urban P (1990) Le traitement de l'insuffisance cardiaque aiguë sévère. Schweiz Med Wochenschr 120: 1838–1844
59. Ventuno LL (1985) The oliguric patient. In: McCaffree DR (ed) Critical care in internal medicine. Karger, Basel München New York
60. Vincent JL (1989) Intensive care sedation. Drug Dev 2 (Suppl 2): 1–146
61. Walkinshaw M, Shoemaker WC (1980) Use of volume loading to obtain preferred levels of PEEP. Crit Care Med 8: 81
62. Wieser Ch, Gottardis M, Huber Ch, Hackl JM (1990) Aussagekraft verschiedener Nierenfunktionsparameter beim akuten Nierenversagen von Intensivpatienten. Anästhesiol Intensivmed 31: 223–229
63. Wolff G (1983) Die künstliche Beatmung auf Intensivstationen. Springer, Berlin Heidelberg New York, S 151

7.4 Therapeutische Ansätze und medikamentöse Therapie der Herzinsuffizienz

H. Mörl, H.A. Dieterich und P. Nachtsheim

Bei der Herzinsuffizienz kann das Herz trotz ausreichenden venösen Blutangebots und trotz des Einsatzes von Kompensationsmechanismen den Organismus nicht entsprechend den Erfordernissen mit Blut versorgen. Die so definierte Herzinsuffizienz stellt ein klinisches Syndrom mit verschiedenen Urachen dar (Tab. 1). Eine Kausaltherapie (z. B. Optimierung der antihypertensiven Therapie unter Berücksichtigung der Hypertrophieregression, koronare Herzkrankheit ⇒ Myokardrevaskularisation und PTCA, Rotations- und Laserangioplastie, Stentimplantation, Klappenvitien ⇒ Klappenrekonstruktion und Klappenersatz, bradykarde Herzrhythmusstörungen ⇒ Schrittmachertherapie, tachykarde Herzrhythmusstörungen ⇒ medikamentöse und elektrische antiarrhythmische Therapie) sollte immer angestrebt werden. Bei fortgeschrittenen Krankheitsbildern ist dies jedoch nicht mehr möglich, auch Myokarderkrankungen mit primärer Pumpfunktionsstörung (dilatative, restriktive und obliterative Kardiomyopathie, Myokarditiden) können nur symptomatisch behandelt werden. Häufigste Ursachen der Herzinsuffizienz sind die koronare Herzkrankheit und die hypertensive Herzkrankheit.

Regulationsmechanismen sind die Aktivierung des sympathoadrenergen Systems, Herzfrequenzsteigerung bei gleichzeitiger Kontraktionssteigerung (Bowditch-Effekt) des Renin-Angiotensin-Aldosteron-Systems systemisch und lokal sowie der Frank-Starling-Mechanismus. Diese Mechanismen führen zum Anstieg des systemischen Widerstandes, zur Herzfrequenzerhöhung, zur Salz- und Wasserretention und chronisch zur Proliferation an Myokard und Gefäßen sowie zur Erhöhung des linksventrikulären Füllungsdrucks. Diese Anpassungsmechanismen führen in letzter Konsequenz zu einer erheblichen Verschlechterung der Arbeitsbedingungen für das insuffiziente Myokard. ACE-Hemmer durchbrechen diese Mechanismen z. T. und dürften daher in der Langzeittherapie der chronischen Herzinsuffizienz so günstige Effekte haben. Gegenregulatorisch nimmt auf die steigenden Plasmakatecholaminspiegel mit steigendem Grad der Herzinsuffizienz die β-Rezeptorendichte im Myokard ab [1, 3]. Es gibt Hinweise, daß eine einschleichend begonnene Therapie mit β-Rezeptorenblockern einen günstigen Effekt bei Patienten mit Herzinsuffizienz hat, wahrscheinlich, weil die überschießende β-Rezeptorenstimula-

Tabelle 1. Ursächliche Faktoren der Herzinsuffizienz

Pathophysiologische Maßnahmen	Krankheiten
Kontraktilitätsstörungen infolge disseminierter Einzelfasernekrosen, Narben etc. (meist auf dem Boden metabolischer Störungen)	Koronarsklerose, primäre Kardiomyopathie (DCM, HOCM, HNCM), sekundäre Kardiomyopathien (Myokarditiden, Speicherkrankheiten, toxische Myokardschäden)
Druckbelastung während der systolischen Phase	Arterielle Hypertonie, pulmonale Hypertonie, Lungenembolie, Pulmonal-, Aortenklappenstenose
Volumenbelastung des rechten oder des linken Herzens	Arteriovenöse Fisteln, Hyperthyreose, Aorten-, Mitralinsuffizienz, Vorhofseptumdefekt, Ventrikelseptumdefekt, Hypervolämie (Transfusion, Infusion)
Diastolische Füllungsbehinderung und/oder Ventrikelfunktionsstörung	Mitralstenose, konstriktive Perikarditis, Herzbeuteltamponade, Vorhofmyxom, Endokardfibrose, Amyloidose
Schädigung des Reizleitungs- und -bildungssystems	AV-Block III°, Kammertachykardien, Vorhofflimmern
Weitere Ursachen	Schock (hämorrhagisch, septisch), Hyperzirkulation (Anämie, Shunt, M. Paget), Medikamente (negativ inotrope Pharmaka, Absetzen von Diuretika)

7.4 Therapeutische Ansätze und medikamentöse Therapie der Herzinsuffizienz

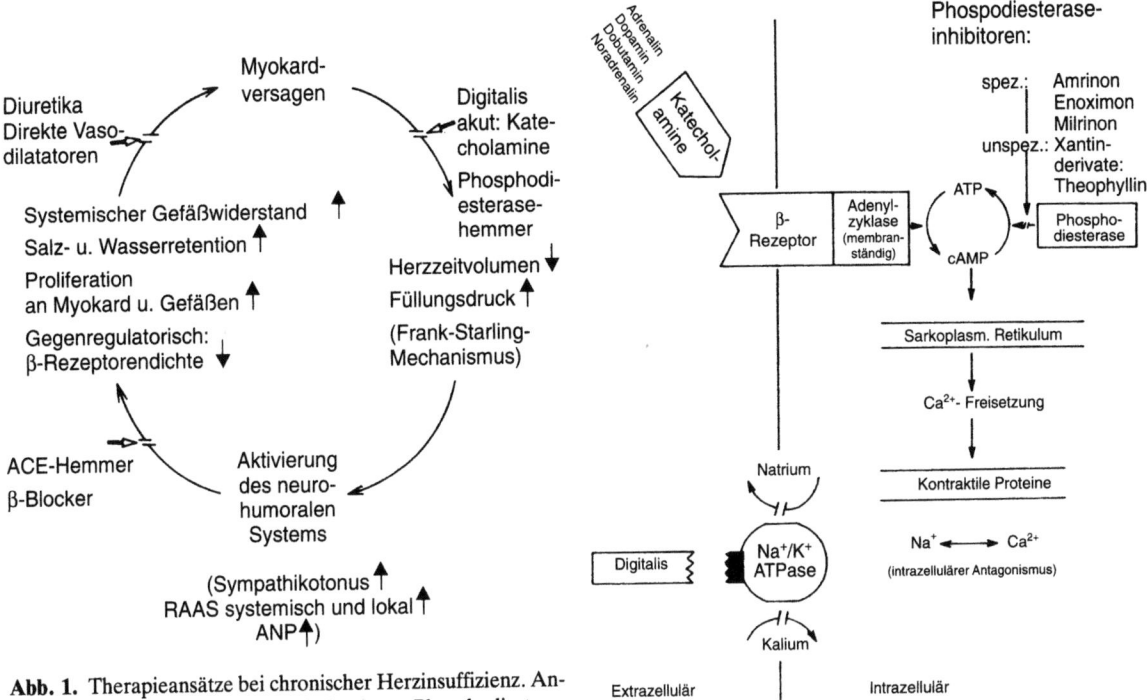

Abb. 1. Therapieansätze bei chronischer Herzinsuffizienz. Angriffspunkte von Digitalis, Katecholaminen, Phosphodiesterasehemmern, ACE-Hemmern, β-Rezeptorenblockern, Diuretika und direkten Vasodilatanzien bei Herzinsuffizienz

Abb. 2. Angriffspunkte positiv inotroper Pharmaka

tion mit konsekutiver Downregulation der β-Rezeptoren zumindest teilweise durchbrochen werden kann. Untersuchungen mit Metoprolol in einer Dosis von zunächst 2 × 5 mg/die und Steigerung auf bis zu 150 mg/die bei Patienten mit dilatativer Kardiomyopathie zeigten einen günstigen Effekt hinsichtlich der Notwendigkeit einer Herztransplantation. Auf der anderen Seite existieren aber keine konkreten Daten, die zeigen, daß es zu einer verminderten Mortalität bei dieser Patientengruppe unter Metoprolol gekommen ist [16]. Carvedilol, ein nichtselektiver β-Blocker mit zusätzlicher α-rezeptorenblockierender Wirkung, wird derzeit untersucht.

Durch Dehnung der Vorhöfe kommt es auch zur vermehrten Sekretion des atrialen natriuretischen Faktors (ANP), der eine periphere Vasodilatation und an der Niere eine vermehrte Salz- und Wasserausscheidung bewirkt. Bei fortgeschrittener Herzinsuffizienz kann dieser jedoch das Renin-Angiotensin-Aldosteron-System und das sympathoadrenale System nicht antagonisieren.

Abb. 1 zeigt die pathophysiologisch bedeutsamen Mechanismen bei Herzinsuffizienz und gibt die Angriffspunkte der derzeit in der Therapie der Herzinsuffizienz eingesetzten Pharmaka wieder.

Die medikamentöse Therapie der Herzinsuffizienz umfaßt die Behandlung mit positiv inotropen Substanzen (Herzglykoside, Katecholamine und Phosphodiesterasehemmer), Vasodilatantien, ACE-Hemmer, Diuretika, Antiarrhythmika bei begleitenden Herzrhythmusstörungen und evtl. β-Blockern. Alle positiv inotropen Substanzen erhöhen die intrazelluläre Calciumverfügbarkeit.

Klinisches Bild

Das klinische Erscheinungsbild hängt davon ab, ob sich die Herzinsuffizienz akut oder chronisch entwickelt (abhängig von der jeweiligen Ätiologie), ob beide Kammern gleichmäßig betroffen sind (Globalherzinsuffizienz) oder ob einer der Ventrikel stärkere Funktionseinbußen zeigt (Links- oder Rechtsherzinsuffizienz).

Symptome der Linksherzinsuffizienz

Bei den zumeist als Linksherzinsuffizienz verlaufenden Formen ist die durch die zunehmende Lungenstauung und der damit einhergehenden sekundären Drucksteigerung in der pulmonalen Strombahn entstehende Dyspnoe das Leitsymptom. Anfänglich als Belastungsdyspnoe beim Treppensteigen, bei körperlicher Arbeit oft nicht registriert, geht sie in die häufig mit Hustenreiz verbundene Orthopnoe über (Dyspnoe in liegender Position) und führt oft zu paroxysmalen nächtlichen Dyspnoeattacken (Asthma cardiale). Die schwerste Form ist das oftmals akut nach einer inadäquaten Belastung oder z. B. im Rahmen eines ausgedehnten Vorderwandinfarktes auftretende Lungenödem mit massivster Orthopnoe, Tachypnoe, Distanzrasseln, Exspektoration von klarem bis blutigem Sputum, Zyanose und Todesangst.

Ein Frühsymptom der Linksherzinsuffizienz ist die oft verkannte Nykturie, bedingt durch die verbesserte Nierendurchblutung in Ruhe bei Nacht und durch die tagsüber infolge der latenten Herzinsuffizienz retinierten Flüssigkeitsmengen.

Unspezifische Symptome sind Leistungsschwäche, leichte Ermüdbarkeit, Kopfschmerzen; aufgrund der verminderten Hirnperfusion, insbesondere bei alten Menschen, zunehmende Verwirrtheit, Schwindel und Schlafstörung.

Symptome der Rechtsherzinsuffizienz

Diese treten bei der primären Rechtsherzschädigung auf (z. B. Cor pulmonale, Pulmonalstenose), häufiger jedoch sekundär bei einer chronischen „durchgestauten" Linksherzinsuffizienz. Bedingt durch eine chronische Lungenstauung kommt es zu Stauungsindurationen der Lunge bis hin zur Lungenfibrose mit zunehmender Druckbelastung des rechten Ventrikels.

Die Symptome sind durch die Blutstauung vor dem rechten Herzen bei erhöhtem Blutvolumen und erhöhtem Venentonus bedingt: Halsvenenstauung, Stauungsleber, Aszites, Beinödeme bis Anasarka, rechtsseitiger Pleuraerguß, selten Perikarderguß. Gastrointestinale Symptome treten in Form einer Stauungsgastroenteritis oder Meteorismus und Obstipation auf.

Allgemeinsymptome sind, ähnlich wie bei der Linksherzinsuffizienz, z. B. Müdigkeit, Leistungsminderung, Appetitlosigkeit und zunehmende Atemnot.

Die akute Rechtsherzinsuffizienz (z. B. bei fulminanter Lungenembolie) geht mit schwerster Dyspnoe, Zyanose und Tachykardie einher, zusätzlich kommt es häufig zu einem Kreislaufschock.

Neben den oben beschriebenen Symptomen lassen sich bei der körperlichen Untersuchung, je nach vorherrschender Insuffizienzform und je nach zeitlicher Entwicklung der kardialen Insuffizienz, die in Tab. 2 aufgeführten Befunde erheben.

Befunde

Labor. BKS meist normal bis niedrig (z. B. Patienten mit Cor pulmonale); häufig Proteinurie durch Stauungsniere und stark konzentrierter Urin (hohes spezifisches Gewicht); durch eingeschränkte Nierenperfusion häufig Kreatinin- und Harnstoffanstieg. In Spätstadien durch Volumenexpansion bedingte Hyponatriämie, eine Hypokaliämie durch sekundären Hyperaldosteronismus oder Diuretika. Eine Stauungsleber geht mit Anstieg des Bilirubins, der Transaminasen und der alkalischen Phosphatase einher, gleichzeitig verminderte Albuminsynthese durch die Leber.

In der Blutgasanalyse finden sich ein deutlich verminderter arterieller pO_2 und eine Laktatazidose, bei chronischer Rechtsherzerkrankung meist ein zusätzlich erhöhter pCO_2.

EKG. Das EKG gibt indirekte Hinweise auf die zugrundeliegende Erkrankung, z. B. Ischämiezeichen, Infarktnarbe, Aneurysmabildung, Reizleitungsstö-

Tabelle 2. Klinische Befunde bei Patienten mit manifester Herzinsuffizienz

Vorherrschende Rechtsherzinsuffizienz	Vorherrschende Linksherzinsuffizienz
Obere Einflußstauung	Zyanose, Tachykardie
Zyanose	Nach links verlagerter Herzspitzenstoß
Lebervergrößerung	Feuchte Rasselgeräusche
Beinödeme bis Anasarka	Asthma cardiale
Meteorismus, Aszites	3. und 4. Herzton, Galopprhythmus
Perkutorischer Pleuraerguß	Geräusch einer relativen AV-Klappeninsuffizienz
Kalte, livide Extremitäten	Schaumig-hellroter Auswurf beim Lungenödem
Kachexie	Blutdruckabfall bei Low-output-Syndrom und beginnendem kardiogenem Schock

rung wie AV-Block III. Grades oder Kammertachykardien, Links- oder Rechtsherzhypertrophiezeichen, Cor pulmonale etc.

Röntgen. Das Röntgenbild des Thorax gibt Auskunft über die Vergrößerung der jeweiligen Herzhöhlen, wobei folgendes zu bedenken ist:
- Ein normal großes Herz schließt eine Belastungsinsuffizienz nicht aus!
- Eine im Röntgenbild sichtbare Kardiomegalie kann auch bei Thoraxdeformitäten vorkommen!

Röntgenologische Zeichen der zunehmenden Lungenstauung sind: Blutumverteilung in die Lungenoberfelder, unscharf begrenzte Hili beidseits, Ausbildung von interlobulären Septumlinien (horizontal = Kerley-B-Linien) als Hinweis auf ein interstitielles Ödem; schließlich das typische Schmetterlingsödem und Pleuraergüsse beidseits.

Echokardiographie. Hiermit kann man direkte Meßwerte über die vergrößerten Durchmesser der Vorhöfe und des linken bzw. des rechten Ventrikels erhalten, die mindestens unter 50% verminderte Ejektionsfraktion berechnen, die Ätiologie der kardialen Dekompensation klären (Klappenfehler, Aneurysmabildung) und einen evtl. zusätzlich vorliegenden Perikarderguß erkennen.

Weiterführende Diagnostik. Hämodynamische Parameter zur Verlaufskontrolle und Therapiebeurteilung können mittels des Swanz-Ganz-Einschwemmkatheters gemessen werden (ZVD, Druck im rechten Herzen und Pulmonaliskapillardruck, der eng mit dem linksventrikulären enddiastolischen Druck korreliert, und das HMV).

Da die koronare Herzkrankheit die häufigste Ursache einer Herzinsuffizienz darstellt, erfolgt bei entsprechendem Verdacht und Rekompensation des Patienten eine Ergometrie; anschließend evtl. eine Myokardszintigraphie und Koronarangiographie. In neuerer Zeit gewinnt auch das NMR in der kardiologischen Diagnostik, z.B. bei Kardiomyopathien, Aneurysmabildungen etc., zunehmend an Bedeutung [8].

Diagnose und Differentialdiagnose

Die Diagnose „Herzinsuffizienz" ist fast immer durch eine exakte Anamnese (Dyspnoe, Nykturie, Ödeme etc.) und Vorgeschichte (Infarktanamnese,

Tabelle 3. Differentialdiagnostische Überlegungen bei Patienten mit Symptomen einer Herzinsuffizienz

Symptom	Zugrundeliegende Erkrankung
Dyspnoe	Primäre Lungenkrankheit (Bronchial-NPL, Lungenfibrosen, Pneumonien etc.) Anämie Angina-pectoris-Korrelat bei koronarer Herzkrankheit Übergewicht, Trainingsmangel Reizgasinhalation Zerebrale Funktionsstörungen (Apoplexie, Hirnblutung)
Paroxysmale nächtliche Orthopnoe (Asthma cardiale)	Allergisches Asthma bronchiale Chronisch-obstruktive Ventilationsstörung Rezidivierende Lungenembolien
Nykturie	Exzessive abendliche Flüssigkeitszufuhr Prostatahypertrophie Harninkontinenz
Periphere Ödeme	Hypothyreose (Myxödem) (die Hypothyreose kann selbst mit einer Gefügedilatation des Herzens einhergehen!) Nephrotisches Syndrom Lymphödeme Eiweißmangelödeme Beinvenenthrombose Medikamentös bedingte Ödeme (z.B. Knöchelödeme bei Nifedipin-Therapie)
Aszites, Meteorismus	Primäre Leberzirrhose verschiedenster Ätiologie Peritonealkarzinose bei malignen Tumoren (Ovarialkarzinom, Magenkarzinom)
Obere Einflußstauung	Struma maligna Mediastinaltumoren Lymphknoten-Metastasen Vena-cava-superior-Thrombose

Hypertonus, Klappenfehler etc.) sowie durch die klinische Untersuchung (Zyanose, Tachykardie, Rasselgeräusche, Ödeme etc.) zu stellen.

Bei chronischen, sich z. T. über Jahre entwickelnden Formen der Herzinsuffizienz müssen die vom Patienten beklagten Symptome wie Dyspnoe, Leistungsschwäche, Ödeme und Nykturie allerdings differentialdiagnostisch abgeklärt werden (Tab. 3).

Therapie

Die therapeutischen Maßnahmen sollen die Pumpfunktion des Herzens und damit die Perfusion der Organe, insbesondere der Niere, bessern. Da die Herzinsuffizienz nur das Symptom einer zugrundeliegenden Erkrankung ist, sollte parallel zur Symptombekämpfung eine kausale Therapie versucht werden, so z. B.:
- antihypertensive Behandlung einer essentiellen arteriellen Hypertonie,
- antibiotische Therapie einer Bronchopneumonie bei dekompensiertem Cor pulmonale,
- operative Korrektur bei Klappenvitien,

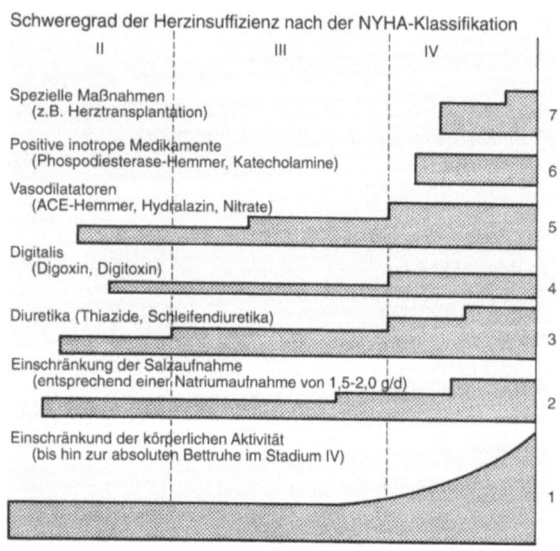

Abb. 3. Stufenschema zur medikamentösen Behandlung der Herzinsuffizienz (nach Braunwald)

- Bypassoperation oder PTCA bei Koronarinsuffizienz,
- Schrittmacherimplantation bei höhergradigen AV-Blockierungen,
- medikamentöse Behandlung einer zugrundeliegenden Hyperthyreose,
- antiarrhythmische Therapie bei hochgradigen Rhythmusstörungen.

Die Therapie der Herzinsuffizienz, d. h. sowohl die Allgemeinmaßnahmen als auch die medikamentöse Behandlung, richtet sich nach der kardialen Grundkrankheit (KHK, Hypertonus, Mitralstenose) und den Begleitfaktoren wie Nierenfunktion, Alter, Allgemeinzustand. Entsprechend der NYHA-Klassifikation erfolgt eine Behandlung erst ab Stadium II; viele Patienten im Stadium I bleiben unerkannt [8].

Allgemeinmaßnahmen

Je nach Schweregrad ist eine zunehmende Einschränkung der körperlichen Aktivität bis hin zur absoluten Bettruhe im Stadium IV erforderlich. Bei agitierten Patienten kann durch Sedativa eine körperliche und psychische Entspannung erreicht werden. Atemgymnastik, häufige kleine eiweißreiche und fettarme Mahlzeiten, Reis- und Obstsafttage sowie eine Kochsalzrestriktion sind bei Auftreten von Symptomen sehr sinnvoll und können Diuretika einsparen helfen; in der Praxis ist dies jedoch nur schwer durchzusetzen.

Die tägliche Flüssigkeitsaufnahme sollte 1,5 l nicht überschreiten! Nur bei schweren Formen muß auf 1 l/die zurückgegangen werden; dies unter strenger Bilanzierung oder täglicher Gewichtskontrolle.

Medikamentöse Therapie

Früher allgemeingültige Richtlinien sind in den letzten Jahren, insbesondere was den Stellenwert der Digitalistherapie anbetrifft, revidiert worden; z. Z. gibt es noch keine neuen allgemeingültigen Vorstellungen über das beste Behandlungskonzept. Aus diesem Grunde bedürfen auch die folgenden Empfehlungen der ständigen Korrektur durch aktuelle Studienergebnisse und durch klinische Erfahrung (Abb. 3).

Herzglykoside

Allgemeines

Herzglykoside wurden erstmals 1785 von William Withering zur Therapie von Ödemen auf dem Boden einer Herzinsuffizienz eingesetzt.

Wirkungen

Der Wirkmechanismus ist heute weitgehend geklärt. Herzglykoside gehen eine Bindung mit einem Rezeptormolekül an der Membran der Herzmuskelzelle ein, wodurch die membranständige Na^+/K^+-ATPase gehemmt wird. Dies führt zur Verminderung der aktiven Natriumausschleusung und der aktiven Kaliumeinschleusung mit konsekutiver Abnahme des intrazellulären Na^+/K^+-Quotienten. Aufgrund eines intrazellulären Na^+/Ca^{2+}-Antagonismus führt die erhöhte intrazelluläre Natriumkonzentration auch zu einem Anstieg der intrazellulären Calciumkonzentration. Durch Beeinflussung der Regulatorproteine Troponin und Tropomyosin mit vermehrter Bereitstellung energiereicher Phosphate und konsekutiver Verschiebung der Aktin/Myosin-Proteine kommt es zur gesteigerten – energieverbrauchenden – Kontraktion. Die gesteigerte Kontraktilität führt am insuffizienten Herzen zu einer Abnahme des linksventrikulären enddiastolischen Drucks und geht mit einer Frequenzabnahme einher. Bei gesteigerter Kontraktilität werden die Arbeitsbedingungen für das insuffiziente Myokard günstiger [12].

Die Rezeptoren für Glykoside sollen gleichzeitig auch Rezeptoren für Phenytoin und für Kaliumionen sein, was erklärt, daß die Wirkung der Herzglykoside durch Hypokaliämie verstärkt und durch Hyperkaliämie vermindert wird und Phenytoin bei der Digitalisintoxikation wirksam ist. Eine klinisch relevante positive Inotropie bei Patienten mit Herzinsuffizienz im Sinusrhythmus mit konsekutiver Verbesserung der Belastbarkeit wurde nach den ersten Studien mit ACE-Hemmern zunächst angezweifelt [4]. Nach neueren plazebokontrollierten Studien bei Patienten im Sinusrhythmus mit Digitalistherapie und Entzug der Digitalistherapie bei gleichzeitiger ACE-Hemmer-Gabe [20] und ohne ACE-Hemmer [29] führt Digitalis auch bei Patienten im Sinusrhythmus zu einer Verbesserung der klinischen Symptomatik. Ob auch eine Senkung der Mortalität erreicht werden kann – wie dies für ACE-Hemmer ja nachgewiesen werden konnte [27, 28] – wird in der laufenden DIG-Studie untersucht. Die heute aufgrund von pharmakokinetischen Eigenschaften gebräuchlichen Herzglykoside sind Digoxin und Abkömmlinge sowie Digitoxin.

Sympathoadrenerge Stimulation, Renin-Angiotensin-Aldosteron-System, positive Kraft-Frequenz-Beziehung (Bowditch-Effekt) und der Frank-Starling-Mechanismus stellen sinnvolle, akut wirksame Anpassungsmechanismen bei Herzinsuffizienz dar. Im Rahmen der chronischen Herzinsuffizienz sind diese jedoch oft erschöpft. Während Katecholamine oft durch Verringerung der β-Rezeptorendichte am chronisch insuffizienten Myokard im Gegensatz zum akut insuffizienten Myokard nur eingeschränkt wirksam sind, ist der positiv inotrope Effekt von Digitalis unverändert nachweisbar [1]. Neben der positiv inotropen Wirkung haben die Herzglykoside weitere therapeutisch wichtige Eigenschaften:

– Günstig bei Patienten mit Herzinsuffizienz ist, daß Herzglykoside als einzige positiv inotrope Substanzen negativ chronotrop wirken. Bei Herzinsuffizienz liegt häufig bereits in Ruhe durch reflektorische Sympathikusaktivierung eine erhöhte Herzfrequenz vor, was pathophysiologisch ungünstig ist: Während bei Gesunden eine Herzfrequenzerhöhung mit einem Anstieg der Kontraktilität einhergeht (Bowditch-Effekt), kommt es bei Patienten mit Herzinsuffizienz nicht zu einer Erhöhung, sondern zu einer Abnahme der Kontraktilität [10, 18, 26]. Dieser Effekt nimmt mit steigendem Ausmaß der Herzinsuffiienz sogar zu: Während bei Gesunden auch bei Frequenzen bis 180/min noch eine erhöhte Kontraktilität nachweisbar ist, haben Herzinsuffiziente im Stadium NYHA II-II im Frequenzbereich von 90–120/min eine gegenüber Ruhefrequenzen nur leicht gesteigerte Kontraktilität, bei Patienten im klinischen Stadium NYHA IV nimmt die Kontraktilität bereits bei Frequenzen > 60/min stetig ab [26].
– Insbesondere bei Patienten mit tachykardem Vorhofflimmern ist die negative Dromotropie erwünscht. Zumindest die Ruheherzfrequenz kann wirkungsvoll gesenkt werden. Allerdings hat Digitalis keine konversionsfördernden Effekte [9].
– Die positive Bathmotropie bedingt leider eine erhöhte Erregbarkeit der Herzmuskelzellen und damit eine erhöhte Neigung zu Arrhythmien.

Die einzelnen Glykoside unterscheiden sich qualitativ nicht. Die Pharmakokinetik differiert dagegen bei den einzelnen Substanzen ganz erheblich und hängt sehr von der Lipidlöslichkeit der einzelnen Glykoside ab. Lipophile Glykoside werden enteral gut resorbiert und werden kaum über die Niere ausgeschieden. Sie werden zunächst in der Leber in besser ausscheidbare Metaboliten verstoffwechselt und haben daher eine lange Halbwertszeit. Wichtigster Vertreter dieser Glykosidgruppe ist das Digitoxin. Am anderen Ende der Skala stehen wasserlösliche Herzglykoside, z. B. das Strophantin, die enteral gar nicht resorbiert werden und bei rascher Ausscheidung über die Niere eine sehr kurze Halbwertszeit haben. Sie sind daher nur intravenös und damit in der Akuttherapie wirkungsvoll, hier stehen aber heute bessere Substanzen zur Verfügung (s. unten). Zwischen diesen beiden Extremen liegt das Digoxin und die durch Methylierung und Acetylierung sowie Einführung von OH-Gruppen halbsynthetisch hergestellten Methyl- und Acetyldigoxine. Andere Herzglykoside sind in der Pharmakotherapie der Herzinsuffizienz nicht mehr gebräuchlich (z. B. Lanatosid C, Meproscillarin und Proscillaridin).

Mit dem Einsatz der Diuretika und später der ACE-Hemmer verloren Digitalisglykoside zunächst an Bedeutung für die Therapie der chronischen Herzinsuffizienz, neueren experimentellen und klinischen Studien zufolge (s. oben) sollten sie weiterhin zur Therapie der chronischen Linksherzinsuffizienz eingesetzt werden, z. B. bei großen Infarktnarben, ischämischer oder dilatativer Kardiomyopathie, zur konservativen Behandlung der Mitralvitien und evtl. der Aorteninsuffizienz (bei letzterer ist allerdings die hämodynamisch ungünstige Frequenzsenkung mit konsekutiver Erhöhung der Diastolendauer und damit auch des Regurgitationsvolumens zu beachten). Die isolierte Rechtsherzinsuffizienz spricht dagegen nicht gut auf Digitalis an.

Indikationen

Die Indikationen umfassen die chronische Herzinsuffizienz und die Frequenzsenkung bei tachykardem Vorhofflimmern.

Nebenwirkungen

Herzwirksame Glykoside besitzen eine sehr geringe therapeutische Breite. Mit Unverträglichkeitserscheinungen ist bereits bei 30 % der Vollwirkdosis zu rechnen, so daß bei 10–15 % der mit Digoxin und seinen Derivaten behandelten Patienten mit toxi-

Tabelle 4. Nebenwirkungen der Digitalistherapie

Kardiotoxische Wirkungen	In 70–90 %
Isolierte Vorhof-, AV- und Leitungsstörungen	Vor allem bei Herzgesunden (z. B. Suizid)
Ektope ventrikuläre Rhythmusstörungen (VES, Bigeminus, Kammertachykardien)	Vor allem bei Herzkranken, therapeutisch schwierig angehbar, Kaliumgabe nur, wenn keine gleichzeitigen AV-Leitungsstörungen und keine Niereninsuffizienz bestehen. Phenytoin als Antiarrhythmikum
Kammerflimmern	Defibrillation möglichst unter Phenytoinschutz
Extreme Sinusbradykardie, Sinusknotenstillstand, AV-Block II–III°	Gabe von Atropin, βγ-Sympathomimetika, frühzeitige Versorgung mit passagerem Schrittmacher
Supraventrikuläre Tachyarrhythmien	Oft durch Phenytoin behandelbar
EKG-Veränderungen	Senkungen der ST-Strecke, T-Wellen-Abflachung oder Negativierung, EKG-Interpretation erschwert, vor allem des Belastungs-EKG, QT-Verkürzung
Gastrointestinale Nebenwirkungen	Bis zu 30 % der Patienten
Appetitlosigkeit, Nausea, Erbrechen	Zentral bedingt durch Erregung der Area postrema im 4. Ventrikel, daher bei oraler und i. v. Gabe
Nebenwirkungen am zentralen und peripheren Nervensystem	Bei 5 % der Patienten
Müdigkeit, Schläfrigkeit, Benommenheit, Kopfschmerz, Unruhe, Schlaflosigkeit, Verwirrtheitszustände, Aphasien, psychotische Zustände mit Halluzinationen	
Sehstörungen, unscharfes Sehen, Skotome, Störungen des Farbensehens	Durch Anhäufung von Digoxin in der Retina, da diese Zellen reich an Na^+/K^+-ATPase sind
Selten	
Hauterscheinungen Fieber Arthritis Thrombozytopenie	Allergisch

schen Erscheinungen zu rechnen ist (Übersicht in [12]).
Eine erhöhte Empfindlichkeit ist z. T. auch durch andere Therapien induziert. Folgende Zustände gehen mit einer erhöhten Empfindlichkeit einher:
- Elektrolytstörungen (Hypokaliämie, Hyperkalzämie). Diese sind häufig bei gleichzeitiger Diuretikatherapie.
- Hypoxie. Daher ist die Digitalistherapie des Cor pulmonale sowie der Herzinsuffizienz bei gleichzeitiger chronisch obstruktiver Lungenerkrankung oft nicht erfolgreich.
- Frischer Herzinfarkt, Myokardischämie;
- Hypothyreose;
- Niereninsuffizienz (veränderte Elimination, begleitende Elektrolytstörungen);
- Coma diabeticum (vor Therapiebeginn häufig Hyperkaliämie, unter Therapie mit Insulin Hypokaliämie, da Glukose mit Kalium in die Zelle aufgenommen wird);
- Glukose i. v.;
- Kortisontherapie (Neigung zu Hypokaliämie);
- Laxanzienabusus.

In der nachfolgenden Tabelle sind die wichtigsten Nebenwirkungen zusammengefaßt. Zu nennen sind kardiotoxische und gastrointestinale Nebenwirkungen sowie Nebenwirkungen am zentralen und peripheren Nervensystem.

Bei akzidentellen Intoxikationen mit Digitoxin kann durch Gabe von Colestyramin oder Colestipol die Resorption im Darm verringert werden und die Elimination über den enterohepatischen Kreislauf beschleunigt werden. Sehr erfolgreich, aber auch teuer und daher nur bei bedrohlichen Intoxikationen anzuwenden sind Digoxin-Antikörper (Digitalis Antidot BM).

Kontraindikationen

Folgende Kontraindikationen sind zu beachten:
- höhergradige AV-Leitungsstörungen, Sinusbradykardie und -arrest, Karotissinussyndrom;
- ventrikuläre Tachykardien;
- WPW-Syndrom;
- Hypokaliämie;
- Hyperkalzämie;

Tabelle 5. Wechselwirkungen von Digitalis mit anderen Pharmaka

Wechselwirkung mit	Mechanismus
Antazida, Aktivkohle, Laxanzien Colestyramin, Colestipol, Metoclopramid Neomycin Phenytoin	Verminderte Resorption
Phenylbutazon Phenytoin Barbiturate Rifampicin	Enzyminduktion in der Leber Beschleunigte enzymatische Inaktivierung von Digitoxin mit Wirkungsabschwächung
Cimetidin	Hemmung des Abbaus von Digoxin
Phenylbutazon Phenytoin Cumarine	Freisetzung aus der Plasmaproteinbindung ⇒ Wirkungssteigerung?
Chinidin Verapamil Nifedipin Amiodaron	+20–30% Erhöhung des +70–80% Digoxinspiegels im Blut – +45% Wirkmechanismus +70% unbekannt
Captopril Hydroxychloroquin	Erhöhung des Digoxinspiegels
Reserpin	Freisetzung von Noradrenalin: ⇒ Arrhythmogenität der Glykoside verstärkt ⇒ verstärkte negativ chronotrope Wirkung ⇒ Senkung der positiv inotropen Wirkung
Sympathomimetika	Erhöhte Arrhythmogenität
Calcium i. v.	Erhöhte Toxizität (Todesfälle beschrieben) Cave: Gelatinepräparat als Plasmaexpander: enthalten erhebliche Mengen an Calzium!

Tabelle 6. Übersicht über die Arzneistoffe

Arzneistoff und Handelspräparate	Pharmakokinetische Parameter	Sättigung Schnell	Mittelschnell	Langsam	Erhaltungsdosis	Besonderheiten
Digoxin Lanicor 0,25 mg Lanicor i. v. 0,25 mg Digacon 0,25 mg Digacin mite	Bei Niereninsuffizienz Erhaltungsdosis halbieren	Tag 1: 3mal 0,5 mg ab Tag 2 Erhaltungsdosis	Tag 1: 2mal 0,5 mg Tag 2: 2mal 0,25 mg ab Tag 3 Erhaltungsdosis	Erhaltungsdosis 0,2–0,3 mg oral oder i. v.		Therapeutischer Bereich für Digoxin und seine Derivate: 0,5–2 ng/ml
β-Acetyldigoxin Novodigal 0,2 mg Novodigal mite 0,1 mg Novodigal i. v. 0,2 mg und 0,4 mg	Sehr gute Resorption, sonst wie Digoxin	Tag 1: 3mal 0,4 mg ab Tag 2 Erhaltungsdosis	Tag 1: 4mal 0,2 mg Tag 2: 2mal 0,2 mg ab Tag 3 Erhaltungsdosis	Erhaltungsdosis	0,2–0,3 mg oral oder i. v.	
Methyldigoxin Lanitop E 0,15 mg Lanitop 0,1 mg Lanitop mite 0,05 mg Lanitop i. v. 0,2 mg	Sehr gute Resorption, sonst wie Digoxin	Tag 1: 4mal 0,3 mg Tag 2: 2mal 0,2 mg ab Tag 3 Erhaltungsdosis	Tag 1 bis Tag 3: 4mal 0,1 mg	Erhaltungsdosis	0,1–0,2 mg oral oder i. v.	
Digitoxin Digimerck 0,1 mg Digimerck minor 0,07 mg Digimerck pico 0,05 mg Digimerck i. v. 0,1 mg und 0,25 mg i. v.	Bei Niereninsuffizienz bevorzugt, da überwiegende Elimination über die Leber	Tag 1: 3mal 0,4 mg ab Tag 2 Erhaltungsdosis	Tag 1: 5mal 0,1 mg Tag 2: 4mal 0,1 mg Tag 3: 3mal 0,1 mg	Tag 1–5 0,3 mg, dann Erhaltungsdosis	0,05–0,1 mg	Volle Wirkung verzögert, u. U. erst nach 2–3 Wochen, therapeutischer Spiegel 10–20 ng/ml
Übrige Glykoside	Lanatosid C Strophantin	Nicht mehr verwendet	Schwierige Steuerbarkeit	Nur i. v.		

- thorakales Aortenaneurysma;
- Aortenstenose;
  (außer im Stadium der Dekompensation mit deutlich reduzierter Pumpfunktion, ansonsten Erhöhung des Druckgradienten);
- hypertrophe obstruktive Kardiomyopathie;
- koronare Herzkrankheit ohne Herzinsuffizienz (Digitalisglykoside begünstigen Koronarspasmen);
- akute Herzinsuffizienz
  (rascherer therapeutischer Spiegel und bessere Steuerbarkeit bei kurzer Halbwertszeit von Katecholaminen und Phospodiesterasehemmern);
- vor Kardioversion;
- beim frischen Myokardinfarkt;
- zurückhaltende Dosierung bei Myokarditis (Neigung zu Rhythmusstörungen) und Herzinsuffizienz im Alter (verlangsamte Metabolisierung).

Schwangerschaft und Stillzeit

Glykoside können in der Schwangerschaft eingesetzt werden: Bei älteren Glykosiden liegen keine Untersuchungen bezüglich der Teratogenität vor, bei neueren Glykosiden wurde im Tierversuch keine Teratogenität gefunden, auch beim Menschen wurden keine Mißbildungen beobachtet. Herzwirksame Glykoside gehen in die Muttermilch über, so daß bei hochdosierter Digitalistherapie ein Abstillen erwogen werden sollte.

Wechselwirkungen

Wechselwirkungen mit zahlreichen Medikamenten sind bekannt, diese können zur Wirkungsabschwächung oder -verstärkung führen. Dies ist besonders zu beachten, da Patienten mit Herzinsuffizienz oft unter Mehrfachtherapie stehen. Tab. 5 faßt die wichtigsten Wechselwirkungen und den jeweiligen Wirkmechanismus zusammen.

Dosierung und Präparate

Übliche Digitalispräparate sind heute Digoxin, Acetyldigoxin, Methyldigoxin und v. a. bei Niereninsuffizienz Digitoxin. Bei Niereninsuffizienz können jedoch mit entsprechender Dosisreduktion auch die anderen Präparate gegeben werden. Bevorzugt werden schnelle oder mittelschnelle Aufsättigungen. Gerade bei älteren Patienten sind oft niedrige Erhaltungsdosen ausreichend, was mit mite- und pico-Präparaten leicht durchgeführt werden kann. Tab. 6 faßt die üblichen Präparate und Dosierungen zusammen.

Diuretika

Ihre Wirkung besteht in einer gesteigerten renalen Salz- und Wasserexkretion mit entsprechender Abnahme des erhöhten extrazellulären und intravasalen Flüssigkeitsgehaltes. Zusätzlich führen sie zu einer Abnahme erhöhter Vorlast- und Nachlastfaktoren durch Freisetzung vasodilatierender Prostaglandine an den Gefäßwänden. Diuretika führen zu einer Senkung der erhöhten rechts- und linksventrikulären Füllungsdrücke (Vorlastsenkung) sowie zu einer systemarteriellen Drucksenkung (Nachlastsenkung).

Drei Gruppen werden unterschieden:
- Schleifendiuretika (Furosemid, Etacrynsäure, Piretanid):
  Schneller Wirkungseintritt, starke diuretische Wirkung, auch bei Niereninsuffizienz einsetzbar, starker Kaliumverlust.
- Thiazide (Chlortalidon, Hydrochlorothiazid):
  Schonende Diurese, gute Verträglichkeit, für Kombinationsbehandlung mit ACE-Hemmern geeignet, Gefahr der Niereninsuffizienz und Hypokaliämie.
- Kaliumsparende Diuretika (Spironolacton, Triamteren):
  Schwache diuretische Wirkung, nicht bei Niereninsuffizienz und in Kombination mit ACE-Hemmern einsetzbar; meist in Kombinationspräparaten mit Thiaziden.

Die Thiaziddiuretika (meist in Kombination mit einem kaliumsparenden Diuretikum) sind für die Primärtherapie einer chronischen Herzinsuffizienz ab Stadium II ideal geeignet und lassen sich bei Krankheitsprogression (unter Weglassen des kaliumsparenden Anteils) gut mit ACE-Hemmern kombinieren. In der Primärtherapie führen sie im Gegensatz zur Digitalispräparaten bereits nach 4 Wochen zu einer signifikanten Besserung der hämodynamischen Parameter.

Schleifendiuretika wie Furosemid sind in der Akutbehandlung einer dekompensierten Herzinsuffizienz das Mittel der ersten Wahl und führen parenteral gegeben am schnellsten zu einer klinischen Besserung. Zur Dauertherapie werden sie in oraler Form im Stadium III und IV eingesetzt.

Angiotensin-Converting-Enzymhemmer

ACE-Hemmer sind bislang die einzige Stoffklasse, für die bei Patienten mit fortgeschrittener Herzinsuffizienz außer einer anhaltenden symptomatischen Besserung eine lebensverlängernde Wirkung nachgewiesen werden konnte. Auch bei leichteren Graden scheinen sie Morbidität und Sterblichkeit positiv zu beeinflussen, weshalb sie neuerdings schon im Stadium II der Herzinsuffizienz eingesetzt werden. Hierbei zeigte die Kombinationsbehandlung mit einem Diuretikum signifikant bessere Ergebnisse als eine Kombinationsbehandlung in Form von Digitalis + Diuretikum. ACE-Hemmer hemmen die endokrine Aktivierung von Angiotensin II und Aldosteron sowie die erhöhten Konzentrationen von Noradrenalin und Vasopressin und führen somit zu einer Nach- und auch Vorlastsenkung. Somit kann die im Rahmen einer chronischen Herzinsuffizienz gesteigerte neurohumorale Aktivierung abgeschwächt oder ausgeschaltet und eine weitere Progression der Insuffizienz oft verhindert werden (Tab. 7). Die Zahl der ACE-Hemmer wächst ständig („die β-Blocker der 90er Jahre"); die meisten Erfahrungen in punkto Herzinsuffizienz wurden jedoch mit den seit Anfang der 80er Jahre auf dem Markt befindlichen Captopril und Enalapril gemacht, die sich nach Wirkungseintritt und Halbwertszeit unterscheiden.

An Nebenwirkungen ist hauptsächlich die Hypotonie bedeutsam, was zu einer einschleichenden Dosierung von 6,25 mg Captopril bzw. 2,5 mg Enalapril geführt hat. Unter den heute üblichen Tageshöchstdosen von 37,5–75 mg Captopril bzw. 20 mg Enalapril trat die früher befürchtete Verschlechterung einer vorbestehenden Niereninsuffizienz nicht mehr auf. Ausgenommen davon sind die Patienten mit ein- oder beidseitigen Nierenarterienstenosen, bei denen ACE-Hemmer kontraindiziert sind. Weitere Nebenwirkungen: Geschmacksstörungen, Reizhusten, Übelkeit, Exantheme, Neutropenie.

Vorbestehende Rhythmusstörungen können durch ACE-Hemmer infolge der gesteigerten Auswurfleistung gebessert werden (keine arrhythmogenen Eigenschaften wie Digitalispräparate!). Mit Ausnahme von antikaliuretischen Diuretika (Gefahr der Hyperkaliämie!) können ACE-Hemmer mit allen anderen Wirkstoffen bei der Herzinsuffizienz kombiniert werden. Eine Monotherapie wie bei der Hypertonusbehandlung wird momentan (noch?) nicht durchgeführt. Ab Stadium II hat sich die pathophysiologisch sinnvolle Kombinationstherapie mit einem Diuretikum (Hydrochlorothiazid, Furosemid) als wirksam erwiesen, ohne daß es im Verlauf zu einer Tachyphylaxie gekommen wäre.

Tabelle 7. Beeinflussung hämodynamischer Parameter durch ACE-Hemmer

Parameter	Veränderung bei chronischer Herzinsuffizienz	Einfluß des ACE-Hemmers
Belastungskapazität	Im Stadium II–IV: ↓	↑
Auswurffraktion	↓	↑
Peripherer Widerstand	↑	↓
Schlagvolumen	↓	↑
Links- und rechtsventrikulärer Füllungsdruck	↑	↓
Herzminutenvolumen	↓	↑
Renale Durchblutung	↓	↑
Angiotensin II	↑	↓
Aldosteron	↑	↓
Noradrenalin	↑	↓

Nitrate und verwandte Substanzen

Allgemeines

Obwohl Nitrate zu den ältesten und am häufigsten verordneten Medikamenten bei der Behandlung der KHK gehören, wurden wesentliche Erkenntnisse über ihren Wirkmechanismus erst in den letzten Jahren gewonnen. Unter „Nitraten" werden Ester der salpetrigen Säure oder der Salpetersäure mit ein- oder mehrwertigen Alkoholen wie Glyzeroltrinitrat (GTN), Isosorbiddinitrat (ISDN) und dessen wirksame Metaboliten Isosorbid-2-Mononitrat (IS-2-

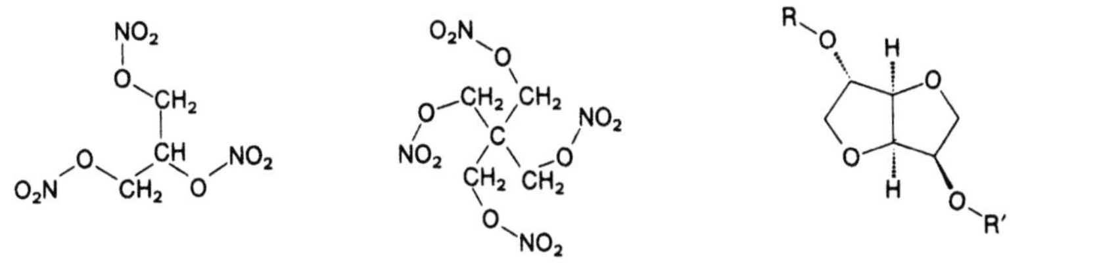

7.4 Therapeutische Ansätze und medikamentöse Therapie der Herzinsuffizienz

Abb. 4.

Glyceroltrinitrat — Pentaerythrityltetranitrat — R = NO₂ Isosorbid-2-nitrat; R' = NO₂ Isosorbid-5-nitrat; R = R' = NO₂ Isosorbiddinitrat

MN) und Isosorbid-5-Mononitrat (IS-5-MN, auch ISMN-5) zusammengefaßt. Ohne große therapeutische Bedeutung sind ältere Präparate, wie Amylnitrit, Isoamylnitrit und Pentaerythrityltetranitrat, das als Abkömmling des GTN zur oralen Dauertherapie angewandt wurde.

Während GTN vorwiegend in Form von Sprays und Kapseln als kurzfristig wirksames Medikament zur Kupierung eines Angina-pectoris-Anfalls oder intravenös zur zeitlich limitierten Dauertherapie bei der Behandlung des frischen Herzinfarkts oder der instabilen Angina pectoris verwendet wird, werden ISDN oder ISMN-5 vorwiegend zur oralen Dauertherapie der verschiedenen Formen der Angina pectoris in retardierter oder nicht retardierter Form eingesetzt. ISDN kann auch intravenös oder sublingual appliziert werden. IS-2-MN ist nicht als Medikament erhältlich.

Die verschiedenen Nitratverbindungen unterscheiden sich weniger in ihren pharmakologischen Wirkeigenschaften als vielmehr durch den Wirkungseintritt, ihrer Halbwertszeit und Wirkungsdauer (Tab. 8).

GTN wird bei sublingualer Gabe über die gut durchblutete Mundschleimhaut aufgenommen. ISDN wird während der ersten Leberpassage bereits zu einem Großteil verstoffwechselt und durch die Glutathion-Nitratreduktase in die beiden ebenfalls antianginös wirksamen Abbauprodukte ISMN-5 und IS-2-MN gespalten.

Die Abb. 4 zeigt die Strukturformeln der organischen Nitrate. Diese Substanzen führen zu einer Erschlaffung der glatten Muskulatur, wobei durch therapeutische Dosen vorwiegend die venösen Gefäße des Lungen- und Körperkreislaufs sowie die größeren epikardialen Koronararterien erweitert werden. Das bedeutet eine Abnahme der Vorlast und eine Verminderung des Sauerstoffverbrauchs. Dadurch

Tabelle 8.

Medikament		Einzeldosis	Beginn der Wirkung [min]	Wirkungsdauer [h]
Glyceroltrinitrat (GTN)				
oral	(Retardkapseln)	5–15 mg	20	2–6
sublingual	(Spray)	0,4–2,4 mg	1–3	0,5–1
intravenös	(Infusion)	0,75–8 mg/h	2–3	4–5[a]
transcrmal	(Pflaster)	5–10 mg/24 h	5–30	8–14 (24)
Isosorbiddinitrat (ISDN)				
oral, unretardiert	(Tablette)	5–20 mg	15–30	4–6
oral, retardiert	(Kapsel)	20–120 mg	30–90	6–10
sublingual	(Tablette)	5–10 mg	1–2	1–2
sublingual	(Spray)	1,25–3,75 mg	1–2	0,5–1
intravenös	(Infusion)	2–20 mg/h	2–3	4–6[a]
Isosorbidmononitrat (ISMN-5)				
oral, unretardiert	(Tablette)	20–60 mg	30	4–6
oral, retardiert	(Tablette)	20–60 mg	30–60	5–8
intravenös	(Infusion)	für Studien	2	6–10
Molsidomin				
oral, unretardiert	(Tablette)	1–4 mg	2–5	2–3
oral, retardiert	(Tablette)	8 mg	10–30	4–6

Die angegebenen Dosen und Zeiten sind durchschnittliche Werte. Mit Abweichungen ist zu rechnen. Dosierungen und Dosisintervalle müssen individuell eingestellt werden.
[a] Diese Wirkungsdauer ist mit der Dauer der Infusionstherapie korreliert und entspricht der Zeit bis zum Wiederanstieg des Blutdrucks nach Absetzen einer Dauerinfusion über ca. 48 h.

kommt es zu einer verbesserten Durchblutung in den durch Ischämie besonders gefährdeten Innenschichten des Myokards. Die antianginöse Wirksamkeit dieser Substanzen ist dosisabhängig und somit ist die Dosierung je nach Erfordernis individuell festzulegen. Die Nebenwirkungsrate ist i. allg. gering. Eine Toleranzentwicklung bezüglich der erwünschten Wirkungen (kardiovaskulärer Adaptation) kann nach derzeitiger Kenntnis vermieden werden. Es existieren zahlreiche Berichte über Toleranzentwicklung bezüglich der blutdrucksenkenden Wirkung und bezüglich des Nitratkopfschmerzes.

Molekular diskutiert man den Wirkungsmechanismus dahingehend, daß es zu einer Erweiterung der großen epikardialen Koronararterien kommt, verursacht durch einen Anstieg von cyclo-Guanosin-3',5'-monophosphat, das die Relaxation der Gefäßmuskulatur über eine Senkung der zytosolischen Ca^{2+}-Konzentration hervorrufen dürfte. Dieser Vorgang wird durch eine Aktivierung der zytoplasmatischen Guanylatzyklase in der glatten Gefäßmuskelzelle durch S-Nitrosothiole ausgelöst, die durch Reaktion von SH-Gruppen mit NO entstehen.

In der Tab. 8 werden pharmakokinetische Daten zu den Nitraten und Molsidomin wiedergegeben.

Indikationen

Spray, Zerbeißkapseln (bevorzugt Glyceroltrinitrat): Angina-pectoris-Anfall.

Retard (Kapseln bzw. Tabletten), Salbe, Pflaster: Prophylaxe und Langzeitbehandlung koronarer Durchblutungsstörungen, Angina-pectoris, Nachbehandlung des Herzinfarktes.

Unerwünschte Wirkungen

Die häufigste unerwünschte Wirkung unter Nitrattherapie ist der Kopfschmerz, der zwar häufig nach einigen Tagen unter Therapie verschwindet, aber in einigen Fällen zum Therapieabbruch führt. Weitere unerwünschte Wirkungen:
- Nausea,
- Schwindel,
- Tachykardie (reflektorisch),
- Blutdruckabfall (die Wirkung blutdrucksenkender Pharmaka wird verstärkt!).

Gleichzeitiger Alkoholgenuß kann die Nebenwirkungen verstärken.

Kontraindikationen

- Hypotone Kollapszustände,
- Schock.

Es liegen keine Informationen vor über Risiken einer Anwendung während Schwangerschaft und Stillzeit. Im ersten Trimenon der Schwangerschaft empfiehlt es sich aber besonders, diese Substanzen nur bei strenger Indikationsstellung einzusetzen. Vorsicht ist geboten bei akutem Herzinfarkt mit niedrigem Füllungsdruck sowie auch bei niedrigem Blutdruck. Als eine weitere Kontraindikation gilt die hypertrophe obstruktive Kardiomyopathie.

Pathophysiologische Aspekte

Wesentlich für die Entstehung einer akuten Ischämie ist bei vorgeschädigten, atheromatös veränderten Gefäßen ein für die Bedarfssituation inadäquater Blutfluß, der die weiteren deletären biochemischen Prozesse an der Herzmuskelzelle auslöst. Erst in der jüngsten Zeit wurde herausgefunden, daß die Endothelzellen der Gefäße, auch der Koronarien und der peripheren Venen, sich in ihren funktionellen Regelmechanismen erheblich von den übrigen Intimazellen oder Muskelzellen unterscheiden und einen wesentlichen Anteil sowohl bei der Auslösung von Ischämien als auch bei ihrer erfolgreichen Beseitigung haben.

Das Gefäßendothel ist in der Lage, endokrine Substanzen, die den Gefäßtonus regeln, zu bilden, und zwar gefäßverengende wie auch gefäßerweiternde, wie EDRF (Endothel-Derived Relaxing Factor) und konstringierende, wie EDCF (Endothel-Derived Contracting Factor). Die genaue Struktur dieser Faktoren und ihr Zusammenspiel mit anderen Regelmechanismen sind derzeit noch Gegenstand der Forschung.

Funktionell wichtig bei der Wirkung des EDRF ist der Anstieg an freiem Stickstoffmonoxid (NO) in der Gefäßmuskulatur; EDRF mag sogar identisch mit NO sein. NO wirkt auf die glatte Muskulatur der Gefäße stark erweiternd. Für die Bildung von NO ist eine NO-Synthase verantwortlich, deren Substrat L-Arginin ist; als Kofaktoren dienen NADPH und 5,6,7,8-Tetrahydrobiopterin. Stimuliert wird die Freisetzung und Bildung von EDRF in den Endothelzellen vor allem durch den P_2-Rezeptor-Agonisten ATP oder ADP, aber auch durch zwei kürzlich entdeckte Nukleotide, Diadenosintriphosphat (Ap_3A) und Diadenosintetraphosphat (Ap_4A).

Ap_3A wirkt als Auslöser der durch ADP bewirkten Thrombozytenaggregation, die Mitursache einer kritischen Gefäßeinengung sein kann. Andererseits hemmen ATP und Ap₄A die vermehrte Bildung von Prostazyklin. Auch EDRF wirkt antithrombotisch, wobei vermutlich durch ständige Wandkontakte der Thrombozyten NO freigesetzt wird, welches in den Thrombozyten aufgenommen wird und hier über eine Aktivierung der löslichen Guanylatzyklase (sGZ) zu einer cGMP-Steigerung führt. Diese wirkt antithrombotisch, indem das Calciumsignal in den Thrombozyten, das der Aktivierung und Aggregation vorausgehen muß, unterdrückt wird.

Der gefäßdilatierende Effekt von EDRF bzw. NO beruht ebenfalls auf einer Aktivierung der zytostolischen Guanylatzyklase, die die Bildung des „second messengers" cGMP katalysiert.

Die Bildung von EDRF im intakten Endothel wird einerseits durch pulsatorische Dehnungen der Gefäße bewirkt. Damit wird der α-rezeptorenbedingten konstriktorischen Wirkung auf die Gefäße entgegengewirkt.

Bei Ischämie und bei atherosklerotisch veränderten Gefäßen kann die physiologische, über EDRF vermittelte Vasodilatation entfallen, und es kommt zusätzlich zu der morphologischen auch zur vasospastischen Einengung der Strombahn. In der Situation können Nitrate das fehlende EDRF quasi ersetzen und die Spasmen samt Folgeerscheinungen bis hin zur Infarzierung verhindern. Die extrakardiale Wirkung der Nitrate an den Gefäßen senkt den venösen Rückstrom, die Vorlast, den linksventrikulären enddiastolischen Füllungsdruck und verbessert somit indirekt die subendokardiale Durchblutung.

Pharmakodynamik der Nitrate

Die Nitrate führen im glattmuskulären Stoffwechsel unter Verbrauch von SH-Gruppen zur Bildung von NO (s. oben), das über eine Stimulierung der Guanylatzyklase eine Gefäßdilatation bewirkt.

Die Wirkung der Nitrate scheint der Wirkung des EDRF auf die Muskelzelle zu entsprechen. Im Unterschied zum EDRF wird durch Nitrate eine Beeinflussung der Thrombozytenaggregation über eine Hemmung des Calciumsignals in den Thrombozyten in vitro nicht gefunden, da NO in den Thrombozyten nicht ansteigt. Dennoch ist in vivo eine Thrombozytenaggregationshemmung nachgewiesen.

Die lange bekannte Entwicklung einer relativen Toleranz gegen Nitrate, die eine diskontinuierliche Gabe erforderlich macht, scheint auf einer, möglicherweise durch Mangel an SH-Gruppen bedingten, Erschöpfung der enzymatisch ablaufenden Umwandlungsprozesse von Nitrat in NO zu beruhen.

Durch Gabe von SH-GruppenDonatoren (z. B. N-Acetylcystein) ist die Nitratwirkung zu steigern und eine Toleranz abzuschwächen.

Die EDRF-ähnliche Wirkung der organischen Nitrate bedingt die bekannten dosisabhängigen Effekte auf den Vorhofdruck, die Koronargefäßweite und den peripheren und myokardialen Gefäßwiderstand. Schon kleinste Konzentrationen von GTN (0,05 µg/kg/min) führen zu einer Vasodilatation der großen Koronargefäße und der peripheren Venen. Damit kommt es zu einer Abnahme des ventrikulären Füllungsdrucks, der myokardialen Wandspannung durch venöses Pooling und damit zu einer Senkung der Vorlast und des Sauerstoffverbrauchs des Herzens. Erst 10fach höhere Dosen (0,5 µg/kg/min) bewirken über eine Dilatation der peripheren Widerstandsgefäße eine RR-Reduktion und damit eine Nachlastsenkung. Eine weitere 40fache Konzentrationssteigerung führt zu einer Dilatation der myokardialen Widerstandsgefäße, also der kleinen Koronararteriolen, mit der Gefahr eines Coronary-steal-Phänomens.

Die Verbesserung der Koronardurchblutung ist gerade dort besonders ausgeprägt, wo eine noch nicht kalzifizierte, funktionelle Stenose mit verminderter EDRF-Freisetzung besteht. In diesen Gefäßregionen mit geschädigtem Endothel kann mit Nitraten als „Ersatz" des endogenen EDRF der oben beschriebene Circulus vitiosus durchbrochen werden.

Klinisch führen Nitrate in niedrigen und mittleren Dosen durch die Reduktion des ventrikulären Füllungsdrucks um 30–40 % zu einer Perfusionsverbesserung vor allem der besonders ischämiegefährdeten subendokardialen Ventrikelschichten und damit zu einer Normalisierung der regionalen Wandbewegungen mit einer Steigerung des Schlagvolumens. Das Herzminutenvolumen wird bei Patienten mit einer Linksherzinsuffizienz daher gesteigert, während es bei Patienten ohne Linksherzinsuffizienz mäßig sinkt.

Therapie mit Nitraten

Aufgrund ihrer Wirkungsweise sind Nitrate die Basismedikation aller Formen der koronaren Herzerkrankung. Tab. 9 zeigt ein Therapieschema für ISDN und ISMN-5. Ihre Wirkung erfolgt hauptsächlich durch eine Venodilatation mit Vorlastsenkung. Sie sind bei Patienten mit oder ohne Linksherzinsuffizienz sehr gut einsetzbar. Die Toleranzentwicklung macht eine tägliche „Nitratpause" von 6–10 h notwendig, in der keine Kardioprotektion gegen Ischämien besteht. Aus diesem Grund kann eine Nitratpflastertherapie, bei der zur Vermeidung der Wirkungsabschwächung ein 12stündiges, pflasterfreies Intervall eingehalten werden soll, nicht generell empfohlen werden (Tab. 9).

Unter einer Nitrattherapie verbessert sich die Belastungshöhe und -dauer. Angina-pectoris-Anfälle können innerhalb von Minuten beendet werden. Auch die Häufigkeit der stummen Ischämien im Langzeit-EKG nimmt ab.

Durch die starke Koronardilatation kann bei einer spastischen Angina pectoris die Sauerstoffzufuhr am Herzen verbessert und die Ischämie durchbrochen werden.

Bei der Behandlung des akuten Myokardinfarkts wurden Reduktionen des Infarktareals unter intravenöser Therapie mit GTN zwischen 25 und 41% gefunden, wobei der Therapieerfolg um so größer war, je frühzeitiger die Behandlung begonnen wurde. Wesentlich ist allerdings, daß ein Absinken des mittleren arteriellen Blutdrucks unter 80 mmHg durch Dosisanpassung vermieden wird, da dann vermutlich durch eine kritische Abnahme des koronaren Perfusionsdrucks eine Verstärkung der Ischämie ausgelöst wird. Die Verminderung der Myokardischämie bedingt eine Verbesserung der linksventrikulären hämodynamischen Funktionen und eine Abnahme der linksventrikulären Asynergien. Das Auftreten von Linksherzinsuffizienz, Reinfarkt, lebensbedrohlichen ventrikulären Extrasystolien und die Ausweitung des Infarktareals soll dabei unter Therapie mit GTN deutlich reduziert sein.

Die häufigste unerwünschte Wirkung unter Nitrattherapie ist der Kopfschmerz, der zwar häufig nach einigen Tagen unter Therapie verschwindet, aber in einigen Fällen zum Therapieabbruch führt. Selten kommt es bei Patienten mit niedrigem ventrikulärem Füllungsdruck zu einem kritischen Blutdruckabfall und extrem selten zu einer vasovagalen Reaktion mit Blutdruckabfall und Bradykardie. Ohne klinische Bedeutung ist eine beschriebene leichte Reduktion des pO_2 nach sublingualer Gabe von GTN.

Senkt eine Nitrattherapie die Mortalität bei KHK?

Hinweise einer Verbesserung der Mortalität nach Infarkt unter Nitrattherapie gibt es viele. Alle Studien weisen jedoch Mängel auf, die eine statistisch sichere Aussage noch nicht zulassen.

Unter einer im Mittel 11monatigen Postinfarkttherapie mit ISDN betrug die Mortalität in der ISDN-Gruppe 10% im Vergleich zu 25,6% in der Plazebogruppe ($p < 0,05$). Eine Zusammenfassung von 7 unterschiedlichen Interventionsstudien mit GTN bei 851 Patienten zeigte eine signifikante Senkung der Früh- und Gesamtmortalität von 20,5% in der Plazebogruppe auf 12,0% in der Verumgruppe ($p < 0,001$). In der Spätphase zwischen 3 und 18 Monaten konnten bei 553 Patienten keine signifikant unterschiedlichen Mortalitätsraten (11,5% in der Plazebo- und 10,3% in der Nitratgruppe) gefunden werden.

Tabelle 9. Therapieschema für Isosorbiddinitrat (ISDN) und Isosorbidmononitrat (ISMN-5) zur Vermeidung einer Toleranzentwicklung

		7.00 Uhr	12.00 Uhr	17.00 Uhr	19.00 Uhr
ISDN					
	unretardiert	1040 mg	10–40 mg	[10–40 mg]	–
	retardiert	40–120 mg	[40–120 mg]	–	–
(oder)	retardiert	40–120 mg	–	–	Molsidomin ret. (8 mg)[a]
ISMN-5					
	unretardiert	20–40 (60) mg	20–40 mg	[20–40 mg]	–
	retardiert	20–60 mg	–	–	–[b]
(oder)	retardiert	20–60 mg	–	–	Molsidomin ret. (9 mg)[a]

Die angegebenen Dosen und Zeiten sind durchschnittliche Angaben. Die Therapie mit Nitraten muß an die Bedürfnisse des einzelnen Patienten angepaßt werden. Dadurch können im Einzelfall andere Dosen und Zeitpunkt der Medikamenteneinnahme günstiger sein als die angegebenen.

Die in [ ] Klammern gesetzten Dosen können zusätzlich gegeben werden, wenn das nitratfreie Intervall zu lang ist und deshalb pektanginöse Beschwerden auftreten.

a Für diese Empfehlung existiert noch kein klinischer Nachweis einer Überlegenheit gegenüber der Dauertherapie mit Nitraten. Die Kombination von Nitraten mit der verwandten Substanz Molsidomin basiert auf der Annahme, daß sich gegen Molsidoramin keine Toleranz entwickelt. Dieses Schema ist dann einzusetzen, wenn der Patient ein nitratfreies Intervall nicht toleriert. Positive klinische Erfahrungen liegen vor.

b Die Dosis wird je nach zeitlichem Maximum der Beschwerden morgens oder abends gegeben. Eine zweite Tagesdosis sollte nur nach sorgfältigem Abwägen in schweren Fällen gegeben werden.

Transdermale Nitrattherapie

Aufgrund der Molekülgröße und physikochemischen Eigenschaften boten sich das Glyceroltrinitrat (GTN) und das Isosorbiddinitrat (ISDN) zur transdermalen Applikation an. Nachdem zunächst eine langanhaltende antianginöse Wirksamkeit durch Salbenapplikation nachweisbar war, verdrängten in der Folgezeit jedoch orale Retardformen des Glyceroltrinitrats und des Isosorbiddinitrats die zwar gut wirksamen, aber wegen schlechter Reproduzierbarkeit der Dosis und der umständlichen Handhabung für den Patienten weniger gut geeigneten Salbenzubereitungen.

Eine Renaissance transdermaler Nitrattherapie unerwarteten Ausmaßes setzte Anfang der 80er Jahre ein, als verschiedene Hersteller transdermale Nitrattherapie in Form der Nitratpflaster zur Therapie der Angina pectoris anboten. Vor allem zwei Eigenschaften dieser Präparate spielten in den damaligen Überlegungen eine Rolle:

– Umgehung der erwiesenen Nitratwirkungsabschwächung unter Langzeittherapie durch Anwendung „minimaler" Dosen und
– 24-h-Wirkung bei Applikation eines Pflasters.

Es stellte sich bereits 1985 heraus, daß eine größere Anzahl GTN-Pflasterstudien eine Erhöhung der Belastbarkeit nur über einen Zeitraum zwischen 2 und 8 h nach Applikation ergaben. Unter Dauertherapiebedingungen bei 24stündigem Pflasterwechsel über einen Zeitraum von 7–10 Tagen konnte die 24-h-Wirkung sowie die Wirksamkeit in der Langzeittherapie nicht erbracht werden. So stand bald fest, daß das Ausbleiben der antianginösen Wirksamkeit unter Dauertherapie auf einer Toleranzentwicklung unter diesem Therapieprinzip beruht. Während beim Vergleich von Glyceroltrinitrat-Pflastern mit einer unterschiedlichen Wirkstofffreisetzung von 5 bis 30 mg pro 24 h im Vergleich mit den Kontrollwerten signifikante Abnahmen der ST-Streckensenkung nachweisbar waren und dies jeweils zum Zeitpunkt von 2,5 h post applicationem, zeigte sich 24 h nach Erstapplikation keine signifikante Wirksamkeit gegenüber dem Kontrollwert. Auch 2,5 h nach Zweitapplikation konnte ebenfalls kein Effekt mehr nachgewiesen werden.

Somit mußte auch bei den zu insgesamt sehr niedrigen GTN-Plasmakonzentrationen führenden Nitratpflastern eine Toleranzentwicklung in Betracht gezogen werden, die jedoch durch ein ausreichend langes pflasterfreies Intervall umgangen werden kann. Damit war das ursprünglich angestrebte Konzept des 24-h-Schutzes durch Nitratpflaster nicht aufrechtzuerhalten. Vielmehr muß zur effektiven Langzeitbehandlung, ähnlich wie beim Einsatz beispielsweise der oralen Nitratformen, von einer Intervalltherapie Gebrauch gemacht werden, um ein Wiederansprechen, also im hämodynamischen Sinne gesprochen, um eine Vasodilatation dann wieder zu gewährleisten.

Eine derartige, von Rudolph genannte Intervalltherapie läßt sich aber nur auf 2 Wegen verwirklichen:

– Der Patient entfernt nach ca. 10 h das Nitratpflaster, um nach einem „pflasterfreien Intervall" von ca. 14 h die Zweitapplikation vorzunehmen. Wird das Pflaster nicht rechtzeitig abgenommen, muß mit Wirkungsabschwächung oder Wirkungsverlust gerechnet werden. Hinzu kommt in diesem Falle noch, daß der Patient während der pflasterfreien Zeit von 14 h ungeschützt ist und dies auch so empfindet. Neben dem Fehlen der ausreichenden GTN-Plasmakonzentration muß zusätzlich mit einer psychischen Belastung, der Angst vor einem Angina-pectoris-Anfall, des Patienten gerechnet werden.
– Ein zu entwickelndes Pflaster gibt den Wirkstoff nur über ein bestimmtes Zeitintervall an die Haut ab. Dies ist galenisch bis jetzt und wohl auch bis in nahe Zukunft nicht ohne weiteres lösbar.

Geht man von der in letzter Zeit erarbeiteten Erkenntnis aus, daß die kontinuierliche Anwendung von Nitraten zur Toleranzentwicklung führt, so müßte man durch einen Abfall des Nitratspiegels im Laufe des Tages, einem sog. nitratarmen Intervall, die Toleranzentwicklung verhindern. Das Konzept, das z. Z. von den meisten Klinikern unterstützt wird, ist die zweimalige tägliche Dosierung, nämlich frühmorgens und noch einmal mittags oder nachmittags. So wird über Nacht mit Sicherheit ein nitratarmes Intervall erreicht. Dies trifft aber natürlich nur für die Patienten zu, die insbesondere an einer belastungsinduzierten Angina leiden und die daher ihre Anfälle vorzugsweise während des Tages bekommen. Es gibt aber nicht wenige Patienten auf der anderen Seite, die eine nächtliche, namentlich morgendliche Angina pectoris haben und die natürlich eine andere Dosierungsempfehlung dann erhalten müssen, ebenso wie des öfteren eine Kombinationsbehandlung notwendig sein wird.

Während somit selbst niedrigste, aber kontinuierlich bestehende Nitratplasmakonzentrationen, wie sie bei der Pflastertherapie auftreten, nachgewiesenermaßen Wirkungsabschwächung oder Wirkungsverlust zu induzieren imstande sind, werden andererseits hochdosierte retrahierte ISDN-Präparate mit einer täglichen Einmalgabe trotz temporär hoher ISDN-, IS-2-N- und IS-5-N-Konzentrationen, auch in der Langzeittherapie mit großem Erfolg eingesetzt. Dieser überraschende Befund wird heute dahingehend interpretiert, daß durch niedrige, aber konstante Nitratplasmakonzentrationen die Nitrattoleranz in der Dauertherapie nicht umgangen werden kann. Wichtig scheint vielmehr ein Auf und Ab der Nitratspiegel zu sein. Eine solche „Undulation" kann bei ausreichender Amplitude auch auf einem relativ höheren Konzentrationsniveau des Nitrates im Blut ablaufen.

Diesen pharmakokinetischen Kriterien entspricht ein Transdermalspray auf Isosorbiddinitratbasis. Nach Anwendung dieses Sprays erreichen die Serumkonzentrationen von ISDN mit 3,17 ng/ml etwa nach 4 h ihr Maximum. Im Zeitraum von 15 h post applicationem fallen die ISDN-Konzentrationen unter das Niveau von 1,0 ng/ml, das als unterer Schwellenwert des therapeutischen Konzentrationsbereiches für ISDN angesehen wird. So stellen 2 Sprühstöße (1- bis 2mal täglich 30–60 mg ISDN) eine hochwirksame transdermale Applikationsform dar, wobei in der Langzeittherapie keine Wirkungsabschwächung in Form der Nitrattoleranz auftritt. In einigen Studien ließ sich nachweisen, daß nicht nur die Anfallshäufigkeit eklatant zurückgeht, sondern daß auch die Belastungstoleranz erheblich ansteigt und die ischämischen Reaktionen im Belastungs-EKG statistisch signifikant zurückgehen. Eine Stunde nach Aufsprühen hat ein Abwaschen des verbleibenden dünnen Films auf der Haut keinen Einfluß bezüglich der Wirksamkeit des Sprays. Es konnte weiterhin gezeigt werden, daß die Patientencompliance sehr hoch ist und daß gerade bei weiterer oraler Tabletteneinnahme diese Applikationsart einen besonderen Vorteil darstellt.

Aufgrund der aktuellen Daten steht fest, daß die Nitratpflaster, wie sie heute verwendet werden, nicht die ursprünglich angenommene 24-h-Wirkung besitzen und daß sie zur Langzeittherapie nicht geeignet sind, da sie ohne Einhaltung eines pflasterfreien Intervalls sehr schnell der Nitrattoleranz unterliegen können. Ein ISDN-Transdermalspray bietet hingegen die Möglichkeit der sicheren Langzeittherapie, ohne auf die Vorteile einer Wirkstoffgabe über die Haut verzichten zu müssen. Darüber hinaus gibt es keine Adhäsionsprobleme, Pflasterallergien oder Schwierigkeiten, den Alltagsverrichtungen nachzukommen. Schließlich sollte auch der psychologisch günstige Effekt des Sprays berücksichtigt werden.

Nitratverwandte Substanzen
Molsidomin

Molsidomin hat eine ähnliche Wirkung wie die Nitrate. Molsidomin wird fast vollständig aus dem Magen-Darm-Trakt resorbiert und in der Leber zu 3-Morpholinosydnonimin (SIN-1) metabolisiert, welches nichtenzymatisch durch Öffnung des Oxidazolringes zu N-Morpholino-N-nitroso-amino-acetonitril (SIN-1A) umgewandelt wird. SIN-1A ist als wirksamer Metabolit wegen seiner N-NO-Gruppe (Nitrosamin) ähnlich wie die Nitrate vasodilatierend vor allem auf den venösen Gefäßbereich wirksam. Da SIN-1A durch spontane NO-Freisetzung unabhängig von Thiolgruppen die Guanylatzyklase aktiviert und eine Relaxation der glatten Gefäßmuskeln auslöst, soll unter Molsidomin keine toleranzbedingte Wirkungsabschwächung auftreten. Allerdings fehlen auch hier sichere klinische Ergebnisse. Die maximale Wirkung wird nach ca. 1–2 h erreicht, dauert 4–5 h an und ist bei über 50 % der Patienten nach 7–8 h nicht mehr nachweisbar (s. Tab. 8).

Molsidomin führt zu einer venösen Gefäßerweiterung mit einer rechts- und linksventrikulären Füllungsdruckreduktion. Erst in höheren Dosierungen wirkt Molsidomin auf den arteriellen Gefäßschenkel. Eine deutliche Hemmung der Thrombozytenaggregation wurde auch klinisch nachgewiesen. Wegen der ausgeprägten Senkung des diastolischen Pulmonalarteriendrucks und des Drucks im rechten Vorhof wirkt Molsidomin auch besonders bei Patienten mit einer Linksherzinsuffizienz. Während bei Patienten ohne Linksherzinsuffizienz das Herzminutenvolumen nur gering abnimmt, bleibt es bei Patienten mit einer Linksherzinsuffizienz gleich oder nimmt bei schweren Formen zu.

Nebenwirkungen sind selten und ähneln denen der Nitrate. Die Inzidenz von Kopfschmerzen scheint geringer zu sein als bei Nitraten. Molsidomin wird derzeit meist als Ersatzmittel für Nitrate empfohlen. Der Verdacht auf eine kanzerogene Potenz ist für den Menschen weitgehend ausgeräumt. Molsidomin hat wie die organischen Nitrate eine sichere antianginöse Wirksamkeit, was sich in einer Verbesserung der Arbeitskapazität um ca. 80 % und einer Zunahme der Belastungsdauer um ca. 50 % widerspiegelt. Die Häufigkeit von Angina-pectoris-Anfällen wird vermindert, was mit einer Reduktion der ST-Streckensenkungen im Langzeit-EKG einhergeht.

Durch sein nitratgleiches Wirkprofil kann Molsidomin wohl auch in der Behandlung der instabilen Angina, des Myokardinfarkts und der Postinfarktangina eingesetzt werden. Das Präparat ist einerseits als Alternative zu sehen, wenn unter organischen Nitraten der Kopfschmerz nicht zu beherrschen ist, andererseits kann Molsidomin als Ergänzung zur Nitrattherapie eingesetzt werden, um die „Nitratpause" zu überbrücken (s. Tab. 9). Die morgendliche Einmalgabe von retardiertem ISDN zur Vermeidung einer Nitrattoleranz kann zur sicheren 24stündigen antianginösen Therapie mit einer abendlichen Gabe von retardiertem Molsidomin kombiniert werden. Größere Studien mit gesicherten Aussagen zur Infarktreduktion, Prognoseverbesserung und Kombinationstherapie stehen noch aus.

Nitroprussid-Natrium

Nitroprussid-Natrium war in den USA in der Behandlung des frischen Herzinfarkts lange verbreitet.

Das Medikament ist nur zur intravenösen Behandlung erhältlich und ist daher zu einer Dauertherapie nicht geeignet.

Auch Nitroprussid-Natrium erweitert die Gefäße über eine vermehrte Bildung von NO. Neben NO entsteht im zirkulierenden Blut unter Verbrauch von SH-Gruppen Cyanid, das in der Leber zu Thiocyanat (Rhodanid) umgewandelt wird. Thiocyanat wird renal ausgeschieden. Gelegentlich kommt es zu Vergiftungen durch Cyanid (Infusionsgeschwindigkeit > 2 µg/min/kg KG) oder, besonders bei eingeschränkter Nierenfunktion, durch Thiocyanat (Infusionsdauer länger als 24–48 h).

Nitroprussid-Natrium wirkt – ähnlich wie überdosierte Nitrate – auf den venösen und arteriellen Gefäßschenkel gleichermaßen dilatierend, so daß neben einer rechts- und linksventrikulären Füllungsdruckreduktion eine deutliche Verminderung des arteriellen Blutdrucks auftritt. Diese bewirkt eine reflektorische Herzfrequenzsteigerung. Die starke Blutdrucksenkung in Verbindung mit der Steigerung der Herzfrequenz kann durch die diastolische Aortendruckreduktion zu einem Abfall des myokardialen Perfusionsdrucks und einer sich daraus ergebenden Myokardischämie führen. Ferner kann Nitroprussid-Natrium durch ein Coronary-steal-Phänomen zu einer Verschlechterung der myokardialen Ischämie führen.

Aufgrund der kurzen Plasmahalbwertszeit von wenigen Minuten kann der Abfall des Blutdrucks jedoch auf den gewünschten Wert „titriert" werden. Diese Eigenschaft ist günstig bei der Therapie der hypertensiven Krise.

Bei Patienten mit Linksherzinsuffizienz und erhöhtem peripheren Gefäßwiderstand kann Nitroprussid-Natrium möglicherweise einen positiven Effekt auf die Überlebensrate der Patienten haben, wenn initial der linksventrikuläre Füllungsdruck über 15 mmHg, das Herzminutenvolumen unter 2,5 l/min/m^2 und der diastolische Blutdruck über 60 mmHg liegen.

Dennoch sollte aufgrund der geschilderten therapeutischen Nachteile und Nebenwirkungen bei der Therapie des Herzinfarkts Nitroprussid-Natrium nicht eingesetzt werden.

Zusammenfassung

Nitrate bilden die Grundlage in der Behandlung aller Formen der KHK. Bei günstigen Therapiekosten ist die Komplikations- und Nebenwirkungsrate relativ gering. Molsidomin ist zur Behandlung der Angina pectoris als Alternative oder Ergänzung zur Nitrattherapie geeignet.

Glyzeroltrinitrat und Isosorbiddinitrat können auch transdermal appliziert werden, wobei der First-pass-Effekt vermieden werden kann. Neben den neueren therapeutischen Systemen sind auch noch Salbenzubereitungen gebräuchlich, die auf die Brusthaut oder die Innenseite der Oberarme aufgetragen werden (Mindestfläche 15×15 cm).

Bei intravenöser Dauerinfusion muß die Dosierung individuell erfolgen.

Empfehlenswert ist auch die freie Kombination mit einem β-Rezeptorenblocker oder Calciumantagonisten. Die fixe Kombination von organischen Nitraten mit Herzglykosiden ist wegen der Notwendigkeit einer individuellen Dosierung beider Stoffe wenig sinnvoll.

Einige Handelspräparate enthalten fixe Kombinationen von organischen Nitraten mit sedierenden Stoffen. Dabei muß folgendes beachtet werden:

Die Wirkungsdauer der organischen Nitrate ist i. allg. kürzer als die der Sedativa.

Die Dosis des organischen Nitrats ist oft sehr niedrig oder sogar zu niedrig.

Eine Dosissteigerung kann meistens wegen der dann unerwünscht starken Sedierung mit zu starker Beeinträchtigung des Reaktionsvermögens nicht vorgenommen werden.

Andere Vasodilatanzien
Hydralazin

Dieser direkt an den peripheren Gefäßen angreifende Vasodilatator (Nachlastsenkung) kann in Kombination mit Isosorbiddinitrat die Sterblichkeit im Stadium III und IV senken. Wegen der erforderlichen hohen Dosen (3mal 100 mg) muß die Therapie jedoch häufig infolge gravierender Nebenwirkungen (z. B. Lupus erythematodes) abgebrochen werden.

Minoxidil und Prazosin haben aufgrund von Nebenwirkungen und Toleranzentwicklung in der Behandlung der Herzinsuffizienz keine Bedeutung erlangt; Nitroprussid-Natrium (nur lichtgeschützt i. v. applizierbar) ist bei einer akuten Linksherzinsuffizienz im Rahmen der hypertensiven Krise indiziert.

Calciumantagonisten
(Nifedipin, Verapamil, Diltiazem)

Sie haben am Myokard primär eine negativ inotrope und negativ dromotrope Wirkung; durch die periphere Vasodilatation bewirken sie jedoch auch eine Nachlastsenkung. Bei Akutgabe bei Patienten mit schlechter linksventrikulärer Funktion (instabile Angina pectoris, Hypertonie) trat keine Verschlechterung der kardialen Funktion ein; erste Studien mit Diltiazem (schwächste negativ-inotrope Wirkung) bei der dilatativen Kardiomyopathie waren erfolgversprechend.

Zur Routinetherapie können sie nicht eingesetzt werden, eine zusätzliche Gabe von Calciumantagonisten trotz Herzinsuffizienz (z. B. Angina-pectoris-Patienten) ist jedoch möglich.

Andere positiv inotrope Pharmaka

Für die Dauertherapie der Herzinsuffizienz haben sich andere positiv inotrope Pharmaka bisher nicht etablieren können. Dagegen sind Katecholamine und Phosphodiesterasehemmer aufgrund der guten Steuerbarkeit für die Therapie der akuten Herzinsuffizienz verfügbar.

Katecholamine
Allgemeines

Katecholamine haben vasokonstriktorische (α-adrenerge) und vasodilatatorische (β_2-adrenerge) Wirkungen am Gefäßsystem und am Myokard durch Errregung von β_1-Rezeptoren positiv inotrope Wirkungen. Die Erregung kardialer β-Rezeptoren geht aber immer auch mit einer positiven Bathmotropie, Dromotropie und Chronotropie einher. Durch Erregung entsprechender Rezeptoren wird die Adenylzyklase aktiviert, was zur Umsetzung von ATP in cAMP führt. Am Myokard führt dies zur vermehrten Calciumfreisetzung aus dem sarkoplasmatischen Retikulum und damit zur Kontraktilitätssteigerung. Eingesetzt werden Dopamin, Dobutamin sowie seltener Adrenalin und Noradrenalin. Katecholamine werden bei akuter Myokardinsuffizienz bzw. im kardiogenen Schock eingesetzt. Die Verwendung sollte unter intensivmedizinischen Bedingungen erfolgen, möglichst auch mit entsprechendem hämodynamischen Monitoring. Nachteilig sind die rasche Toleranzentwicklung (innerhalb von 24–72 h) sowie die arrhythmogene Wirkung. Bei Erhöhung der Kontraktilität und auch der Frequenz muß mit einer Erhöhung des Sauerstoffbedarfs gerechnet werden, was gerade im ischämischen Myokard mit einer Verschlechterung der Myokardfunktion einhergeht, soweit dieser Effekt nicht durch einen Abfall des linksventrikulären Füllungsdruckes und damit der Wandspannung kompensiert wird. Daher muß gerade beim akuten Myokardinfarkt und der ischämischen Herzinsuffizienz sehr genau titriert werden. Wie schon im Kapitel über die Digitalistherapie ausführlich dargestellt, muß beim insuffizienten Herzen mit steigender Frequenz anders als im gesunden Myokard mit einem Kontraktilitätsverlust gerechnet werden. Vor Überschreitung der Höchstdosen kann wegen Provokation schwerster Ischämien und damit Wandbewegungsstörungen nur gewarnt werden. Bei akuter Verschlechterung einer zuvor bestehenden chronischen Herzinsuffizienz wird die Wirkung der Substanzen häufig dadurch limitiert, daß bei erhöhten peripheren und myokardialen Katecholaminspiegeln eine Verarmung des Myokards an β-Rezeptoren vorliegt [3]. Mit einem Wirkungsverlust von bis zu 50 % ist daher bei der chronischen Herzinsuffizienz zu rechnen [14]. Katecholamine sind bisher für die klinische Routine nur intravenös verfügbar, eine orale Dauertherapie (z. B. mit dem β-Rezeptor-Agonisten-Xamoterol) erscheint auch aufgrund von pathophysiologischen Überlegungen (bereits maximale Stimulation des sympathoadrenergen Systems bei chronischer Herzinsuffizienz) von fraglichem

Wert. Vorteil aller Katecholamine ist die kurze Halbwertszeit der Substanzen von nur wenigen Minuten und damit ihre gute Steuerbarkeit. Bei metabolischer Azidose und Hypoxämie nimmt die Ansprechbarkeit der Rezeptoren auf Katecholamine ab, so daß bei Myokardinsuffizienz neben der positiv inotropen Behandlung auch der Ausgleich einer Azidose und eine großzügige Indikation zur Beatmung gewährleistet sein muß.

- *Dopamin* ist ein natürlich vorkommendes Katecholamin, das im unteren Dosisbereich positiv inotrop und vasokonstriktorisch wirkt. Bei Erhöhung der Füllungsdrücke (PCP-Anstieg und Anstieg des systemischen Widerstandes) wird die positive Inotropie mit einem erhöhten Sauerstoffverbrauch und mit einer Abnahme der Koronarperfusion erkauft [14]. Im höheren Dosisbereich steigt die Herzfrequenz an, die weitere Steigerung des Herzminutenvolumens ist v. a. durch eine Herzfrequenzerhöhung bedingt. Die Nierendurchblutung und die Mesenterialdurchblutung nimmt in allen Dosisbereichen über Stimulation spezifischer, dopaminerger Rezeptoren zu.

- *Dobutamin*, ein synthetisches Katecholamin, zeigt in einem weiten Dosisbereich eine stark positiv inotrope Wirkung ohne wesentliche Herzfrequenzsteigerung oder verstärkte Arrhythmiebildung [23]. Der periphere Widerstand nimmt leicht ab. Bei absinkendem Pulmonalkapillardruck und Füllungsdruck ist der Sauerstoffbedarf trotz positiver Inotropie gleichbleibend. Diastolischer und mittlerer arterieller Blutdruck steigen bis zum mittleren Dosisbereich nur leicht an.

- *Noradrenalin* steigert über α-Rezeptorenstimulation stark den arteriellen Gefäßwiderstand und den arteriellen Blutdruck, die Herzfrequenz bleibt gleich oder nimmt reflektorisch ab. Bei der akuten Lungenembolie mit Schock scheint Noradrenalin aufgrund der Vasopression günstig zu sein [13].

- **Adrenalin** steigert sehr stark die Herzfrequenz und ist stark arrhythmogen. Es ist Mittel der Wahl beim anaphylaktischen Schock, bei Reanimationen und beim Status asthmaticus.

- *Dopexamin* ist ein synthetisches Katecholamin, das ähnliche Wirkungen wie Dopamin zeigt. Es steigert Herzzeitvolumen und Schlagvolumen stärker, zeigt aber auch einen stärkeren Herzfrequenzanstieg. Der arterielle Blutdruck sinkt [13]. Die Substanz ist bisher in Deutschland nicht zugelassen.

Die speziellen Nebenwirkungen der einzelnen Katecholamine sind in Tabelle 10 aufgelistet.

Kontraindikationen

Kontraindikationen sind tachykarde Herzrhythmusstörungen und die Aortenstenose – außer im Fall der Dekompensation mit echokardiographisch nachweisbarer Pumpfunktionsstörung und die hypertrophe obstruktive Kardiomyopathie. Katecholamine können bei Aortenstenose und hypertropher obstruktiver Kardiomyopathie den Druckgradienten erhöhen.

Wechselwirkungen

Wechselwirkungen mit Antidiabetika (verstärkte Blutzuckersenkung) und mit tri- und tetrazyklischen Antidepressiva und Guanethidin (Erhöhung der sympathomimetischen Wirkung) sind zu beachten.

Übersicht über die Arzneistoffe

Wichtige Präparate und Dosierungen sind in Tab. 11 zusammengefaßt.

Tabelle 10. Spezielle Nebenwirkungen einzelner Katecholamine

Katecholamin	Nebenwirkung
Dopamin	Herzfrequenzerhöhung
	In hohen Dosen akrale Nekrosen
	Nach Therapieende anhaltende Depression von Schlagvolumen und Herzminutenvolumen, daher ausschleichende Dosierung
	Akrale Nekrosen
	Angina pectoris
Noradrenalin	Wegen der starken Erhöhung des peripheren Widerstands bei Myokardinsuffizienz allenfalls in aussichtslosen Fällen
Adrenalin	Angina pectoris

Tabelle 11. Katecholamine: Rezeptorenstimulation und Dosierungen

Handelspräparate und Arzneistoff	Rezeptorenstimulation				Indikation	Dosierung
	α	$β_1$	$β_2$	dopaminerg		
Dobutamin Dobutrex Dobutamin Guilini	(+)	+++	+	–	Low-output-Syndrom mit erhöhten Widerständen im großen und kleinen Kreislauf	Initial und als Erhaltungsdosis 2,5–10 (bis 20) µg/kg KG/min
Dopamin Dopamin Guilini	+++	+++	+	+++	Dopaminwirkung auf die Rezeptoren dosisabhängig: bis 3 µg/kg KG/min dopaminerge Stimulation, bis 10 µg/kg KG/min überwiegend β-Rezeptorenstimulation, oberhalb 10 µg/kg KG/min ausschließlich α-Rezeptorenstimulation, α-Rezeptorenwirkung direkt und indirekt, indirekt über Noradrenalinfreisetzung aus den präsynaptischen Vesikeln	Initialdosis 200–1200 µg/min bzw. 1–30 g/kg KG/min, Erhaltungsdosis 2–10 (bis 20) µg/kg KG/min
Noradrenalin Arterenol	+++	+	–	–	Bei akuter Herzinsuffizienz nur in verzweifelten Fällen	Initialdosis 0,05–0,4 µg/kg KG/min, Erhaltungsdosis 0,1–0,2 µg/kg KG/min
Adrenalin Suprarenin	+++	+++	++	–	Vor allem bei perakutem Pumpversagen im Rahmen von Reanimationen	Initialdosis 0,5–1 mg i. v. oder intratracheal, auf 10 ml physiol. NaCl-Lösung verdünnt, Erhaltungsdosis 0,1–0,2 µg/kg KG/min

Phosphodiesterasehemmstoffe oder Inodilatatoren

Theophyllin und Theophyllinderivate (Afonilium, Euphyllin, Bronchoparat) hemmen unspezifisch die Phosphodiesterasen in verschiedenen Organsystemen. Wegen der unerwünschten Wirkungen – Herzrhythmusstörungen, Agitiertheit, Herzfrequenzanstieg, ausgeprägte Vasodilatation – haben sie heute keine Bedeutung mehr in der Therapie der akuten Herzinsuffizienz.

Die heute in der Therapie der Herzinsuffizienz verwendeten Phosphodiesterasehemmstoffe blockieren selektiv die Phosphodiesterase III und damit den Abbau von zyklischem AMP [25]. Hierdurch steigt die Konzentration an zyklischem AMP, wodurch der Calciumeinstrom in die Zelle zunimmt. Der Anstieg an intrazellulärem Calcium führt zur Kontraktilitätszunahme. Diskutiert wird zusätzlich ein direkter calciumsensitivierender Effekt auf die Myokardfaser durch einige Phosphodiesterasehemmstoffe, z. B. Pimobenden [25]. Neben der positiv inotropen Wirkung am Herzen sowie einer positiv lusitropen Wirkung (verbesserte diastolische Relaxation) führen die Phosphodiesterasehemmer an der glatten Gefäßmuskulatur durch Erhöhung des cAMP-Spiegels zu einem erhöhten Calciumefflux mit intrazellulärer Abnahme der Calciumkonzentration und konsekutiv zu einer Vasodilatation und wirken damit nachlastsenkend. Der Füllungsdruck sinkt, das Herzminutenvolumen steigt [21, 22]. Wegen der positiv inotropen und vasodilatierenden Wirkung werden sie auch als Inodilatoren bezeichnet. Da sie unabhängig vom β-Rezeptor wirken, stellen sie bei akuter Verschlechterung einer chronischen Herzinsuffizienz mit verminderter β-Rezeptordichte sowie bei Tachyphylaxieentwicklung gegenüber Katecholaminen auch bei therapierefraktärer akuter Herzinsuffizienz eine therapeutische Ergänzung dar [24]. Allerdings muß aufgrund einer Zunahme inhibitorischer G-Proteine auch bei den Phosphodiesterasehemmern mit einer Wirkungsabschwächung gerechnet werden [25]. Insbesondere beim „Bridging" vor Herztransplantation [11] und bei postoperativer Herzinsuffizienz [19] ist der Einsatz sinnvoll. Die orale Resorption dieser Substanzen ist zwar gut, jedoch haben Studien mit Amrinon und Milrinon negative Langzeiteffekte ergeben, insbesondere eine erhöhte Mortalität durch plötzlichen Herztod [7, 15].

Indikationen

Bei therapieresistenter Herzinsuffizienz können Phosphodiesterasehemmstoffe im Rahmen der Intensivmedizin eingesetzt werden. Die Wirkung ist synergistisch zu der der Katecholamine, eine Tachyphylaxie scheint nicht so schnell einzutreten. Insbesondere als Bridging vor Herztransplantation haben sie sich bewährt sowie auch bei postoperativer Herzinsuffizienz.

Nebenwirkungen

Wegen der längeren mittleren Halbwertszeit von 2,3–3,2 h sind die Phosphodiesterasehemmer schlechter steuerbar als Katecholamine. Die Nebenwirkungen sind bedingt durch die gleichzeitige positive Chronotropie, Dromotropie, Bathmotropie und – je nach hämodynamischer Ausgangssituation – periphere Vasodilatation. Besonders zu beachtende Nebenwirkungen sind in Tab. 12 aufgelistet.

Kontraindikationen

Kontraindikationen sind Volumenmangel, Aortenstenose, hypertrophe obstruktive Kardiomyopathie, Ventrikelaneurysma und supraventrikuläre Tachyarrhythmien.

In der Schwangerschaft und Stillzeit gelten Phosphodiesterasehemmer als kontraindiziert, da ausreichende Erfahrungen beim Menschen nicht vorliegen. Der Tierversuch erbrachte keine Hinweise auf embryotoxische oder teratogene Wirkungen. Es ist nicht bekannt, ob Phosphodiesterasehemmer in die Muttermilch übergehen.

Wechselwirkungen

Da in der Pharmakotherapie der Herzinsuffizienz häufig eine Kombinationstherapie nötig ist, sind Wechselwirkungen besonders zu beachten. Klinisch relevant sind v. a. Wechselwirkungen mit Diuretika, ACE-Hemmern sowie mit Katecholaminen. Tab. 13 faßt wichtige Wechselwirkungen zusammen.

Wegen möglicher Inkompatibilitäten mit Lösungsmitteln (Glukose) und anderen Pharmaka (Furosemid, Katecholamine) und möglicher Venenreizung ist die separate Gabe über einen Zugang – am besten über ein Lumen eines zentralvenösen bzw. Pulmonaliskatheters – sinnvoll. Aufgrund der Schwere der Herzinsuffizienz ist eine engmaschige Kontrolle von Schlagvolumenindex, Herzindex, Pulmonalisdrücken und Widerständen im großen und kleinen Kreislauf neben dem sonstigen intensivmedizinischen Monitoring sinnvoll.

Übersicht über die Arzneistoffe

Zur Zeit sind alle PDE-III-Inhibitoren nur als i. v.-Lösungen für die Akuttherapie zugelassen. Die orale Therapie konnte zwar z. T. die Symptomatik der Patienten verbessern, führte jedoch in den Studien mit

Tabelle 12. Nebenwirkungen der Phosphodiesterasehemmstoffe

Nebenwirkung	Bemerkung
Herzfrequenzerhöhung	Erhöhung des Sauerstoffbedarfs
Ventrikuläre Rhythmusstörungen	Einsatz daher unter intensivmedizinischem Monitoring, Dosistitration
Tachyarrhythmia absoluta	
RR-Abfall	Wenn Vasodilatation ausgeprägter als positiv inotrope Wirkung, daher besonders bei fortgeschrittenem Low-output-Syndrom einschleichende Dosierung
Selten:	
Thrombozytopenie	Kontrolle des Blutbildes
Anstieg der Transaminasen, Cholestase	Kontrolle von GOT, GPT, Glutamyltransferase, AP
Myalgien	
Störungen von Geschmacks- und Geruchsempfinden	

Tabelle 13. Wechselwirkungen von Phosphodiesterasehemmern mit anderen Medikamenten

Wechselwirkung	Bemerkung
mit	
Diuretika	Diuretische und hypokaliämische Wirkung verstärkt, durch Besserung der hämodynamischen Parameter inklusive der Nierendurchblutung kann oft die Diuretikadosis erheblich reduziert werden
Katecholamine	Synergismus bzgl. der positiv inotropen Wirkung, leider jedoch auch positiv chronotrope, bathmotrope und chronotrope Wirkung verstärkt, bei gleichzeitiger Dobutamingabe verstärkte Vasodilatation
ACE-Hemmer	Ausgeprägter RR-Abfall

Tabelle 14. Phosphodiesterasehemmstoffe: Dosierungen

PDE-III-Inhibitor	Aufsättigungsdosis	Erhaltungsdosis	Gesamtdosis/die	Besonderheiten
Amrinon Wincoram 100 mg	5–10 µkg/kg KG/min		Bis 10 mg/kg KG	Kühl lagern
Enoximon Perfan 100 mg	0,5 mg/kg KG über ca. 5 min, Wdhg. nach 15–30 min und 60 min nach Hämodynamik	5–20 g/kg KG/min über Perfusor, alternativ: Wdhg. der Bolusinjektion nach 4–8 h	Halbierung der Erhaltungsdosis bei Niereninsuffizienz	Kühl lagern, Lösung mit gleichen Teilen NaCl-Lösung verdünnen
Milrinon Corotrop 10 mg	50 µg/kg KG über 10 min	0,375–0,75 µg/kg KG/min	1,13 mg/kg KG	

Amrinon und Milrinon zu einer erhöhten Letalität – wahrscheinlich aufgrund von Herzrhythmusstörungen [7, 15]. Tab. 14 enthält die derzeit zugelassenen Phosphodiesterasehemmstoffe und übliche Dosierungen.

Therapie des akuten Lungenödems als schwerste Form einer dekompensierten Linksherzinsuffizienz:

1. Hochlagerung des Oberkörpers, Beine tief!
2. Nitroglyzerin perlingual als Kapsel oder 2 Hübe Nitrospray in 5- bis 10minütigen Abständen
3. Furosemid (Lasix) 40 mg i. v. – Wiederholung nach 15–30 min.
4. Sauerstoffgabe über eine Maske mit 6–10 l/min.
5. Je nach Blutdruckverhalten Nifedipin (Adalat-Zerbeißkapseln) 5–10 mg.
6. Sedierung mit Morphin 3–5 mg i. v., evtl. auch 5–10 mg Diazepam (Valium).
7. Bei zusätzlich vorliegender Spastik (Asthma cardiale) evtl. Aminophyllin 240–480 mg langsam i. v.
8. Nitroperfusor mit 50–100 mg über 24 h.
9. Unblutiger Aderlaß mittels Blutdruckmanschetten an oberen und unteren Extremitäten.
10. Katecholamine über Perfusor i. v. (Dobutamin mit 500–1000 mg über 24 h und Dopamin in der Nierendosis von 300 mg über 24 h).
11. Erneute Gabe von Lasix 40 mg i. v.
12. Intubationsbereitschaft.

Verlauf und Prognose

Trotz aller Therapiemaßnahmen ist die Letalität der Erkrankung sehr hoch und hängt im wesentlichen vom Schweregrad der Herzinsuffizienz ab. In den Stadien III und IV wird mit einer jährlichen Sterblichkeitsrate von über 50 % gerechnet, womit viele Tumorerkrankungen bezüglich der Mortalität übertroffen werden. Erst die Therapie mit Vasodilatanzien (ACE-Hemmer und Hydralazin/Nitrate) konnte die Überlebensrate verbessern.

Für die individuelle Prognose sind Schweregrad, Herzgröße, Kontraktilität und Ausmaß der Gegenregulation entscheidend; oftmals läßt sich aber keine verläßliche Prognose stellen.

Die Patienten versterben zum einen am plötzlichen Herztod (bedingt durch maligne Rhythmusstörungen), zum anderen an therapierefraktärem Pumpversagen.

Literatur

1. Böhm M, Beuckelmann DJ, Brown L, Feiler G, Lorenz B, Näbauer M, Kemkes B, Erdmann E (1988) Reduction of betaadrenoceptor density and evaluation of positive inotropic responses in isolated, diseased human myocardium. Eur Heart J 9: 844–852
2. Boldt J, Hempelmann G (1991) Hämodynamische Effekte von Enoximon: Vergleichende Untersuchungen an kardiochirurgischen Patienten. Z Kardiol (Suppl 4) 80: 41–46
3. Bristow MR (1984) Myocardial β-adrenergic receptor downregulation in human heart failure. Int J Cardiol 5: 648–652
4. Captopril-Digoxin Multicenter Research Group (1988) Comparative effects of therapy with Captopril and Digoxin in patients with mild to moderate heart failure. J Am Med Ass 259: 539–546
5. Colucci WS, Wright RF, Braunwald E (1986) New positive inotropic agents in the therapy of congestive heart failure. N Engl J Med 314: 349–358
6. CONSENSUS Trial Study Group (1987) Effects of enalapril on mortality in severe congestive heart failure. N Engl J Med 316: 1429–1435
7. DiBianco R, Shabetai R, Kostuk W et al. (for the Milrinone Multicenter Trial Group) (1989) A comparison of oral milrinone, digoxin, and their combination in the treatment of patients with chronic heart failure. N Engl J Med 320: 677–682
8. Dieterich HA, Mörl H (1993) Koronare Herzkrankheit. Wissenschaftliche Verlagsgesellschaft, Stuttgart

9. Falk RH, Knowlton AA, Bernard SA, Gottlieb NE, Battinelli NJ (1987) Digoxin for converting recent-onset atrial fibrillation to sinus rhythm. Ann Intern Med 106: 503–506
10. Feldmann MD, Aldermann JD, Aroesty JM et al. (1988) Depression of systolic and diastolic myocardial reserve during atrial pacing tachycardia in patients with dilated cardiomyopathy. J Clin Invest 82: 1661–1669
11. Friedel N, Teebken M, Lemme A, Schüler S, Hetzer R (1991) Enoximon als pharmakologisches Bridging zur Herztransplantation. Z Kardiol (Suppl 4) 80: 27–34
12. Kurz H (1986) Positiv inotrope Stoffe. In: Ammon HPT (Hrsg) Arzneimittelneben- und -wechselwirkungen. Wissenschaftliche Verlagsgesellschaft, Stuttgart, S 448–456
13. Löllgen H (1991) Katecholamine in der Therapie der akuten Herzinsuffizienz – Effektivität und Grenzen. Z Intensivmed (Suppl 1) 28: 21–32
14. Mager G, Höpp HW, Hilger HH (1992) Digitalis, Katecholamine und Vasodilatatoren bei Herzinsuffizienz. Internist 33: 631–638
15. Massie B, Bourassa M, Di Bianco R et al. (for the Milrinone Multicenter Trial Group) (1985) Long-term oral Administration of amrinone congestive heart failure: lack of efficacy in a multicenter controlled trial. Circulation 71: 963–970
16. MDC Trial Study Group (1992) Metoprolol in dilated cardiomyopathy. Circulation 88: I-118–122
17. Mörl H, Dienerowitz A, Heun-Letsch C (1993) Fibel kardiovaskulärer Erkrankungen. Perimed spitta, Nürnberg
18. Mulieri LA, Hasenfuss G, Leavitt G, Allen PD, Alpert NR (1992) Altered myocardial force – frequency relation in human heart failure. Circulation 85: 1743–1750
19. Orellano L, Darwisch M, Dieterich HA, Köllner V (1991) Enoximon beim postoperativen „Low-output-Syndrom" – Vergleich mit Dobutamin. Z Kardiol (Suppl 4) 80: 53–58
20. Packer M, Gherohiade M, Young JB et al. for the RADIANCE study (1993) Withdrawal of digoxin from patients with chronic heart failure treated with angiotensin-converting-enzyme inhibitors. N Engl J Med 329: 1–7
21. Peters P, Saborowski F, Griebenow R (1986) Periphere Hämodynamik und metabolische Parameter unter dem Einfluß von Amrinon in Ruhe und nach Handgrip-Belastung. Z Kardiol 75: 751–756
22. Peters P, Saborowski F, Schneider M, Fehske W (1989) Einfluß von Enoximon auf die zentrale Hämodynamik bei Patienten mit therapierefraktärer Herzinsuffizienz. Herz/Kreislauf 21: 124–127
23. Ruffalo RR (1987) Review: The pharmacology of dobutamine. Am J Med Sci 204: 244–248
24. Saborowski F, Peters P, Schneider M (1991) Hämodynamisches Profil von Amrinon und Enoximon bei Patienten mit schwerer Herzinsuffizienz. Z Kardiol (Suppl 4) 80: 63–68
25. Scholz H, Dieterich HA, Schmitz W (1991) Zum Mechanismus der positiv inotropen Wirkung von Phosphodiesterasehemmstoffen. Z Kardiol (Suppl 4) 80: 1–6
26. Schwinger RHG, Böhm M, Koch A et al. (1990) Force-frequency-relation in human atrial and ventricular myocardium. J Mol Cell Biochem 199: 73–78
27. SOLVD Investigators, Effect of enalapril on survival in patients with reduced left ventricular ejection fractions and congestive heart failure. N Engl J Med 325: 293–302
28. – (1992) Effect of enalapril on mortality and the development of heart failure in asymptomatic patients with reduced left ventricular ejection fraction. N Engl J Med 327: 685–691
29. Young JB, Uretsky BF, Shadidi EF, Yellen LG, Harrison MC, Jolly KM on behalf of the PROVED Study Investigators (1992) Multicenter, double-blind, placebocontrolled randomized withdrawal trial of the efficacy and safety of digoxin in patients with mild to moderate chronic heart failure not treated with converting enzyme inhibitors. JACC 19: 259A–263A

7.5 Chirurgische Therapieansätze der Herzinsuffizienz
F. Unger

Herzinsuffizienz als eingeschränkte Leistungsfähigkeit des Herzens ist dadurch gekennzeichnet, daß das Herz das ventrikuläre Füllvolumen des Herzens nicht nach vorne in den Kreislauf auswerfen kann und das Herzzeitvolumen nicht gemäß des Frank-Starling-Mechanismus regeln kann.

Prinzipiell wird eine Herzinsuffizienz ausgelöst, wenn die Vorlast zu hoch wird oder komplett wegfällt, wenn die muskuläre Leistungsfähigkeit wie auch Compliance des Herzens eingeschränkt ist und wenn die Nachlast über die Grenze der Leistungsfähigkeit erhöht ist.

Das Krankheitsbild der Herzinsuffizienz kann in allen Schattierungen akut und chronisch auftreten, wie im Rahmen eines Myokardinfarktes, bei Kardiomyopathie, bei Klappenerkrankungen, bei Herzrhythmusstörungen und bei Erkrankungen des Herzbeutels. Es ist aber zu betonen, daß die Herzinsuffizienz unbehandelt eine tödliche Erkrankung ist. Die nicht herzbedingten Erkrankungen, die die Herzleistung beeinträchtigen können, wie Stoffwechselerkrankungen, sind hier nicht Gegenstand der Erörterung.

Im akuten Stadium einer Herzinsuffizienz sinkt zunächst das Herzzeitvolumen ab. Über die Eigenregulation des Kreislaufes wird der Körper zunächst versuchen, die Herzleistung durch eine Sympathikusaktivierung zu verbessern. Es entsteht eine Tonisierung des Venenpools und des arteriellen Gefäßgebietes. In der Konsequenz nimmt der Füllungsdruck des Herzens und damit das Herzzeitvolumen wieder zu. Ist das Herz nicht mehr in der Lage, die Ursachen zu überwinden, so bildet sich eine weitere Schleife, bis das Herz kontinuierlich durch die Füllungsbelastung endgültig versagt.

Bei der akuten Herzinsuffizienz kann trotz der erhöhten Ventrikelvolumina kompensatorisch oder durch konkomitierende Frequenzsteigerung kein suffizienter Kreislauf aufrechterhalten werden.

Bei der chronisch kardiogenen Herzinsuffizienz entsteht durch die Adaptation kontinuierlich eine Dilatation des Herzens, die von einer konsequenten Ödembildung extra- und myokardial begleitet wird. Durch die Ödembildung im Myokard wird die Eigenversorgung des Herzens und damit auch die Energieversorgung eingeschränkt. In der Folge kommt es zu einer Minderdurchblutung anderer Organe. Die eingeschränkte Durchblutung der Nieren aktiviert wiederum den Renin-Angiotensin-Aldosteronmechanismus, resultierend in einer Kochsalz- und Wasserretention. Die Retention bewirkt zwar eine Erhöhung des zirkulierenden Blutvolumens, setzt aber die Mikrozirkulation auch im Myokard wieder herab, so daß sich wieder eine Schleife aufbaut.

Bei der chronischen Herzinsuffizienz zeigt sich unter Ruhebedingungen eine Adaptierung des Kreislaufs. Bei Belastung ist das chronisch insuffiziente Herz nicht in der Lage, im Sinne des Frank-Starling-Mechanismus das Herz-Zeit-Minutenvolumen zu erhöhen.

Folgende Mechanismen sind zu beachten, wobei man die Betrachtung immer vom Ventrikel aus anzustellen hat:
1. Preloadmechanismen, die zur Insuffizienz führen: durch Hypovolämie im Schock oder Blutverlust und akute Hypervolämie z. B. bei akuter Übertransfusion;
2. direkt am Myokard durch: Reduktion der Pumpleistung bei Myokardinfarkt, Kardiomyopathie, entzündlichen Myokarderkrankungen, Reduktion der Compliance bei Herzbeutelerkrankungen, Ventrikelaneurysma, Störung der Strombahn bei Shuntvitien und Klappenerkrankungen, akuter VSD, Rhythmusstörungen.
3. Afterloadmechanismen: Hypertension, Aortenaneurysmen.

Therapieansätze

1. Bei Preload: Steuerung der Volumina.
2. Direkt am Myokard: bei gestörter Energiezufuhr Korrektur der Blutversorgung durch Revaskularisation mittels Bypassverfahren bis hin zum Organersatz. Korrektur des Blutstromes durch Rekonstruktion oder Ersatz der Klappen. Weiter gilt die Behebung der Shuntvitien, die Korrektur des Rhythmus durch Herzschrittmacher, bis hin zu implantierbaren Defibrillatoren. Korrektur der Compliance der Ventrikel durch Ausschaltung der Kompression von außen durch Fenestration oder Resektion des Perikards oder Behebung eines linksventrikulären Aneurysmas.
3. Bei Afterload: Therapie der Dissektion in der Aorta und Regelung des Kreislaufwiderstandes.

Therapiemöglichkeiten

Chirurgische Ansätze zur Energieversorgung

Die Energieversorgung des Myokards erfolgt natürlich nur über die Koronarien. Hier sind alle direkten operativen Verfahren an den Koronarien als Bypassverfahren einschließlich der Rekonstruktion zu erwähnen. Aber ebenso haben die geschlossenen intrakoronaren Verfahren, wie PTCA, heute einen wesentlichen Stellenwert. Die Methodik der einzelnen Verfahren ist in Kap. 2 behandelt worden.

Bei den operativen Techniken sind die Rekonstruktionen der Ostien, der Koronarien oder der großen Koronaräste, die gelegentlich durchführbar sind, ergänzend zu erwähnen. Noch seltener bringt die Resektion von Myokardbrücken einen Erfolg. Alle Verfahren haben den Sinn, den Blutfluß in der koronaren Strombahn zu sichern und damit die adäquate Ernährung zu gewährleisten.

Die Kontraktion des Myokards hat eine isovolumetrische Phase und eine Phase, in der die Kraft für die auxobare Phase – in der das Herz auswirft – gesammelt wird. So kann ein chirurgischer Ansatz nur dort sein, wo die Energieversorgung des Myokards durch Blutversorgung verbessert werden kann.

Reichen die Revaskularisierungsmaßnahmen jedoch nicht aus, oder es liegen degenerative Myokarderkrankungen vor, so sind nach Maßgabe verschiedene Kreislaufunterstützungssysteme zur Anwendung zu bringen mit dem Ziel, dem Kreislauf externe Energie zuzuführen, und in der Hoffnung, daß sich das Herz wieder erholt.

Zur mechanischen Kreislaufunterstützung gibt es eine große Palette von Konzepten, wobei aber im folgenden nur die behandelt werden, die Eingang in die Klinik gefunden haben.

Intraaortale Ballonpumpe

Die intraaortale Ballonpumpe ist eine der ältesten klinischen Kreislaufunterstützungssysteme, die in Serie zum Herz geschaltet werden [2]. Dabei wird ein Kunststoffballon über die A. iliaca in die deszendierende Aorta unterhalb der A. subclavia vorgeschoben. Der Antrieb erfolgt mit Helium synchron dem Herzen. In der Systole ist der Ballon kollabiert, in der Diastole wird der Ballon expandiert. Durch den expandierenden Ballon wird die Perfusion in den Koronarien bis zu 60% gesteigert.

Experimentelle Untersuchungen zeigen, daß damit die Infarktareale kleiner gehalten werden können, da die Randgebiete des Infarktes besser perfundiert werden. In der darauffolgenden Systole kollabiert der Ballon. Dadurch muß das Herz einen geringen Widerstand auswerfen, die Nachlast wird reduziert, so daß sich das Herz 25% Arbeit erspart.

Die intraaortale Ballonpumpe ist immer an den Restkreislauf gebunden. Die Aortenklappen müssen schlußfähig sein. Die klinischen Erfahrungen belegen, daß die intraaortale Ballonpumpe vor allem dann wirksam wird, wenn im Rahmen einer Herzoperation das metabolische "steady state" des Myokards aus den Fugen geraten ist. Zeigt sich aber ein Herzversagen über 20–30%, also der Ruf nach mehr externer Energie, wird die Ballonpumpe insuffizient. Die Indikation ergibt sich beim Abgehen von der Herz-Lungen-Maschine. Muß das Herz bis zu 20% mit der Herz-Lungen-Maschine entlastet werden, so ist die Ballonpumpe indiziert. Ist aber mehr Energie erforderlich, so sind Systeme notwendig, die bis zu 100% die Energie für einen Kreislauf extern übernehmen können.

Ventrikel-assistierende Devices (VAD)

Darunter versteht man Systeme, die 100%ig die Herzleistung übernehmen können. Es sind Systeme verfügbar, die nonpulsativ arbeiten, wie Kreiselpumpen oder die Herz-Lungen-Maschine oder pulsativ, wie künstliche Ventrikel mit pneumatischen (Unger-Hennig-Pierce) und elektromagnetischen Antrieben (Portner, Frazier). Die Systeme werden mittels Kanülen an den Kreislauf angeschlossen, wobei der Zugang zum linken Ventrikel direkt über die Spitze (apikal) oder über die Mitralklappen erfolgt. Das Blut wird über das externe System in die Aorta zurückgepumpt, wobei als Zugangswege die aszendierende Aorta oder die abdominelle Aorta gewählt wird. Die Pumpen für Kurzzeitbetrieb werden alle parakorporal implantiert, die Pumpen, die für längere Zeit den Kreislauf vor allem bei Bridging zur Transplantation übernehmen sollen, werden in das Abdomen implantiert.

Die Bypassventrikel sind aufwendig und teuer. So ist vorwiegend die Indikation bei den Patienten gegeben, die auf einer Warteliste zur Herztransplantation stehen. Die Implantation selbst ist dennoch ein großer chirurgischer Eingriff.

Langzeitstudien zeigen, daß gerade Patienten bei Kardiomyopathie viraler Genese profitieren und daß sich das Herz durchaus erholen kann. Negativ zeigt sich, daß doch Mikroembolien im Gehirn entstehen. Die zunehmende Erfahrung muß erst beweisen, daß, wie in einzelnen Fällen, sich das Herz bei Kardiomyopathie erholen kann. Sobald dies gesichert ist, ergeben sich völlig neue Aspekte als Alternative zur Transplantation.

Nonpulsative Blutpumpen

Ursprünglich wurden nonpulsative Blutpumpen für die Herz-Lungen-Maschine entwickelt. Seit einigen Jahren werden aber in der Klinik Kreiselpumpen, besonders bei postoperativen Herzversagen, in Betracht gezogen. Die Kanülen der Pumpen sind einfach implantierbar, die Pumpen sind parakorporal. Limitierend ist die Thromboemboliegefahr und die traumatische Hämolyse. Die Indikation ist postoperatives Herzversagen. Die Pumpen arbeiten effizient für kurze Zeit.

Biventrikuläre Systeme

Diese beschriebenen Systeme sind alle als Linksherzunterstützungssysteme konzipiert. Ist der rechte Ventrikel zusätzlich versagend, kann analog zum linksventrikulären System ein rechtsventrikuläres System implantiert werden, wodurch das Bild eines funktionellen Herzersatzes gegeben ist.

Kunstherz

Das Kunstherz, welches ganz zentral im Kreislauf implantiert wird, steht derzeit nach der ersten Erfahrung nicht zur Diskussion. Wenn es aber gelingen sollte, die Antriebe und die Kunststoffe so biokompatibel zu halten, daß sie durchaus 5 Jahre implantiert werden können, könnte die Diskussion neu entstehen. Auch ist das Kunstherz zum Bridging zu aufwendig.

Kardiomyoplastie

Ein anderes Konzept ist die Kardiomyoplastie, wo der Musculus latissimus dorsi präpariert wird und dann über das Herz gewickelt wird, um das Herz zu unterstützen. Als Kritik an dieser Methode ist die Ermüdung des Muskels durch die kontinuierliche Elektrostimulation zu erwähnen, weiter ist doch die geringe hämodynamische Effizienz ins Kalkül zu ziehen. Der Muskel muß in situ wochenlang trainiert werden, bis er genug Kraft hat, auf Dauer kreislaufunterstützend zu wirken. Weitere klinische Erfahrungen werden belegen müssen, ob die Kardiomyoplastie bei bestimmten Formen der Kardiopathie auf Langzeit wirksam ist. Dennoch kann man aus diesem Modell heraus Antriebe für Blutpumpen, wie z.B. einer Ballonpumpe, entwickeln.

Chirurgische Ansätze zur Normalisierung des Blutstroms

Der Blutstrom des Herzens wird durch die Klappen gerichtet. Durch Klappenvitien ist aber der natürliche Blutstrom behindert, so daß auch hier eine Reduktion des Herzzeitvolumens langsam entsteht und dem Herzen genügend Zeit zur Adaptation bleibt. Es entsteht eine Volumenbelastung hauptsächlich links bei den Aortenvitien, in der Lunge bei den Mitralvitien und in der Folge eine Rechtsbelastung bis zur Stauung im rechten Kreislauf. Die Leitsymptome sind Dyspnoe und Schwindel bis zu Synkopen.

Die rechtsseitige Symptomatik ist erst später gegeben.

Bei akuten Endokarditiden jedoch kommt es akut zur Klappenschlußunfähigkeit hauptsächlich der Aortenklappen. Nach Herzinfarkten tritt gelegentlich eine akute Mitralinsuffizienz durch Abriß der Sehnenfäden auf.

Das Ziel kann hier nur in einer Korrektur des Klappenmechanismus liegen, sei es durch Ersatz der erkrankten Klappe oder – wenn es möglich ist – durch eine Rekonstruktion.

Ein gestörter Blutstrom ist ebenso bei kongenitalen Vitien gegeben. Hauptsächlich sind es Shuntvitien im Vorhof, im Ventrikel oder in der Ebene der großen Gefäße, die durch Korrektur wie durch Verschluß von Defekten oder Rekonstruktionen der Strombahn des rechten und linken Ventrikels operativ zu beheben sind.

Im Erwachsenenalter sind häufig ASD, VSD oder ein Ductus arteriosus zu versorgen. Die Leitsymptomatik ist ähnlich wie bei Klappenvitien.

In diesem Zusammenhang ist aber besonders auf die Problematik des akuten VSD nach Herzinfarkt hinzuweisen. Der operative Verschluß ist eine Herausforderung. Meistens wird es schwierig, einen Patch so zu plazieren, daß die Nähte im infarzierten Gebiet genügend verankert sind.

Chirurgischer Ansatz zur Verbesserung der Compliance

Die Ansätze liegen in der Beseitigung des Drucks auf das Myokard von außen durch Erkrankungen im Herzbeutel vom Erguß, Blutung bis zum Panzerherz. Das Leitsymptom ist in rechtsventrikulärer Behinderung und venöser Stauung zu sehen. Der Ventrikel füllt sich ungenügend. Durch Entlastung des Drucks auf das Herz entsteht wieder eine normale Compliance der Ventrikel. Die Herzbeutelerkrankungen können durch Flüssigkeitsansammlung bzw. durch Verkalkung am Panzerherz die Hämodynamik schwer beeinträchtigen und eine chronische Kreislaufinsuffizienz bewirken. Hier ist die Resektion des Panzerherzens in extrakorporaler Zirkulation indiziert.

Ebenso wird die Compliance durch ein linksventrikuläres Aneurysma hämodynamisch wirksam herabgesetzt. In der Systole wird zu wenig aktiv Volumen ausgeworfen. Das Leitsymptom ist Dyspnoe bis zu Rhythmusstörungen.

Chirurgischer Ansatz der Rhythmuskoordination

Chirurgisch kann man bei bradykarden Rhythmusstörungen mittels Pacemaker die Frequenz normalisieren. Bei Tachykardien und bei intermittierendem Kammerflimmern kann man kleine Defibrillatoren implantieren.

Die direkte Rhythmuschirurgie, die durch Resektion von ventrikulären und atrialen Erregungsbahnen geschieht, hat sich nicht in dem erhofften Maß bewährt, so daß sie wieder in Vergessenheit gerät.

Zusammenfassend finden sich zur Therapie der Herzinsuffizienz immer dann konkrete Indikationen zur Operation, wenn es gilt, die Blutversorgung des Myokards zu verbessern, den Blutstrom innerhalb des Herzens zu normalisieren, die Koordination der kontrahierenden Kammern zu rhythmisieren und die Compliance der Ventrikel zu normalisieren.

Im Grunde liegen klar standardisierte Verfahren vor, wie Koronarbypass, Herzersatz, Klappenersatz, Defektkorrektur und Schrittmacherimplantation. Die Machbarkeit und damit die Prognose ist aber von vielen Variablen abhängig, die es gilt, ständig im Rahmen eines Risikoprofils zu definieren. Die Anwendung der Standards und die Prognostizierbarkeit ist weitgehend vom Zeitpunkt der Indikation abhängig, aus dem die postoperative Morbidität bis zur Mortalität zu verstehen ist.

Literatur

1. Unger F (ed) (1987) Coronary artery surgery in the nineties. Springer, Berlin Heidelberg New York Tokyo
2. Unger F (1989) Assisted circulation III. Springer, Berlin Heidelberg New York Tokyo

7.6 Herztransplantation

M. Loebe, Y. Weng, A. Schiessler, M. Hummel, S. Schüler und R. Hetzer

Einleitung

Am 3. Dezember 1967 führte Christiaan Barnard die erste Herztransplantation von Mensch zu Mensch durch. Dieser aufsehenerregenden Operation, die auf den langjährigen experimentellen Vorarbeiten der Arbeitsgruppe um Shumway in Stanford basierte, folgten weltweit eine ganze Reihe weitere Eingriffe. Die Ergebnisse waren allesamt enttäuschend. Erst durch die konsequente Entwicklung einer zuverlässigen Abstoßungsdiagnostik, Verbesserungen in der Immunsuppression und die Formulierung strikter Auswahlkriterien für Spender und Empfänger gelang es, die Herztransplantation als ein erfolgreiches Verfahren in der Behandlung der terminalen Herzinsuffizienz zu etablieren.

Indikation

Maßgeblichen Einfluß auf den Erfolg der Herztransplantation hat die Auswahl der geeigneten Empfänger [14]. Durch die Formulierung sehr eng gefaßter Kriterien war es in den 70er Jahren überhaupt erst möglich, das Konzept der Herztransplantation klinisch erfolgreich umzusetzen. In den letzten Jahren sind jedoch zunehmend auch solche Patienten mit gutem Ergebnis transplantiert worden, die die klassischen Kriterien nicht erfüllten [19, 21]. Gleichzeitig konnten sowohl die medikamentösen als auch die operativen organerhaltenden Verfahren erheblich weiterentwickelt werden [6, 8, 10, 28], so daß heute das Kollektiv der Kandidaten für eine Herztransplantation hauptsächlich solche Patienten umfaßt, die früher als zu schlecht und zu alt abgelehnt worden wären. Dies drückt sich auch darin aus, daß die im internationalen Register für Herztransplantation [13] dokumentierte Überlebensrate seit einigen Jahren leicht rückläufig ist. Es muß aber betont werden, daß die Überlebensrate per se kein Qualitätsmerkmal sein kann, da sie nicht die Patienten berücksichtigt, die in der Wartezeit versterben (über 30%), so daß unserer Meinung nach organerhaltende alternative Verfahren in jedem Falle den Vorzug haben müssen.

Nach wie vor stellt die primäre dilatative Kardiomyopathie mit knapp 50% der Empfänger die größte Indikationsgruppe dar [12]. Sie wird gefolgt von der Gruppe mit einer terminalen, nicht mehr revaskularisierbaren koronaren Herzkrankheit. Mit steigender Zahl älterer Herzempfänger nimmt auch der Anteil der Koronarkranken in diesem Kollektiv stetig zu. Seltenere Indikationen bilden Klappenerkrankungen, insbesondere Zustände nach Klappenersatz, kongenitale Vitien, hypertrophe Kardiomyopathien, Endomyokardfibrose und maligne Herzrhythmusstörungen oder nichtresezierbare Herztumoren. Entscheidend ist, daß tatsächlich keine alternativen, organerhaltenden Therapiemöglichkeiten bestehen. Zwar ist die Ursache der terminalen Herzinsuffizienz für die Patientenauswahl von untergeordneter Bedeutung, bei der Abgrenzung gegenüber anderen Therapieformen muß sie aber berücksichtigt werden. So kann bei akuter bakterieller oder viraler Myokarditis und bei der postpartalen Kardiomyopathie erst nach sorgfältiger Beobachtung des klinischen Verlaufs die Indikation zur Transplantation gestellt werden.

Von den Patienten, die auf der Warteliste sterben, erliegen 60% einem therapierefraktären Herzversagen und 40% malignen Rhythmusstörungen [4, 28]. Bei Patienten mit besserer linksventrikulärer Funktion scheint der Anteil der tödlichen Rhythmusstörungen höher zu sein [4].

Stevenson [28] wies darauf hin, daß auch bei einer EF unter 25% eine ausreichend gute Hämodynamik erreicht werden kann, wenn die atrioventrikulären Klappen kompetent sind und ein ausreichendes Schlagvolumen erreicht wird. Liegt der LVEDP unter 16 mmHg, so lag in dieser Studie die prediktive Einjahresüberlebensrate zwischen 75 und 85%. Auf der anderen Seite gibt es sicher seltene Patienten, die trotz relativ guter EF klinisch so eingeschränkt sind, daß ihnen nur durch eine Transplantation geholfen werden kann.

Zusammenfassend ist die Indikation zur Herztransplantation gegeben, wenn bei dem Kandidaten eine Herzinsuffizienz der NYHA Klasse III oder IV vorliegt, die Lebenserwartung unter einem Jahr liegt und keine anderen chirurgischen oder medikamentösen Therapieformen zur Verfügung stehen, um den Zustand des Patienten zu bessern. Eine Ausnahme bilden begleitende maligne Rhythmusstörungen, etwa rezidivierende Episoden von Kammerflimmern in der Anamnese und eine rasche Progredienz der Symptomatik, die als sehr gefährliche prognostische Indizes zu werten sind.

Indikation zur Herztransplantation
- Manifeste Herzinsuffizienz NYHA III oder IV
- Ein wahrscheinliches Überleben von weniger als 6–12 Monaten,
- ausgeschöpfte organerhaltende Therapiemöglichkeiten,
- linksventrikuläre Auswurffraktion unter 20%,
- keine floriden Infektionen,
- keine aktiven malignen Erkrankungen,
- kein fixierter pulmonaler Hypertonus (unter 6 Wood-Einheiten),
- keine frische Lungenembolie,
- keine konsumierenden Zweiterkrankungen,
- Bereitschaft des Patienten, Wartezeit, Transplantation und Nachbehandlung mitzutragen.

Alternative Verfahren

Bei der koronaren Herzkrankheit haben sowohl die Analysen der Coronary Artery Surgery Study (CASS) als auch unsere eigenen Erfahrungen gezeigt, daß bei einer erheblich eingeschränkten linksventrikulären Funktion (unter 35%) eine Revaskularisation mit gutem mittel- und langfristigem Ergebnis durchführbar ist [10]. Unser Konzept geht daher dahin, immer dann, wenn ischämisches Myokard nachweisbar ist, eine Revaskularisation vorzunehmen. Mit der modernen Echokardiographie läßt sich dies mittels Wanddickenbestimmung, Bewegungsanalyse und Texturanalyse ausreichend sicher feststellen. An unserer Klinik betrug die Operationsletalität bei einer EF von unter 30% 7,3%. Die aktuarische Überlebensrate nach 3 Jahren betrug 84,8%. Grundsätzlich läßt sich sagen, daß eine reine Herzinsuffizienz ohne Schmerzsymptomatik gegen eine Bypassoperation spricht, während eine Angina-pectoris-Symptomatik ein deutliches Zeichen für noch revaskularisierbares Myokard ist. Ein stark erhöhter enddiastolischer linksventrikulärer Druck (über 25 mmHg) ist bei organerhaltendem Vorgehen als prognostisch ungünstig einzuschätzen. Bei der Beurteilung der konservativen Therapie im Vergleich zur Transplantation muß aber auch die Letalität auf der Warteliste Berücksichtigung finden, die bei über 30% liegt.

Nach Einführung der Vasodilatanzien in die Therapie der Herzinsuffizienz konnte die Letalität innerhalb des ersten Jahres in den NYHA Klassen II und III von 19 auf 12% gesenkt werden, und unter ACE-Hemmern sank die Sterblichkeit von 50 auf 36% bei Patienten mit einer Herzinsuffizienz NYHA IV [6, 28]. Morphometrische Untersuchungen haben keinen eindeutigen prognostischen Aussagewert im Rahmen einer Kardiomyopathie, können aber dazu dienen, den seltenen Patienten mit einer akuten Myokarditis zu identifizieren, der durch alleinige medikamentöse Therapie gebessert werden kann. Endokrinologische Parameter (Norepinephrin-Spiegel) scheinen eine bessere Korrelation zu besitzen.

Im Jahre 1985 wurde von Carpentier et al. [5] die Technik der Kardiomyoplastie als Alternative zur Herztransplantation vorgestellt. Bei diesem Vorgehen wird der linke Musculus latissimus dorsi um das Herz geschlungen und durch Elektrostimulation zu regelmäßigen Kontraktionen angeregt. Die Steigerung der linksventrikulären Auswurffraktion stieg in einer Serie von 52 Patienten, die von Carpentier bis 1992 operiert wurden, von präoperativ 24% auf 30,6%. Die operative Letalität betrug 23%, und weitere 20% starben innerhalb des mittleren Nachbeobachtungszeitraums von 21 Monaten [5]. Die von Magovern [20] berichteten sowie unsere ersten eigenen Erfahrungen mit 4 Patienten sind ähnlich (nach 5 Monaten leben noch 2 Patienten = 50%). Somit kann diese Therapie nur einem sehr ausgewählten Patientenkollektiv zugute kommen, das schwere Kontraindikationen für die Herztransplantation bietet und gleichzeitig eine fast normale rechtsventrikuläre Funktion aufweist. Es ist allerdings vorstellbar, daß mit einer Verbesserung der Technik eine größere Effizienz der Kardiomyoplastie erreicht werden kann.

Bei malignen Herzrhythmusstörungen besteht die Möglichkeit der Implantation eines automatischen Defibrillators [3, 4]. Bei transvenöser Implantation unter Umgehung einer Thorakotomie, was praktisch immer möglich ist, stellt dies ein sehr risikoarmes Verfahren dar. Die Indikation zur Transplantation ist bei Rhythmusstörungen somit nur durch das Maß der Herzinsuffizienz gegeben.

In unserem Hause ist es die Regel geworden, daß Patienten eher von der Transplantation ausgeschlossen werden, weil ihr funktioneller Status zu gut ist und organerhaltende Therapien zunächst genutzt werden sollen, als daß wir Patienten als „zu schlecht" für die Transplantation einstufen. Dementsprechend haben wir zunehmend Patienten zur Transplantation akzeptiert, die klassische Kontraindikationen aufwiesen wie eingeschränkte Nierenfunktion, Diabetes mellitus oder ein Lebensalter von über 50 Jahren. Die Funktion anderer Organe (Niere, Leber, Lunge) muß vor der Transplantation sorgfältig evaluiert und in die Indikationsstellung bzw. in die postoperative Therapieplanung miteinbezogen werden.

Zunehmend sind auch Kandidaten mit einem Diabetes mellitus Typ I und II herztransplantiert worden. Unter der chronischen Steroidtherapie fürchtete man zunächst ein Entgleisen der Stoffwechsellage. Unter engmaschiger Kontrolle ließen sich diese Patienten jedoch gut führen. Nur bei der Hälfte kam es in unserer Erfahrung zu einem Anstieg des Insulinbedarfes. Ob hier ein positiver Effekt von Cyclosporin A auf die Stoffwechsellage zum Tragen kommt, ist ungeklärt. Allerdings zeigte auch diese Gruppe eine erhöhte Infektanfälligkeit, insbesondere was Wundheilungsstörungen und Mediastinitiden betraf.

Die präoperative Beurteilung der psychischen Kooperationsbereitschaft im späteren Verlauf erscheint uns bei den schwerstkranken Patienten kaum möglich. Wir haben daher nie Patienten wegen ihrer sozialen oder psychischen Situation von der Transplantation ausgeschlossen. Vielmehr bemühen wir uns, durch begleitende psychotherapeutische Unterstützung evtl. auftretende Probleme frühzeitig zu erkennen und zu behandeln. In unserer Erfahrung ist der präoperativ eingehend aufgeklärte und informierte Empfänger auch in schwierigen Phasen des postoperativen Verlaufs ein kooperativer und einsichtiger Patient.

Der fixiert erhöhte Lungengefäßwiderstand stellt weiterhin eine absolute Kontraindikation zur orthotopen Herztransplantation dar. In gewissem Maße kann er durch die Wahl eines großen Spenderherzens kompensiert werden. Bei der Kombination kleines Spenderorgan – hoher Lungengefäßwiderstand ist das Auftreten eines Rechtsherzversagens begünstigt. Es hat sich aber auch gezeigt, daß sehr oft ein als „fixiert" eingestufter pulmonaler Hochdruck durch intensive medikamentöse Therapie (Vasodilatantien, positiv inotrope Medikamente, Sauerstoffgabe, Sedation) noch so weit gesenkt werden kann, daß eine Transplantation möglich wird. Erst ein Lungengefäßwiderstand, der so nicht unter 6 Wood-Einheiten gesenkt werden kann, schließt die alleinige Herztransplantation aus. Diese Patienten müssen einer Herz-Lungen-Transplantation zugeführt werden. Eine Situation, in der eine Indikation für die heterotope Herztransplantation (sogenanntes Huckepack-Herz) bestünde, existiert nach übereinstimmender Meinung aller erfahrenen Herztransplantationszentren heute nicht mehr.

Die floride Infektion ist weiterhin eine absolute Kontraindikation, auch wenn wir gelegentlich Patienten mit einem lokalisierten pulmonalen Infiltrat erfolgreich transplantiert haben.

Eine frische Lungenembolie sollte zunächst zur Organisation gebracht werden, sofern die Kreislaufsituation des Patienten dies erlaubt. Nach ca. 4–6 Wochen sollte dann der Pulmonalarteriendruck neu bestimmt werden, um eine erhebliche Belastung für den rechten Ventrikel des Transplantates auszuschließen.

Zusammenfassend läßt sich sagen, daß fast alle klassischen Kontraindikationen heute übergangen werden können. Sie müssen vielmehr als Risikofaktoren für einen komplizierteren postoperativen Verlauf eingeschätzt werden. Ein Patient, der eine ganze Reihe solcher Risikofaktoren aufweist, läuft Gefahr, schwere Probleme im weiteren Verlauf zu entwickeln. So war die Kombination Voroperation plus Diabetes mellitus plus hohes Alter in unserer Erfahrung mit einer sehr hohen Letalität vergesellschaftet. Dies muß bei der Indikationsstellung und im Aufklärungsgespräch berücksichtigt werden.

Spenderauswahl

Auch die Kriterien für die Auswahl der Spender zur Herztransplantation sind in den vergangenen Jahren einem erheblichen Wandel unterworfen worden [25]. Dies ist vor allem auf die bedrückende Erfahrung zurückzuführen, daß aus Mangel an geeigneten Spenderorganen ca. über 30% der akzeptierten Empfänger während der Wartezeit sterben. Zunächst galten ein Alter über 35 Jahren, Phasen der Hypotonie und Thoraxtraumen als Kontraindikationen für die Herzspende. Wir haben praktisch von

Anbeginn unseres Programms solche engen Kriterien verlassen und Organe erfolgreich transplantiert, deren Spender z. B. ein Thoraxtrauma oder Phasen der Kreislaufinstabilität erlitten hatten. Hierbei war immer das Urteil des entnehmenden Chirurgen maßgebend, der nach Thorakotomie das schlagende Organ inspizierte. Hypotone Phasen sind nach Eintritt des Hirntodes häufig nicht in der kardialen Funktion, sondern in Vasodysregulation und Volumenschwankungen begründet. Das Vorliegen einer echokardiographischen Beurteilung des Spenderorgans ist bei der Beurteilung zwar hilfreich, aus Praktikabilitätsgründen verlangen wir jedoch grundsätzlich nur ein EKG und eine kontinuierliche Blutdruck- sowie ZVD-Messung. Speziellere Untersuchungen überfordern z. T. die Möglichkeiten kleinerer Krankenhäuser und würden so die Organspende gefährden. Zum einen wäre ein Transport des Spenders zu diagnostischen Maßnahmen extrem gefährlich, zum anderen würde der Aufwand die Kooperationsbereitschaft des Spenderkrankenhauses über Gebühr belasten. Eine invasive kardiologische Diagnostik, wie z. B. eine Koronarangiographie, lehnen wir aus diesem Grunde auch bei älteren Spendern ab.

Auswahlkriterien für ältere Spenderherzen
– Keine bekannte kardiale Erkrankung,
– normales EKG,
– normale Echokardiographie,
– regelrechte Funktion bei Explantation,
– unauffälliger Palpationsbefund der Koronarien bei Explantation (Koronarangiographie nicht erforderlich!).

Zur Erweiterung des Spenderpools hat erheblich die Ausweitung der Altersgrenze geführt. Lag sie früher bei 35 Jahren, so haben wir in der Vergangenheit mit sehr guten Ergebnissen Organe bis zu einem Spenderalter von 57 Jahren transplantiert. Die funktionellen kurz- und mittelfristigen Ergebnisse waren mit denen bei jüngeren Spenderherzen identisch. Erwähnenswert ist ferner, daß entgegen früherer Vermutungen kein Zusammenhang zwischen dem Auftreten einer Transplantatkoronarsklerose und dem Spenderalter besteht. Dies war zunächst das gewichtigste Argument gegen eine Erweiterung der Alterskriterien für Spenderorgane. In unserem eigenen Kollektiv stammte jedes 5. Herz von einem Spender, der über 45 Jahre alt war. Einige Herzen wiesen zum Zeitpunkt der Organspende bereits eine Koronarsklerose auf, die im weiteren Verlauf jedoch bei keinem der Empfänger progredient war. Eine retrospektive Analyse unserer Patientendaten hat gezeigt, daß das Spenderalter keinen Einfluß auf das Ergebnis der Transplantation hat. Hingegen stiegt die Operationsletalität deutlich an, wenn der Spender vor Organentnahme längerfristig (über 12 h) hochdosiert Katecholamine benötigte. Ohne statistisch signifikanten Einfluß waren Ischämiezeit (solange sie unter 4 h lag), pulmonaler Widerstand und Grunderkrankung. Ein Empfängeralter über 61 Jahre war ebenfalls mit einer erhöhten postoperativen Komplikationsrate vergesellschaftet.

Technik der Organentnahme

Die überwiegende Mehrzahl der von uns verwendeten Organe wurde im Rahmen einer Multiorganentnahme gewonnen. Die Vermittlung erfolgte praktisch ausschließlich über die Eurotransplant-Organisation in Leiden. In 8 % der Fälle konnte das Organ am Ort der Transplantation entnommen werden, sonst mußte es über eine Rettungskette mit Hilfe von Hubschrauber, Kleinflugzeug und Krankenwagen in unsere Klinik geschafft werden. Aus praktischen Gründen hat sich die Herbeiführung eines kardioplegischen Herzstillstandes unter Eiskühlung und anschließender Aufbewahrung des Spenderorgans bei ca. 5 °C bewährt. Bei der Mehrzahl unserer Organe verwendeten wir eisgekühlte HTK-(Bretschneider-)Lösung. Das Herz wird zunächst mit 3000 ml über ca. 8 min perfundiert und dann in einem mit HTK-Lösung gefüllten Behälter, der auf Eis in einer Kühltasche transportiert wird, gelagert. In jüngster Zeit haben wir mit der UW-(Belzer-)Lösung gleichwertige Erfahrungen gesammelt. Bei allen Lösungen scheint eine Ischämietoleranzgrenze des Herzens bei 4–5 h zu liegen. Nach medianer Längssternotomie und Perfusion sowie topischer Eiswasserkühlung werden die Aorta ascendens, die A. pulmonalis und die beiden Hohlvenen sowie die Pulmonalvenen möglichst herzfern durchtrennt. Erst am Ort der Transplantation werden dann der rechte und linke Vorhof eröffnet und die großen Gefäße dem Empfängersitus gemäß gekürzt.

Implantationstechnik

Die orthotope Herztransplantation folgt der Implantationstechnik von Lower und Shumway in der Modifikation von Cooley (s. Abb. 1). Es werden die Aorta ascendens und separat die obere und untere Hohlvene durch die Seitenwand des rechten Vorhofs kanüliert und das erkrankte Herz unter Zurücklassung der Hinterwände der beiden Vorhöfe und der Stümpfe der großen Gefäße knapp oberhalb der Taschenklappen exzidiert. Das Spenderherz wird so vorbereitet, daß an dem vollständig entnommenen linken Vorhof die Einmündungen der Lungenvenen zu einer gemeinsamen Öffnung vereint werden. Die obere Hohlvene wird an ihrer Einmündung ligiert und die Inzision am rechten Vorhof so vorgenommen, daß sie

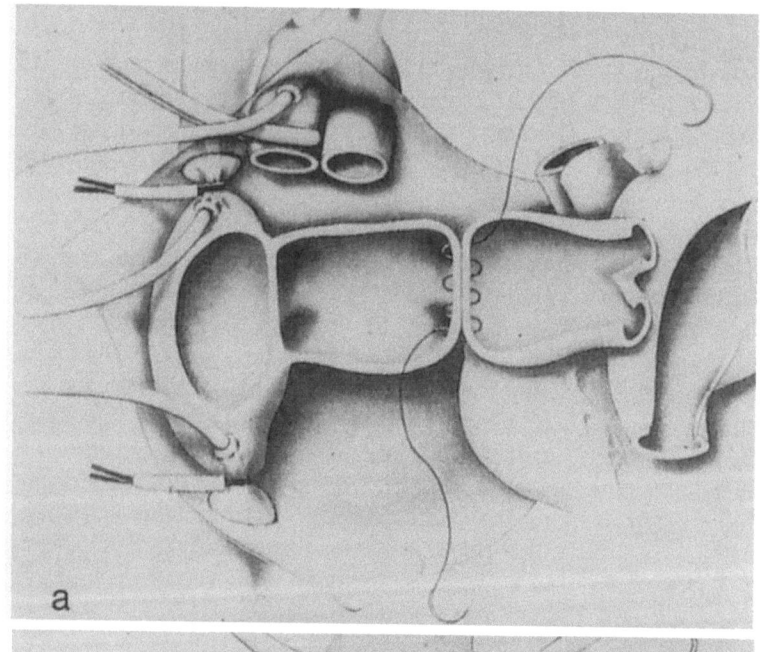

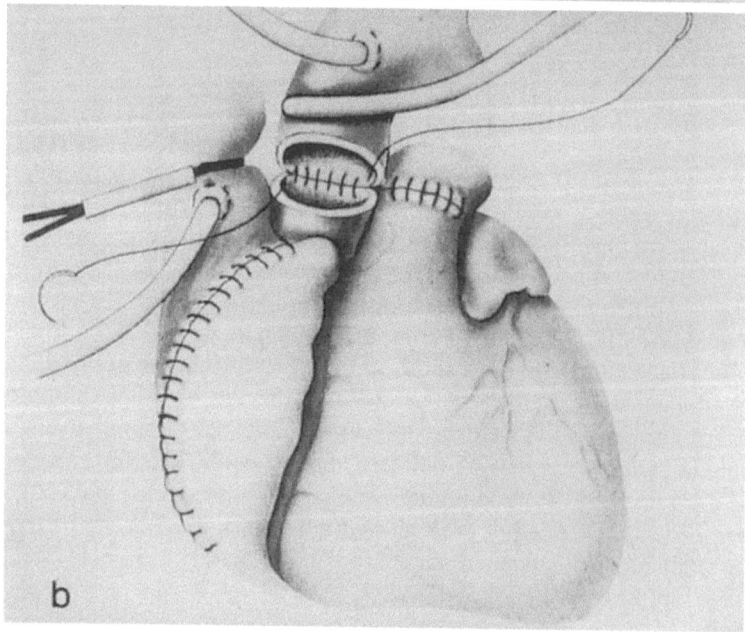

Abb. 1. Implantationstechnik. Die Reihenfolge der Anastomosen ist linker Vorhof – rechter Vorhof – A. pulmonalis – Aorta

von der unteren Hohlvene in Richtung auf das rechte Herzohr zeigt. Auf diese Weise werden der Sinusknoten und die sinusatrialen Leitungsbündel geschont. Die Ränder der Vorhofinzision werden in ihrer Größe adaptiert und die Anastomosen in fortlaufender Naht mit monofilem Material angelegt. Die Sequenz der Anastomosen ist: linker Vorhof – rechter Vorhof – Pulmonalarterie – Aorta. Der eigentliche Operationsvorgang mit Exzision und Implantation dauerte in unserem Kollektiv zwischen 29–68 min (mittel 40 min). Entscheidend sind für den weiteren Verlauf eine ausgiebige Entlüftung vor Freigabe der Zirkulation und eine ausreichende Reperfusion unter Entlastung von 30–60 min Dauer, um dem Organ eine Erholung von der Gesamtischämiezeit zu ermöglichen. Die Rückkehr eines stabilen Sinusrhythmus ist dabei ein Zeichen ausreichender Erholung.

Die sog. heterotope Herztransplantation, bei der das Spenderherz zusätzlich zum verbleibenden erkrankten Empfängerherz implantiert wird, hat praktisch keine klinische Bedeutung mehr, seit zum einen akute Notfallsituationen durch mechanische Assistenzsysteme überbrückt werden können und zum anderen bei fixierter pulmonaler Hypertonie die Möglichkeit der Lungen- bzw. Herz-Lungen-Transplantation besteht.

Mechanische Überbrückung

Für lange Zeit blieb die intraaortale Ballonpumpe (1967 eingeführt) das einzige klinisch einsetzbare Gerät zur mechanischen Kreislaufunterstützung. Einige Patienten, deren Kreislaufsituation durch medikamentöse Therapie nicht stabilisiert werden konnte, wurden erfolgreich durch die IABP bis zur Transplantation unterstützt. Die heroische Implantation eines Kunstherzens durch DeVries 1980 löste dann ein neuerliches Interesse an der mechanischen Kreislaufunterstützung aus. Die Ergebnisse mit dem Totalherzersatz (total artifical heart = TAH) waren jedoch enttäuschend. Dies beruhte vor allem auf der hohen Inzidenz von Infektionen, die für die Patienten unmittelbar lebensbedrohend und kaum therapierbar waren. Dem TAH überlegen erwies sich die Implantation ventrikulärer Assistenzsysteme (VAD), wobei wir heute die biventrikuläre Assistenz der isolierten links- bzw. rechtsventrikulären Assistenz vorziehen. Unser eigenes Programm [16, 24] (Stand September 1993) umfaßt 158 Patienten, wovon 2 ein TAH erhielten (Bücherl-Herz). 13 Patienten wurden univentrikulär unterstützt (2 rechts- und 11 linksventrikulär), 143 erhielten ein BVAD vom Typ Berlin-Heart. Die Indikation zur Implantation bildete immer eine medikamentös nicht zu beherrschende Herzinsuffizienz bei nicht verfügbarem Spenderorgan. Von den 112 Patienten, die einem "Bridging" zugeführt wurden, konnten 68 transplantiert werden, von denen 46 langfristig überlebt haben. Das Alter lag zwischen 9 und 62 Jahren, und die Unterstützungsdauer vor Transplantation betrug maximal 128 Tage, im Mittel 32,4 Tage. Als prognostisch ungünstig erwies sich ein Bridging bei Transplantatversagen oder Herzversagen nach Kardiotomie. Hingegen haben wir in Ausnahmefällen auch Patienten mit Erfolg überbrückt, die zum Zeitpunkt der Implantation des Assistenzsystems Zeichen einer floriden Infektion zeigten. Unter verbesserten Kreislaufverhältnissen konnte diese zur Ausheilung gebracht werden.

Prognostische Kriterien bei der Überbrückung zur Herztransplantation
– Beatmungspflichtigkeit ($FIO_2 > 30\%$),
– Anstieg der GOT/GPT (> 100 U/L),
– > 6 h Oligurie oder Kreatinin über 1,5 mg%,
– klinisch apparente Infektion,
– akuter oder anhaltender Bewußtseinsverlust.

Trifft einer dieser Punkte zu, ist der Patient nicht transplantabel.

Kommt es innerhalb der ersten Tage nach mechanischer Stabilisierung des Kreislaufs zu keiner Normalisierung von Nieren- und ZNS-Funktion, bessert sich die respiratorische Situation nicht und hält der Infekt an, so wird eine Transplantation kaum durchführbar sein [9, 24]. Die von uns eingesetzten Systeme sind in der Abb. 2 dargestellt. Der Antrieb erfolgt extern pneumatisch, indem die Membran-Pumpenkammern in der Systole mit Luft gefüllt und so das Blut ausgetrieben wird. Mittlerweile sind handliche Antriebssyteme mit Batteriebetrieb verfügbar, so daß die Patienten sich über längere Zeit relativ frei bewegen können. Dies ist für die physische und psychische Rehabilitation der Patienten enorm wichtig. Ist der BVAD-Träger extubiert, so muß er durch krankengymnastische Übungen mobilisiert werden, um einem weiteren Kräfteverfall der kardial kachektischen Patienten vorzubeugen [9, 24].

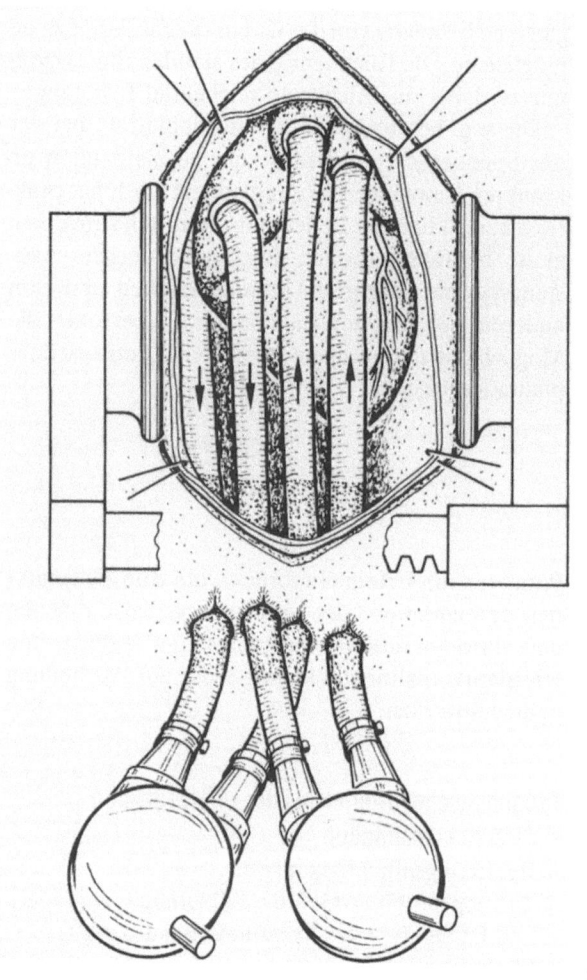

Der Einsatz eines mechanischen Assistenzsystems erfordert aufgrund des ausgedehnten Kontaktes des Blutes mit Fremdoberflächen die Vollheparinisierung der Patienten. Diese muß engmaschig kontrolliert und exakt gesteuert werden. Blutungsprobleme und Embolien stellen die häufigste Ursache für ein Scheitern des Bridging-Versuches dar. Einige Gruppen geben daher neben Heparin zusätzlich Thrombozytenaggregationshemmer. Im internationalen Register war bei 27% der Patienten mit einem mechanischen Unterstützungssystem eine Blutung die die Transplantation unmittelbar verhindernde Komplikation.

Mehrere Arbeitsgruppen arbeiten zur Zeit an einem total implantierbaren Kunstherz, bei dem auf einen äußeren Antrieb verzichtet werden kann. Sicherlich wäre dies die Ideallösung der Therapie des terminalen Herzversagens. Momentan ist jedoch nicht abzusehen, wann dieses hochgesteckte Ziel erreicht werden kann.

Abb. 2. Mechanische Kreislaufunterstützung Typ Berlin Heart. Biventrikuläre Unterstützung mit Kanülierung des rechten und linken Vorhofs und der Aorta sowie Arteria pulmonalis. Die Pumpkammern liegen extrathorakal. Der Antrieb erfolgt pneumatisch.

Nachbehandlung

Die orthotope Herztransplantation ist heute ein herzchirurgischer Routineeingriff. Die Operation selbst stellt, eine ausreichende Transplantatfunktion vorausgesetzt, ein sehr risikoarmes Verfahren dar.

Immunsuppression

Auch bei der Herztransplantation hat sich eine 3fache immunsuppressive Therapie durchgesetzt. Sie besteht aus Cyclosporin A, Azathioprin und Steroiden. Zusätzlich werden Antithymocytenglobuline (ATG) bzw. monoklonale Antikörper verabfolgt. In unserer Klinik geben wir unmittelbar präoperativ 5 mg/kg KG Azathioprin und 4 mg/kg KG Cyclosporin, beides per os. Die erste Dosis Methylprednisolon (500 mg) erhalten die Patienten intraoperativ bei Freigabe der Zirkulation durch das transplantierte Organ. Während der ersten vier Tage nach Transplantation wird zusätzlich ATG verabfolgt. Der Cyclosporin-Spiegel im Vollblut wird auf 150–300 ng/ml (RIA) bzw. 600–900 ng/ml (TDX) eingestellt. Langfristig wird dann ein Spiegel von 150 ng/ml (RIA) angestrebt. Die Therapie wird zunächst durch tägliche, später wöchentliche bzw. 2wöchentliche Blutspiegelmessungen überwacht. Bei der Azathioprin-Gabe orientieren wir uns an der Leukozytenzahl, die zwischen 4000 und 6000/µl liegen sollte, und an der Nierenfunktion. Die Steroiderhaltungsdosis liegt bei 0,1–0,15 mg Prednisolon/kg KG/Tag und wird etwa nach 2 Monaten erreicht. Einige Zentren behandeln ihre Patienten ohne Ein-

7.6 Herztransplantation

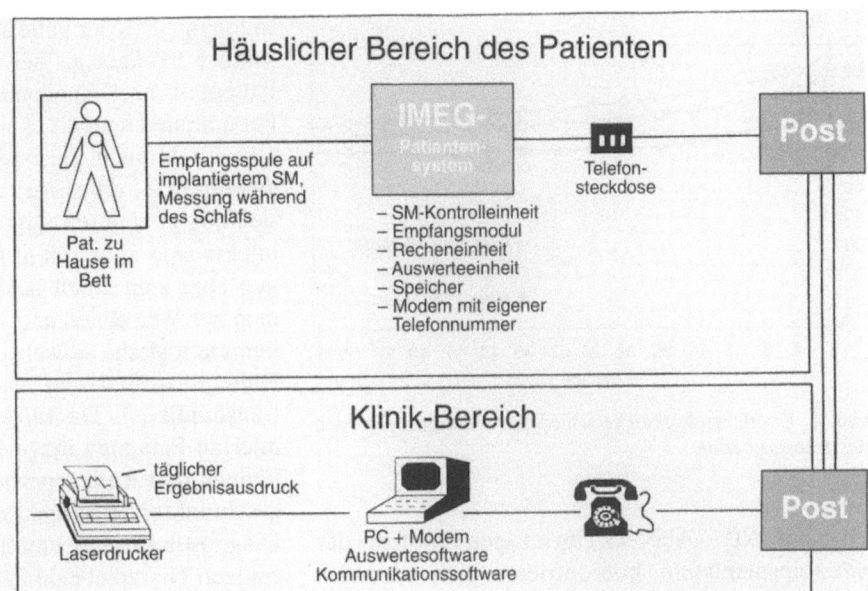

Abb. 3. Telemetrische Abstoßungsüberwachung. Der Patient zeichnet nachts zu Hause sein IMEG auf, das an die behandelnde Klinik per Telefonleitung übermittelt wird.

satz von Steroiden nach, wobei dann erheblich höhere Dosen an Azathioprin und Cyclosporin gegeben werden müssen. Trotz der prophylaktischen chronischen Immunsuppression kommt es bei fast allen Herzempfängern zu Abstoßungsepisoden, die behandlungsbedürftig werden. In diesen Fällen behandeln wir je nach Schweregrad der Abstoßung mit i. v. Methylprednisolon (0,5 g/Tag) bzw. ATG.

Abstoßungsdiagnostik

In der ersten Phase der Herztransplantation konnte die Diagnose einer Abstoßung nur anhand klinischer Parameter wie Frequenzerhöhung, Fieber, Dyspnoe, Flüssigkeitseinlagerung gestellt werden. Die Einführung der transvenösen Endomyokardbiopsie zur Abstoßungskontrolle stellte einen entscheidenen Fortschritt dar. Billingham [2] teilte die histomorphologischen Veränderungen in 4 Grade ein. Andere Gruppen haben später differenziertere Klassifikationen vorgeschlagen. Zunehmend an Bedeutung gewonnen haben in den letzten Jahren nichtinvasive Verfahren zur Abstoßungsdiagnostik, wie das intrakardiale EKG, echokardiographische Parameter und das zytoimmunologische Monitoring [15, 23, 29]. In unserer Klinik findet die Myokardbiopsie, die früher einziges verläßliches Kriterium der Abstoßungsüberwachung war, nur noch in Ausnahmefällen Anwendung. Alle unsere Patienten erhalten bereits bei der Transplantation einen Telemetrieschrittmacher implantiert, über den ein intramyokardiales EKG aus dem rechten und linken Ventrikel abgeleitet werden kann [29]. Über eine Verbindung zum Telefonsystem ist es möglich, daß der Patient von zu Hause aus sein IMEG an die betreuende Klinik zur Auswertung übermittelt (s. Abb. 3). Ein höhergradiger Abfall der R-Amplitude und ein Frequenzanstieg sind hochverdächtig auf eine Abstoßungsreaktion. Ggf. wird der Patient zur Nachkontrolle einbestellt. In der Klinik ergänzen dann Echokardiographie und Lymphozytenscreening die Diagnostik. In Synopsis der Befunde wird entschieden, ob der Patient einer Abstoßungsbehandlung zugeführt werden muß.

Ergebnisse

Am Deutschen Herzzentrum Berlin liegt bei den bisher über 650 orthotop herztransplantierten Patienten die Überlebensrate „idealer" Empfänger (ohne begleitende Risikofaktoren) bei 91,8 % einen Monat nach Transplantation. Innerhalb des ersten Jahres versterben 5,4 %, nach einem weiteren Jahr nochmals 3,8 %. Im gesamten Kollektiv beträgt die Einjahresüberlebensrate 81 % und die Fünfjahresüber-

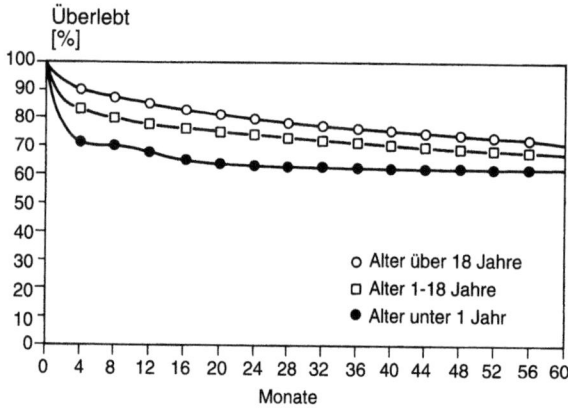

Abb. 4. Überlebenskurven verschiedener Altersgruppen nach Herztransplantation

lebensrate 69% (Abb. 4). Die jetzigen Probleme der Herztransplantation konzentrieren sich vermehrt auf die chronischen Folgen der Immunsuppression und der chronischen immunologischen Vorgänge am Koronarendothel.

Postoperative Nierenfunktion

Einschränkungen der Nierenfunktion trugen in der Vergangenheit in einem beträchtlichen Maße zu Morbidität und Mortalität nach Herztransplantation bei. Neben einer renalen Schädigung in Folge protrahierter Kreislaufsuppression spielt hierbei die Nephrotoxizität der Medikamente, die nach der Transplantation verabfolgt werden müssen, insbesondere Cyclosporin A, eine gewichtige Rolle. In unserer Klinik konnten wir die Inzidenz von Nierenversagen nach Transplantation durch den Einsatz von Urodilatin erheblich senken [11]. Urodilatin ist ein humanes, renales Peptid, das dem α-ANF ähnlich ist und über eine präglomeruläre Vasodilatation und eine gesteigerte Natriurese die Diurese fördert. Zusätzlich bewirkt eine Dauerinfusion eine venöse Vasodilatation, so daß der Bedarf an Nitroglycerin gesenkt werden kann. Bei unverändertem arteriellen Blutdruck sinken Venendruck und die Kreatinin- und Harnstoffwerte.

Infektionen

In der Frühphase nach Herztransplantation sind die Patienten primär durch Infektionen bedroht [17]. Im internationalen Register stellen diese 40% aller Todesursachen [13]. Im überwiegenden Anteil handelt es sich um intrathorakale Infekte. Mediastinitiden treten in 2,5% der Fälle auf und sind damit nicht wesentlich häufiger als bei nicht-immunsupprimierten Patienten nach medianer Sternotomie. Bei den Pneumonien handelt es sich hauptsächlich um atypische Infektionen. Besonders bedrohlich sind Aspergilleninfekte, da es hier zu einer raschen Infektabsiedlung in anderen Organen kommen kann. Virusinfekte sind zwar selten lebensbedrohend, sie können aber zum einen bakteriellen und Pilzpneumonien den Weg ebnen und zum anderen als Trigger für immunologische Abwehrprozesse wirken (s. unten). Daher ist strikt darauf zu achten, CMV-freies Blut zu transfundieren. Da Infekte bei den immunsupprimierten Patienten lange Zeit subklinisch verlaufen können und Antikörperbestimmungen nur von eingeschränkter Aussagekraft sind, ist eine invasive Diagnostik oftmals unumgänglich, um einen rechtzeitigen Therapiebeginn zu gewährleisten.

Koronarsklerose

Die Inzidenz der akzellerierten Koronarsklerose nach Herztransplantation wird mit 11% pro Jahr angegeben [22]. Sie stellt heute die häufigste Ursache für ein spätes Transplantatversagen dar. In unserem eigenen Patientengut fand sich bei 23,3% der über 12 Monate überlebenden Empfänger eine Koronarsklerose [26]. Eine weitere Analyse ergab, daß zwei Typen der Kranzgefäßläsionen unterschieden werden können (Abb. 5): ein diffuser Befall, der sich bei allen Verstorbenen fand, und eine lokalisierte Stenosierung, die bevorzugt bei älteren Spenderorganen auftrat. In der letzten Gruppe war die Progredienz der Stenosen über die Zeit gering, und in einigen Fällen konnte die Verengung durch Dilatation erfolgreich behandelt werden (Tab. 1). Unsere Beobachtung, daß Patienten mit einer diffusen, rasch progredienten Koronarsklerose nach Transplantation sehr häufig postoperativ eine CMV-Infektion durchlebt haben [18], ist inzwischen von mehreren Arbeitsgruppen bestätigt worden [22]. Heute wird allgemein eine immunologisch bedingte, durch CMV-Infektionen getriggerte Vaskulitis als Ursache der akzellerierten Transplantatsklerose angenommen.

Retransplantation

In ca. 54% der Todesfälle nach Herztransplantation liegt ein Versagen des Transplantates, chronisch oder akut, zugrunde [13]. Einzige therapeutische Mög-

7.6 Herztransplantation

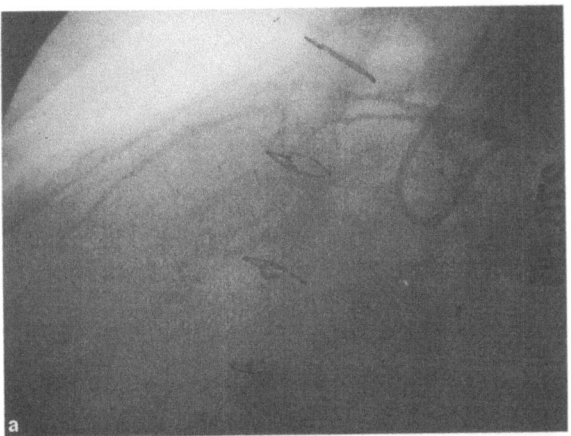

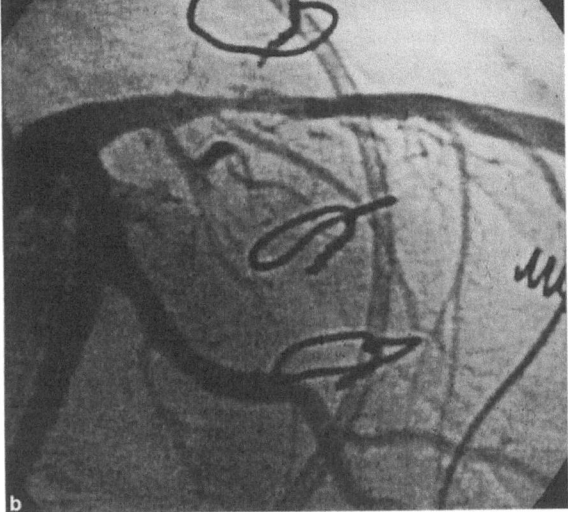

Abb. 5a, b. Koronarsklerose nach Herztransplantation. **a** Typ 1: diffuse konzentrische Verengung des gesammten Koronarsystems. **b** Typ 2: Lokalisierte Stenose bei einem 51 jährigen Spenderherz, 4 Monate nach Transplantation

lichkeit ist die erneute Transplantation. Im Register der International Society for Heart and Lung Transplantation sind 449 Retransplantationen aufgeführt. Hiervon hatten 63% eine akzellerierte Koronarsklerose und 18% eine akute Abstoßungsreaktion. Die Einjahresüberlebensrate nach Retransplantation betrug 48%. Günstiger war die Prognose, wenn die erste Transplantation länger als ½ Jahr zurück lag (61% Überlebensrate nach 12 Monaten) und bei den Patienten, die wegen einer Koronarsklerose erneut transplantiert werden mußten (54%). Die Autoren definierten aufgrund ihrer Analyse den idealen Kandidaten für eine erfolgreiche Retransplantation als einen Empfänger, der wegen einer Koronarsklerose mehr als 6 Monate nach der Erstoperation retransplantiert werden muß und präoperativ keine mechanische Kreislaufunterstützung benötigt. In dieser Gruppe war die Überlebensrate 64% [7].

Kinder

Erst in jüngster Zeit hat die Herztransplantation auch bei Kindern und Neugeborenen Anwendung gefunden [13, 27]. Die Ergebnisse sind ermutigend. In unserem eigenen Programm wurden bisher 52 Kinder transplantiert. Hauptindikation war auch hier eine Kardiomyopathie, bei den Neugeborenen ein Hypoplastisches-Linksherz-Syndrom; 6 Kinder wurden mit Hilfe einer mechanischen Kreislaufunterstützung zur Transplantation gebracht. Alle erhielten eine 3fache immunsuppressive Therapie entsprechend den Erwachsenen, im weiteren Verlauf bemühen wir uns jedoch, die Kinder möglichst steroidfrei zu behandeln. Bei einer mittleren Beobachtungszeit von 22 Monaten leben 71% der Kinder. Die körperliche und geistige Entwicklung ist praktisch altersentsprechend. Gerade in dieser Patien-

Tabelle 1. Perkutane transluminale Koronarangioplastie nach Herztransplantation

Patient	Läsion %	Dg nach TX (Jahre)	PTCA nach TX	Restenose	Spenderalter (Jahre)
1	D1 (50–90)	0	4	–	49
2	LAD (100)	1	1	–	38
3	LAD (50–90)	3	4	–	36
4	LAD (75–90)	2	4	–	46
5	LAD (99)	2	2	–	41
6	CX (90)	2	2	+ +LAD75%	34
7	LAD (75)	2	2	–	37
8	LAD (75)	0,25	0,25	–	51
9	LAD (75)	4	4	–	40

tengruppe ist die Anwendung nichtinvasiver Verfahren zur Abstoßungsdiagnostik von überragender Bedeutung [23]. Es war uns möglich, bei den Kindern auf die Herzmuskelbiopsie gänzlich zu verzichten. Die positiven Erfahrungen mit den Langzeitergebnissen der Transplantation anderer Organe bei Kindern lassen auch für unsere Patienten einen günstigen Langzeitverlauf erwarten. Ein Problem stellt bei den Neugeborenen mit hypoplastischem Linksherzsyndrom die Entscheidung, primär eine Transplantation oder eine sehr risikoreiche Korrektur (Norwood-Operation) anzustreben. Da Spenderorgane im Säuglingsalter kaum verfügbar sind, sterben die meisten Kinder in der Wartezeit. Die Implantation eines Stent zum Offenhalten des Ductus Botalli kann hier zu einer vorübergehenden Stabilisierung der Kreislaufsituation führen. Die körperliche Entwicklung und Leistungsfähigkeit nach Herztransplantation ist der nach Norwood-Operation überlegen.

Psychische Betreuung

Trotz der sehr erfreulichen Ergebnisse der Herztransplantation hat unsere Erfahrung gezeigt, daß eine prä- und postoperative psychotherapeutische Unterstützung zur Verarbeitung der außergewöhnlichen Situation „Herztransplantation" sowohl für die Patienten als auch für ihre Angehörigen dringend erforderlich ist [1]. Noch komplexer ist die stützende Begleitung der Patienten mit einer mechanischen Kreislaufunterstützung. Die Integration von Psychotherapeuten in ein Transplantationsprogramm erscheint uns dringend erforderlich und von hohem Nutzen zu sein. Es ist unser Konzept, Patienten nicht aus psychischen Gründen von der Therapie auszuschließen, sondern schon im Vorfeld mögliche Konflikte zu erkennen und den Patienten und seine Familie entsprechend zu unterstützen.

Schlußfolgerung

Die Herztransplantation ist zu einem etablierten Verfahren mit exzellenten Ergebnissen geworden. Sowohl Spender- als auch Empfängerkriterien sind zunehmend erweitert worden, ohne daß dies einen negativen Einfluß auf die Ergebnisse gezeigt hätte. Dies war nur durch eine verbesserte perioperative Betreuung der Patienten möglich. Zunehmend treten nun die Folgen der Langzeitbehandlung in den Vordergrund des Interesses. Daneben bleibt der Mangel an Spenderorganen weiterhin der Faktor, der die Möglichkeiten der Herztransplantation am rigidesten einengt. Die mechanische Kreislaufunterstützung kann hierbei nur temporär Abhilfe schaffen. Es erscheint nicht akzeptabel, dem Mangel an Organen durch eine restriktive Empfängerauswahl zu begegnen. Vielmehr müssen alternative Verfahren zur Herztransplantation weiterentwickelt werden, um allen Patienten dauerhaft helfen zu können.

Literatur

1. Albert W, Warnecke H, Hummel M, Müller J, Schüler S, Hetzer R (1991) Psychiatrisch-psychosomatische Syndrome bei herztransplantierten Patienten. Z Kardiol 80: S3: 103
2. Billingham ME (1979) Some recent advances in cardiac pathology. Hum Pathol 10: 367–71
3. Bolling SF, Deeb GM, Morady F, Kadish A, Stirling MC, Buiteler M, Kirsh MM (1991) Automatic internal cardioverter defibrillator: A bridge to heart transplantation. J Heart Transplant 10: 562–566
4. Van den Broek SAJ, van Veldhuisen DJ, de Graeff PA, Crijns HJGM, van Gilst WH, Hillege H, Lie KI (1993) Mode of death in patients with congestive heart failure: comparison between possible candidates for heart transplantation and patients with less advanced disease. J Heart Transplant 12: 367–71
5. Carpentier A, Chaques JC, Acar C et al. (1993) Dynamic cardiomyoplasty at seven years. J Thorac Cardiovasc Surg 106: 42–54
6. Cohn JN, Archibald DG, Ziesche S et al. (1976) Effects of vasodilator therapy on mortality in chronic congestive heart failure. N Engl J Med 314: 1547–1552
7. Ensley RD, Hunt S, Taylor DO et al. (1992) Predictors of survival after repeat heart transplantation. J Heart Lung Transplant 11: 142–158
8. Friedel N, Teebken M, Lemme A, Schüler S, Hetzer R (1991) Enoximone als pharmokologisches "bridging" zur Herztransplantation. Z Kardiol 80: 27–33
9. Friedel N, Viazis P, Schiessler A, Warnecke H, Hennig E, Hetzer R (1991) Patient selection for mechanical circulatory support as a bridge to cardiac transplantation. Int J Art Organs 14: 276–279
10. Hausmann H, Topp H, Warnecke H et al. (1992) Wandbewegungsanalyse der linken Herzkammer bei Patienten mit koronarer Herzkrankheit und linksventrikulärer Ejektionsfraktion 10–30% vor und nach Koronarrevaskularisation. Z Herz-, Thorax-, Gefäßchir 6: 5–10

11. Hummel M, Kuhn D, Bub A et al. (1992) Urodilatin, a new therapy to prevent kidney failure after heart transplantation. J Heart Lung Transplant 12: 209–218
12. Hummel M, Warnecke H, Schüler S, Luding K, Hetzer R (1991) Therapie der terminalen Herzinsuffizienz durch Herztransplantation. Klin Wochenschr 69: 495–505
13. Kriett JM, Kaye MP (1991) The registry of the International Society for Heart and Lung Transplantation: Eighth official report. J Heart Lung Transplant 10: 491–498
14. Levine AB, Levine TB (1991) Patient evaluation for cardiac transplantation. Prog Cardiovasc Dis 33: 219–228
15. Lieback E, Meyer R, Nawrocki M, Schüler S, Cohnert T, Hetzer R (1992) Clinical value of ultrasonic tissue characterisation – an alternative method to endomyocardial biopsy. J Heart Lung Transplant 11: 225
16. Loebe M, Weng Y, Alexi V et al. (1993) Mechanical circulatory support as a bridge to transplantation in children. J Heart Lung Transplant 12: 85
17. Loebe M, Schüler S, Spiegelsberger S, Matheis G, Warnecke H, Hetzer R (1990) Infektionen nach Herztransplantationen. Z Herz-Thorax Gefäßchir 4: 196–204
18. Loebe M, Schüler S, Zais O, Warnecke H, Fleck E, Hetzer R (1990) Role of cytomegalovirus infection in the development of coronary artery disease in the transplanted heart. J Heart Transpl 9: 707–711
19. Loebe M, Hetzer R, Schüler S, Hummel M, Friedel N, Weng Y, Schiessler A (1992) Herztransplantation – Indikation und Ergebnisse. Zentrbl Chir 117: 681–688
20. Magovern JA, Magovern Jr GJ, Magovern GJ, Palumbi MA, Orie JE (1992) Surgical Therapy for congestive heart failure: indications for transplantation versus cardiomyoplasty. J Heart Lung Transplant 11: 538–44
21. Miller LW, Vitale-Noeder N, Pennington DG et al. Heart Transplantation in Patients over age 55. J Heart Transplant 1988; 7: 254–257
22. Miller LW (1992) Transplant coronary artery disease: Editorial. J Heart Lung Transplant 11: 1–4
23. Müller J, Warnecke H, Spiegelsberger S, Hummel M, Cohnert T, Hetzer R (1993) Reliable noninvasive rejection diagnosis after heart transplantation in childhood. J Heart Transplant 12: 189–198
24. Schiessler A, Warnecke H, Friedel N, Hennig E, Hetzer R (1990) Clinical use of the Berlin biventricular assist device as a bridge to transplantation. ASAIO Trans 36 706–708
25. Schüler S, Warnecke H, Loebe M, Fleck E, Hetzer R (1989) Extended donor age in cardiac transplantation. Circulation 80:III 133–139
26. Schüler S, Matschke K, Loebe M, Hummel M, Fleck E, Hetzer R (1993) Coronary artery disease in patients with hearts from older donors: morphologic features and therapeutic implications. J Heart Lung Transplant 12: 100–116
27. Spiegelsberger S, Schüler S, Hummel M, Müller J, Berdjis F, Loebe M, Hetzer R (1992) Neue Aspekte der Kinderherztransplantation. Thor Cardiovasc Surg 40: I: 67
28. Stevenson LW (1990) Tailored therapy before transplantation for treatment of advanced heart failure: effective use of vasodilators and diuretics. J Heart Transplant 10: 468–476
29. Warnecke H, Schüler S, Goetze H, Matheis G, Süthoff U, Müller J, Tietze U, Hetzer R (1986) Noninvasive monitoring of cardiac allograft rejection by intramyocardial electrogram recordings. Circulation 74: III 72–76

8 Interventionen an der Aorta

Vorbemerkungen

Die Aortenchirurgie war bis vor kurzem eine ganz besonders herausfordernde Chirurgie. Mit einer Minimaldiagnostik kann man heute in der akuten Phase ein dissezierendes Aortenaneurysma entdecken und den Patienten gleich einer Operation zuführen, wobei man die Dissektionen im Bereich der Aszendens, des Bogens und der Deszendens kennt. Als die Hauptmethode hat sich die Behandlung eines Aortenaneurysmas oder einer Dissektion in tiefer Hypothermie und Kreislaufstillstand etabliert. Es wird die dissezierte Aorta durch eine Dacron-Prothese ersetzt, wobei man bei der Aszendens auch über ein klappentragendes Conduit komplett vom Klappenring bis über den Bogen in einer Sitzung ersetzen kann.

Die Ballonangioplastie bei Aortenisthmusstenose ist immer wieder neu in der Diskussion, wie der Verschluß eines persistierenden Ductus arteriosus. Im Neugeborenenalter, vor allem bei den Frühgeborenen, ist die Ductusligatur durch die konservative Therapie rückläufig.

8.1 Thorakale Aneurysmachirurgie

J. Laas und T. Nolte

Einleitung

Die Standardisierung hochspezialisierter Verfahren in der kardiovaskulären Chirurgie wie die extrakorporale Zirkulation oder die durch kardiopulmonalen Bypass induzierte tiefe systemische Hypothermie mit passagerem Kreislaufstillstand hat zu einer sprunghaften Verbesserung der Prognose in der operativen Therapie thorakaler Aneurysmen geführt. Die Behandlung der Aneurysmen in diesem Bereich ist so nach wie vor eine Domäne der Chirurgie.

Der folgende Überblick stellt die in unseren Augen bewährten Operationsverfahren dar.

Dissektionen der Aorta, welche gleichfalls zu einer Aufweitung der Hauptschlagader führen können, werden in der folgenden Betrachtung ausgenommen, da sie sich pathoanatomisch, z. T. in den operativen Verfahren und auch in prognostischer Hinsicht von den echten Aneurysmen unterscheiden.

Ätiologie und Inzidenz

Aneurysmen werden nach ihrer Wandbeschaffenheit in echte und falsche, nach ihrer Form in spindel-(fusiform) und sackförmige (sakkuläre) sowie nach ätiologischen Gesichtspunkten in angeborene und erworbene Varianten unterteilt.

In ätiologischer wie auch in chirurgisch-technischer und prognostischer Hinsicht ist zudem eine topische Untergliederung in Aneurysmen der Aortenwurzel, der Aorta ascendens, des Aortenbogens sowie der Aorta descendens und des thorakoabdominalen Übergangs sinnvoll.

Kongenitale Aneurysmen des thorakalen Aortenabschnitts sind Raritäten und betreffen vorwiegend die Aortenwurzel mit den Koronarsinus (Sinus valsalvae).

Angeborene Sinus-valsalva-Aneurysmen betreffen häufig nur einen Sinus; sie machen etwa 1 % der kongenitalen Herzvitien aus. Zu differenzieren sind die gleichfalls raren isolierten Sinus-valsalva-Divertikel, welche klinisch in einem vergleichsweise höheren Lebensalter apparent werden.

Angeborene Aneurysmen der übrigen thorakalen Aorta sind selten und werden vorwiegend bei Koarktation oder im Verbund mit komplexen Mißbildungen des Herzens beobachtet.

In ätiologischer Hinsicht unterscheiden sich die erworbenen Aneurysmen der 3 thorakalen Aortenregionen Aorta ascendens, Aortenbogen und Aorta descendens wesentlich.

Beim Aneurysma der aszendierenden Aorta ist in 60–80 % eine Mediadegeneration unterschiedlicher Ausprägungung [23, 32] nachzuweisen. Vorwiegend junge Männer im Geschlechterverhältnis 3:1 sind betroffen.

In besonders starker Ausprägung, charakteristischerweise unter Einbezug des Aortenklappenrings [36], ist die zystische Medianekrose beim Marfan-Syndrom anzutreffen. Patienten mit dieser Erkrankung, die familiär auftritt, entwickeln frühzeitig Aneurysmen der Aorta ascendens mit anuloaortaler Ektasie, welche häufig zu einer konsekutiven Aortenklappeninsuffizienz führt.

Für die Aneurysmen der deszendierenden Aorta ist die Arteriosklerose wesentlicher pathogenetischer Faktor. Mehrheitlich sind männliche Patienten betroffen, deren Gefäßerkrankung meist in der 5.–7. Lebensdekade diagnostiziert wird.

Die Ursachen der Aneurysmabildung bei der Arteriosklerose sind nach wie vor unverstanden. Als wesentliche Teilursachen werden heute neben der arteriellen Hypertonie strukturelle Veränderungen in der Gefäßwand mit Verlust an Stütz- und elastischen Faserstrukturen [33, 38] sowie eine genetische Disposition diskutiert.

Im Vergleich zur okklusiven Variante der Erkrankung sind Patienten mit dilatativer Arteriopathie in der Regel 10–20 Jahre älter und weisen häufig ein multifokales Befallsmuster (Aneurysmose) auf.

Traumatische Läsionen als Ursache einer thorakalen Aneurysmabildung betreffen aus anatomischen Gründen vorwiegend die Aorta descendens unterhalb des Abganges der linken A. subclavia. Ursächlich sind hier vorwiegend Akzelerations-/Dezelerationstraumen vorausgegangen. Gelegentlich wird auch die Aorta ascendens mit Ausbildung eines Aneurysmas verletzt.

Infektionen der thorakalen Aorta mit Aneurysmabildung können im Gefolge einer Endokarditis oder auch komplizierend nach Aortenklappenersatz auftreten. Mykotische Aneurysmen weisen meist eine sakkuläre Form auf und zeichnen sich durch rasches Wachstum mit hohem Rupturrisiko aus.

Luetische Aneurysmen sind seit Einführung geeigneter antibiotischer Therapieregime selten geworden. Aneurysmen dieser Genese betreffen vorwiegend die aufsteigende Aorta und werden stromab seltener.

Ausnahmsweise werden inflammatorische Formen der thorakalen Aneurysmen bei entzündlichen Systemerkrankungen wie der Riesenzellarteriitis, als Verlaufsvariante beim Takayasu-Syndrom junger Frauen sowie bei der Spondylarthritis ankylosans beobachtet.

Klinik

Aneurysmen des thorakalen Bereichs können bei langsamer Größenzunahme über einen großen Zeitraum asymptomatisch bleiben und so z. T. groteske Größen erreichen.

Symptomatisch werden thorakale Aneurysmen in der Regel durch den adventitiellen Dehnungsschmerz bei rascher Expansion bzw. durch Beschwerden, welche sich aus der Kompression bzw. Arrosion benachbarter Strukturen ergeben. Perforationen mit Fistelbildung im Bereich der Aortenwurzel können durch Entwicklung eines Shunts zu erheblichen hämodynamischen Belastungen bis zur Herzinsuffizienz führen.

Aneurysmen der Sinus valsalvae bleiben klinisch häufig lange inapparent.

Die Ruptur eines singulären Sinus-valsalva-Aneurysmas, vorzugsweise ausgehend vom rechtskoronaren Aortensinus, erfolgt meist unter Fistelbildung in den rechten Ventrikel oder den rechten Vorhof. Der plötzlich einsetzende retrosternale bzw. epigastrische Schmerz läßt an einen Myokardinfarkt oder ein akutes Klappenvitium denken.

Dyspnoe, Tachykardie und Zeichen einer zunehmenden Herzinsuffizienz bei Volumenbelastung können vorhanden sein. Nach Ruptur ist bei Fistelbildung meist linksseitig parasternal im 2.–4. ICR ein kontinuierliches Strömungsgeräusch ähnlich dem bei offenem Ductus Botalli oder bei aortopulmonalem Fenster zu hören.

Gelegentlich kann ein Sinus-valsalva-Aneurysma durch Größenzunahme das rechte Koronarostium obstruieren und ventrikuläre Rhythmusstörungen oder AV-Blockierungen verursachen [19, 35].

Die Standardröntgenaufnahme des Thorax im sagittalen Strahlengang läßt im nicht-rupturierten Stadium die Diagnose gewöhnlich nicht zu, da das Aneurysma in der Herzsilhouette verborgen bleibt. Nach Ruptur treten, insbesondere bei Aortenklappeninsuffizienz, eine Herzvergrößerung sowie Zeichen einer Lungenstauung hervor.

Aneurysmen der Aorta ascendens entziehen sich mangels spezifischer Beschwerden oft bis zu einer enormen Ausdehnung dem klinischen Nachweis. Häufig führt erst die Herzinsuffizienz, bei Volumenbelastung im Gefolge einer Aortenklappeninsuffizienz zur Diagnose. Retrosternale Schmerzen und Dyspnoe können als unspezifische Symptome auftreten, selten ist eine obere Einflußstauung durch Kompression der V. cava superior zu finden. Insbesondere sakkuläre, rasch expandierende Aneurysmen vermögen Brustbein und Rippen direkt zu arrodieren.

Rasche Größenänderungen machen sich in aller Regel durch den Dehnungsschmerz der Adventitia sowie umgebender seröser Häute bemerkbar. So ist denn auch eine Ruptur ohne Prodromi eher selten. Letztere erfolgt bei Aorta-ascendens-Aneurysmen meist in das Perikard oder in die rechte Pleurahöhle, seltener in die Pulmonalarterie oder den rechten Vorhof. Die Prognose der Ruptur ist schlecht, Todesursache meist eine Herzbeuteltamponade.

Bogenaneurysmen bieten je nach Ausdehnung und Lokalisation eine Symptomatik, die der der Aszendens- bzw. Deszendensaneurysmen entspricht. Anatomische Gegebenheiten bedingen, daß neben Heiserkeit bei Läsion des linken N. laryngeus recurrens auch Hämoptysen bei Bronchus- bzw. Lungenarrosion sowie Dysphagie oder Bluterbrechen bei Ösophaguskompression bzw. -arrosion auftreten können. Schmerzen werden, wenn sie auftreten, häufig im Rücken lokalisiert oder als in die Arme ausstrahlend beschrieben. Ein akut einsetzender, zunehmender thorakaler Dauerschmerz kann auf eine drohende Ruptur hinweisen, welche meist ins Mediastinum, in die rechte Pleurahöhle oder angrenzende Organe erfolgt und ebenfalls eine hohe Letalität hat.

Wie auch bei den vorbeschriebenen thorakalen Aneurysmen zeichnet Aufweitungen des distalen Aortenbogens und der Aorta descendens ein bis zu erheblicher Größenzunahme asymptomatisches präklinisches Stadium aus. Aneurysmen letzterer Lokalisation zeigen zudem ein vergleichsweise langsames Größenwachstum. Neben pleuralem Dehnungsschmerz können Kurzatmigkeit, Husten, Dysphagie, Hämoptysen und Hämatemesis oder ebenfalls Heiserkeit imponieren.

Langstreckige, insbesondere wandständig thrombosierte Aneurysmen führen zu einem ständigen Verbrauch von Gerinnungsfaktoren. Dieses kann, insbesondere bei Zusammentreffen mit einer gerinnungshemmenden Dauermedikation, zu deutlicher Blutungsneigung führen.

Freie Durchbrüche ohne Prodromi sind gleichfalls eher die Ausnahme. Perforationen erfolgen vor allem in die linke Pleurahöhle, das Mediastinum oder auch die Speiseröhre. Ein solches Ereignis wird selten primär überlebt.

Natürlicher Verlauf

Kongenitale Aneurysmen der Koronarsinus komplizieren sich vorwiegend im Erwachsenenalter mit maximaler Rupturwahrscheinlichkeit in der 3. Lebensdekade. In einem Bericht von Sawyers [37] verstarben die meisten unbehandelten Aneurysmaträger nach Ruptur binnen eines Jahres an fortschreitendem Linksherzversagen oder einer bakteriellen Endokarditis. Erworbene Aneurysmen der Aortenwurzel, welche meist alle Koronarsinus einbeziehen, neigen gleichfalls zu Ruptur oder akuter Dissektion.

Relevante Studien aus neuerer Zeit über die Prognose thorakaler Aneurysmen in bezug auf ihren Durchmesser fehlen. Angaben über den natürlichen Verlauf von Aszendensaneurysmen stammen vorwiegend aus der ersten Hälfte des Jahrhunderts, als es noch keine operativen Behandlungsmöglichkeiten gab, und beziehen sich zumeist auf die zur rascheren Dilatation neigenden syphilitischen Aneurysmen. In diesen Serien verstarben 30% der unbehandelten Patienten ursächlich an der Erkrankung, bei Auftreten von Symptomen binnen 6–8 Monaten. Berichte aus den 60er Jahren zeigen die Beziehung zwischen schlechter Langzeitprognose und Ausdehnung des Aneurysmas, dem Auftreten aneurysmabezogener Symptome sowie einer begleitenden kardiovaskulären Erkrankung auf. Joyce [22] fand, daß nur 50% der Patienten das 5. Jahr überleben. Pressler u. McNamara [34] zeigten, daß 60% der arteriosklerotischen Aneurysmen binnen Dreijahresfrist rupturieren und unbehandelte Aneurysmaträger nur eine 20%ige Fünfjahresüberlebensrate zeigen. Arteriosklerotische Aneurysmen sind häufig von zerebro- und kardiovaskulärer Krankheit begleitet, welche ihrerseits 50% der Letalität im natürlichen Verlauf bedingen.

Arteriosklerotische Aneurysmen der Aorta descendens zeichnet eine eher langsame Expansionstendenz aus, wobei das Perforationsrisiko bis zu einem Durchmesser von 5 cm gering bleibt. Bei rascher Größenzunahme droht die Ruptur.

Posttraumatische Aneurysmen aller thorakalen Aortenabschnitte hingegen sind in ihrer weiteren Entwicklung nicht vorhersehbar und können ohne Vorankündigung platzen [16].

Diagnostik

Neben der Standardröntgenuntersuchung des Thorax basiert die Diagnose der thorakalen Aneurysmaerkrankung auf der Angiographie (heute meist in digitaler Subtraktionstechnik), der Computertomographie (CT) und neuerdings in wachsendem Umfang auch der Kernspintomographie (MRI).

Die Echokardiographie dient als Basisuntersuchung, da sie die rasche Sicherung einer Verdachtsdiagnose erlaubt. Besonders hilfreich ist sie in der Diagnostik von Koronarsinusaneurysmen, die sich in der transösophagealen Technik gut darstellen lassen. Ferner ermöglicht die Echokardiographie die Einschätzung der Ventrikelfunktion sowie die Beurteilung der Herzklappen.

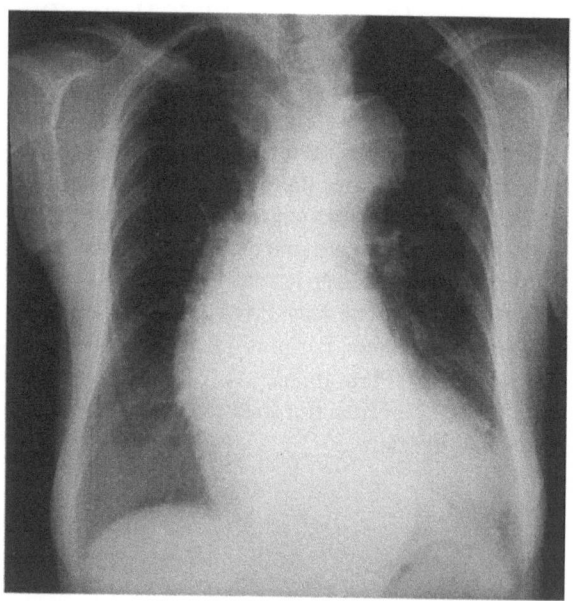

Abb. 1. Aszendensaneurysma (Standardröntgenaufnahme pa): Großes Aneurysma der Aorta ascendens (7 cm Ø)

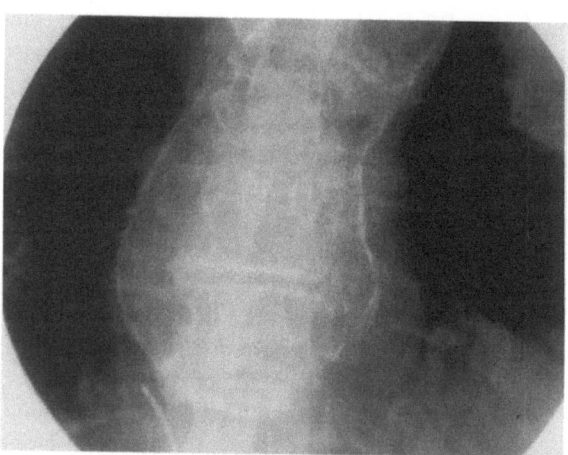

Abb. 2. Aorta-ascendens-Aneurysma bei Lues: Nativaufnahme eines großen luetischen Aszendensaneurysma mit muraler Verkalkung

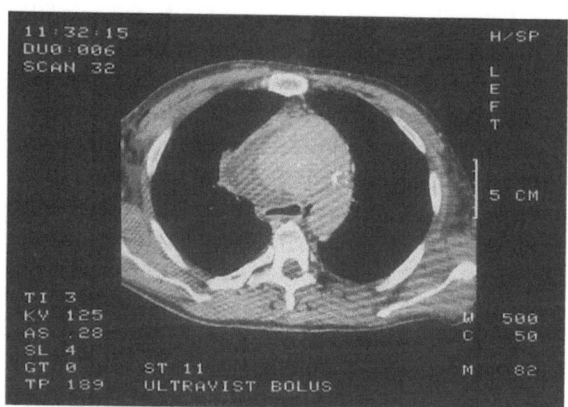

Abb. 3. Gedeckte, septische Aortenbogenperforation: KM-CT in Höhe der Perforation, die sich gedeckt nach links dorsal entwickelt hat

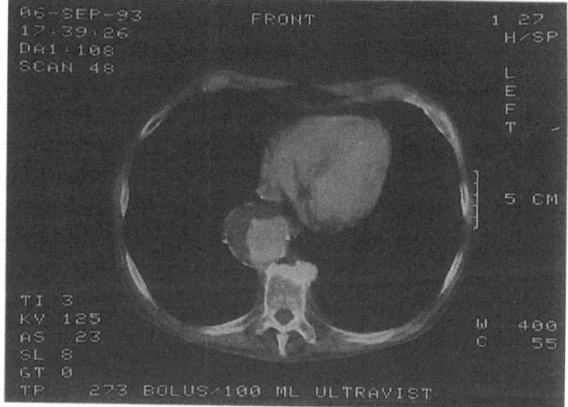

Abb. 4. Aorta-descendens-Aneurysma (KM-CT): Großes Deszendens-Aneurysma (6 cm Ø) mit wandständiger Thrombosierung

In der Standardröntgenaufnahme im sagittalen Strahlengang können sich Aneurysmen der Aortenwurzel und der Aorta ascendens dem Nachweis entziehen, wenn durch eine Drehung des Herzens das Aneurysma zwar am Herzschatten randbildend wird, eine Verbreiterung der Herzsilhouette jedoch fehlt. Bogen- und Deszendensaneurysmen hingegen führen zu Mediastinalverbreiterungen (Abb. 1, 2).

Konventionelle axiale CT mit Kontrastmittelapplikation erlauben neben dem sicheren Aneurysmanachweis im gesamten Verlauf der thorakalen Aorta die verläßliche Messung der lichten Weite des Gefäßes und der Längenausdehnung des Aneurysmas. Zudem läßt sich seine Wandbeschaffenheit, die lokale vaskuläre Topographie und schließlich die Beziehung zu den Nachbarorganen beurteilen und hieran das operative Vorgehen planen. In der Verlaufsbeobachtung ist die CT das Untersuchungsverfahren der Wahl [5] (Abb. 3, 4).

Im Prinzip gleiche Ergebnisse lassen sich mit der nichtinvasiven Kernspintomographie erzielen, wobei insbesondere die gute Kontrastierung der Gefäßwand und die Möglichkeit, kontrastmittelfrei das intraluminale Flußverhalten darzustellen, bestehen. Kosten und die bisher vergleichsweise langen Untersuchungszeiten stehen einer weiten Verbreitung der Methode noch entgegen (Abb. 5).

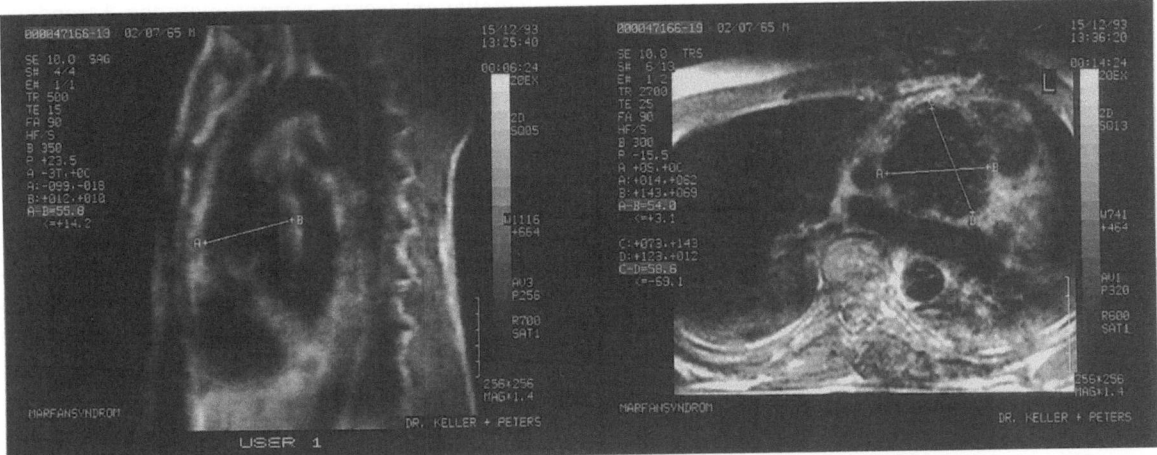

Abb. 5. Aorta-ascendens-Aneurysma bei Marfan-Syndrom (MRI): Scharfe Abgrenzung des Aneurysmas gegen die Nachbarstrukturen

Die exakte Beurteilung von Aneurysmen der Aortenwurzel sowie der Koronarsinus erfordert die Durchführung einer Angiographie, wobei in aller Regel die wenig invasive intravenöse digitale Subtraktionsangiographie aussagekräftige Resultate liefert. Fisteldarstellungen sind durch intraarterielle Aortographie möglich. Diese Technik ist auch bei eingeschränkter kardiopulmonaler Leistungsfähigkeit mit niedrigem Herzzeitvolumen aus technischen Gründen dem i. v. Untersuchungsverfahren vorzuziehen (Abb. 6).

In Erweiterung der Basisdiagnostik hat sich zur präoperativen Risikobewertung bei Patienten über 60 Jahren sowie bei bekanntem Vorliegen einer kardio- und/oder zerebrovaskulären Krankheit die Durchführung einer Herzkatheteruntersuchung zur Beurteilung der Koronarien sowie die dopplersonographische Untersuchung der supraaortischen Äste durch CW-Doppler oder Duplex-Scan durchgesetzt.

Operative Behandlung

Die Behandlung der thorakalen Aneurysmaerkrankung besteht im Ersatz des befallenen Aortensegments durch eine Gefäßprothese. Ziel ist dabei Lebensverlängerung durch Ausschaltung des Rupturrisikos sowie die Behebung der weiteren, durch das Aneurysma hervorgerufenen Organbeeinträchtigungen. Lokal begrenzte Maßnahmen am betroffenen Aortenabschnitt sind nur in Ausnahmefällen indiziert, worauf im folgenden gesondert hingewiesen wird.

Operationsindikationen

Aneurysmen der Aortenwurzel

Bei Aneurysmen der Koronarsinus ist im Hinblick auf ihr hohes Rupturrisiko eine frühzeitige Operation indiziert. Dieses gilt im besonderen für jedes rupturierte Sinus-valsalva-Aneurysma mit Fistelbildung. Großzügig ist die Indikation wegen der sehr guten Prognose des Eingriffs bei singulärem, kongenitalem Koronarsinusaneurysma zu stellen. Erworbene Sinus-valsalva-Aneurysmen, insbesondere entzündlicher Genese, bedürfen meist des Ersatzes der gesamten Aortenwurzel im Sinne eines kombinierten Gefäß- und Klappenersatzes.

Aszendierende Aorta

Die Indikation zum Ersatz der Aorta ascendens ist bei jedem symptomatischen Aneurysma gegeben. Bei Symptomfreiheit wird operiert, wenn im Verlauf ein rasches Größenwachstum auffällt oder der maximale Querdurchmesser 6 cm übersteigt. Bei begleitender Aortenklappeninsuffizienz kann die Indikation zur Operation auch durch den Schweregrad des Klappenvitiums bedingt sein. Wegen des Ruptur- und Dissektionsrisikos ist die Indikation zudem bei Patienten mit Marfan-Syndrom großzügig zu stellen [21].

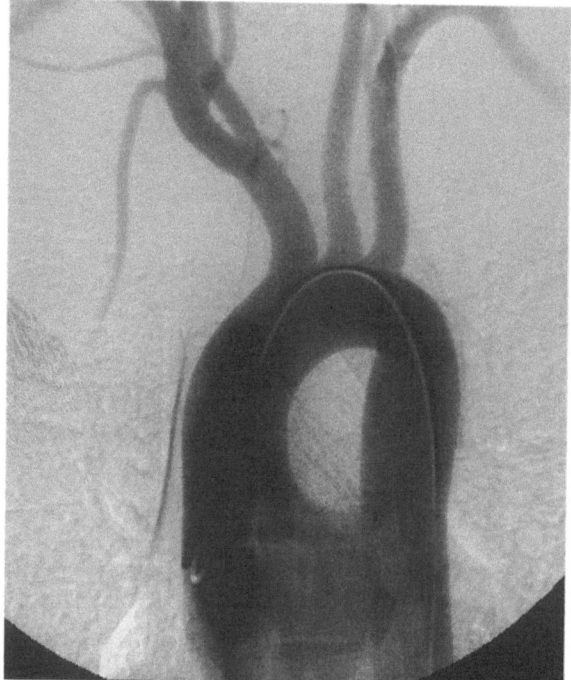

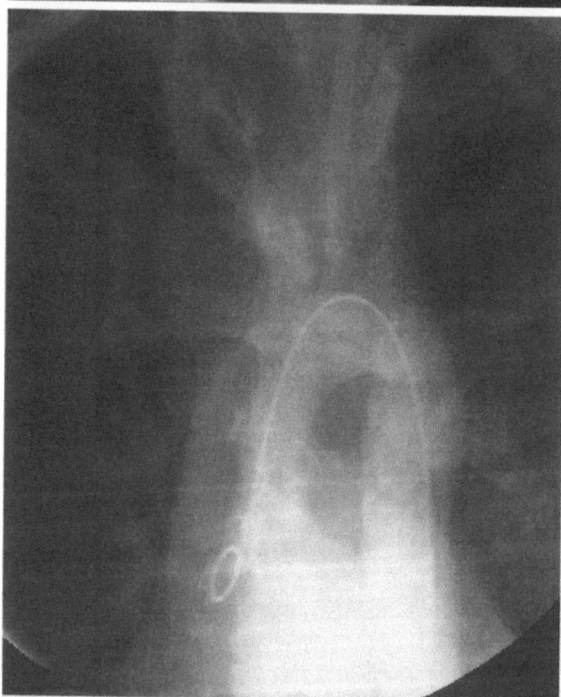

Abb. 6. Aorta-ascendens-Aneurysma bei Marfan-Syndrom (selber Patient wie Abb. 5): Aneurysma der proximalen Aorta ascendens bei ansonsten weitgehend unauffälligem Gefäßbild

Zufällig entdeckte, asymptomatische Aszendensaneurysmen mit einem Durchmesser unter 6 cm werden in halbjährlichen Intervallen mittels CT und Echokardiographie in ihrem Verlauf beobachtet.

Aortenbogen

Bei Aneurysmen des Aortenbogens ist das operative Risiko höher als beim Ersatz der benachbarten Aortensegmente; dies verlangt ein individuelles Abwägen der Operationsindikation im Einzelfall. Neben den bereits oben angeführten Indikationen können therapieresistente Schmerzen oder Kompressionssymptome Anlaß für ein operatives Vorgehen werden. Höheres numerisches Alter per se ist in unseren Augen keine Kontraindikation.

Bei limitierter Lebenserwartung durch ein weiteres, incurables Grundleiden oder bei hochgradiger Einschränkung der kardiopulmonalen Leistungsfähigkeit sind wir mit der Entscheidung für eine Operation eher zurückhaltend.

Aorta descendens

Bei der chirurgischen Behandlung der Aneurysmen der absteigenden thorakalen Aorta gelten ebenfalls die genannten Operationsanzeigen wie Schmerz, rasche Größenzunahme, Durchmesser über 6 cm oder Kompression benachbarter Organe (N. laryngeus recurrens, Ösophagus, linker Hauptbronchus etc.).

Operationsverfahren

Aortenwurzel und Sinus-valsalvae

Eingriffe an der Aortenwurzel bei Sinus-valsalva-Aneurysmen zielen auf eine lokale Sanierung der Aortenwand und Fistelverschluß ab. Die native Aortenklappe wird, wann immer möglich, erhalten.

Standardzugang ist eine mediane Sternotomie. Der Eingriff erfolgt mit Hilfe der Herz-Lungen-Maschine in moderater (28–30 °C) hypothermer Perfusion. Nach Abklemmen der Aorta ascendens unmittelbar vor dem Abgang des Truncus brachiocephalicus wird die Aortenvorderwand hockeyschlägerförmig, proximal in den akoronaren Sinus auslaufend, inzidiert. Die Myokardprotektion während der Aortenabklemmung erfolgt durch die anschließende Instillation von eiskalter kardioplegischer Lösung in die Koronarostien sowie durch topische Kühlung des Herzens mit Eiswasserirrigation des eröffneten Perikardbeutels.

> **Protektive Techniken in der thorakalen Aortenchirurgie**
> **Aortenwurzel, Sinus-valsalvae und Aorta ascendens:**
> ⇒ kardiopulmonaler Bypass
> ⇒ systemische Hypothermie 28–30 °C
> ⇒ hypotherme Kardioplegie 8–14 °C
> ⇒ Herzbeutelirrigation 4 °C
> **Aortenbogen:**
> ⇒ kardiopulmonaler Bypass
> ⇒ tiefe systemische Hypothermie 15–20 °C
> ⇒ passagerer Kreislaufstillstand
> **Aorta descendens:**
> ⇒ Linksherzbypass
> ⇒ segmentale Ausklemmung
> ⇒ Segmentarterienreinsertion

Ein Fistelverschluß erfolgt durch direkte Naht, wobei die Fistel auch stets von der nicht-aortalen Seite her dargestellt wird. Größere Aneurysmen erfordern gelegentlich den lokalen oder segmentalen Ersatz der Aortenwand durch einen Perikardflicken oder eine Gefäßprothese.

Nur irreparabel geschädigte Aortenklappen werden simultan ersetzt, wobei angesichts des meist jugendlichen Alters der Patienten mechanische Klappenprothesen wegen ihrer längeren Lebensdauer biologischen Ventilen vorgezogen werden. Bei Einbeziehung eines Koronarostiums in den aneurysmatischen Prozeß mit lokaler Stenosierung erfolgt die Rekonstruktion durch Reinsertion der Koronarie oder Revaskularisation durch ein Bypassverfahren.

Aorta ascendens

Aszendensaneurysmen werden durch Ausschaltung des Aneurysmas mit Wiederherstellung der Gefäßkontinuität durch eine Röhrenprothese behandelt. Nur in seltenen Fällen, etwa bei Vorliegen eines sakkulären Aneurysmas der Aortenvorderwand, ist eine limitierte Korrektur mit Kunststoff- oder Perikard-Patchplastik gerechtfertigt. Falls erforderlich, muß die Aortenklappe mit ersetzt werden.

Derzeit von uns bevorzugtes Verfahren ist die Röhrenprotheseninterposition in der "Graft-inclusion-Technik" mit Einhüllen der Prothese in Aneurysmareste. Vorteil der Methode ist die Beherrschung kleinerer Sickerblutungen durch Selbsttamponade im vernähten Aneurysmasack sowie der Einschluß der Prothese in biologisches Material zur Infektionsprophylaxe. Nachteilig ist die Möglichkeit der Ausbildung von Perigrafthämatomen. Im ungünstigen Fall kommt es zur Ausbildung eines durchflossenen Pseudoaneurysmas um die Prothese. Wir nutzen die Vorteile der "Graft-inclusion-Technik" und führen diese wann immer möglich durch, legen jedoch zur Vermeidung oben beschriebener Komplikationen Wert auf eine sichere primäre Hämostase.

Zur Beherrschung stärkerer Residualblutungen wurde von Cabrol [6] eine Shunttechnik durch Bypassführung vom Aneurysmasack in das rechte Herzohr vorgeschlagen. Nachteilig hierbei ist, daß diese Links-Rechts-Fisteln nicht selten operationsbedürftig persistieren können [24].

Der Ersatz der Aorta ascendens erfordert gleichfalls den Einsatz der Herz-Lungen-Maschine mit extrakorporaler Zirkulation, wobei wir auch hier bei systemischer Hypothermie zwischen 28 und 30 °C operieren. Bei strenger Limitierung des Aneurysmas auf die Aorta ascendens erfolgt die arterielle Kanülierung im Aortenbogen, sonst in der Regel über die linke Femoralarterie. Die venöse Drainage erfolgt meist über die Kanülierung des rechten Vorhofs. Die Myokardprotektion wird durch Kardioplegie und topische Kühlung des Herzens sichergestellt.

Suprakoronarer Ersatz der Aorta ascendens ohne Aortenklappe

Das Aneurysma wird in der bereits oben beschriebenen Schnittführung vorderseitig inzidiert und zunächst sein suprakoronarer Rand identifiziert. Die Ausschaltung erfolgt durch eine dem proximalen Aortenquerdurchmesser angepaßte Dacronröhre. Verwendung finden durch Kollagen- oder neuerdings Gelatinebeschichtung primär abgedichtete Prothesen, welche in fortlaufender Nahttechnik mit monofilem Faden der Stärke 3-0 mit der suprakoronaren Aorta anastomosiert werden. Nach paßgenauem Zuschnitt wird die distale Anastomose in gleicher Weise gefertigt. Nach sorgfältiger Entlüftung des Herzens wird die Aorta freigegeben.

Als alternatives Verfahren hat sich in unserer Praxis die Verwendung je einer Prothesenhälfte zur primären proximalen und distalen Anastomosierung bewährt. Nach Fertigstellung der Nahtreihen kann dann die erforderliche Länge des Interponates bemessen, der optimale Neoaszendensverlauf durch paßgerechten Zuschnitt der beiden Prothesenstümpfe sichergestellt und die prothesioprothesiale Anastomose gleichfalls in fortlaufender Naht technisch einfach realisiert werden (Abb. 7).

Bei dichten Nahtreihen wird dann der überschüssige Anteil des Aneurysmas reseziert und der Aneurysmasack in fortlaufender Naht über der Prothese verschlossen.

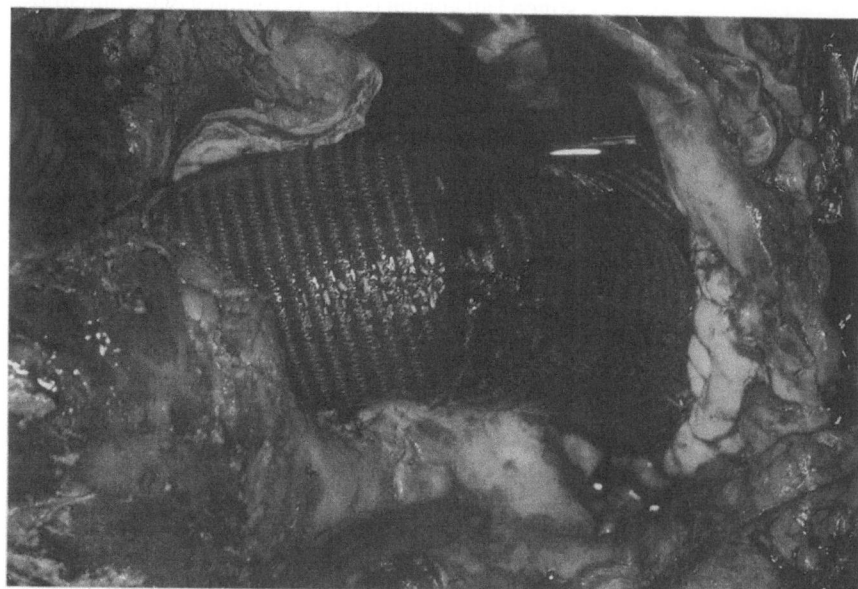

Abb. 7. Aszendens- und proximaler Aortenbogenersatz: primäre Hämostase nach Fertigstellung der Anastomosen

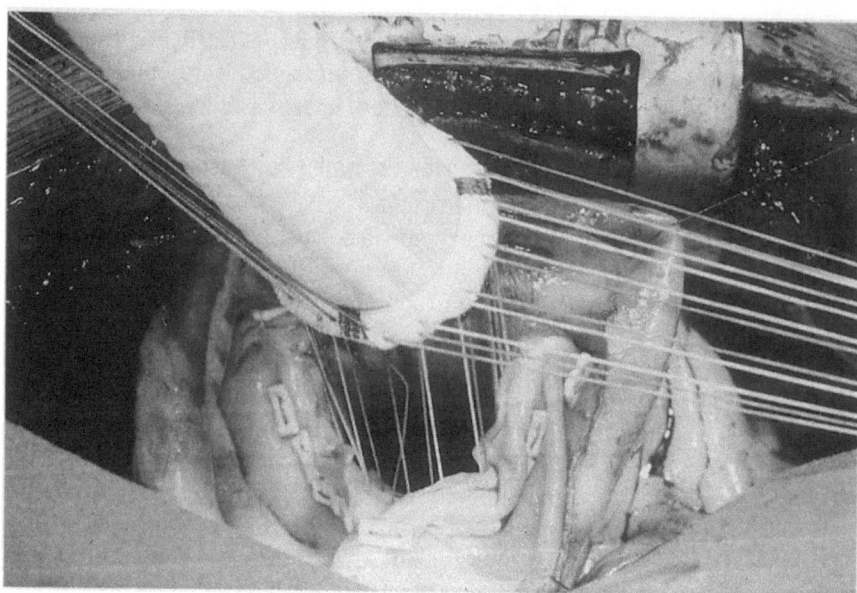

Abb. 8. Compositersatz der Aorta ascendens und Aortenklappe: Conduit mit vorgelegten Einzelnähten

Kombinierter Ersatz der Aorta ascendens mit Aortenklappe

Bei Vorliegen einer Anuloektasie durch Einbeziehung der Aortenwurzel in das Aneurysma muß die gesamte Aorta ascendens ersetzt werden. Meist besteht in dieser Situation auch eine Aortenklappeninsuffizienz, welche zum Klappenersatz zwingt. Bei Aortenklappeninsuffizienz durch laterale Verziehung der Kommissuren mit kritischer Verminderung der Koaptation ohne Anuloektasie kann ein plastischer Rekonstruktionsversuch nach Frater [17] den Klappenerhalt ermöglichen.

Als Ersatz kommen heute in der Regel industriell gefertigte Kombinationsprothesen mit fixer Klappenkombination in Frage. Die Implantation des Conduits erfolgt intraanulär durch teflonfilzarmierte Einzel-U-Nähte, kann jedoch auch in fortlaufender Nahttechnik mit monofilem Faden ausgeführt werden (Abb. 8).

Einen getrennten Ersatz von Klappe und Aszendens halten wir wegen der mittelfristig zu erwartenden Dilatation des belassenen nativen Aortensegments nur in Ausnahmefällen für gerechtfertigt [13, 25, 29]. Die Wahl des Kunstklappenmaterials erfolgt nach individuellen Erfordernissen. Kombinationen mit biologischen Ventilen wird bei älteren Patienten mit Kontraindikationen für eine lebenslange Antikoagulation der Vorzug gegeben, ansonsten gelten kunststoffklappentragende Conduits als Standardersatz.

Koronare Revaskularisation nach Aortenwurzelersatz

Nachfolgend werden die Koronarostien über entsprechend gefertigte Öffnungen im Prothesenrohr in fortlaufender Naht mit nonofilem Faden 4-0 an der Prothese inseriert [1]. Falls die Ostien nicht wie gewöhnlich durch Elongation der Aortenwurzel stromabwärts gewandert sind oder bei Vorliegen einer engen aortalen Ausstrombahn, werden diese unter Belassen einer 3 mm breiten Aortenwandmanschette mobilisiert und dann anastomosiert.

Bei signifikanten Veränderungen der Koronarien oder ihrer Ostien, bei denen eine direkte Wiedereinpflanzung in die Prothese nicht möglich oder sinnvoll ist, erfolgt die myokardiale Revaskularisation durch Transposition einer A. mammaria interna oder durch ein Venenbypassverfahren.

Alternative Techniken zur Reanastomosierung der Koronararterien mit Dacronprothesen sind u. a. von Cabrol und Coselli empfohlen worden [6, 7].

Nach Prüfung der Klappenfunktion werden die proximalen Nahtreihen durch Druckinfusion von Kardioplegielösung in die distal abgeklemmte Röhrenprothese auf Dichtigkeit getestet.

Der Eingriff wird in der bereits oben beschriebenen Weise fortgeführt.

Aortenbogen

Eingriffe zur Ausschaltung von Aortenbogenaneurysmen werden heute in der von Borst inaugurierten und von Griepp, Ott und Crawford auf den Aortenbogen übertragenen Methode des temporären Kreislaufstillstands in tiefer Hypothermie von 15 °C Nasopharyngeal-Temperatur zur Protektion des zentralen Nervensystems durchgeführt [2, 9, 10, 20, 31]. Die systemische Kühlung erfolgt mit Hilfe der Herz-Lungen-Maschine, der Kopf wird zusätzlich extern durch Eisbeutelauflage gekühlt. Bei durchschnittlich erforderlichen Stillstandszeiten von 15–20 min sind hierbei auch ohne separate Perfusion der hirnversorgenden Arterien neurologische Komplikationen in weniger als 10% zu erwarten [5]. Zerebrale Ischämien werden unter diesen Bedingungen bis zu einer Dauer von 45 min bei vertretbarem Risiko toleriert [5, 26].

Falls die Notwendigkeit zu einem längeren Arrest absehbar wird, empfiehlt sich überbrückend die selektive Perfusion der hirnversorgenden Arterien [18]. Hierzu wird die bei Bogeneingriffen primär vorbereitete zweite arterielle Linie benutzt.

Arteriell kanülieren wir bei Aortenbogeneingriffen die Femoralarterie. Eine Y-Verzweigung des arteriellen Schenkels stellt sicher, daß einerseits jederzeit die oben angeführte Option zur selektiven Hirnperfusion verfügbar ist und andererseits nach Fertigstellung der Bogennaht eine antegrade Perfusion ohne Umkanülierung durchgeführt werden kann. Alternativ zum Standardzugang über den rechten Vorhof ist bei distalem Bogenersatz die venöse Drainage über eine über die Pulmonalarterie in den rechten Ventrikel eingelegte Kanüle zu empfehlen.

Die Freilegung des Aortenbogens erfolgt in der Regel über eine mediane Sternotomie, der distale Bogen wird auch über eine posterolaterale Thorakotomie im 4. ICR links zugänglich [14].

Isolierte Aortenbogenaneurysmen sind selten, meist ist der angrenzende Teil der auf- oder absteigenden Aorta gleichfalls ersatzpflichtig dilatiert. Prinzipiell kombinieren wir – falls erforderlich – den Ersatz des Bogens mit dem der Aszendens mit oder ohne Aortenklappenersatz. Eingriffe an der Aorta descendens hingegen werden nach Möglichkeit in zweiter Sitzung durchgeführt. Dieses kann durch Bogenrekonstruktionen in der Rüsseltechnik nach Borst vorbereitet werden [3, 4].

Proximaler Ersatz des Aortenbogens

Nach Freilegung des Aortenbogens können während der Abkühlphase unter kardiopulmonalem Bypass die Aorta abgeklemmt und erforderliche Maßnahmen an der Aszendens und Aortenklappe begonnen werden. Mit Erreichen einer nasopharyngealen Temperatur von 15 °C wird in 45°-Trendelenburg-Position die Herz-Lungen-Maschine angehalten und der Aortenbogen an seiner Vorderseite inzidiert. Die Transsektionslinie im Aortenbogen verläuft beim proximalen Bogenersatz weiter vom Kulminationspunkt der Bogenkonkavität zum Abgang des Truncus brachiocephalicus.

Eine der Schnittebene des Aortenbogens angepaßt schräg zugeschnittene Prothese der Größe 26–30 mm wird mit tiefgreifender, fortlaufender Naht der Stärke 3-0 an der Prothesenspitze beginnend zunächst mit der dorsalen Bogenrestwand vereinigt. Nach Fertigen des vorderen Anteils der Nahtreihe wird diese im Bereich des Truncus vervollständigt. Dann wird unter Wiederanfahren der Herz-Lungen-Maschine der Aortenbogen antegrad durch direktes Einlegen der arteriellen Kanüle in die Prothese gefüllt und eine sorgfältige Entlüftung des Bogens und der abgehenden Äste vorgenommen.

Nachteile des kompletten Stillstands im Gegensatz zum Belassen eines retrograden Minimalflusses aus der Aorta descendens hinsichtlich der Luftemboliegefahr haben wir nicht gefunden und ziehen deshalb dieses Verfahren aus Gründen der Übersicht im Operationsfeld vor.

Nach Entlüftung wird die Prothese abgeklemmt, über eine Stichinzision die Kanüle der zweiten arteriellen Linie in die Prothese eingeführt und die extrakorporale Zirkulation antegrad auf Sollfluß gesteigert.

Während der folgenden Wiedererwärmungsphase erfolgt die proximale Anastomosierung an der aszendierenden Aorta mit den oben beschriebenen Variationsmöglichkeiten.

Distaler und kompletter Ersatz des Aortenbogens

Bei distalem und totalem Bogenersatz stehen 2 alternative Verfahren zur Auswahl, welche nachfolgend dargestellt werden.

Unter sorgfältiger Schonung des N. vagus und des N. phrenicus wird die Bogenvorderseite bis distal des Abgangs der linken A. subclavia freigelegt und im Kreislaufstillstand längs inzidiert. Der Durchmesser der Aorta descendens wird bestimmt. Die Wahl der passenden Prothese orientiert sich vor allem an der Größe des distalen Anschlußsegments.

Der Eingriff wird mit der distalen Anastomosierung der Prothese in einer zirkulären, fortlaufenden Naht in der Aorta descendens ca. 1 cm distal des Abgangs der linken A. subclavia fortgesetzt. Nach Komplettierung der Nahtreihe wird aus dem Prothesenrohr ein Fenster in der Größe des Abgangsfelds der supraaortischen Äste ausgeschnitten, in welches anschließend letzteres mit Beginn im Bereich des dorsalen Subklaviaabgangs gleichfalls in fortlaufender Naht 3-0 aufgenommen wird. Nach Komplettieren der Nahtreihen wird die Entlüftung des Neobogens in beschriebener Weise vorgenommen und der Eingriff nach Abklemmen der Bogenportion der Prothese unter Wiederaufnahme des kardiopulmonalen Bypass und Erwärmung fortgesetzt. Auf eine ausreichende Fadenspannung muß bei fortlaufender Nahttechnik zur Erzielung einer primären Anastomosendichtigkeit sorgfältig geachtet werden.

Alternativ kann bei geplantem zweizeitigen Korrektureingriff an der Aorta descendens die "Elephant-trunc-Technik" nach Borst [2] zur Anwendung kommen. Prinzip ist hierbei die Vorbereitung und Erleichterung des Ersatzes der Aorta descendens bei ausgedehnten Aneurysmen nach Aortenbogenersatz durch Versenken eines langen, freien Prothesenendes stromabwärts in der Aorta.

In der von Griepp [20] und Crawford [15] modifizierten und heute von uns bevorzugten Variante wird hierzu das fadenarmierte Ende einer passenden Röhrenprothese in die vorgesehene Rüsselportion eingestülpt. Die Prothese wird dann mit den freien Enden zuerst in die Aorta descendens plaziert. Der Zugfaden des invaginierten Prothesenanteils ragt nach oben heraus. Die Länge des Rüsselsegments wird an der Länge des geplanten Deszendensersatzes ausgerichtet. Die distale aortale Anastomose wird zirkulär wie beschrieben 1 cm unterhalb des linken Subklaviaabgangs mit der Umschlagsfalte der Prothese ausgeführt. Nach Herausziehen des proximalen Bogensegmentes der Prothese wird die Reinsertion der supraaortalen Äste in genannter Weise angeschlossen.

Um ein Umschlagen des freien Prothesenendes zu vermeiden, führen wir vor Wiederaufnahme des vollen kardiopulmonalen Bypass nach retrograder Entlüftung eine arterielle Kanüle über eine Stichinzision in die proximal abgeklemmte Bogenprothese ein und perfundieren hierüber in antegrader Flußrichtung.

Beim Zweiteingriff kann der frei flottierende Rüssel in der aneurysmatischen Hauptschlagader aufgesucht werden. Ist er lang genug, kann er allein als Substitut benutzt werden. Anderenfalls muß mit einer prothesioprothesialen Anastomose verlängert werden.

Crawford et al. stellten 1987 alternativ eine Methode zum Bogenersatz in tiefer Hypothermie und Kreislaufstillstand über eine laterale Thorakotomie vor [14]. Prinzipiell ausdehnungsfähig bis auf die suprakommissurale Aorta ascendens eignet sich das Verfahren vor allem zum einzeitigen Ersatz des hinteren Bogens und der proximalen Aorta descendens.

Aorta descendens

Hauptaugenmerk bei diesem Eingriff gilt der möglichen ischämischen Rückenmarkschädigung mit Querschnittslähmung. Zum anderen führt die Abklemmung der Aorta zu einer Hypertension in der oberen Körperhälfte sowie möglicherweise im pulmonalen Kreislauf mit beträchtlicher Herzbelastung, was auch durch anästhesiologische Maßnahmen mit Vasodilatantien nicht immer vermeidbar ist. Im abhängigen Stromgebiet besitzen insbesondere Rückenmark und Nieren eine nur begrenzte Ischämietoleranz.

Zur Minimierung des Risikos haben sich die nachfolgenden Maßnahmen bewährt.

8.1 Thorakale Aneurysmachirurgie

Zum ersten verwenden wir zur Aufrechterhaltung der Perfusion der unteren Körperhälfte distal des ausgeklemmten Aortenbezirkes routinemäßig einen Linksherzbypass mit minimaler Heparinisierung [30]. Der Bypasszufluß erfolgt durch Kanülierung des linken Vorhofs durch sein Herzohr. Arteriell wird entweder die distale Aorta direkt oder eine Femoralarterie kanüliert.

Zum zweiten führen wir den Eingriff an der Aorta descendens in segmentaler Ausklemmung durch, um die spinale Gesamtischämiezeit kurz zu halten.

Insbesondere bei Aneurysmen mit einer Ausdehnung distal des 7. Brustwirbels wird Wert auf die Reinsertion sämtlicher größerer, insbesondere schwach rückblutender Segmentarterien zwecks Reinsertion der A. radicularis magna gelegt.

Aufgrund unserer günstigen Erfahrungen verwenden wir Bypassverfahren auch bei kurzstreckigen Aneurysmen der proximalen Aorta descendens.

Operative Verfahren

Nach posterolateraler Thorakotomie im vierten ICR links und Darstellung des Aneurysmas unter Schonung des N. vagus und phrenicus wird für den Ersatz der proximalen Aorta descendens der Aortenbogen zur Klemmenanlage vor dem Abgang der linken A. subclavia mobilisiert; letztere wird separat angezügelt.

Bei ausgedehnten Aneurysmen wird ggf. eine zweite Thorakotomie im Bett der 7. Rippe notwendig, um den Zugriff auf die distale Deszendens bis zum Abgang des Truncus coeliacus zu ermöglichen. Nach Kanülierung des linken Herzohres sowie einer Femoralarterie wird der Linksherzbypass installiert.

Ist die Darstellung des Bogens im Einzelfall auf diese Weise nicht möglich, kann der Eingriff alternativ im Kreislaufstillstand in tiefer Hypothermie fortgesetzt werden.

Nach Ausklemmung des betroffenen Aortensegmentes wird dasselbe eröffnet. Rückblutende obere interkostale Segmentarterien werden umstochen oder mit Clips versorgt. Nach Wahl einer passenden Prothese wird diese proximal unmittelbar unterhalb des Abgangs der linken A. subclavia im distalen Aortenbogen in fortlaufender Naht mit monofilem Faden der Stärke 3-0 anastomosiert. Nach Freigabe der proximalen Klemme mit Anastomosentest wird die distale Nahtreihe gefertigt.

Bei Aneurysmen, welche sich distal des 7. thorakalen Segments ausdehnen, finden die vorbeschriebenen Manöver zur Verhinderung einer spinalen Ischämie Anwendung. Jedes größere Intercostalgefäß distal des 7. thorakalen Segments wird in die Prothese reinseriert. Dabei ist sowohl die Implantation der mobilisierten Arterie in die Prothese als auch die Anastomose der Prothese mit den in situ belassenen Arterienabgängen möglich.

Bei der segmentalen Ausklemmtechnik wird so jeweils unter Freigabe des Blutstroms im fertiggestellten Abschnitt das Arbeitsareal mit totaler Ausklemmung schrittweise nach distal verlagert und die Gesamtischämiezeit des Rückenmarks kurzgehalten.

Schließlich wird die distale Anastomose gefertigt, die Prothese sorgfältig entlüftet und nach Freigabe des Blutstroms eine "graft-inclusion" angestrebt.

Descendensersatz nach Aortenbogeneingriff in der "Elephant-trunc"-Technik

Nach vorausgegangenem Ersatz des Aortenbogens in Rüsseltechnik ist der Ersatz der Aorta descendens wesentlich vereinfacht. Statt Mobilisation des Bogens ist lediglich die Freilegung des freien Endes der Rüsselprothese erforderlich, wonach die Aorta descendens distal des Subklaviaabgangs ausgeklemmt werden kann.

Bei ausreichender Länge kann der Eingriff, ggf. mit erforderlicher Reinsertion von Segmentarterien, fortgeführt werden, ansonsten ist zunächst eine Prothesenverlängerung erforderlich. Nach Komplettierung der distalen Anastomose wird der Eingriff wie oben beschrieben beendet.

Prognose

Die Ergebnisse der operativen Behandlung nach Ersatz der thorakalen Aorta in allen Bereichen haben sich in den letzten Jahren dramatisch verbessert.

Heute wird die Frühletalität im wesentlichen vom Ausmaß begleitender Grunderkrankungen, insbesondere solcher mit Einschränkung der kardiopulmonalen Leistungsfähigkeit, bestimmt.

So liegt in neueren Serien die 30-Tages-Letalität nach kombiniertem Ersatz der Aorta ascendens mit Aortenklappe etwa in der Größenordnung derer nach alleinigem Klappenersatz [8, 21]. Bei simultanem Klappenersatz hatten wir zuletzt eine Letalität von 4,1 % zu verzeichnen [5]. Die Frühsterblichkeit nach Aneurysmaausschaltung am Aortenbogen beträgt nach unserer Erfahrung 10%, was sich mit den Mitteilungen aus anderen Zentren deckt [11, 28].

Unter dem oben beschriebenem Regime mit Kreislaufstillstand in tiefer Hypothermie um 15°C liegt das Risiko eines perioperativen neurologischen Ausfalls niedrig und wird im wesentlichen durch präexistente pathologische Veränderungen bedingt. In der eigenen Erfahrung wurden neurologische Komplikationen in 10% der Fälle beobachtet, in der Literatur wird eine Inzidenz zwischen 20 und 40% berichtet [5].

Auch in der Chirurgie der Aorta descendens konnte ein merklicher Abfall des operativen Risikos sowohl hinsichtlich der Letalität als auch bleibender Rückenmarkschäden beobachtet werden.

In einer Serie von 100 Eingriffen mit Linksherzbypass lag in unserer Hand die Sterblichkeit zuletzt bei 3%. Dabei beobachteten wir eine Paraplegierate von 2%. Crawford berichtete zuletzt beim Deszendersatz ohne Bypass oder Shunt von einer Frühletalität von 6% [12]. Zur Verbesserung der Langzeitprognose trägt eine engmaschige postoperative Nachbetreuung bei. Eine aneurysmatische Dilatation im verbleibenden Gefäß oder eine Komplikation im Nahtbereich lassen sich hierdurch frühzeitig erkennen. Wir plädieren für die Durchführung der Nachsorge durch den behandelnden Chirurgen oder einen in der Beurteilung dieser speziellen Erkrankung erfahrenen Kollegen aus den konservativen Fächern.

Als empfehlenswert gelten Nachuntersuchungsintervalle, welche von initial 6 Monaten individuell abgestimmt auf 24–48 Monate ausgedehnt werden und zu einer lebenslangen Nachsorge führen sollten. Als Untersuchungsverfahren der Wahl mit höchster Sensitivität hat sich die thorakale KM-CT bewährt.

Ein solches Regime führt zu einer Reoperationsquote von 11% im eigenen Krankengut und läßt Spätrupturen zu einer Ausnahme werden [27].

Literatur

1. Bentall HH, DeBono A (1968) A technique for complete replacement of the ascending aorta. Thorax 23: 338–339
2. Borst HG, Schaudig A, Rudolph W (1964) Arterio venous fistula of the aortic arch: Repair during deep hypothermia and circulatory arrest. J Thorac Cardiovasc Surg 48: 443
3. Borst HG, Walterbusch G, Schaps D (1983) Extensive aortic replacement using elephant trunc prosthesis. J Thorac Cardiovasc Surg 31: 37–40
4. Borst HG, Frank G, Schaps D (1988) Treatment of extensive aortic aneurysms by a new multiple-stage approach. J Thorac Cardiovasc Surg 95: 11–13
5. Borst HG, Laas J (1993) Surgical treatment of thoracic aortic aneurysms. Advances in cardiac Surgery, vol 4. Mosby-Year Book, St. Louis
6. Cabrol C, Pavie A, Gandjbakhch I et al. (1981) Complete replacement of the ascending aorta with reimplantation of the coronary arteries: new surgical approach. J Thorac Cardiovasc Surg 81: 309–315
7. Coselli JS, Crawford ES (1989) Composite valve-graft replacement of aortic root using separate Dacron tube for coronary artery reattachment. Ann Thorac Surg 47: 558–565
8. Coselli JS, Crawford ES (1993) Composite aortic valve replacement and graft replacement of the ascending aorta plus coronary ostial reimplantation: How I do it. Semin Thorac Cardiovasc Surg 5: 55–62
9. Crawford ES, Saleh SA, Schwessler JS (1979) Treatment of aneurysm of transverse aortic arch. J Thorac Cardiovasc Surg 78: 383–393
10. Crawford ES, Saleh SA (1980) Transverse aorta and aneurysm: improved results of treatment employing new modifications of aortic reconstruction and hypo-thermic cerebral circulatory arrest. Ann Thorac Surg 194: 180
11. Crawford ES, Vecarro PS (1981) Aneurysms of the transverse arch. In: Bergan JJ, Yao JST (eds) Aneurysms diagnosis and treatment. Grune & Stratton, New York, p 131
12. Crawford ES, Walker SJ, Saleh SA, Normann NA (1981) Graft replacement of aneurysm in descending thoracic aorta: Results without bypass or shunting. Surgery 89: 73–85
13. Crawford ES, Crawford JL (1984) Diseases of the aorta. Williams & Wilkins, Baltimore London
14. Crawford ES, Coselli JS, Safi HJ (1987) Partial cardiopulmonary bypass, hypothermic circulatory arrest and posterolateral exposure for thoracic aortic aneurysm operation. J Thorac Cardiovasc Surg 94: 824–827
15. Crawford ES, Coselli JS, Svensson LG (1990) Diffuse aneurysmal disease (chronic aortic disection, Marfan, and mega aorta syndromes) and multiple aneurysm. Ann Surg 211: 521–537
16. Finkelmeier BA, Meutzer RM, Kaiser DL, Tegtmeyer CJ, Nolan SP (1982) Chronic traumatic thoracic aneurysm. Influence of operative treatment on natural history: an analysis of reported cases 1950–1980. J Thorac Cardiovasc Surg 84: 257–266
17. Frater RWM (1986) Aortic valve insufficiency due to aortic dilatation: Correction by sinus rim adjustment. Circulation 74: 136–142
18. Frist WH, Baldwin JC, Starnes VA et al. (1986) A re-consideration of cerebral perfusion in aortic arch replacement. Ann Thorac Surg 42: 273–281
19. Carcia-Rinaldi R, Koch L von, Howell JE (1976) Aneurysms of the sinus of Valsalva producing obstruction of the right coronary artery. J Thorac Cardiovasc Surg 72: 123
20. Griepp RB, Stinson EB, Hollingsworth JF, Buehler D (1975) Prosthetic replacement of the aortic arch. J Thorac Cardiovasc Surg 70: 1051–1063
21. Gott VL, Pyeritz RE, Magovern GJ Jr et al. (1986) Surgical treatment of aneurysms of the ascending aorta in the Marfan syndrome: Results of composite-graft repair in 50 patients. N Engl J Med 314: 1070

22. Joyce JW, Fairbairn JF, Kincaid OW, Juergens JL (1964) Aneurysms of the thoracic aorta: a clinical study with special reference to prognosis. Circulation 29: 176
23. Klima T, Spjut HJ, Coelho A et al. (1983) The morphology of ascending aortic aneurysms. Hum Pathol 14: 810
24. Kouchoukos NT, Marshall WG Jr, Wedige-Stecher TA (1986) Eleven-years experience with composite graft replacement of the ascending aorta and aortic valve. J Thorac Cardiovasc Surg 92: 691–705
25. Laas J, Schlüter G, Daniel W, Hendrickx P, Haverich A, Borst HG (1987) Acute aortic dissection type A: Which diagnostic modes remain for surgical indication? Europ J Cardiothorac Surg 1: 169–172
26. Laas J, Karck M, Borst HG (1990) Chirurgie des Aortenbogens bei Dissektion und Aneurysma. In: Schlosser V, Fraedrich G (Hrsg) Aneurysmen der thorakalen Aorta. Diagnose und Therapie. Steinkopff, Darmstadt, S 75–85
27. Laas J, Jurmann M, Heinemann M et al. (1991) Management and follow-up of proximal aortic aneurysms. Semin Thorac Cardiovasc Surg 3: 266–269
28. Laas J, Jurmann M, Heinemann M et al. (1992) Advances in aortic arch. Ann Thorac Surg 53: 227–232
29. McCready RA, Pluth JR (1979) Surgical treatment of ascending aortic aneurysms associated with valve insufficiency. Ann Thorac Surg 28: 307–316
30. Olivier HF, Maher TD, Liebler GA et al. (1984) Use of the biomedicus centrifugal pump in traumatic tears of the thoracic aorta. Ann Thorac Surg 38: 586–591
31. Ott DA, Frazier OH, Cooley DA (1979) Resection of the aortic arch using deep hypothermia and temporary circulatory arrest. Circulation 58 (Suppl I): 227–231
32. Pomerance A, Yacoub MH, Gula G (1977) The surgical pathology of thoracic aortic aneurysm. Histopathology 1: 257
33. Powell JT (1990) Dilatation through loss of elastin. In: Greenhalgh RM, Mannick (eds) The cause and management of aneurysms. Saunders, London
34. Pressler V, McNamara JJ (1980) Thoracic aortic aneurysms: natural history and treatment. J Thorac Cardiovasc Surg 79: 489
35. Reizes GS, Smith HC, Vlietstra RE, Puga E-J (1979) Ventricular tachycardia secondary to aneurysm of sinus valsalva. J Thorac Cardiovasc Surg 78: 110
36. Savunen T, Aho HJ (1985) Annulo-aortic actasia. Light and electron microscopic changes in aortic media. Virchows Arch [Pathol Anat] 407: 279
37. Sawyers JL, Adams JE, Scott HW (1957) Surgical treatment for aneurysms of the aortic sinuses with aortico-atrial fistula. Surgery 41: 26
38. Tilson MD, Elefteriades J, Brophy CM (1990) Tensile strength and collagen in abdominal aortic aneurysm disease. In: Grennhalgh RM, Mannick (eds) The cause and management of aneurysms. Saunders, London

8.2 Ballonangioplastik von Aortenisthmusstenosen

R. Schräder

Krankheitsbild

Definition

Das physiologischerweise gering eingeengte Segment zwischen dem Abgang der A. subclavia sinistra und dem Übergang des Aortenbogens in die Aorta descendens in Höhe der Einmündung des Ductus arteriosus wird als „Isthmus" der Aorta bezeichnet.

Die infantile Form der Aortenisthmusstenose ist in der Regel mit einer mehr oder weniger stark ausgeprägten prästenotischen (tubulären) Hypoplasie des Aortenbogens sowie begleitenden kardiovaskulären Fehlbildungen (persistierender Ductus arteriosus, Ventrikelseptumdefekt, Aortenstenose und -insuffizienz bei bikuspid angelegter Klappe) vergesellschaftet. Neben der Aortenbogen (Arkus)-stenose können auch tubuläre Einengungen der Aorta descendens und abdominalis vorkommen.

Der iuxtaduktalen (bzw. adulten) Aortenisthmusstenose (Coarctatio aortae, abgekürzt CoA, im englischen Sprachgebrauch "coarctation of the aorta") liegt eine Einstülpung der Aortenhinterwand mit membranartiger Faltung der verdickten Media und Intima zugrunde. Histologisch findet man eine zystische Medianekrose. Die isolierte Aortenisthmusstenose macht 5–8% aller angeborenen Herzfehler aus; das männliche Geschlecht ist 2- bis 3mal so häufig betroffen wie das weibliche [1].

Pathophysiologie

Die Hämodynamik ist durch eine Druckerhöhung proximal der Stenose sowie eine Minderperfusion der distal gelegenen Organkreisläufe gekennzeichnet. Infolgedessen kommt es zu Druckbelastung und Hypertrophie des linken Ventrikels sowie zur Ausbildung von Kollateralkreisläufen über Interkostalarterien und die Aa. mammariae.

Natürlicher Verlauf

Die mittlere Lebenserwartung beträgt etwa 35 Jahre, wobei 25% der Patienten vor dem 20. und über 80% vor dem 50. Lebensjahr sterben [2]. Todesursachen sind Linksherzinsuffizienz infolge von Hypertonie und Myokardinfarkten, Aortenrupturen und Dissektionen im Bereich von Aneurysmen proximal und distal der Koarktation, zerebrale Blutungen bei Ruptur zerebraler Aneurysmen sowie bakterielle Endokarditiden vor allem an bikuspiden Aortenklappen (Endokarditisrisiko = 1,3%/Jahr).

Klinik

Im Kindesalter sind die Patienten meist beschwerdefrei. Nach der Pubertät treten Symptome wie Kopfschmerzen, Schwindel, Nasenbluten sowie kalte Füße, Wadenschmerzen und Claudicatio auf. Mit zunehmendem Alter entwickeln sich die Folgeerscheinungen der Hypertonie. Leitsymptom ist die Hypertonie der oberen Körperhälfte in Verbindung mit der Abschwächung der Femoralispulse. Das typische spindelförmige Mesosystolikum läßt sich sowohl links parasternal als auch paravertebral zwischen den Schulterblättern auskultieren.

Untersuchungsbefunde

Im Elektrokardiogramm finden sich Zeichen der linksventrikulären Hypertrophie sowie ggf. der Druckbelastung. Echokardiographisch läßt sich die Stenose durch suprasternale Anlotung darstellen, wobei der Gradient in der Regel dopplersonographisch gemessen werden kann. Die Thoraxröntgenaufnahme (Abb. 1) zeigt typischerweise ein linksbetontes Herz, Usuren am Unterrand der dorsalen Rippenanteile sowie im Bereich des Aortenbogens die Figur einer „3" (Lian-Zeichen). Die Kernspintomographie (Abb. 2) erlaubt eine exakte Darstellung der Anatomie des Aortenbogens, des Isthmus und der Aorta descendens sowohl in der sagittalen als auch der transversalen Ebene.

Therapieziele

Erstes Ziel ist die Normalisierung des Blutdruckes; daneben muß eine konsequente Endokarditisprophylaxe betrieben werden. Die antihypertensive Therapie unterscheidet sich nicht von der medikamentösen Behandlung anderer Formen des arteriellen Hochdrucks. Die Indikation zur Beseitigung der Koarktation ist gegeben bei arterieller Hypertonie in Ruhe, überschießendem Druckanstieg unter körperlicher Belastung, einem systolischen Druckgradienten von über 50 (bzw. 30) mmHg, bei Linksherzhypertrophie, Augenhintergrundsveränderungen sowie bei klinischer Symptomatik.

Seit mehr als 40 Jahren gilt die chirurgische Korrektur als Standardtherapie der Aortenisthmusstenose [3]. Die Ergebnisse der Dilatation müssen daher an den Resultaten der etablierten chirurgischen Behandlung gemessen werden. Die erste Ballondilatation wurde 1981 durchgeführt [16]. Zunächst wurden vor allem Kinder mit postoperativer Restenose behandelt; wenig später wurde die Indikation auch auf native Koarktationen ausgedehnt [8, 10]. Über die Ergebnisse der Dilatation von Aortenisthmusstenosen im Erwachsenenalter liegen bisher nur wenig Daten vor [5, 14].

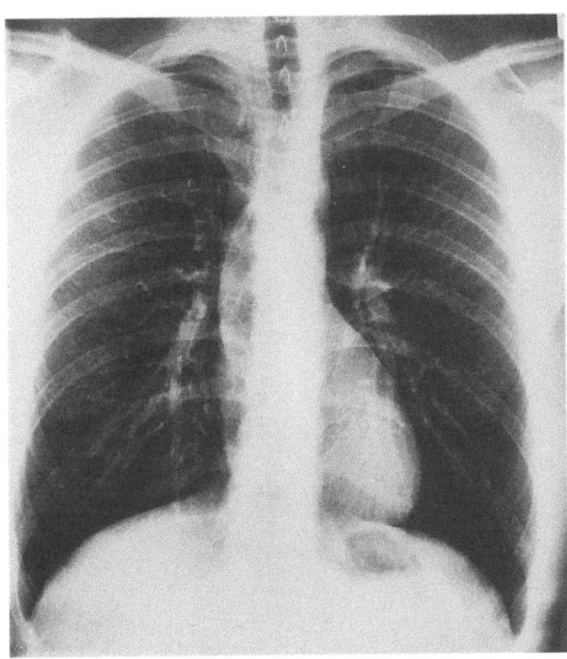

Abb. 1. Röntgenthoraxaufnahme eines 22jährigen Patienten mit Aortenisthmusstenose. Linksbetontes, jedoch nicht vergrößertes Herz, Usuren an den Rippen 4–6, Lian-Zeichen (3er-Kontur am Aortenbogen.

Technik

Allgemeines

Mit der Ballonangioplastik können in der Regel nur kurzstreckige Aortenisthmusstenosen angegangen werden. Die Behandlung des hypoplastischen Aortenbogens bzw. tubulärer Stenosen der Aorta descendens und abdominalis wurde zwar in Einzelfällen beschrieben, ist aber risikoreich und insgesamt nicht sinnvoll. Für den Eingriff ist im Kindesalter eine Narkose bzw. tiefe Sedierung erforderlich; bei Heranwachsenden und Erwachsenen kann er in Lokalanästhesie erfolgen. Sedativa und Analgetika werden nach individuellem Bedarf verabreicht. Gefäßzugang ist in der Regel die Arteria femoralis; bei Neugeborenen kann auch die Umbilikalarterie verwendet werden. Eine systemische Heparinisierung wird i. allg. nicht durchgeführt. Alle Manipulationen im Bereich der Koarktation und Katheterwechsel – vor allem nach der Balloninsufflation – dürfen nur über einen J-Wechseldraht (z. B. 35/1000 Zoll) erfolgen, um Perforationen zu vermeiden.

Katheterisierung

Zunächst wird die Stenose mit dem über einen Multipurpose- oder Pigtailkatheter (4-8 French) eingeführten Führungsdraht sondiert und der Druckgradient durch Katheterrückzug (oder einen doppellumigen Katheter) registriert. Aortenbogen, Koarktation und Aorta descendens werden in 2 Ebenen (lateral und 20–30° LAO) angiographisch dargestellt (Kontrastmitteldosis 0,5–1,0 ml/kg, Flußrate 20–30 ml/s).

Ballonauswahl

Der Durchmesser des Ballons wird von verschiedenen Autoren unterschiedlich festgelegt: Entsprechend dem 2,5fachen Durchmesser der Koarkation [10], entsprechend dem Durchmesser der Aorta descendens in Zwerchfellhöhe [9] oder entsprechend dem mittleren Durchmesser des Gefäßes proximal und distal der Stenose [14]. Die so ermittelten Werte liegen zwischen 4 und 20 mm bei einer Ballonlänge

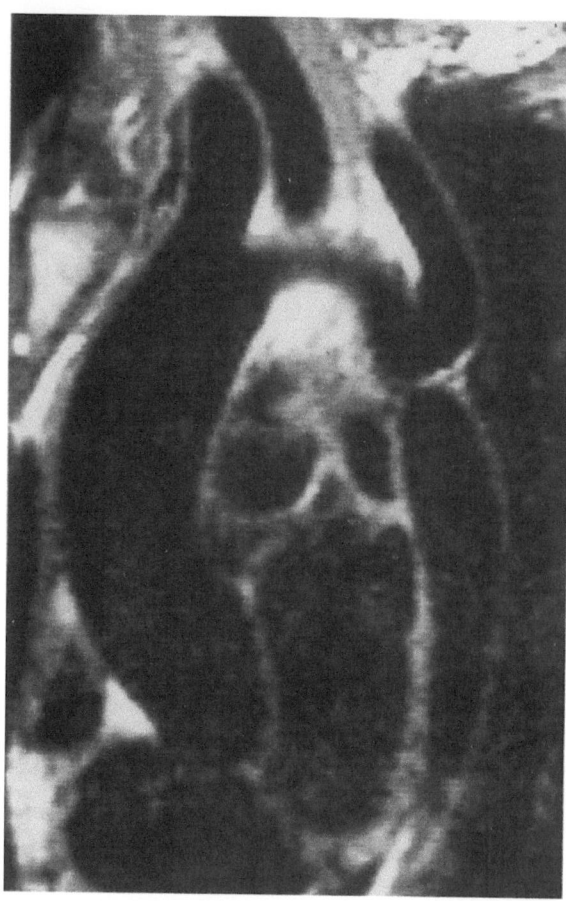

Abb. 2. Kernspintomographische Darstellung der thorakalen Aorta (derselbe Patient wie in Abb. 1). Man erkennt die membranartige Einstülpung der dorsalen Aortenwand im Bereich des Isthmus (Aufnahme zur Verfügung gestellt von PD Dr. V. Jacobi, ZRad, Uniklinik Ffm)

zwischen 20 und 40 mm. Wir bevorzugen jetzt bei erwachsenen Patienten eine stufenweise Aufweitung mit geringen Ballondurchmessern (15 und 18 mm). Kleinere Ballons werden ohne Schleuse über Draht eingeführt. Wenn größere Ballons benötigt werden, kann die Traumatisierung der Femoralarterie, vor allem beim Rückzug des Katheters bzw. bei stufenweise durchgeführter Dilatation, durch Verwendung einer großkalibrigen Schleuse (10–14 French) vermindert werden.

Dilatation (Abb. 3, 4)

Der Ballon wird unter Durchleuchtungskontrolle positioniert und mit 5–20 ml verdünntem Kontrastmittel (Kontrastmittel:Kochsalzlösung = 1,2:5) gefüllt. Der zur vollen Entfaltung erforderliche Druck beträgt 3–8 bar und die Dauer der Balloninsufflation 10–30 s. Abschließend werden Druckmessung und Angiographie wiederholt. Dabei muß besonders auf Dissektionen und Extravasate im Bereich des dilatierten Segments geachtet werden. Die arterielle Punktionsstelle wird durch manuelle Kompression und Druckverband versorgt.

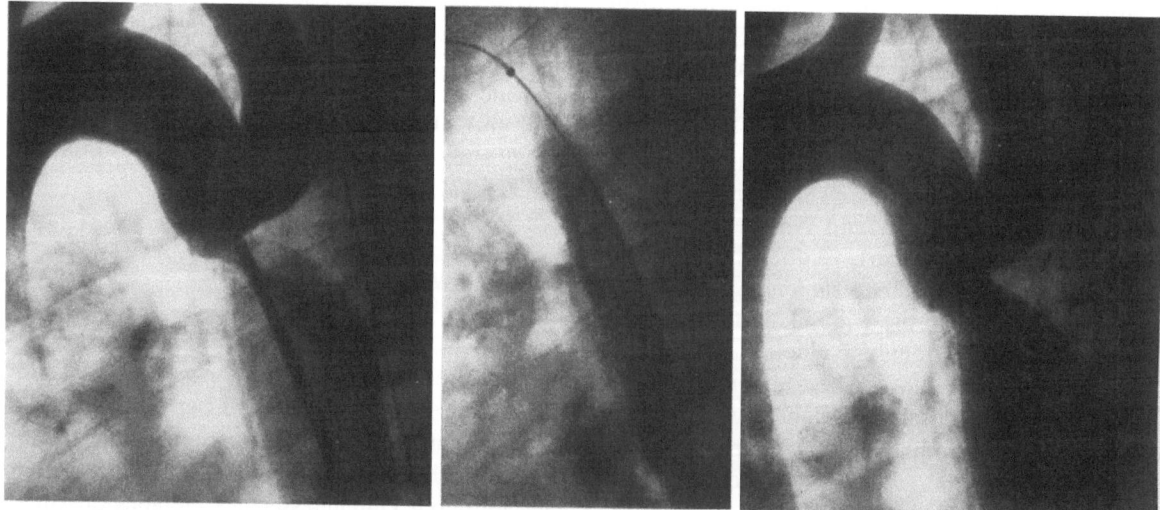

Abb. 3. Ballonangioplastik einer Aortenisthmusstenose mit einem 15-mm-Ballon (derselbe Patient wie in Abb. 1). Eine Dissektion ist nach der Dilatation angiographisch nicht erkennbar; der systolische Druckgradient hat von 71 auf 13 mmHg abgenommen.

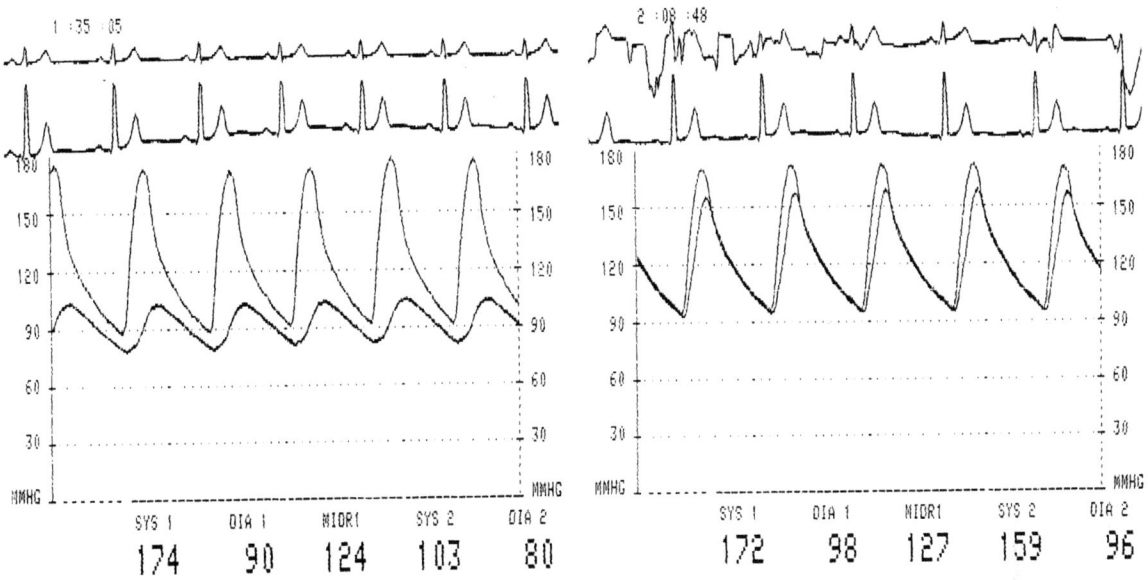

Abb. 4. Simultane Druckregistrierung mit einem 2lumigen Katheter proximal und distal der Koarktation vor und nach Ballondilatation; 2 Tage nach dem Eingriff lag der Blutdruck des Patienten ohne medikamentöse Therapie im Normbereich (derselbe Patient wie in Abb. 1).

Ergebnisse

Allgemeines

Grundsätzlich muß zwischen der Behandlung nativer (nicht voroperierter) und postoperativer (Residual- oder Re-) Koarktationen unterschieden werden. Die Aufweitung der Koarktation geht in den meisten Fällen mit Einrissen von Intima und Media einher. Bei voroperierten Patienten hält das Narbengewebe, bei nativer Koarktation die Adventitia dem Aortendruck stand. Weiterhin bestehen wesentliche Unterschiede zwischen der Behandlung im Neugeborenen- und Kindesalter einerseits sowie bei Heranwachsenden und Erwachsenen andererseits. Während „Restenosen" aufgrund unzureichenden Wachstums des dilatierten Segmentes im Kindesalter häufig anzutreffen sind, kommt diesem Problem bei ausgewachsenen Patienten keine Bedeutung zu.

Akuterfolgsrate

Als Erfolgskriterium wird im Kindesalter die Reduktion des Druckgradienten unter 20 mmHg [15] und bei Erwachsenen unter 30 mmHg [14] gewertet. Nach dieser Definition beträgt die Erfolgsrate bei nicht voroperierten Patienten 80–90 % [17]. Bei voroperierten Patienten liegt die Erfolgsrate mit 50–80 % allerdings wesentlich niedriger [6], was insbesondere bei Erwachsenen auf die lange Zeit vorbestehenden Vernarbungen zurückzuführen sein dürfte [14]. Der Durchmesser des dilatierten Segments nimmt im Mittel auf das 2- bis 3fache zu (von 2 auf 5 mm bei Kindern und von 5 auf 12 mm bei Erwachsenen). Dadurch kann der Druckgradient auf 1/3–1/5 der Ausgangswerte reduziert werden (von 40–50 auf 5–15 mmHg bei Kindern und von 60–70 mmHg auf 10–20 mmHg bei Erwachsenen) [5, 9–10, 12–15, 17].

Komplikationen

Tödliche Komplikationen infolge von Aortenrupturen sind selten, aber prinzipiell möglich. Sie wurden sowohl nach Dilatation nativer als auch postoperativer Koarktationen beschrieben. Ihre Inzidenz beträgt etwa 1 % [6, 17].

Dissektionen sind dagegen ein integraler Bestandteil des Dilatationsmechanismus [11]. Sie sind angiographisch nur bei ca. 10 % der Patienten zu erkennen und werden mit anderen bildgebenden Verfahren (CT, Kernspintomographie, transösophageale Echokardiographie, intravaskulärer Ultraschall) in bis zu 50 % der Fälle nachgewiesen [4]. Schmerzen infolge dieser Dissektionen sind häufig und werden von nicht sedierten Patienten in unterschiedlicher Ausprägung fast immer wahrgenommen [14].

Vor allem bei voroperierten Patienten sind Ballonrupturen beschrieben worden (2–5 %); meist lassen sich die Ballonkatheter problemlos wieder entfernen. Lediglich bei Abriß des Ballonmaterials vom Katheterschaft kann eine chirurgische Entfernung der Fragmente erforderlich werden [9, 14].

Periphere Komplikationen sind bei Neugeborenen und Kindern häufiger, bei Heranwachsenden und Erwachsenen kaum zu erwarten. Mit einer Dissektion oder einem thrombotischen Verschluß der Femoralarterie muß bei Kindern in ca. 10 % der Fälle gerechnet werden [17]. Bei ausgewachsenen Patienten sind solche Komplikationen nur vereinzelt beschrieben worden [5], jedoch können Nachblutungen und größere Hämatome bei ca. 5 % der Patienten auftreten [14].

Langzeitverlauf

Die Langzeiterfahrungen mit der Ballonangioplastik von Aortenisthmusstenosen erstrecken sich mittlerweile über mehr als 10 Jahre. Im Vergleich mit der seit 1945 angewandten chirurgischen Behandlung ist das Nachbeobachtungsintervall naturgemäß noch kurz, und auch die Anzahl der bisher behandelten Patienten ist wesentlich geringer (bis 1993 weniger als 2.000 publizierte Fälle). Andererseits wurden diese Patienten fast ausnahmslos nachuntersucht, und in der Mehrzahl der Fälle wurde die Aorta angiographisch oder kernspintomographisch dargestellt (Abb. 5). Für die Beurteilung des Langzeitverlaufs sind folgende Aspekte von entscheidender Bedeutung: die Inzidenz von Restenosen, und die Entwicklung von Aneurysmen im dilatierten Aortensegment als Parameter für den „technischen Langzeiterfolg" sowie die Beeinflussung der arteriellen Hypertonie als Hauptkriterium für den „klinischen Dauererfolg" des Eingriffs.

Restenosen nach primär erfolgreicher Dilatation müssen aus theoretischen Gründen von „Residualstenosen" infolge ungenügender Aufweitung abgegrenzt werden. Sie treten – wie auch nach chirurgischer Therapie der Aortenisthmusstenose – am häufigsten dann auf, wenn die Behandlung im 1. Lebensjahr erfolgt (25–40 %) und kommen bei ausgewachsenen Patienten nicht mehr vor [5, 9, 12–16]. Falls die klinische Situation es erlaubt, sollte eine Korrektur daher nach dem 2. Lebensjahr erfolgen [7]. Im Falle einer Restenose ist eine erneute Angioplastik möglich.

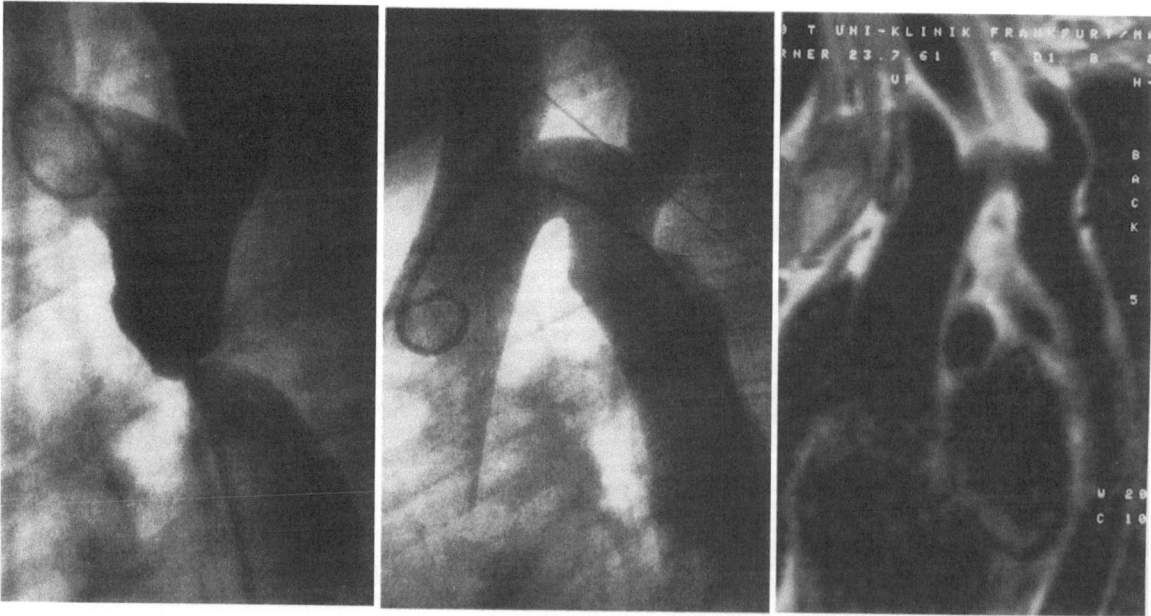

Abb. 5. Langzeitverlauf nach Ballonangioplastik einer Aortenisthmusstenose bei einem 25jährigen Patienten. Im Verlauf von 6 Jahren ergibt sich ein konstanter anatomischer Befund (NMR-Aufnahme zur Verfügung gestellt von PD Dr. V. Jacobi, ZRad, Uniklinik Ffm)

Die Diskussion über die Frage, wie häufig sich nach der Dilatation nativer Aortenisthmusstenosen Aneurysmen entwickeln, ist ebenso alt wie die Methode selbst [11]. Weiterhin ist die Definition des Aneurysmas nicht völlig unstrittig (Erweiterung des dilatierten Segments auf mehr als das 1,5- bzw. 1,68fache des Aortendurchmessers in Zwerchfellhöhe). Faßt man die Daten aus der Literatur zusammen, so ergibt sich nach einem mittleren Nachbeobachtungsintervall von 2,5 (0,3–9) Jahren eine mittlere Inzidenz von 4 % (13/304 Patienten). Bei operierten Patienten ergibt eine Zusammenstellung der Literatur eine mittlere Inzidenz von 10 % (45/419) nach einem mittleren Nachbeobachtungsintervall von 6,5 (0,5–28) Jahren (Literaturübersicht bei [14]). Eine operative Versorgung von Aneurysmen, die sich nach einer Ballonangioplastik entwickeln, ist – wenn auch unter erschwerten chirurgischen Bedingungen – möglich. Nach der Dilatation voroperierter Koarktationen scheinen Aneurysmen insgesamt seltener vorzukommen.

Die Höhe des arteriellen Blutdrucks nach operativer oder interventioneller Beseitigung einer Aortenisthmusstenose hängt von 3 Faktoren ab: Dem Ausmaß des Residualgradienten, dem Alter zum Zeitpunkt des Eingriffes und der Dauer der Nachbeobachtung. Eigene Befunde zeigen, daß ein nach Ballondilatation fortbestehender Hypertonus in den meisten Fällen mit einem Residualgradienten von mehr als 30 mmHg einhergeht [14]. Wenn die Korrektur vor dem 10. Lebensjahr erfolgt, kann der Blutdruck in bis zu 90 % der Fälle normalisiert werden. Dagegen bleibt bei mehr als 30 % der Patienten eine Hypertonie bestehen, wenn der Eingriff nach dem 20. Lebensjahr erfolgt [7]. Daraus ergibt sich die Konsequenz, möglichst vor dem 10. Lebensjahr eine Korrektur vorzunehmen. Ob hier zwischen Ballondilatation und Operation Unterschiede bestehen, kann noch nicht entschieden werden. Eigene Erfahrungen bei Erwachsenen ergaben bei über 80 % der Patienten eine völlige Blutdrucknormalisierung. Im Langzeitverlauf kann es zum Wiederauftreten hypertoner Blutdruckwerte nach ursprünglicher Normalisierung kommen. Es ist denkbar, daß sich bei manchen dieser Patienten später eine „essentielle" Hypertonie entwickelt.

Schlußfolgerungen

Für Kinder mit voroperierter, kurzstreckiger Aortenisthmusstenose ist die Ballonangioplastik als Alternative zur operativen Therapie weitgehend anerkannt [18]. Bei erwachsenen Patienten sind die Behandlungsergebnisse schlechter, was auf die besondere Härte des Narbengewebes nach lange zurückliegender Operation zurückzuführen sein dürfte [14]. Die Ballondilatation nicht voroperierter, nativer Aortenisthmusstenosen wird weiterhin kontrovers beurteilt. Bei Neugeborenen und Kindern mit kurzstreckigen Koarktationen sind die vorliegenden Langzeitergebnisse ermutigend [9]. Auch bei Heranwachsenden und Erwachsenen liegen erste längerfristige Ergebnisse vor. Aneurysmen entwickeln sich nicht so häufig wie ursprünglich befürchtet [14]. Angiographische oder kernspintomographische Kontrollen sind aber in allen Fällen erforderlich. Die Eingriffe sollten vorerst nur im Rahmen von klinischen Studien durchgeführt werden, damit der definitive Stellenwert des Verfahrens im Vergleich mit der Operation beurteilt werden kann.

Literatur

1. Abbott ME (1928) Coarctation of the aorta of the adult type II. A statistical study and historical retrospect of 200 recorded cases, with autopsy, of stenosis or obliteration of the descending arch in subjects above the age of two years. Am Heart J 3: 392
2. Campbell M (1970) Natural history of coarctation of the aorta. Br Heart J 32: 633–640
3. Crafoord C, Nylin G (1945) Congenital coarctation of the aorta and its surgical treatment. J Thorac Surg 14: 347–361
4. Erbel R, Bednarcyk I, Pop T, Tidt M, Henrichs KJ, Brunier A, Thelen M, Meyer J (1990) Detection of dissection of the aortic intima and media after angioplasty of coarctation of the aorta. An angiographic, computer tomographic, and echocardiographic comparative study. Circulation 81: 805–814
5. Fawzy ME, Dunn B, Galal O, Wilson N, Shaikh A, Sriram R, Duran CMG (1992) Balloon Coarctation angioplasty in adolescents and adults: early and intermediate results. Am Heart J 124: 167–171
6. Hellenbrand WE, Allen HD, Golinko RJ, Hagler DJ, Lutin

W, Kan J (1990) Balloon angioplasty for aortic recoarctation: results of the valvuloplasty and angioplasty of congenital anomalies registry. Am J Cardiol 65: 793–797
7. Koller M, Rothlin M, Senning A (1987) Coarctation of the aorta: review of 362 operated patients. Long-term follow-up and assessment of prognostic variables. Eur heart J 8: 670–679
8. Lababidi Z (1983) Neonatal transluminal balloon coarctation angioplasty. Am Heart J 106: 752–753
9. – (1992) Percutaneous balloon coarctation angioplasty: long-term results. J Interven Cardiol 5: 57–62
10. Lock JE, Bass JL, Amplatz K, Fuhrman BP, Castaneda-Zuniga WR (1983) Balloon dilatation angioplasty of aortic coarctation in infants and children. Circulation 68: 109–116
11. Lock JE (1984) Now that we can dilate, should we? Am J Cardiol 54: 1360
12. Rao PS, Thapar MK, Galal O, Wilson AD (1990) Follow-up results of balloon angioplasty of native coarctation in neonates and infants. Am Heart J 120: 1310–1314
13. Rao PS, Wilson AD, Chopra PS (1990) Immediate and follow-up results of balloon angioplasty of postoperative recoarctation in infants and children. Am Heart J 120: 1315–1320
14. Schräder R, Bahr S, Sievert H, Bußmann WD, Kaltenbach M (1993) Angiographische Verlaufskontrollen nach Ballondilatation von Aortenisthmusstenosen bei Erwachsenen. Z Kardiol 82: 181–186
15. Shaddy RE, Boucek MM, Sturtevant JE, Ruttenberg HD, Jaffe RB, Tani LY, Judd VE, Veasy LG, McGough EC, Orsmond GS (1993) Comparison of angioplasty and surgery for unoperated coarctation of the aorta. Circulation 87: 793–799
16. Singer MI, Rowen M, Dorsey TJ (1982) Transluminal aortic balloon angioplasty for coarctation of the aorta in the newborn. Am Heart J 103: 131–132
17. Tynan M, Finley JP, Fontes V, Hess J, Kan J (1990) Balloon angioplasty for the treatment of native coarctation: results of the valvuloplasty and angioplasty of congenital anomalies registry. Am J Cardiol 65: 790–792
18. Waldman JD, Karp RB (1993) How should we treat coarctation of the aorta (editorial comment). Circulation 87: 1043–1045

8.3 Persistierender Ductus arteriosus

R. Schräder

Krankheitsbild

Während der Fetalzeit stellt der distale Anteil des linken (sehr selten des rechten) 6. Kiemenbogens eine Kurzschlußverbindung zwischen Pulmonalarterie und Aorta her. Hierdurch wird mehr als die Hälfte des rechtsventrikulären Schlagvolumens über die Umbilikalarterie zurück zur Plazenta geleitet.

Unmittelbar nach der Geburt kommt es durch Kontraktion des Ductus zum funktionellen Verschluß. Dieser ist sowohl auf den plötzlichen Anstieg der arteriellen Sauerstoffsättigung als auch auf Veränderungen in der Synthese und im Metabolismus vasoaktiver Eikosanoide (Prostaglandine) zurückzuführen. Im Verlauf einiger Tage bis Wochen führen danach Proliferation der Intima und Fibrosierung zum definitiven, anatomischen Verschluß.

Der persistierende Ductus arteriosus (abgekürzt PDA, im englischen Sprachgebrauch auch "patent ductus arteriosus") zählt zu den häufigsten angeborenen Herzfehlern.[1] Bei reifen Neugeborenen beträgt die Inzidenz etwa 1:1000, was annähernd 10% aller kongenitalen Vitien ausmacht [1]. Auf die Problematik des offenen Ductus beim unreifen Frühgeborenen soll hier nicht eingegangen werden.

Pathophysiologie

Ein großer Ductus mit ausgeprägtem Links-rechts-Shunt führt bereits im Säuglings- und Kindesalter zu Herzinsuffizienz und zunehmender pulmonaler Widerstandserhöhung bis hin zur Shuntumkehr (Eisenmenger-Reaktion). Die Hämodynamik ist durch Volumenbelastung des linken und Druckbelastung des rechten Ventrikels gekennzeichnet. Bei Heranwachsenden und Erwachsenen liegen meistens kleinere (restriktive) Ductus mit einem Durchmesser von 3–7 mm vor. Hämodynamisch steht die Volumenbelastung des linken Ventrikels im Vordergrund; der Widerstand im Lungenkreislauf ist bei fast allen Patienten normal, und die Drücke liegen entweder im Normbereich oder sind leicht erhöht. Später entwickelt sich eine zunehmende Linksherzinsuffizienz mit sekundärer pulmonaler Hypertonie [6].

Natürlicher Verlauf

Die Lebenserwartung für Kinder mit großem, nichtrestriktivem Ductus beträgt nur wenige Jahre, da sich innerhalb der ersten Lebensmonate eine Eisenmengerreaktion entwickeln kann. Vereinzelt wird jedoch auch ein solcher Zustand mehrere Jahrzehnte überlebt (Abb. 1). Nach dem ersten Lebensjahr beträgt die mittlere Lebenserwartung 40–60 Jahre. Es wurde jedoch auch über Patienten berichtet, die mehr als 90 Jahre alt wurden [26]. Bis zum 20. Lebensjahr ist mit einer spontanen Verschlußrate von 0,6% pro Jahr zu rechnen. Endokarditis bzw. Ductitis können vorkommen, sind aber insgesamt selten. Die Angaben in der Literatur liegen zwischen 0,5 und 1,0%/Jahr, wobei Patienten mit kleinem Ductus besonders betroffen sein sollen [5]. Nach den eigenen Erfahrungen ist das Risiko heutzutage jedoch wesentlich geringer (6 auf 5.568 Patientenjahre entsprechend 0,11%/Jahr) und ist bei Patienten mit kleinem Ductus nicht erhöht. Während früher entzündliche Komplikationen die häufigste Todesursache darstellten, sterben heute die meisten Patienten an den unmittelbaren oder mittelbaren Folgen der Linksherzinsuffizienz.

Klinik

Bis zum 20. Lebensjahr sind die meisten Patienten beschwerdefrei. Jenseits des 30. Lebensjahrs entwickeln sich mit zunehmender Häufigkeit Symptome der Linksherzinsuffizienz. Der Schweregrad der Dyspnoe korreliert dabei nicht mit dem Durchmesser des Ductus oder dem Ausmaß des Links-rechts-Shunts, wohl aber mit der Höhe des Pulmonalisdruckes und vor allem dem Alter der Patienten

---

[1] Die Erstbeschreibung dieser auch "Ductus arteriosus Botalli" genannten Gefäßverbindung stammt allerdings nicht von L. Botallo, sondern von seinem Zeitgenossen G.C. Aranzio.

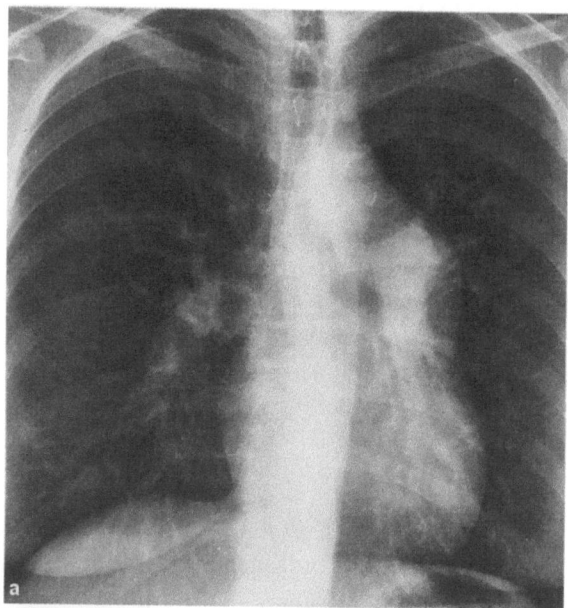

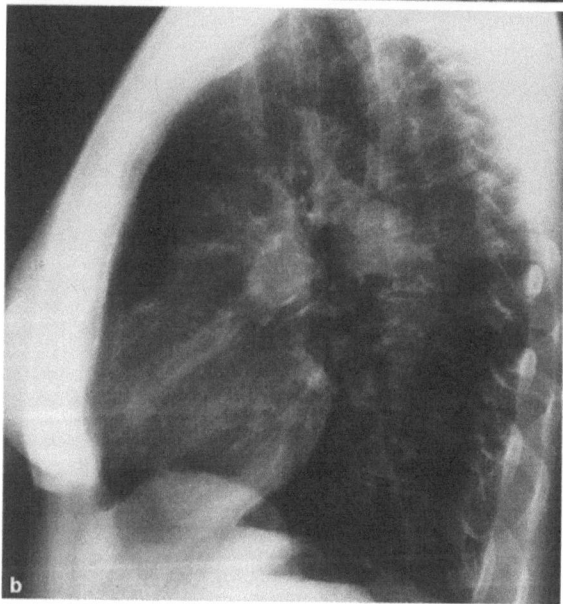

Abb. 1a. Röntgenaufnahme des Thorax bei einer 40jährigen Patientin mit seit 1970 dokumentierter Eisenmenger-Reaktion bei persistierendem Ductus arteriosus. Die Druckwerte betrugen 12/93 im rechten Ventrikel 185/10 mmHg, in der Pulmonalarterie 140/90 mmHg, im linken Ventrikel 130/ mmHg und in der Aorta 130/95 mmHg. Die Drücke lagen bereits 1970 in diesem Bereich. Der Rechts-links-Shunt betrug 75 % des rechtsventrikulären Schlagvolumens, und der Hämatokrit lag bei 75 %. **b** Die seitliche Aufnahme dieser Patientin zeigt die verkalkte Pulmonalklappe sowie Kalzifikationen in Projektion auf den Ductus. Der Durchmesser des Ductus betrug mehr als 12 mm.

[24]. Nach dem 60. Lebensjahr treten nicht selten Vorhofflimmern oder eine (relative) Mitralinsuffizienz komplizierend hinzu [25]. Pektanginöse Beschwerden kommen bei etwa 10 % der Patienten vor. Sie sind auf eine relative Koronarinsuffizienz aufgrund der Linkshypertrophie zurückzuführen und nur in wenigen Fällen durch eine begleitende koronare Herzkrankheit verursacht. Ebenfalls etwa 10 % der Patienten leiden unter paroxysmalen supraventrikulären Tachykardien; diese können einem chronischen Vorhofflimmern vorangehen.

Untersuchungsbefunde

Leitsymptom ist das systolisch-diastolische „Maschinengeräusch", das am besten im 2. ICR links parasternal auskultiert werden kann. Es ist bei mehr als 90 % der Patienten nachweisbar. Beim kleinen Ductus mit geringem Shunt ist jedoch oft nur ein Systolikum zu hören, und in manchen Fällen ist der Ductus auskultatorisch „stumm". EKG und Thoraxröntgenaufnahme sind bei kleinem Ductus mit geringem Links-rechts-Shunt normal. Bei großem Ductus und hohem Shuntvolumen finden sich im EKG die Zeichen der Linkshypertrophie und (sehr selten) der Rechtsbelastung sowie Herzvergrößerung und Vermehrung der Lungengefäßzeichnung im Röntgenbild. Die empfindlichste Methode zum Nachweis eines offenen Ductus ist heutzutage die Farb-Doppler-Echokardiographie. Auch minimale (auskultatorisch „stumme") Links-rechts-Shunts, die dem Nachweis mittels Oxymetrie oder Farbstoffverdünnungkurve entgehen, lassen sich zuverlässig darstellen. Die genannten Verfahren sind jedoch zur Quantifizierung größerer Shuntvolumina (> 20 %) unerläßlich. Die Diagnose wird schließlich durch direkte Sondierung und angiographische Darstellung des Ductus gesichert.

Therapieziele

Der Verschluß des persistierenden Ductus arteriosus stellt die kausale und definitive Therapie dar. In den westlichen Ländern erfolgen Diagnose und Therapie fast immer bereits in der Kindheit, d. h., die Indikation zum Ductusverschluß wird praktisch in jedem Fall gestellt. Allerdings werden durch Einsatz der Farb-Doppler-Echokardiographie zunehmend kleine, auskultatorisch „stumme" Ductus diagnostiziert. Diese wären früher vermutlich nie entdeckt worden, sodaß über den natürlichen Verlauf bei diesen Pa-

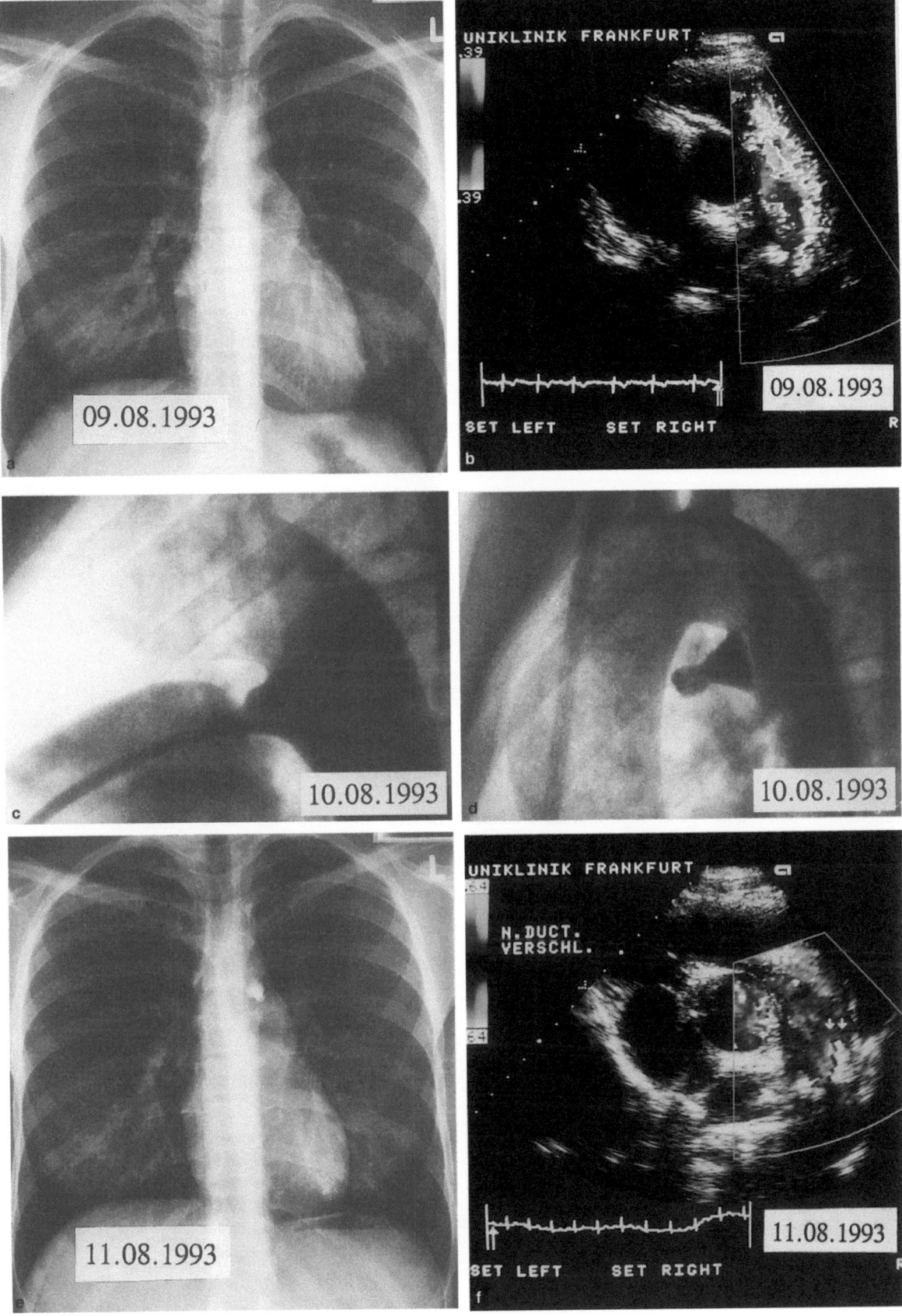

tienten kaum Aussagen getroffen werden können. Am anderen Ende der Krankheitsskala stehen Patienten mit schwerer pulmonaler Widerstandserhöhung und Eisenmengerreaktion, bei denen ein Verschluß aus hämodynamischen Gründen nicht mehr in Frage kommt. Wenn der Druck in der Lungenstrombahn während temporärer Okklusion des Ductus (z. B. mit Hilfe eines Ballonkatheters) abnimmt, kann im Einzelfall ein Verschluß erwogen werden.

Operative Therapie

Die operative Unterbindung des offenen Ductus wurde erstmals 1939 von Gross beschrieben [10, 11]. Sie ist die Therapie der Wahl bei Kindern mit einem Körpergewicht von weniger als 8 kg. Die Komplikationsrate dieses Eingriffs ist niedrig und liegt zwischen 0 und 5%. Das Operationsrisiko steigt jedoch bei Erwachsenen stark an, da der Ductus dann häufig verkalkt ist oder aneurysmatisch erweitert sein kann. Eine Ligatur ist dann oftmals nicht möglich, weshalb der Ductus durchtrennt oder mit einer Patch-Plastik verschlossen werden muß [4, 8, 13]. Rekanalisationen des Ductus sind möglich, wenn lediglich eine Ligatur durchgeführt wurde. In jüngster Zeit wurde über einen Ductusverschluß in minimalinvasiver Technik berichtet [14].

Nichtoperativer Verschluß nach Porstmann

Technik

Der Ductus wird hierbei mit einem Ivalon-Schaumstoffpfropf, dessen Durchmesser 3–11 mm beträgt, verschlossen [18]. Der Pfropf besteht aus einem 12–14 mm langen Stahlrahmen mit zentralem Lumen, auf dem das Schaumstoffmaterial mit Seidennähten fixiert wird.

Über eine transductale, arteriovenöse Drahtschiene wird der Verschlußpfropfen durch die Femoralarterie in den Ductus geschoben und dort verankert. Das arterielle Einführbesteck hat einen Durchmesser von 5–9 mm. Das Kaliber des Gefäßes sollte deshalb wenigstens 5 mm betragen und größer als das des Ductus sein. Daher ist das Verfahren nur bei Heranwachsenden und Erwachsenen anwendbar. Jedoch kann bei ungünstigen anatomischen Verhältnissen durch Freilegung der Femoralarterie Komplikationen vorgebeugt werden.

Ergebnisse

Weltweit wurden seit 1967 mehr als 1.000 Patienten behandelt; die meisten von ihnen in Deutschland und Japan [15, 21, 23, 27]. Bei 141 eigenen Patienten gelang ein kompletter und dauerhafter Verschluß des Ductus in mehr als 98% (139/141) der Fälle (Abb. 2a–f). Komplikationen betrafen in erster Linie den arteriellen Zugang (8/141). Im Langzeitverlauf (über 400 Patientenjahre) traten keine Spätkomplikationen auf; Rekanalisationen oder Endokarditiden wurden nicht beobachtet; mehr als 90% der zuvor symptomatischen Patienten waren klinisch gebessert.

8.3 Persistierender Ductus arteriosus

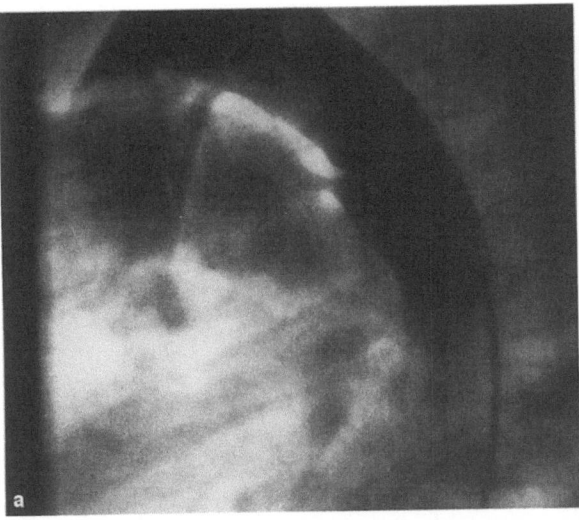
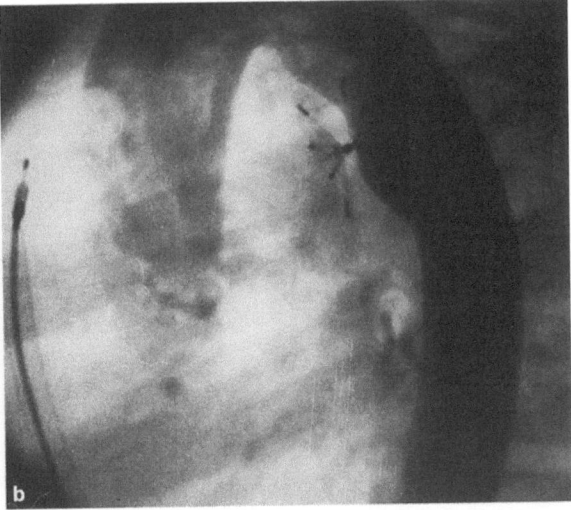

Abb. 3a. Angiographisch kurzer, 3 mm messender Ductus ohne eigentliches Infundibulum bei einem 11jährigen Jungen. **b** Nach transvenöser Plazierung eines 17-mm-Doppelschirmchens im Ductus nur noch minimaler Residualshunt. Am folgenden Tag war Farb-Doppler-echokardiographisch kein Residualshunt mehr nachweisbar (Patient von Prof. Hofstetter, Frankfurt).

Rashkind-Technik

Technik

Hier dient ein dacronbespanntes Doppelschirmchen mit einem Durchmesser von 12 bzw. 17 mm zum Verschluß des Ductus [20]. Das Gerät wird durch eine 85 cm lange Schleuse, deren Kaliber 8 bzw. 11 French beträgt, eingeführt. Mit dieser wird der Ductus über eine Femoralvene sondiert. Das Schirmchen kann in zusammengefaltetem Zustand durch die Schleuse bis in die Aorta vorgeschoben werden. Dort entfaltet sich das vordere Drahtgestell und verfängt sich beim Zurückziehen der Schleuse im Infundibulum des Ductus. Der hintere Teil des Schirmchens öffnet sich danach auf der pulmonalen Seite des Ductus. Das Gerät wird abgekoppelt und durch sein Drahtgerüst im Ductus festgehalten (Abb. 3).

Ergebnisse

Da hierfür ein arterieller Zugang nicht erforderlich ist, kann das Verfahren auch bei Kindern ab einem Körpergewicht von 8 kg angewandt werden. Allerdings gelingt ein kompletter Verschluß des Ductus nur in 80–90% aller Fälle [2, 9, 12]. Auch mehr als Jahr nach dem Eingriff ist bei den verbleibenden 10–20% der Patienten Farb-Doppler-echokardiographisch noch ein Residualshunt nachweisbar. Die Bedeutung eines solchen „stummen", hämodynamisch unbedeutenden Shunts ist nicht geklärt. Obwohl bisher keine Berichte über Endokarditiden vorliegen, ist es durchaus vorstellbar, daß die Kombination aus Fremdkörper und Residualfluß im Ductus auf lange Sicht ein Infektionsrisiko darstellt.

◁ **Abb. 2a.** Röntgenaufnahme des Thorax bei einer 17jährigen Leistungssportlerin (Triathlon-Kaderathletin) mit persistierendem Ductus arteriosus. Allenfalls geringe Zeichen der pulmonalen Hyperperfusion bei normaler Herzgröße. **b** Farb-Doppler-echokardiographisch turbulentes Flußsignal im Pulmonalisstamm (diastolisch getriggertes Bild). **c** Angiographisch 5 mm messender Ductus mit typischem Infundibulum. **d** Nach Ductusverschluß Normalisierung der Lungengefäßzeichnung und geringe Abnahme der Herzgröße. Ivalonpropf in korrekter Position. **e** Angiographisch dichter Verschluß des Ductus; die Basis des Ivalonpropfes ist im Infundibulum eingebettet. **f** Farb-Doppler-echokardiographisch ist ebenfalls kein transductales Flußsignal mehr nachweisbar. Die Spitze des Propfes (*Pfeile*) ragt etwas in die Pulmonalarterie vor.

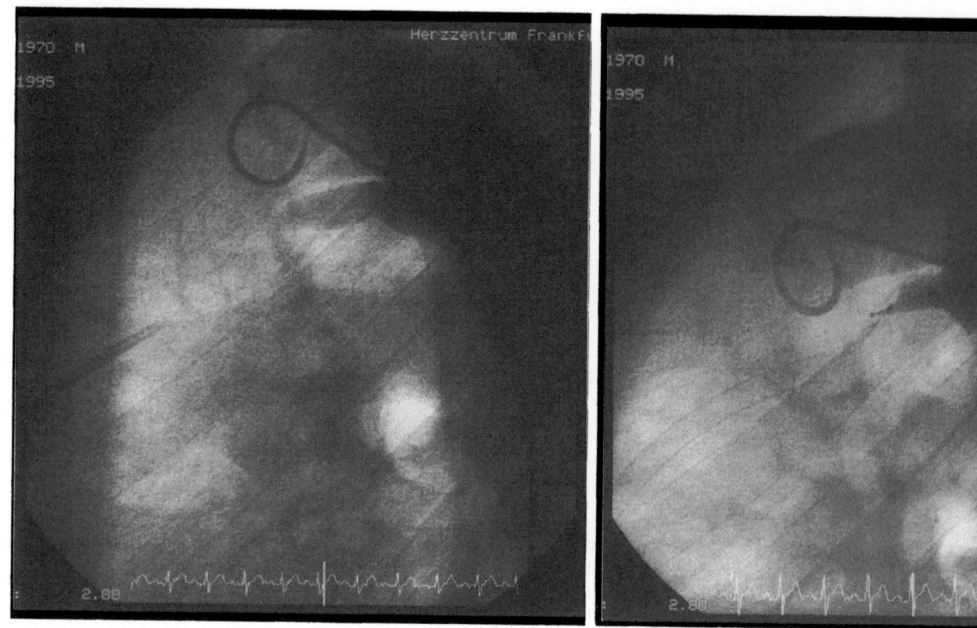

Abb. 4a. Sakkulärer Duktus (∅ = 5,5 mm) bei einem 24-jährigen Patienten mit Maschinengeräusch, Dilatation des linken Ventrikels und vermehrter pulmonaler Gefäßzeichnung **b** Nach transvenöser Implantation eines 12 mm SKS-Ductus-Plug durch eine 12-French Schleuse ist ein Residualshunt nicht mehr nachweisbar.

Andere Verfahren

Verschiedene interventionelle Verfahren zum Ductusverschluß sind in den vergangenen Jahren beschrieben worden. Ohne Anspruch auf Vollständigkeit seien hier genannt: der Verschluß mittels eines transvenös eingeführten Polyurethan-Schaumstoffpropfes [22], mit modifizierter und über Drahtschiene eingeführter Doppelschirmprothese [3], mit Hilfe des sog. „buttoned device" [19], durch einen kontrastmittelgefüllten Latexballon [7] etc. Vielversprechend, zumindest für kleinere Ductus bis 3 mm Durchmesser, ist eine von Redel, Le und Neuss entwickelte Technik, bei der der Ductus mit einer Doppelscheiben-Spiralfeder verschlossen wird [16]. Eine weitere Neuentwicklung stellt ein transvenös einführbarer Ivalonpropf dar (SKS-Ductus-Plug). Bisher wurde das System bei 5 Kindern (3–12 Jahre) und 12 Erwachsenen (19–72 Jahre) erfolgreich eingesetzt. Bei 2 Patienten fand sich ein geringer bzw. mäßiger Residualshunt während in allen anderen Fällen der Ductus vollständig verschlossen werden konnte.

Schlußfolgerungen

Bei Kindern muß ein großer, hämodynamisch wirksamer Ductus bereits zwischen dem 3. und 6. Lebensmonat verschlossen werden, um der Entwicklung einer pulmonalen Hypertonie vorzubeugen. Die weitaus meisten Patienten mit mittelgroßem Ductus entwickeln im höheren Lebensalter Symptome einer Linksherzinsuffizienz. Ein Ductusverschluß sollte daher auch bei beschwerdefreien Patienten angestrebt werden. Fundierte Aussagen über die klinische Bedeutung eines kleinen, auskultatorisch „stummen" Ductus sind kaum möglich. Im Einzelfall ist hier auch ein abwartendes Vorgehen (mit Antibiotikaprophylaxe) gerechtfertigt, da Endokarditis bzw. Ductitis insgesamt sehr selten vorkommen und heutzutage effektiv behandelt werden können.

Eine chirurgische Behandlung ist bei Neugeborenen und bei Patienten mit einem Ductusdurchmesser von über 10 mm erforderlich. Aufgrund unserer Erfahrungen und der vorliegenden Daten halten wir bei Heranwachsenden und Erwachsenen den nichtoperativen Verschluß nach Porstmann für die Therapie der Wahl. Bei akzeptabler peripherer Komplikationsrate gelingt ein kompletter und dauerhafter Verschluß des Ductus in fast allen Fällen. Demgegenüber kann die Rashkind-Technik auch bei Säuglingen und Kindern angewandt werden. Das Verfahren ist jedoch mit einer relativ hohen Rate von Residualshunts belastet.

Literatur

1. Abbott M (1936) Atlas of congenital heart disease. American Heart Association, New York
2. Ali Khan MA, Al Yousef S, Mullins CE, Sawyer W (1992) Experience with 205 procedures of transcatheter closure of ductus arteriosus in 182 patients, with special reference to residual shunts and long-term follow-up. J Thorac Cardiovasc Surg 104: 1721–1727
3. Babic UU (1990) New technique for transcatheter closure of patent ductus arteriosus. In: Babic UU (ed) Percutaneous mitral valvuloplasty. La-Ao Lv-Ao bypass. PDA closure with a new device. A workbook. Kultura, Beograd/Yugoslavia, pp 156–166
4. Black LL, Goldman BS (1972) Surgical treatment of the patent ductus arteriosus in the adult. Ann Surg 175: 290–293
5. Campbell M (1968) Natural history of persistent ductus arteriosus. Br Heart J 30: 4–13
6. – (1955) Patent ductus arteriosus. Some notes on prognosis and on pulmonary hypertension. Br Heart J 17: 511–533
7. Endrys J, Simo M, Valliattuu J, Yousof AM, Khan NA, Zanouna YA (1987) New technique of percutaneous closure of patent ductus arteriosus by a detachable balloon. Circulation 76 (Suppl II) 45 (Abstr)
8. Fisher R, Moodie D, Sterba R, Gill C (1986) Patent ductus arteriosus in adult – long term follow-up. Nonsurgical versus surgical treatment. J Am Coll Cardiol 8: 280–284
9. Gray DT, Fyler DC, Walker AM, Weinstein MC, Chalmers TC (1993) Clinical outcomes and costs of transcatheter as compared with surgical closure of patent ductus arteriosus. N Engl J Med 329: 1517–1523
10. Gross RE, Hubbard JP (1939) Surgical ligation of a patent ductus arteriosus. Report of first successful case. J Am Med Ass 112: 729–731
11. Gross RE (1952) The patent ductus arteriosus. Observations on diagnosis and therapy in 525 surgically treated cases. Am J Med 12: 472–475
12. Hosking MCK, Benson LN, Musewe N, Dyck JD, Freedom RM (1992) Transcatheter occlusion of the persistently patent ductus arteriosus: Fourty months follow-up and prevalence of residual shunting. Circulation 84: 2313–2317
13. John S, Muralidharan S, Mani GK, Krishnaswamy S, Sukumar IP (1981) The adult ductus. Review of surgical experience in 131 patients. J Thorac Cardiovasc Surg 82: 314–319
14. Karwande SV, Rowles JR (1992) Simplified muscle-sparing thoracotomy for patent ductus arteriosus ligation in neonates. Ann Thorac Surg 54: 164–165
15. Kitamura S, Sato K, Naito Y et al. (1976) Plug closure of patent ductus arteriosus by transfemoral catheter method. Chest 70: 631–635
16. Le TP, Neuss MB, Redel DA (1993) Neue Methode zum Verschluß des persistierenden Ductus arteriosus mit replazierbaren Doppelscheiben-Spiralfedern. Z Kardiol 82 (Suppl 3): 52 (Abstr)
17. Nadas AS (1976) Patent ductus revisited. N Engl J Med 295: 563–565
18. Porstmann W, Wierny L, Warnke H (1967) Der Verschluß des Ductus arteriosus persistens ohne Thorakotomie. Thoraxchirurgie 15: 199–203
19. Rao PS, Sideris EB, Haddad J, Rey C, Hausdorf G, Wilson AD, Smith PA, Chopra PS (1993) Transcatheter occlusion of patent ductus arteriosus with adjustable buttoned device: initial clinical experience. Circulation 88: 1119–1126
20. Rashkind WJ, Cuaso CC (1987) Transcatheter closure of patent ductus arteriosus: clinical application of the Rashkind PDA occluder system. Circulation 75: 583–592
21. Sato K, Fujino M, Kozuka T, Naito Y, Kitamura S, Nakano S, Ohyama C, Kawashima Y (1975) Transfemoral plug closure of patent ductus arteriosus: Experiences in 61 consecutive cases treated without thoracotomy. Circulation 51: 337–341
22. Saveliev SV (1987) Indications and contraindications to transluminal closure of patent ductus arteriosus. Grudnaya Khirurgiya 6: 30–33
23. Schräder R, Kneissl GD, Sievert H, Bußmann WD, Kaltenbach M (1992) Non-operative closure of the patent ductus arteriosus. The Frankfurt experience. J Interven Cardiol 5: 89–98
24. Schräder R, Kadel C (1993) Persistierender Ductus arteriosus – ist auch bei asymptomatischen Erwachsenen mit kleinem Ductus und geringem Shunt ein Verschluß indiziert. Z Kardiol 82: 563–567
25. Schräder R, Kadel C, Cieslinski G, Bussmann WD, Kaltenbach M (1993) Non-thoracotomy closure of persistent ductus arteriosus beyond age 60 years. Am J Cardiol 72: 1319–1321
26. White PD, Maxurkie SJ, Boschetti AE (1969) Patency of the ductus arteriosus at 90. N Engl J Med 280: 146–147
27. Wierny L, Plass R (1991) Twenty-five years of experience from transfemoral catheter closure of patent ductus arteriosus. J Interven Cardiol 4: 301–310

9 Qualitätssicherung, Rehabilitation und Kosten

Vorbemerkungen

Die Qualitätssicherung, die Einbringung ethischer Aspekte, die Rehabilitation und die Kosten sind Themen, die uns Ärzte zunehmend beschäftigen und von uns leider nicht beizeiten erörtert wurden. Man hat sich zu sehr von den phantastischen Primärerfolgen leiten lassen. Bei aufwendigen Verfahren ist eine klare Qualitätssicherung anhand von Langzeitanalysen anzustreben. Wesentlich ist aber festzuhalten, daß eine adäquate Versorgung dennoch mehr zum Bruttosozialprodukt beiträgt als schlecht versorgte Patienten. In der Rehabilitation ist besonders auf die Post-event-Erziehung des Patienten zu achten, die auch am Wohnort durchgeführt werden kann.

9.1 Qualitätssicherung und Qualitätsmanagement in der interventionellen Kardiologie

C. Kadel

Qualitätssicherung in der Medizin ist die Pflege erwiesener und die Besserung schlechter Qualität [121]. Gibt es schlechte Qualität in der Behandlung Herzkranker? Es gibt zumindest gewisse Probleme und offene Fragen. Wie für eine Vielzahl ärztlicher Maßnahmen wurde auch für Herzkatheteruntersuchungen, Koronardilatationen und koronare Bypassoperationen eine große regionale und internationale Variabilität in der Anzahl pro Bevölkerungsanteil durchgeführter Eingriffe beobachtet, die keinesfalls allein durch Unterschiede in der Prävalenz oder Mortalität der koronaren Herzerkrankung erklärt werden kann [13, 36, 52, 54, 81, 144]. Es bleibt unklar, ob die z. T. beträchtlichen Differenzen durch eine regional zu liberale Indikationsstellung oder durch eine anderenorts zu strenge Indikationsstellung oder durch beides erklärt werden. Ein besonders großes öffentliches Echo fand in diesem Zusammenhang eine Studie von Graboys et al. [50] zur Indikationsstellung bei der Herzkatheteruntersuchung: „Herzkatheter wegen KHK – Fast immer überflüssig? Indikationen stimmen nur selten" (Medical Tribune, 1993, Nr. 10); „Überflüssige Eingriffe" (Die Zeit, 19.02.1993); „US doubts about angiography" (Lancet 1993; 314: 154). Weitere von ärztlicher Seite selbst vorgetragene Bedenken betreffen die „Objektivität" von Indikationen [112], die Problematik der Selbstüberweisung [13, 49], die Feststellung einer gelegentlich unbefriedigend großen Kluft zwischen dem aktuellen Wissensstand und der aktuellen klinischen Praxis, beispielsweise in der Pharmakotherapie [23, 99, 128, 147, 150, 151, 154] und wiederholte Anhaltspunkte für einen ärztlichen Bias in der Diagnostik und Therapie, beispielsweise in bezug auf Geschlecht oder Rasse des Patienten [6, 24, 91, 108, 133, 140, 152]. Diese Beobachtungen erfordern eine vorurteilsfreie und emotionslose Untersuchung und nötigenfalls eine Sicherung oder Verbesserung der Qualität ärztlicher Maßnahmen, eine Forderung, die der Staat, allerdings vor allem in Sorge um die Kostenexplosion im Gesundheitswesen, bereits vor einigen Jahren im Gesundheitsreformgesetz verankert hat.

Das Gesundheitsreformgesetz verpflichtet Leistungserbringer und Leistungsträger im Gesundheitswesen zur Teilnahme an Maßnahmen der Qualitätssicherung. Die konkrete Ausgestaltung dieses Auftrages hat der Gesetzgeber offen gelassen. Damit bietet sich Ärzten und ihren Fachgesellschaften die Möglichkeit, aktiv an der Verwirklichung der Qualitätssicherung mitzuarbeiten. Dennoch sind bisher Diskussionen und insbesondere Aktivitäten innerhalb der Ärzteschaft und Fachgesellschaften nur zögernd in Gang gekommen. Dies liegt in erster Linie daran, daß die Qualitätssicherung in der Medizin, zumindest unter diesem konkreten Begriff, keine Tradition in Deutschland hat. Leicht konnte es zu Mißverständnissen kommen wie die, auf die Selbmann aufmerksam macht: „Jeder Erhebungsbogen, jede Statistik, jede Konferenz, jede Richtlinie", kurz „alles ist Qualitätssicherung", „Qualitätssicherung und Forschung sind identisch" oder „Qualitätssicherung ist ausschließlich Qualitätskontrolle" [124]. Erste Übersichten über Aktivitäten zur Qualitätssicherung in der Medizin in Deutschland [29, 103, 111] zeigen nicht nur einen gewissen Rückstand im internationalen Vergleich, beispielsweise gegenüber den USA oder Großbritannien [129], sondern darüber hinaus einen Rückstand der Kardiologie im Vergleich mit anderen medizinischen Teilgebieten, beispielsweise gegenüber der Allgemeinchirurgie [121]. Das vorliegende Kapitel soll daher eine Übersicht geben über Konzepte und Maßnahmen der Qualitätssicherung mit Beispielen und Ergebnissen aus dem Bereich der Kardiologie, sofern solche bereits vorliegen.

Qualität wird im Kontext der Industrie nach DIN 55350 definiert als Gesamtheit der Eigenschaften und Merkmale eines Produktes oder einer Tätigkeit, die sich auf deren Eignung zur Erfüllung gegebener Erfordernisse beziehen. Qualität kann dabei unter verschiedenen Sichtweisen betrachtet werden [80]: Die *produktbezogene* Sichtweise beschreibt Qualität als durch die Untersuchung von Eigenschaften oder Bestandteilen des Produktes präzise meßbar. Nach der *konsumentenbezogenen* Sichtweise besteht ein direkter Zusammenhang zwischen dem Grad der Qualität und dem Maß, in dem die Bedürfnisse der Konsumenten befriedigt werden. Die *prozeßbezogene* Sichtweise beurteilt Qualität nach dem Grad, mit dem vorgegebene Richtlinien und Spezifikationen durch eine gut durchgeführte Arbeit eingehalten werden. Schließlich gibt es die auf das *Kosten-Nutzen-Verhältnis* bezogene Sichtweise der Qualität.

Für Qualität im medizinischen Zusammenhang wurden verschiedene Definitionen vorgeschlagen [60]. Steffen definiert die Qualität medizinischer Versorgung als ihre Fähigkeit, gerechtfertigte medizinische und nicht medizinische Ziele zu erreichen: „Quality medical care is the capacity of the elements of that care to achieve legitimate medical and nonmedical goals" [132]. Das Institute of Medicine definiert die Qualität medizinischer Versorgung als Grad, mit dem Anbieter im Gesundheitswesen für Einzelne und die Gesamtbevölkerung die Wahrscheinlichkeit erhöhen, daß ein angestrebtes Gesundheitsniveau erreicht wird, dies unter Berücksichtigung des aktuellen professionellen Wissensstands: „Quality of care is the degree to which health services for individuals and populations increase the likelyhood of desired health outcomes and are consistent with current professional knowledge" [90]. Einfacher ist es, die Definition der Qualität medizinischer Versorgung durch eine Aufzählung unbedingt erforderlicher Attribute einzugrenzen. Die American Medical Association hält für eine gute Qualität medizinischer Versorgung folgende Attribute für erforderlich [102]: 1) Es muß eine optimale Verbesserung der Gesundheit des Patienten erzielt werden, 2) Gesundheitsvorsorge und Prävention müssen besonders berücksichtigt werden, 3) die Versorgung muß in angemessener Zeit erfolgen, 4) der Patient muß so informiert und aufgeklärt werden, daß er an der Behandlung und den Entscheidungsprozessen aktiv partizipieren kann, 5) die Versorgung muß auf anerkannten medizinischen Prinzipien basieren, 6) die Versorgung muß mit Sensibilität und Verantwortung für das Wohlergehen des Patienten erfolgen, 7) der Gebrauch medizinischer Technologie muß effizient erfolgen und 8) eine ausreichende Dokumentation ist erforderlich, so daß die Behandlungskontinuität und die Möglichkeit zu Kontrollen gewährleistet ist. Donabedian zählt zu den erforderlichen Attributen auch die Berücksichtigung eines optimalen Kosten-Nutzen-Verhältnisses, die Beachtung ethischer Wertvorstellungen der Gesellschaft und die Gewährleistung der Gleichheit in der medizinischen Versorgung für alle Bevölkerungsgruppen [32]. Ein großer Teil dieser Kriterien findet ihren Niederschlag in der Definition, die das Gesundheitsreformgesetz impliziert: Eine medizinische Versorgung von hoher Qualität bedeutet in diesem Zusammenhang „eine bedarfsgerechte und gleichmäßige, dem allgemein anerkannten Stand der medizinischen Erkenntnisse entsprechende Versorgung", die „ausreichend und zweckmäßig" ist. Sie „darf das Maß des Notwendigen nicht überschreiten" und „muß wirtschaftlich erbracht werden" (Sozialgesetzbuch V, § 70).

Zur Beurteilung der Qualität im Bereich der Medizin hat sich die von Donabedian 1966 vorgeschlagene Gliederung in Struktur-, Prozeß- und Ergebnisqualität bewährt [31], auf die auch das Gesundheitsreformgesetz Bezug nimmt. Zur Kategorie *Struktur* zählt die bauliche, apparative und personelle Ausstattung z. B. eines Krankenhauses sowie Ausbildung, Wissen und Erfahrung des ärztlichen und nichtärztlichen Personals. Zur Kategorie *Prozeß* zählen Art, Umfang und Interaktion der diagnostischen, therapeutischen und pflegerischen Maßnahmen. Zur Beurteilung der Prozeßqualität können z. B. die Indikationsstellung zu einer bestimmten Untersuchung, der Umfang der erfolgten Aufklärung, die zeitliche Terminierung der Untersuchung, ihre fachgerechte Durchführung, die Wartezeit bis zum Eintreffen des schriftlichen Befundes usw. untersucht werden. Zur Kategorie *Ergebnis* zählt das Behandlungsergebnis hinsichtlich Überleben, Morbidität, Heilung, funktioneller oder symptomatischer Besserung, Patientenzufriedenheit und Lebensqualität. Dabei soll die Ergebnisqualität nicht ausschließlich zum Entlassungszeitpunkt, sondern auch im weiteren langfristigen Verlauf beurteilt werden. Da eine hohe Struktur- und Prozeßqualität zwar eine hohe Ergebnisqualität ermöglicht, nicht jedoch garantiert, ist in den letzten Jahren die Untersuchung der Ergebnisqualität ins Zentrum des Interesses gerückt [78, 93, 122, 123, 127]. Für eine Qualitätssicherung ist aber eine ausschließliche Untersuchung der Ergebnisqualität nicht ausreichend, da die Ergebnisqualität keine konkreten Rückschlüsse auf Vorhandensein oder Lokalisation von Defiziten in den Kategorien Struktur oder Prozeß zuläßt, in denen die medizinische Versorgung erfolgt. Struktur- und Prozeßqualität sind ihrerseits nur im Hinblick auf das Ergebnis sinnvoll zu beurteilen. Eine Qualitätssicherungsmaßnahme muß daher Parameter aus allen drei Kategorien untersuchen und bewerten.

Qualitätssicherungsprogramme können als *interne* und *externe* Maßnahmen konzipiert werden. Ein internes Qualitätssicherungsprogramm beschränkt sich auf eine einzelne Einrichtung, z. B. eine Praxis, eine Abteilung oder ein Krankenhaus. Es kann optimal auf lokale Gegebenheiten ausgerichtet werden, sei es durch die Mitarbeit der Beschäftigten an der Konzeption, Durchführung und Bewertung, sei es durch Berücksichtigung lokaler Standards. Dadurch wird die Qualitätssicherung für alle Beteiligten transparent und gewinnt an Akzeptanz. Falls Defizite aufgedeckt werden, sind deren Ursachen in der Regel schnell zu lokalisieren, so daß rasch korrigierend eingegriffen werden kann.

Die Joint Commission on Accredation of Healthcare Organizations (JCAHO; eine gemeinnützige Einrichtung, die regelmäßig alle Krankenhäuser in den USA, die durch Medicare Versicherte behandeln, nach expliziten Kriterien überprüft und „akkreditiert") schlägt die folgenden 10 Punkte für ein internes Qualitätssicherungsprogramm vor [75]:

1. Benenne Verantwortliche für die Qualitätssicherung
2. Definiere den Untersuchungsgegenstand, d. h. den Bereich, auf den sich das Qualitätssicherungsprojekt erstrecken soll
3. Bestimme die wichtigsten Aspekte des Untersuchungsgegenstands
4. Bestimme Indikatorvariablen für jeden wichtigen Aspekt
5. Definiere Grenzwerte für die Indikatorvariablen, bei deren Überschreitung eine genauere Untersuchung erforderlich wird
6. Überwache die wichtigsten Aspekte des Untersuchungsgegenstands kontinuierlich durch systematische und strukturierte Datenerfassung
7. Werte die Daten aus und führe detailliertere Untersuchungen durch, wenn Grenzwerte überschritten werden, um Möglichkeiten zur Verbesserung der Qualität zu ermitteln
8. Führe diese Verbesserungen in die Praxis ein
9. Untersuche und dokumentiere die Effektivität dieser Verbesserungen
10. Teile alle relevanten Erkenntnisse und Ergebnisse allen Beteiligten mit

Die Anpassung an örtliche Gegebenheiten und Standards ist für ein internes Qualitätssicherungsprogramm von Vorteil, für einen einrichtungsübergreifenden Vergleich jedoch von Nachteil. Dieser ist aber für eine Beurteilung von Qualität in der vom Gesetz vorgegebenen Breite unabdingbar. Ein externes Qualitätssicherungsprogramm wird von einer übergeordneten oder neutralen Instanz konzipiert, durchgeführt und bewertet. Dies erfordert eine Standardisierung der zu erfassenden Parameter und die Orientierung an vorgegebenen Standards oder an Mittelwerten. Da lokale Besonderheiten nicht berücksichtigt werden, ist die Akzeptanz eines externen Programms geringer. Außerdem geben etwaig aufgedeckte Mängel keinen direkten Hinweis auf ihre Ursache. In der Praxis wird daher eine Kombination von internen und externen Qualitätssicherungsmaßnahmen die besten Resultate erbringen.

Zur Bewertung der Qualität einer medizinischen Maßnahme können *explizite* oder *implizite Kriterien* herangezogen werden, eine ebenfalls von Donabedian vorgeschlagene Differenzierung. Explizite Kriterien sind solche, die im voraus meist schriftlich in Form einer Liste, eines Kataloges oder einer Richtlinie festgelegt wurden. Die Verwendung expliziter Kriterien gewährleistet eine hohe Reproduzierbarkeit der Beurteilung, kann aber Besonderheiten des Einzelfalls nicht über das im voraus festgelegte Maß hinaus berücksichtigen. Implizite Kriterien existieren gewissermaßen in Form von Wissen und Erfahrung in den Köpfen der Bewertenden. Eine sorgfältige Analyse und einen erfahrenen Bewertenden vorausgesetzt, können mit impliziten Kriterien auch Besonderheiten des Einzelfalls angemessen berücksichtigt werden. Dies erhöht die Validität der Beurteilung, allerdings in der Regel zu Lasten der Reproduzierbarkeit [32].

Beispiele für die Verwandlung impliziter Kriterien zur Qualitätskontrolle für die stationäre Behandlung u. a. für Herzinsuffizienz oder akuten Myokardfarkt bieten die Arbeiten von Rubenstein et al. [117] und Lefevre et al. [88]. Auch das Einholen einer *Zweitmeinung*, das einzige im Gesundheitsreformgesetz namentlich genannte Verfahren im Zusammenhang mit der Qualitätssicherung, § 137 des SGB V, ist ein Beispiel für die Verwendung impliziter Kriterien [65]. Graboys et al. haben zwei wichtige Untersuchungen zum Einholen einer Zweitmeinung vor einer Koronarangiographie [50] und vor einer koronaren Bypassoperation [51] vorgelegt. Die Arbeiten der RAND Corporation zur Angemessenheit von Herzkatheteruntersuchungen, koronaren Bypassoperationen und Koronardilatationen, auf die noch eingegangen wird, verwenden dagegen explizite Kriterien. Ein Beispiel für die Kombination expliziter und impliziter Kriterien zur Beurteilung der Qualität bietet die Methode der Peer Review Organizations in den USA, auf die am Beispiel der Schrittmacherimplantation ebenfalls noch eingegangen wird. Ein weiteres Beispiel für diese Kombination bietet die von Iezzoni et al. vorgelegte Arbeit zur Untersuchung der Behandlungsqualität bei Patienten mit akutem Myokardfarkt oder einer koronaren Bypassoperation [69].

Explizite Kriterien werden häufig in *Richtlinien* zusammengefaßt. Richtlinien sollen durch Vorgaben für den diagnostischen oder therapeutischen Prozeß unter dem Eindruck limitierter Ressourcen und insbesondere des aktuellen, in der Regel limitierten Wissensstands eine möglichst hohe Ergebnisqualität gewährleisten. Einige aktuellere Beiträge zur Diskussion klinischer Richtlinien sind im Literaturverzeichnis aufgeführt [4, 7, 27, 28, 38, 39, 56, 96, 141]. Der Einfluß von Richtlinien auf die klinische Praxis ist unterschiedlich. Abteilungsinterne Richtlinien können auf lokale Gegebenheiten gezielt eingehen und sind damit in der Regel wirksamer als nationale Richtlinien. Dies wird an verschiedenen Untersuchungen aus dem Bereich der Kardiologie exemplarisch deutlich: Weingarten et al. konnten den Einfluß einer abteilungsspezifischen Richtlinie auf die stationäre Verweildauer von Patienten mit unklarem Thoraxschmerz eindrucksvoll belegen [148, 149]: Nach Einführung der Richtlinie konnte die mittlere stationäre Verweildauer für Patienten mit niedrigem kardialen Risiko um einen halben bis einen ganzen Tag reduziert werden, ohne daß in den folgenden 2–4 Wochen vermehrt Komplikationen auftraten. Topol et al. [138] und Ritchie et al. [114] zeigten dagegen am Beispiel der Koronardilatation in den USA bedeutende Diskrepanzen zwischen nationaler klinischer Praxis und nationalen Richtlinien: Obwohl vor einer Koronardilatation ein Ischämienachweis für erforderlich gehalten wird [119], war in der Praxis lediglich bei 29% der dilatierten Patienten ein solcher erfolgt. Und obwohl für Kliniken, die ein PTCA-Programm betreiben, eine jährliche Fallzahl von mindestens 200 Eingriffen gefordert wird [120], erreichen in Kalifornien nur 42 von 110 betroffenen Kliniken diese Fallzahlen. Auch eine nationale Richtlinie zur Koronarangiographie nach Myokardinfarkt erwies sich in den USA als wirkungslos [130]. Daß aber auch nationale Richtlinien einen weitreichenden Einfluß auf die klinische Praxis ausüben können, zeigten zwei Untersuchungen in Großbritannien [2, 100], die unabhängig voneinander eine wesentliche Zunahme der Implantationsfrequenz physiologischer Schrittmachersysteme nach Publikation einer nationalen Richtlinie dokumentieren konnten.

Wirkungsvoll sind Richtlinien offensichtlich besonders dann, wenn zusammen mit ihrer Implementierung eine systematische Untersuchung ihres Effektes erfolgt [55]. Unter Berücksichtigung der Ergebnisse dieser Evaluierung und im Hinblick auf neue wissenschaftliche Erkenntnisse müssen Richtlinien in regelmäßigen Abständen überarbeitet werden.

Zur Untersuchung der Qualität werden üblicherweise *Indikatoren* herangezogen. Indikatoren sind quantitativ meßbare Größen, die in einem wahrscheinlichen Zusammenhang mit der Qualität stehen. Sie sind damit kein direktes Maß für die Qualität, richten aber die Aufmerksamkeit auf Auffälligkeiten, die einer detaillierten Untersuchung bedürfen. Indikatoren können die Prozeß- oder die Ergebnisqualität und erwünschte (z. B. Heilung) oder unerwünschte Ereignisse (z. B. Komplikationen) zum Untersuchungsgegenstand haben. Sie werden entweder in Form von Raten erfaßt, meist für häufige und in gewissem Rahmen übliche Ereignisse (z. B. Akutverschluß bei der PTCA), oder in Form von Einzelereignissen, meist für seltene Ereignisse, die immer eine Untersuchung des Einzelfalls veranlassen sollten (z. B. Tod bei diagnostischer Herzkatheteruntersuchung) [74]. Indikatoren, mit denen in den USA bereits größere Erfahrungen im Rahmen der Qualitätsbeurteilung gesammelt wurden, sind insbesondere die Krankenhausmortaliät [33, 34, 73, 105], Komplikationsraten [62] und die Rate kurzfristiger stationärer Wiederaufnahmen [136]. Werden Indikatoren wie Mortalität oder Komplikationsraten zum Vergleich verschiedener Institutionen herangezogen, müssen sie risikoadjustiert werden, um Unterschiede in den Patientenkollektiven hinsichtlich der Schwere der Erkrankung und möglicher Begleiterkrankungen auszugleichen, aber auch hinsichtlich regional unterschiedlicher stationärer Einweisungshäufigkeiten [98]. Anschließend müssen die Indikatoren validiert werden, wobei sich beispielsweise in einer Untersuchung die risikoadjustierte Mortalität als valider Indikator für die Behandlungsqualität von Patienten mit chronischer koronarer Herzerkrankung erwies, als nicht sicher valider Qualitätsindikator bei Patienten mit Myokardinfarkt und als irrelevanter Indikator bei Patienten mit Septikämie [137]. Es liegt eine Reihe weiterer Beispiele aus dem kardiologischen Bereich vor, die diese Indikatoren zur Untersuchung der Behandlungsqualität verwendeten [57, 58, 91, 92, 114, 155]. Die Joint Commission on Accreditation of Healthcare Organizations hat in ihrer „Agenda for Change" 1993 die folgenden Indikatoren zur Beurteilung der Prozeß- und Ergebnisqualität für ausgewählte kardiale Erkrankungen und Interventionen veröffentlicht, die derzeit evaluiert werden und in Zukunft von allen akkreditierten Krankenhäusern kontinuierlich erfaßt werden müssen:

Für Patienten mit koronarer Bypassoperation
1. Krankenhausmortalität, aufgeschlüsselt für Patienten mit Erst- und Reoperation, für notfallmä-

ßige oder elektive Operation, nach dem postoperativen Tag des Todes und dem Ort des Todes im Krankenhaus (z. B. auf chirurgischer Intensivstation, chirurgischer Normalstation, internistischer Intensivstation).
2. Rate der Patineten mit verlängertem Krankenhausaufenthalt, aufgeschlüsselt für Patienten mit Erst- und Reoperation, für notfallmäßige oder elektive Operation und für Patienten, bei denen eine maschinelle Unterstützung der Kreislauffunktion erforderlich war.

Für Patienten mit PTCA
3. Krankenhausmortalität, aufgeschlüsselt nach notfallmäßiger oder elektiver Indikation, nach dem postinterventionellen Tag des Todes und dem Ort des Todes im Krankenhaus.
4. Rate der Patienten mit elektiver PTCA mit nachfolgendem akutem Myokardinfarkt oder einer koronaren Bypassoperation während des gleichen Krankenhausaufenthalts.
5. Rate der Patienten, bei denen nicht alle versuchten Stenosen erfolgreich dilatiert werden konnten.

Für Patienten mit akutem Myokardinfarkt
6. Krankenhausmortalität bei akutem Myokardinfarkt als Hauptdiagnose, aufgeschlüsselt nach Myokardinfarkt in der Anamnese, Alter des Patienten und Ort des Todes im Krankenhaus.
7. Raten der Patienten, die mit der Diagnose akuter Myokardinfarkt, zum Ausschluß eines Myokardinfarkts oder mit der Diagnose instabile Angina pectoris aufgenommen und mit der Diagnose akuter Myokardinfarkt entlassen wurden, aufgeschlüsselt nach Aufnahme auf die Intensivstation, auf eine Station mit Monitorüberwachung oder eine Normalstation.

Für Patienten mit Herzinsuffizienz
8. Rate der Patienten mit Herzinsuffizienz als Hauptdiagnose bei Entlassung mit dokumentierter Ursache und Bestätigung der Diagnose im Röntgen-Thorax.
9. Rate der Patienten mit Herzinsuffizienz als Hauptdiagnose bei Entlassung mit mindestens zwei Bestimmungen des Körpergewichts, und mindestens zweimaliger Bestimmung der Elektrolyte und Retentionswerte im Serum.

Es ist vorgesehen, die Raten jedes teilnehmenden Krankenhauses zu veröffentlichen [127].

Die regelmäßige Veröffentlichung risikoadjustierter Mortalitäts- und Komplikationsraten, aufgelistet nach einzelnen Kliniken, teilweise sogar nach einzelnen Ärzten, ist in den USA beispielsweise für die koronare Bypassoperation bereits regional üblich. Im Staat New York ist die tatsächliche (nicht adjustierte) Mortalität der koronaren Bypassoperation seither von 3,5 % (1989) auf 2,8 % (1992) zurückgegangen, obwohl der Anteil von Patienten mit erhöhtem Operationsrisiko im Verlauf zugenommen hatte [58]. Daß diese Veröffentlichungen von professioneller Seite ernstgenommen werden, belegt der Nachdruck einer Liste der „besten Krankenhäuser in den USA für Patienten mit Herzerkrankungen" mit Erläuterung der Auswahlkriterien und zurückhaltender, aber keineswegs abwertender Kommentierung im American Journal of Cardiology [10]. Angesichts dieser Entwicklung zur „scorecard medicine" treten prominente amerikanische Kardiologen die Flucht nach vorne an und propagieren die Offenlegung der aktuellen, untersucherbezogenen, risikoadjustierten Mortalitäts- und Komplikationsrate im Aufklärungsgespräch mit dem Patienten, um einen wirklichen „informed consent" zu gewährleisten [139]. In diesem Kontext hat beispielsweise die Cleveland Clinic 1991 eine Broschüre mit dem Titel „How to choose a doctor and hospital if you have coronary artery disease" publiziert, in der die eigenen (günstigen) Mortalitäts- und Morbiditätsraten für koronare Interventionen und die nationalen Raten zum Vergleich angeführt wurden [72]. Die von verschiedenen überregionalen Institutionen publizierten Mortalitätsraten basieren jedoch auf unterschiedlichen Daten und Algorithmen zur Risikoadjustierung, so daß deutliche Unterschiede in der Qualität der veröffentlichten Raten zu bestehen scheinen [54]. Ansätze zur Offenlegung klinikbezogener Daten finden sich auch in Europa: So hat die Österreichische Gesellschaft für Kardiologie nicht adjustierte Mortalitäts- und Komplikationsraten für die PTCA für jede einzelne Klinik erhoben und anonymisiert publiziert [101], ebenso die Schweizerische Gesellschaft für Kardiologie, hier bereits unter Nennung der Kliniken [116].

Gerade bei Erkrankungen mit einer vergleichsweise günstigen Prognose, wie z.B. bei der koronaren Eingefäßerkrankung, sind zur Beurteilung der Ergebnisqualität Messungen der Mortalität und Morbidität weniger geeignet, zumal die therapeutischen Maßnahmen vorwiegend die Besserung der Symptomatik des Patienten zum Ziel haben. Hier wäre eine Bestimmung der Zufriedenheit und Lebensqualität des Patienten als Qualitätsindikator aussagekräftiger. Berichte über die Anwendung solcher Indikatoren im Rahmen der Qualitätssicherung liegen bisher für die interventionelle Kardiologie nicht vor. Zur Einführung in die Messung der Lebensqualität wird auf die Arbeiten von Fitzpatrick et al. und Gill et al. verwiesen [42–45, 48, 131]; Beispiele für die Untersuchung zur Patientenzufriedenheit bieten die Arbeiten von Charles et al. [20] und Bruster et al. [17].

Die Erfassung von Indikatoren, wenn möglich zusammen mit anderen relevanten Daten, insbesondere solchen, die das individuelle Risiko des Patienten näher charakterisieren, in einer *Datenbank* oder einem Register mittels EDV ist für interne Qualitätssicherungsmaßnahmen sinnvoll, für externe einrichtungsübergreifende Projekte obligatorisch. Anhand großer Datenbanken können nicht nur Unterschiede beispielsweise für eine Komplikationsrate zwischen verschiedenen Institutionen bestimmt werden, sondern auch zeitliche Trends erfaßt und dynamische Standards ermittelt werden, die sich aus einer breiten klinischen Praxis ergeben und nicht ausschließlich aus den Ergebnissen einiger weniger akademischer Zentren mit der diesen eigenen hohen Patientenselektion. Zusätzlich kann anhand von Verlaufsbeobachtungen großer Patientenkollektive geprüft werden, ob sich die aus den Ergebnissen randomisierter Studien resultierenden Erwartungen im Klinikalltag bestätigen [46, 87]. In den USA wurden verschiedene Datenquellen zur Untersuchung der Qualität medizinischer Maßnahmen herangezogen. Eine Vielzahl von Untersuchungen beruhte auf der Auswertung der Datenbanken von Versicherungsgesellschaften mit Fallzahlen von 2.000 bis 200.000 Patienten, beispielsweise zur Vordiagnostik vor PTCA [138] oder zum Akut- und Langzeitverlauf nach PTCA, koronarer Bypassoperation [63] oder Myokardinfarkt [94, 142]. Aus einer solchen Analyse ergab sich beispielsweise eine auffällige Diskrepanz in der Rehospitalisierungsrate schwarzer und weißer sowie männlicher und weiblicher Patienten nach koronarer Bypassoperation, die auf ein Problem in der Qualität der medizinischen Versorgung hinweisen könnte [91]. (In Deutschland ist der größte Krankenversicherer noch heute nicht in der Lage, vergleichbare Untersuchungen durchzuführen, da entsprechende Daten nicht EDV-gestützt erfaßt wurden und werden.) Andere Untersucher nutzten administrative Datenbanken zu vergleichbaren Analysen [40, 108, 114]. Unter Nutzung administrativer Daten konnte z. B. für Kalifornien ein inverser Zusammenhang zwischen der Anzahl jährlich in einem Katheterlabor durchgeführter PTCA-Eingriffe und der Komplikationsrate statistisch gesichert werden [114]. Erwartungsgemäß ist jedoch die Qualität und Aussagefähigkeit von Daten aus klinischen Datenbanken derer aus administrativen Datenbanken überlegen [59, 61]. Eigens zu Zwecken der Qualitätssicherung geschaffene Datenbanken sind beispielsweise das PTCA-Register des Staates New York [57], in Deutschland die im Rahmen der QUADRA-Studie (Herzchirurgie) [134] und im Rahmen der ALKK-Studie (Koronardilatation) [104] geschaffenen institutsübergreifenden Datenbanken. In den USA ist für die durch Medicare Versicherten zum Zweck der Qualitätssicherung die Einführung eines national einheitlichen klinischen Datensatzes geplant, der allerdings in seiner gegenwärtigen Version so umfangreich ist, daß die Eingabe durchschnittlich mehr als eine Stunde benötigt [5, 71]. Dennoch ist die Verwendung dieses Datensatzes für ein die gesamten USA umfassendes Projekt zur Untersuchung der Qualität in der Behandlung des akuten Myokardinfarkts vorgesehen [145]. Zur Anwendung von Datenbanken in der interventionellen Kardiologie und Herzchirurgie sei auch auf weitere Arbeiten verwiesen [19, 47, 97, 143].

Die Erwartung, durch Schaffung und Analyse umfangreicher klinischer Datenbanken neue Erkenntnisse zur Wertigkeit verschiedener alternativer diagnostischer und therapeutischer Verfahren in der klinischen Praxis zu gewinnen, d. h. außerhalb des engen Rahmens streng kontrollierter Studien, hat in den USA 1989 zur Einrichtung von 14 speziellen Forschergruppen geführt (PORTs: „patient outcome research teams"). Eine dieser Gruppen soll beispielsweise untersuchen, bei welchen Patienten mit koronarer Herzerkrankung eine Koronarangiographie sinnvoll ist [113]. Angesichts der ausgesprochen intensiven finanziellen Förderung (bisher insgesamt 200 Mio. US $) wird dieses Projekt und das gesamte Konzept der „outcome research" zunehmend kritisiert [3, 26, 93, 115, 126, 135], wobei vor allem bezweifelt wird, daß außerhalb randomisierter klinischer Studien verläßliche Erkenntnisse gewonnen werden können. Dieser Einwand konnte aber durch die Einführung sogenannter „instrumenteller Variablen" in die Analyse nicht randomisiert erhobener Daten zumindest teilweise entkräftet werden [94].

Aus den Angaben großer oder zusammengefaßter (aggregierter) Datenbanken zur Anamnese, zum Risikoprofil, zur Therapie und zum Langzeitverlauf des Patienten kann der Versuch unternommen werden, *Algorithmen* zu errechnen, anhand derer die für einen individuellen Patienten optimale Therapiestrategie im Hinblick auf zu erwartende Komplikationen, Akut- oder Langzeitergebnisse oder das Kosten-Nutzen-Verhältnis bestimmt werden kann [84, 107, 113, 153]. Mit dieser Thematik, dem „cardiovascular modeling", hat sich bereits 1987 ein Symposium befaßt, dessen Beiträge publiziert wurden [82]. Die Richtlinien der ACC/AHA Task Force zur koronaren Bypassoperation bieten detaillierte Beispiele für die praktische Anwendung solcher Algorithmen [1].

Richtlinien, Indikatorvariablen und Datenbanken, auf die in den vorangegangenen Abschnitten im einzelnen eingegangen wurde, sind wesentliche Bestandteile eines jeden Qualitätssicherungsprojekts. Diese Komponenten stehen in einem wechselseitigen Verhältnis (Abb. 1) und müssen aufeinander abgestimmt werden. Qualitätssicherungsprojekte sollten dabei selbst im Hinblick auf ihre Validität, praktische Durchführbarkeit, Vollständigkeit und ihren Wert für die klinische Praxis überprüft werden [85]. Von den wenigen Projekten, die sich bereits jetzt in Deutschland in routinemäßiger Anwendung befinden, erfüllt keines diese Forderung [125].

Bevor abschließend auf die jüngste Entwicklung der Qualitätssicherung in den USA eingegangen wird, insbesondere auf das Konzept der kontinuierlichen Qualitätsverbesserung (total quality management), sollen noch zwei bisher nur kurz angesprochene Ansätze zur Qualitätssicherung in der Kardiologie näher ausgeführt werden, die Möglichkeiten und Schwierigkeiten der Qualitätssicherung exemplarisch illustrieren.

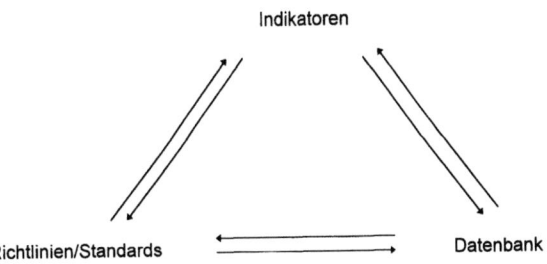

Abb. 1. Komponenten der Qualitätsbeurteilung (nach Joint Commission [74]): Richtlinien, Indikatorvariablen und Datenbank stehen in einem wechselseitigen Zusammenhang. Beispielsweise kann mit der Datenbank eine bestimmte Komplikation als Indikatorvariable erfaßt werden. Die Auswertung mehrerer Datenbanken aus verschiedenen Kliniken ergibt eine mittlere Komplikationsrate, die als Richtwert Eingang in eine Richtlinie findet. Divergieren die Komplikationsraten verschiedener Kliniken außerordentlich stark, sind differenzierte Untersuchungen erforderlich. Möglicherweise ergeben sich hierbei Unterschiede in der Komorbidität der Patienten, so daß Parameter zur Komorbidität in Zukunft ebenfalls erfaßt und berücksichtigt werden müssen.

1. Beispiel: Die "Peer Review Organizations"

Die Grundidee der „peer review" ist die Kontrolle von Ärzten durch Ärzte, die in den USA in Form der Utilization and Quality Control Peer Review Organizations (PROs) institutionalisiert wurde. Eine Aufgabe der PROs ist das Screening randomisiert ausgewählter Krankenblätter von Medicare-Versicherten auf potentielle Qualitätsmängel anhand eines kleinen Katalogs von expliziten Parametern wie angemessene Planung der Entlassung, Stabilität des klinischen Zustands bei Entlassung, Tod im Krankenhaus, nosokomiale Infektion, ungeplanter operativer Zweiteingriff oder Verletzung im Krankenhaus. Das Screening wird von besonders ausgebildeten Schwestern vorgenommen. Bei Auffälligkeiten in einer der vorgegebenen Kategorien erfolgt in einem zweiten Schritt eine Einzelfallprüfung durch einen Arzt nach impliziten Kriterien. Werden Qualitätsmängel festgestellt, kann dies zu Sanktionen für das betreffende Krankenhaus führen bis hin zum Ausschluß von der Versorgung Medicare-Versicherter. Eine Überprüfung dieses zweistufigen Peer-Review-Prozesses ergab jedoch eine bedenklich niedrige Sensitivität, so daß wenig mehr als 10 % der Fälle mangelhafter Behandlungsqualität tatsächlich erkannt wurden, und eine hohe Rate zu Unrecht als mangelhaft kritisierter Behandlungen [118].

Als Mißerfolg erwies sich der Versuch, mit Hilfe der PROs die vermeintlich ungerechtfertigt hohe Zahl von Schrittmacherimplantationen bei Medicare-Versicherten zu verringern [37]. Die Prüfung der Indikation vor einer Schrittmacherimplantation durch die PROs, die vorübergehend für eine Kostenübernahme durch Medicare Voraussetzung war, erwies sich nicht nur als extrem aufwendig, sondern auch als wenig zuverlässig. Insgesamt wurden innerhalb von 15 Monaten in den USA fast 60.000 Anträge zur Schrittmacherimplantation überprüft, von denen 265 (0,4 %) wegen fehlender Indikation abgelehnt wurden. Eine unabhängige Prüfung der Anträge aus Massachusetts ergab, daß die Zahl der dort wegen nicht dokumentierter Indikation abgelehnten Eingriffe mit 0,27 % deutlich niedriger lag als die Zahl der trotz nicht dokumentierter Indikation irrtümlicherweise akzeptierten Eingriffe mit 0,53 %. Interessanterweise ergaben sich auch keine relevanten Unterschiede im Prozentsatz abgelehnter Eingriffe zwischen Staaten mit überdurchschnittlich hoher und Staaten mit überdurchschnittlich niedriger Implantationsrate.

Trotz dieser negativen Erfahrungen mit der Präzertifikation, d.h. der Prüfung der Indikation vor einer Kostenübernahme, haben die PROs aus den meisten amerikanischen Bundesstaaten auch für die PTCA dieses Verfahren vorgesehen [18]. Besonders erstaunlich ist, daß sich hier die erforderlichen Kriterien nicht nur von Bundesstaat zu Bundesstaat, sondern meist auch von der nationalen Richtlinie der AHA/ACC Task Force [119] z. T. erheblich unterscheiden.

2. Beispiel: Die Untersuchungen der RAND-Corporation

Eine vergleichsweise große Zahl von Untersuchungen zur Qualität der Indikationen von Koronarangiographie, Koronardilatation und aortokoronarer Bypassoperation wurde von mehreren Arbeitsgruppen in Zusammenarbeit mit der RAND Corporation (Santa Monica, USA) vorgelegt [8, 15, 16, 21, 22, 53, 67, 86, 95, 106]. Diese Untersuchungen basierten weitgehend auf der gleichen Methode [14, 41]: Es wurde zunächst eine Gruppe von Experten (interventionelle und nicht interventionelle Kardiologen, Kardiochirurgen und Internisten) gebildet. Diese wurde aufgefordert, eine detaillierte Liste theoretisch möglicher Indikationen für die drei genannten Eingriffe zu erstellen. In einer jüngst publizierten Untersuchung zur Koronardilatation umfaßt diese Liste beispielsweise 1007 mögliche Indikationen [68].

Anschließend bewerteten die Experten in einem genau strukturierten Verfahren jede dieser möglichen Indikationen auf einer Skala von 1 (kontraindiziert, *inappropriate*: Der durch den Eingriff zu erwartende Gewinn für die Gesundheit des Patienten ist kleiner als die zu erwartenden nachteiligen Folgen) bis 9 (indiziert, *appropriate*: Der zu erwartende Gewinn ist größer als die zu erwartenden nachteiligen Folgen). In den neueren Studien wurde zusätzlich für die als indiziert eingestuften Eingriffe beurteilt, ob diese nach dem gegenwärtigen Kenntnisstand zwingend erforderlich sind (*necessary, crucial*: Der zu erwartende Nutzen für den Patienten wird als so groß eingeschätzt, daß es ein Kunstfehler wäre, ihm diesen Eingriff nicht zu empfehlen). Mögliche Indikationen, die auf der Skala mit 4 bis 6 eingestuft wurden, oder solche, bei denen die Experten keine übereinstimmende Bewertung erzielen konnten, wurden als nicht sicher induziert (*uncertain*) klassifiziert. Die Kosten des Eingriffs sollten bei den Einstufungen nicht berücksichtigt werden.

Abschließend lag damit für jede mögliche Indikation aus der eingangs erstellten Liste eine Bewertung vor. Anhand dieser Bewertungen wurde retrospektiv aus randomisiert ausgewählten Krankenunterlagen die Anzahl der indizierten, nicht sicher indizierten und kontraindizierten Eingriffe ermittelt.

Von mehr als 2000 analysierten Koronarangiographien, die zu Beginn der 80er Jahre in mehreren

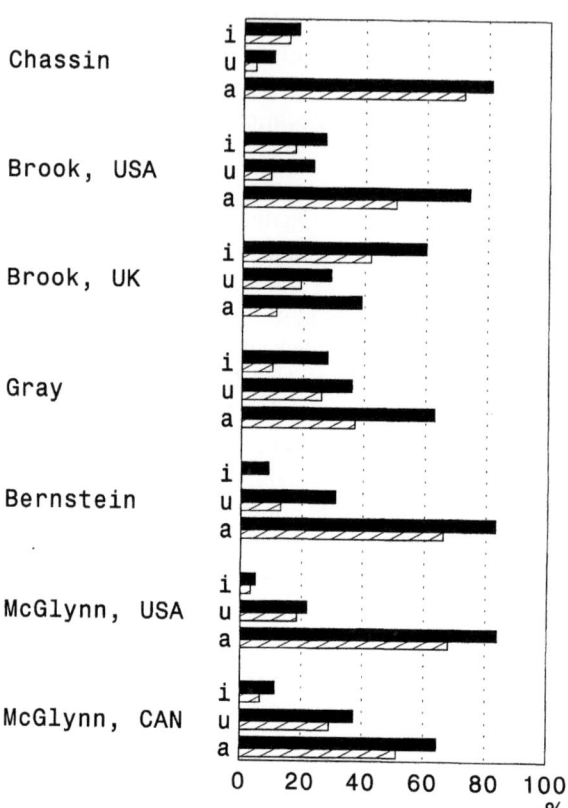

Abb. 2. Ergebnisse der Bewertung der Indikation zur Koronarangiographie aus verschiedenen Untersuchungen unter Mitarbeit der RAND Corporation. In jeder Studie wurden mehrere Krankenhäuser untersucht. Es werden die maximalen (*schwarze Balken*) und minimalen (*schraffierte Balken*) Raten für kontraindizierte (i: inappropriate), nicht sicher indizierte (u: uncertain) und indizierte (a: appropriate) Koronarangiographien angegeben. Die Bewertungen erfolgten für Krankenhäuser in den USA durch mehrere amerikanische (Bernstein et al. [8], Brook et al. [15], Chassin et al. [22], McGlynn et al. [95]) und ein britisches Expertenpanel (Brook et al. [15]) sowie für britische (Gray et al. [53]) und kanadische (McGlynn et al. [95]) Krankenhäuser durch jeweils nationale Expertenpanels.

Zentren in den USA durchgeführt worden waren, wurden nach den genannten Kriterien zwischen 50 und 81% als indiziert, 9–23% als nicht sicher indiziert und 15–27% als kontraindiziert klassifiziert. Der Anteil der als indiziert eingestuften Eingriffe war geringfügig höher in Zentren aus geographischen Regionen, in denen im Landesvergleich auffallend wenige Koronarangiographien durchgeführt wurden. Als indiziert eingestufte Eingriffe waren weiterhin etwas häufiger bei älteren Patienten und bei in akademischen Zentren behandelten Patienten. Wurden die Eingriffe nach den Kriterien einer britischen Expertengruppe bewertet [15], ergab sich allerdings nur eine Rate von 11–39 % indizierten, 19–29 % nicht sicher indizierten und 42–60 % kontraindizierten Koronarangiographien. Die britische Expertengruppe stufte im Vergleich zur amerikanischen Gruppe die Wertigkeit der Indikation zur Koronarangiographie deutlich niedriger ein, wenn der Patient noch nicht die maximale antianginöse Medikation erhalten hatte, wenn kein hochpathologischer Befund des Belastungs-EKG vorlag oder wenn es sich um eine wissenschaftlich noch nicht erwiesene Indikation handelte. Interessanterweise ergaben sich nach diesen Kriterien auch für in britischen Kliniken durchgeführte Koronarangiographien vergleichsweise ungünstige Bewertungen [53]. Die kürzlich publizierten Untersuchungen zur Angemessenheit der Indikationen für die koronare Bypassoperation [86], Koronarangiographie [8] und PTCA [67] im Staat New York zeigten für das Jahr 1990 eine deutlich niedrigere Rate kontraindizierter Eingriffe mit 2–4 % im Durchschnitt und einer Streuung von 0–5 % (Bypassoperation), 0–9 % (Koronarangiographie) bzw. 1–9 % (PTCA) innerhalb verschiedener Kliniken (s. Abb. 2).

Die Methodik dieser Untersuchungen, die auf der Bewertung durch eine Gruppe von Experten und retrospektiven Analysen beruht, wurde kritisiert [26]. Insbesondere wurde die Sensitivität und Spezifität dieser Methode in Frage gestellt [110]. Darüber hinaus bestehen Differenzen in der Bewertung von Indikationen zwischen den Expertenpanels von RAND und anderen Gruppen, beispielsweise der ACC/AHA Task Force [146]. Werden die nach der RAND-Methode bestimmten Scores jedoch nicht als unmittelbares Maß der Qualität, sondern als Hinweise aufgefaßt, die die Aufmerksamkeit auf potentielle Probleme richten sollen, erscheint die Methode von großem praktischen Wert, zumal die Zahl der zu erfassenden Parameter außerordentlich klein ist, einer prospektiven Erfassung nichts im Wege steht und eine verhältnismäßig große Zahl von Untersuchungsergebnissen aus verschiedenen Ländern mit dieser Methode vorliegen, die zum Vergleich herangezogen werden können. Die von der RAND-Corporation verwendete Methode ist aber ebensowenig wie die meisten anderen in der vorliegenden Übersicht erwähnten in der Lage, eine zu strenge Indikationsstellung aufzudecken, die einen Teil von Patienten von einer diagnostischen oder therapeutischen Maßnahme zu Unrecht ausschließt.

Aktuelle Entwicklungen

In den USA haben die bisher weitgehend enttäuschenden Erfahrungen mit der Qualitätskontrolle in den letzten Jahren zu einem Paradigmenwechsel geführt, so daß jetzt nicht mehr die Kontrolle, sondern die Verbesserung der Qualität Ziel der Bemühungen ist. Das Konzept der *kontinuierlichen Qualitätsverbesserung* (TQM: Total Quality Management, oder CQI: Continuous Quality Improvement) wurde vor 60 Jahren in den USA theoretisch formuliert und fand nach dem 2. Weltkrieg zunächst in Japan in der Industrie breite Anwendung (Kaizen), um von dort in den vergangenen 10 Jahren seinen Weg zurück in die USA und weiter nach Europa zu finden. Der Ansatz des TQM unterscheidet sich in vielfacher Hinsicht von dem der klassischen Qualitätskontrolle. Während letztere sich darauf konzentriert, Fehler im Produkt bei einer Endkontrolle aufzuspüren und das Produkt nachzubessern oder als Abfall auszusondern, konzentrieren sich beim TQM die Bemühungen darauf, durch ein kontinuierlich optimiertes Herstellungsverfahren Fehler im Endprodukt unmöglich zu machen. Während die klassische Qualitätskontrolle typischerweise die Ursache von Fehlern bei einzelnen Mitarbeitern sucht, die vorgegebene Richtlinien nicht ausreichend befolgen, sucht das TQM die Ursache von Fehlern in zu komplexen oder nicht hinreichend strukturierten Prozessen. Die klassische Qualitätskontrolle versucht durch Kontrolle des Mitarbeiters und Sanktionen, festgelegte Standards zu erreichen oder zu sichern, das TQM versucht durch Vorschläge des Mitarbeiters und Motivation eine fortwährende Verbesserung des Produkts zu erzielen. Die klassische Qualitätskontrolle ist Aufgabe einiger weniger Mitarbeiter eines Unternehmens, das TQM ist eine Unternehmensphilosophie, die das Management und jeden einzelnen Mitarbeiter einbezieht [70, 89]. Kamiske definiert Qualität daher als Technik plus Geisteshaltung [80].

Im amerikanischen Gesundheitswesen wurde die Philosophie des TQM mit großem Enthusiasmus aufgegriffen, besonders auch von einflußreichen Institutionen wie der Joint Commission on Accreditation of Healthcare Organizations oder dem Institute of Medicine [9, 11, 64, 76, 79, 90]. Teilweise wurde sogar vorgeschlagen, das für industrielle Zwecke geschaffene Instrumentarium der statistischen Prozeßkontrolle wie das Pareto-Diagramm, das Ursache-Wirkungs-Diagramm, Kontrollkarten oder das Streuungsdiagramm [70, 89] für klinische Belange anzuwenden [12, 76]. Die Society for Cardiac Angiography and Interventions (USA) hat detaillierte Richtlinien für die Qualitätssicherung im Herzkatheterlabor unter dem Aspekt des TQM veröffentlicht [66]. Für die rasche Verbreitung der Konzepte des TQM im amerikanischen Gesundheitswesen mitverantwortlich dürfte auch die Erwartung sein, durch verbesserte Qualität Kosten einsparen und neue Patienten gewinnen zu können, also konkurrenzfähiger zu werden. Erste Erfahrungen verschiedener Krankenhäuser mit dem TQM wurden publiziert [77]. Das Abbott Northwestern Hospital in Minneapolis berichtete beispielsweise nach Einführung des TQM im Bereich der Kardiologie und Herzchirurgie über eine Reduktion der Zahl von Routineuntersuchungen, eine kürzere Krankenhausverweildauer, eine höhere Patientenzufriedenheit und reduzierte Kosten trotz einer Zunahme der Zahl behandelter Patienten [83]. Es überrascht nicht, daß auch die pharmazeutische Industrie das gegenwärtige Klima des TQM in der Klinik zu Marketingzwecken nutzt. Bedenklich erscheint es allerdings, wenn der Hersteller eines Thrombolytikums ein mehr als 800 Kliniken einbeziehendes Projekt zur kontinuierlichen Verbesserung der Qualität in der Therapie des akuten Myokardinfarkts initiiert und mit einem Erhebungsbogen unterstützt, der suggeriert, daß zur Thrombolyse kein anderes als das Produkt des Sponsors existiert [109]. Es besteht der Eindruck, daß hier unter dem Etikett „TQM" eine kaum getarnte Werbekampagne und Verbraucherbefragung betrieben wird.

Auch außerhalb des Kontextes des TQM werden in den USA Qualitätssicherung und wirtschaftliche Aspekte häufig in enge Verbindung gebracht. So wurde kürzlich vorgeschlagen, die Qualität medizinischer Leistungen durch eine Vergütung zu verbessern, die sich an der zu erwartenden Verbesserung des Befindens oder der Prognose des Patienten orientiert ("fee for benefit" statt "fee for service"), so daß der finanzielle Anreiz für die Durchführung überflüssiger diagnostischer oder therapeutischer Maßnahmen entfällt [30]. Ein anderer innovativer Ansatz ist ein "shared risk"-Arrangement, welches ein großer internationaler Produzent von medizinischen Verbrauchsmaterialien und das Duke University Medical Center vereinbart haben: Werden durch überhöhten Materialverbrauch zuvor vereinbarte Richtkosten für bestimmte Eingriffe überschritten, teilen sich beide Vertragspartner die Mehrkosten, werden die Richtkosten durch eingesparten Materialverbrauch unterschritten, teilen sich beide die Ersparnisse (FAZ, 22.07.1994, 18). Die Befürchtung, daß durch Rationierung finanzieller Ressourcen die medizinische Qualität zwangsläufig sinken müsse, versucht Eddy [35] auszuräumen, indem er zeigt, wie durch Umverteilung der Ressourcen von wenig effektiven medizinischen Maßnahmen hin zu effektiven Maßnahmen sogar eine Verbesserung der Qualität zu erzielen ist. Erste praktische Erfahrungen mit diesem Konzept wurden aus Wales berichtet [25].

Es ist zu wünschen, daß in Deutschland aus den Erfahrungen mit der Qualitätssicherung im Ausland Lehren gezogen werden, so daß Fehlentwicklungen vermieden werden, wie beispielsweise eine einseitige Konzentration auf Qualitätskontrolle, Sanktionen oder Kostensenkung. Am besten dürfte dies gelingen, wenn die Ärzteschaft ihre Reserviertheit gegenüber der Qualitätssicherung ablegt, an der Gestaltung von Qualitätssicherungs- und Qualitätsverbesserungsprojekten aktiv und führend teilnimmt und ihre Validität, Effektivität und Effizienz kritisch untersucht.

Literatur

1. ACC/AHA Task Force (1991) Guidelines and indications for coronary artery bypass graft surgery. J Am Coll Cardiol 17: 543–589
2. Aggarwal RK, Ray SG, Connelly ET, Coulshed DS, Ball J, Charles RG (1994) Changing trends in pacemaker prescription in patients aged 80 and over: a single centre audit of 962 patients. Br Heart J 71: P60 (Abstr)
3. Anderson C (1994) Measuring what works in health care. Science 263: 1080–1082
4. Audet AM, Greenfield S, Field M (1990) Medical practice guidelines: current activities and future directions. Ann Intern Med 113: 709–714
5. Audet AM, Scott HD (1993) The uniform clinical data set: An evaluation of the proposed national database for Medicare's quality review program. Ann Intern Med 119: 1209–1213
6. Ayanian JZ, Epstein AM (1991) Differences in the use of procedures between women and men hospitalized for coronary heart disease. N Engl J Med 325: 221–225
7. Battista RN, Hodge MJ (1993) Clinical practice guidelines: between science and art. Can Med Assoc J 148: 385–388
8. Bernstein SJ, Hilborne LH, Leape LL, Fiske ME, Park RE, Kamberg CJ, Brook RH (1993) The appropriateness of use of coronary angiography in New York State. J Am Med Ass 269: 766–769
9. Berwick DM (1989) Continuous improvement as an ideal in health care. N Engl J Med 320: 53–56
10. Bloom BS (1990) Does it work? The outcomes of medical interventions. Int J Technol Ass Health Care 6: 326–332
11. Bloomfield RD (1991) Kaizen, the changing face of health care. NY State J Med 91: 288–289
12. Blumenthal D (1993) Total quality management and physicians clinical decisions. J Am Med Ass 269: 2775–2778
13. Blustein J (1993) High-technology cardiac procedures. The impact of service availability on service use in New York State. J Am Med Ass 270: 344–349
14. Brook RH, Kamberg CJ (1993) Appropriateness of the use of cardiovascular procedures: a method and results of this application. Schweiz Med Wochenschr 123: 249–253
15. Brook RH, Kosecoff JB, Park RE, Chassin MR, Winslow CA, Hampton JR (1988) Diagnosis and treatment of coronary disease: Comparison of doctors' attitudes in the USA and UK. Lancet 1999 I: 750–753
16. Brock RH, Park RE, Chassin MR, Solomon DH, Keesey J, Kosecoff J (1990) Predicting the appropriate use of carotid endarterectomy, upper gastrointestinal endoscopy, and coronary angiography. N Engl J Med 323: 1173–1177
17. Bruster S, Jarman B, Bosanquet N, Weston D, Erens R, Delbanco TL (1994) National survey of hospital patients. Br Med J 309: 1542–1546
18. Butman SM (1990) Precertification for percutaneous transluminal coronary angioplasty in Medicare beneficiaries: A melting pot or a need for better national standards? Cath Cardiovasc Diag 21: 227–232
19. Califf RM, Fortin DF, Tcheng JE, Pryor DB (1994) Goals of clinical databases in interventional cardiology. In: Roubin GS, Califf RM, O'Neill WW, Phillips III HR, Stack RS (eds) Interventional cardiovascular medicine. Churchill Livingstone, New York Edinburgh London Madrid Melbourne Tokyo, pp 937–943
20. Charles C, Gauld M, Chambers L, O'Brien B, Haynes RB, Labelle R (1994) How was your hospital stay? Patients reports about their care in Canadian hospitals. Can Med Assoc J 150: 1813–1822
21. Chassin MR, Kosecoff J, Park RE, Winslow CM, Kahn KL, Merrick NJ, Keesey J, Fink A, Solomon DH, Brook RH (1987) Does inappropriate use explain geographic variations in the use of health care services? J Am Med Ass 258: 2533–2537
22. Chassin MR, Kosecoff J, Solomon DH, Brook RH (1987) How coronary angiography is used – Clinical determinants of appropriateness. J Am Med Ass 258: 2543–2547
23. Clarke KW, Gray D, Hampton JR (1994) Evidence of inadequate investigation and treatment of patients with heart failure. Br Med J 71: 584–587
24. Clarke KW, Gray D, Keating NA, Hampton JR (1994) Do women with acute myocardial infarction receive the same treatment as men? Br Med J 309: 563–566
25. Cohen D (1994) Marginal analysis in practice: an alternative to needs assessment for contracting health care. Br Med J 309: 781–785
26. Cotton P (1993) Determining more good than harm is not easy. J Am Med Ass 270: 153–158
27. Dans PE (1994) Credibility, cookbook medicine, and common sense: guidelines and the College. Ann Intern Med 120: 966–968
28. Department of Health Care and Promotion, Canadian Medical Association (1993) Workshop on clinical practice guidelines: summary of proceedings. Can Med Assoc J 148: 1459–1462
29. Der Bundesminister für Arbeit und Sozialordnung (Hrsg) (1990) Symposium zur Qualitätssicherung. Teil 1: Stationäre und ambulante medizinische Versorgung (Forschungsbericht 203). Bonn, Der Bundesminister für Arbeit und Sozialordnung
30. Diamond GA, Denton TA, Matloff JM (1993) Fee-for-benefit, a strategy to improve the quality of health care and control costs through reimbursement incentives. J Am Coll Cardiol 22: 343–352
31. Donabedian A (1966) Evaluating the quality of medical care. Milbank Mem Fund Q 44, Suppl: 166–206
32. – (1992) Defining and measuring the quality of health care. In: Wenzel RP (ed) Williams & Wilkins, Baltimore Hong-Kong London Munich Philadelpha Sydney Tokyo, pp 40–64
33. Dubois RW (1990) Inherent limitations of hospital death rates to assess quality. Int J Technol Ass Health Care 6: 220–228
34. Dubois RW, Rogers WH, Moxley III JH, Draper D, Brook RH (1987) Hospital inpatient mortality: is it a predictor of quality? N Engl J Med 317: 1674–1680
35. Eddy DM (1994) Rationing resources while improving quality. J Am Med Ass 272: 817–824
36. Every NR, Larson EB, Litwin PE, Maynard C, Fihn SD, Eisenberg MS, Hallstrom AP, Martin JS, Weaver WD (1993) The association between on-site cardiac catheterization facilities and the use of coronary angiography after acute myocardial infarction. N Engl J Med 329: 546–551
37. Falk RH (1990) Impact of prospective peer review on pacemaker implantation rates in Massachusetts. J Am Coll Cardiol 15: 1087–1092
38. Farmer A (1993) Medical practice guidelines: lessons from the United States. Br Med J 307: 313–317
39. Feder G (1994) Clinical guidelines in 1994. Br Med J 309: 1457–1458

40. Feinleib M, Havlik RJ, Gillum RF, Pokras R, McCarthy E, Moien M (1989) Coronary heart disease and related procedures: National Hospital Discharge Survey Data. Circulation 79 (Suppl I): I-13-I-18
41. Fink A, Kosecoff J, Chassin M, Brook RH (1984) Consensus methods: characteristics and guidelines for use. Am J Public Health 74: 979–983
42. Fitzpatrick R (1992) Surveys of patient satisfaction: I – Important general considerations. In: Smith R (ed) Audit in action. British Medical Journal, London, pp 152–159
43. – (1992) Surveys of patient satisfaction: II – Designing a questionnaire and conducting a survey. In: Smith R (ed) Audit in action. British Medical Journal, London, pp 160–167
44. Fitzpatrick R, Fletcher A, Gore S, Spiegelthalter D, Cox D (1992) Quality of life measures in health care. I: Applications and issues in assessment. Br Med J 305: 1074–1077
45. Fletcher A, Gore S, Jones D, Fitzpatrick R, Spiegelthalter D, Cox D (1992) Quality of life measures in health care. II: Design, analysis, and interpretation. Br Med J 305: 1145–1148
46. Flood AB (1990) Peaks and pits of using large databases to measure quality of care. Int J Technol Ass Health Care 6: 253–262
47. Fortin DF, Blunden PB, Pryor DB, Tcheng JF, Califf RM (1994) Duke databank for cardiovascular disease. In: Roubin GS, Califf RM, O'Neill WW, Phillips III HR, Stack RS (eds) Interventional cardiovascular medicine. Churchill Livingstone, New York Edinburgh London Madrid Melbourne Tokyo, pp 959–966
48. Gill TM, Feinstein AR (1994) A critical appraisal of the quality of quality-of-life measurements. J Am Med Ass 272: 619–626
49. Graboys TB (1989) Conflicts of interest in the management of silent ischemia. J Am Med Ass 261: 2116–2117
50. Graboys TB, Biegelsen B, Lampert S, Blatt CM, Lown B (1992) Results of a second-opinion trial among patients recommended for coronary angiography. J Am Med Ass 268: 2537–2540
51. Graboys TB, Headley A, Lown B, Lampen S, Blatt CM (1987) Results of a second-opinion program for coronary artery bypass graft surgery. J Am Med Ass 258: 1611–1614
52. Gray D, Hampton JR (1994) Variations in the use of coronary angiography in three cities in the Trent region. Br Heart J 71: 474–478
53. Gray D, Hampton JR, Bernstein SJ, Kosecoff J, Brook RH (1990) Audit of coronary angiography and bypass surgery. Lancet 335: 1317–1320
54. Green J, Wintfeld N (1994) Consumer "report cards" on coronary artery bypass surgery: comparison of three leading approaches. Circulation 90, part 2: 1529 (Abstr)
55. Grimshaw JM, Russell IT (1993) Effect of Clinical guidelines on medical practice: a systematic review of rigorous evaluations. Lancet 342: 1317–1322
56. Haines A, Feder G (1992) Guidance on Guidelines. Br Med J 305: 765–786
57. Hannan EL, Arani DT, Johnson LW, Kemp HG, Lukacik G (1992) Percutaneous transluminal coronary angioplasty in New York State. J Am Med Ass 268: 3092–3097
58. Hannan EL, Kilburn H, Racz M, Shields E, Chassin MR (1994) Improving the outcomes of coronary artery bypass surgery in New York State. J Am Med Ass 271: 761–766
59. Hannan EL, Kilburn H Jr, Lindsey ML, Lewis R (1992) Clinical versus administrative data bases for CABG survey. Does it matter? Med Care 30: 892
60. Harris-Wehling J (1990) Defining quality of care. In: Lohr KN (ed) Medicare. A strategy for quality assurance, vol II. National Academy Press, Washington, pp 116–139
61. Hartz AJ, Kuhn EM (1994) Comparing hospitals that perform coronary artery bypass surgery: the effect of outcome measures and data sources. Am J Public Health 84: 1609–1614
62. Hartz AJ, Kuhn EM, Kayser KL, Pryor DP, Green R, Rimm AA (1992) Assessing providers of coronary revascularization: a method for peer review organizations. Am J Public Health 82: 1631–1640
63. Hartz AJ, Kuhn EM, Pryor DB, Krakauer H, Young M, Heudebert G, Rimm AA (1992) Mortality after coronary angioplasty and coronary artery bypass surgery (the National Medicare experience). Am J Cardiol 70: 179–185
64. Headrick LA, Neuhauser D (1994) Quality health care. J Am Med Ass 271: 1711–1712
65. Hempel K (1993) Einholen einer Zweitmeinung. Arzt und Krankenhaus 4/93: 144–147
66. Heupler FA, Al-Hani AJ, Dear WE, and Members of the Laboratory Performance Standards Committee of the Society for Cardiac Angiography & Interventions (1993) Guidelines for continuous quality improvement in the cardiac catheterization laboratory. Cath Cardiovasc Diag 30: 191–200
67. Hilborne LH, Leape LL, Bernstein SJ, Park RE, Fiske ME, Kamberg CJ, Roth CP, Brook RH (1993) The appropriateness of use of percutaneous transluminal coronary angioplasty in New York State. J Am Med Ass 269: 761–765
68. Hilborne LH, Leape LL, Kahan JP, Park RE, Kamberg CJ, Brook RH (1991) Percutaneous transluminal coronary angioplasty. A literature review and ratings of appropriateness and necessity. RAND, Santa Monica, CA, USA
69. Iezzoni LI, Restuccia JD, Schwartz M, Schaumburg D, Coffman GA, Kreger BE, Butterly JR, Solker HP (1992) The utility of severity of illness information in assessing the quality of hospital care. Med Care 30: 428–444
70. Imai M (1993) Kaizen. Ullstein, Frankfurt Berlin
71. Jencks SF, Wilensky GR (1992) The health care quality improvement initiative. A new approach to quality assurance in Medicare. J Am Med Ass 268: 900–903
72. Jensen CK, Marino PB, Clough JD (1992) A consumer guide for marketing medical services: one institutions experience. QRB May 1992: 164–171
73. Jessee WF, Schranz CM (1990) Medicare mortality rates and hospital quality: are they related? Qual Ass Health Care 2: 137–144
74. Joint Commission on Accreditation of Healthcare Organizations (1990) Primer on indicator development and application. Oakbrook Terrace, Joint Commission on Accreditation of Healthcare Organizations
75. – (1990) A compendium of forms, tables, and charts for use in monitoring and evaluation. Oakbrook Terrace, Joint Commission on Accreditation of Healthcare Organizations
76. – (1991) An introduction to quality improvement in health care. Oakbrook Terrace, Joint Commission on Accreditation of Healthcare Organizations
77. – (1992) Striving toward improvement: six hospitals in search of quality. Oakbrook Terrace, Joint Commission on Accreditation of Healthcare Organizations
78. – (1994) A guide to establishing programs for assessing outcomes in clinical settings. Oakbrook Terrace, Joint Commission on Accreditation of Healthcare Organizations
79. Kaltenbach T (1991) Qualitätsmanagement im Krankenhaus. Bibliomed, Melsungen

80. Kamiske GF, JP Brauer (1993) Qualitätsmanagement von A–Z: Erläuterungen moderner Begriffe des Qualitätsmanagements. Carl Hanser, München Wien
81. Kee F (1993) Referrals for coronary angiography in a high risk population. Quality in Health Care 2: 87–90
82. Knoebel SS, Dittus RS (eds) (1989) Symposium on quality and cost-conscious cardiovascular care: role of decision modeling. J Am Coll Cardiol 14 (Suppl A): 1A–76A
83. Kralovec III OJ, Huttner CA, Dixon MD (1991) The application of total quality management concepts in a service-line cardiovascular program. Nurs Admin Q 15: 1–8
84. Laskey W, Boyle J, Johnson LW, and The Registry Committee of the Society for Cardiac Angiography & Interventions (1993) Multivariable model for prediction of risk of significant complication during diagnostic cardiac catheterization. Cath Cardiovasc Diag 30: 185–190
85. Lawrence M, Griew K, Derry J, Anderson J, Humphreys J (1994) Auditing audits: use and development of the Oxfordshire Medical Audit Advisory Group rating system. Br Med J 309: 513–516
86. Leape LL, Hilborne LH, Park RE, Bernstein SJ, Kamberg CJ, Sherwood M, Brook RH (1993) The appropriateness of use of coronary artery bypass graft surgery in New York State. J Am Med Ass 269: 753–760
87. Lee TH, Goldman L (1989) Development and analysis of observational data bases. J Am Coll Cardiol 14 (Suppl A): 44A–47A
88. Lefevre F, Feinglass J, Yarnold PR, Martin GJ, Webster J (1993) Use of the RAND structured implicite review instrument for quality of care assessment. Am J Med Sci 305: 222–226
89. Logothetis N (1992) Managing for total quality. Prentice Hall, New York London Toronto Sydney Tokyo Singapore
90. Lohr KN (ed) (1990) Medicare. A strategy for quality assurance. National Academy Press, Washington
91. Lubitz JD, Gornick ME, Mentnech RM, Loop FD (1993) Rehospitalizations after coronary revascularization among medicare beneficiaries. Am J Cardiol 72: 26–30
92. Luft HS, Romano PS (1993) Chance, continuity, and change in hospital mortality rates. Coronary artery bypass grafts patients in California hospitals, 1983 to 1989. J Am Med Ass 270: 331–337
93. Marwick C (1993) Federal agency focuses on outcome research. J Am Med Ass 270: 164–165
94. McClellan M, McNeil BJ, Newhouse JP (1994) Does more intensive treatment of acute myocardial infarction in the elderly reduce mortality? J Am Med Ass 272: 859–866
95. McGlynn EA, Naylor CD, Anderson GM, Leape LL, Park RE, Hilborne LH, Bernstein SJ, Goldman BS, Armstrong PW, Keesey JW, McDonald L, Pinfold SP, Damberg C, Sherwood MJ, Brook RH (1994) Comparison of the appropriateness of coronary angiography and coronary artery bypass surgery between Canada and New York State. J Am Med Ass 272: 934–940
96. McGuire LB (1990) A long run for a short jump: understanding clinical guidelines. Ann Intern Med 113: 706–708
97. Meester GT, Pinciroli F (eds) (1991) Databases for cardiology. Kluwer, Dordrecht Boston London
98. Miller MG, Miller LS, Fireman B, Black SB (1994) Variation in practice for discretionary admissions. J Am Med Ass 271: 1493–1498
99. Moher M, Johnson N (1994) Use of aspirin by general practitioners in suspected acute myocardial infarction. Br Med J 308: 760
100. Mounsey JP, Ray SG, Griffith MJ, Gold RG, Bexton RS (1994) Impact of internal audit on pacemaker prescription and the immediate costs of pacing in the Northern region: towards implementation of the recommendations of the British Pacing and Electrophysiology Group. Br Heart J 71: 395–398
101. Mühlberger V, Probst P, Pachinger O (1994) Statistical analysis of invasive cardiology for Austria in 1992 as an approach to quality assessment. J Intervent Cardiol 7: 17–24
102. N N (1986) Quality of medical care. Council on medical service. J Am Med Ass 256: 1032–1034
103. N N (1994) Aktivitäten zur Qualitätssicherung in den medizinischen Fachgesellschaften. QualiMed 2: 8–19
104. Neuhaus KL, Vogt A, Bonzel T, v. Leitner, Harmjanz D (1994) PTCA-Projekt der Arbeitsgemeinschaft Leitender Kardiologischer Krankenhausärzte (ALKK): Ergebnisse der Pilotphase. Z Kardiol 83 (Suppl 1): 46 (Abstr)
105. Park RE, Brook RH, Kosecoff J, Keesey J, Rubenstein L, Keeler E, Kahn KL, Rogers WH, Chassin MR (1990) Explaining variations in hospital death rates – Randomness, severity of illness, quality of care. J Am Med Ass 264: 484–490
106. Park RE, Fink A, Brook RH, Chassin MR, Kahn KL, Merrick NJ, Kosecoff J, Solomon DH (1986) Physician ratings of appropriate indications for six medical and surgical procedures. Am J Public Health 76: 766–772
107. Parsonnet V, Dean D, Bernstein AD (1989) A method of uniform stratification of risk for evaluating the results of surgery in aquired adult heart disease. Circulation 79 (Suppl 1): I-3–I-12
108. Pashos CL, Normand SLT, Garfinkle JB, Newhouse JP, Epstein AM, McNeil BJ (1994) Trends in the use of drug therapies with acute myocardial infarction: 1988 to 1992. J Am Coll Cardiol 23: 1023–1030
109. Penney JB, Kolevar CM (1993) Continuous quality improvement and the acute myocardial infarction patient. Critical Care Nurse, April: 106–117
110. Phelbs CE (1993) The methological foundations of studies of the appropriateness of medical care. N Engl J Med 329: 1241–1245
111. Pietsch-Breitfeld B, Krumpaszki HG, Schelp B, Selbmann HK (1994) Deskription existierender Qualitätssicherungs-Maßnahmen im Gesundheitswesen. In: Das Bundesministerium für Gesundheit (Hrsg) Maßnahmen der medizinischen Qualitätssicherung in der Bundesrepublik Deutschland – Bestandsaufnahme. Nomos, Baden-Baden
112. Praetorius F (1992) Bayes-Stadt. Zur Objektivität von Indikationen. Dtsch Ärztebl 89: C-1132–C-1137
113. Pryor DB, DeLong ER (1994) Programmed outcome research teams (PORTs) and implications for clinical practice. Am J Cardiol 73 (Suppl B): 34B–38B
114. Ritchie JL, Phillips KA, Luft HS (1993) Coronary angioplasty: statewide experience in California. Circulation 88: 2735–2743
115. Rogers WJ (1994) What is the optimal tool to define appropriate therapy: the randomized clinical trial, meta-analysis, or outcomes research? Curr Opin Cardiol 9: 401–403
116. Rouvinez G, Bertel O, Urban P, Meier B (1994) Herzeingriffe in der Schweiz 1992. Schweiz Med Wochenschr 124: 1284–1294
117. Rubenstein LV, Kahn KL, Reinisch EJ, Sherwood MJ, Rogers WH, Kamberg C, Draper D, Brook RH (1990) Changes in quality of care for five diseases measured by implicit review, 1981 to 1986. J Am Med Ass 264: 1974–1979

118. Rubin HR, Rogers WH, Kahn KL, Rubenstein LV, Brook RH (1992) Watching the doctor-watchers – How well do peer review organization methods detect hospital care quality problems? J Am Med Ass 267: 2349–2354
119. Ryan TJ, Faxon DP, Gunnar RM, Kennedy JW, King III SB, Loop FD, Peterson KL, Reeves TJ, Williams DO, Winters Jr DL (1988) Guidelines for percutaneous transluminal coronary angioplasty – A report of the American College of Cardiology/American Heart Association task force on assessment of diagnostic and therapeutic cardiovascular procedures (subcommittee on percutaneous transluminal coronary angioplasty). Circulation 78: 486–502
120. Ryan TJ, Klocke FJ, Reynolds WA (1990) Clinical Competence in percutaneous transluminal coronary angioplasty – A statement for physicians from the ACP/ACC/AHA task force on clinical privileges in cardiology. Circulation 81: 2041–2046
121. Scheibe O (1994) Qualitätssicherung in der Chirurgie. Erfahrungen aus der klinischen Praxis. Dtsch Ärztebl 91: A–1449–A–1451
122. Schroeder SA (1987) Outcome assessment 70 years later: are we ready? N Engl J Med 316: 160–162
123. Schwartz JS, Lurie N (1990) Assessment of medical outcomes. New opportunities for achieving a long sought-after objective. Int J Technol Ass Health Care 6: 333–339
124. Selbmann HK (1990) Konzeption, Voraussetzung und Durchführung qualitätssichernder Maßnahmen im Krankenhaus. Das Krankenhaus 11/1990: 470–474
125. Selbmann HK, Pietsch-Breitfeld B, Blumenstock G, Geraedts M (1994) Evaluation der Qualitätssicherungsmaßnahmen im Gesundheitswesen. In: Das Bundesministerium für Gesundheit (Hrsg) Maßnahmen der medizinischen Qualitätssicherung in der Bundesrepublik Deutschland – Bestandsaufnahme. Nomos, Baden-Baden
126. Sheldon TA (1994) Please bypass the PORT. Br Med J 309: 142–143
127. Skolnick AA (1993) Joint Commission will collect, publicize outcomes. J Am Coll Cardiol 270: 165–171
128. Sleight P (1994) The influence of mortality trials on the evolution of clinical practice. Cardiology 84: 413–419
129. Smith R (ed) (1992) Audit in action. British Medical Journal, London
130. Spertus JA, Every N, Weaver D (1994) The impact of guidelines on the use of angiography after myocardial infarction. Circulation 90, part 2: I–528 (Abstr)
131. Spiegelthalter DJ, Gore SM, Fitzpatrick R, Fletcher AE, Jones DR, Cox DR (1992) Quality of life measures in health care. III: Resource allocation. Br Med J 305: 1205–1209
132. Steffen GE (1988) Quality medical care. J Am Med Ass 260: 56–61
133. Steingart RM, Packer M, Hamm P, Coglianese ME, Gersh B, Geltman EM, Sollano J, Katz S, Moyé L, Basta LL, Lewis SJ, Gottlieb SS, Bernstein V, Kantrowitz NE, Pfeffer MA (1991) Sex differences in the management of coronary artery disease. N Engl J Med 325: 226–230
134. Struck E, de Vivie ER, Hehrlein F, Huegel W, Kalmar P, Sebening F, Wilde E (1990) Multicentric quality assurance in cardiac surgery. QUADRA study of the German Society for Thoracic and Cardiovascular Surgery. Thorac Cardiovasc Surg 38: 123–134
135. Tannebaum SJ (1993) What physicians know. N Engl J Med 329: 1268–1269
136. Thomas JW, Holloway JJ (1991) Investigating early readmission as an indicator for quality of care studies. Med Care 29: 377–394
137. Thomas JW, Holloway JJ, Guire KE (1993) Validating risk-adjusted mortality as an indicator for quality care. Inquiry 30: 6–22
138. Topol EJ, Ellis SG, Cosgrove DM, Bates ER, Muller DWM, Schork NJ, Schork MA, Loop FD (1993) Analysis of coronary angioplasty practice in the United States with an insurance-claims data base. Circulation 87: 1489–1497
139. Topol EJ, Califf RM (1994) Scorecard cardiovascular medicine. Ann Intern Med 120: 65–70
140. Tsuyuki RT, Teo KK, Ikuta RM, Bay KS, Greenwood PV, Montague TJ (1994) Mortality risk and patterns of practice in 2070 patients with acute myocardial infarction, 1987–92. Relative importance of age, sex, and medical therapy. Chest 105: 1687–1692
141. Tunis SR, Hayward RSA, Wilson MC, Rubin HR, Bass E, Johnston M, Steinberg EP (1994) Internists attitudes about clinical practice guidelines. Ann Intern Med 120: 956–963
142. Udvarhelyi IS, Gatsonis C, Epstein AM, Pashos CL, Newhouse JP, McNeil BJ (1992) Acute myocardial infarction in the Medicare population. J Am Med Ass 268: 2530–2536
143. Vahl CF, Gamms E, Hagl S (1990) Kosteneffizienz durch Vielfachnutzung von Daten. Dtsch Ärztebl 87: C–1483–C–1487
144. van den Brand M (1993) Utilization of coronary angioplasty and cost of angioplasty disposables in 14 western European countries. Eur Heart J 14: 391–397
145. Vogel RA (1994) HCFA's cooperative cardiovascular project: a nationwide quality assessment of acute myocardial infarction. Clin Cardiol 17: 354–356
146. Vogel RA, Lauer MA, Portelli J, Lemmon CC, Ziskind AA (1994) Disagreement between revascularization appropriateness scoring systems: a prospective clinical comparison of RAND panel ratings, ACC/AHA guidelines, and the University of Maryland Revascularization Appropriateness Score. Circulation 90, part 2: I–43 (Abstr)
147. Wagdi P, Vuilliomenet A, Kaufmann U, Richter M, Bertel O (1993) Ungenügende Behandlungsdisziplin, Patienteninformation und Medikamentenverschreibung als Ursachen für die Notfallhospitalisation bei chronisch herzinsuffizienten Patienten. Schweiz Med Wochenschr 123: 108–112
148. Weingarten S, Agocs L, Tankel N, Sheng A, Ellrodt AG (1993) Reducing lengths of stay for patients hospitalized with chest pain using medical practice guidelines and opinion leaders. Am J Cardiol 71: 259–262
149. Weingarten SR, Riedinger MS, Conner L, Lee TH, Hoffman I, Johnson B, Ellrodt AG (1994) Practice guidelines and reminders to reduce duration of hospital stay for patients with chest pain. Ann Intern Med 120: 257–263
150. Whitford DL, Southern AJ (1994) Audit of secondary prophylaxis after myocardial infarction. Br Med J 309: 1268–1269
151. Wilcox SM, Himmelstein DU, Woolhandler S (1994) Inappropriate drug prescribing for the community-dwelling elderly. J Am Med Ass 272: 292–296
152. Wilkinson P, Laji K, Ranjadayalan K, Parsons L, Timmis AD: (1994) Acute myocardial infarction in women: survival analysis in first six months. Br Med J 309: 566–569

153. Wong JB, Sonnenberg FA, Salem DN, Pauker SG (1990) Myocardial revascularization for chronic stable angina – Analysis of the role of percutaneous transluminal coronary angioplasty based on data available in 1989. Ann Intern Med 113: 852–871
154. Wyllie HR, Dunn FG (1994) Pre-hospital opiate and aspirin administration in patients with suspected myocardial infarction. Br Med J 308: 760–761
155. Zelen J, Bilfinger TV, Anagnostopoulos CE (1991) Coronary artery bypass grafting. The relationship of surgical volume, hospital location, and outcome. NY State J Med 91: 290–292

9.2 Ambulante Langzeitrehabilitation am Wohnort

A. Berg, M. Halle, E. Ahlgrimm und J. Keul

Zur aktuellen Situation

Mit dem sich ändernden Lebensstil hat sich in den letzten Jahren der Sportbegriff wie auch die Einstellung zum Sport vor allem im mittleren und höheren Erwachsenenalter gewandelt; so sind mittlerweile der gesundheitsorientierte Sport und die verschiedenen Formen der Sporttherapie neben dem Breiten-, Wettkampf- und Leistungssport in das Sportverständnis und die Sportmedizin integriert worden. Vermehrte körperliche Aktivität, begleitet von einer gezielten Ernährungsweise gehören zum heute favorisierten, gesunden Lebensstil und stellen erst recht die Grundlage für eine notwendig werdende Therapie von Herz-Kreislauf-Erkrankungen und der mit ihnen verbundenen Stoffwechselstörungen dar. Körperliche Mehraktivität, hier bevorzugt unter Anleitung eines Sportlehrers oder Übungsleiters als Sporttherapie in der Herzgruppe, kann dabei einerseits als unmittelbare Therapieform, andererseits als Motivationshilfe für eine aktive Lebensweise verstanden werden. Zahlreiche Längs- und Querschnittbeobachtungen aus Klinik und Praxis unterstreichen glaubhaft den positiven Einfluß von Sport und einer körperlich aktiven Lebensweise auf das Risikoprofil der koronaren Herzkrankheit nicht nur beim gesunden Erwachsenen, sondern auch bei Patienten mit koronarer Herzkrankheit [9, 21, 29, 36, 60, 89, 96, 106, 110, 115, 126, 151]. Dem Wissen um die Wirkung körperlicher Aktivität und der sie begleitenden Lebensweise auf Körpergewicht, Körperkomposition und Ausprägung des metabolischen Syndroms wird in der Nachbehandlung von Herz-Kreislauf-Erkrankungen therapeutisch vor allem mit der Organisation und Durchführung von Herzgruppen Rechnung getragen.

Die vorliegende Zusammenstellung soll die Positivwirkung der körperlichen Mehraktivität auf Risikofaktoren der koronaren Herzkrankheit herausstellen. Dazu werden unter besonderer Berücksichtigung der Rehabilitation am Wohnort die ungünstigen Auswirkungen geringer körperlicher Fitneß und des begleitenden erhöhten Körpergewichts auf die klassischen Risikofaktoren der koronaren Herzkrankheit und auf den erweiterten Komplex von kardiovaskulären Risikofaktoren (Verteilung der Lipoproteinsubfraktionen, periphere Insulinresistenz, Hyperkoagulabilität) analysiert. Diese Befunde unterstreichen in ihrer Gesamtheit nicht nur eindrucksvoll die Bedeutung von Körperkomposition und Fitneß für die Ausprägung von Risikofaktoren der koronaren Herzkrankheit, sie machen auch die Notwendigkeit ambulanter Langzeitprogramme für betroffene Patienten deutlich.

Zum therapeutischen Ansatz des Sports in der Rehabilitation

In der Bundesrepublik sind heute in mehr als 3.000 Herzgruppen nahezu 100.000 Herz-Kreislauf-Patienten mit den Zielen einer verhaltensorientierten Sporttherapie und der Gesunderhaltung durch regelmäßige körperliche Aktivität vertraut. Gegenüber der Vielzahl von Patienten mit manifester koronarer Herzkrankheit und den zusätzlichen KHK-Risikoträgern stellen sie trotz der beispielhaften Entwicklung dieses Therapiekonzeptes eine Minderheit dar. So sind ca. 70% der männlichen Deutschen im mittleren Erwachsenenalter übergewichtig, darunter ca. 20% mit Adipositas [40], gleichzeitig treibt die deutsche Bevölkerung nur unregelmäßig Sport, verzehrt aber zuviel fettreiche und tierische Lebensmittel [40] und weist – wie deutsche epidemiologische Studien zeigen – im mittleren Erwachsenenalter in ca. 40% deutlich erhöhte Cholesterinwerte über 250 mg/dl auf (Bayerische Cholesterinaktion [127], Augsburger MONICA Survey [74], Göttinger GRIPS-Studie [128], Münsteraner PROCAM-Studie [8], Nationale Herz-Kreislauf-Präventionsstudie [39], Landesgartenschau Baden-Württemberg [16]). Mit dieser Lebensweise sind Risikofaktoren wie Adipositas, gestörte Glukosetoleranz mit peripherer Insulinresi-

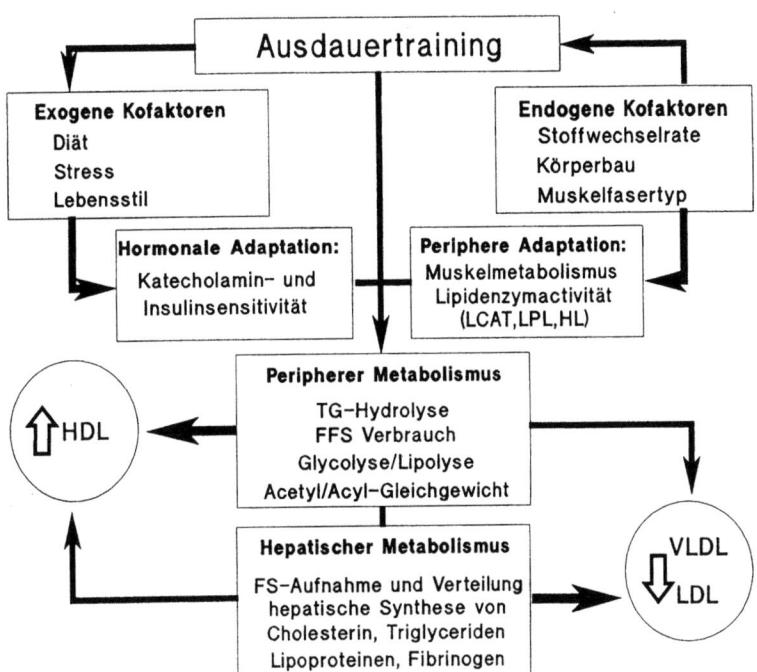

Abb. 1. Zur komplexen Wirkung der ausdauerorientierten Mehraktivität und der sie begleitenden exogenen und endogenen Kofaktoren auf den peripheren und hepatischen Lipidstoffwechsel und die zirkulierenden Lipoproteine VLDL, LDL und HDL

stenz, Hyperfibrinogenämie, niedrige HDL-Cholesterinspiegel, erhöhte Triglyzeride und die erhöhten Konzentrationen von LDL-Partikeln assoziiert [7, 17]. Nimmt man an, daß ca. 10% unserer Bevölkerung im mittleren Lebensalter die kardiovaskuläre Risikofaktorentrias „Hypertonie, Übergewicht, Glukoseintoleranz" aufweisen, so ist ihre Häufigkeit bei Patienten in Herzgruppen noch um ein Vielfaches erhöht.

Auffällig und im Hinblick auf ihre therapeutische Beeinflußbarkeit durch körperliche Aktivität von besonderem Interesse ist die Kumulationstendenz in der pathologischen Wirkung dieser Risikofaktoren. Da Insulin die Cholesterin- und Triglyzeridsynthese stimuliert und deren Aufnahme und Einbau in die Arterienwände steigert, das Gerinnungsgleichgewicht in Richtung Koagulation verschiebt und über eine erhöhte Natriumrückresorption der Niere den Blutdruck erhöhen kann [87, 88], stellt die Hyperinsulinämie mit gleichzeitiger Insulinresistenz peripherer Zellen einen gemeinsamen ätiologischen Mechanismus der verschiedenen kardiovaskulären Risikofaktoren dar [116]. Diese enge Verbindung der Risikofaktoren wird entsprechend als metabolisches Syndrom bzw. Insulinresistenzsyndrom bezeichnet [116]. Die Verbesserung der peripheren Insulinsensitivität und Glukosetoleranz muß deshalb zusätzlich zur Senkung des Cholesterins und der Triglyzeride, der Umstellung der Lipoproteinverteilung, Verbesserung der Fibrinolyse und der Senkung des Blutdrucks ein herausragendes Anliegen in der Rehabilitation von Herzkreislauferkrankungen sein [100]. Diesbezüglich bietet körperliche Aktivität aufgrund ihrer umfassenden Wirkung (Abb. 1) einen außergewöhnlichen Ansatz, die Verbesserung der metabolischen Risikokonstellation als vorrangiges Therapieziel zu erreichen [7, 15, 21]. Dabei ist der Sport auch als ein bedeutender Motivationsträger für ein verbessertes Gesundheitsverhalten zu sehen. Entsprechend kommt der Sporttherapie im Rahmen ambulanter Rehabilitationsprogramme eine wesentliche Rolle zu; üblicherweise werden allerdings körperliche Aktivität und entsprechende Trainingsprogramme für Patienten nach Myokardinfarkt nicht als isoliertes Angebot ("exercise only"), sondern als Komponente eines komplexen kardialen Rehabilitationskonzeptes verstanden, das die Korrektur sämtlicher Risikofaktoren zum Inhalt hat [6, 106, 120].

Da die Weichen für die Ausbildung von Risikofaktoren und die damit verbundene Entwicklung atherosklerotischer Gefäßveränderungen allerdings bereits Jahrzehnte vor der Manifestation einer späteren koronaren Herzerkrankung gestellt werden, muß folgerichtig die gewünschte Verhaltensänderung in Richtung auf eine vermehrte körperliche Aktivität, Ernährungsumstellung und Gewichtsreduktion – wenn notwendig – nicht erst in der Sekundärprävention, sondern schon im frühen Erwachsenenalter (Abb. 2) propagiert und umgesetzt bzw. eine gesundheitsbewußte Lebensweise bereits im Kindes-

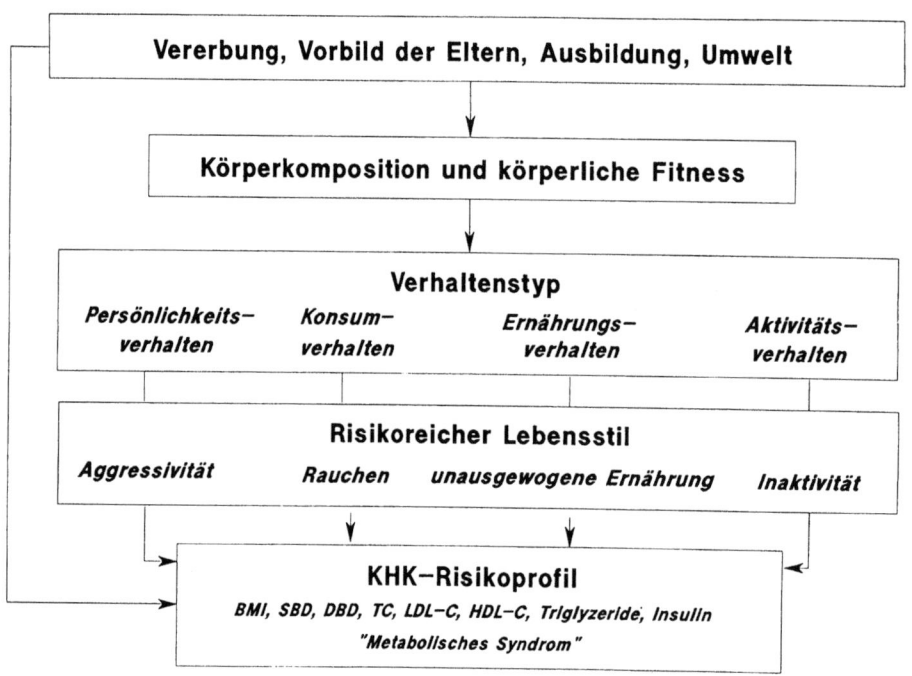

Abb. 2. Zum Einfluß des Aktivitätsverhaltens auf Körperkomposition und Fitneß sowie die davon mitbestimmte Ausprägung eines individuellen Risikoprofils

alter vermittelt werden [43, 48, 136, 140]. Veranlagung, Erziehung und Schulbildung sind entscheidend für die Ausprägung einer sportlich aktiven Lebensweise im späteren Lebensalter (Abb. 2). Ein über die Eltern vermitteltes, positives Feedback zu sportlicher Aktivität fördert die kindlichen Bewegungsumfänge und beeinflußt damit auch das Aktivitätsverhalten im späteren Erwachsenenalter [79, 80].

Zum Wirkprinzip der körperlichen Aktivität und ihrer Dosierung in der Rehabilitation

Ausdauerbelastung und Ausdauertraining nehmen grundlegenden Einfluß auf den Energie- und Lipidstoffwechsel [24, 26, 41, 51, 149, 151, 153]. Damit verbunden sind die durch Sport induzierten Veränderungen der an der Ausprägung atherosklerotischer Läsionen beteiligten Lipoproteine. Dabei nimmt der arbeitende Muskel eine zentrale Rolle in der Kontrolle und Regulation dieses Adaptationsprozesses ein (Abb. 1). Die Aktivierung des aeroben Stoffwechsels und der damit verbundene Umsatz an Sauerstoff in der arbeitenden Muskelzelle sind die direkt veränderten Variablen unter körperlicher Belastung und verantwortlich für die Steuerung der erwünschten Anpassungsvorgänge an Ausdauertraining.

Aus dieser therapeutischen Sicht, d. h. zur Verbesserung des Lipoproteinprofils und Umstellung der Stoffwechselregulation, wird heute ein Energiemehrumsatz von etwa 1000 kcal kcal pro Woche vorgegeben [4, 18, 46, 65]; dieser soll in 3-4 Trainingseinheiten mit einem Energieverbrauch von ca. je 300 kcal geleistet werden, entsprechend einem Sauerstoffumsatz von etwa 60 l pro Belastungseinheit (z.B. 100 Watt über 40 min oder 4,5 km Laufstrecke). Ergebnisse bei Patienten mit koronarer Herzkrankheit lassen allerdings vermuten, daß auch bei geringerer Trainingsdosierung bereits signifikante Umstellungen im Lipoproteinprofil möglich sind [14, 27, 36, 46]. Vergleichbare Trainingsempfehlungen wie zur Verbesserung des Lipoproteinprofils werden auch zur Unterstützung therapeutischer Maßnahmen für die Verbesserung der Körperzusammensetzung und zur Gewichtsreduktion gegeben [4, 46]. Solche Trainingsprogramme gehen ebenfalls von wenigstens 3 Trainingseinheiten pro Woche bei moderater Intensität und einem Energiemehrumsatz von mindestens 300 kcal pro Einheit aus. Für die Vorgabe einer notwendigen Intensitätsschwelle, die zur Erzielung eines therapeutischen Erfolgs bei KHK-Patienten erreicht werden muß, sprechen auch neue Ergebnisse aus kontrollierten Untersuchungen

9.2 Ambulante Langzeitrehabilitation am Wohnort

bei Herzgruppenpatienten [60]. Während nachweisbare Verbesserungen der körperlichen Leistungsfähigkeit bereits bei einer Freizeitaktivität von ca. 1.400 kcal/Wochenumsatz beobachtet werden können, sind Energieumsätze von ca. 1.550 kcal/Woche notwendig, um in den untersuchten Patienten die Progression der atherosklerotischen Koronarveränderungen zu stoppen; eine Regression der Koronarläsionen konnte dagegen erst bei einem deutlich höheren Mehrumsatz (ca. 2.200 kcal/Woche) und regelmäßiger körperlicher Aktivität (5–6 h/Woche) dokumentiert werden [60].

Eigene Daten zur erhobenen Aktivitätsanamnese von Herzgruppenpatienten [19] zeigen, daß im Rahmen der Freizeit (Alltagsaktivitäten wie Treppensteigen oder Gartenarbeit, Teilnahme an der Herzgruppe, Wandern, Radfahren, Freizeitsport) auch von KHK-Patienten vergleichbare Energieumsätze wie von gesunden Erwachsenen geleistet werden können. So erreichen Herzgruppenpatienten mit einem Durchschnittsalter von 65 Jahren bei einer Gesamtaktivität von ca. 12 h/w mittlere Aktivitätsumsätze von annähernd 4.000 kcal/Woche; ca. 2.000 kcal/Woche entfallen dabei auf Aktivitäten in Freizeit und Training. Immerhin 70 % der befragten Herzgruppenpatienten erreichen einen wöchentlichen Aktivitätsumsatz von mehr als 2.000 kcal und damit den aus präventivmedizinischer Sicht empfohlenen Umsatz, der epidemiologisch zur Reduzierung der KHK-Inzidenz und Verbesserung der Lebenserwartung durch körperliche Aktivität angestrebt wird [64, 89, 94, 110, 111]. Dies bedeutet, daß bei entsprechender Motivation und Anbindung an eine Herzgruppe auch von KHK-Patienten im Alltag Energieumsätze erreicht werden, die eine therapeutische Wirkung sowohl auf die körperliche Fitneß als auch auf den Verlauf der atherosklerotischen Primärerkrankung erwarten lassen. Häufig werden primär die veränderten Ernährungsbedingungen der jetzt körperlich aktiven Patienten als Ursache für eine Gewichtsreduktion und die verbesserten Serumspiegel der Triglyzeride und des HDL-Cholesterins angeführt und der bei Übergewichtigen bekannten vermehrten VLDL-Synthese gegenübergestellt [26, 37, 41, 46, 138, 154]. Es muß jedoch betont werden, daß auch alleinige körperliche Mehraktivität zur Reduktion der Triglyzeride wie auch zu signifikanten Veränderungen in Komposition und Verteilung der Lipoproteine, insbesondere der HDL, führen kann [15, 21, 78, 154]. Zudem ist auch nach erfolgter Gewichtsabnahme die Beibehaltung einer aktiven Lebensweise und entsprechender Trainingsanamnese zur langfristigen Stabilisierung von Therapieerfolgen

in der Behandlung des Übergewichts wie auch des metabolischen Syndroms nahezu unumgänglich [114, 123, 153, 154]. Um signifikante und stabile Effekte zu sichern, sollte der Erfolg eines ausdauerorientierten Trainings bei regelmäßigem und konstantem Trainingsumfang allerdings erst nach 6–12 Monaten beurteilt werden [4, 89, 150]. Bei stabiler Grunderkrankung und Belastbarkeit sind so bei regelmäßiger Teilnahme am Herzgruppenprogramm in Abhängigkeit von der individuellen Teilnahmedauer sowohl günstigere Befunde für die Herzkreislauffunktionen (symptomlimitierte Leistungsfähigkeit, Sauerstoffpuls, Herzvolumenleistungsquotient) als auch für das Lipidprofil (Gesamt- und LDL-Cholesterin, HDL-/Gesamtcholesterin-Verhältnis) zu erwarten (Abb. 3) [14]. Auch über mehrere Jahre in Trainingsgruppen betreute Patienten mit Zustand nach Myokardinfarkt zeigen trotz ihres Altersgangs und der bestehenden Primärerkrankung überwiegend die Tendenz zu günstigeren Befunden gegenüber Ausgangs- oder Vergleichswerten [14].

In Übereinstimmung mit den in der Sportmedizin heute benutzten Schwellenkonzepten und deren Anwendung in Diagnostik und intensitätsgesteuertem Training bei Gesunden und Kranken [23, 27, 35] werden in der Sporttherapie bevorzugt moderate Intensitäten im Bereich der aeroben Schwelle eingesetzt [23, 27, 77, 106, 108]. Aus dieser Sicht ist auch für Teilnehmer an Herz- und Präventionsgruppen die Bestimmung der individuellen Laktatkinetik unter standardisierter Belastung für die Steuerung der Trainingsintensität in der Praxis von Nutzen [23, 27]; eine zusätzliche Aussage zur Koronar- und Myokardfunktion ist durch die Laktatdiagnostik und systemische Messung des Laktats unter Belastung von KHK-Patienten nicht gegeben [28]. Bei praktischer Anwendung der laktatgesteuerten Leistungsdiagnostik können unter kontrollierten Arbeitsintensitäten an der aeroben Schwelle vor allem die hoch oxidativen Muskelfasern (Typ-I-Muskelfasern, ST-fibers) rekrutiert werden. Die NADH-Konzentration in den arbeitenden Typ-I-Muskelfasern bleibt dabei niedrig oder wird sogar unter das Ruheniveau abgesenkt [23, 35, 118]. Gleichzeitig nimmt die Aktivität der intrazellulären Lipoproteinlipase (LPL) in der arbeitenden Typ-I-Muskelfaser zu [109]. Unter Berücksichtigung einer Arbeitsdauer von 30 min und mehr kann jetzt eine optimale Nutzung von Lipiden im arbeitenden Muskel erwartet werden [25, 27, 145]. Die Fettsäuren, die aus dem Fettgewebe, den zirkulierenden Lipoproteinen und den intramuskulären Triglyzeridspeichern mittels Hydrolyse freigesetzt werden, stellen dabei das energetisch bevor-

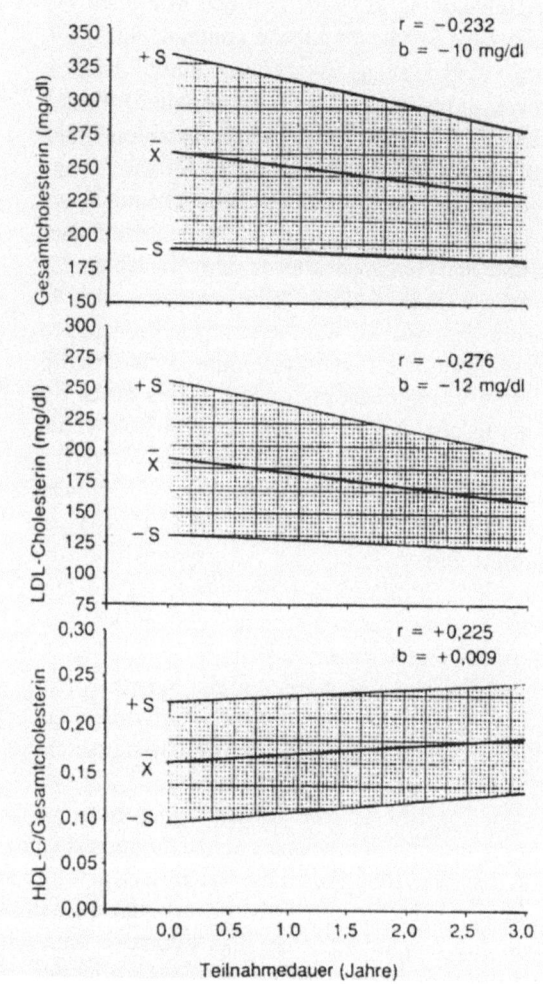
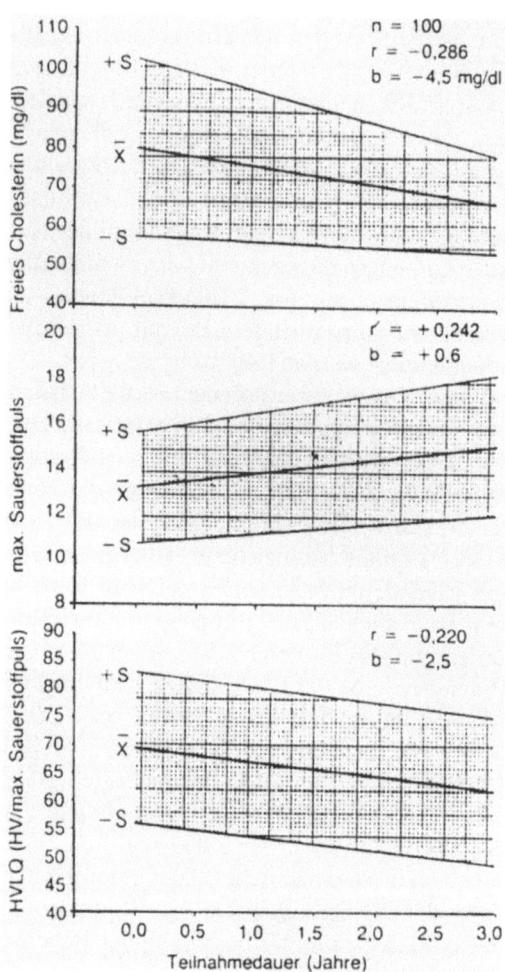

Abb. 3. Zeitliche Entwicklung verschiedener Herz-Kreislauf-Funktionsgrößen, dargestellt am Herzvolumenleistungsquotient (HVLQ) ($p < 0{,}05$) und am maximalen Sauerstoffpuls ($p < 0{,}05$), und Lipidparameter, dargestellt für das Gesamtcholesterin ($p < 0{,}05$), das freie Cholesterin ($p < 0{,}01$), das LDL-Cholesterin ($p < 0{,}01$) und den berechneten Quotienten aus HDL- zu Gesamtcholesterin bei 100 Patienten mit koronarer Herzkrankheit (Herzgruppenteilnehmer) in Abhängigkeit von der individuellen Teilnahmedauer (Jahre) in der Therapiegruppe.

zugte Substrat der muskulären Energiebereitstellung dar [27, 69, 70, 76, 77, 112, 151]. Im Gegensatz zur früher angenommenen Hypothese einer passiven, über Diffusion gesteuerten Aufnahme der freien Fettsäuren (FFS) in die Muskelzelle erfüllt die Aufnahme der im Blut als Albuminkomplex zirkulierenden FFS in Hepatozyten und Myozyten die Kriterien für ein Träger-vermitteltes, hochspezifisches Membransystem [134, 135]. Das Vorliegen eines aktiven und damit regulierbaren Transports für den zellulären FFS-Stoffwechsel dürfte für die metabolische und hormonale Modulation der FFS-Utilisation unter Sporttherapie von Bedeutung sein [30, 66, 105, 117, 134]. So spiegelt die verminderte Konzentration und gleichzeitig auch veränderte Verteilung der zirkulierenden FFS und veresterten Polyensäuren, die unter Ausdauertraining beobachtet werden können [27, 69, 81, 82], möglicherweise nicht nur die bekannte trainingsinduzierte Umstellung der Energiebereitstellung zugunsten der Fettsäureoxidation [81], sondern auch einen Adaptationseffekt der muskelzellulären Fettsäureaufnahme wider (Abb. 1). Dies erscheint für die Stoffwechsellage des KHK-Patienten um so interessanter, da über die Verteilung und Zusammensetzung des Plasmafettsäurepools die primäre und sekundäre Steuerung von zellulären Prozessen (transmembranöser Fettsäuretransport, Rezeptorempfindlichkeit, cAMP-Aktivierung, Steroidsynthese, Eicosanoidsynthese) mitkontrolliert wird [49, 104].

Zum Einfluß von körperlicher Aktivität, Fitneß und Körperkomposition auf Lipide und Lipoproteine

Das atherogene Lipoproteinprofil wird heute definiert als eine Lipidkonstellation mit erhöhten Serumspiegeln von Cholesterin und Triglyceriden bei gleichzeitiger Erhöhung der kleinen dichten LDL-Partikel und Verminderung von HDL-Cholesterin, bevorzugt der HDL_2-Subfraktion [11, 33, 34, 139]. Diese Lipidkonstellation, die für die Ausbildung und weitere Progression der Atherosklerose mitverantwortlich ist, kann durch körperliche Aktivität in mehreren Punkten günstig beeinflußt werden [20, 21]. Dabei ist erwähnenswert, daß die durch körperliche Aktivität induzierten Verbesserungen im Lipidprofil bei gleichzeitiger Gewichtsabnahme stärker ausfallen [37, 147, 148, 154]. Der Muskelstoffwechsel spielt in dieser positiven Beeinflussung des Fettstoffwechsels die bereits angesprochene, entscheidende Rolle [9, 96]. Während des ausdauerorientierten Sporttreibens wie Joggen, Fahrradfahren oder Skilanglauf, aber auch schnellen Spazierengehens oder Wanderns kommt es zum gewünschten Energiemehrverbrauch. Durch den darüber erhöhten Fettsäureverbrauch im arbeitenden Muskel werden die Enzyme der Triglyzeridspaltung, die Lipoproteinlipase (LPL) im Muskel sowie im Gefäßbett und die hormonsensitive Lipase im Fettgewebe in ihrer Aktivität gesteigert. Die zirkulierenden triglyzeridreichen Lipoproteine, meßbar an der Serumkonzentration von VLDL- und IDL-Cholesterin, können über die so erhöhte LPL-Aktivität verstärkt abgebaut [13, 20, 21] und bei körperlich aktiven und in der Regel normalgewichtigen Personen erniedrigt gemessen werden [75].

Erfolgt ein vermehrter Abbau und Umsatz von triglyzeridreichen Lipoproteinen durch körperliche Aktivität, so wird auch die Anzahl an HDL-Partikeln und der zirkulierenden HDL-Masse erhöht. Da die Lipoproteinlipase auch die Umwandlung von HDL_3- zu HDL_2-Partikeln katalysiert, ist entsprechend die Zahl der größeren HDL-Partikel (HDL_2-Fraktion) bei Personen mit regelmäßiger Ausdaueraktivität und verbesserter Fitneß nachweislich erhöht. Vergleichbare Befunde finden sich auch bei der Gegenüberstellung von normalgewichtigen und übergewichtigen Personen [54]; dies spiegelt sich auch in unseren Befunden bei herzkreislaufgesunden Erwachsenen und Patienten nach Myokardinfarkt wider; Personen mit normalem Körpergewicht (BMI < 25 kg/m^2) haben deutlich mehr HDL_2-Cholesterin als übergewichtige Personen (BMI $> 27,5$ kg/m^2). Außerdem wird die eher gegensinnig zur LPL wirkende hepatische Lipase (HL) durch körperliche Aktivität gehemmt bzw. bei Übergewichtigen in ihrer Aktivität gesteigert gemessen [38]. Da die hepatische Lipase die Umwandlung von HDL_2- zu HDL_3-Partikeln katalysiert, unterstützt die durch körperliche Aktivität und normalisiertes Körpergewicht verminderte Aktivität der hepatischen Lipase

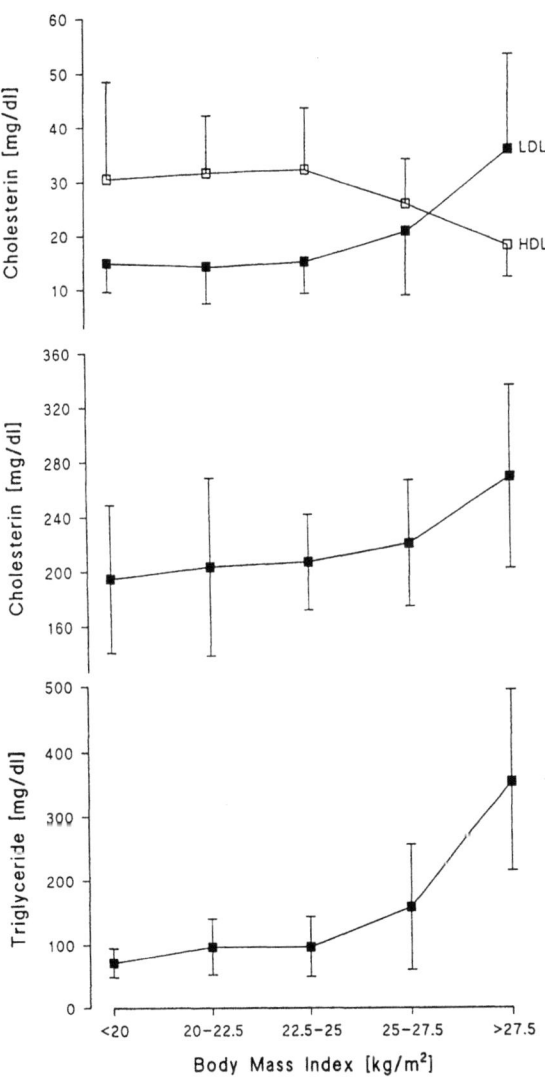

Abb. 4. Einfluß der Körperkomposition, dargestellt am Beispiel des Body-Mass-Index, auf die Serumkonzentrationen der Triglyzeride und des Gesamtcholesterins sowie die Verteilung der Lipoproteinfraktion HDL_2 und LDL_6 bei 204 herzkreislaufgesunden Personen im Alter zwischen 18 und 45 Jahren aus einer südbadischen Bevölkerungsstichprobe (Gesundheitsuntersuchungen in der sportmedizinischen Ambulanz der Medizinischen Universitätsklinik Freiburg)

ebenfalls eine Zunahme von HDL_2-Partikeln. Über den erhöhten Abbau von Triglyzeriden und triglyzeridreichen Lipoproteinen durch Sport und der dadurch erhöhten Bildung von HDL und insbesondere HDL_2-Partikeln greift die Veränderung der aktiven Lebensweise unmittelbar in das atheroge Lipidprofil ein und verändert die Konstellation in positiver Weise, so daß atherogene triglyzeridreiche VLDL-Remnants erniedrigt und die abtransportierenden HDL-Partikel erhöht werden [20, 21].

Untersuchungen über den Einfluß der Lipoproteinlipasen auf Apo-B-haltige Partikel verschiedener Größe legen weiter den Schluß nahe, daß die Konversion von großen (LDL_{1+2}) zu mittelgroßen (LDL_{3+4}) LDL-Partikeln hauptsächlich über die LPL und die Konversion von mittelgroßen zu kleinen LDL (LDL_{5+6}) hauptsächlich von der hepatischen Lipase katalysiert wird. Ist wie unter Akutbelastung und Trainingsanpassung die Aktivität der LPL gesteigert und die der hepatischen Lipase erniedrigt, wird entsprechend dieser Vorstellung die Konversion von mittelgroßen zu kleinen LDL verzögert. Diese scheint auch für Personen mit Übergewicht und geringer körperlicher Fitneß der Fall zu sein, bei denen ebenfalls erhöhte Spiegel kleiner Partikel (LDL_6) beobachtet wurden [58]. Der positive Effekt der körperlichen Aktivität auf die Spiegel kleiner LDL zeigt sich auch am Beispiel von Patienten mit erhöhten Cholesterinspiegeln. So haben ausdauertrainierte Hypercholesterinämiker im Vergleich zu untrainierten Hypercholesterinämikern bei gleichen Gesamt-LDL-Spiegeln weniger kleine LDL, aber dafür mehr mittelgroße LDL [12, 13, 55, 56]. Kleine LDL-Partikel sind somit bei Sporttreibenden und normalgewichtigen Personen im Vergleich zu Untrainierten und übergewichtigen Personen (BMI > 27,5 kg/m^2) verringert (Abb. 4). Dies bedeutet, daß bei Personen mit entsprechender Ausdauersportanamnese und niedrigem Körpergewicht neben einer Verbesserung der Triglyzeride und der HDL-Spiegel bzw. HDL-Partikelverteilung auch eine Reduzierung der besonders atherogenen, kleinen LDL-Partikel zu beobachten ist. Es muß also betont werden, daß bei Patienten mit erhöhten LDL-Cholesterinspiegeln eine Reduzierung atherogener Partikel bei gleichzeitiger Zunahme von kardioprotektiven Lipoproteinpartikeln erreicht werden kann [13, 20, 21].

Zum Einfluß von körperlicher Aktivität, Fitneß und Körperkomposition auf Hyperinsulismus und weitere atherogene Bluteigenschaften

Im Gegensatz zu den durch Dyslipoproteinämien in ihrer Ausbildung begünstigten chronischen Gefäßwandveränderungen spielt die intravasale Thrombusbildung die entscheidende kausale Ursache bei den meisten akuten Gefäßverschlüssen [68, 86]. So scheint die Mehrzahl der Infarktpatienten nicht so sehr durch den Stenosegrad der jeweiligen koronaren Läsion als vielmehr durch die gestörte Endothelfunktion und die prothrombotische Reaktionslage gefährdet zu sein [91]. Auslöser der Thrombusbildung ist eine Entgleisung des Gleichgewichtes zwischen zellulären, humoralen und weiteren Gewebefaktoren, die die Gerinnselbildung begünstigen, und den fibrinolytischen Faktoren, die eine Auflösung der Gerinnsel möglich machen. Eine Anzahl von Studien beschreiben auch für Patienten mit koronarer Herzkrankheit ein Ungleichgewicht zwischen Koagulation und Fibrinolyse [45, 50, 61, 62, 99, 113, 142]. Hämorheologische Faktoren wie erhöhte Blutviskosität [92], Fibrinogenerhöhung [67, 73, 97, 98, 146], Ferritin [122] und Faktor-VII-Erhöhung [92], erniedrigter Gewebeplasminogenaktivator oder erhöhte Spiegel an Inhibitoren der Fibrinolyse wie Plasminogenaktivatorinhibitor-1 (PAI-1) [61, 62, 107, 142] stellen so zusätzliche Risikofaktoren für Myokardinfarkt und Reinfarktrate dar. Das Gleichgewicht zwischen Koagulation und Fibrinolyse ist bei Dyslipoproteinämien und insbesondere Hypertriglyzeridämien gestört. Eine solche Störung stellt bei Patienten mit koronarer Herzkrankheit und gleichzeitig bestehender Fettstoffwechselstörung ein wesentliches pathophysiologisches Bindeglied zwischen der chronisch fortschreitenden entzündungsähnlichen Primärerkrankung und dem thrombotischen Akutereignis des Gefäßverschlusses dar. Gerinnungsfaktoren wie Fibrinogen [93] und Faktor-VII-Aktivität [32, 103] oder Inhibitoren der Gerinnungskaskade wie des Inhibitors der extrinsischen Kaskade (extrinsic pathway inhibitor) [63] und des Gewebeplasminogenaktivators [102] sind bei Hypertriglyzeridämikern erhöht. Zusätzlich ist die fibrinolytische Kapazität, gemessen an der verlängerten Euglobulinlysezeit [5, 44] oder erhöhten PAI-1-Spiegeln [5, 62, 131, 141], im hypertriglyzeridämischen Milieu vermindert. Weitere wichtige fibrinolytische Inhibitoren wie α_2-Antiplasmin, das die Adsorption von Plasminogen an Fibrin behindert, sind bei Hyperlipoproteinämikern ebenfalls erhöht [92]. Diese Beobachtungen machen das verschobene Gleichgewicht zwischen Koagulation und Fibrinolyse bei Dyslipoproteinämien und besonders bei Hypertriglyzeridämikern deutlich. Auch die eigenen Ergebnisse (Abb. 5) zeigen, daß mit ungünstiger Körperkomposition und fehlender Fitneß bereits bei klinisch Gesunden, um so mehr aber bei Patienten mit manifester koronarer Herzerkrankung, nicht nur mit Störungen des peripheren Lipoproteinstoffwechsels, sondern auch mit zusätzlichen ungünstigen metabolisch-rheologischen Verhältnissen und Zeichen einer vermehrten Entzündungsreaktion (Hyperinsulinmus, Hyperfibrinogenämie, erhöhtes Serumferritin) zu rechnen ist [19, 22, 57–59].

Insgesamt zeigt sich somit ein enger Zusammenhang zwischen Dyslipoproteinämie, Entzündungsfaktoren und weiteren metabolischen Risikofaktoren der KHK, die ihrerseits auch die Gerinnung und Fibrinolyse beeinflussen (Abb. 4, 5). Für Patienten, die erhöhte Plasmainsulinspiegel, ein erhöhtes Körpergewicht oder erhöhte Triglyzeridspiegel aufweisen, ist mit einem gestörten Gleichgewicht zwischen Koagulation und Fibrinolyse zu rechnen [71, 125, 141]; so sind Hyperinsulinämie und Übergewicht mit höheren Fibrinogenspiegeln und einer verminderten fibrinolytischen Aktivität assoziiert [2, 3, 53, 125, 129, 155]. Es ist spekuliert worden, daß die Erhöhung des Plasmainsulinspiegels mit verminderter peripherer Insulinresistenz die pathogenetische Ursache für die Stoffwechselveränderungen des KHK-Risikoprofils mit Dyslipoproteinämie, Hypertonie und Adipositas darstellt. Die engen Beziehungen des Hyperinsulinismus zur Hämorheologie werden aber auch dadurch dokumentiert, daß Insulin eine Stimulation der PAI-1-Synthese in Leberzellen provoziert [1]. Die Erkenntnisse über die Interaktionen der einzelnen Risikofaktoren insbesondere mit hämorheologischen Faktoren zwingt deshalb zu einer komplexeren Betrachtung des KHK-Risikoprofils als bisher üblich. Die metabolische Entgleisung oder das „metabolische Syndrom" bieten als ein heute anerkannter Krankheitsbegriff eine Erklärung für die vielschichtige atherogene Wirkung der einzelnen Risikofaktoren.

Da seit langem bekannt ist, daß körperliche Aktivität vom Ausdauercharakter die einzelnen Komponenten dieser Stoffwechselentgleisung günstig verändert, liegt es nahe anzunehmen, daß mit dem Positiveinfluß von Trainingsprogrammen auf die Komponenten des metabolischen Syndroms direkt oder indirekt auch Verbesserungen der hämorheologischen

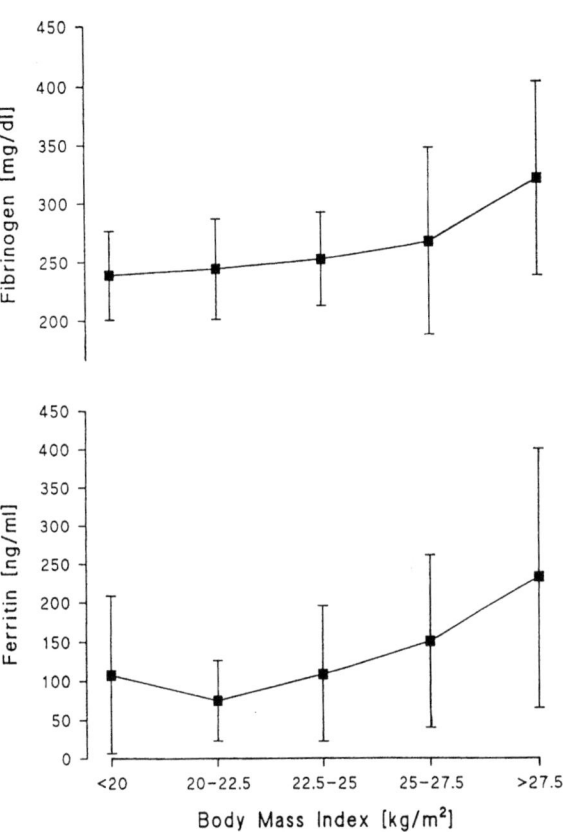

Abb. 5. Einfluß der Körperkomposition, hier dargestellt am Beispiel des Body-Mass-Index, auf die Serumkonzentration Akute-Phase-Proteine Fibrinogen und Ferritin bei 204 herzkreislaufgesunden Personen im Alter zwischen 18 und 45 Jahren aus einer südbadischen Bevölkerungsstichprobe (Gesundheitsuntersuchungen in der sportmedizinischen Ambulanz der Medizinischen Universitätsklinik Freiburg)

Faktoren möglich sind [31]. Vergleicht man Ruhewerte von Personen unterschiedlicher körperlicher Fitneß, so zeigt sich, daß körperlich Aktive nicht nur niedrigere Fibrinogenkonzentrationen, sondern auch erniedrigte PAI-1-Spiegel als untrainierte Personen haben [101, 133]. Gleichzeitig ist bekannt, daß Gerinnungsfaktoren wie Faktor VII und PAI-1 durch körperliches Training vermindert werden können [52]. Bei Beendigung eines solchen Trainingsprogramms halten diese Veränderungen nicht an, und die Werte gehen wieder auf ihr Ausgangsniveau zurück [52]. Regelmäßig durchgeführte körperliche Aktivität reduziert demnach nicht allein über eine Verbesserung von Lipidprofil, Seruminsulinspiegel und Körperkomposition [72, 132, 137, 153] das Langzeitrisiko und die weitere Ausbildung einer koronaren Herzerkrankung, sondern wirkt auch über die damit verbundene Verbesserung im Gleichgewicht zwischen Koagulation und Fibrinolyse. Da eine effektive Therapie der koronaren Herzerkrankung nicht allein den Ansatz verfolgt, eine weitere Gefäßstenosierung zu verhindern, sondern auch das mögliche Infarktereignis zu verhüten [91], muß die Anwendung körperlicher Aktivität aus rationaler Sicht vergleichbar zum anerkannten Therapieprogramm in der Sekundärprävention (Nikotinverzicht, Lipidoptimierung, Aspirintherapie, β-Blockertherapie) [6, 91, 120] bewertet werden.

Zur Notwendigkeit von ambulanten Langzeitprogrammen zur Verbesserung des Risikoprofils – Schlußfolgerung

Die vorgestellten Fakten demonstrieren die durch das individuelle Fehlverhalten, hier mangelnde körperliche Fitneß und erhöhtes Körpergewicht, induzierten vielschichtigen Veränderungen im Risikoprofil der koronaren Herzkrankheit. Unabhängig vom Lebensalter kann eine negative Beziehung zwischen der regelmäßig durchgeführten körperlichen Aktivität und der damit verknüpften körperlichen Fitneß und dem Profil aus kardiovaskulären Risikofaktoren wie Hypertonie, Übergewicht, Hyperinsulinämie sowie Hyperlipoproteinämie aufgezeigt werden [36, 42, 47, 48, 95, 121, 136]. Über körperliche Aktivität besteht die Möglichkeit, das Risikoprofil des klinisch Gesunden und vor allem bei betroffenen Patienten günstig zu beeinflussen. Körperliche Mehraktivität und Gewichtsreduktion führt zu einer Reduktion der Triglyzeride, des Gesamt- und LDL-Cholesterins, hier vornehmlich von "small dense" LDL, und einem deutlichen Anstieg im HDL-Cholesterin, vornehmlich der HDL_2-Subfraktion. Funktionell bedeutet dies: Die Vergrößerung des für die Cholesterinentsorgung verantwortlichen HDL-Pools mit Erhöhung des als protektiv zu bewertenden HDL_2-Anteils, die Aktivierung der LPL mit verbessertem Abbau von VLDL, IDL und großen LDL-Partikel sowie schließlich die Reduzierung des LDL-Pools mit Absenkung der atherogenen kleinen LDL-Partikel (Abb. 1, 5). Zusätzlich zu den Veränderungen der Lipidparameter werden auch Glukose- und Insulinspiegel gesenkt, die Körperkomposition zugunsten des Muskelanteils verschoben sowie gerinnungsfördernde Bluteigenschaften und Risikofaktoren wie Hypertonie oder Übergewicht ebenfalls nachweislich verbessert [27, 84, 87]. Diese Umstellungen sind einer Progression des atherosklerotischen Gefäßprozesses entgegengerichtet und können als ein wesentliches Therapieziel in der Langzeitbehandlung von Patienten mit koronarer Herzkrankheit bewertet werden [10, 83, 85, 90].

Körperliche Mehraktivität bedeutet allerdings mehr als nur Bewegung. So verändert körperliche Aktivität die Risikofaktoren der Atherosklerose nicht nur durch einen gesteigerten Energieverbrauch. Es muß vielmehr davon ausgegangen werden, daß die individuellen Aktivitätsmuster mit unterschiedlichem Ernährungsverhalten und veränderter Lebensweise vergesellschaftet sind (Abb. 2). Weitere risikobehaftete Verhaltensmuster wie Rauchen, Alkoholkonsum, Kalorienzufuhr und Ernährungsverhalten sind nachweislich mit dem Aktivitätsverhalten verknüpft [80, 119, 143, 152]. Bevölkerungsanalysen zeigen zudem signifikante Beziehungen zwischen Aggressivität, erhöhtem Body-massindex, schlechterem Lipidprofil, Hypertonieneigung, Rauchen sowie einem erhöhtem Alkohol- und Kalorienverbrauch [124, 130]. Aus dieser Sicht muß bei einer medizinischen Bewertung des Sports auch darüber diskutiert werden, inwieweit psychosoziale Nachteile mit ihren möglichen somatischen Folgen durch einen aktiven Lebensstil kompensiert werden können [124, 130, 140, 144, 152]. Daß umfassende Änderungen im Lebensstil, in erster Linie vermehrte körperliche Aktivität und Ernährungsumstellungen, tatsächlich nachweisbare Erfolge auch bei bereits bestehender Koronarsklerose bewirken können, zeigen neue Daten aus kontrollierten Studien mit KHK-Patienten [60, 108, 126]. Ein gewichtiger Grund, die Sporttherapie als Schiene und Motivationsträger für eine positive Lebensweise in der praktischen Umsetzung der ambulanten Langzeitrehabilitation zu nutzen.

Literatur

1. Alessi MC, Juhan-Vague I, Kooistra T, Declerck PJ, Collen D (1988) Insulin stimulates the synthesis of plasminogen activator inhibitor 1 by the human hepatocellular cell line Hep G2. Thromb Haemost 60: 491–494
2. Alm'r LO, Janzon L (1975) Low vascular fibrinolytic activity in obesity. Thromb Res 6: 171
3. Alm'r LO, Nilsson IM (1975) On fibrinolysis in diabetes mellitus. Acta Med Scand 198: 101
4. Americam College of Sports Medicine (1990) The recommended quantity and quality of exercise for developing and maintaining cardiorespiratory and muscular fitness in healthy adults. Med Sci Sports Exerc 22: 265–274
5. Andersen P, Arnesen H, Hjermann I (1981) Hyperlipoproteinaemia and reduced fibrinolytic activity in healthy coronary high-risk men. Acta Med Scand 209: 199–202
6. Antman EM, Lau J, Kupelnick B, Mosteller F, Chalmers TC (1992) A comparison of results of meta-analysis of randomized control trials and recommendations of clinical experts. Treatments for myocardial infarction. JAMA 268: 240–248
7. Assmann G, Berg A, Breithard G et al. (1990) Nationale Cholesterin-Initiative: Ein Strategie-Papier zur Erkennung und Behandlung von Hyperlipidämien. Dtsch Ärztebl 87: 1358–1382
8. Assmann G, Schulte H. PROCAM-Studie (1987) Prospektive Cardiovaskuläre Münster Studie. Panscientia, Hedingen Zürich
9. Astrand PO (1992) Why exercise. Med Sci Sports Exerc 24: 153–162
10. Austin MA, Breslow JL, Hennekens CH, Buring JE, Willett WC, Krauss RM (1988) Low-density lipoprotein subclass patterns and risk of myocardial infarction. JAMA 260: 1917–1921
11. Austin MA, King MC, Vranizan K, Krauss RM (1990) Atherogenic lipoprotein phenotype: a proposed genetic marker for coronary heart disease risk. Circulation 82: 495–506
12. Baumstark MW, Berg A, Halle M, Rensing UFE, Roskamm H, Keul J (1992) Low-density lipoprotein subfractions and severity of angiographically assessed coronary artery disease. In: The Second Int. Symposium on Multiple Risk Factors in Cardiovascular Disease. Program & Abstracts. Osaka 83
13. Baumstark MW, Halle M, Frey I, Berg A, Keul J (1991) Composition and distribution of LDL-subfractions in sedentary and endurance trained men with hypercholesterolemia. In: 9th International Symposium on Atherosclerosis. Abstracts. International Atherosclerosis Society, 193
14. Berg A (1985) Einfluß der ambulanten Bewegungstherapie (Herzgruppen) auf Herz-Kreislauf- und Stoffwechselgrößen bei Patienten mit Zustand nach Myokardinfarkt. Herz Kreisl 17: 522–528
15. Berg A, Baumstark MW, Frey I, Halle M, Keul J (1992) Stellenwert des Sports in der Therapie von Dyslipoproteinämien. In: Greten H (Hrsg) Strategien in der Lipidtherapie – heute und morgen. MMV, München, S 79–94
16. Berg A, Baumstark MW, Frey I, Keul J (1990) Apolipoprotein A-I und B Serumkonzentrationen in einer baden-württembergischen Bevölkerungsstichprobe. GIT Labor Med 5: 255–259
17. Berg A, Frey I, Baumstark MW, Halle M, Keul J (1993) Sport und Lipide. Lipid Akt 6: 1–9
18. – (1994) Physical activity and lipoprotein lipid disorders. Sports Med 17: 6–21
19. Berg A, Frey I, Huonker M, Keul J (1994) Lebensstil und Freizeitverhalten von Patienten mit KHK. Der Mediziner 3 (8): 8–14
20. Berg A, Halle M, Baumstark M, Frey I, Keul J (1991) Einfluß und Wirkweise der körperlichen Aktivität auf den Lipid- und Lipoproteinstoffwechsel. Dtsch Z Sportmed 42: 224–231
21. – (1992) Physical activity, lipids and lipoprotein metabolism. The benefit of exercise and training in hyperlipidemia. In: Watson RR, Eisinger M (eds) Exercise and disease. CRC Press, Boca Raton, pp 26–36
22. Berg A, Halle M, Baumstark MW, Keul J (1994) Bedeutung der Lipoproteine bei der Pathogenese der KHK. Die Rolle der körperlichen Aktivität. Dtsch Ärztebl 91: A822–A830
23. Berg A, Jakob E, Lehmann M, Dickhuth HH, Huber G, Keul J (1990) Aktuelle Aspekte der modernen Ergometrie. Pneumologie 44: 2–13
24. Berg A, Johns J, Baumstark M, Kreutz W, Keul J (1983) HDL subfractions after a single, extended episode of physical exercise. Atherosclerosis 47: 231–240
25. Berg A, Keul J (1984) Validity of predictable effects in metabolic changes. Med Sport Sci 17: 238–249
26. – (1985) Influence of maximum aerobic capacity and relative body weight on the lipoprotein profile in athletes. Atherosclerosis 55: 225–231
27. Berg A, Lehmann M, Keul J (1986) Körperliche Aktivität bei Gesunden und Koronarkranken. Thieme, Stuttgart
28. Berg A, Späth M, Rokitzki L, Staiger J, Keul J (1987) Influence of symptom-limited stress on blood lactate behaviour in coronary heart disease (CHD) patients. Eur Heart J 8: 71–75
29. Blair SN, Kohl III HW, Paffenbarger RS, Clark DG, Cooper KH, Gibbons LW (1989) Physical fitness and all-cause mortality. A prospective study of healthy men and women. JAMA 262: 2395–2401
30. Bortz WM (1973) On the control of cholesterol synthesis. Metabolism 22: 1507–1524
31. Bourey RE, Santoro SA (1988) Interactions of exercise, coagulation, platelets, and fibrinolysis – a brief review. Med Sci Sports Exerc 20: 439–446
32. Calvalho de Souza J, Soria C, Ayrault-Jarrier M et al. (1988) Association between coagulation factors VII and X with triglyceride rich lipoproteins. J Clin Pathol 41: 940–944
33. Campos H, Bailey SM, Gussak LS, Silex X, Ordovas JM, Schaefer EJ (1991) Relations of body habitus, fitness level, and cardiovascular risk factors including lipoproteins and apolipoproteins in a rural and urban Costa Rican population. Arterioscler Throm 11: 1077–1088
34. Campos H, Genest JJ, Blijlevens E et al. (1992) Low density lipoprotein particle size and coronary artery disease. Arterioscler Thromb 12: 187–195
35. Chance B, Leigh JS, Clark BJ, Maris J, Kent J, Nioka S, Smith D (1985) Control of oxidative metabolism and oxygen delivery in human skeletal muscle: A steady-state analysis of the work/energy cost transfer function. Proc Nat Acad Sci USA 82: 8384–8388
36. Chandrashekhar Y, Anand IS (1991) Exercise as a coronary protective factor. Am Heart J 122: 1723–1739
37. Dattilo AM, Krisetherton PM (1992) Effects of weight reduction on blood lipids and lipoproteins – A meta-analysis. Am J Clin Nutr 56: 320–328

38. Despres JP (1991) Lipoprotein metabolism in visceral obesity. Int J Obesity 15: 45–52
39. Deutsche Herz-Kreislauf-Präventionsstudie (1988) Nationaler Untersuchungs-Survey und regionale Untersuchungs-Surveys der DHP. DHP Forum, Berichte/Mitteilungen, S 2
40. DGE Deutsche Gesellschaft für Ernährung eV (1992) Ernährungsbericht 1992. Frankfurt
41. Dufaux B, Assmann G, Hollmann W (1982) Plasma lipoproteins and physical activity: A review. Int J Sports Med 3: 123–136
42. Durant RH, Linder CW, Harkess JW, Gray R (1983) The relationship between physical activity and serum lipids and lipoproteins in black children and adolescents. J Adol Health Care 4: 55–60
43. Ekelund LG, Haskell WL, Johnson JL, Whaley FS, Criqui MH, Sheps DS (1988) Physical fitness as a predictor of cardiovascular mortality in asymptomatic north American men. The Lipid Research Clinic mortality follow-up study. N Engl J Med 319: 1379–1384
44. Epstein SE, Rosing DR, Brakman P, Redwood DR, Astrup T (1970) Impaired fibrinolytic response to exercise in patients with type IV hyperlipoproteinaemia. Lancet II: 631–634
45. Estelles A, Tormo G, Aznar J, Espana F, Tormo V (1985) Reduced fibrinolytic activity in coronary heart disease in basal conditions and after exercise. Thromb Res 40: 373–383
46. Franklin BA, Gordon S, Timmis GC (1992) Amount of exercise necessary for the patient with coronary artery disease. Am J Cardiol 69: 1426–1432
47. Fraser GE, Phillips RL, Harris RH (1983) Physical fitness and blood pressure in school children. Circulation 67: 405–411
48. Fripp RR, Hodgson JL, Kwiterovich PO, Werner JC, Schuler HG, Whitman V (1985) Aerobic capacity, obesity, and atherosclerotic risk factors in male adolescents. Pediatry 75: 813–818
49. Glatz JFC, Vork MM, Cistola DP, Vusse GJ van der (1993) Cytoplasmic fatty acid binding protein: Significance for intracellular transport of fatty acids and putative role on signal transduction pathways. Prostaglandins Leukotrienes Ess Fatty Acids 48: 33–41
50. Gram J, Jespersen J (1987) A selective depression of tissue plasminogen activator (t-PA) activity in euglobulins characterises a risk group among survivors of acute myocardial infarction. Thromb Haemost 57: 137–139
51. Griffin BA, Skinner ER, Maughan RJ (1988) The acute effect of prolonged walking and dietary changes on plasma lipoprotein concentrations and high-density lipoprotein subfractions. Metabolism 37: 535–541
52. Gris JC, Schved JF, Feugeas O, Aquilar-Martinez P, Arnaud A, Sanchez N, Sarlat C (1990) Impact of smoking, physical training and weight reduction on FVII, PAI-1 and hemostatic markers in sedentary men. Thromb Haemost 64: 516–520
53. Gunnarsson R, Nyman D, Walinder O (1980) Fibrinolytic activity and diabetes control: Evidence for a relationship. Acta Med Scand 639: 23–24
54. Haffner SM, Fong D, Hazuda HP, Pugh JA, Patterson JK (1988) Hyperinsulinemia, upper body adiposity, and cardiovascular risk factors in non-diabetics. Metabolism 37: 338–345
55. Halle M, Baumstark MW, Berg A, Frey I, Keul J (1990) Verteilung von LDL-Subfraktionen bei trainierten und untrainierten Hypercholesterinämikern. Z Kardiol 79 (Suppl 2): 53 (Abstr)
56. Halle M, Baumstark MW, Berg A, Keul J (1991) Verteilung von Low Density Lipoprotein Subfraktionen bei männlichen Normalpersonen und Ausdauertrainierten mit und ohne Hypercholesterinämie. In: Bernett P, Jeschke D (Hrsg) Sport und Medizin – pro und contra. Zuckschwerdt, München, S 533–535
57. Halle M, Berg A, Baumstark MW (1993) Differences in concentration and composition of LDL subfraction particles in hypercholesterolemic men with and without hypertriglyceridemia. Nutr Metab Cardiovasc Dis 3: 179–184
58. Halle M, Berg A, Baumstark MW, Keul J (1994) Serumtriglyceride als diskriminierender Faktor für die Zahl atherogener Lipoproteinpartikel bei gesunden Männern mit unterschiedlicher Körperkomposition und Fitness. Nieren Hochdruckkrankh (im Druck)
59. Halle M, Berg A, Frey I, König D, Keul J, Baumstark MW (1994) Relationship of body mass index to LDL subclass phenotype in normoinsulinemic men. Submitted for publication
60. Hambrecht R, Niebauer J, Marburger C et al. (1993) Various intensities of leisure time physical activity in patients with coronary artery disease: Effects on cardiorespiratory fitness and progression of coronary atherosclerotic lesions. JACC 22: 468–477
61. Hamsten A, Walldius G, Szamosi A et al. (1987) Plasminogen activator inhibitor in plasma: Risk for recurrent myocardial infarction. Lancet: 3–8
62. Hamsten A, Wiman B, DeFaire V, Blombaeck M (1985) Increased plasma levels of rapid inhibitor of tissue plasminogen activator in young survivors of myocardial infarction. N Engl J Med 313: 1557–1563
63. Hansen JB, Olsen JO, Osterud B (1990) Physical exercise enhances plasma levels of extrinsic pathway inhibitor (EPI). Thromb Haemost 64: 124–126
64. Haskell WL (1985) Physical activity and health: Need to define the required stimulus. Am J Cardiol 55: 4D–5D
65. – (1985) The influence of exercise training on plasma lipids and lipoproteins in health and disease. Acta Med Scand 711 (Suppl): 25–37
66. Heimberg MEH, Goh EH, Klusner HJ, Soler-Argilaga C, Weinstein I, Wilcox HG (1978) Regulation of hepatic metabolism of free fatty acids: Interrelationship among secretion of very-low-density lipoproteins, ketogenesis, and cholesterogenesis. In: Dietschy JM, Gotto Jr AM, Ontko JA (eds) Disturbances in lipid and lipoprotein metabolism. Karger, New York, pp 251–267
67. Heinrich J, Schulte H, Balleisen L, Assmann G, van de Loo J (1991) Predictive value of haemostatic variables in the PROCAM-study. Thromb Haemost 65: 815
68. Herrick JB (1912) Clinical features of sudden obstruction of the coronary arteries. JAMA 59: 2015–2020
69. Hurley BF, Nemeth PM, Martin WH, Hagberg JM, Dalsky GP, Holloszy JO (1986) Muscle triglyceride utilisation during exercise: effect of training. J Appl Physiol 60: 562–567
70. Jansson E, Kaijser L (1987) Substrate utilization and enzymes in skeletal muscle of extremely endurance-trained men. J Appl Physiol 62: 999–1005
71. Juhan-Vague I, Alessi MC, Joly P et al. (1989) Plasma plasminogen activator inhibitor-1 in angina pectoris: Influence of plasma insulin and acute-phase response. Arteriosclerosis 9: 362–367
72. Kahn SE, Larson VG, Beard JC et al. (1990) Effect of exercise on insulin action, glucose tolerance and insulin secretion in aging. Am J Physiol 358: E937–E943

73. Kannel WB, Wolf PA, Castelli WP, D'Agostino RB (1987) Fibrinogen and risk of cardiovascular disease. JAMA 258: 1183–1186
74. Keil U, Stieber A, Döring A et al. (1988) The cardiovascular risk factor profile in the study aerea Augsburg. Results from the first MONICA survey 1984/1985. Acta Med Scand (Suppl) 728: 119–128
75. Kern PA, Ong JM, Saffari B, Carty J (1990) The effects of weight loss on the activity and expression of adipose-tissue lipoprotein lipase in very obese humans. N Engl J Med 322: 1053–1059
76. Keul J (1975) Muscle metabolism during long lasting exercise. In: Howald H, Poortmans JR (eds) Metabolic adaptation to prolonged physical exercise. Birkhäuser, Basel, pp 31–42
77. Keul J, Doll E, Keppler D (1972) Energy metabolism of human muscle. Karger, Basel
78. Kiens B, Lithell H (1989) Lipoprotein metabolism influenced by training-induced changes in human skeletal muscle. J Clin Invest 83: 558–564
79. Klesges RC, Coates TJ, Moldenhauer-Klesges LM, Holzer B, Gustavson J, Barnes J (1984) The FATS: An observational system for assessing physical activity in children and associated parent behavior. Behav Assess 6: 333–345
80. Klesges RC, Malott JM, Boschee PF, Weber JM (1986) The effects of parental influences on children's food intake, physical activity and relative body weight. Int J of Eating Disorders 5: 335–346
81. Koivisto V, Hendler R, Nadel E, Felig P (1982) Influence of physical training on the fuel-hormone response to prolonged low intensity exercise. Metabolism 31: 192–197
82. König D, Grathwohl D, Baumstark MW, Keul J, Berg A (1993) Eicosanoid-Vorstufen in Plasma und Blutzellen – Bestimmungsmethodik und mögliche Bedeutung für die Regulation der Entzündungslage bei Sportlern. DSÄK, Paderborn
83. Krauss RM (1987) Relationship of intermediate and low-density lipoprotein subspecies to risk of coronary artery disease. Am Heart J 113: 578–582
84. – (1991) The tangled web of coronary risk factors. Am J Med 90 (Suppl 2A): 2A–36S–2A–41S
85. Krauss RM, Williams PT, Brensike J (1987) Intermediate-density lipoproteins and progression of coronary artery disease in hypercholesterolaemic men. Lancet II: 62–66
86. Laffel GL, Braumwald E (1984) Thrombolytic therapy. A now strategy for the treatment of acute myocardial infarction. N Engl J Med 311: 710–717; 770–776
87. Landin K, Stigendal L, Eriksson E, Krotkiewski M, Risberg B, Tengborn L, Smith U (1990) Abdominal obesity is associated with an impaired fibrinolytic activity and elevated plasminogen activator inhibitor-1. Metabolism 39: 1044–1048
88. Landin K, Tengborn L, Smith U (1990) Elevated fibrinogen and plasminogen activator inhibitor (PAI-1) in hypertension are related to metabolic risk factors for cardiovascular disease. J Intern Med 227: 273–278
89. Leon AS, Connett J, Jacobs DRJ, Rauramaa R (1987) Leisure-time physical activity levels and risk of coronary heart disease and death. JAMA 258: 2388–2395
90. Levy RI, Brensike JF, Epstein SE et al. (1984) The influence of changes in lipid values induced by cholestyramine and diet on progression of coronary artery disease: results of the NHLBI Type II Coronary Intervention Study. Circulation 69: 325–337
91. Little WC, Constantinescu M, Applegate RJ, Kutcher MA, Burrows MT, Kahl FR, Santamore WP (1988) Can coronary angiography predict the site of a subsequent myocardial infarction in patients with mild-to-moderate coronary artery disease? Circulation 78: 1157–1177
92. Lowe GDO, Drummond MM, Lorimer AR, Hutton I, Forbes CD, Prentice CRM, Barbenel JC (1980) Relation between extent of coronary artery disease and blood viscosity. Br Heart J 8: 673–674
93. Lowe GDO, Stromberg P, Forbes CD, McArdle BM, Lorimer AR, Prentice CRM (1982) Increased blood viscosity and fibrinolytic inhibitor in type II hyperlipoproteinaemia. Lancet 27: 472–475
94. Marti B, Pekkanen (1988) Leben Läufer länger? Schweiz Rundschau Med 41: 1097–1100
95. Marti B, Vartiainen E (1989) Relation between leisure time exercise and cardiovascular risk factors among 15-year-olds in eastern Finnland. J Epid Com Health 43: 228–233
96. McGinnis JM (1992) The public health burden of a sedentary lifestyle. Med Sci Sports Exerc 24: s196–s200
97. Meade TW, Brozovic M, Chakrabarti R et al. (1986) Haemostatic function and ischaemic heart disease: principle results of the Northwick Park Heart Study. Lancet 6: 533–537
98. Meade TW, North WRS, Chakrabarti R (1980) Haemostatic function and cardiovascular death: early results of a prospective study. Lancet I: 1050–1054
99. Mehta J, Mehta P, Lawson D, Saldeen T (1987) Plasma tissue plasminogen activator inhibitor levels in coronary artery disease. J Am Coll Cardiol 9: 263–268
100. Modan M, Or J, Karasik A et al. (1991) Hyperinsulinemia, sex, and risk of atherosclerotic cardiovascular disease. Circulation 84: 1165–1175
101. Moxley RT, Brakman P, Astrup T (1970) Resting levels of fibrinolysis in blood in inactive and exercising men. J Appl Physiol 28: 549–552
102. Mussoni L, Mannucci L, Sirtori M, Camera M, Maderna P, Sironi L, Tremoli E (1992) Hypertriglyceridemia and regulation of fibrinolytic activity. Arterioscl Thromb 12: 19–27
103. Nordoy A, Illingworth DR, Conner WE, Goodnight S (1990) Increased activity of factor VII and factor VII-phospholipid complex measured using a Normotest system in subjects with hyperlipidemia. Haemostasis 20: 65–72
104. Nozawa Y, Nakashima S, Nagata K (1991) Phospholipid-mediated signaling in receptor activation of human activation of human platelets. Biochim Biophys Acta 1082: 219–238
105. Nyhan W (1988) Abnormalities in fatty acid oxidation. N Engl J Med 319: 1344–1346
106. O'Conner GT, Buring JE, Yusuf S, Goldhaber SZ, Olmstead EM, Paffenbarger RS, Hennekens CH (1989) An overview of randomized trials of rehabilitation with exercise after myocardial infarction. Circulation 80: 234–244
107. Olofsson BO, Dahlen G, Nilsson TK (1989) Evidence for increased levels of plasminogen activator inhibitor and tissue plasminogen activator in plasma of patients with angiographically verified coronary artery disease. Eur Heart J 10: 77–82
108. Ornish D, Brown SE, Scherwitz LW et al. (1990) Can livestyle changes reverse coronary heart disease? Lancet 336: 129–133
109. Oscai L, Palmer W (1988) Muscle lipolysis during exercise an update. Sports Med 6: 23–28

110. Paffenbarger RS, Hyde RT, Wing A, Hsieh CC (1986) Physical activity, all-cause mortality and longevity of college alumni. N Engl J Med 314: 605–613
111. Paffenbarger RS, Hyde RT, Wing AL, Steinmetz CH (1984) A natural history of athleticism and cardiovascular health. JAMA 252: 491–495
112. Paul P (1975) Effects of long lasting physical exercise and training on lipid metabolism. In: Howald H, Poortmans JR (eds) Metabolic adaptation to prolonged physical exercise. Birkhäuser, Basel, pp 156–193
113. Pavano JA, Collucci M, van der Wer F (1985) Plasminogen activator inhibitor in the blood of patients with coronary artery disease. Br Med J 291: 575–576
114. Pavlou KN, Krey S, Steffee WP (1989) Exercise as an adjunct to weight loss and maintenance in moderately obese subjects. Am J Clin Nutr 49: 1115–1123
115. Pekkann J, Marti B, Nissinen A, Tuomilehto J, Punsar S, Karvonen MJ (1987) Reduction of premature mortality by high physical activity: 20-year follow-up of middle-aged Finnish men. Lancet I: 1473–1477
116. Reaven GM (1988) Role of insulin resistance in human disease. Diabetes 37: 1597–1607
117. Reichmann H, Rohkamm R, Ricker K, Mertens (1988) Mitochondriale Myopathien. Dtsch Med Wochenschr 113: 106–113
118. Ren J, Henriksson J, Katz A, Sahlin K (1988) NADH content in type I and type II human muscle fibres after dynamic exercise. Biochem J 251: 183–187
119. Riddoch C, Savage JM, Murphy N, Cran GW, Boreham C (1991) Long term health implications of fitness and physical activity patterns. Arch Dis Childh 66: 1426–1433
120. Roskamm H (1993) Langzeittherapie und Sekundärprävention bei Zustand nach Herzinfarkt. RHZ Akt 5/12: 4–12
121. Sallis JF, Patterson TL, Buono MJ, Nader PR (1988) Relation of cardiovascular fitness and physical activity to cardiovascular disease risk factors in children and adults. Am J Epidemiol 127: 932–941
122. Salonen JT, Nyyssönen K, Korpela H, Tuomilehto J, Seppänen R, Salonen R (1992) High stored iron levels are associated with excess risk of myocardial infarction in eastern Finnish men. Circulation 86: 803–811
123. Sasaki J, Shindo M, Tanaka H, Ando M, Arakawa K (1987) A long-term aerobic exercise program decreases the obesity index and increases the high density lipoprotein cholesterol concentration in obese children. Int J Obesity 11: 339–345
124. Scherwitz LW, Perkins LL, Chesney MA, Hughes GH, Sidney S, Manolio TA (1992) Hostility and health behaviours in young adults: the Cardia Study. Am J Epidemiol 136: 137–145
125. Schneider SH, Kim HC, Khachadurian AK, Ruderman NB (1988) Impaired fibrinolytic response to exercise in type II diabetes: effects of exercise and physical training. Metabolism 37: 924–929
126. Schuler G, Hambrecht R, Schlierf G et al. (1992) Regular physical exercise and low-fat diet. Effects on progression of coronary artery disease. Circulation 86: 1–11
127. Schwandt P (1990) Cholesterin-Massen-Screening, Ergebnisse einer Pilotstudie mit 127.00 Teilnehmern in Bayern. In: Assmann G, Heinle H, Schulte H (Hrsg) Arteriosklerose, neue Aspekte aus Zellbiologie und Molekulargenetik, Epidemiologie und Klinik. Vieweg, Braunschweig Wiesbaden
128. Seidel D, Cremer P (1986) Guidelines for the clinical evaluation of risk factors: first report from the Göttinger Risk, Incidence and Prevalence Study. Atheroscl Rev 14: 61–90
129. Shaw DA, McNaughton D (1963) Relationship between blood fibrinolytic activity and body fatness. Lancet I: 352–354
130. Siegler IC, Peterson BL, Barefoot JC, Williams RB (1992) Hostility during late adolescence predicts coronary risk factors at mid-life. Am J Epidemiol 136: 146–154
131. Simpson HCR, Meade TW, Stirling Y, Mann JI, Chakrabartt R, Woolf L (1983) Hypertriglyceridaemia and Hypercoagulability. Lancet 9: 786–790
132. Slattery ML, Jacobs DR (1988) Physical fitness and cardiovascular disease mortality. Am J Epidemiol 127: 571–580
133. Speiser W, Langer W, Pschaick A, Selmayr E, Ibe B, Nowacki PE, Muller-Berghaus G (1988) Increased blood fibrinolytic activity after physical exercise: Comparative study in individuals with different sporting activities and in patients after myocardial infarction taking part in a rehabilitation sports program. Thromb Res 51: 543–555
134. Stremmel W (1988) Fatty acid uptake by isolated rat heart myocytes represents a carrier-mediated transport process. J Clin Invest 81: 844–852
135. Stremmel W, Diede H (1989) Fatty acid uptake by human hepatoma cell lines represents a carrier-mediated uptake process. Biochim Biophys Acta 1013: 218–222
136. Tell GS, Vellart OD (1988) Physical fitness, physical activity, and cardiovascular disease risk factors in adolescents: the Oslo youth study. Prev Med 17: 12–24
137. Thompson PD, Cullinane EM, Sady SP et al. (1988) Modest changes in high density lipoprotein concentration and metabolism with prolonged exercise training. Circulation 78: 25–34
138. Thompson PD, Cullinane EM, Sady SP, Flynn MM, Chenevert CB, Herbert PN (1991) High density lipoprotein metabolism in endurance athletes and sedentary men. Circulation 84: 140–152
139. Tornvall P, Karpe F, Carlson LA, Hamsten A (1991) Relationships of low density lipoprotein subfractions to angiographically defined coronary artery disease in young survivors of myocardial infarction. Atherosclerosis 90: 67–80
140. Vaccaro P, Mahon AD (1989) The effects of exercise on coronary heart disease risk factors in children. Sports Med 8: 139–149
141. Vague P, Juhan-Vague I, Aillaud MF, Badier C, Viard R, Alessi MC, Collen D (1986) Correlation between blood fibrinolytic activity, plasminogen activator inhibitor level, plasma insulin level, and relative body weight in normal and obese subjects. Metabolism 35: 250–253
142. Verheugt FWA, Wouter ten Cate J, Sturk A, Imandt L, Verhorst PMJ, Verwey W, Roos JP (1987) Tissue plasminogen activator (t-PA) activity and inhibition in patients with myocardial infarction and normal coronary arteries. Am J Cardiol 59: 1075–1079
143. Waxman M, Stunkard AJ (1980) Caloric intake and expenditure of obese boys. J Pediatr 96: 187–193
144. Weidner G, Hutt J, Connor SL, Mendell NR (1992) Family stress and coronary risk in children. Psychosom Med 54: 471–479
145. Weiss M, Hupfeld W, Weicker H (1984) Einstellung des optimalen Trainingstempos zur Förderung der lipolytischen Kapazität im Gehen: Übertragbarkeit von Laufbandtests in den Feldversuch. In: Jeschke D (Hrsg) Stellenwert der Sportmedizin in Medizin und Sportwissenschaft. Springer, Berlin Heidelberg New York, S. 207–214

146. Wilhelmsen L, Ssvärdsudd K, Korsan-Bengtsen K, Larsson B, Welin L, Tibblin G (1984) Fibrinogen as a risk factor for stroke and myocardial infarction. N Engl J Med 311: 501–505
147. Williams PT, Krauss RM, Vranizan KM, Albers JJ, Terry RB, Wood PDS (1989) Effects of exercise-induced weight loss on low density lipoprotein subfractions in healthy men. Arterioscler Thromb 9: 623–632
148. Williams PT, Krauss RM, Vranizan KM, Albers JJ, Wood PDS (1992) Effects of weight-loss by exercise and by diet on apolipoproteins A-I and A-II and the particle-size distribution of high-density lipoproteins in men. Metabolism 41: 441–449
149. Williams PT, Krauss RM, Vranizan KM, Wood PDS (1990) Changes in lipoprotein subfractions during diet-induced and exercise-induced weight loss in moderately overweight men. Circulation 81: 1293–1304
150. Williams PT, Wood PD, Haskell WL, Vranizan K (1982) The effects of running mileage and duration on plasma lipoprotein levels. JAMA 247: 2674–2679
151. Wirth A, Schlierf G, Schettler G (1979) Körperliche Aktivität und Fettstoffwechsel. Klin Wochenschr 57: 1195–1201
152. Wong ND, Hei TK, Qaqundah PY, Davidson DM, Bassin SL, Gold KV (1992) Television viewing and pediatric hypercholesterolemia. Pediatry 90: 75–79
153. Wood PD, Stefanick ML, Dreon DM et al. (1988) Changes in plasma lipids and lipoproteins in overweight men during weight loss through dieting as compared with exercise. N Engl J Med 319: 1173–1179
154. Wood PD, Stefanick ML, Williams PT, Haskell WL (1991) The effects on plasma lipoproteins of a prudent weight-reducing diet, with or without exercise, in overweight men and women. N Engl J Med 325: 461–466
155. Yalow RS, Glick SM, Roth J (1965) Plasma insulin and growth hormone levels in obesity and diabetes. Ann N Y Acad Sci 131: 357–373

10 Zukunftsperspektiven

Vorbemerkung

„Interventionen am Herzen" sind ein neuer Begriff, der durch die ergänzenden Verfahren innerhalb der Kardiologie entstanden ist und ein weites Spektrum der Herausforderung bedeutet. Die Eingriffe sind alle Primärinterventionen und keine Sekundärinterventionen. Hier ist es notwendig, über gezielte Langzeitstudien den Erfolg von Sekundärinterventionen wie medikamentöser Natur, lipidsenkender Natur und dergleichen in Relevanz zu bringen. Kardiovaskuläre Erkrankungen, die uns heute beschäftigen, können vielleicht eines Tages durch Gentherapie hintangehalten werden. Aufgabe muß es sein, die Interventionen am Herzen stets neu zu bewerten, damit mit der konstanten Neuentwicklung Schritt gehalten werden kann.

10.1 Gentherapie als mögliche Behandlungsstrategie für kardiovaskuläre Erkrankungen

H.E. von der Leyen und V.J. Dzau

> There is no doubt that the development and application of recombinant DNA technology has put us at the threshold of new forms of medicine.
> *Paul Berg* [6]

Die Anwendung molekularbiologischer Techniken in der kardiovaskulären Forschung hat sich derartig schnell ausgebreitet, daß traditionelle Konzepte der Physiologie und Pharmakologie kardiovaskulärer Organe durch neue Konzepte der zellulären und molekularen Regulation revolutioniert worden sind [35]. Im Hinblick auf das kardiovaskuläre System sind wir Zeuge eines fundamentalen Paradigmenwechsels geworden. Wurden noch vor 50 Jahren Herz und Blutgefäße als mechanische Organe angesehen, die auf Nervensignale und Hormone reagieren, so gelten sie heute als biologisch aktive Organe. Diese können Substanzen synthetisieren die wiederum an der Regulation kardialer und vaskulärer Funktionen beteiligt sind [19, 20]. Es ist in den letzten Jahren deutlich geworden, daß die komplexen Organe des kardiovaskulären Systems zu einer sensiblen Wahrnehmung bestimmter Einflußgrößen fähig sind. Zur Regulation kardialer und vaskulärer Funktionen geben sie Signale nicht nur zu Zellen des Herzens oder der Gefäße, sondern auch zu umgebendem Gewebe weiter. Die Molekularbiologie hat die Charakterisierung spezifischer Gene, die an dieser Steuerung kardiovaskulärer Funktionen beteiligt sind, ermöglicht. Die Kenntnis dieser Gene führte aber auch zur Identifikation von Genen, die kausal an kardiovaskulären Krankheitsprozessen beteiligt sind. Dies bildete die Grundlage zu dem Konzept der Gentherapie als potentiellem Zugang zur Behandlung kardiovaskulärer Erkrankungen. Die Wendung zur „molekularen" Analyse kardiovaskulärer Krankheiten beinhaltet (a) die Erforschung pathobiologischer Prozesse speziell auf der zellulären und molekularen Ebene durch Boten-RNA-(mRNA-)Analyse mittels Northern blot, Polymerase-Kettenreaktion (PCR) und/oder In-situ-Hybridisierung, (b) In-vivo-Genmanipulation und Entwicklung von Tiermodellen für Krankheiten mittels Gentransfer, Applikation von „anti-sense"-Oligonukleotiden (vgl. S. 533) und Entwicklung transgener Tiere sowie (c) die Entwicklung neuer therapeutischer Strategien durch „Austausch" pathologischer Gene mit therapeutisch nutzbringenden Genen, durch Korrektur pathologischer Gene oder durch verstärkte Expression „therapeutischer" Gene. In den 70er Jahren hat die „molekulare Revolution" die Biologie grundlegend verändert; jetzt, in den 90er Jahren, wird die „molekulare Revolution" die Medizin verändern.

Die „molekulare" Analyse kardiovaskulärer Erkrankungen

Definition pathobiologischer Mediatoren
– mRNA-Analyse, PCR, Northern blot,
– In-situ-Hybridisierung.

Simulation pathologischer Bedingungen
– Gentransfer möglicher Mediatoren,
– „anti-sense"-Hemmung möglicher Mediatoren,
– transgene Tiere.

Entwicklung neuer Therapien
– Genverstärkung,
– „anti-sense"-Strategie,
– Genersatz.

Mehrere entscheidende Ereignisse sowohl in der (molekularen) Biologie und Biochemie als auch in der Medizin ermöglichten das neue Konzept des In-vivo-Gentransfers und der Gentherapie [24]. In der Mitte der 60er Jahre wurde entdeckt, daß die Papovaviren SV40 und Polyoma – im Rahmen der Transformation einer Zelle vom normalen zum neoplastischen Phänotyp – ihre genetischen Informationen oder ihre spezifischen transformierenden Genregionen kovalent, stabil und vererbbar in das Genom bestimmter Effektorzellen integrierten [64]. Diese Experimente zeigten zum ersten Mal, daß es möglich sein müßte, durch Einschleusung exogener genetischer Informationen eine effiziente genetische Transformation einer Zelle zu erreichen [62], und es wurde vorgeschlagen, daß SV40 zu einem transduzierenden Vektor (Vektor = Nukleinsäuremolekül zum Einbau und zur Vermehrung einer fremden genetischen Information) entwickelt werden könnte, um exogene DNA in Säugetierzellen zu transferieren [73]. In der Folge wurde – noch vor dem Beginn des Zeitalters der „rekombinanten" DNA – versucht, mittels eines Virus ein Gen in therapeutischer Absicht zu transferieren [63]. Bei 2 Patientinnen mit Hyperargininämie wurde ein Shope-Papillomavirus injiziert, in der (falschen!) Hoffnung, daß das virale Genom eine Argininase kodieren würde, die nach Expression in Hepatozyten der Patientinnen eine dauerhafte genetische Modifikation der Krankheit erreichen könnte. Noch war der Zeitpunkt für eine erfolgreiche Gentherapie nicht gekommen. Erst gefördert durch das Aufkommen der rekombinanten DNA-Technik [6], schlugen Friedmann u. Roblin 1972 vor [25], daß ein Tumorvirus derartig modifiziert werden könnte, daß (rekombinante) genetische Informationen zur Ergänzung genetischer Defekte oder zur Korrektur krankhafter Phänotypen eingesetzt werden könnten. Dieses Konzept wurde von Berg et al. [31] unterstützt, die einen rekombinanten SV40-Vektor herstellten, welcher in der Tat fähig war, fremde DNA-Sequenzen in Säugetierzellen zu transfizieren Die gleiche Gruppe zeigte 1979, daß mittels dieser Vektoren sogar komplette zelluläre DNA effizient und funktional in Säugetierzellen transfiziert werden konnte [51]. Es war nun klar geworden, daß zwei „Werkzeuge" für eine effektive Gentherapie notwendig waren, nämlich Methoden für einen effizienten Gentransfer (z. B. virale Vektoren) und spezifische Gene in klonierter Form (mittels rekombinanter DNA-Technologie).

Die in den letzten Jahren eingeführten Gentransfermethoden haben zusammen mit dem großen Arsenal der rekombinanten DNA-Technologie zu einer weitverbreiteten experimentellen Anwendung von transienter oder stabiler Expression von Genen geführt, um krankhafte Prozesse und daraus resultierend die mögliche Anwendung einer Gentherapie zu untersuchen. Über 200 Patienten haben weltweit bereits exogenes genetisches Material in therapeutischen Studien erhalten [2]. Natürlich ist nicht zu erwarten, daß mit diesen Pionierleistungen Wunder vollbracht werden können – noch sind die Techniken nicht ausgereift und eine Menge Probleme zu lösen. Die Fortschritte in der Forschung sind aber rasant, und traditionelle Grenzen der herkömmlichen Medizin werden überschritten. Neue Generationen von Transfektionsvektoren sind in der Entwicklung, um einen effizienteren Gentransfer und kontrollierte Genexpression zu erreichen. Die vorliegende Übersicht beschreibt den derzeitigen Stand der Forschung auf dem Gebiet der Genmodifikation, die möglicherweise in der Zukunft zur Behandlung kardiovaskulärer Erkrankungen angewendet werden könnten. Tab. 1 faßt mögliche Ziele einer Gentherapie für Herz-Kreislauf-Erkrankungen zusammen.

Tabelle 1. Gentherapie für kardiovaskuläre Erkrankungen

Indikation	Zielgen
Systemische Erkrankungen	
Familiäre Hypercholesterinämie	Low-density-Lipoproteinrezeptor
Atherosklerose	High-density-Lipoprotein
Gerinnungsstörungen	Gewebeplasminogenaktivator
Refraktärer Diabetes mellitus	Insulin
Lokale Gentherapie	
Restenose nach PTCA Rejektion nach Transplantation	Regulatorische Zellzyklusgene
Transplantvaskulopathie	Adhäsionsmoleküle für Leukozyten
	Zytokine
Myokardinfarkt:	
– Remodelling	Transformierender Wachstumsfaktor (TGFβ)
– Angiogenese	Fibroblast-Wachstumsfaktor (FGF)
Myokarditis	Zytokine
Kongenitale Herzerkrankungen	Myozytärer Differenzierungsfaktor
Thrombose	Gewebeplasminogenaktivator
Glomeruläre Erkrankungen	Zytokine, Zellzyklusgene
Aortenaneurysma	Protease

Techniken des Gentransfers im kardiovaskulären System

Um die Wirksamkeit eines Gentransfers zu verbessern, sind in der letzten Zeit eine Reihe von Alternativen zu den herkömmlichen Gentransfermethoden (Calciumphosphat- oder Diethylaminoethyldextran-[DEAE-]Methode [65] entwickelt worden (Tab. 2). Der Einschluß spezifischer DNA in *künstliche Lipidmembranen* (Liposomen) erbrachte in bestimmten Zellarten eine erhöhte Wirksamkeit des Gentransfers [23]. *Mikroinjektionen* wurden erfolgreich zur Einführung von gereinigtem, rekombinanten Protein, neutralisierenden Antikörpern oder kompetetiven Oligonukleotiden in Zellen verwandt. Dies machte es möglich, die Funktion spezieller Genprodukte in der Vermittlung bestimmter Phänotypen auf zellulärer Ebene zu untersuchen [1, 10]. Die intramuskuläre Injektion von Plasmid-DNA (Plasmid = Nukleinsäuremolekül, das sich unabhängig von der chromosomalen DNA vermehren kann) in Skelettmuskelgewebe zeigte eine vorübergehende Expression von fremder DNA in verschiedenen myotubulären Muskelstrukturen. Indem die direkte Geninjektion auf myokardiales Gewebe ausgeweitet wurde, konnte nach intramyokardialer Injektion die Expression eines Reportergens bis zu 4 Wochen nach Injektion nachgewiesen werden [39]. Darüberhinaus ist es möglich, die Expression injizierter Gene zielgerichtet auf spezielle Zellen (z. B. myokardiale Zellen) zu richten und die Expression dieser Gene entsprechend dem hormanalen Status des Labortieres zu beeinflussen [36]. Ein weiterer, effektiver Zugang zur Überführung fremder DNA besteht in der Verwendung *viraler Vektoren*, die in letzter Zeit zunehmend zur Transfektion fremder Gene verwendet worden sind [7, 53]. Eine erfolgreiche Gentherapie erfordert ein wirksames Transfersystem, langanhaltende Stabilität der überführten DNA und eine Expression des therapeutischen Genes auf physiologischer Ebene. Eine vollständige, physiologisch kontrollierte Expression kann nach Transfer von intakten Genen oder mehreren hundert Kilobasen großen Genfragmenten erreicht werden – wie kürzlich am Transfer künstlicher Chromosomen ("yeast artificial chromosomes") in transgene Mäuse demonstriert wurde [58, 66]. Eine Erhaltung transfizierter DNA über lange Zeit könnte erreicht werden, wenn die DNA Replikationsursprung, Zentromer und Telomer enthält, was wiederum Erhaltung und Replikation der fremden DNA ermöglichen könnte [9]. Diese Eigenschaften könnten zu einem künstlichen Säugetierchromosom kombiniert werden, welches nicht nur eine vollständig kontrollierte Expression des Transgens, sondern auch die Erhaltung des Transgens in der Zelle, in der es eingeführt wurde, zuläßt [29].

Obgleich Calciumpräzipitation, DEAE-Dextran, kationische Liposomen und Elektroporation häufig verwendet werden, um in vitro fremde Gene in eine Vielzahl von Zellen zu transferieren, haben diese Methoden in vivo nur eine begrenzte Wirksamkeit [22]. Gegenwärtig werden für den In-vivo-Gentransfer in kardiovaskuläre Organe die folgenden Techniken verwendet: (a) viraler Gentransfer mittels Retrovirus oder Adenovirus, (b) liposomaler Gentransfer mittels kationischer Liposome, (c) fusigene Liposome (Liposome komplexiert mit Sendaivirus (HVJ, "hemagglutinating virus of Japan"), und (d) direkte (Mikro-)injektion bzw. Myoblastimplantation (s. Tab. 2). Wie im folgenden beschrieben, zeigen diese verschiedenen Gentransfermethoden im In-vivo-Gebrauch unterschiedliche Vor- und Nachteile.

Viral vermittelter Gentransfer

Retroviral vermittelter Gentransfer. Retrovirale Expressionsvektoren werden durch die Einschleusung exogener Gene in das virale Genom konstruiert [77]. Der rekombinante virale Vektor hat eine hohe Wirksamkeit kein Transfer eines inserierten Gens in die neue Wirtszelle [13]. Die Konstruktion des retroviralen Transfektionsvektors beinhaltet mehrere Schritte [15]. Zuerst werden – um den Vektor replikationsunfähig zu machen – diejenigen Strukturgene, die für eine Virusreplikation notwendig sind, mittels Restriktionsendonukleasen aus dem Retrovirusgenom herausgeschnitten. Als nächstes wird das fremde, zu transferierende Gen in die virale Genstruktur ligiert. Der rekombinante Retrovirus enthält nun das exo-

Tabelle 2. Experimentelle Methoden für den Gentransfer

Methode	
Virale Vektoren	Retrovirus
	Adenovirus
	(+ Transferrin/Polylysin)
Lipidvektoren	Liposomen
	Kationische Liposomen
	(Lipofectin)
Fusigene Lipidvektoren	Sendaivirus (HVJ)/Liposomen
Andere Methoden	Mikroinjektion
	Mikropartikelbombardement
	Myoblastimplantation

gene Gen, regulatorische Sequenzen und die PS-Region ("packaging signals"), aber beinhaltet nicht mehr die wesentlichen Strukturgene, die zur Produktion eines kompletten Virions notwendig sind. Es bedarf einer Helferzelle, um infektiöse virale Partikel zu gewinnen. Diese Helferzelle besitzt in ihrem Genom einen Retrovirus, dessen "packaging"-Signale zerstört wurden. Wird die Helferzelle durch die defekte retrovirale DNA des primären Konstrukts infiziert, so produziert die Helferzelle hohe Titer des ersten Virus. Diese Viren sind infektiös, haben also hohe Transfektionseffizienz, werden aber in der neuen Wirtszelle nicht „verpackt" und nicht ausgeschleust [59]. Prinzipiell wird also das nicht replikationsfähige Genom eines retroviralen Vektors in ein entsprechendes Wirtsgenom eingebaut, so daß dann die Wirtszelle das gewünschte Gen exprimieren kann. Im Falle des einfachen Genvektors („singlegen vector"), der nur ein bestimmtes Transfektionsgen enthält, können die Strukturgene durch ein einfaches Gen ersetzt werden, das dann umgeschrieben wird unter der Kontrolle von regulatorischen Virussequenzen, die aus endständigen identischen Nukleotidsequenzen in direkter Wiederholung bestehen ("long terminal repeat" [LTR]) [11, 13, 15]. Solch ein rekombinanter Virus kann als Vektor für den Transfer von sowohl selektiven Markergenen als auch nichtselektiven zellulären Genen verwandt werden. Nabel et al. [52, 53] haben zuerst die Durchführbarkeit einer Transfektion von vaskulärem Gewebe mit fremder DNA demonstriert. Diese Autoren zeigten an iliofemoralen Arterien des Schweins mittels Benutzung eines Doppelballonkatheters und der direkten Transfektion eines amphotropen retroviralen Vektors, der ein rekombinantes β-Galaktosidasegen enthielt, daß mehrere Zelltypen in der Gefäßwand, eingeschlossen Endothel- und glatte Gefäßmuskelzellen, transfiziert werden konnten. Das Reportergen (β-Galaktosidase) wurde für mindestens 5 Monate exprimiert. Wilson et al. [82] berichteten, daß mittels eines ähnlichen retroviralen Vektors, der ein β-Galaktosidasegen enthielt, Gefäßprothesen mit genetisch veränderten Endothelzellen ausgekleidet wurden. Diese „transformierten" Endothelzellen exprimierten bis zu 5 Wochen enzymatische β-Galaktosidaseaktivität. Obgleich die retrovirale Transfektionsmethode eine beachtliche Transfektionseffizienz hat, bestehen doch mehrere gewichtige Nachteile: (a) Begrenzung der Größe des zu inserierenden, fremden Gens, da es in das Genom des Retrovirus integriert werden muß, (b) eine stabile Infektion ist abhängig von Zellteilung, d.h., eine Transfektion ist nicht möglich in enddifferenzierten Zellen, (c) es besteht die Möglichkeit, daß sich schwerwiegende Nebenwirkungen entwickeln, wie z.B. Virusinfektion und Aktivierung von Onkogenen, (d) es besteht die Möglichkeit der Entwicklung einer Immunreaktion gegen das intrinsische, retrovirale Antigen und (e) da die retrovirale Transfektion in einer stabilen Transformation der Zelle resultiert, kann diese zufällige Integration die Chance einer Mutagenese der Zelle erhöhen (Insertionsmutagenese) [22] und ein Risiko bei der Anwendung beim Menschen beinhalten [43]. Es ist in der Tat berichtet worden, daß Affen ein malignes T-Zellymphom entwickelten, nachdem an ihnen eine Knochenmarktransplantation mittels eines retroviralvermittelten Gentransferprotokolls durchgeführt worden war. Als Ursache fand man, daß ein Helfervirus die Präparation des retroviralen Vektors kontaminiert hatte [18].

Adenovirus-vermittelter Gentransfer. Adenovirale Vektoren haben sich ebenfalls als geeignet für den kardiovaskulären Gentransfer erwiesen. Ähnlich wie Herpesviren (neurotrope Viren, die neuronale Zellen mit hoher Wirksamkeit transduzieren können [8]) sind Adenoviren DNA-Viren, die nichtteilungsaktive Zellen transfizieren können und gewöhnlich nicht in das Wirtsgenom integriert werden. Derzeit werden zwei verschiedene Gentransfermethoden, bei denen Adenoviren verwendet werden, experimentell untersucht: (a) ein replikationsdefekter adenoviraler Vektor, ähnlich wie bei der retroviralen Methode und (b) eine Kopplung der Hülle des Adenovirus mit Transferrin-Polylysin/DNA-Komplexen. Der erste Zugang besteht in der Inserierung fremder Gene in adenovirale Genomstrukturen, die Deletionen aufweisen (ähnlich wie bei der retroviralen Methode) [7, 26]. Nichtteilungsfähige, rekombinante adenovirale Vektoren können derart manipuliert werden, daß sie rekombinante Genprodukte kodieren (bis zu einer Größe von etwa 7,5 Kilobasen). Der rekombinante Vektor kann propagiert werden in bestimmten Zellinien, die dazu dienen, das Wachstum des nichtteilungfähigen Adenovirus zu ermöglichen. Aortale glatte Gefäßmuskelzellen [26] und kardiale Myozyten [34] wurden erfolgreich mit nichtreplikationsfähigen adenoviralen Vektoren transfiziert, wobei β-Galaktosidase und Chloramphenicol-Acetyltransferase als Reportergene dienten. In-vivo-Transfektion mittels direkter Gefäßinfusion zeigte, daß das Transgen für mindestens 2 Wochen in vaskulärem Gewebe exprimiert wurde [4, 26, 37, 40]. Mittels direkter Injektion eines adenoviralen Vektors wurde eine Genexpression in Myokardgewebe erreicht [27, 34]. Obgleich adenovirale Vektoren eine hocheffiziente Gentransfermethode darstellen, besteht auch hier die Möglichkeit der viralen Infektion und der viralen antigeninduzierten Immunität, was wiederum die Anwendung dieses Vektors beim Menschen begrenzen könnte [60]. Ein durch adenovirale Vektoren vermittelter Gentransfer in Affenlungen war gekoppelt mit der Entwicklung alveolarer Entzündungen, wenn die zur Erreichung einer nachweisbaren Genexpression notwendigen hohen Konzentrationen von Virusvektoren verwendet wurden [68]. Der zweite, adenoviral vermittelte Zugang für einen Gentransfer beinhaltet die Kopplung des Adenovirus mit DNA/Polylysinkomplexen, was zumindest in bestimmten Zellkulturlinien zu einer hohen Transfektionseffektivität führte [79]. Nichtteilungsfähiger oder chemisch inaktivierter Adenovirus wird mit Polylysin gekoppelt, wobei dies entweder enzymatisch durch Wirkung von Transglutaminase oder biochemisch mittels Biotinylierung des Virus und Streptavidinylierung der Polylysinstrukturen geschieht. Kombinationskomplexe, die DNA, Adenovirus-Polylysin und Transferrin-Polylysin enthalten, haben die Fähigkeit, Reportergene in Zellen zu transferieren, die Adenovirus- oder Transferrinrezeptoren besitzen. Die Adenovirus- und Transferrinkomplexe sind nach Transfektion gemeinsam in Endosomen lokalisiert. Da das Virus die Fähigkeit besitzt, Endosomen zu lysieren, wird angenommen, daß es die Integrität der endosomalen Membran zerstört und damit die Ausschleusung der mittransfizierten DNA in das Zytosol und schließlich in den Zellkern bewirkt [14]. Dieser adenovirale Transfektionsmodus zeigt einige Vorteile, die ähnlich auch bei der Sendaivirus-vermittelten Methode bestehen (s. unten). Für einige Gewebe, wie z. B. die Lunge, scheint der adenovirale Gentransfer besonders geeignet zu sein. Kürzlich haben Willard et al. [81] den erfolgreichen Gentransfer mittels dieser Methode in vaskulären Strukturen gezeigt. Eine interessante Erweiterung des adenoviralen Transfektionssystems ist in Abstraktform berichtet worden [28]. Ein rekombinanter Adenovirus wurde dergestalt konstruiert, daß ein Luciferasegen (als Reportergen) von einer Thyroxin-Retinolsäure abhängigen Sequenz gesteuert wurde, die wiederum verbunden war mit einem Thymidinkinasepromoter des Herpes-simplex-Virus. Unter Verwendung dieses Konstrukts konnte in vivo die Aktivität des Reportergens durch Injektionen mit Triiodthyronin (T3) stimuliert werden. Dieser experimentelle Zugang demonstriert die interessante Möglichkeit, die Expression von Genen, die in therapeutischer Absicht transfiziert wurden, endogen zu regulieren.

Lipidvermittelter Gentransfer (Liposomen)

Liposomen sind zum Zwecke einer Gentransfektion sicher und einfach zu benutzen. Bei der kationischen lipidvermittelten Methode (zuerst 1987 beschrieben [23]) wird zur Transfektion DNA mit einer Liposomensuspension, die kationische Lipide enthält, gemischt. Der mögliche Mechanismus dieser Gentransfermethode besteht darin, daß zunächst negativ geladene Phosphatgruppen der DNA an die positiv geladene Oberfläche der Liposomen binden. Die verbleibende positive Ladung der Liposomen koppelt dann wahrscheinlich an negativ geladene Sialsäurereste auf der Zelloberfläche. Kationische Liposomen sind erfolgreich für den In-vitro-Gentransfer verwendet worden. Auch eine Anwendung in vivo zeigte, daß DNA in intakte Koronarien und periphere Gefäße transfiziert werden kann [38], allerdings war die Transfektionseffektivität gering, und es bedurfte einer langen Inkubationszeit der Transfektionslösung. Die Expression von Genen, die mittels Liposomen transfiziert werden, scheint in Gegenwart aktiver Zellproliferation (z. B. bei intimaler Hyperplasie nach Ballondilatation) verstärkt zu werden [74]. Interessant ist die Mitteilung, daß an Mäusen mittels einer einmaligen intravenösen Injektion einer DNA/Liposomenpräparation die Expression eines Transgens – abhängig von spezifischen Promoterelementen – auf vorbestimmte Gewebe und Zelltypen gerichtet werden konnte [84].

Liposomen gekoppelt mit viralen Fusionseigenschaften

Gentransfer mittels Sendaivirus/Liposomen. Diese Methode stellt eine Kombination der fusigenen Eigenschaften des Sendaivirus (HVJ, "hemagglutinating virus of Japan") mit Liposomen dar. Wesentlich erscheint, daß bei dieser Methode das Virus vor der Transfektion inaktiviert wird. Für die Bindungs- und Fusionseigenschaften des RNA-Virus sind zwei Proteine der Virushülle ("viral envelope") verantwortlich, nämlich das HN-Protein (Zellanheftung) und das F-Protein (Fusionsprotein; Abb. 1).

Der Sendaivirus/Liposomenvektor ist durch einige hl Eigenschaften charakterisiert, die für den Gentransfer in vivo von Vorteil sind, so z. B. (a) Transfektionseffektivität unabhängig von Zelldifferenzierung oder -teilung, (b) Sicherheit (das Virus wird vor der Transfektion inaktiviert), (c) einfache experimentelle Präparation, (d) kurze Inkubationszeit (in vi-

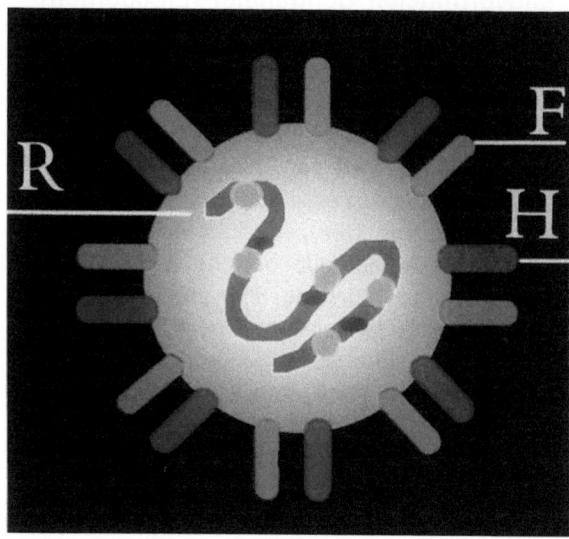

Abb. 1. Schematische Darstellung des Sendaivirus. *F* Fusionsprotein, *H* Zellanheftungsprotein, *R* RNA

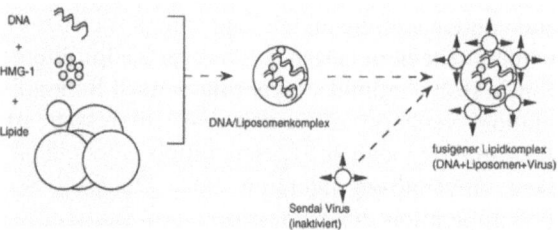

Abb. 2. Präparationsschritte der Sendaivirus/Liposomen-Gentransfermethode

tro: 40 min, in vivo: 10–15 min) und (e) keine Begrenzung der Größe des DNA-Fragments, das transfiziert werden soll. Abb. 2 illustriert die Schritte, die zur Präparation der Komplexe aus Sendaiviren und Liposomen notwendig sind.

Die zu transfizierende DNA wird zunächst mit einem nukleären Protein ("high mobility group-1", HMG-1) gemischt und inkubiert. Das nukleäre Protein bindet die DNA und verbessert den Transport der DNA zum Zellkern, wobei wahrscheinlich u. a. die Möglichkeiten der Degradierung der DNA beim Transport durch das Zytosol reduziert wird [32, 33]. Im zweiten Schritt werden die DNA-HMG-1-Komplexe mit Lipiden (Phosphatidylserin, Phosphatidylcholin, Cholesterol) gemischt. Die so entstehenden Liposomen werden dann mit inaktivierten Sendaiviren komplexiert. Nach Reinigung mittels Sucrose-Gradientenzentrifugation ist die Lösung zur Transfektion bereit [45]. Eine interessante Eigenart des durch Sendaivirus/Liposomen vermittelten Gentransfers besteht in der Tatsache, daß die zu transferierende DNA nach Fusion des Liposomenkomplexes mit der Zellmembran ohne Endozytose direkt in das Zytosol freigegeben wird, wodurch die nukleäre Aufnahme verstärkt wird und die Chance einer lysosomalen Degradierung der DNA reduziert wird [57]. Die Sendaivirus/Liposomenmethode wurde in vitro im Hinblick auf die Transfektionseffektivität eines ACE-("angiotensin converting enzyme"-)cDNA-Konstrukts verglichen mit der kationischen Liposomenmethode [46]. Zelluläre ACE-Aktivität war signifikant höher bei Benutzung der Sendaivirus-Technik im Vergleich zu einer kationischen Liposomen-Methode. Darüberhinaus konnte in Organkulturexperimenten mit Karotisarterien der Ratte gezeigt werden, daß am 3. Tag nach Transfektion der ACE-cDNA eine hohe Expression des Transgens in der Tunica media der Gefäße zu finden war [46]. Experimente mit einem Expressionsvektor, der die SV40-T-Antigen cDNA enthielt, zeigten in vivo (Karotisarterien der Ratte), daß mit der Sendaivirus/Liposomen-Methode eine beachtliche Transfektionseffektivität erreicht werden konnte (bis zu 30% der Gefäßwand zeigte SV40-T-Antigenexpression) [44]. Eine Woche nach Transfektion zeigte die immunhistochemische Färbung, daß das Transgen in der Tunica media sowohl von ballondilatierten als auch intakten Gefäßen noch nachweisbar war. Es ergaben sich keine Hinweise auf toxische Nebeneffekte bei dieser Transfektionsmethode [44]. Die Sendaivirus-Methode wurde in vivo erfolgreich für den Gentransfer in verschiedenen Gewebe verwendet, so z. B. in Leber [32], Niere [30, 76] und Gefäßwand [49, 50]. Wegen der hämagglutinierenden Eigenschaften des Sendaivirus kann eine unspezifische Bindung an rote Blutkörperchen nachteilig sein. Um diese Nebenwirkung zu vermeiden, sollte z. B. ein Gefäßsegment vor der Instillation der Sendaivirus/Liposomenlösung mittels physiologischer Kochsalzlösung gespült werden. Die Sendaivirus-Methode kann auch für den Transfer von „anti-sense"-Oligonukleotiden verwendet werden, wobei eine signifikante Erhöhung der Stabilität und Wirksamkeit der Oligonukleotide diskutiert wird [47]. Der In-vivo-Transfer von fluoreszenz-(FITC-)markierten Oligonukleotiden mittels der Sendaivirus-Methode erreichte innerhalb von 10 min eine dichte Verteilung von Fluoreszenz innerhalb medialer Zellen von ballontraumatisierten Koronararterien der Ratte (Abb. 3). Die Fluoreszenz war primär in den Zellkernen lokalisiert (Abb. 4) und hielt bis zu 2 Wochen nach Transfektion an [50].

10.1 Gentherapie als mögliche Behandlungsstrategie für kardiovaskuläre Erkrankungen

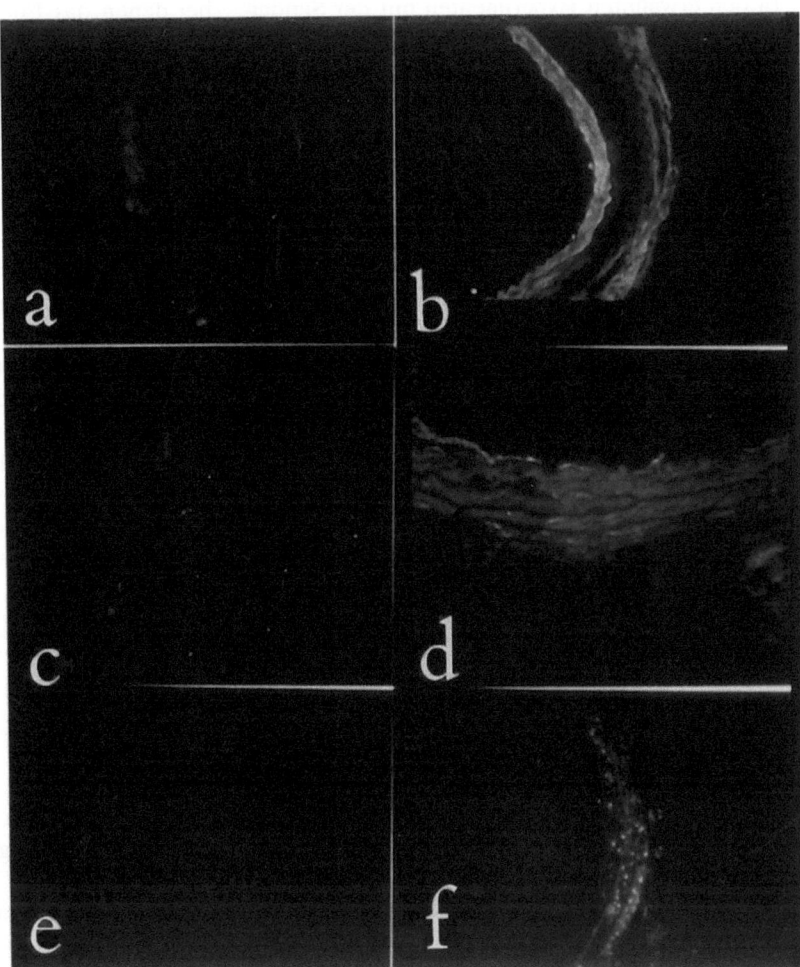

Abb. 3a–f. Transfektion von fluoreszenz(FITC-)markierten Oligonukleotiden in vivo (A. carotis der Ratte). **a, c, e** Transfer mittels Liposomen, **b, d, f** Transfer mittels Sendaivirus/Liposomen. Zeitverlauf nach Transfektion: **a,b** = 10 min, **c, d** 1 Tag, **e, f** 4 Tage (aus [50])

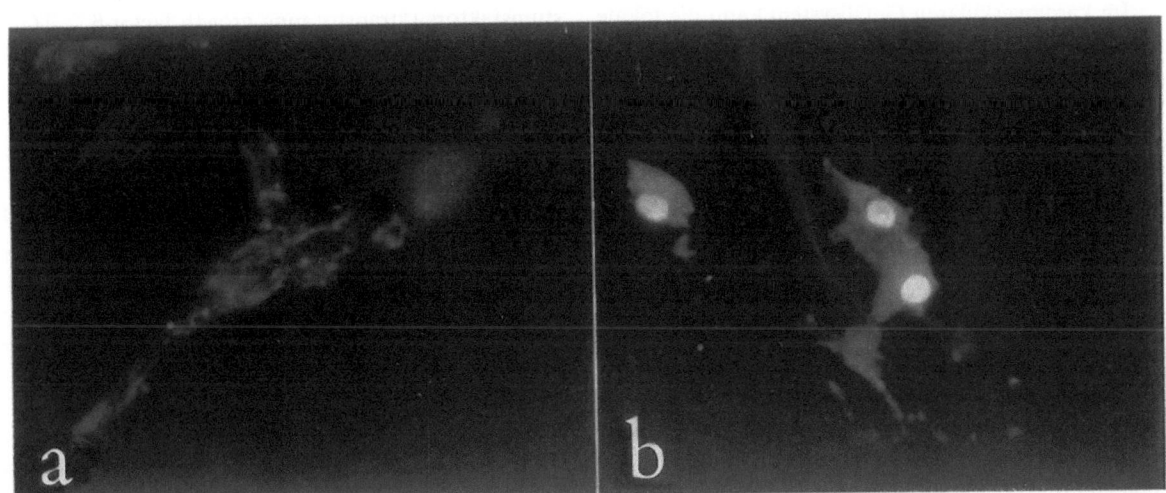

Abb. 4a, b. Zelluläre Lokalisation nach Transfektion von fluoreszenz-(FITC)-markierten Oligonukleotiden in vivo (A. carotis der Ratte). **a** Transfer mittels Liposomen, **b** Transfer mittels Sendaivirus/Liposmen. (Aus [50])

In den erwähnten Experimenten mit der Sendaivirus-Methode sind keine (toxischen) Nebeneffekte beschrieben worden. In Anbetracht der beschriebenen Vorteile des inaktivierten Sendaivirus-Vektors stellt die Sendaivirus/Liposomen-Präparation eine attraktive Methode für den In-vivo-Gentransfer im kardiovaskulären System dar.

Andere Methoden des Gentransfer

Es wurde der mögliche Gebrauch von genetisch veränderten Endothelzellen untersucht. Wilson et al. [82] implantierten genetisch veränderte Gefäßprothesen (retroviral vermittelter Gentransfer) und Nabel et al. [52] transferierten genetisch veränderte Endothelzellen in vivo in die Gefäßwand. Lynch et al. [41] berichteten über einen erfolgreichen Transfer von glatten Gefäßmuskelzellen, die mit Adenosindeaminase transfiziert worden waren, in Blutgefäße, bei denen das Endothel beseitigt worden war. Dichek et al. [16] richteten ihr Augenmerk auf die Entwicklung von Gefäßstützen ("stents"), die mit genetisch veränderten Endothelzellen ausgekleidet wurden, um eine Prävention der Restenose zu erreichen. Es gelang ihnen, Gewebeplasminogenaktivator (t-PA), das von den genetisch veränderten Endothelzellen nach Transfektion mit rekombinantem t-PA-Gen produziert wurde, nachzuweisen [17]. Ein weiterer Weg für die Einschleusung von Genprodukten ist gegeben mit der Implantation von genetisch modifizierten Myoblasten oder Fibroblasten in muskulärem Gewebe, wodurch z. B. eine systemische Produktion von Hormonen möglich wurde [3]. Nach der Implantation von Myoblasten, welche mit einem rekombinanten, retroviralen Vektor, der die DNA für den humanen Faktor IX enthielt, transfiziert worden waren, wurde eine Sekretion dieses Proteins in das Kreislaufsystem bis zu einem Monat nach Transfektion beobachtet [83].

Anwendung von Gentransfer für die kardiovaskuläre Therapie

Mögliche Anwendungen einer kardiovaskulären Gentherapie (s. Tab. 1) beinhalten die Behandlung vaskulärer Erkrankungen (z. B. Restenose nach Ballondilatation, Atherosklerose), myokardiale Erkrankungen (z. B. Myokardinfarkt, Kardiomyopathie, myokardiale Strukturveränderungen ["remodelling"]), metabolische Erkrankungen (z. B. Diabetes mellitus, Hypercholesterinämie, Hochdruck) und Autoimmunerkrankungen (z. B. bestimmte Formen der Glomerulonephritis).

Im kardiovaskulären Gefäßsystem kann die lokale Applizierung von genetisch manipuliertem Material entweder durch die direkte Anlagerung der therapeutischen Substanz an die Gefäßwand mittels eines intravaskulär plazierten Katheters erfolgen und/oder durch die Verwendung von Fusionstoxinen, die eine spezifische Affinität zur Gefäßwand haben [61, 80]. Um das volle Spektrum der Möglichkeiten eines Gentransfers in vivo zu bestimmen, ist es notwendig, kathetergestützte Systeme zu entwickeln, mit denen rekombinante Substanzen in der für einen wirksamen Gentransfer notwendigen Inkubationszeit bei gleichzeitiger Aufrechterhaltung der Gewebeperfusion appliziert werden können. Nabel et al. [54] berichteten über den Gebrauch eines Doppelballonkatheters für den Gentransfer und zeigten, daß durch direkten Gentransfer in die Gefäßwand von Schweinearterien die Einführung eines Expressionsvektors möglich war, der eine sekretorische Form des Fibroblasten-Wachstumsfaktors ("fibroblast growth factor", FGF-1) kodierte. Dies bewirkte eine intimale Verdickung der transfizierten Gefäße zusammen mit der Bildung von Neokapillaren. Möglicherweise könnte diese Anwendung von kardiovaskulärer Gentherapie dazu verwendet werden, in bestimmten klinischen Situationen den Blutfluß zu ischämischem Gewebe zu verbessern. In einem ähnlichen Modell zeigte dieselbe Gruppe, daß die Überexpression des transformierenden Wachstumsfaktors ("transforming growth factor-β_1", TGF-β_1) in gesunden Gefäßen zu einer substantiellen Produktion von extrazellulärer Matrix verbunden mit intimaler und medialer Hyperplasie führte [55]. Diese Ergebnisse zeigten, daß TGF-β_1 auf verschiedene Weise die extrazelluläre Matrixproduktion und zelluläre Proliferation in der arteriellen Gefäßwand moduliert und eine reparative Funktion in der Antwort auf arterielle Gefäßverletzung besitzt. Obgleich also die Anwendung des Gentransfers sehr hilfreich ist für die Aufklärung der pathobiologischen Funktion eines bestimmten Gens (mit der Aussicht auf die mögliche Entwicklung einer Therapiestrategie), sollte doch der Hauptschwerpunkt des Gentransfers in der Applikation rekombinanter DNA zur direkten Therapie kardiovaskulärer Erkrankungen bestehen. Wir haben kürzlich über die Konstruktion eines Expressionsvektors berichtet (Abb. 5), der die konstitutive NO-Synthase (NOS der Endothelzelle; ec-NOS) mittels eines β-Aktinpromoters und Zytomegalievirus-(CMV-)Enhancers kodiert [78]. Die Transfektion dieses Konstrukts in vivo in ballontraumatisierte Karotisgefäße der Ratte resultierte nicht nur in einer partiellen Wiederherstellung der Produktion von NO innerhalb der deendothelialisierten Gefäßsegmentes, sondern verbesserte auch signifikant die vaskuläre Relaxationsfähigkeit des Gefäßes. Darüberhinaus führte die Überexpression der ec-NOS zu einer 70%igen Hemmung der neointimalen Hyperplasie nach Ballontrauma (Abb. 6a–d).

Diese Studie hat erstmalig in vivo gezeigt, daß therapeutische Effekte durch den direkten Transfer eines rekombinanten Genkonstrukts, das ein vollständig funktionables Enzym kodiert, erreicht werden können. Über eine weitere therapeutische Anwendung des Gentransfers wurde kürzlich berichtet, wobei ein Adenovirusvektor benutzt wurde, der das Gen für die Thymidinkinase (*tk*) des Herpesvirus kodierte [56]. Nach Einführung des Vektors in ballontraumatisierte Arterien des Schweins bzw. glatte Gefäßmuskelzellen beeinflußte das *tk*-Gen die glatten Gefäßmuskelzellen dergestalt, daß sie sensitiv wurden für das Nukleosidanalog Ganciclovir, das nach dem Ballontrauma gegeben wurde. Nach einem fünftägigen Kurs mit Ganciclovir konnte die neointimale Hyperplasie um 50–70% gehemmt werden. Ebenfalls mittels Benutzung eines adenoviral-vermittelten Gentransfers zeigten Zoldheyi et al. [85] an einem Schweinemodell, daß durch den Transfer einer cDNA, die die Prostaglandin-H-Synthase-1 kodiert, thrombotische Komplikationen, die durch eine Ballonangioplastie verursacht wurden, verhindert wurden.

Um eine Hemmung von Faktoren zu erreichen, für Zellproliferation und -migration verantwortlich sind, wurden molekulare, intrazellulär gerichtete Methoden entwickelt, die auf dem Transfer von spezifischen Oligonukleotiden basieren [21]. Diese Strategie stellt theoretisch eine einfache Möglichkeit dar, die Expression eines bestimmten Gens zu hemmen [72]. mRNA besteht aus Nukleotidsequenzen, die bestimmte Aminosäuren kodieren; dies ist die „sense"-Information, die in der Translation eines Proteinproduktes resultiert. Das „anti-sense"-Oligonukleotid stellt eine aus etwa 5–20 Nukleotiden bestehende Sequenz dar, die komplementär ist zu einer spezifischen Nukleotidsequenz der Ziel-mRNA, mit der sie hybridisiert. Die Bindung des „anti-sense"-Oligonukleotids an die mRNA verhindert, daß eine funktionelle mRNA gebildet wird, was wiederum die

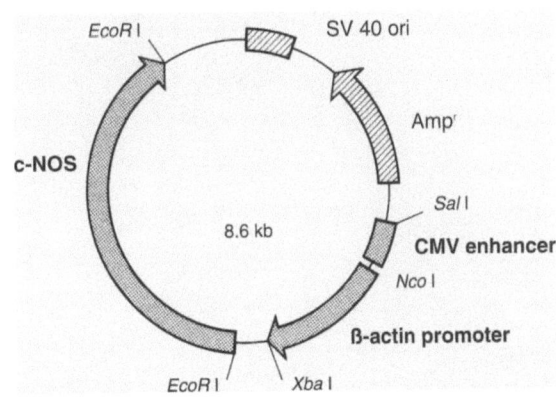

Abb. 5. Schematische Darstellung des Expressionsvektors für die konstitutive, endothelzell-typische NO-Snythase (c-NOS; 8,6 Kilo Basenpaare [*kb*]). *CMV* Cytomegalie-Virus, *SV40 ori* Replikationsursprung des Simian Virus 40, *Amp*[r] Ampicillin-Resistenzgen. *EcoR I, Xba I, Nco I, Sal I* Schnittstellen für Restriktionsendonukleasen

Translation der mRNA verhindert. In der Situation eines Krankheitsprozesses könnte die „anti-sense"-Strategie theoretisch die Expression desjenigen Proteins verhindern, das für die Krankheit ursächlich verantwortlich ist. Mehrere Gruppen haben den Einfluß von „anti-sense"-Oligonukleotiden auf die Neointimabildung nach vaskulärem Ballontrauma untersucht. Die periadventitielle Applikation (mittels eines Biopolymers) von „anti-sense"-Oligonukleotiden (in einer Konzentration von mehr als 150 μM), gerichtet gegen die Expression des Protoonkogens C-myb, führte zu einer Hemmung der neointimalen Hyperplasie nach Ballontrauma der Arteria carotis der Ratte [69]. Nachteilig erscheint bei diesen Experimenten, daß die periadventitielle Applikation von Oligonukleotiden mittels eines Biopolymers ein in der Praxis für die Verhinderung der Restenose nach Ballondilatation nicht geeignetes Verfahren ist.

Der Gentransfer mittels Sendaivirus/Liposomenkomplexen stellt ein intraluminales molekulares Applikationssystem dar, das mehrere Vorteile gegenüber der erwähnten Anwendung eines Biopolymers für den Gentransfer hat. Mittels Sendaivirus/Liposomen wird die Aufnahme der Oligonukleotide in der Gefäßwand erhöht, und auch die Stabilität der Oligonukleotide scheint verbessert zu sein [47]. Wir nehmen an, daß die Modifizierung der Pharmakokinetik der „anti-sense"-Oligonukleotide durch die Sendaivirus/Liposomen-vermittelte Gentransfermethode die mögliche klinische Verwendung dieser Substanzen aus mehreren Gründen verbessert: (a)

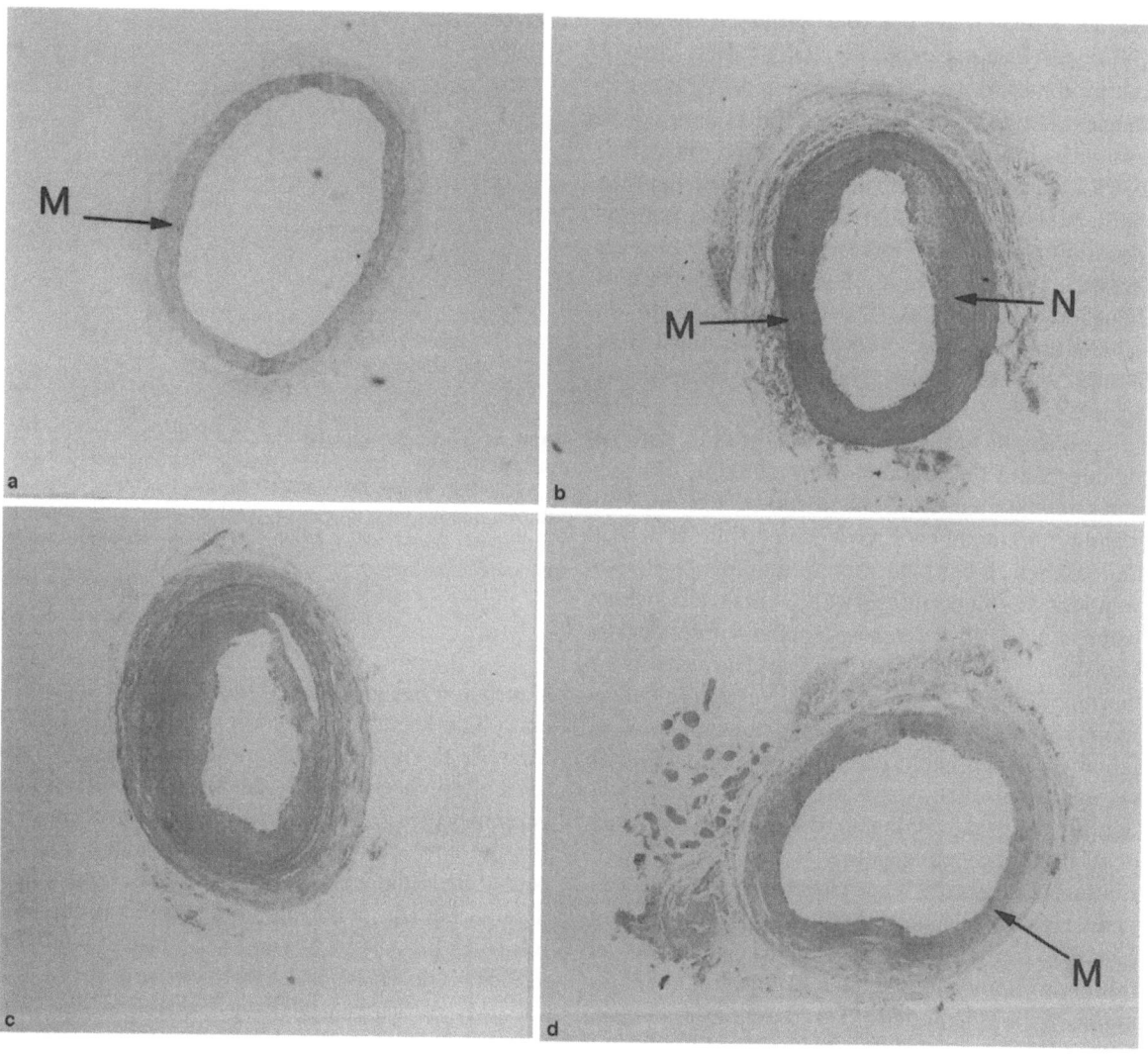

Abb. 6. Hemmung der neointimalen Hyperplasie nach Ballontrauma durch In-vivo-Gentransfer der ec-NO-Synthase (2 Wochen nach Transfektion). *a* Normales Gefäß, *b* ballontraumatisiertes Gefäß, *c* ballontraumatisiertes Gefäß, transfiziert mit einem Kontrollvektor, *d* ballontraumatisiertes Gefäß, transfiziert mit ec-NO-Synthase. *M* Media, *N* Neointima (aus [78])

verkürzte intraluminale Inkubationszeit mit entsprechend schneller Wiederherstellung der vollständigen Organperfusion, (b) Verlängerung der Dauer der biologischen Wirkung des Transgens und (c) Verbesserung der Wirkung durch Vermeidung von Nebenwirkungen, die möglicherweise durch hohe Konzentrationen (d. h. > 100 µM) der Oligonukleotide entstehen können. Unsere kürzlich veröffentlichten Daten zeigen, daß die einmalige Gabe von einer Kombination von „anti-sense"-Oligonukleotiden, die gegen Zellzyklusgene (cdc2 Kinase/PCNA bzw. cdc2 Kinase/cdk2 Kinase [in einer Konzentration von 15 µM]) gerichtet waren, die intimale Hyperplasie nach Ballontrauma im Karotismodell der Ratte fast vollständig hemmte [48, 50]. Der therapeutische Effekt nach der einmaligen initialen Gabe der „anti-sense"-Oligonukleotide war noch bis zu 8 Wochen nach Transfektion deutlich [48]. Angesichts der Tatsache, daß der Sendaivirus vor einer Transfektion mittels UV-Bestrahlung inaktiviert wird, besteht nur eine geringe biologische Gefahr bei der Verwendung dieser Methode im Vergleich z. B. zu einem retroviral-vermittelten Gentransfer. Bennett et al. [5] zeigten, daß die Applikation von „anti-sense"-Oligonukleotiden (gerichtet gegen das Protoonkogen C-myc) eine Hemmung der Proliferation glatter Gefäßmuskelzellen nach Ballontraumatisierung der Arteria carotis der Ratte bewirkte. Zwei weitere, kürzlich veröffentliche Arbeiten berichten ebenfalls über eine signifikante Hemmung der intimalen Hyperplasie in vivo durch Transfektion von „anti-sense"-Oligonukleotiden gegen PCNA (Arteria carotis der Ratte; Transfektion mittels Biopolymer [70]) und gegen C-myc (direkte Applikation durch einen porösen Ballonkatheter in die Koronararterie des Schweins [67]). Wir meinen, daß die voranschreitende Entwicklung der „anti-sense"-Technologie die weitere Charakterisierung der biologischen Funktion von Genprodukten, die in der Antwort auf ein Gefäßtrauma aktiviert werden, ermöglicht und damit den Boden für neue Therapiemöglichkeiten im klinischen Alltag bereitet.

Die Wirksamkeit aortovenöser Bypassoperationen ist begrenzt durch das Auftreten einer frühen Thrombose und durch die akzelerierte Atherosklerose des Bypassgraft. Es konnte gezeigt werden, daß der adenoviral-vermittelte Transfer eines rekombinanten Genkonstrukts, das das lösliche Zelladhäsionsmolekül kodiert, zu einer hohen Expression des Transgens in Veneninterponaten vom Schwein führte [12]. Therapeutische Effekte dieser Gentransferstrategie sind bisher noch nicht berichtet worden. Die akzelerierte Atherosklerose nach Bypassoperation stellt jedoch ein wichtiges Ziel für eine zukünftige Applikation der Gentherapie dar.

Auch die chronische Herzinsuffizienz stellt ein mögliches Ziel für eine Gentherapie dar. Milano et al. [42] zeigten eine verstärkte myokardiale Funktion in transgenen Mäusen nach einer Überexpression des β_2-Rezeptors. Da die chronische Herzinsuffizienz beim Menschen u. a. durch eine Verminderung der Anzahl der myokardialen β-Rezeptoren und in der Folge der inotropen Funktion charakterisiert ist, könnten diese Ergebnisse eine interessante gentherapeutische Strategie für die chronische Myokardinsuffizienz aufzeigen. Transplantierte Kardiomyozyten, die ein Fusionsgen des "α-myosin heavy chain promoters" tragen, könnten einen nützlichen Weg für myokardiale Reparaturvorgänge darstellen. Voraussetzung wäre allerdings, daß die transplantierten, genetisch modulierten Zellen Kontakt zueinander aufnehmen und damit zur myokardialen Funktion beitragen können [71].

Da es scheint, daß die Gentherapie für kardiovaskuläre Erkrankungen nun nicht mehr weit davon entfernt ist, praktisch anwendbar zu werden, müssen spezielle technische Gesichtspunkte vermehrt untersucht werden, um das klinische Potential dieser Methode zu definieren [75]. Gegenwärtige Problempunkte in der Anwendung der Gentherapie sind in der nachfolgenden Übersicht dargestellt.

Aktuelle Probleme in der Anwendung der Gentherapie:

1. Geringe Effektivität der Transfektion,
2. Applikationssystem,
3. Inaktivierung oder Ruhigstellung des Transgens,
4. Toxizität,
5. Identifikation des spezifischen Zielgens,
6. Anwendung am Menschen.

Besonders müssen folgende Fragen geklärt werden:

1. Sicherheit. Dies schließt methodische und ethische Gesichtspunkte ein. In methodischer Hinsicht müssen neben sichereren und effizienteren Transfektionsvektoren leicht anwendbare, nichtinvasive Genapplikationssysteme entwickelt werden. Ähnlich wie in der Transplantationsmedizin müssen ethische Fragen einer Gentherapie geklärt werden.

2. Stabilität einer Genexpression nach Transfer und Dauer der Therapie.

3. Genregulation. Idealerweise sollte eine Gentherapie durch intrinsische hormonale Gegebenheiten reguliert werden, um dadurch eine Überexpression eines Gens zu vermeiden. Allerdings sind hormonal regulierte Promotoren nicht für eine starke Genexpression, die für die Behandlung bestimmter vererbbarer Krankheiten notwendig wäre, geeignet. In der Zukunft müssen gut geeignete Promotoren gefunden werden, die reguliert werden können, aber trotzdem eine ausreichende Menge des Genprodukts produzieren, um eine wirksame Gentherapie zu erreichen.

Obgleich noch viele ungelöste Probleme bestehen, ist die Gentherapie für kardiovaskuläre Erkrankungen des Menschen zu einer Realität geworden. Die Anwendung neuer molekularbiologischer Technologien wird beträchtlichen Nutzen für die Diagnose und Therapie vieler Krankheiten bringen – jene Krankheiten, die selten sind, wie z. B. vererbbare metabolische Störungen, oder aber jene, die weit verbreitet sind wie Krebskrankheiten oder kardiovaskuläre Erkrankungen.

Literatur

1. Adams, BA, Tanabe T, Mikami A, Numa S, Beam KG (1990) Intramembrane charged movement restored in dysgenic skeletal muscle by injection of dihydropyridine receptor cDNAs. Nature 345: 569–572
2. Anderson WA (1992) Human gene therapy. Science 256: 808–813
3. Barr E, Leiden JM (1991) Systemic delivery of recombinant proteins by genetically modified myoblasts. Science 254: 1507–1509
4. Barr J, Kalynych AM, Tripathy SK, Kozarsky K, Wilson JM, Leiden JM (1994) Efficient catheter-mediated gene transfer into the heart using replication-defective adenovirus. Gene Ther 1: 51–58
5. Bennett MR, Anglin S, McEwan JR, Jagoe R, Newby AC, Evan GI (1994) Inhibition of vascular smooth muscle cell proliferation in vitro and in vivo by C-myc antisense oligonucleotides. J Clin Invest 93: 820–828
6. Berg P (1981) Dissections and reconstructions of genes and chromosomes. Science 213: 296–303
7. Berkner KL (1992) Expression of heterologous sequences in adenoviral vectors. Curr Top Microbiol Immunol 158: 39–66
8. Breakefield XO, DeLuca NA (1991) Herpes simplex virus for gene delivery to neurons. New Biologist 3: 203–218
9. Brown WRA (1992) Mammalian artificial chromosomes. Curr Opin Gene Dev 2: 479–486
10. Capecchi M (1980) High efficiency transformation by direct microinjection of DNA into mammalian cells. Cell 22: 479–488
11. Cepko CL, Roberts BE, Mulligan RC (1984) Construction and applications of a highly transmissible murine retrovirus shuttle vector. Cell 37: 1053–1062
12. Chen S, Wilson JM, Muller DWM (1994) Adenovirus-mediated gene transfer of soluble vascular cell adhesion molecule to porcine interposition vein grafts. Circulation 89: 1922–1928
13. Cone RD, Mulligan RC (1984) High-efficiency gene transfer into mammalian cells: Generation of helper-free recombinant retrovirus with broad mammalian host range. Proc Natl Acad Sci USA 81: 6349–6353
14. Curiel DT, Agarwal S, Wagner E, Cotten M (1991) Adenovirus enhancement of transferrin-polylysine-mediated gene delivery. Proc Natl Acad Sci USA 88: 8850–8854
15. Danos O, Mulligan RC (1988) Expression of retroviral trans-acting functions from complementary crippled genomes: A system for helper free packaging of retroviral vectors. J Cell Biochem 12: 172–178
16. Dichek DA, Neville RF, Zwiebel JA, Freeman SM, Leon MB, Anderson WF (1989) Seeding of intravascular stents with genetically engineered endothelial cells. Circulation 80: 1347–1353
17. Dichek DA, Nussbaum O, Degen SJF, Anderson WF (1991) Enhancement of the fibrinolytic activity of sheep endothelial cells by retroviral vector-mediated gene transfer. Blood 77: 533–541
18. Donahue RE, Kessler SW, Bodine D et al. (1992) Helper virus induced T cell lymphoma in nonhuman primates after retroviral mediated gene transfer. J Exp Med 176: 1125–1135
19. Dzau VJ, Re N (1994) Tissue angiotensin system in cardiovascular medicine. A paradigm shift? Circulation 89: 493–498
20. Dzau VJ, Gibbons GH, Cooke JP, Omoigui N (1993) Vascular biology and medicine in the 1990s: Scope, concepts, potentials and perspectives. Circulation 87: 705–719
21. Epstein SE, Speir E, Unger EF, Guzman RJ, Finkel T (1994) The basis of molecular strategies for treating coronary restenosis after angioplasty. J Am Coll Cardiol 23: 1278–1288
22. Felgner PL, Rhodes G (1991) Gene therapeutics. Nature 349: 351–352
23. Felgner PL, Gader TR, Holm M et al. (1987) Lipofectin: A highly efficient, lipid mediated DNA-transfection procedure. Proc Natl Acad Sci USA 84: 7413–7417
24. Friedmann T (1992) A brief history of gene therapy. Nature Genetics 2: 93–98
25. Friedmann T, Roblin R (1972) Gene therapy for human genetic disease? Science 178: 648–649
26. Guzman RJ, Lemarchand P, Crystal RG, Epstein SE, Finkel T (1993) Efficient and selective adenovirus-mediated gene transfer into vascular neointima. Circulation 88: 2838–2848
27. – (1993) Efficient gene transfer into myocardium by direct injection of adenovirus vectors. Circ Res 73: 1202–1207
28. Hayashi Y, Burant C, Refetoff S (1994) In vivo gene transfer that can be endogenously regulated by normal mechanisms (Abstr). Clin Res 42: 208A
29. Huxley C (1994) Mammalian artificial chromosoms: a new tool for gene therapy. Gene Ther 1: 7–12
30. Isaka Y, Fujiwara Y, Ueda N, Kaneda Y, Kamada T, Imai E (1993) Glomerulosclerosis induced by in vivo transfection of transforming growth factor-β or platelet-derived growth factor gene into the rat kidney. J Clin Invest 92: 2597–2601
31. Jackson DA, Symons RH, Berg P (1972) Biochemical method for inserting new genetic information into DNA of simian virus 40: Circular SV40 DNA molecules containing lambda phage genes and the galactose operon of Escherichia coli. Proc Natl Acad Sci USA 69: 2904–2909
32. Kaneda Y, Iwai K, Uchida T (1989) Increased expression of DNA cointroduced with nuclear protein in adult rat liver. Science 243: 375–378
33. – (1989) Introduction and expression of the human insulin gene in adult rat liver. J Biol Chem 264: 12126–12129
34. Kass-Eisler A, Falck-Pedersen E, Alvira M, Rivera J, Buttrick PM, Wittenberg BA, Cipriani L, Leinwand LA (1993) Quantitative determination of adenovirus-mediated gene delivery to rat cardiac myocytes in vitro and in vivo. Proc Natl Acad Sci USA 90: 11498–11502
35. Katz AM (1988) Molecular biology in cardiology, a paradigmatic shift. J Mol Cell Cardiol 20: 355–366
36. Kitsis RN, Buttrick PM, McNally EM, Kaplan ML, Leinwand LA (1991) Hormonal modulation of a gene injected into rat heart in vivo. Proc Natl Acad Sci USA 88: 4138–4142
37. Lemarchand P, Jones M, Yamada I, Crystal RG (1993) In vivo gene transfer and expression in normal uninjured blood vessels using replication-deficient recombinant adenovirus vectors. Circ Res 72: 1132–1138
38. Lim CS, Chapman GD, Gammon RS, Muhlestein JB, Bauman RP, Stack RS, Swain JL (1991) Direct in vivo gene transfer into the coronary artery and peripheral vasculatures in the intact dog. Circulation 83: 2007–2011

39. Lin H, Parmacek MS, Morle G, Bolling S, Leiden JM (1990) Expression of recombinant gene in myocardium in vivo after direct injection of DNA. Circulation 82: 2217–2221
40. Losordo DW, Pickering JG, Takeshita S et al. (1994) Use of the rabbit ear artery to serially asses foreign secretion after site-specific arterial gene transfer in vivo. Circulation 89: 785–792
41. Lynch CM, Clowes MM, Osborne RA, Clowes AW, Miller AD (1992) Long-term expression of human adenosine deaminase in vascular smooth muscle cells of rats: a model for gene therapy. Proc Natl Acad Sci USA 89: 1138–1142
42. Milano CA, Allen LF, Rockman HA et al. (1994) Enhanced myocardial function in transgenic mice overexpressing the β_2-adrenergic receptor. Science 264: 582–586
43. Morgan RA, Anderson WF (1993) Human gene therapy. Ann Rev Biochem 62: 191–217
44. Morishita R, Gibbons GH, Zhang L, Kaneda Y, Ogihara T, Dzau VJ (1992) In vivo gene transfer into intact blood vessels: a novel and efficient method (Abstr). Circulation 86 (Suppl I): I–227
45. Morishita R, Gibbons GH, Kaneda Y, Ogihara T, Dzau VJ (1993) Novel and effective gene transfer technique for study of vascular renin angiotensin system. J Clin Invest 91: 2580–2585
46. – (1993) Novel in vitro gene transfer method for study of local modulators in vascular smooth muscle cells. Hypertension 21: 894–899
47. – (1993) Enhanced effectiveness of antisense oligonucleotides in vascular smooth muscle cells (VSMC) by HVJ mediated gene transfer (Abstract). J Cell Biochem 17E: 239
48. – (1993) Single intraluminal delivery of antisense cdc2 kinase and proliferating-cell nuclear antigen oligonucleotides results in chronic inhibition of neointimal hyperplasia. Proc Natl Acad Sci USA 90: 8474–8478
49. Morishita R, Gibbons GH, Dzau VJ (1994) Gene therapy as potential treatment of cardiovascular diseases. In: Singh BN, Dzau VJ, Vanhoutte PM, Woosley RL (eds) Cardiovascular pharmacology and therapeutics. Churchill Livingstone, New York, pp 51–61
50. Morishita R, Gibbons GH, Ellison KE, Nakajima M, von der Leyen H, Zhang L, Kaneda Y, Dzau VJ (1994b) Intimal hyperplasia after vascular injury is inhibited by antisense cdk 2 kinase oligonucleotides. J Clin Invest 93: 1458–1464
51. Mulligan RC, Howard BH, Berg P (1979) Synthesis of rabbit beta-globin in cultured monkey kidney cells following infection with a SV40 beta-globin recombinant genome. Nature 277: 108–114
52. Nabel EG, Plautz G, Stanley JC, Nabel GJ (1989) Recombinant gene expression in vivo within endothelial cells of the arterial wall. Science 244: 1342–1344
53. Nabel EG, Plautz , Nabel GJ (1990) Site-specific gene expression in vivo by direct gene transfer into the arterial wall. Science 249: 1285–1288
54. Nabel EG, Yang Z, Plautz G, Forough R, Zhan X, Haudenschild C, Maciag T, Nabel GJ (1993) Recombinant fibroblast growth factor-1 promotes intimal hyperplasia and angiogenesis in arteries in vivo. Nature 362: 844–846
55. Nabel EG, Shum L, Pompili VJ et al. (1993) Direct transfer of transforming growth factor β_1 gene into arteries stimulates fibrocellular hyperplasia. Proc Natl Acad Sci USA 90: 10579–10763
56. Ohno T, Gordon D, San H, Pompili VJ, Imperiale MJ, Nabel GJ, Nabel EG (1994) Gene therapy for vascular smooth muscle cell proliferation after arterial injury. Science 265: 781–784
57. Okada Y, Koseki L, Kim J, Hashimoto T, Kanno Y, Matsui Y (1975) Modification of cell membranes with viral envelopes during fusion of cells with HVJ (Sendai virus). Exp Cell Res 93: 368–378
58. Peterson KR, Clegg CH, Huxley C, Josephson BM, Haugen HS, Furukawa T, Stamatoyannopoulos G (1993) Transgenic mice containing a 210 kb human β locus YAC display proper developmental control of human globin genes. Proc Natl Acad Sci USA 90: 7593–7597
59. Piepersberg W, Thiermann J (1991) Wirtssysteme für neukombinierte DNA. In: Gassen HG, Martin A, Bertram S (Hrsg) Gentechnik. Einführung in Prinzipien und Methoden. Fischer, Stuttgart, S 303–337
60. Quantin B, Perricaudet LD, Tajbakhsh S, Mandel JL (1992) Adenovirus as an expression vector in muscle cells in vivo. Proc Natl Acad Sci USA 89: 2581–2584
61. Riessen R, Issner JM (1994) Prospects for site-specific delivery of pharmacologic and molecular therapies. J Am Coll Cardiol 23: 1234–1244
62. Rogers S, Pfuderer P (1968) Use of viruses as carriers of added genetic information. Nature 219: 749–751
63. Rogers S, Lowenthal A, Terheggen HG, Colombo JP (1973) Induction of arginase activity with the Shope papilloma virus in tissue culture cells from an argininemic patient. J Exp Med 137: 1091–1096
64. Sambrook J, Westphal H, Srivansan PR, Dulbecco R (1968) The integrated state of viral DNA in SV40-transformed cells. Proc Natl Acad Sci USA 59: 1288–1293
65. Sambrook J, Fritsch EF, Maniatis T (1989) Molecular cloning, 2nd edn. Laboratory Press, Cold Spring Harbor, pp 16.1–16.81
66. Schedl A, Montoliu L, Kelsey G, Schutz G (1993) A yeast artificial chromosome covering the tyrosinase gene confers copy-number-dependent expression in transgenic mice. Nature 362: 258–261
67. Shi Y, Fard A, Galeo A et al. (1994) Transcatheter delivery of c-myc antisense oligomers reduces neointimal formation in a porcine model of coronary artery balloon injury. Circulation 90: 944–951
68. Simon RH, Engelhardt JF, Yang Y, Zepeda M, Weber-Pendleton S, Grossman M, Wilson JM (1993) Adenovirus-mediated gene transfer of CFTR gene to lung of nunhuman primates: toxicity study. Human Gene Ther 4: 771–780
69. Simons M, Edelman ER, DeKeyser JL, Langer R, Rosenberg R (1992) Antisense c-myb oligonucleotides inhibit intimal arterial smooth muscle cell accumulation in vivo. Nature 359: 67–70
70. Simons M, Edelman ER, Rosenberg RD (1994) Antisense proliferating cell nuclear antigen oligonucleotides inhibit intimal hyperplasia in a rat carotid artery injury model. J Clin Invest 93: 2351–2356
71. Soonpaa MH, Koh GY, Klug MG, Field LJ (1994) Formation of nascent intercalated disks between grafted fetal cardiomyocytes and host myocardium. Science 264: 98–101
72. Stein CA, Cheng YC (1993) Antisense oligonucleotides as therapeutic agents – is the bullet really magical? Science 261: 1004–1012
73. Subramani S, Southern PJ (1983) Analysis of gene expression using Simian virus 40 vectors. Anal Biochem 135: 1–15
74. Takeshita S, Gal D, Leclerc G, Pickering JG, Riessen R, Weir L, Isner JM (1994) Increased gene expression after liposome-mediated arterial gene transfer associated with inti-

mal smooth muscle cell proliferation. J Clin Invest 93: 652–661
75. Thompson L (1992) At age 2, gene therapy enters a growth phase. Science 258: 744–746
76. Tomita N, Higaki J, Morishita R, Kato K, Mikami H, Kaneda Y, Ogihara T (1992) Direct in vivo gene introduction into rat kidney. Biochem Biophys Res Comm 186: 129–134
77. Varmus H (1988) Retroviruses. Science 240: 1427–1435
78. Von der Leyen HE, Gibbons GH, Morishita R et al. (1995) Gene therapy inhibiting neointimal vascular lesion: In vivo gene transfer of endothelial-cell nitric oxide synthase gene. Proc Natl Acad Sci USA 92: 1137–1141
79. Wagner E, Zatloukal K, Cotten M, Kirlappos H, Mechtler K, Curiel DT, Birnstiel ML (1992) Coupling of adenovirus to transferrin-polylysine/DNA complexes greatly enhances receptor-mediated gene delivery and expression of transfected genes. Proc Natl Acad Sci USA 89: 6099–6103
80. Wilensky RL, March KL, Gradus-Pizlo I, Spaedy AJ, Hathaway DR (1993) Methods and devices for local drug delivery in coronary and peripheral arteries. Trends Cardiovasc Med 5: 163–170
81. Willard JE, Jessen ME, Gerard RD, Meidell RS (1992) Recombinant adenovirus is an efficient vector for in vivo gene transfer and can be preferentially directed at vascular endothelium or smooth muscle cells (Abstr). Circulation 86 (Suppl I): I–473
82. Wilson JM, Birinyi LK, Salomon RN, Libby P, Callow AD, Mulligan RC (1989) Implantation of vascular grafts lined with genetically modified endothelial cells. Science 244: 1344–1346
83. Yao SN, Kurachi K (1992) Expression of human factor IX in mice after injection of genetically modified myoblasts. Proc Natl Acad Sci USA 89: 3357–3361
84. Zhu N, Liggitt D, Liu Y, Debs R (1993) Systemic gene expression after intravenous DNA delivery into adult mice. Science 261: 209–211
85. Zoldhelyi P, McNatt J, Xu XM, Meidell R, Loose-Mitchell D, Willerson JT, Wu KK (1994) Prevention of balloon angioplasty-induced thrombotic complications in a pig model by adenovirus-mediated transfer of prostaglandin H synthase-1 cDNA (Abstract). Clin Res 42: 237A

10.2 Zukunftsperspektiven in der Herz-Kreislauf-Forschung

H.A. Dieterich, H. Mörl und F. Unger

Grundlagenforschung und neue medikamentöse Ansätze

Die Zukunftsperspektiven in der Herz- und Kreislaufforschung konzentrieren sich vorwiegend auf die Entwicklung neuer und besser verträglicher Pharmaka. Verschiedene Symposien und Kongresse in jüngster Zeit hatten als Schwerpunktthema die medikamentöse Therapie der Herzinsuffizienz. Das Verständnis, was Herzinsuffizienz eigentlich ist, hat sich innerhalb der vergangenen 10 Jahre sehr stark gewandelt. Hinsichtlich des Pathomechanismus wissen wir heute, daß nicht nur die systolische, sondern auch die diastolische Herzinsuffizienz klinisch relevant ist. So versteht man unter systolischer Herzinsuffizienz eine Kontraktilitätsstörung der Ventrikel, während eine diastolische Insuffizienz das Herz nicht ausreichend erschlaffen läßt. Somit ist die enddiastolische Kammerfüllung und damit auch das Schlagvolumen sehr stark reduziert. Vor allem in der Grundlagenforschung sind Veränderungen und Fortschritte zu verzeichnen. Seit einigen Jahren stehen auch explantierte menschliche Herzen zur Verfügung, und der Forscher ist nicht mehr nur auf Tiermodelle angewiesen. Erhebliche Änderungen bei manifester Herzinsuffizienz sind auf molekularer Ebene zu beobachten, z. B. Veränderungen der für die Signaltransduktion wichtigen G-Proteine, die man in stimulatorische und inhibitorische G-Proteine differenzieren kann.

Je besser man die pathophysiologischen Zusammenhänge der Herzinsuffizienz kennt, um so mehr kann man geeignete therapeutische Ansätze in die Praxis umsetzen. Häufig ist es nicht von primärer Bedeutung, das insuffiziente, kranke Herz noch weiter zu stimulieren bzw. es noch mehr anzupeitschen, um eine Steigerung der Kontraktilitätskraft zu erzielen, sondern die Therapie soll eher zu einer Entlastung des Herzens führen. Dies wurde mit Diuretika erreicht, jetzt stehen mehr und mehr die Vasodilatatoren im Vordergrund. 1993 wurde auf einem Symposium unter dem Titel „Neue Wege in der Therapie der Herzinsuffizienz" erstmals eine neue Substanz mit dem Namen Flosequinan vorgestellt. Die Substanz ist ein Chinolonderivat, welches sowohl als venöser als auch als arterieller Vasodilatator wirkt, ohne nachweisbare Reflextachykardie. Die wesentliche therapeutische Wirkung kommt über eine Senkung des peripheren Widerstands und der Vorlast zustande. Gegenüber anderen Vasodilatatoren beeinflußt Flosequinan weder das Adenylatcyclasesystem, die Phosphodiesterase oder den NO-Mechanismus noch die dopaminergen D_1- oder D_2-Rezeptoren. Auch Interaktionen mit Calmodulin, Kaliumkanälen, dem ACE-System oder der Prostaglandinsynthese konnten ausgeschlossen werden. Es besteht die Annahme, daß Flosequinan hemmend in das Phosphoinositolsystem eingreift. Da zur Zeit sehr wenige dieser Substanzen bekannt sind, die eine Hemmung der Proteinkinase C bewirken, verdient das Flosequinan ein besonderes Interesse.

Flosequinan kann zusätzlich zu Digitalis, Diuretika und ACE-Hemmern gegeben werden. In klinischen Studien zeigte es sich, daß Flosequinan, ohne klinisch, positiv, inotrop zu wirken, zu einer Verbesserung der linksventrikulären systolischen und diastolischen Funktion führte. Plasmakatecholamine wurden nicht stimuliert. In der FACET-Untersuchung wird z. B. berichtet, daß die zusätzliche Gabe von Flosequinan zu ACE-Inhibitoren bei Patienten mit einer Auswurffraktion ≤ 35 % die Beschwerdesymptomatik deutlich verbesserte.

Bei Patienten mit symptomatischer, chronischer Herzinsuffizienz ist die Behandlung mit Diuretika, Digitalis und ACE-Hemmer heute als Standardtherapie anzusehen. Trotz dieser Behandlung wissen wir, daß die Prognose sehr ungünstig ist, wenn einmal ein NYHA-Stadium III oder IV erreicht ist. Somit sind für die zukünftige Behandlung der Herzinsuffizienz alle diejenigen neuen Pharmaka von Interesse, die in kontrollierten Studien einen zusätzlichen, günstigen Effekt zeigen.

Die ACE-Hemmer sind in den letzten Jahren zweifelsohne neben Diuretika, β-Blockern und Calciumantagonisten zu einem festen Bestandteil bei der initialen Behandlung der arteriellen Hypertonie und der Herzinsuffizienz geworden. In Deutschland stehen z. Z. ein halbes Dutzend verschiedener ACE-Hemmer zur Verfügung, weitere Substanzen befinden sich in den unterschiedlichen Phasen der klinischen Erprobung und werden mit Spannung erwartet. Durch große kontrollierte klinische Studien am besten belegt, ist die ausgezeichnete Wirksamkeit der ACE-Hemmer bei Herzinsuffizienz. Somit ist diese Indikation in der klinischen Praxis inzwischen gut etabliert. Weitere nennenswerte Vorteile für ACE-Hemmer ergeben sich möglicherweise aufgrund vaso- und nephroprotektiver sowie antiarrhythmischer Eigenschaften.

Obwohl auch für andere Vasodilatatoren, z. B. den α-Rezeptorantagonisten Prazosin, ein ähnliches hämodynamisches Wirkprofil nachgewiesen worden ist, sind die ACE-Hemmer bisher die einzigen Substanzen, für die in großen kontrollierten klinischen Studien nach Langzeittherapie der Herzinsuffizienz durchgehend eine eindeutige Besserung der klinischen Symptomatik und Belastungstoleranz nachgewiesen worden ist. Weitere klinische Studien werden notwendig sein, um die günstige Beeinflussung der ACE-Hemmer auf Proteinurie und kardiale Rhythmusstörungen zu bestätigen. Die günstige Beeinflussung der Prognose der Herzinsuffizienz wurde durch große Studien wie die SOLVD-Studie und V-HeFT-Studie dokumentiert. Weitere Anwendungsgebiete für ACE-Hemmer könnten sich in Zukunft erschließen, wenn sich in umfangreichen kontrollierten klinischen Studien bestätigt, was bereits in zahlreichen kleineren Untersuchungen angedeutet worden ist, nämlich bei kardialen Rhythmusstörungen u. a. in der Postmyokardinfarkt-Periode und bei asymptomatischen Patienten mit erniedrigter linksventrikulärer Auswurffraktion und Beginn der Herzinsuffizienz.

Der Nachweis einer Abnahme von Progredienz und Mortalität der Herzinsuffizienz unter ACE-Hemmung mit Verbesserung der Lebensqualität spricht für das kardio- und vaskuloprotektive und reparative Potential dieser medikamentösen Behandlung und unterstreicht die Bedeutung und Einzigartigkeit der Entwicklung dieses therapeutischen Prinzips auf dem Gebiet der kardiovaskulären Pharmakologie. In Zukunft wird sich die Behandlung mit ACE-Hemmern mit Sicherheit noch erweitern und bei der Therapie der großen Gruppe der Patienten mit milder Hypertonie entweder als initiale Monotherapie oder in Kombination mit geringen Dosen eines Diuretikums oder eines Calciumantagonisten zunehmend an Bedeutung gewinnen.

Die Forschung der letzten Jahre hat gezeigt, daß auch das Angiotensin-Converting-Enzym selbst komplexer ist als bisher angenommen, in dem es nämlich nicht nur eine, sondern zwei aktive Bindungsstellen für Substrate (und Inhibitoren) besitzt. Sollten sich Vermutungen bewahrheiten, wonach diese beiden Bindungsstellen unterschiedliche Substratpräferenzen hätten, dann wäre es auch vorstellbar, spezifische Inhibitoren für die eine oder andere Bindungsstelle zu entwickeln.

Ganz hypothetisch und vereinfacht gesprochen könnte man dann vielleicht gezielt die Angiotensin-II-Bildung hemmen oder Kinine potenzieren und damit schließlich den Eingriff in das jeweilige System differentiell therapeutisch ausnutzen. Die Zukunft wird zeigen, ob damit therapeutische Vorteile zu erzielen sein werden, oder ob gerade der gleichzeitige Eingriff der ACE-Hemmer in das RAAS und Kininsystem der Erfolgsgarant dieser Substanzen ist.

Nach den bisherigen Untersuchungen sollte die Behandlung der mittelgradigen und schweren Herzinsuffizienz immer aus einer Kombinationstherapie, zusammengesetzt aus Digitalis, Diuretika und ACE-Hemmern, bestehen. Die früher geläufige Stufentherapie der chronischen Herzinsuffizienz – Diuretika oder Digitalis im Stadium NYHA II, Diuretika und Digitalis im Stadium NYHA III, Diuretika, Digitalis und ACE-Hemmer im Stadium IV – ist damit endgültig passé. Interessante Ergebnisse aus jüngsten, amerikanischen, großen randomisierten Doppelblindstudien mit Digoxin bei Patienten mit mittelgradiger Herzinsuffizienz und Sinusrhythmus könnten ein Comeback der Digitalistherapie bewirken. Diese Studien haben gezeigt, daß Digoxin gegenüber Plazebo die linksventrikuläre Auswurffraktion sowie die körperliche Belastbarkeit signifikant erhöht und ein Fortschreiten der Herzinsuffizienz verhindert. In der CADS-Studie war die Digoxingabe einer Therapie mit ACE-Hemmern bei Patienten mit mittelgradiger Herzinsuffizienz nach Herzinfarkt deutlich überlegen. Die kürzlich abgeschlossene RADIANCE-Studie unterstreicht die Bedeutung einer Kombination von ACE-Hemmern mit Digoxin zur Reduktion der Insuffizienzsymptome. Die Kombinationsbehandlung aus Digitalis, Diuretika und ACE-Hemmern konnte sogar eine Verbesserung der Prognose mit verlängerten Überlebenszeiten bewirken. Dabei sollte darauf hingewiesen werden, daß Diuretika so gering wie möglich und notwendig dosiert werden (z.B. 25–50 mg Hydrochlorothiazid/Tag oder 40–80 mg Furosemid/Tag p.o.). Ebenso wird man bei der Dosierung der Herzglycoside von mittleren Dosen ausgehen (z.B. 0,25 mg Digoxin oder 0,07 mg Digitoxin/Tag p.o.), um eventuelle Intoxikationssymptome zu vermeiden.

Auch in Zukunft gilt, daß bei Niereninsuffizienz oder wechselnder Nierenfunktion eine vorsichtige,

10.2 Zukunftsperspektiven in der Herz-Kreislauf-Forschung

möglicherweise durch Digoxinspiegel überprüfte Digitalistherapie notwendig ist.

Was die Diuretika anbetrifft, so muß man sagen, daß diese Substanzen keineswegs durch den Druck neuerer Antihypertensiva ins Abseits geraten sind. Sie haben sogar eher dadurch an Boden gewonnen, daß ihre unerwünschten Nebenwirkungen wie Hypokaliämie und Hypomagnesiämie durch Dosisreduktion vermindert bzw. vermieden werden konnten. In der Therapie der Herzinsuffizienz konkurrieren ACE-Hemmer nicht mit Diuretika, sondern beide ergänzen sich. Diuretika sind wegen ihrer guten symptomatischen Wirkung in der Therapie der Herzinsuffizienz nach wie vor unersetzlich.

In Zukunft wird der Kostenfaktor noch wichtiger gehandelt und es sollte darauf hingewiesen werden, daß gerade im Zusammenhang mit der aktuellen Kostendiskussion die Tageskosten einer Diuretikatherapie extrem niedrig liegen.

In der antihypertensiven Forschung werden in Zukunft auch Inhibitoren der neutralen Endopeptidase (NEP) geprüft werden. Es hat sich gezeigt, daß die Inhibition der NEP ein neuer Wirkmechanismus ist, der über eine Potenzierung der Aktivität des atrialen natriuretischen Faktors (ANF) den Blutkreislauf zu modulieren vermag. Bereits vorliegende Daten legen nahe, daß NEP-Hemmung einen Nutzen bei essentiellem Hochdruck mit niedrigen Reninspiegeln, Herzinsuffizienz, Cor pulmonale und Nierenversagen hat.

Die neutrale Endopeptidase ist eine membrangebundene zinkhaltige Protease, die in vielen Zelltypen lokalisiert ist. Eine Anreicherung findet sich in proximalen renalen Tubuluszellen, wo die Funktion in der Metabolisierung von gefilterten Peptiden besteht. In verschiedenen Studien konnte gezeigt werden, daß die Blutdrucksenkung bereits am ersten Tag der Behandlung offensichtlich war und auch während der Behandlungsperiode bestehen blieb. Die Studienergebnisse beweisen, daß die Blockade von NEP bei Menschen blutdrucksenkend wirkt. Mit Interesse wartet man weitere Langzeitstudien ab.

Eine neue Generation der zentralwirksamen Antihypertensiva, zu denen in Deutschland Moxonidin und in Frankreich das Rilmenidin zählen, scheint ein interessantes Wirkungsprinzip zu besitzen, das eine nebenwirkungsärmere Therapie der Hypertonie verspricht. Inwieweit diese Substanzen, welche die Imidazolerkennungsstellen stimulieren (Idazoxan, Guanfacin, Moxonidin, Rilmenidin), auch andere physiologische Systeme beeinflussen, ist noch ungeklärt. Denkbar ist auch, daß die Imidazolerkennungsstellen Teil eines physiologischen Regelsystems sind, dessen pathologische Entgleisung an der Entstehung einer essentiellen Hypertonie beteiligt sein könnte. Jedenfalls könnten die Imidazolrezeptoren in Zukunft eine wichtige Rolle für die Entwicklung einer neuen Generation von antihypertensiven Arzneimitteln spielen.

Ein wichtiges zukünftiges Therapieprinzip wird auch die Molekulargenetik sein, welche die Diagnostik in der Kardiologie erleichtern wird. In wenigen Jahren erwartet man sich Verbesserungen der Therapie kardiovaskulärer Erkrankungen durch gentherapeutische Verfahren.

Die Kombination molekularbiologischer Techniken mit klassischen, genetischen Studien ermöglicht die Identifikation von Genen, die für bestimmte Krankheiten wie die familiäre hypertrophische Kardiomyopathie verantwortlich sind oder Risiken für einen Myokardinfarkt darstellen. Molekulargenetiker suchen nicht mehr primär nach dem betroffenen Gen, sondern sie haben sog. chromosomale Marker entwickelt. Dabei handelt es sich um kurze, sehr variable DNA-Abschnitte, die spezifisch einen Abschnitt auf einem Chromosom markieren. Liegt ein solcher Marker nahe genug an einem Gen, das für eine Entwicklung einer kardiovaskulären Erkrankung verantwortlich ist, wird er stets mit diesem mitvererbt, d.h., er ist „genetisch verknüpft", z.B. konnte in der Hypertonieforschung in genetisch hypertensiven Ratten ein chromosomaler Abschnitt identifiziert werden, auf dem sich das hier verantwortliche Hypertoniegen befindet.

Beim Menschen ist das Angiotensinogengen, das Substrat des Renins, mit der Entwicklung des Hochdrucks verknüpft, und eine Mutation im Angiotensin-Konversionsenzym ist ein Risikofaktor für einen Myokardinfarkt. Außer der genetischen Diagnostik wird zunehmend auch versucht, durch Einbringung und Expression von Genen in somatische Zellen Krankheitsverläufe zu beeinflussen. Weltweit ist eine Vielzahl von Forschern z.Z. dabei, gentherapeutische Methoden zu entwickeln, die spezifisch pathologische Prozesse im kardiovaskulären System blockieren sollen. Diese Ergebnisse werden mit Spannung erwartet.

Die Frage nach der richtigen Behandlung von Arrhythmien ist äußerst aktuell. Die zeitgemäße Frage müßte lauten: Welche Substanz nützt dem Patienten am meisten? Man kann sicherlich sagen, daß die Klasse-I-Antiarrhythmika nach Vaughan Williams z.Z. eher schlechte Karten haben, während beispielsweise die β-Rezeptorenblocker mehr favorisiert werden. Weniger arrhythmogen wirkt wahrscheinlich Amiodaron, das jedoch auch nicht als das ideale Antiarrhythmikum bezeichnet werden kann, weil es eine ganze Reihe von unerwünschten Wirkungen aufweist.

Ein Ion mit calciumantagonistischer Wirksamkeit ist Magnesium. Es ist hypothetisch denkbar, daß Magnesium eine antitachykarde Wirkung aufweist bei Arrhythmien, bei denen langsame Potentiale eine Rolle spielen. Hierüber ist das letzte Wort noch nicht gesprochen, und diese Frage wird z. Z. wissenschaftlich bearbeitet.

Die Pharmakotherapie von Herzrhythmusstörungen ist dem grundlegenden Dilemma ausgesetzt, daß trotz umfangreicher Kenntnisse elektrophysiologischer Vorgänge auf der zellulären Ebene und trotz großer Detailkenntnisse über die Interaktion zwischen Pharmakon und Zielmolekül weder eine antiarrhythmische Wirksamkeit in vivo noch eine verbesserte Prognose des behandelten Patienten vorhergesagt werden kann. Hier darf mit Spannung auf weitere Ergebnisse der experimentellen und klinischen Forschung gewartet werden.

Bei den Herzrhythmusstörungen ist die Suche nach besseren Präparaten ganz evident. So wird z. Z. nach effektiveren und nebenwirkungsärmeren Klasse-II-Antiarrhythmika gesucht, Substanzen, die selektiv den Kalium-Auswärtsstrom hemmen, dadurch das Aktionspotential verbreitern und damit zu einer Verbesserung der relativen Refraktärzeit führen.

Diagnostische Perspektiven

Die Zukunft bezüglich der Diagnostik liegt mit hoher Wahrscheinlichkeit in dem Ausbau nichtinvasiver Maßnahmen zur Erkennung von Myokard-, Herzklappen- und Gefäßerkrankungen, vielleicht dahingehend, daß die Koronarangiographie nicht mehr die wichtigste und letztendlich aussagekräftigste diagnostische Methode sein wird. Dazu können auch intrakoronare Ultraschalluntersuchungen, die Angioskopie sowie intrakoronare Durckmessung und die intrakoronare Dopplergeschwindigkeitsmessungen beitragen, welche uns die bisherigen traditionellen Kriterien bezüglich der Wirksamkeit unserer medikamentösen oder chirurgischen Interventionen erheblich besser präzisieren lassen. Das entscheidende Kriterium ist ja bei allen Feststellungen der koronaren Herzkrankheit die Erfassung der koronaren Flußreserve mit verschiedensten Methoden. Mit verfeinerten, nichtinvasiven Verfahren und erhöhter Präzision der prognostischen Aussagefähigkeit werden demzufolge auch die Indikationen für bestimmte Interventionen noch schärfer punktuell gestellt werden können.

Bezüglich der Beeinflussung der bakteriellen Endokarditis sind wir ja weltweit durch die wirkungsvolle Behandlung von Streptokokkeninfekten etc., zumindest in den zivilisierten Ländern, als auch durch die nahezu vollständig gelungene Beseitigung der früheren Infektionskrankheiten ein wesentliches Stück weitergekommen, so daß wir in den letzten Jahrzehnten einen deutlichen Rückgang erworbener Herzklappenfehler feststellen konnten. Hingegen muß sich die zukünftige Forschung vermehrt der Erkennung der Ätiologie der in zunehmendem Maße uns konfrontierenden Kardiomyopathien beschäftigen als auch in deren Rahmen und darüberhinaus mit Ursachen und therapeutischen Angriffspunkten von Herzrhythmusstörungen. Hier wird es sicher auch auf dem Gebiet der Herzschrittmacher weitere Fortschritte geben, ob diese allerdings dann in großem Rahmen für die Betroffenen auch bezahlbar sein werden, ist eine ganz andere Frage.

Die Hauptaufgabe muß aufgrund ihrer Häufigkeit, aber nicht nur aufgrund der Zunahme, sondern auch der Antizipation in jüngere Jahrgänge der koronaren Herzkrankheit gelten, hier werden sicherlich von den verschiedensten Fachgebieten her weitere Mosaiksteine zusammengetragen werden in der Ätiologie, in der Epidemiologie, in der Pathophysiologie und in den präventiven und therapeutischen Ansatzmöglichkeiten.

Insbesondere haben Interventionsstudien gezeigt, daß bei einer frühzeitigen, langjährigen und wirkungsvollen Beseitigung der bekannten Risikofaktoren erhebliche Erfolge erzielt werden können. Weitere Risikofaktoren, wie beispielsweise im Rahmen der Hämostasiologie und der Molekularbiologie, werden mit Sicherheit noch erforscht werden können. Die praktische Umsetzung einer wirkungsvollen rechtzeitigen Intervention wird aber nur mit Hilfe staatlicher Unterstützung gelingen, das haben uns zahlreiche Ansätze offenbart, daß hier die Ärzteschaft allein nicht in der Lage ist, die Bevölkerung zu den gewünschten Zielen zu bringen.

Neben der Aufklärung bestimmter Genkonstellationen ist also die weitere Erforschung auf dem Gebiet des Ursachenbündels der koronaren Herzkrankheit von vordringlicher Notwendigkeit, aber auch die Durchsetzung epidemiologischer Erkenntnisse, wie

Diätetik, Verhaltensweise, Lebensführung. In diesem Zusammenhang muß auch nachdrücklich auf die zunehmende Notwendigkeit der Erforschung umweltbedingter toxischer Einflüsse auf die Herzmuskulatur aufmerksam gemacht werden, dies aber auch im Hinblick auf metabolische und hämorheologische Veränderungen mit nachfolgender Zellschädigung.

Bezüglich der Behandlung der Herzinsuffizienz wird es sicherlich noch weitere medikamentöse Forschungserfolge geben, nicht nur im Hinblick auf Angriffspunkte am Herzen selbst, sondern auch insbesondere in der Peripherie, was speziell das Hypertonikerherz betrifft. Aber auch bezüglich der Thrombolytika erwarten wir uns weitere Fortschritte sowie in der Thromboseprophylaxe nicht nur auf dem venösen, sondern auch auf dem arteriellen Sektor und der intrakavalen Thromben des Herzens.

Aufgrund der rasanten technischen Fortschritte der letzten Jahrzehnte haben wir nicht nur auf dem diagnostischen, sondern auch auf dem chirurgischen Gebiet noch vor 50 Jahren unvorstellbare Erfolge feiern können, trotzdem wird es verfeinerte und schonendere Verfahren zu entwickeln geben, die es dem Sachkundigen ermöglichen werden, noch präzisere Aussagen machen zu können, als auch vielleicht sogar minimierte Eingriffe zuzulassen.

Prävention und Ausblick

Prävention ist und bleibt das Thema der 90er Jahre. Bei den Fragen nach der gezielten Prophylaxe geht es darum, auch den Stellenwert der Acetylsalicylsäure (ASS) und die effektive Dosis noch besser herauszuarbeiten. Großes Aufsehen erregten nicht nur in der kardiologischen Fachwelt die gerade abgeschlossenen Studien mit Acetylsalicylsäure. Diese wiesen nach, daß durch ASS-Einnahme ein erster Herzinfarkt verhindert werden kann. Kürzlich wurde auf der wissenschaftlichen Tagung der American Heart Association eine Multicenterstudie vorgestellt, die zeigt, daß ASS-Einnahme Patienten mit Myokardischämie vor tödlich verlaufenden Herzinfarkten schützen kann. Zur Zeit muß die Frage, ob nicht kleine Dosen von ASS als Langzeitmedikation auch Gesunde in Zukunft vor einem Infarkt schützen können, noch offen bleiben. Hier sind große Anstrengungen im Gange.

β-Rezeptorenblocker haben ihren gesicherten und wesentlichen Platz in der Therapie der arteriellen Hypertonie, in der Therapie der koronaren Herzkrankheit und auch in der Therapie von bestimmten Herzrhythmusstörungen. Dies ist bedeutsam angesichts des Mißkredits, in den die klassischen Antiarrhythmika z. Z. geraten sind. Für eine selektionierte Patientengruppe und vor allem bei sehr einschleichender Dosierung sind nicht nur erstaunliche symptomatische Besserungen beschrieben, sondern sogar günstige Auswirkungen auf die Sterblichkeit dokumentiert worden. Diese Befunde, deren Bestätigung in einer größeren in Gang befindlichen Untersuchung noch aussteht, korrelieren gut mit der Beobachtung, daß das Ausmaß der sympathischen Aktivierung Rückschlüsse auf die beeinträchtigte Prognose bei Herzinsuffizienz erlaubt.

Herzchirurgische Forschung

In der herzchirurgischen Forschung sind für die nächsten Jahre folgende Akzente zu setzen:

- Verbesserung der Operationstechnik,
- Erarbeitung der Langzeitergebnisse und Herzersatz,
- herzchirurgische Forschung.

In der täglichen Herzchirurgie stellen sich trotz der glänzenden Erfolge Probleme wie steigendes Operationsrisiko und gesteigerter Bedarf an Herzersatz dar, die zu definieren und schließlich zu meistern sind. Hauptsächlich nimmt die Chirurgie an den Koronaren an Inzidenz kontinuierlich zu, so daß demnächst in Europa mit 200.000 Koronaroperationen zu rechnen ist. Die zunehmenden Schwierigkeiten nach PTCA, Lyse, Reoperationen verlangen als besonderen Schwerpunkt, die Graftwahl zu erweitern. Besonders sind weitere arterielle Grafts zu entwickeln. Die A. Mammaria Interna ist aus dem Armentarium neben der V. saphena nicht mehr wegzudenken und gilt als Standard. Dennoch gilt es, die A. Gastroepiploica oder andere arterielle Grafts, die sich zweifellos mit besseren Langzeitergebnissen als die venösen Grafts ausweisen, zu entwickeln. Die

A. radialis und die A. intercostalis scheinen sich aber wie die A. linealis nicht für die Klinik zu empfehlen. Es zeigt sich aber, daß man durchaus bei besonderer Indikation als weitere Vene die V. saphena parva verwenden kann. Es wäre wünschenswert, Kunststoffgrafts, die nicht okkludieren, zu entwickeln.

Ein weiterer Schwerpunkt ist in der Verbesserung der extrakorporalen Zirkulation zu suchen und in der Myokardprotektion. Die steten Bemühungen besonders in der Myokardprotektion sind durch erweitertes molekularbiologisches Verständnis zu erzielen.

In der Klappenchirurgie ist es nach wie vor unabdingbar, eine „gute" Prothese zu finden. Derzeit sind die verfügbaren Herzklappen, seien sie biologischer oder mechanischer Natur, Prothesen, die genügend schwere Komplikationen im Verlauf ihrer Verwendung zur Folge haben!

Der Herzersatz, der mittlerweile durch die Transplantation nahezu Routine geworden ist, ist quantitativ limitiert. Zum einen sind es die Immunsuppressionen, Komplikationen, die durch Abstoßreaktionen den Verlauf schwer beeinträchtigen. Zum anderen ist die Verfügbarkeit der Spender in Frage gestellt. Hier ergibt sich ein besonderer Schwerpunkt, in einem neuerlichen Bemühen das Kunstherz weiter zu entwickeln, welches auf Dauer für 5 Jahre implantiert werden kann. All diese Bemühungen, das Herz durch Transplantation oder Kunstherz zu ersetzen, könnte durchaus dann in den Schatten gestellt werden, wenn es gelingt, über die Herzkranzgefäße direkt gentechnologisch produzierte Karyozyten in das Myokard zu implantieren, die am Boden von Restmyokard neues, funktionsfähiges Myokard bilden können.

Aufgrund des Zusammenwirkens der interventionellen Kardiologie, Lipidintervention und Prävention kann es durchaus passieren, daß die Quantität der Koronarchirurgie in 15–20 Jahren wieder abnimmt.

In der Herzchirurgie sind zunehmend ethisch-medizinische Aspekte einzubinden. Gerade die operative Therapie bei alten Patienten, Grenzfällen und vor allem die Transplantation bedingen, die ethische Grundlage des Menschen wieder einzubeziehen. Das chirurgische Tun ist neu zu bewerten angesichts der Langzeitergebnisse und der Machbarkeit.

Sachverzeichnis

a-Welle 163
A. (Arteria)
- gastroepiploica 124, 134, 139, 543
- mammaria interna 31, 111, 123, 127
- radialis 139
Arteria thoracica interna 111, 127, 130, 132, 139
- bilaterale 132
Ablation 360
Abstoßung 455
Abszesse 270
ACC/AHA Task Force 499
ACE-Hemmer 52 ff., 148, 152, 236, 256, 342, 376, 430, 539
Acetylsalicylsäure (ASS) 28, 55, 63
ACID-Systems 332
ACME-Studie 82
Adenosin 298, 303 f.
Adenovirus 528
Adrenalin 439
ß-Adrenozeptoren 373
Afterloadmechanismen 444
Agonisten, muskarinartige 298
AIDS 250
Ajmalin 394
AJRE 236
Akromegalie 247, 250
Aktionspotential 292, 296
Aliasingphänomene 168
Alkohol 225, 233, 250, 291
Allograft 193
Altersgrenze 316, 304, 339
Anastomosen, sequentielle 133
Aneurysma 25
Aneurysmachirurgie 463 ff.
Aneurysmen
- kongenitale 463
- luetische 464
- mykotische 464
- posttraumatische 465
Angina pectoris 19, 30, 39, 174, 188, 242
- decubitus 14
- instabile 13, 14, 30, 372
- stabile 13, 372
Angiosarkome 280
Angioskopie 542
Antiarrhythmika 239, 244, 291, 393
Antibiotika 205
- Prophylaxe 200
Antidepressiva 250
Antikoagulantien 202, 240, 339
Antikörper 228
Antioxidantien 375
Anuloektasie 470

Aorta 25
- ascendens 195, 467, 469
- descendens 468, 472 f.
Aortenaneurysma 7
Aortenbogen 468, 471
Aortendissektion 177
Aorteninsuffizienz 188
Aortenisthmusstenose 476 ff.
Aortenklappen 8, 158, 164, 173 ff., 176 ff., 187, 194, 196, 218, 464
- Ersatz 206
- Rekonstruktion 195, 217
Aortenrupturen 479
Aortenwurzel 177, 195, 467
Aortenwurzelabszesse 207
APSAC 62
Arrhythmie 333
Arteriosklerose 136
Artherektomie 31, 95
Arthritis, rheumatoide 173
ASD 170, 447
ASS (Acetylsalicylsäure) 28, 55, 63, 543
Assistenzsysteme, ventrikuläre 453
Atherogenese 18
Atheromatose 38
ATP 373
Ausdauertraining 510
Ausflußbahnobstruktion 242
Auswurffraktion 122, 197, 229
Autograft 193
Autoimmunreaktionen 227
AV-Block 174, 253
AV-Knoten 303
AV-Knotentachykardie 150, 239
AV-Knotenüberleitung 306

Bakteriämie 199
Ballon
- Angioplastik 477
- Dilatation 30, 76
- Intervention 219
- Okklusion, kavale 387
- Pumpe, intraaortale 92, 112, 445
- Typen 215
Belastungs-EKG 27, 79, 84
Belastungsdyspnoe 248
Bernoulli 165, 174, 184, 186
bifaszikuläre Blöcke 351
Bioklappen 195, 201
ß-Blocker 28, 48 ff., 244, 339
Blutkultur 203
Blutpumpen, nonpulsative 446

Borreliose 258
Bowditch-Effekt 420
Bradyarrhythmie 176, 337, 352
Bretylium 305
Bronchokonstriktion 54
"buttoned device" 488
Bypass, aortokoronarer 11, 28, 31, 77, 81, 92, 116, 497, 535

CABRI 84, 107
CADS-Studie 233
Calcium
- Antagonisten 28, 45, 47, 78, 138, 147, 152, 244, 249, 315, 339
- Ionen 375
- Kanäle 45
- Konzentration 367
- Präzipitation 527
- Sensitivität 368
Carvallo-Zeichen 187
CASS 32, 81, 449
CAST [31], 342
- Studie 151, 334
CAVEAT 95
CCAT 95
Chagas-Krankheit 252, 257
Chinidin 297, 305
chirurgischer Bereitschaftsdienst 105 ff.
Cholesterin 17, 51
Compliance 444, 447
Computertomographie 465
Conductance 389, 393, 398, 403
CONSENSUS I-Studie 236
Cordarex (s. Amiodaron) 304
"culprit lesion" 79, 85

Defibrillator, automatischer 449
Diabetes mellitus 19, 120
Digitalisglykoside 291, 315
Diltiazem 307
- Studie 307
- Typ 47
Diphtherie 256
Diprafenon 310, 394
Disopyramid 307, 395
Diuretika 236, 416, 429
Divertikel, kongenitale 286
Dobutamin 439
"doming"-Effekt 163
Dopamin 234, 439
Dopexamin 439
Doppler 214
- Echokardiographie 186
- Flußgeschwindigkeitsmessung 30, 32
- - intrakoronare 30
- Schallstrahl 174
Druck, enddiastolisch linksventrikulärer 180
Druck-Volumen
- Beziehung 405
- endostolisches 406
- Schleifendiagramme 385
Druckgradient
- enddiastolischer 180
- linksventrikulärer 244
Ductus arteriousus 447, 483, 485

Dysfunktion, frühischämische 368
Dyspnoe 178

EAST 84
Ebstein-Anomalie 182, 187
Echinokokkuszysten 182, 187
Echokardiographie 27, 159, 164, 167, 172, 174, 178, 182, 184, 186, 198, 214, 229, 242, 253, 263, 272
- transösophageale 170
ECP (s. Externe Gegenpulsation) 412, 413
EDRF 38, 42, 128, 135
E-F-Slopes 272
Ehlers-Danlos-Syndrom 166
Eingefäßerkrankung 15, 32, 121
Eingriffe, konkomitierende 123
Ejektionszeit, linksventrikuläre 175
EKG 22, 67, 69, 158, 159, 161, 165, 170, 171, 174, 178, 183, 229, 242, 248, 253, 422
"Elephant-trunc" 473
Elektrodenimpedanz 357
Embolien 204, 215, 249
EMIP-Studie 67
Encainid 297
Endokard 7, 158
Endokardfibroelastose (EFE) 157 ff.
- dilatative 157
- restriktive 157
Endokarditis
- akute 447
- konstriktive 157
Endopeptidase, neutrale 541
Endothelzellen 128
Energieverlust 192
Enoximon 390
Enzyme, myokardiale 253
Epidemiologie 4 ff., 14, 241
Epikardzysten 286
ERACI-Studie 84
Erregungsrückbildung 294
Excimer-Laser 93
externe Gegenpulsation (s. ECP) 412 f.
Extrasystolie, ventrikuläre 239

FACET-Untersuchung 539
Fallot-Tetralogie 181
Farbdoppler 168, 170, 186
- Echokardiographie 172
FFS-Stoffwechsel 512
Fibrinolyse 39, 56, 60 f.
Fibroelastome, papilläre 278
Fibrome 269, 278
Fieber, rheumatisches 161, 214
Flecainid 297, 308, 397
"floppy valve syndrom" 171
Flußumkehr 180
Foramen, offenes 181
Frank-Starling-Mechanismus 238, 420
"free-graft" 133
freie Radikale 375
Friedreich-Ataxie 250
Friedreich-Heredoataxie 241
Füllkurve 164
Funktionsstörung, linksventrikuläre 255

Sachverzeichnis

Gallium 255
Gefäß
- Endothel 38
- Erkrankungen 120
Gegenpulsation, aortale 256
Gen
- Expression 535
- Therapie 525 ff.
- Transfer 527 f.
Geschlecht 119
Gesundheitsvorsorge 494
GISSI-2-Studie 70
GISSI-Studie 69, 71
Gleichgewichtsblockade 297
"Golden Standard" 124 f.
GRFG-Kleber 207
GRIPS-Studie 508
GUSTO 64 f., 68 f.

Halsvenenpulsationen 183
Hämangiome 278
Hämangioperizytom 280
Hämoperikard 8
Hauptstammläsionen 32, 121
Heparin 56
Herz-Kreislauf-Stillstand 361
Herz-Lungen-Transplantation 273
Herz-Zeit-Volumen 334
Herzarbeit 50
Herzbeutel 447, 464
Herzdilatation 148
Herzerkrankung, ischämische 166
Herzersatz 544
Herzfrequenz 50
Herzglykoside 149, 425
Herzinfarkt 4, 18, 39, 61
- akuter 60
Herzinfarktregistrierung 4
Herzinsuffizienz 7, 39, 157, 175, 233, 372, 420 ff., 444, 449, 497, 539
- akute 429, 444
- chronische 535
- ischämische 40
Herzkatheter 165, 171, 176, 182, 214, 230, 242, 248, 493
Herzklappenchirurgie 192 ff.
Herzklappenerkrankungen 161 ff.
Herzklappenoperation 155
Herzklappenvitien 227
Herzkrankheiten, ischämische 6, 9, 16
Herzrhythmusstörungen 7, 17, 24, 39, 147 f., 254, 291, 303 ff., 335, 347, 542
- tachykarde 312
- ventrikuläre 341
Herzschmerzen, funktionelle 20
Herzschrittmacherelektroden 358
Herztod 14, 28, 40, 151, 242, 245, 249, 334, 360
Herztransplantation 254, 273, 448 ff.
Herztumoren 8, 268 ff., 270
- metastatische 268, 270
Herzwandaneurysma 16
Heterografts 201
HOCM (s. Kardiomyopathie, hypertrophisch obstruktive) 43
Homograft 193, 201, 206
- Konduit 206

"hot balloon" 93
Hubdeckelprothesen 193
Hydralazin 438
Hyperfibrinogenämie 515
Hyperinsulinismus 514 f.
Hyperlipoproteinämie 18
Hyperpolarisation 298
Hypertonie 18, 162
- pulmonale 186
Hypertrophie 241
Hypertrophieprozeß 247

IABP (Intraaortale Ballongegenpulsation) 412
ICD 360, 361
Immunsuppression 454
Indikation, "prophylaktische" 85
Infarkt 121
- akuter 21
- atypischer 25
- beginnender 106
- drohender 13, 106
- transmuraler 15
Infarkt-Q 15, 21 f., 26
Infektionen 456
Infektionskrankheiten 251
Inodilatatoren 440
inotrope Reserve 374
Inotropie, negative 336
Inotropien 384 ff.
Inoue-Ballon 215, 220
Insuffizienz, respiratorische 415
Intensivstation 412 ff.
Intervention 3, 11
Ischämie
- Dauer 40
- ischämische Herzkrankung 6, 8, 166
- stumme 28
- Reperfusion 376
"Ischemic Preconditioning 378
ISIS II 107
ISIS-2 71
ISIS-2-Studie 70, 152
ISIS-3-Studie 70
ISIS-4-Studie 152
Ivalon-Schaumstoffpfropf 485

Jetausdehnung 179
Jumpgraft 111

K^+-Kanalöffner 298, 373
Kälberperikardklappen 193
Kalzifizierung 174
Kammerflimmern 150, 335
Kammertachykardie 150
Kardiomyopathie 38, 225
- dilatative 166, 227, 233 ff.
- hypertrophische nichtobstruktive 247
- hypertrophische obstruktive (s. HOCM) 43, 162, 241 ff.
- ischämische 227
- peripartale 250
- postpartale 448
- restriktive 266
- sekundäre 250
Kardiomyoplastie 446

Kardioplegie 117
Kardioversion 150, 429
– elektrische 165
Kardioverter, implantierbare 360
Karotispuls 174
Karotissinus 355
Karzinoid 161
– Syndrom 158
Katecholamine 438
Keratinphosphatkonzentration 367
Kernspintomographie (s. MRI) 465
KHK, ischämisch 402
Killip-III 71
Killip-IV 71
Kippscheibenprothesen 193
Klappen 447
– Apparat 158
– biologische 193
– Chirurgie 177
– Dilatation 214 ff.
– Dysfunktion 180
– Ersatz 160, 171, 177
– Ersatzoperation 194
– Fehler, kombinierte 7
– mechanische 201
– Öffnungsfläche 164, 176
– Patientennachbetreuung 198
– Prothesen 192
– – mechanische 192
– Ring 194
– Segelbeweglichkeit 215
Kokain 250
Kollagenosen 252
Konduit 208
Kontinuitätsgleichung 175
Kontraktilitätsstörungen 539
Kopfschmerz 43
Koronarchirurgie 111 ff.
– elektive 121
koronare Herzkrankheit 11, 23, 187, 228, 335, 508
– pharmakologische Grundlagen der Behandlung 38
Koronarmorphologie 30, 32
Koronarscores 31
Koronarsklerose 13 f., 456
Koronarspasmen 14, 33, 51
Koronarverschluß 77
Kreislaufstillstand, ischämischer 111
Kunstherz 412 f., 446
Kunstklappen 201

Laktat 377
– Produktion 367
Langzeit-EKG 333, 341
Langzeitergebnisse 219
Langzeitprognose 80, 474
Langzeitrehabilitation 508 ff.
Langzeitspeicher-EKG 336
Langzeittherapie, antiarrhythmische 332
LATE 107
Latenzzeit 67
LDH 23
Leberpulsationen 183
Leck, paravalvuläres 177, 203, 205

Leitungsstörungen
– atrioventrikuläre 349, 354
– intraventrikuläre 350
Lian-Zeichen 476
Lidocain 297, 308
Linksherzbypassverfahren (s. LVAD) 413
Linksherzhypertrophie 17
Linksherzinsuffizienz 158, 161, 229, 242, 245, 312, 421 f., 442, 483
Lipide 513
Lipomen 269, 278
Lipoproteine 513
Liposomen 529
Löffler-Endokarditis 158
"Long-term-Hibernation" 369
"Long-term-hibernating" 370
Lorcainid 297
Lunge 24
Lungenerkrankungen 120
Lungengefäßwiderstand 450
Lungenödem 147
– akutes 442
Lupus erythematodes 177
Lutembacher-Syndrom 161
LVAD (s. Linksherzbypassverfahren) 413
Lysetherapie 34, 68, 71, 116, 543

Marfan-Syndrom 166, 171, 177, 467
"Maschinengeräusche" 484
Mediastinum 24
Mehrgefäßerkrankung 96
Membranpotential 293
Mexiletin 297, 309, 397
Mitralinsuffizienz 122, 159, 166 ff., 172, 188
– ischämische 114
Mitralklappen 161, 196
– Eingriffe 195
– Ersatz 206
– Fehler 7
– Insuffizienz 166, 195, 215
– ischämische 122
– Öffnungsfläche 165
– Prolapssyndrom 171
– Stenose 161 f., 216
Mitralvitien 188
Molsidomin 44, 436
MONICA-Studie 508
monofaszikuläre Blöcke 351
Monozyten 39
Morphologie 85
Mortalität (s. Todesfälle) 5 ff., 434, 493
– Rate 204, 209
– Statistik 4
MRI (s. Kernspintomographie) 465
Mucopolysacharidose 161
Muskeldystrophie 250
Muskelhypertrophie 174
Myofibrillen 368
Myoglobin 22 f.
Myokard 255
– "hibernating" 367 ff.
– "Hibernation" 367
– ischämischer 46

Sachverzeichnis

- "Long-term-hibernating" 367, 370, 372
- "short-term-hibernating" 370
- "stunned" 367 ff., 370, 373
Myokardbiopsie 227, 230, 243, 248
Myokardbrücke 113, 124
Myokardhypertrophie 247
myokardiale Wandspannung 43
myokardialer Sauerstoffverbrauch 388
Myokardinfarkt 9, 13, 19, 77, 335
- akuter 6, 26, 60, 66, 75, 77, 89, 91, 147, 372, 434, 497
- frischer 429
- stummer 25
Myokardiopathien 7
Myokardischämie 26, 149, 367
- stumme 25 f.
Myokarditis 251, 258, 448
- nichtinfektiöse 252
Myokardprotektion 196
Myokardrevaskularisation 420
Myokardschäden, toxische 225
Myokardzelle 22
Myozyten 228
Myxom 164, 269, 274 ff.

Na$^+$-Kanalblocker 296 ff.
Na$^+$-Kanäle 293 f.
Neoplasmen 269
Nervensystem 24
Nierenfunktion 456
Nierenversagen, akutes 415
Niereninsuffizienz 540
Nifedipin-Typ 46
Nikotin 18, 119
Nitrat 28, 41, 430
- Pflaster 435
- Toleranz 43
Nitroprussid-Natrium 45, 437
NO 38 f., 42, 128, 135, 376, 433, 539
non-Q-wave-infarct 15, 152
Noonan-Syndrom 181
Noradrenalin 439
Notfalloperation 106

Offenheitsrate 66, 141, 147
Operation 176
- Indikation 111
- Mortalität 78
Ösophagus 24
Ostiumplastik 112, 124

Pacemaker 347 ff.
Panzerherz 447
Papillarmuskelabriß 16
PDE-Inhibitoren (s. Phosphodiesterase-Inhibitoren) 392
PDGF 78
PEEP 412 f.
"Peer Review Organizitions" 499
Perikard 8
Perikarderguß 172, 262
Perikardergußpunktion 263
Perikarderkrankungen 261 ff.
Perikarditis 262
- konstriktive 265 f.
Perikardpatch 205

Perikardtamponade 262
PET-Techniken 377
Pharmakodynamik 42
Phosphodiesterase 539
- Hemmer 234, 256, 384
- Hemmstoffe 440
- Inhibitoren (s. PDE-Inhibitoren) 392
Pilzendokarditien 203
Pilzinfektionen 199, 252
Piroximon 391
Plaques 33, 39
Plasminogen 61
- Aktivatoren 61
Positronenemissionstomographie 377
Postinfarkt-VSD 114
Postinfarkttherapie 147 ff.
Prähospitallyse 67
Präinfarktsyndrom 13
Prajmaliumbitartrat 309
Prävention 494, 543
- sekundäre 152
Preloadmechanismen 444
Primärprävention 17, 19
PRIMI-Studie 71
Prinzmetal-Angina pectoris 14
proarrhythmische Effekte 335
proarrhythmogene Wirkung 297
Proarrythmie 336
Procainamid 297
PROCAM-Studie 508
Prognose 27
Propafenon 310, 393
Prostacyclin 376
Prothesendysfunktion 203
Prothesenendokarditis 155, 199 ff., 203, 209 f.
Prourokinase 62
Proximal isovelocity surface area 165
Prozentstenose 31
Pseudoangina pectoris 13
Pseudotumore 269 f.
PTA 543
PTCA 11, 27 f., 68, 75, 77, 81 ff., 105 f., 111, 115 f., 121, 123, 376, 384, 404, 420, 445, 496 f.
- Indikation 84
- primäre 89 f.
- Register 498
- verzögerte 68
Pulmonalklappendilatation 182
Pulmonalklappeninsuffizienz 182, 219
Pulmonalklappenstenose 181 f.
Pulmonalklappenvalvuloplastie 219
Pulmonalrekonstruktion 195
Pumpleistung 444
Pumpversagen 112, 151, 173

Q-Zacken 248
QUADRA-Studie 498
Qualitätssicherung 493, 495
Quincke-Puls 178

RADIANCE-Studie 233
Radikale 377
Radionuklidventrikulographie 230
RAND Corporation 500

Rashkind-Technik 487
Rauchen 516
Rechtsdilatation 159, 183
Rechtsherzinfarkt 185
Rechtsherzinsuffizienz 161, 229, 284, 421 f.
Reentrykreis 304, 318, 323
Refraktärzellen 357
Regression 35
Regurgitation
- dynamische 192
- statische 192
Reimplantation 206
Reinfarktrate 91
Reintervention 80
Rekanalisation 85
Rekonstruktion 124
- direkte 116
Renin-Angiotensin-Systeme 54
Reoperation 120, 543
Reperfusion 367
- Zeitraum 374
Residualshunts 489
Restenosen 78, 86, 480
Retransplantation 456
retrograder Schenkel 323
"Retrograde ITA" 133
Retroviral 527
α-Rezeptoren 130
β-Rezeptoren 130, 147
β-Rezeptorenblocker 237, 306, 316, 543
Revaskularisation, koronare 471
Revaskularisierung, elektive 78
Rhabdomyome 278
Rhabdomyosarkome 280
Rhythmuskoordination 447
Rhythmusstörungen 197, 249
Risikofaktoren 16 f., 28, 111, 508
Risikoprofil 111, 118, 516
RITA (Randomized Intervention Treatment of Angina) 84
Roemheld-Syndrom 24
Röntgen 242
Rotablator 93
ROTAC-System 86
Rubella-Syndrom 181
Ruhe-EKG 27
Ruhepotential 293
Ruhetachykardie 229
"run off" 32

Sarkom 269
- metastasierendes 270
Sauerstoffbilanz 234
Sauerstoffverbrauch 50
SAVE-Studie 236
Schlagschattensilhoutte 32
Schock, kardiogener 71, 151, 312
Schrittmacher
- Eigenschaften 293
- Nachsorge 355
- Therapie 249
Schwangerschaft 281
Sekundärprävention 19, 30, 35
Sekundenherztod 14
Sendaivirus 530

Sepsis 252
Septikämie 203
Septumhypertrophie 248
Serumferritin, erhöhtes 515
Sicilian-Gambit 299
Sinus valsalvae 464
- Aneurysma 177
Sinusknotenerkrankung 349
Sinustachykardie 149
SOLVD 236
Sotalol 311
Spender 451
Sportlerherz 248
ST 27
ST-Strecke 22, 26
- Senkung 171
Stadium 122
"Standby" 105
Standby, chirurgischer 108
Staphylokokken 199
- Infektionen 205
Steal-Effekte 134
Stents 31, 93
Stent Restenosis Study (s. STRESS) 94
Stentverschluss 93
Stimulationsalgorithmen 360
Streptokinase 62
Streptokokken 161, 205
STRESS (s. Stent Restenosis Study) 94
"String-Phänomen" 134
"swinging heart" 172
Switch-Operation 195
Symathikomimetika 233
Synkope 173, 248, 361
"systolic anterior motion" (s. SAM) 242

T-Supressorlymphozyten 228
Tachyarrhythmia absoluta 314
Tachyarrhythmie 362
Tachykardien 182
- EKG 327
- supraventrikuläre 321
TAMI V Studie 92
Tamponade 266
Tc-Sestamibi-Szintigraphie 377
TECI 93
Tedisamil 398
Teratome 278
Tertiärprävention 19
Thalliumszintigraphie 27
Therapie
- immunsuppressive 256
- selektive 35
Therapierefraktärität 363
Thromben 198, 269
- endothelialisierte 270
- parietale 16
Thrombogenität 192
Thrombolyse 60, 63, 90
Thrombosierung 39
Thromboxan A_2 39, 55
Thrombozytenaggregation 39, 70
Thrombozytopenie 307
Thyreotoxikose 250

Sachverzeichnis

TI-Szintigraphie 377
Tieze-Syndrom 24
Tocainid 297
Todesfälle (s. Mortalität) 5 f.
Torsades de pointes 331
Totalherzersatz 453
transesophageales Echo 117
Transplantation 544
Trikuspidalklappen 170 f., 183, 185 f., 187, 197, 220
Trocainid 311
Tuberkulose 252

Übergewicht 119
Ultraschall
– Analyse 32
– intrakoronarer 36
– Sonde 195
– Untersuchung, intrakoronare 542

V-Welle 166, 188
VAD (s. Ventrikel-assistierende Devices) 446
Valsalvamanöver 171
Valvuloplastie (s. Valvulotomie) 214
Valvulotomie (s. Valvuloplastie) 214
Varizen 286
Vasodilatatoren 129, 236
Vasokonstriktion 131
venöses Pooling 43
Ventrikel, linkes 166
Ventrikel-assistierende Devices (s. VAD) 446
Ventrikelaneurysma 113, 121
Ventrikeldruck
– enddiastolischer 181
– systolischer 196
Ventrikelruptur 122
Ventrikelseptum 241
Ventrikelseptumdefekt 170
Ventrikelvolumen 241
Verapamil 46, 305, 311

Verdauungstrakt 24
Verschlußkörper 192
Versorgungstypen 15
Videodensitometrie 30
Vierkammerblick 167
Vineberg-Operation 111
Viruskultur 254
Volumen, enddiastolisches 247
Volumenbelastung 157, 178
Vorderwandinfarkt 92, 351
Vorhof, linker 196
Vorhofarrhythmien, paroxysmale 337
Vorhofdruck 162
Vorhofflattern 149, 239, 317
Vorhofflimmern 150, 165, 194, 215, 239, 338, 352
– paroxysmales 337
Vorhofseptumdefekt 161, 181, 215
Vorhofsohrthromben 162
Vorhoftachykardie 149, 321
Vorlast 444
VSD 447

Wasserhammerpuls 178

Xenograft (s. Xenotransplantat) 193
Xenotransplantat (s. Xenograft) 193

Y-Anastomose 133
YAG-Laser 93

zerebrovaskuläre Erkrankungen 120
Zirkulation, extrakorporale 117
Zweiflügelklappen 193
Zweigefäßerkrankung 15, 32, 121
Zweiklappenerkrankung 195
Zwerchfell, Erkrankungen 24
Zysten 270
Zytostatika 225, 233, 250

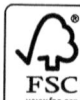

If you have any concerns about our products,
you can contact us on
ProductSafety@springernature.com

In case Publisher is established outside the EU,
the EU authorized representative is:
**Springer Nature Customer Service Center GmbH
Europaplatz 3, 69115 Heidelberg, Germany**

Printed by Libri Plureos GmbH
in Hamburg, Germany